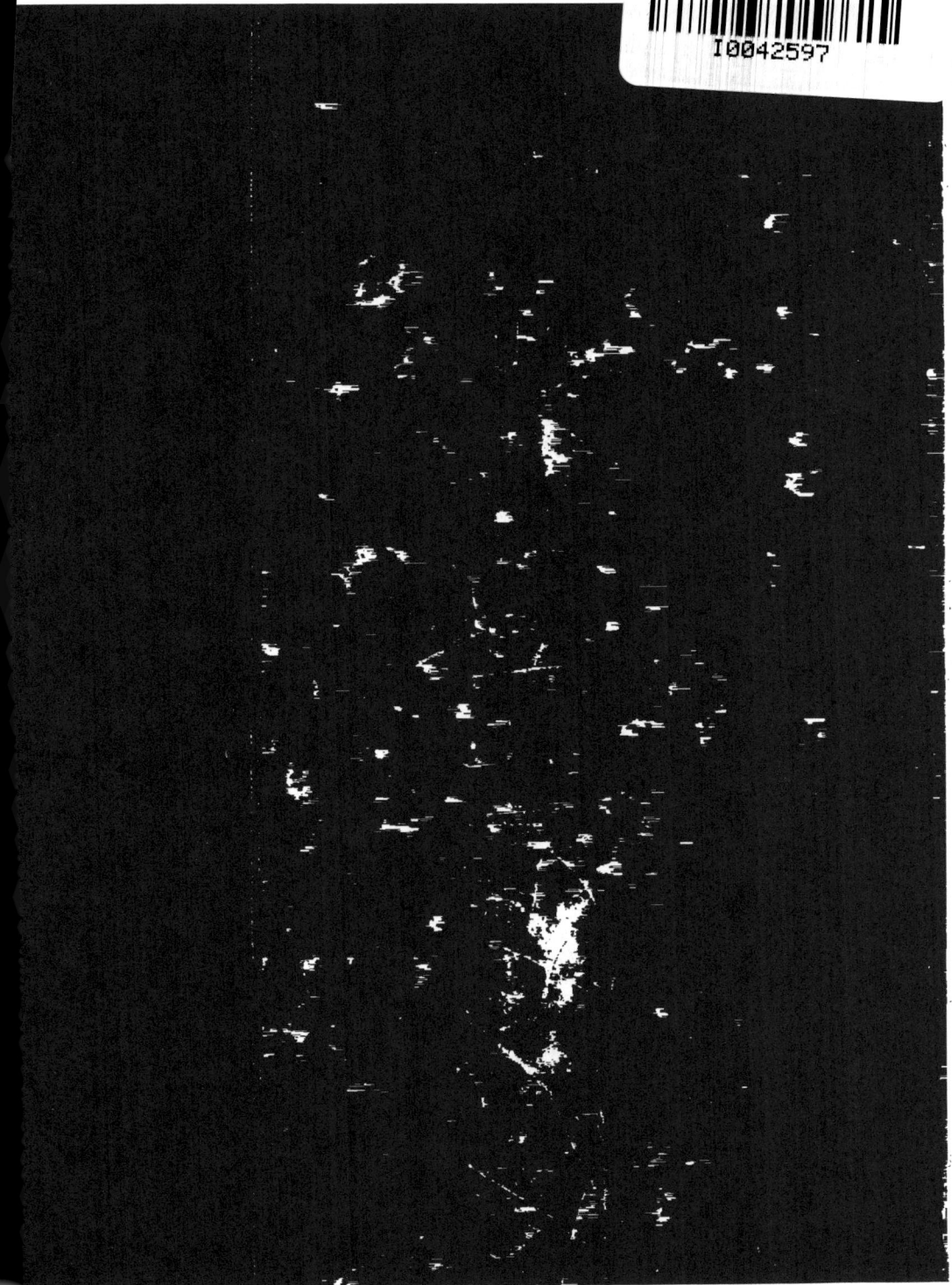

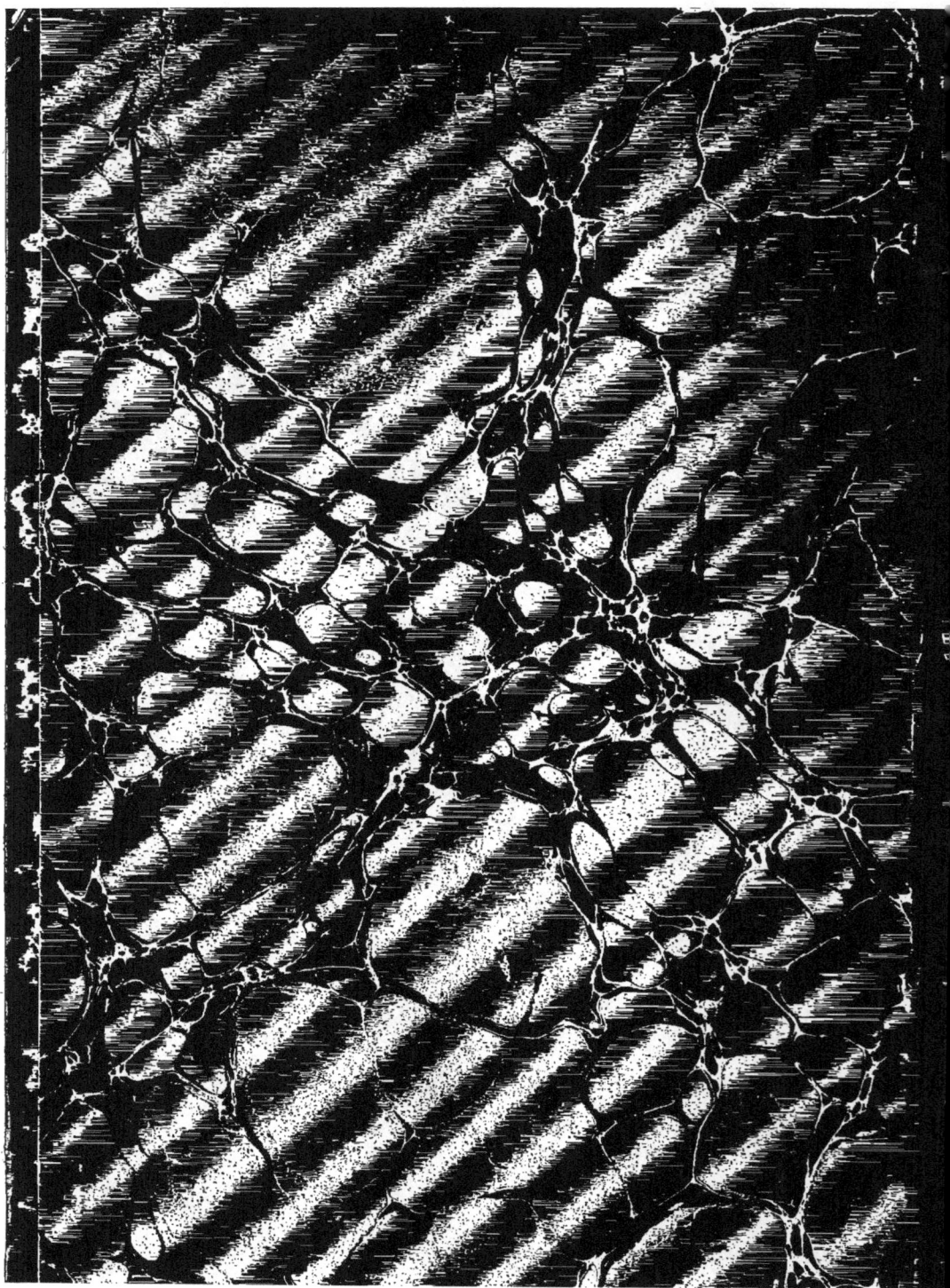

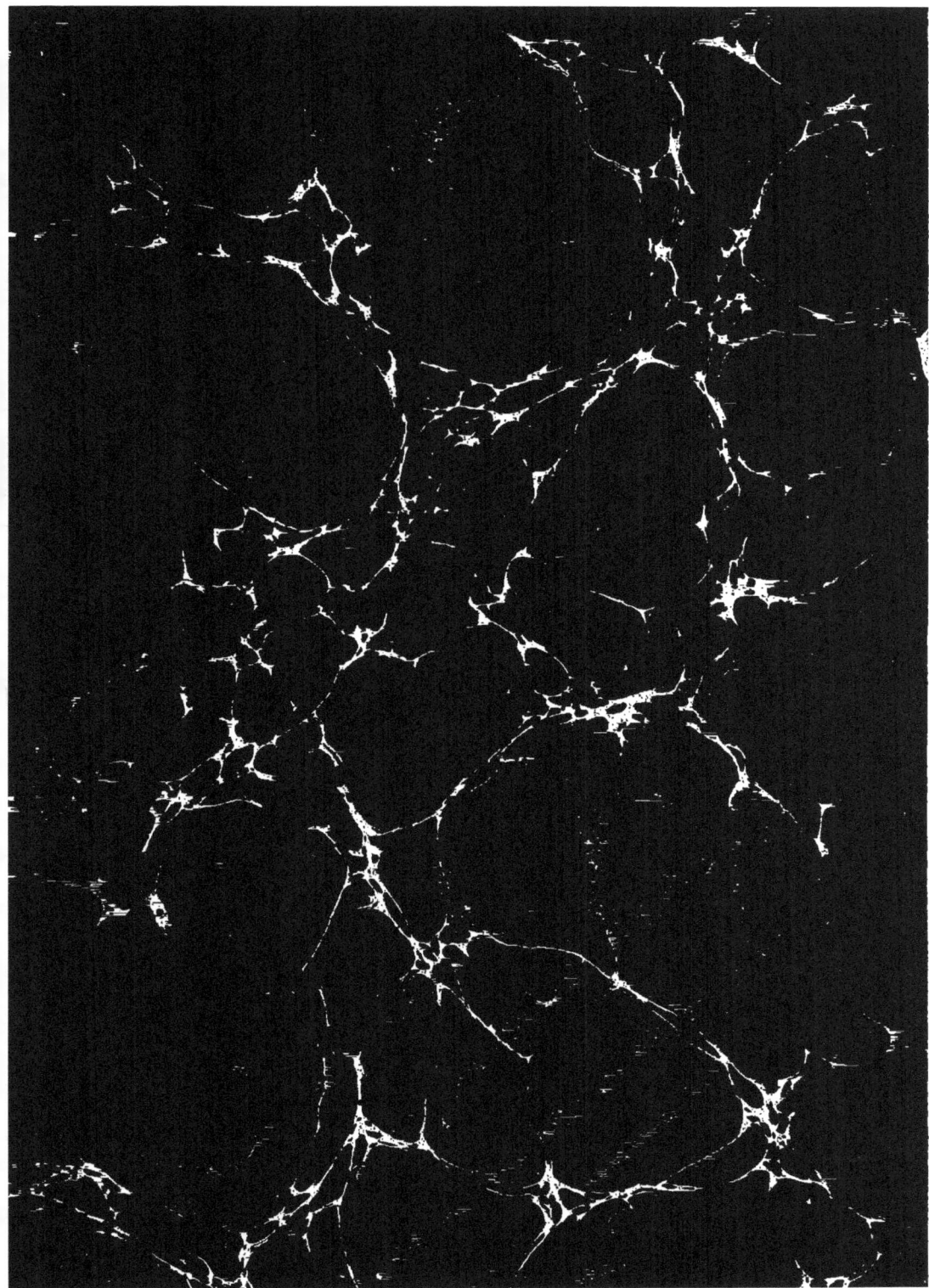

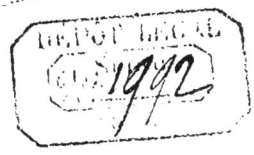

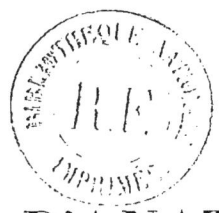

TRAITÉ

D'ANATOMIE HUMAINE

III

TROISIÈME FASCICULE

ÉTAT DE LA PUBLICATION

DU

TRAITÉ D'ANATOMIE HUMAINE
au 1er Juin 1899

Il reste à publier :

Les Lymphatiques qui termineront le tome II.

Les Annexes du tube digestif et le **péritoine** qui termineront le tome IV.

Les organes génito-urinaires et **Les organes des sens** feront, afin d'éviter des volumes d'un maniement difficile, l'objet d'un tome V qui contiendra en outre un chapitre d'Indications anthropométriques et la table alphabétique des matières de l'ouvrage.

38732. — Imprimerie Lahure, rue de Fleurus, 9, à Paris.

TRAITE
D'ANATOMIE HUMAINE

PUBLIÉ PAR

P. POIRIER ET **A. CHARPY**

Professeur agrégé à la Faculté de Médecine
de Paris
Chirurgien des Hôpitaux

Professeur d'anatomie
à la Faculté de Médecine
de Toulouse

AVEC LA COLLABORATION DE

B. CUNÉO — P. FREDET — P. JACQUES — TH. JONNESCO
L. MANOUVRIER — A. NICOLAS — A. PRENANT — H. RIEFFEL
CH. SIMON — A. SOULIÉ

TOME TROISIÈME

TROISIÈME FASCICULE

SYSTÈME NERVEUX : LES NERFS

Considérations générales : A. SOULIÉ
Nerfs crâniens : B. CUNÉO
Nerfs rachidiens : A. SOULIÉ

AVEC 205 FIGURES EN NOIR ET EN COULEURS

PARIS

MASSON ET Cᵗᵉ, ÉDITEURS

LIBRAIRES DE L'ACADÉMIE DE MÉDECINE

120, BOULEVARD SAINT-GERMAIN

—

1899

LIVRE QUATRIÈME

LES NERFS

CHAPITRE PREMIER

CONSIDÉRATIONS GÉNÉRALES

Par A. SOULIÉ

Les nerfs sont des cordons qui relient les centres nerveux aux différents organes de l'économie : ils sont essentiellement constitués par les expansions des cellules nerveuses. Ordinairement leur couleur est blanche et leur forme cylindrique.

Leur individualité était déjà établie au temps d'Hérophile et de Galien, qui les différenciaient des artères et des tendons. Les relations qu'ils affectent avec les muscles et les appareils de la sensibilité, plutôt que la connaissance du sens du courant nerveux, ont, tout d'abord, permis de distinguer des nerfs moteurs ou centrifuges, et des nerfs sensitifs ou centripètes. Mais, si rationnelle qu'elle paraisse, cette division est loin d'être nettement tranchée, puisque la plupart des nerfs périphériques sont des nerfs mixtes, c'est-à-dire composés de fibres centripètes et de fibres centrifuges. Enfin, des données physiologiques plus complètes ont montré qu'il y avait lieu de classer les nerfs en trois groupes :

1º Les nerfs *sensitifs*, comprenant à la fois les nerfs de sensibilité générale et spéciale (nerfs sensoriels) ;

2º Les nerfs *moteurs*, parmi lesquels se rangent les nerfs des muscles de la vie de relation, une partie des nerfs viscéraux et les nerfs vaso-moteurs ;

3º Les nerfs *sécrétoires*, dont l'action se manifeste exclusivement sur les éléments cellulaires des glandes sans donner lieu à des phénomènes appréciables de mouvement ou de sensibilité.

Les nerfs dits *trophiques*, si tant est qu'ils existent, appartiennent aux diverses catégories précédentes. Cette classification, basée sur les propriétés fonctionnelles des nerfs, n'est malheureusement pas applicable en anatomie descriptive, puisque nerfs sensitifs, moteurs et sécrétoires cheminent côte à côte dans la plupart des troncs nerveux ; aussi en est-on réduit à adopter encore l'ancienne classification de Willis (1664) en nerfs crâniens et en nerfs rachidiens, dont l'ensemble constitue la partie périphérique du système nerveux de la vie animale.

Le système nerveux grand sympathique, que Bichat désgnait sous le nom de système nerveux de la vie végétative, devrait, à cause de ses connexions physiologiques et embryogéniques, être considéré comme une dépendance du système nerveux de la vie animale et décrit avec lui; il est d'usage cependant de l'étudier séparément.

Les nerfs, quelle que soit leur origine, présentent des caractères communs que nous allons passer en revue; en général, on leur trouve annexés des renflements de nature cellulaire ou *ganglions* dont nous donnerons aussi une description rapide. La structure des nerfs et des ganglions ayant été étudiée précédemment, nous nous bornerons simplement à l'exposé de leurs caractères morphologiques.

A. — NERFS

Les nerfs périphériques, ayant pour fonction spéciale de mettre en relation l'axe cérébro-spinal et les différents organes de l'économie, se ramifient de plus en plus à mesure que l'on s'éloigne des centres, comme les vaisseaux lorsqu'on s'éloigne du cœur. Aussi a-t-on essayé d'établir une analogie entre les divisions des troncs nerveux et les ramifications de l'arbre vasculaire; mais, il importe de faire remarquer que cette analogie est uniquement apparente. En effet, tandis que le tronc artériel se subdivise réellement en une série de branches secondaires tout en conservant jusqu'au bout son unité, le tronc nerveux, constitué par l'accolement d'un très grand nombre de fibres, voit celles-ci se disposer en groupements secondaires différents sans que chaque fibre perde son individualité propre : la division des nerfs se fait par séparation et non par ramification.

Origine. — On décrit aux nerfs une origine apparente et une origine réelle.

L'origine *apparente* est toujours centrale, puisqu'il est d'usage de considérer les nerfs comme se détachant de l'axe cérébro-spinal.

L'origine *réelle* est tantôt centrale, tantôt périphérique, et le plus souvent l'une et l'autre à la fois. En effet, elle correspond toujours aux différents groupements cellulaires d'où émanent les prolongements cylindraxiles ou protoplasmiques qui constituent les cordons nerveux. Or, ces groupements cellulaires, pour les nerfs moteurs, sont situés dans les cornes antérieures de la moelle ou dans leurs équivalents au niveau des centres cérébraux ; pour les nerfs sensitifs, ils se trouvent dans les groupes ganglionnaires périphériques (organes des sens, ganglions des nerfs crâniens); pour les nerfs mixtes enfin, ils sont à la fois dans la moelle, dans les ganglions spinaux, et dans les ganglions périphériques. Cette origine réelle peut prêter quelquefois à une description très complexe et donner lieu à l'étude de tout un organe (rétine pour le nerf optique, oreille interne pour le nerf acoustique).

CARACTÈRES GÉNÉRAUX DES NERFS

1° **Nombre**. — Les nerfs sont disposés par paires et d'une façon symétrique de chaque côté du corps, les exceptions à cette disposition sont très rares. On compte 12 paires de nerfs crâniens et 31 paires de nerfs rachidiens auxquels on ajoute les deux cordons formant la chaîne du grand sympathique, ce qui donne pour la totalité du corps humain 44 paires nerveuses constituées par un nombre considérable de fibres; celles qui pénètrent dans la moelle s'élèveraient, d'après Vierordt, au chiffre de 800 000, l'épaisseur moyenne de chacune d'elles étant de 7,2 millièmes de millimètre (Krause).

2° **Forme**. — La forme générale des nerfs est cylindrique; quelquefois cependant les nerfs sont aplatis suivant leur diamètre transversal et ont alors une apparence rubanée. Ce n'est pas seulement aux points de constitution des troncs nerveux par des faisceaux radiculaires, ou de division d'un nerf en ses rameaux secondaires que cet aspect est très accusé ; il apparaît nettement sur de gros troncs, comme le sciatique, dans la totalité ou dans une partie de leur trajet.

Les faisceaux secondaires des nerfs ne sont pas groupés parallèlement les uns aux autres, mais présentent une *disposition plexiforme*, facile à mettre en évidence par une dissection attentive. Ainsi que l'avait déjà observé Bichat, les différents cordons d'un même nerf « ne sont pas seulement juxtaposés dans leur longueur, mais ils s'envoient de fréquents rameaux les uns aux autres ». Ces anastomoses, ainsi qu'il le faisait remarquer, ne ressemblent en rien à celles des artères qui sont continues les unes avec les autres, il y a seulement contiguïté. Il ne s'agit d'ailleurs que de la position relative des faisceaux nerveux entre eux, puisque ces faisceaux se trouvent en nombre égal aux deux extrémités d'un même nerf, c'est-à-dire à son origine, et avant qu'il émette ses ramifications terminales.

Pansini (*Arch. ital. de Biologie*, 1888), qui a étudié le nerf phrénique de plusieurs mammifères, a reconnu que, si d'une manière générale les réseaux formés par les faisceaux sont à mailles étroites et allongées, le mode d'entrelacement varie suivant les espèces animales et même suivant les individus.

Le même auteur signale soit sur le nerf phrénique, soit sur la plupart des nerfs périphériques l'apparition fréquente de collerettes et de renflements : 1° les *collerettes* sont des étranglements disposés par intervalles; elles sont constituées par des fibres conjonctives du névrilème, entremêlées de quelques fibres élastiques, qui embrassent circulairement le tronc et servent probablement à maintenir les faisceaux nerveux; 2° les *renflements*, arrondis ou fusiformes et de longueur variée, simulent des ganglions, *ganglions illusoires* (Valentin); ils sont souvent limités à leurs deux extrémités par des collerettes. Comme les fibres nerveuses y sont plus grosses et les segments interannulaires plus courts, Pansini se demande si ce ne sont pas des lieux de régénération nerveuse.

3° **Couleur**. — Les nerfs présentent une coloration blanche due à l'existence autour des prolongements fibrillaires d'une enveloppe de myéline; lorsque cette gaîne fait défaut, ils ont une apparence grisâtre (nerfs viscéraux). C'est là surtout la couleur des nerfs sur le cadavre; car, sur le vivant, la présence du sang dans les capillaires des nerfs contribue à leur donner une légère teinte rosée qui, dans tous les cas, les laisse facilement distinguer de l'aspect rouge pâle des artères ou blanc nacré des tendons.

4° *Épaisseur.* — Le diamètre des nerfs est essentiellement variable, il ne dépend pas uniquement du nombre des fibres constitutives. Si, d'une part, la grosseur de ces fibres change avec les nerfs, l'épaisseur des gaines conjonctives présente, de son côté, de grandes différences ; elle peut même augmenter brusquement par places, et constituer des renflements dits névrilématiques qui modifient le calibre des nerfs. En règle générale, les enveloppes conjonctives des nerfs sont plus épaisses sur les nerfs cutanés, et plus minces sur les nerfs musculaires ; d'ailleurs, il est très rare de trouver deux nerfs symétriques ayant le même diamètre. L'épaisseur des troncs nerveux est comprise entre $0^{mm},8$ et 8 millimètres pour les nerfs rachidiens (Vierordt).

5° *Densité.* — Pour les nerfs frais, la densité moyenne est de 1,0377 (de 1,014 à 1,052). Elle dépend jusqu'à un certain point de la teneur en eau, et s'élève avec la dessiccation ; elle peut atteindre 1,129 pour le saphène externe (Wertheim). La densité augmente avec l'épaisseur des gaines conjonctives, et diminue avec la teneur en graisse ; les nerfs dépourvus d'enveloppe myélinique (nerfs viscéraux) sont plus denses que les nerfs à fibres blanches : 1,040 au lieu de 1,028. Enfin, contrairement à ce qui s'observe pour les os, la densité s'accroît légèrement avec l'âge.

6° *Composition chimique.* — Les nerfs contiennent de 50 à 70 pour 100 d'eau (Bibra, Bischoff, etc.) et de 50 à 30 pour 100 de principes solides ; ce sont là les chiffres extrêmes obtenus par différents auteurs, la moyenne paraît être de 35 pour 100 de substances solides contre 65 pour 100 d'eau. La différence, au point de vue de la teneur en eau, paraît peu marquée entre les nerfs à fibres blanches et à fibres grises. Voit et Bukow ont trouvé pour le grand nerf sciatique :

Eau . . . . 68,9 pour 100 parties.
Matières solides. 30,1   —

et Bernhardt pour le sympathique :

Eau . . . . 64,3 pour 100 parties.
Matières solides. 35,7   —

La teneur en eau des nerfs est donc sensiblement inférieure à celle des centres nerveux pour lesquels elle s'élève à 80 pour 100 (Hoppe-Seyler).

Les matières solides se décomposent, d'après les analyses de J. Chevalier sur le sciatique, en :

Substances protéiques . . . . 36,8 ⎫
Lécithine. . . . . 32,57 ⎪
Cholestérine . . . . 12,22 ⎪ (Pour 100 parties
Cérébrine. . . . . 11,30 ⎬ de résidu solide).
Neurokératine. . . . . 3,07 ⎪
Autres matières organiques. . . . . 4 ⎭

Les albuminoïdes seraient principalement contenus dans le cylindraxe ; la lécithine et la cérébrine entreraient en majeure partie dans la constitution de la myéline.

La réaction de la fibre nerveuse serait alcaline ou neutre (Hoppe-Seyler) ; c'est la réaction de cet élément à l'état vivant ; elle devient très rapidement acide après la mort. Les éléments cellulaires (ganglions, substance grise) ont au contraire une réaction franchement acide, due, d'après Gschleiden, à la présence de l'acide lactique.

7° **Cohésion** ou **ténacité**. — La *cohésion* ou *ténacité* est la résistance à la rupture. On n'a étudié que la rupture par traction ou élongation. Les divers tissus se rangent dans l'ordre décroissant suivant : os, tendons, nerfs, muscles, artères. Le *coefficient de ténacité*, c'est-à-dire la force, exprimée en kilogrammes, nécessaire pour rompre par traction un nerf de 1 millimètre carré de section est en moyenne de $1^{kil},351$, avec variations de $0^{kil},760$ à $3^{kil},500$. (Wertheim).

La cohésion est plus forte chez l'homme que chez la femme, chez le vieillard que chez l'adulte, sans que pourtant cette dernière différence soit bien accusée. Elle est relativement plus faible sur les gros troncs que sur les branches et sur les rameaux. Il va de soi qu'elle est rigoureusement proportionnelle au volume du nerf, lequel change suivant les points envisagés. Ainsi la surface de section du sciatique variant entre 20 et 40 millimètres carrés, sa ténacité diffère du simple au double. Les nerfs semblent en outre avoir un lieu de moindre résistance qui répond à leurs points de réflexion sur les poulies osseuses (le sciatique se rompt ordinairement à sa sortie de l'échancrure, le cubital dans la gouttière épitrochléenne).

La pratique chirurgicale de l'élongation a conduit à étudier un certain nombre de nerfs, au point de vue de leur résistance à la traction. Les chiffres suivants indiquent le nombre de kilogrammes nécessaire pour provoquer la rupture :

Nerf sciatique, 60 en moyenne, avec de grandes variations de 54 à 200. — Crural, médian : 20 à 40. — Radial, cubital : 27. — Plexus brachial de petit enfant : 20 à 25. — Facial : 4 à 7. — Sus-orbitaire : 2 à 7.

8° **Élasticité**. — L'élasticité des nerfs est caractérisée par une extensibilité faible et une forte rétractilité.

Il faut distinguer en effet la raideur et la laxité élastiques. La *raideur élastique* des nerfs, c'est-à-dire la résistance qu'ils opposent à l'allongement, est très élevée, et les range parmi les tissus dans l'ordre que nous avons indiqué pour la cohésion. Leur coefficient oscille entre 10 et 25 : c'est le nombre de kilogrammes nécessaire pour doubler la longueur d'un nerf de 1 millimètre carré de section (Wertheim). Les nerfs appartiennent plutôt aux organes rigides : c'est par un trajet arqué ou flexueux bien plus que par l'allongement de leur tissu propre qu'ils se prêtent aux mouvements des régions, comme on le voit au cou. — Inversement la *laxité élastique*, qui exprime la facilité à s'allonger, est très faible. On sait que les nerfs ne se rétractent que fort peu dans une amputation. « Si on tiraille un nerf en sens opposé, sur un animal vivant, il s'étend très difficilement, résiste beaucoup et ne prend qu'un excès de longueur très peu supérieur à celui qui lui est naturel, ce qui me paraît dépendre spécialement du névrilème. » (Bichat, *Anatomie générale*).

Un nerf étiré passe par les trois états suivants : 1° l'*allongement élastique*, déformation normale qui lui permet de s'adapter aux mouvements du corps, et qui est suivie du retour intégral à la dimension première ; d'après les recherches de Charpy sur des enfants, cet allongement pourrait atteindre un dixième de la longueur initiale; 2° l'*allongement permanent* dans lequel, les limites de l'élasticité étant dépassées, le nerf ne reprend plus exactement sa forme première et conserve un certain degré d'étirement; 3° l'*allongement de rupture* qui s'accompagne de rupture partielle, puis totale. Wertheim a conclu de ses recherches qu'un nerf se rompt, quand il s'est allongé de 3 à 7 p. 100 de sa longueur initiale; d'autres observateurs ont trouvé des chiffres fort différents qu'il serait bon de reviser, Sur les enfants, un nerf peut s'allonger de 15 à 20 pour 100 avant de se rompre : il s'agit alors de la rupture totale.

Bibliographie. — Sur la ténacité et sur l'élasticité : WERTHEIM, *Élasticité et cohésion des principaux tissus du corps humain*, Annales de physiologie et de chimie, 1847. — VOLKMANN, *Ueber die Elasticität der organ. Gewebe*, Arch. f. Anat., 1859. — CHARPY, *De la distension du plexus brachial*, Archives médicales de Toulouse, 1897. Voyez aussi : TILLAUX, *Affections chirurgicales des nerfs*, Th. Agrégat, 1866, *et les Traités de chirurgie.*

9° **Direction et trajet.** — Les nerfs ont une direction rectiligne beaucoup plus accentuée que les artères; d'une manière générale, ils suivent le trajet le plus court entre les centres et les organes auxquels ils sont destinés, rappelant ainsi, chez l'adulte, la disposition très nette des nerfs musculaires de l'embryon qui vont directement de l'axe médullaire au myomère le plus rapproché. S'il se trouve des cas particuliers qui semblent contredire cet arrangement général, ils sont la conséquence, comme le fait remarquer Gegenbaur, « des changements de position qu'ont subis, dans le cours de leur développement, les organes dans lesquels les nerfs se terminent ». Tout le long de leur trajet, les nerfs, ainsi que les artères, émettent des branches collatérales; comme les artères, mais moins fréquemment que celles-ci, ils donnent des rameaux récurrents.

10° **Anastomoses et Plexus.** — Les nerfs présentent sur leur trajet des anastomoses et des plexus :

a) Les *anastomoses* se définissent des échanges de fibres entre deux nerfs :

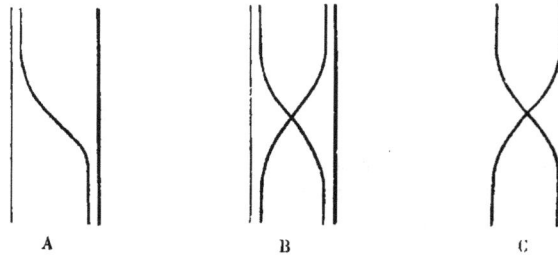

FIG. 404. — Types d'anastomoses nerveuses.

elles sont uniques ou simples et multiples ou complexes; leurs variétés se laissent ramener à trois types principaux :

1° L'anastomose *simple* (fig. 404, A), dans laquelle une partie des fibres d'un nerf passe dans un nerf voisin;

2° L'anastomose *double* ou *chiasma* (fig. 404, B), dans laquelle deux nerfs échangent une partie de leurs fibres;

3° L'anastomose *totale* ou *entrecroisement* (fig. 404, C), dans laquelle la totalité des fibres passe d'un nerf dans le nerf voisin et réciproquement.

Ces deux derniers types s'appellent encore décussation, et celle-ci peut être partielle ou totale. L'anastomose *récurrente*, dans laquelle les fibres qui vont d'un nerf dans un autre remonteraient le long de ce nerf, est très rare; elle est d'ailleurs un cas particulier de l'anastomose simple ou double. Enfin, on dit qu'il y a *fausse anastomose* lorsqu'une partie des fibres d'un nerf l'abandonne sur une certaine étendue de son trajet pour lui revenir ensuite en totalité.

Des recherches de Hartmann, de Debierre, de Curtis et d'autres auteurs, il paraît résulter qu'une anastomose dans le segment supérieur d'un membre se reproduit entre les deux mêmes nerfs et en sens inverse dans le segment inférieur, la quantité des fibres appartenant à un même nerf restant sensiblement la même.

b) Les *plexus* sont des entrelacements de fibres qui unissent des nerfs différents ou les branches d'un même nerf. Ils sont constitués par des anastomoses multiples ou complexes, on en distingue trois espèces :

1° Les plexus *radiculaires* relient entre elles les diverses racines d'un même groupe nerveux : ils constituent des points de rassemblement pour des nerfs arrivant de sources différentes, ils ne se rencontrent que sur les nerfs rachidiens.

2° Les plexus *de troncs* ressemblent aux plexus radiculaires avec cette différence toutefois qu'ils ne se trouvent plus sur les racines mais sur les troncs des nerfs.

3° Les plexus *terminaux* ou *périphériques* se rencontrent dans l'intimité des organes; s'ils présentent dans leurs mailles des éléments cellulaires, ils sont dits plexus *ganglionnaires*.

Avec les idées actuellement admises sur la constitution du système nerveux, il est évident que le mot anastomose indique seulement l'accolement et non l'union intime des fibres nerveuses.

L'explication des anastomoses et des plexus est assez simple. On sait qu'un même organe est toujours innervé par le même groupe de neurones centraux. Au sortir des centres, les fibres radiculaires des nerfs se juxtaposent pour former des groupements desquels émanent les nerfs périphériques. Or il peut arriver que tous les filets nerveux destinés à un organe ne suivent pas tout d'abord le chemin le plus court et empruntent momentanément le trajet d'un nerf voisin, mais ils ne tardent pas à quitter cette voie d'emprunt et à reprendre leur destination définitive en rejoignant le nerf qui se rend à cet organe. Si ce fait se produit pour plusieurs troncs nerveux, on a l'explication des nombreuses anastomoses que s'envoient les nerfs périphériques. La justification de certaines anastomoses se trouve assez souvent dans le déplacement qu'ont subi les organes au cours du développement phylogénique.

11° **Rapports**. — A leur origine, les nerfs sont profondément situés, en rapport avec le squelette ; puis ils deviennent plus superficiels et ne contractent guère de relations directes avec les os, à part quelques rares exceptions (radial dans la gouttière humérale, cubital dans la gouttière épitrochléenne). Ils cheminent dans les espaces intermusculaires, le plus souvent accolés aux vaisseaux pour constituer le paquet vasculo-nerveux. Ce paquet vasculo-nerveux est presque isolé au sein du tissu cellulaire lâche par une gaine conjonctive commune à tous les organes (artère, veines et nerf); par sa face interne cette gaîne émet des cloisons qui, tout en portant aux organes leurs vaisseaux nourriciers, les sépare les uns des autres (Bize, *Les gaines vasculaires*, Th. Toulouse, 1895).

En général, les nerfs sont plus superficiels que les vaisseaux, et dans les membres ils sont situés plus en dehors, par rapport à l'axe du membre, que les autres organes du paquet vasculo-nerveux. Chaque artère est, à peu près constamment, accompagnée par un nerf satellite; mais ce nerf n'est pas toujours le même sur tout le trajet de l'artère. Ainsi l'artère humérale a pour satellite le nerf médian, tandis que ses branches de bifurcation, l'artère radiale et l'artère cubitale vont s'accoler aux nerfs de même nom. L'artère tibiale postérieure, qui par la poplitée continue l'artère fémorale, a pour nerf comitant une branche du nerf sciatique et non une branche du nerf crural.

D'après Mauclaire (*Soc. Anat.*, 1896), les nerfs et les artères sont cause de leur dédoublement réciproque; on trouve souvent en effet un tronc nerveux au niveau d'une bifurcation artérielle normale ou anormale, ou un rameau vasculaire au point de division d'un nerf. La raison d'une pareille disposition résiderait dans ce fait que les artères se développent plus tôt que les nerfs, qui seraient obligés de se fragmenter au contact des vaisseaux qu'ils rencontrent.

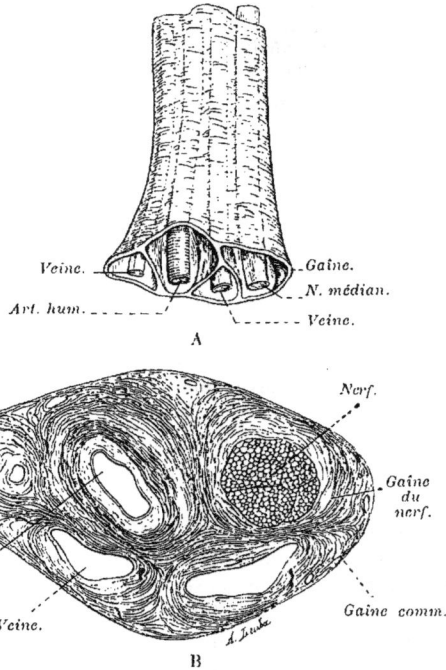

Fig. 405. — Gaîne vasculo-nerveuse (d'après Bize).

En A, la gaine commune ouverte montre les gaines secondaires. En B, coupe histologique vue à un faible grossissement

Les nerfs, et spécialement leurs rameaux terminaux, affectent des rapports étroits avec les vaisseaux lymphatiques; Sappey va jusqu'à considérer ces relations comme indispensables au bon fonctionnement des nerfs sensitifs : « Sur la peau et sur les muqueuses, dit-il, la sensibilité est en raison directe du nombre des fibres nerveuses d'une part, et de celui des radicules lymphatiques de l'autre ».

Bardeleben a étudié récemment (*Anatom. Gesellsch.*, 1897) les relations des nerfs avec les muscles. Il a d'abord observé que les nerfs vaso-moteurs des muscles se séparent du tronc nerveux un peu avant ou un peu après l'entrée de celui-ci dans le muscle. C'est en général en compagnie des vaisseaux, plus rarement à l'état isolé, que les autres nerfs s'enfoncent dans le hile musculaire. Ce n'est pas là toutefois leur *point de pénétration* véritable; il faut entendre sous ce nom l'endroit où des ramuscules nerveux de 0mm,03 s'engagent dans des fibres musculaires de 1 millimètre. Ce point se trouve à la face profonde, à la surface ou au bord marginal du muscle, et répond soit à l'extrémité proximale, soít à l'union du tiers supérieur et du tiers moyen, soit au milieu; il se trouve très rarement à un niveau inférieur. Une fois entrés dans le muscle, les nerfs se divisent suivant les cas : 1° en branches ascendantes; 2° en branches descendantes, longues et courtes; 3° en branches ascendantes et descendantes d'égale longueur; 4° en éventail ou en cône dont les rayons naissent de deux branches principales; 5° en arbuste. Les muscles qui possèdent une double innervation reçoivent des fibres issues des mêmes racines, et les divers nerfs qui les pénètrent se comportent comme il vient d'être dit précédemment.

12° **Distribution et terminaison.** — Un nerf donné innerve toujours le même territoire cutané et les mêmes groupes musculaires; lorsqu'il s'agit d'un nerf mixte, le territoire cutané est presque toujours celui qui recouvre les muscles (Voy. aux nerfs rachidiens, les faits et les expériences sur lesquels s'appuie cette loi). Quant à l'étude de la terminaison des nerfs dans les viscères, dans les muscles et dans les appareils sensitifs, elle est du domaine de l'histologie et sera faite spécialement à propos de chaque organe; qu'il nous suffise de rappeler que, dans l'état actuel de la science, on considère toutes les fibrilles nerveuses comme terminées par des petits renflements en forme de bouton.

La répartition périphérique des nerfs varie suivant l'activité des organes; les nerfs abondent dans les muscles de l'œil, ils sont beaucoup plus nombreux, à surface égale, dans les muscles du membre supérieur que dans ceux du membre inférieur, disposition conforme à celle du système artériel. Ainsi le nerf cubital fournit un tube nerveux pour 235 faisceaux musculaires, le nerf obturateur, 1 pour 315 (Voichvillo).

13° **Vaisseaux des nerfs.** — *Artères.* — « Chaque nerf, dit Bichat, reçoit ses vaisseaux des troncs environnants, lesquels envoient des rameaux qui pénètrent de tous côtés dans leur intérieur. » Hyrtl a fait remarquer que ces vaisseaux d'origines différentes forment une échelle anastomotique continue, et Zuckerkandl, s'appuyant sur des recherches anatomiques et sur deux cas d'oblitération artérielle, a décrit dans les membres une triple voie de circulation collatérale : la voie musculaire, la voie cutanée et la voie nerveuse.

On doit à Quénu et Lejars une étude plus complète de la distribution des vaisseaux artériels et veineux dans la plupart des nerfs de l'homme; les résultats auxquels ils ont abouti viennent d'être confirmés tout récemment par Tonkoff et par Bartholdi. D'après ces auteurs, chaque nerf, superficiel ou profond, est toujours accompagné d'une artère, mais il y a lieu de distinguer les artères satellites des artères nourricières; les premières fournissent aux nerfs e aux organes voisins, les secondes aux nerfs seulement. Dans la plupart des cas, les artères nourricières se détachent à angle aigu des artères satellites et donnent deux branches, l'une ascendante, l'autre descendante, qui s'anastomosent en arcades avec des rameaux artériels similaires. Le nombre et les points de pénétration des artères nourricières sont constants pour un nerf donné.

Les artérioles (*vasa nervorum*) se détachent des arcades en forme d'éventail ou de barreau d'une échelle, suivent les cloisons conjonctives émanées de la gaîne vasculaire (Bize), puis rampent le long du nerf parallèlement à son grand axe. Elles diminuent alors de plus en plus de calibre, et s'engagent dans le névrilème où elles se résolvent en de fins capillaires qui pénètrent les faisceaux nerveux les plus volumineux, et dont les mailles très allongées sont parallèles à la direction des fibres nerveuses.

Quelquefois, et particulièrement au point de bifurcation des nerfs, une branche artérielle assez importante pénètre à l'intérieur du cordon nerveux et s'y comporte identiquement.

Au niveau des plexus, la disposition est en tout semblable ; les artères nour-

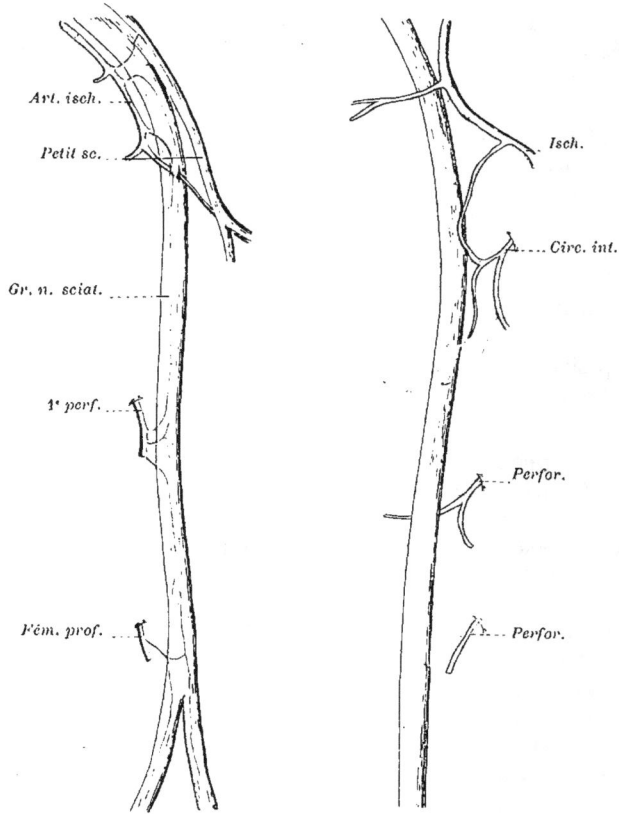

Art. isch.

Petit sc.

Isch.

Circ. int.

Gr. n. sciat.

1ᵉ perf.

Perfor.

Fém. prof.

Perfor.

Fig. 406. — Vaisseaux des nerfs.

Artères (rouge) et veines (bleu) du nerf sciatique, d'après une injection sur un enfant.

ricières proviennent des artères voisines et se distribuent le long des branches radiculaires comme les artérioles des nerfs périphériques.

Veines. — Les veines des nerfs ont, en général, un arrangement calqué sur celui des artères ; cependant Bichat dit s'être assuré, en disséquant avec soin plusieurs gros troncs nerveux, que le plus communément leurs branches ne sortent pas des nerfs au même endroit que les artères, disposition qu'il compare à celle des vaisseaux du cerveau. Les veines des nerfs superficiels se jettent constamment dans les veines sous-aponévrotiques, tandis que les veines des nerfs profonds aboutissent aux veines musculaires, sauf le cas où elles se déversent les unes et les autres dans les veines principales par l'intermédiaire d'un tronc collecteur commun. Quelquefois les veines des nerfs se rendent directement aux plexus veineux périartériels. En général, leur mode d'anastomoses en arcade est identique à celui des artères, quoique les veines aient une disposition plus flexueuse que ces dernières; les valvules sont très rares dans les veines des nerfs proprement dites.

D'après Ranvier, il n'existe pas de *vaisseaux lymphatiques* dans l'épaisseur des faisceaux, ni dans la gaîne lamelleuse des nerfs; ces vaisseaux ne se montrent distinctement que dans le tissu conjonctif interfasciculaire.

Bibliographie. — Quénu et Lejars. *Études sur le système circulatoire.* Steinheil, Paris, 1894 : Les vaisseaux des nerfs. — Tonkoff. *Sur les artères nourricières des nerfs et des plexus nerveux chez l'homme.* Vratch, 1897, vol. XVIII.

14° *Nervi nervorum*. — Les nervi nervorum sont vraisemblablement des nerfs vaso-moteurs. Ils ont été signalés en 1847 par Bourgery et Hirchsfeld dans les centres encéphaliques, et par Sappey en 1867 dans les nerfs périphériques. Ils se présentent sous la forme de fines fibrilles, qui pénètrent dans la gaîne névrilématique, et accompagnent les artérioles et les capillaires le long des cloisons interfasciculaires. Leurs rapports avec les vaisseaux doivent donc les faire considérer comme des nerfs vaso-moteurs; mais peut-être existe-t-il aussi parmi ces nervi nervorum quelques fibres sensitives, car certaines sont enveloppées le long de leur trajet d'une gaîne de myéline qui ne se rencontre jamais sur les nerfs vaso-moteurs. Pruss (1888) a constaté la présence de fibres disposées en réseau dans le névrilème des nerfs périphériques; à l'aide de la méthode d'Erlich, il a pu suivre certaines fibrilles jusque dans l'endonèvre où elles se terminent par des extrémités renflées en bouton.

Ces nervi nervorum tirent toujours leur origine des troncs nerveux dans lesquels ils se rendent.

15° *Anomalies*. — Les nerfs ayant un point de départ constant et un point d'arrivée fixe, ne présentent des anomalies que sur leur parcours; on ne rencontre pas de ces distributions anormales qui, comme pour les artères, bouleversent totalement le système d'irrigation de toute une région. Les anomalies s'expliquent d'ailleurs facilement par le fait que certaines fibres empruntent, sur une certaine étendue, la voie d'un cordon différent pour aboutir en définitive à un point déterminé. Nous n'aurons guère qu'à signaler des modifications dans le trajet des nerfs, modifications qui ont acquis cependant un certain intérêt avec l'importance qu'a prise dans ces dernières années la chirurgie des nerfs périphériques (suture, élongation, résection, etc.). D'après Hartmann (*Soc. Anat.*, 1888), les anomalies nerveuses dans le trajet et dans le volume sont presque la règle, et les nerfs sont loin de présenter cette fixité opposée à la variabilité des vaisseaux et des muscles : il n'y a de constant que l'origine médullaire et la distribution terminale. Les principales anomalies sont groupées dans l'ouvrage de W. Krause auquel nous aurons l'occasion de faire de multiples emprunts.

Bibliographie. — W. Krause et J. Telgmann. *Les anomalies dans le parcours des nerfs chez l'homme.* Trad. de La Harpe. Paris, 1869.

B. — GANGLIONS

Les ganglions sont des renflements de nature essentiellement cellulaire situés sur le trajet [des nerfs. Ils représentent des neurones détachés du système nerveux central au cours du développement ontogénique (Sagemehl, 1882) et entraînés quelquefois à une distance considérable. Winslow et Bichat les assimilaient à de petits cerveaux.

Les renflements microscopiques contenus dans les organes ont évidemment la même origine, et la division en ganglions centraux et périphériques est purement descriptive.

Leur couleur est grise ou gris-rougeâtre, et leur forme allongée, triangulaire ou sphérique; leur volume est très variable, les plus petits étant constitués par quelques éléments cellulaires groupés, tandis que les plus gros se sont individualisés, et présentent une capsule propre; leur consistance différente paraît être la conséquence de la présence ou de l'absence de cette enveloppe. Variables aussi sont leurs relations avec les nerfs; tantôt ils semblent surajoutés à ceux-ci, tantôt les fibres nerveuses les traversent suivant leur grand axe, et le nombre des fibrilles qui sortent du ganglion paraît égaler celui des fibrilles qui y pénètrent (Stienon, 1880).

On divise les ganglions en ganglions annexés aux nerfs cérébro-spinaux et en ganglions du système sympathique :

1° *Ganglions cérébro-spinaux.* — Ce sont pour la plupart des amas de cellules sensitives qui se trouvent le long des nerfs crâniens ou des racines postérieures des nerfs rachidiens. Quelques auteurs (Purkinje, Rosenthal, Volkmann) en ont signalé exceptionnellement sur le trajet des nerfs moteurs. Parfois ces renflements cellulaires, au lieu de constituer un groupe unique, se fragmentent en une série de petits amas que l'on a observés sur tout le parcours du nerf (Hyrtl sur le grand nerf occipital, Zachariadès sur les nerfs sacrés postérieurs); on les désigne alors sous le nom de *ganglions aberrants.*

2° *Ganglions sympathiques.* — Ceux-ci contiennent à la fois des neurones sensitifs et des neurones moteurs; ces derniers agissent sur les muscles à fibres lisses des organes viscéraux. On les rencontre régulièrement placés le long de la colonne vertébrale, ou bien dans les parois des viscères et même des vaisseaux.

Ces ganglions sont constitués : 1° par des cellules nerveuses avec leurs deux sortes de prolongements; 2° par des prolongements cylindraxiles ou protoplasmiques appartenant à des neurones centraux, à des neurones situés dans les ganglions voisins, ou encore à des neurones périphériques.

CHAPITRE DEUXIÈME

I. — NERFS CRANIENS

Par B. CUNÉO

PROSECTEUR A LA FACULTÉ DE MÉDECINE DE PARIS

On donne le nom de *nerfs crâniens* aux cordons nerveux qui se détachent de l'encéphale et traversent les trous de la base du crâne pour aller se distribuer aux différentes parties de l'extrémité céphalique.

Les nerfs crâniens sont groupés par *paires*. Le mot *paire* signifie qu'il y a deux nerfs, l'un droit, l'autre gauche, qui se détachent symétriquement de chaque côté de l'encéphale. Les deux éléments constituants d'une même paire présentent, originairement du moins, une disposition identique. Les asymétries, d'ailleurs légères, que l'on constate pour certaines paires constituent toujours un phénomène secondaire, apparaissant plus ou moins tardivement au cours de l'évolution de l'espèce et de l'individu.

Les paires crâniennes sont au nombre de douze, comme le montre le tableau suivant :

1re paire :   *nerf olfactif.*
2e   —   *nerf optique.*
3e   —   *nerf moteur oculaire commun.*
4e   —   *nerf pathétique.*
5e   —   *nerf trijumeau.*
6e   —   *nerf moteur oculaire externe.*
7e   —   *nerf facial.*
8e   —   *nerf acoustique.*
9e   —   *nerf glosso-pharyngien.*
10e   —   *nerf pneumo-gastrique.*
11e   —   *nerf spinal.*
12e   —   *nerf grand hypoglosse.*

Nous ferons suivre l'étude des douze paires crâniennes d'un paragraphe consacré à ce que nous appellerons le *sympathique céphalique*. Nous décrirons sous ce nom les ganglions annexés aux trois branches du trijumeau (ganglion ophtalmique, ganglion sphéno-palatin, ganglion otique, ganglion sous-maxillaire et ganglion sublingual).

Dans nos classiques, on rattache ordinairement l'étude de ces ganglions à celle de la cinquième paire. Nous verrons, en abordant la description de ces masses ganglionnaires, que leur nature sympathique n'est même plus discutable aujourd'hui. Reste à savoir cependant si, au point de vue pratique, il n'y aurait pas intérêt à conserver l'ordre des choses établi, tout en faisant bien entendu les restrictions de rigueur. Nous ne le pensons pas : il nous semble, en effet, difficile de continuer à étudier anatomiquement avec la cinquième paire des organes dont l'élève verra demain affirmer la nature sympathique dans un traité d'histologie ou de physiologie. Pourquoi d'ailleurs refuser au sympathique céphalique cette autonomie qu'on accorde au sympathique du tronc? Et n'y a-t-il pas avantage, surtout dans un livre classique, à ne pas laisser au lecteur le soin d'établir lui-même des homologies qui s'imposent?

La classification que nous venons d'indiquer est due à Sœmmering et à Vicq d'Azyr, qui, vers la fin du xviiie siècle, la substituèrent à celle de Willis. Celui-ci basait sa nomenclature sur l'ordre de succession des orifices au niveau desquels les différents nerfs encéphaliques perforent la dure-mère pour sortir de la boîte crânienne. Willis répartissait les nerfs crâniens de la façon suivante :

1re paire, *nerf olfactif.*
2e — *nerf optique.*
3e — *nerf moteur oculaire commun.*
4e — *nerf pathétique.*
5e — *nerf trijumeau.*
6e — *nerf moteur oculaire externe.*
7e — *nerfs acoustique et facial.*
8e — *nerfs glosso-pharyngien, pneumo-gastrique et spinal.*
9e — *nerf grand hypoglosse.*
10e — *nerf sous-occipital.*

La classification de Willis présentait de graves inconvénients : il n'était guère acceptable de regarder le nerf sous-occipital comme un nerf crânien : réunir en un tout le glosso-pharyngien, le pneumo-gastrique et le spinal, cela présentait, ne serait-ce qu'au point de vue purement didactique, de graves inconvénients. Certes, la classification de Sœmmering est, comme d'ailleurs toutes les classifications, passible de plus d'un reproche. En revanche, elle a l'avantage d'être extrêmement pratique, elle a aussi celui d'être universellement adoptée ; cette unanimité sur ce point spécial de la nomenclature anatomique est vraiment trop avantageuse pour qu'on tente de la troubler. Au surplus, les rares tentatives faites jusqu'à présent pour modifier la classification de Sœmmering n'ont point été très heureuses. Récemment encore Sapolini (*Journal de la médecine* de Bruxelles, 1884) proposait de faire de l'intermédiaire de Wrisberg une 13e paire crânienne. Si cette tentative d'autonomie, encore qu'inutile au point de vue pratique, s'appuyait sur des raisons théoriques valables, elle serait à la rigueur acceptable. Mais nous verrons au contraire, en étudiant la 7e paire, que la proposition de Sapolini heurte les données que nous possédons à l'heure actuelle sur les lois générales qui doivent présider à la classification des nerfs crâniens. L'auteur italien eût fait une tentative plus justifiée en proposant, non plus d'ajouter une 13e paire, mais de supprimer une des 12 paires existantes, par la fusion du pneumo-gastrique et du spinal. Nous verrons plus loin toutes les raisons qui militent en faveur de cette fusion que ses inconvénients, au point de vue didactique, nous empêcheront cependant d'accepter.

Constitution anatomique des nerfs crâniens. — La définition que nous avons donnée tout à l'heure des nerfs crâniens n'a que la valeur toute relative des définitions qui reposent uniquement sur les données de l'anatomie macroscopique. En fait, les douze nerfs crâniens n'ont pas tous la même signification morphologique. Tous ne représentent point ce qu'on est convenu d'appeler aujourd'hui un *nerf périphérique*, en prenant ce terme dans son sens le plus rigoureux.

.On sait, en effet, que tout nerf périphérique moteur est constitué par les prolongements cylindraxiles ou cellulifuges *des neurones moteurs périphériques*, c'est-à-dire des cellules des cornes antérieures de la moelle ou des portions correspondantes de l'encéphale. Ces cellules constituent l'*origine réelle* du nerf. Le point où les tubes nerveux sortent des centres constitue l'*origine apparente.* — De même, tout nerf périphérique sensitif est formé par le prolongement protoplasmique ou cellulipète et accessoirement par le prolongement cylindraxile *des neurones sensitifs périphériques*, siégeant dans les ganglions rachidiens ou dans les ganglions homologues annexés à la partie intra-crânienne des centres nerveux. Ces cellules constituent l'*origine réelle du nerf.* Le point où les prolongements cylindraxiles pénètrent dans le névraxe porte le

nom d'*origine apparente*. Enfin les amas de substance grise où vont se terminer ces prolongements cylindraxiles sont généralement dits : *noyaux
sensitifs terminaux*.

Cette formule générale de la constitution des nerfs périphériques est juste
pour la plupart des nerfs crâniens; je dis la plupart, car on ne saurait en

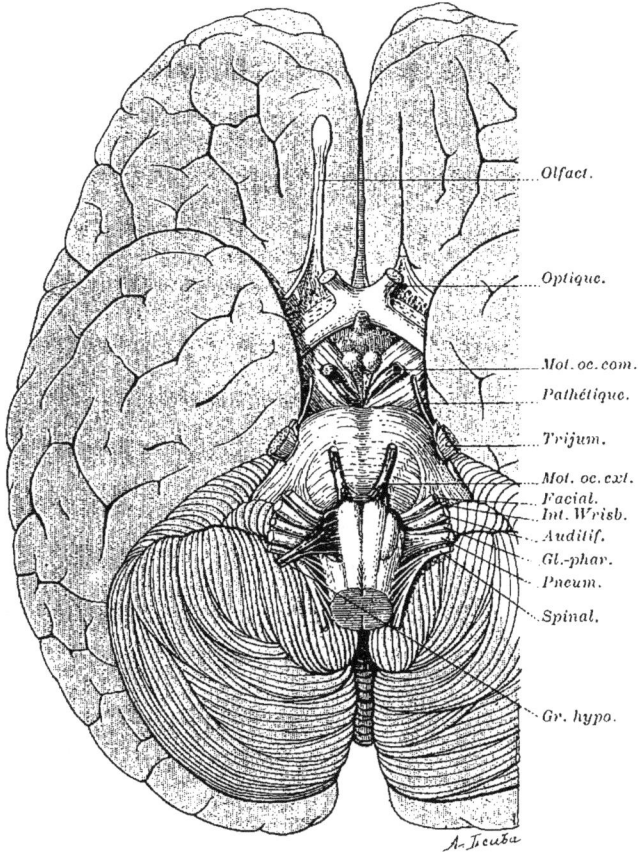

Fig. 407. — Vue inférieure de l'encéphale, montrant l'origine apparente des nerfs crâniens.
Les nerfs du système ventral sont en rouge, les nerfs du système dorsal sont en jaune.

aucune façon l'appliquer au nerf optique et il est indispensable de faire quelques
restrictions pour l'olfactif et pour l'acoustique. Dans la voie optique, en effet,
dont la constitution est si complexe, le neurone sensitif le plus périphérique,
qui représente seul la partie rigoureusement homologue au nerf sensitif périphérique ordinaire, fait partie intégrante de la rétine et n'a qu'une existence
histologique. Le nerf optique a donc la valeur d'une véritable voie centrale;
l'embryologie l'avait d'ailleurs depuis longtemps laissé soupçonner. — L'olfactif
et·l'acoustique s'écartent beaucoup moins du type habituel. Ils présentent

cependant une particularité remarquable. Leur ganglion d'origine est situé si près de la surface à laquelle le nerf se distribue que les prolongements protoplasmiques ont subi en longueur une réduction considérable et que les prolongements cylindraxiles sont devenus prépondérants; ce sont eux qui constituent le nerf olfactif ou acoustique. Il y a là une disposition inverse de la disposition habituelle; à ce titre, elle méritait d'être signalée.

HOMOLOGIE DES NERFS CRANIENS ET DES NERFS RACHIDIENS

De ce que nous venons de dire sur la constitution anatomique des différents nerfs crâniens découle cette conclusion qu'il faut faire abstraction des nerfs optiques, olfactifs et acoustiques dans la discussion des homologies entre les nerfs crâniens et les nerfs rachidiens. Pour la deuxième paire, aucune discussion n'est possible; il n'en est pas de même pour l'olfactif et l'acoustique. et, en fait, certains auteurs se refusent à les rejeter de la discussion des homologies. Cependant, si ces deux nerfs présentent la constitution générale du nerf sensitif typique, en revanche leur développement ontogénique et phylogénique, leurs connexions périphériques et centrales diffèrent tellement de ce que nous rencontrons dans les autres nerfs crâniens que l'on s'accorde généralement à les laisser de côté dans l'étude des homologies entre les nerfs encéphaliques et les nerfs médullaires.

Cette étude ne constitue d'ailleurs qu'un chapitre de la question plus générale : *de la signification morphologique de l'extrémité céphalique des vertébrés.*

En fait, la question fut pour la première fois posée par Goethe et Oken lorsqu'ils formulèrent leur célèbre *théorie vertébrale du crâne.* On sait que cette théorie n'eut qu'une vogue éphémère; les progrès de l'embryologie et de l'anatomie comparée devaient forcément préciser le sens du terme *homologie* et modifier l'énoncé du problème. Celui-ci se posa alors de la façon suivante : Est-il un stade du développement ontogénique et phylogénique de l'extrémité céphalique, dans lequel celle-ci présente une constitution assez rapprochée de celle du tronc pour qu'on puisse logiquement comparer ces deux parties?

Il sembla évident dès le principe à Huxley et Gegenbaur, qui entrèrent les premiers dans cette voie, que le squelette, et surtout le squelette osseux, était une formation trop tardive au cours de l'évolution pour pouvoir servir de base à la discussion. Ils portèrent leur attention sur d'autres éléments d'apparition plus précoce, et plus particulièrement sur les segments mésodermiques de l'extrémité céphalique et sur les nerfs crâniens. Aussi, si, comme nous venons de le dire, l'homologie des nerfs crâniens et des nerfs rachidiens n'est qu'un chapitre détaché de l'histoire des rapports de la tête et du tronc, nous devons ajouter qu'en revanche c'est un des chapitres les plus importants de cette histoire.

La question est-elle résolue à l'heure actuelle? On ne peut rigoureusement répondre par l'affirmative. Doit-on pour cela laisser complètement de côté ici ce point d'anatomie philosophique, en arguant de la nécessité pour un livre classique de se contenter de données positives et définitivement acquises? Si la discussion des homologies consistait uniquement, comme autrefois, en spéculations purement théoriques, il ne faudrait point hésiter. Mais elle repose à l'heure actuelle sur des faits précis d'embryologie et d'anatomie comparée. De plus cette question tient dans tous les pays, mais surtout en Allemagne, dans les périodiques comme dans les congrès, une place considérable. On peut dire que c'est elle qui a inspiré la plupart des travaux récents sur le développement des vertébrés inférieurs. Enfin, alors même qu'ils ne porteraient point en eux les éléments nécessaires à une conclusion certaine, les documents sur lesquels repose la discussion offrent un tel intérêt intrinsèque, expliquent tant de détails de la morphologie des nerfs crâniens, qu'à ce titre, ils ont droit à une place ici.

Lorsqu'on jette un coup d'œil d'ensemble sur les nerfs crâniens et les nerfs rachidiens, on est immédiatement frappé de deux différences fondamentales :

1° Au niveau de l'encéphale le mode d'émergence par deux racines semble avoir disparu.

2° Les nerfs crâniens ne présentent plus qu'imparfaitement la disposition métamérique, si nette pour les nerfs issus de la moelle épinière.

Est-il possible de retrouver au niveau de l'encéphale le double système des racines ventrales et dorsales de la moelle? — Est-il possible de constater, à un stade quelconque de l'évolution de l'individu ou de l'espèce, une disposition métamérique des nerfs crâniens? Telles sont les deux questions primordiales, distinctes bien que connexes, auxquelles peut se réduire le problème général de l'homologie des nerfs crâniens et des nerfs rachidiens.

I. — ***Les racines au niveau de l'encéphale.*** — Lorsqu'on examine l'origine apparente des nerfs crâniens de l'homme, rien ne rappelle, au premier abord, l'émergence régulière en double série que l'on rencontre au niveau de la moelle. Par contre, l'examen de l'encéphale des vertébrés inférieurs permet assez facilement de répartir les nerfs crâniens en deux groupes : 1° nerfs à émergence ventrale ou plus simplement *nerfs ventraux*; 2° nerfs à émergence dorso-latérale ou par abréviation *nerfs dorsaux*. Voyons quels sont les nerfs qui constituent chacun de ces groupes, mais remarquons d'ores et déjà que cette division, même si elle est justifiée, n'implique pas forcément que les éléments constituants de l'une ou l'autre de ces deux catégories aient la même valeur et la même signification que les éléments correspondants des systèmes ventral et dorsal des nerfs médullaires.

A. — Le groupe des nerfs *ventraux* comprend : le *moteur oculaire commun*, le *moteur oculaire externe* et l'*hypoglosse*. Il comprend aussi le *pathétique*, en dépit de l'émergence dorsale de ce nerf. Ce qui permet de ranger le pathétique parmi les nerfs du groupe ventral, c'est que l'émergence est loin de constituer la seule caractéristique des nerfs ventraux[1]. Quelque paradoxale que la chose puisse paraître, l'émergence le cède en importance aux autres caractères des nerfs qui constituent ce groupe; ces caractères sont les suivants :

1° *Les nerfs ventraux sont exclusivement moteurs, du moins chez les vertébrés supérieurs et en dehors de la période embryonnaire.*

2° *Leurs fibres ont leur cellule d'origine dans la colonne grise qui reste en contact avec le canal central et est généralement regardée comme prolongeant vers l'encéphale le groupe cellulaire antéro-interne de la corne antérieure.*

3° *Ils se distribuent aux muscles dérivés des somites céphaliques et n'interviennent en aucune façon dans l'innervation des muscles dérivés des plaques latérales (muscles branchiaux) (loi de Van Wijhe).*

B. — Le groupe des nerfs *dorsaux* comprend : le *trijumeau*, le *facial*, le *glosso-pharyngien*, le *pneumo-gastrique* et le *spinal*. Ces nerfs présentent les caractères suivants :

1° *Ils ont, primitivement du moins, une émergence dorso-latérale.*

2° *Ce sont des nerfs mixtes, moteurs et sensitifs.*

---

1. Remarquons cependant que quelques auteurs et notamment Froriep et Kuppfer font des réserves sur la signification exacte de la 4ᵐᵉ paire. Kuppfer tend même à regarder le pathétique comme appartenant au système dorsal.

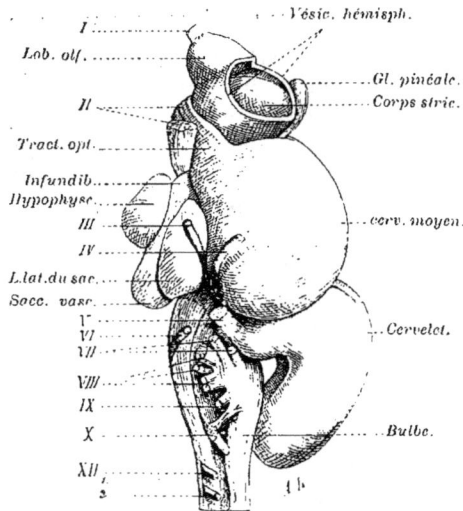

Fig. 408. — Face latérale du cerveau de *Salmo fario*.
D'après Wiedersheim.

(Nerfs ventraux, en rouge ; — nerfs dorsaux, en jaune.)

3° *Leurs fibres sensitives ont leur cellule d'origine hors des centres nerveux dans des ganglions présentant la structure des ganglions spinaux (g. de Gasser, g. géniculé, g. d'Andersh, g. jugulaire).* — *Leurs fibres motrices ont leur cellule d'origine dans la colonne grise qui prolonge dans l'encéphale le groupe cellulaire antéro-externe de la corne antérieure de la moelle (nucleus ambiguus et noyaux sus-jacents du facial et du masticateur.)*

4° *Leurs fibres motrices se distribuent aux muscles dérivés des plaques latérales (muscles branchiaux), et jamais aux muscles dérivés des somites céphaliques (loi de Van Wijhe).*

Le plus contingent de tous ces caractères est encore l'émergence. Lorsqu'on examine l'encéphale de l'homme (Voy. fig. 407), il est facile de voir que, si l'émergence dorso-latérale primitive s'est maintenue pour le spinal, le pneumo-gastrique et le glosso-pharyngien, elle s'est fortement modifiée et transformée en émergence nettement ventrale pour le facial et le trijumeau. Mais il suffit d'examiner l'encéphale des vertébrés inférieurs pour voir que cette disposition est un phénomène secondaire et que, primitivement, les points de sortie de la 5e et de la 7e paire sont nettement superposables à ceux du glosso-pharyngien, du pneumo-gastrique et du spinal. Chez ces vertébrés inférieurs, l'émergence des nerfs crâniens suivant deux lignes, l'une ventrale, l'autre dorsale, est si évidente que la simple inspection permet de reconnaître quel est le système de racines auquel

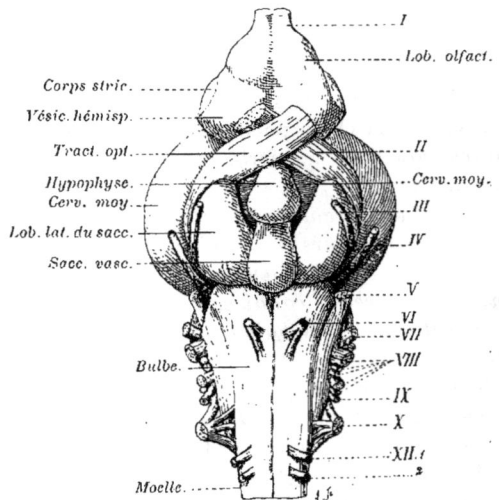

Fig. 409. — Face ventrale du cerveau de *Salmo fario*.
D'après Wiedersheim.

(Nerfs ventraux, en rouge ; — nerfs dorsaux, en jaune.)

appartient un nerf donné. Cette disposition est très nette sur les figures 408 et 409, qui représentent la vue latérale et la vue ventrale de l'encéphale de Salmo fario. On la retrouve aussi typique sur l'encéphale des amphibiens et des sauropsides, et même chez certains mammifères inférieurs, encore qu'elle commence déjà à subir chez ces derniers de notables modifications.

On peut se demander sous quelle influence se fait cette transformation de l'émergence latérale primitive du trijumeau et du facial en une émergence franchement ventrale. Il est facile de démontrer qu'elle est déterminée par les *modifications morphologiques que subit le névraxe au cours de la phylogénie*[1]. Prenons, en effet, le facial comme exemple. Comparons la figure 410, qui représente les origines de ce nerf et la figure 411, qui schématise celles du pneumogastrique ; on voit que l'émergence latérale permise à la 10ᵉ paire est impossible à la 7ᵉ à cause de la présence des lobes latéraux du cervelet. C'est en avant seulement que le facial

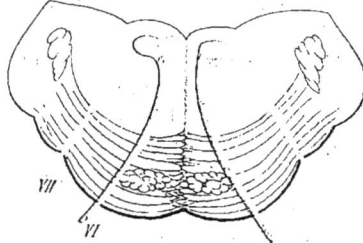

Fig. 410. — Origine du N. facial (jaune) et du N. moteur oc. externe (rouge).

Coupe transversale de la protubérance passant par l'eminentia teres schématique.

peut trouver une issue ; aussi est-ce en avant qu'il sort des centres nerveux. Cette influence des lobes latéraux nous est nettement démontrée par l'anatomie comparée : chez tous les vertébrés qui ne possèdent que le lobe médian du cervelet le facial a une émergence latérale (Voy. fig. 408 et 409). Cette émergence devient peu à peu ventrale lorsque les lobes latéraux commencent à se développer. Elle est franchement antérieure lorsque, comme chez l'homme, ces lobes latéraux atteignent leur maximum de développement. Remarquons en passant que ce déplacement du point de sortie primitif du facial peut seul expliquer et explique d'ailleurs, d'une façon très satisfaisante le trajet complexe du facial à travers le bulbe et la protubérance. Lorsqu'on compare les figures 410 et 411, on s'aperçoit sans peine, si l'on fait abstraction des différences de détail, que le trajet général des fibres du facial, après leur sortie de leur noyau d'origine, est sensiblement le même que celui des fibres émanées du noyau moteur du pneumogastrique. Les unes comme les autres se portent d'abord en arrière, puis reviennent en avant pour atteindre l'orifice osseux qui les conduit hors du crâne. Mais alors que ce trajet récurrentiel est accompli

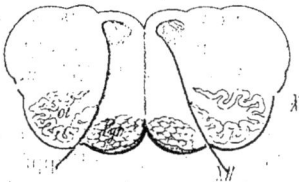

Fig. 411. — Origines du N. hypoglosse (en rouge) et du glossopharyngien (en jaune).

Coupe transversale du bulbe passant par la partie supérieure de l'olive.

par la 10ᵉ paire en partie dans l'intérieur du bulbe, en partie hors de ce dernier, il est tout entier intrabulbo-protubérantiel pour le facial à cause de l'émergence antérieure de ce nerf. Encore que des documents précis fassent défaut sur ce point, il est permis de supposer que, chez les animaux où le facial émerge latéralement, le trajet intra-bulbaire de ses fibres doit être sensiblement identique à celui des fibres émanées du *nucleus ambiguus*.

En résumé, par leur émergence, leur constitution, leur mode de distribution, les nerfs crâniens forment deux groupes, un groupe ventral et un groupe dorsal. *Chacun de ces groupes est-il respectivement comparable aux racines antérieures et aux racines postérieures des nerfs rachidiens ?* Tel est le point qui nous reste maintenant à discuter.

L'homologie des nerfs encéphaliques ventraux et des racines médullaires antérieures est généralement acceptée par la plupart des anatomistes. En fait, elle n'est passible d'aucune objection grave. Comme les racines antérieures, les

[1]. L'influence qu'exercent les modifications morphologiques du névraxe sur l'émergence des nerfs crâniens pourrait être démontrée par des exemples multiples. — Lorsqu'on examine la figure 409 on voit que le moteur oculaire commun qui, chez les vertèbres supérieurs, a une émergence franchement ventrale, émerge latéralement chez les poissons. Son origine apparente est rejetée en dehors par suite de l'apparition, sur la face ventrale de l'encéphale, du saccus vasculosus et des deux lobes latéraux qui lui sont annexés.

nerfs ventraux, le pathétique excepté, émergent sur la partie ventrale du névraxe; comme ces racines, ils sont purement moteurs ; comme elles, ils sont constitués par les prolongements cylindraxiles des cellules d'une masse grise qui prolonge les cornes antérieures de la moelle vers l'encéphale ; comme elles, enfin, ils se distribuent aux muscles dérivés des myotomes. Bien plus, dans la série animale, on peut constater directement la transformation d'une racine antérieure en un nerf crânien du système ventral. Nous verrons en effet, en étudiant l'hypoglosse que, chez certains animaux et notamment chez les amphibiens anoures, l'hypoglosse sort du canal crânio-vertébral entre l'occipital et la première vertèbre. Plus tard, cette vertèbre étant absorbée par l'occipital, l'hypoglosse devient de ce fait un nerf crânien.

Par contre, si l'assimilation des nerfs encéphaliques ventraux et des racines antérieures n'est guère contestable, il n'en est pas de même de l'assimilation des nerfs encéphaliques dorsaux et des racines postérieures.

Entre ces racines postérieures et les nerfs dorsaux, il existe en effet de notables différences. La plus importante est la présence d'un nombre considérable de fibres motrices dans ces nerfs dorsaux. Certes Ramon y Cajal, Lenhossek et, après eux, Retzius et J. Martin [1] ont signalé des fibres motrices dans les racines postérieures de la moelle de certains animaux. Mais ces fibres sont peu nombreuses et n'entrent que pour une part négligeable dans la constitution des racines postérieures. Dans les nerfs encéphaliques dorsaux, au contraire, les fibres motrices jouent un rôle toujours important (trijumeau, glosso-pharyngien, pneumogastrique), parfois prépondérant (facial), voire même exclusif (spinal). Il y a donc là une différence importante qu'il importe d'expliquer.

Depuis longtemps, Balfour avait conclu de ses recherches sur des embryons d'Élasmobranches que la présence de fibres motrices dans les racines dorsales était la disposition primitive et typique et que la constitution purement sensitive des racines postérieures résultait d'un phénomène de réduction au cours du développement phylogénique. Il y aurait donc, au début, parallélisme complet entre les nerfs encéphaliques dorsaux et les racines postérieures, et la différence de constitution entre ces deux systèmes serait un phénomène secondaire. .

C'est une hypothèse toute différente qu'a formulée Kuppfer à la suite de ses remarquables recherches sur le développement des Ammocœtes. Pour Kuppfer, dès le principe, il y a asymétrie entre les racines postérieures et les nerfs crâniens dorsaux par suite de l'apparition au niveau de ces derniers d'un système de fibres sans homologues au niveau de la moelle, *le système branchial.*

Sans étudier ici en détail le développement des nerfs crâniens, rappelons brièvement les détails nécessaires à la discussion du point spécial qui nous occupe ici. Pour Kuppfer, les nerfs crâniens dorsaux des Ammocœtes se développent de la façon suivante : A la jonction de la paroi dorsale et des parois latérales du tube neural se forme, de chaque côté de la ligne médiane, une crête, crête neurale (Wurzelleiste). De cette crête se détache une traînée cellulaire qui se porte en bas et en dehors et ne tarde pas à se diviser en deux traînées secondaires, l'une interne, l'autre externe (Voy. fig. 412).

a). La traînée interne passe en dedans des somites céphaliques et se comporte donc vis-à-vis du mésoderme comme les nerfs spinaux. Cela ressort nettement de la comparaison des figures 412 et 413. Cette portion interne représente la *portion spinale* du nerf encéphalique dorsal ; elle présente un renflement ganglionnaire (*ganglion médial*, Kuppfer ; *neuralis ganglion*, Beard), l'homologue du ganglion spinal.

1. Cités par van Gehuchten. Anatomie du système nerveux de l'homme, 2ᵉ édition, p. 322.

b). La traînée externe passe en dehors des somites céphaliques et chemine entre ces derniers et l'ectoderme. Elle se met en contact avec l'ectoderme en deux points et présente à ce niveau deux renflements ganglionnaires, l'un supérieur auquel Kuppfer[1] donne le nom de *ganglion latéral*, l'autre inférieur qu'il appelle le *ganglion épibranchial*. Cette traînée externe constitue *la portion branchiale* du nerf dorsal.

Nous n'avons pas à nous occuper ici de la destinée ultérieure des ganglions épibranchiaux. Quant aux ganglions *latéraux*, ils se soudent aux ganglions *médiaux* pour former les ganglions définitifs. Mais ce qu'il faut surtout retenir des recherches de Kuppfer, c'est *l'existence, au niveau des nerfs crâniens dorsaux, d'un système surajouté, sans homologue au niveau des nerfs spinaux, le système des nerfs branchiaux.*

L'apparition au niveau de la tête de ces nerfs branchiaux tient à ce que les nerfs encéphaliques dorsaux ont des attributions plus étendues que les racines postérieures de la moelle au double point de vue sensitif et moteur. *Au point de vue sensitif*, les nerfs encéphaliques dorsaux interviennent non seulement dans l'innervation des téguments de la tête, mais donnent encore la sensibilité à la

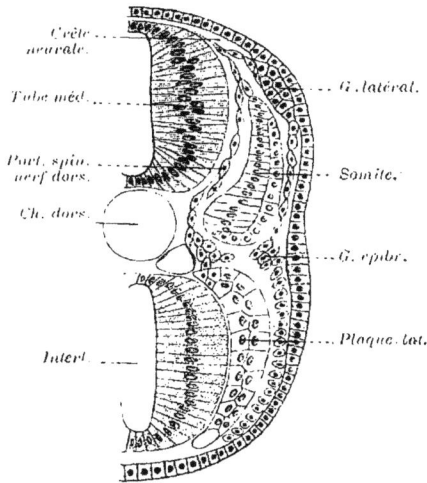

Fig. 412. — Développement des nerfs encéphaliques dorsaux chez les Ammocœtes. — D'après Kuppfer).

muqueuse du tractus digestif; les nerfs spinaux ne possèdent qu'un territoire cutané. — *Au point de vue moteur*, les nerfs encéphaliques dorsaux ont à innerver des muscles qui constituent une formation spéciale à l'extrémité céphalique. On sait en effet qu'au niveau du tronc les muscles dérivent uniquement de la portion dorsale segmentée du mésoderme (segments primordiaux, somites, myomères, myotomes..., etc.). Il n'en est pas de même au niveau de la tête. Le mésoderme dorsal, ou, en d'autres termes, les somites céphaliques ne donnent naissance qu'aux muscles de l'œil et aux muscles de la langue (Van Wijhe). Les autres muscles dérivent du mésoderme latéral (Seitenplatten), segmenté par les fentes branchiales; ce sont ces derniers qu'innervent les nerfs crâniens dorsaux. — C'est en raison de

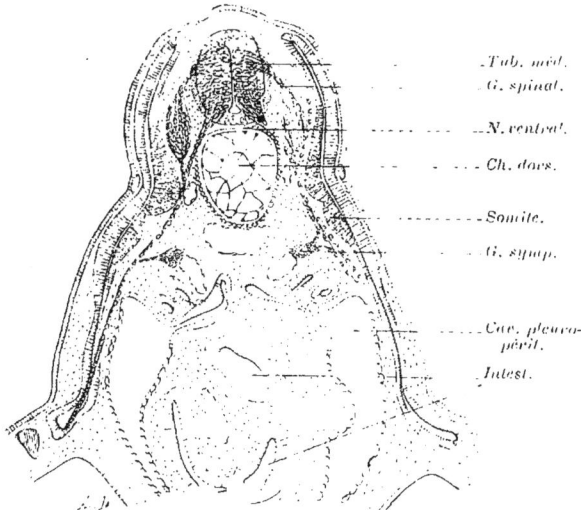

Fig. 413. — Coupe transversale de l'extrémité antérieure du corps d'un embryon de *Scyllium* (sélaciens). — D'après Balfour.

cette extension de leur territoire moteur et sensitif, que les nerfs encéphaliques dorsaux

---

[1] Bien entendu nous rappelons ici les données générales que Kuppfer nous a fournies sur le développement des nerfs crâniens sans entrer dans la discussion de leur histogenèse qui sera abordée ailleurs et qui n'a pour l'instant pas d'intérêt pour nous.

possèdént un élément constituant, l'élément branchial, dont les racines postérieures de la moelle n'ont pas l'homologue.

Kuppfer ne précise pas la part exacte que prennent réciproquement à la constitution des nerfs *dorsaux définitifs* l'élément *spinal* et l'élément *branchial*. D'après lui, il y a le plus souvent fusion entre ces deux parties. Mais on est amené à admettre, d'après les recherches de certains auteurs et notamment de Froriep, que le plus souvent l'élément spinal ne se fusionne pas avec l'élément branchial mais s'atrophie simplement et disparaît. On a en effet signalé au niveau des nerfs moteurs de l'œil, mais surtout au niveau de l'hypoglosse, de véritables racines postérieures qui disparaissaient au cours du développement (Froriep). Cette réduction du système spinal laisse au système branchial une prépondérance marquée dans la constitution des nerfs dorsaux définitifs.

On peut résumer en deux mots cette discussion sur les homologies des nerfs encéphaliques ventraux et dorsaux avec les racines antérieures et postérieures de la moelle.

Entre les racines antérieures et les nerfs encéphaliques ventraux, l'homologie est complète. En revanche on ne saurait assimiler entièrement les nerfs encéphaliques dorsaux et les racines postérieures de la moelle. Les nerfs crâniens dorsaux contiennent en effet un élément surajouté, le nerf branchial, sans homologue au niveau du tronc. L'asymétrie entre les racines postérieures de la moelle et les nerfs encéphaliques dorsaux est la conséquence de l'extension du territoire de ces nerfs dorsaux, au double point de vue sensitif et moteur.

II. — Métamérie des nerfs crâniens.

— Les nerfs crâniens présentent-ils, à un stade donné du développement *de l'espèce et de l'individu, la disposition métamérique qui caractérise les nerfs rachidiens?* Telle est la deuxième question que comprend le problème général de l'homologie des nerfs encéphaliques et des nerfs médullaires.

L'accord des auteurs étant loin d'être fait sur ce point, nous allons exposer chronologiquement les plus importants des nombreux travaux parus sur la question. Nous verrons ensuite quelles sont les conclusions générales qui paraissent se dégager de l'ensemble de ces recherches.

Mais avant d'entrer dans le cœur de la question, il importe de remarquer que la disposition métamérique des nerfs est forcément subordonnée à la métamérie des parties auxquelles ils se distribuent. C'est précisément ce qui existe au niveau du tronc, où chaque nerf médullaire est primitivement situé dans les septa interposés à deux myotomes, comme cela résulte des recherches d'Hatscheck chez l'Amphioxus. C'est donc un résumé de l'histoire de la théorie métamérique de la tête que nous allons être amenés à donner ici.

Dès 1869 *Huxley*, dans une étude critique de la théorie vertébrale du crâne de Goethe et Oken, avait conclu au rejet de cette théorie. A la théorie vertébrale du crâne, il propose de substituer la *théorie métamérique de la tête* et il admet que l'extrémité céphalique est primitivement constituée par une série de segments distincts. Huxley se base principalement, pour arriver à cette conclusion, sur l'examen du squelette de l'appareil branchial. Pour lui la métamérie se traduit surtout par la disposition de ce squelette et il rattache à chacun des arcs branchiaux une des paires crâniennes. C'est la première tentative de métamérisation des nerfs crâniens.

Deux ans plus tard (1871, 1872) *Gegenbaur* reprend la question dans ses mémoires sur les nerfs crâniens d'Hexanchus et sur le développement du sque-

lette de la tête des sélaciens. Dans ces premiers travaux, Gegenbaur admet que
si le crâne n'est pas un composé de vertèbres, il peut être cependant regardé,
du moins dans sa partie chordale, comme « une somme, une concrescence de
vertèbres », pour employer sa propre expression. Quant à la métamérisation primitive, il en cherche les traces, avec Huxley, dans la disposition de l'appareil
branchial et c'est autour des pièces de cet appareil qu'il groupe les nerfs crâniens. Les recherches de Gegenbaur eurent un grand retentissement et, comme
le fait remarquer Rabl dans le remarquable historique qu'il a tracé de la question qui nous occupe, elles furent le point de départ de toute une série de
travaux.

Balfour, à la suite de ses recherches sur les embryons des Elasmobranches,
arriva à des conclusions sensiblement analogues à celles de Gegenbaur. Comme
l'anatomiste allemand, il admet l'existence d'autant de segments céphaliques
qu'il existe d'arcs branchiaux ou viscéraux. Il croit cependant devoir ajouter
un premier segment, segment præoral, qui n'aurait pas d'arc viscéral correspondant; de ce segment præoral dériveraient les muscles de l'œil. Balfour arrivait ainsi à métamériser les nerfs crâniens de la façon suivante :

SEGMENTS	NERFS	ARCS VISCÉRAUX
Segment præoral 1.	IIIe, IVe, VIe paires.	0
Segment postoral 2.	Ve paire.	Arc mandibulaire.
— — 3.	VIIe paire.	Arc hyoïdien.
— — 4.	IXe paire.	1er arc branchial.
— — 5.	1re branche de la Xe paire.	2e —
— — 6.	2e — —	3e —
— — 7.	3e — —	4e —
— — 8.	4e — —	5e —

La systématisation de Balfour fut adoptée et défendue par *Milnes Marshall*.
Marshall apporta cependant à la conception de Balfour certaines modifications.
Nous ne pouvons exposer ici en détail sa description dont on trouvera un
résumé très clair dans la communication déjà citée de Rabl. Contentons-nous
de faire remarquer que, contrairement à Balfour, Marshall fait entrer l'olfactif
dans la série des nerfs groupés autour de l'appareil branchial. Pour Marshall,
la fossette olfactive doit être regardée comme la première fente branchiale,
modifiée et atrophiée comme le sont les fentes extrêmes. Marshall s'écarte encore de Balfour en considérant le moteur oculaire externe comme une dépendance du facial.

Comme on le voit, les premières tentatives de métamérisation de la tête repo-
saient uniquement sur la disposition de l'appareil branchial. Les recherches de
Van Wijhe sur le développement de la tête des sélaciens vinrent déplacer la
question.

Van Wijhe montre en effet que le mésoderme se segmente au niveau de la
tête comme au niveau du tronc. De cette segmentation du mésoderme céphalique
résulte la formation de 9 somites. Les trois premiers siègent en avant de la vésicule auditive ; le quatrième est placé au niveau de cette dernière ; les cinq derniers

en arrière d'elle. A chaque somite correspond un arc viscéral creusé d'une cavité (Kopfböhle). Seul le premier somite n'a pas d'arc viscéral, et l'arc hyoïdien correspond non pas à un, mais à deux somites, le troisième et le quatrième (Voy. fig. 414). D'après Van Wijhe, chacun de ces somites céphaliques se diviserait, comme les somites du tronc, en un myotome et en un sclérotome. Il y aurait donc identité complète dans la façon dont se comporte le mésoderme céphalique et le mésoderme du tronc, et la segmentation de la tête correspondrait rigoureusement à celle du tronc. Il est vrai que ce parallélisme est de courte durée. La plupart des myotomes s'atrophient. On ne voit persister que les trois premiers qui donnent naissance aux muscles de l'œil et les trois derniers qui forment des muscles allant de l'extrémité céphalique à la ceinture thoracique. Quoi qu'il en soit, c'est la disposition des myotomes et des arcs viscéraux correspondants qui règle la métamérisation des nerfs crâniens. A chaque myotome correspond une paire nerveuse avec racine ventrale et racine dorsale. Le tableau suivant résume et schématise la description de Van Wijhe.

SOMITES ET MYOTOMES.	MUSCLES DÉRIVÉS.	CAVITÉS DES ARCS VISCÉRAUX.	RACINES VENTRALES.	RACINES DORSALES.
1	Droit supérieur. Droit interne. Droit inférieur. Petit oblique.	?	Moteur oculaire commun.	Ophtalmicus profundus.
2	Grand oblique.	1re cavité viscérale ou cavité de l'arc mandibulaire.	IVe paire.	Trijumeau moins l'ophtalmicus profundus.
3	Droit externe.	2e cavité viscérale ou cavité de l'arc hyoïdien.	VIe paire.	Acoustico-facial.
4	Néant.		Néant.	
5	Néant.	3e cavité viscérale (cavité du 1er arc branchial).	Néant.	IXe paire.
6	Néant.	4e cavité viscérale.	Néant.	
7	Muscles allant du crâne à la ceinture scapulaire.	5e cavité viscérale.		Xe paire.
8		6e cavité viscérale.	XIIe paire.	
9		7e cavité viscérale.		

On put croire un instant que le travail de Van Wijhe avait tranché la question et que, suivant l'expression d'Ahlborn, la constatation directe des somites céphaliques « éviterait désormais la peine d'apprécier leur nombre par des moyens indirects ». En réalité il n'en fut rien.

Certes quelques auteurs, comme Wiedersheim et Gegenbaur, adoptèrent les vues de Van Wijhe, et se contentèrent de lui faire subir des modifications de détails; mais un plus grand nombre se refusa à accepter les conclusions de l'anatomiste hollandais. Les uns, comme Beard, continuent à apprécier indirectement le nombre des somites céphaliques par l'examen de l'appareil branchial. D'autres,

comme Miss J. Platt, Dohrn, Killian acceptent l'existence des somites céphaliques, mais en trouvent un nombre [beaucoup plus considérable que celui
donné par Van Wijhe. Dohrn chez Torpedo marmorata n'en décrit pas moins
de douze à quinze, rien que pour la région antérieure de la tête, et Killian en
compte dix-sept à dix-huit pour l'extrémité céphalique de Torpedo ocellata.
— Mais il est des discordances plus graves encore. Hatscheck nie que le développement des muscles de l'œil se fasse comme l'a indiqué Van Wijhe; d'après
lui, seul le droit externe dériverait des myotomes, les autres muscles se ratta-
cheraient à la musculature des arcs branchiaux, c'est-à-dire seraient des dérivés
des plaques latérales. — De même Froriep et Rabl arrivent, l'un en étudiant le

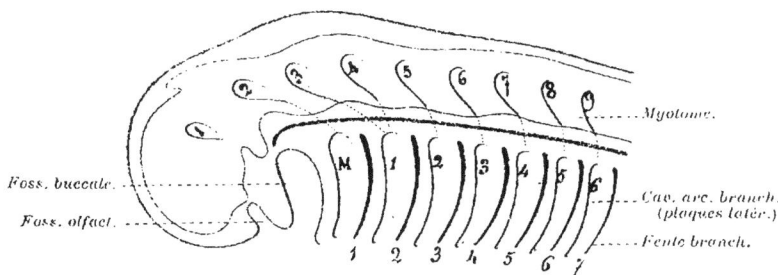

Fig. 414. — Représentation schématique de l'extrémité céphalique et d'un vertébré inférieur.
D'après la description de Van Wijhe.

Le mésoderme céphalique (myotomes et plaques latérales) est en rouge.

développement de la région occipitale des vertébrés supérieurs, l'autre en suivant l'évolution du mésoderme céphalique des sélaciens, à des conclusions bien
différentes de celles de Van Wijhe; pour eux, on ne peut parler de métamérie
(du moins de métamérie assimilable à la métamérie du tronc) que pour la
région postérieure de la tête. — Enfin Ahlborn, Froriep et Rabl nient le
parallélisme, jusqu'ici généralement admis, entre la disposition des segments
primordiaux (*myomérie*) et celle des arcs branchiaux (*branchiomérie*). Si nous
ajoutons que d'autres auteurs, comme Zimmermann, cherchent dans la disposition des centres nerveux eux-mêmes (*encéphalomérie*) la disposition segmentaire si contestée pour le mésoderme céphalique, on sera forcé de convenir
qu'à l'heure actuelle le désaccord le plus complet règne sur la question.

Cependant en dépit de ce désaccord, d'ailleurs peut-être plus apparent que
réel, il est possible de tirer de l'ensemble des travaux que nous venons d'indiquer quelques conclusions générales.

C'est ici le moment de rappeler la division des nerfs crâniens en deux groupes : 1° les nerfs *ventraux* qui se distribuent aux muscles dérivés des myotomes ;
2° les nerfs *dorsaux* dont les fibres motrices se distribuent aux muscles dérivés
du mésoderme des arcs viscéraux. Il est évident que la disposition des premiers
sera liée à celle des myotomes et que celle des deuxièmes sera subordonnée à
l'agencement des arcs viscéraux.

On *peut* donc envisager séparément la métamérisation des éléments de chacun de ces deux groupes. On *doit* même le faire puisque la question des rapports de la myomérie et de la branchiomérie n'est pas encore tranchée; bien plus, nous verrons, en étudiant le trijumeau, qu'elle semble devoir être résolue par la négative. Ceci posé, on peut conclure de la façon suivante :

1° En ce qui concerne les *nerfs ventraux*, l'incertitude dans laquelle nous nous trouvons à l'heure actuelle du nombre exact des somites céphaliques ne permet point de donner une métamérisation précise de ces nerfs. *Cependant des recherches assez récentes de Hoffmann confirmant, à peu de chose*

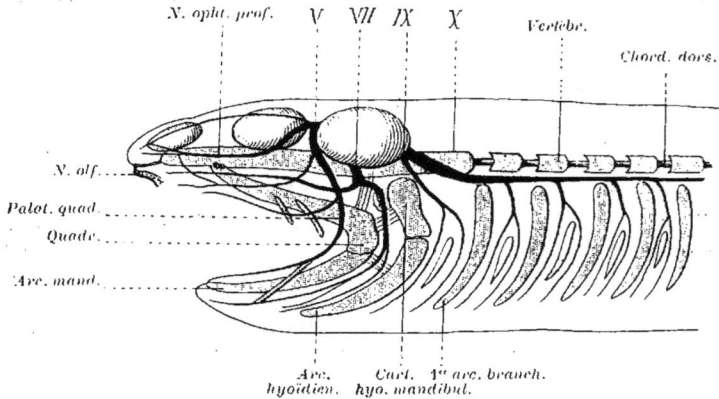

Fig. 415. — Représentation schématique du squelette et des nerfs crâniens d'un sélacien. D'après Wiedersheim.

près, les conclusions de Van Wyhe, on est autorisé à adopter, provisoirement du moins, la systématisation que donne cet auteur pour les nerfs ventraux.

2° Pour les *nerfs dorsaux*, la tâche est plus facile. Les arcs branchiaux, dont l'apparition est plus tardive et la régression moins complète que celle des somites, sont bien connus dans leur disposition. Aussi est-il possible de donner à chaque arc un nerf particulier. *Le masticateur est le nerf de l'arc mandibulaire, le facial le nerf de l'arc hyoïdien; le glosso-pharyngien le nerf du premier arc branchial (le troisième, si l'on donne à l'arc mandibulaire le numéro un); enfin le pneumogastrique par ses branches ventrales (laryngé supérieur, récurrent) innerve les arcs suivants* (Voy. fig. 415).

Bibliographie. — Ammons. Ueber die Segmentation des Wirbelthierkörpers. *Zeitschr. f. wissensch. Zool.*, Bd XL. — Balfour. On the development of the Skeleton of the paired fins of Elasmobranchii considered in relation to its bearings on the nature of the limbs of the Vertebrata. *Proceed. of the Zool. Soc. of London*, 1881. — Beard (J.). The system of branchial sense organs and their associated ganglia in Ichthyopsida. *Quart. Journ. of Micr. Science*, 1885, vol. XXVI; A contribution to the morphology and development of the nervous system of Vertebrates. *Anat. Anz.*, 1888; The transient ganglion cells and their nerves in Raja batis. *Anat. Anz.*, 1892, n° 7, 8, 9 et 10. — Dohrn. Studien zur Urgeschichte des Wirbelkörpers. *Mittheilungen aus der Zool. Station zu Neapel*, Bd V. — Froriep. Zur Entwickelungsgeschichte der Wirbelsaüle, insbesondere des Atlas und Epistrophens und der Occipital-Region. *Archiv f. Anat. und Phys.*, 1883 et 1886; Zur Entwickelungsgeschichte

der Kopfnerven. *Anat. Anz.*, Ergänzungsheft zu VI Jahrg., 1891, p. 55-65; Ganglion des Trochlearis, Kiemenspaltenorgane und Seitenorgane. Encephalomeren. *Anat. Anz.*, Ergän-
zungsheft zü VI Jahrg., 1891, p. 265; Zur Frage der sogenannten Neuromerie. *Anat. Anz.*,
Ergänzungsheft zu VII Jahrg., 1892, p. 162-167. — GEGENBAUR. Ueber die Kopfnerven von
Hexanchus und ihr Verhältniss zur Wirbeltheorie des Schädels. *Ienaische Zeitschrift*, Bd VI;
Das Kopfskelett der Selachier, ein Beitrag zur Erkenntniss der Genese des Kopfskeletts
der Wirbelthiere. Leipzig, 1872; Ueber das Archipterygium. *Ienaische Zeitschr.*, Bd VII;
Die Métamérie des Kopfes und die Wirbeltheorie des Kopfskeletts. *Morphologisches Jahr-
buch*, Bd XIII, 1887. — HATSCHEK. Die Métamérie des Amphioxus und des Ammocœtes.
Anat. Anz., Ergänzungsheft zu VII Jahrg., 1892, p. 136-161. — HOFFMANN. Zur Entwickelungsgeschichte des Selachierkopfes. *Anat. Anz.*, 1894, Bd IX, n° 21, p. 638. —, HUXLEY.
Lectures on the elements of comparative anatomy. — KILLIAN. Zur Métamérie des Selachierkopfes. *Anat. Anz.*, Ergänzungsheft zu VI Jahrg., 1891, p. 88-107. — KUPFFER. Die Entwick.
der Kopfnerven der Vertebraten (mit 11 Abbild.). *Anat. Anz.*, Ergänzungsheft zu VI Jahrg.,
1891, p. 22-54; *Studien zur vergleichenden Entwickelungsgesch. des Kopfes der Cranioten*,
1892; *Entwick. des Kopfes. Ergeb. Anat. Entwickelungsgesch.*, Bd V, 1895, p. 562. —
MILNES MARSHALL. The development of the cranial nerves in the chick. *Quart. Journal of
Microscop. Science*, vol. XVIII, new series, 1878; On the early stages of development of
the nerves in birds. *Journal of Anat. and Physiol.*, 1877, vol. XI: On the head ca-
vities and associated nerves of Elasmobranchs. *Quart. Journal of Microscop. Science*,
vol. XXI, 1881. — NEAL. A summary of studies on the segmentation of the nervous system
in Squalus Acanthias. *Anat. Anz.*, Bd XII, n° 17; The development of the hypoglossus
musculatur in Petromyzon and Squalus. *Anat. Anz.*, 1897, Bd XIII, n° 17. — PINKUS. Ueber
einem noch nicht beschriebenen Hirnnerven des Protopterus annectens. *Anat. Anz.*, 1894,
Bd IX, n° 17, p. 502. — PLATT (Julia). Contribution to the morphology of the Vertebrate
head, founded on the study of Acanthias vulgaris. *Journal of Morphology*, vol. V, 1891 ;
et *Anat. Anz.*, 1891. — RABL. Bemerkung über die Segment. des Hirns. *Zool. Anz.*, Jahrg.,
VIII, 1885, p. 192; Theorie des Mesoderms. *Morph. Jahrb.*, Bd XV, 1889; et *Ibid.*, Bd XIX,
1892; Ueber die Metamerie des Wirbelthierkopfes. *Anat. Anz.*, Ergänzungsheft zu VII Jahrg.;
1892, p. 104-135. — VAN WIJHE. Ueber die Mesodermsegmente und die Entwickelung der
Nerven des Selachierkopfes. Amsterdam, 1882. — WIKSTRÖM. Ueber die Innervation und
den Bau der Myomeren der Rumpfmusculatur einiger Fische. *Anat. Anz.*, Bd XIII, n° 15.
— ZIMMERMANN. Ueber die Metamerie des Wirbelthierkopfes. *Anat. Anz.*, Ergänzungsheft
zu VI Jahrg., 1891, p. 102-113.

Première paire : NERF OLFACTIF

Définition. — Les nerfs olfactifs sont constitués par l'ensemble des filets
(*filets olfactifs*) qui se détachent de la face inférieure du bulbe olfactif, traversent la lame criblée de l'ethmoïde et vont se distribuer à la partie supérieure de
la muqueuse des fosses nasales.

Le nerf olfactif est le nerf du cerveau antérieur ou *télencéphale*. On a vu
(p. 538) que certaines parties de ce télencéphale sont plus spécialement annexées
à l'appareil olfactif; elles constituent le *rhinencéphale*. Le rhinencéphale est
extrêmement développé chez les animaux *macrosmatiques*, comme les vertébrés
inférieurs et certains mammifères (carnassiers); il fait presque entièrement
défaut chez les *anosmatiques*, comme les cétacés; chez les *microsmatiques*
comme les primates, il présente un certain degré d'atrophie. C'est précisément
à cause de cette régression du rhinencéphale chez l'homme que certaines parties du cerveau olfactif perdent leurs caractères objectifs de lobes cérébraux et
acquièrent une certaine ressemblance avec un nerf périphérique. C'est cette
ressemblance, d'ailleurs très grossière, qui déterminait les anciens anatomistes
à décrire le bulbe olfactif, la bandelette olfactive et ses racines comme parties
constituantes de la première paire. Les données de l'histologie, de l'embryogé-
nie et de l'anatomie comparée protestent contre ce mode de description. On ne

doit décrire, et en fait on ne décrit plus à l'heure actuelle, sous le nom de nerf ol-factif, que l'ensemble des filets qui vont du bulbe olfac-tif à la muqueuse pitui-taire.

Constitution. — Le nerf olfactif, ainsi compris, est constitué par les prolon-gements cylindraxiles des neurones olfactifs périphé-riques, c'est-à-dire des cel-lules olfactives qui ont leur siège dans la muqueuse pituitaire. Ces prolonge-ments cylindraxiles vien-nent se terminer au niveau des glomérules du bulbe ol-factif en se mettant en con-tact par leur arborisation terminale avec le bouquet formé par les expansions protoplasmiques des cellules mitrales (Voy. fig. 416).

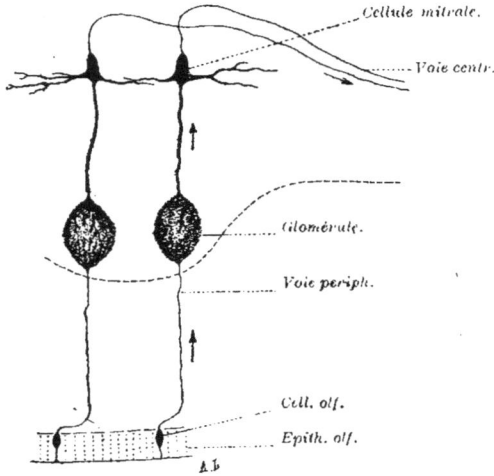

Fig. 416. — Schéma de la voie olfactive.

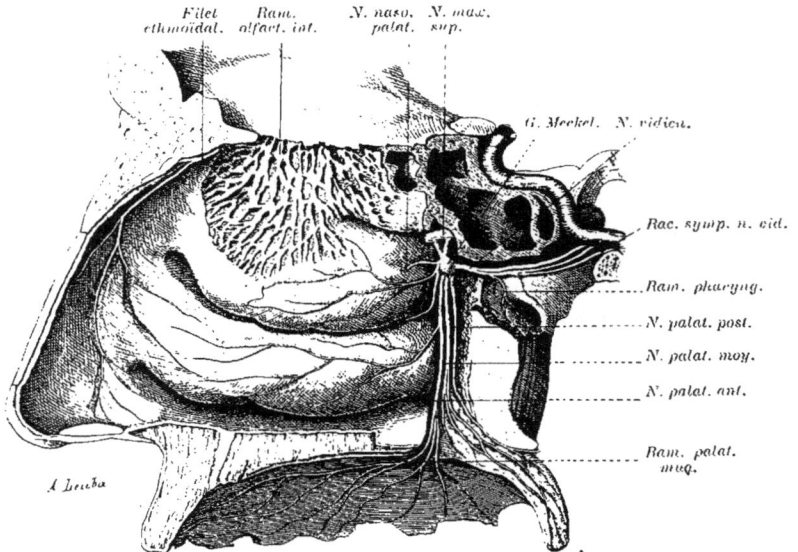

Fig. 417. — Rameaux externes du nerf olfactif.
D'après Hirschfeld.

Le nerf olfactif est donc l'homologue de la portion des racines postérieures des nerfs rachidiens qui s'étend du ganglion à la moelle. L'ensemble des cellules olfactives représente un véritable ganglion qui mérite le nom de *ganglion olfactif*.

Description anatomique. — Les branches issues du bulbe olfactif ont été découvertes en 1536 par Massa. Mentionnées par la plupart des anatomistes du xv⁰ siècle (Willis Vieussens, etc.), elles ne sont bien décrites que depuis Scarpa (1789).

Au nombre de 15 à 18, les filets olfactifs se détachent de la face inférieure du bulbe olfactif. Leur calibre est extrêmement variable. Les plus volumineux s'enfoncent dans les fossettes que présente la face supérieure de la lame criblée de l'ethmoïde et se tamisent à travers les trous que présente le fond de ces

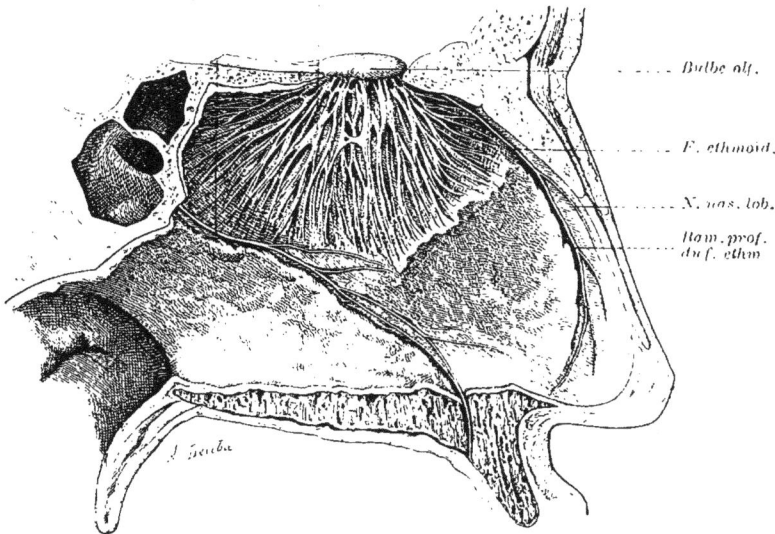

Fig. 418. — Rameaux internes du nerf olfactif.
D'après Hirschfeld.

fossettes (Voy. Ostéologie, p. 397). D'autres, plus grêles, traversent sans se ramifier des canaux plus étroits. Arrivés dans les fosses nasales, les filets olfactifs se partagent en deux groupes, l'un interne, l'autre externe.

Les branches *internes*, au nombre de douze à seize (Valentin), descendent appliquées contre la lame perpendiculaire de l'ethmoïde, sur laquelle elles laissent souvent leur empreinte. Dans la partie supérieure de leur trajet, ces branches échangent entre elles de nombreuses fibres, constituant ainsi un plexus à mailles rhomboïdales; plus bas, elles s'étalent en éventail et prennent un aspect rayonné (Voy. fig. 418).

Les branches *externes*, plus nombreuses que les précédentes (douze à vingt d'après Valentin), affectent une disposition sensiblement identique. Mais le plexus qu'elles forment, en s'anastomosant, a des mailles plus serrées que celles du plexus interne (Voy. fig. 417).

Il est difficile de préciser, scalpel en main, la limite inférieure de la zone de distribution du nerf olfactif. On admet généralement qu'elle s'étend, sur la paroi externe, jusqu'au bord libre du cornet moyen et qu'elle occupe, sur la paroi interne, la moitié supérieure de la cloison. Cependant des recherches récentes de Von Brunn (die Nervendigung in Riechepithel, *Naturforsch. Gesellschaft.* Rostock, 1891) semblent démontrer que cette zone est beaucoup moins considérable. En dehors comme en dedans, elle ne dépasserait pas un plan horizontal passant à 2 millimètres au-dessus du bord libre du cornet supérieur.

Il importe cependant de remarquer que chez le fœtus la sphère de distribution du nerf olfactif est plus étendue. Il donne notamment des filets au tube de Ruysch qui est généralement regardé comme le reliquat atrophié de l'organe de Jacobson. Il se produirait donc, au cours du dévelopement, une régression dans le champ de distribution de la première paire.

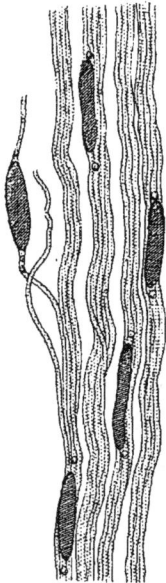

Fig. 419.
Fibres du nerf olfactif.
D'ap. A. Key et Retzius.

Ajoutons encore que Remy (Th. d'agrég. Paris 1880) a pu suivre quelques filets du nerf olfactif jusque dans la muqueuse des sinus sphénoïdaux.

Anastomoses. — Valentin, chez l'homme, Swann chez les oiseaux, Fischer chez les batraciens, ont décrit des anastomoses entre l'olfactif et la Ve paire. Ces anastomoses ne sont rien moins que démontrées et, avec ce que nous savons aujourd'hui de la constitution de l'olfactif, il devient difficile d'admettre leur existence.

Structure. — Le nerf olfactif est essentiellement composé de fibres nerveuses amyéliniques. Entre ces fibres s'interposent des noyaux de 0, 16 µ de long, entourés d'une petite quantité de protoplasma (Voy. fig. 419). Nous retrouvons donc là les caractères fondamentaux des fibres de Remak, éléments constituants habituels des nerfs sympathiques : autour des fibres de l'olfactif comme autour des fibres sympathiques, il n'y a ni myéline, ni gaine de Schwann. L'analogie entre les fibres du nerf olfactif et les fibres du sympathique n'est cependant pas absolue, car les fibres de la première paire diffèrent des fibres sympathiques par leur volume plus considérable et l'absence d'anastomoses.

Les fibres du nerf olfactif se groupent en *faisceaux* entourés par une gaine endothéliale, facile à mettre en évidence par la nitratation (Key et Retzius, *Studien in der An. des Nervensystems u. des Bindegewebes*, Stockholm, 1875 et 1876, t. II, tab. XV, fig. II).

Gaines méningées des nerfs olfactifs. — Les filets olfactifs doivent, pour pénétrer dans les fosses nasales, traverser les trois enveloppes de l'encéphale. Key et Retzius ont précisé la façon dont ces enveloppes se comportent vis-à-vis des filets olfactifs. Nous leur empruntons les éléments essentiels de cette description.

La *pie-mère* se réfléchit sur les filets olfactifs et leur forme leur enveloppe propre ou névrilème. Le *tissu sous-arachnoïdien* se prolonge de même autour de chaque filet en lui constituant un véritable manchon cylindrique. L'arach-noïde se déprime au niveau des trous de la lame criblée en formant des culs-de-sac peu profonds et ne se prolongeant jamais autour des filets dans leur trajet dans la pituitaire. Quant à *la dure-mère*, elle s'enfonce dans les courts canaux de la lame criblée, tapisse les parois de ces canaux et, arrivée au niveau de leur embouchure nasale, se divise en deux feuillets : l'un forme un manchon fibreux au filet olfactif cor-respondant, l'autre se continue avec le périoste de la face nasale de la lame criblée (Voy. fig. 420).

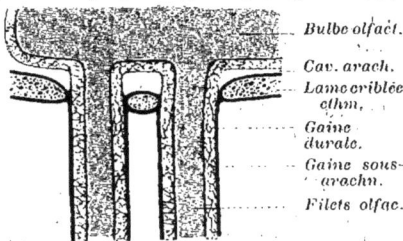

Fig. 420. — Schéma des gaines méningées du nerf olfactif.
(L'espace sous-arachnoïdien est injecté en bleu.)

En somme il n'existe autour des filets olfactifs qu'un seul espace injectable, c'est la gaine formée par le tissu sous-arachnoïdien ; ces espaces péri-olfactifs représentent donc de véritables diverti-cules de la grande cavité sous-arachnoïdienne et on les injecte sans difficulté en poussant une injection dans cette cavité. Remarquons en passant qu'une injection pous-sée dans la cavité arachnoï-dienne injecte aussi les gaines péri-olfactives. Il faut en con-clure que cette cavité est mal close au niveau des culs-de-sac qu'elle forme autour des trous de la lame criblée.

Il existe entre la disposition des gaines méningées de la pre-mière et de la deuxième paire de notables différences : alors qu'autour des filets olfactifs nous ne trouvons qu'une seule gaine injectable, la gaine sous-arach-noïdienne ; nous en trouverons deux, la gaine arachnoïdienne et la gaine sous-arachnoïdienne autour du nerf optique.

Lorsque Axel Key et Retzius injectaient l'espace sous-arach-noïdien, ils arrivaient le plus souvent à remplir, en même temps que les gaines sous-arach-

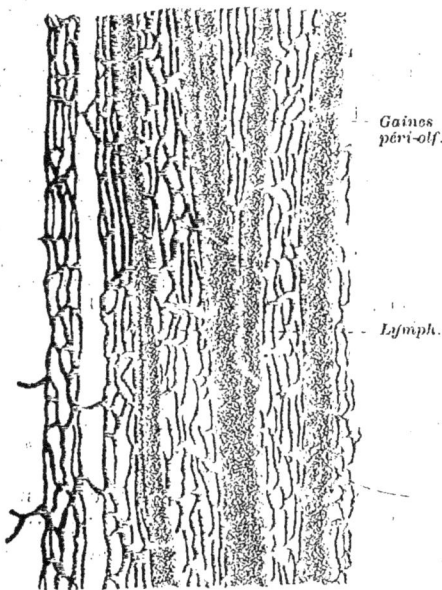

Fig. 421. — Gaines sous-arachnoïdiennes des filets olfactifs. — D'après A Key et Retzius.

Une injection au bleu de prusse poussée dans l'espace sous-arachnoïdien périencéphalique a rempli simultanément les gaines péri-olfactives et les lymphatiques de la pituitaire.

noïdiennes des nerfs olfactifs, les lymphatiques de la muqueuse nasale (Voy. fig. 421). Ils n'ont cependant jamais vu de communications directes entre les gaines péri-olfactives et les lymphatiques de la muqueuse. L'injection passait dans ceux-ci par l'intermédiaire de fins canaux qui traversaient les trous de la lame criblée en même temps que les filets olfactifs et venaient se jeter dans l'espace sous-arachnoïdien. Il y a donc communication directe entre cet espace et les lymphatiques de la pituitaire et non communication par l'intermédiaire des gaines péri-olfactives.

Anomalies. — On a signalé un certain nombre de cas d'absence du nerf olfactif. Le plus souvent l'anomalie porte non seulement sur les filets olfactifs (nerf olfactif proprement dit), mais sur le bulbe et le tractus olfactif, c'est-à-dire sur une partie des voies olfactives centrales. La plupart des observations sont anciennes et incomplètes (Rosenmuller, Cerutti..., etc.) et il est difficile de savoir s'il s'agit dans ces cas d'une réduction extrême de l'appareil olfactif ou d'une absence véritable. Trois cas plus récents, celui de Claude Bernard (*Leçons sur le système nerveux*, T. II, p. 228, 1858), celui de Le Bec (Voy. communic. du professeur M. Duval, — *in Bulletins. Soc. Anthropol.* 1884) et celui de Testut (*Anat. hum.* T. III, p. 559, 3ᵉ éd.), sont plus explicites. Chez le sujet de Cl. Bernard, on trouva une absence complète du nerf olfactif; le sillon olfactif existait cependant. Dans le cas de Le Bec, la disposition était la suivante : « A la place du tractus et du bulbe olfactif, on trouve : du côté *gauche*, un tronçon nerveux ayant la forme d'une petite bandelette longue de 8 millimètres, large de 2 et de forme plate. Elle part du point où normalement se réunissent les racines olfactives, se porte en avant, atteint la face inférieure du nerf optique gauche, s'y accole par l'intermédiaire de la pie-mère et finit brusquement. Du côté *droit*, le nerf olfactif est moins formé encore ; la substance grise du lobe frontal présente une intumescence du volume d'un gros pois, exactement à l'endroit où doit se placer le nerf olfactif. Immédiatement derrière et sur un plan plus profond, se voit un tout petit bourgeon grisâtre qui représente le nerf olfactif, lequel n'a pas plus de 2 millimètres de longueur. » Des deux côtés, la racine externe était conservée ; la racine interne était moins apparente que normalement. « La lame criblée de l'ethmoïde présentait sa structure normale; elle était perforée et les trous étaient traversés par un prolongement fibreux semblable à la gaine que la dure-mère fournit normalement aux branches olfactives. » Sur le sujet de Testut, il n'y avait « aucune trace du bulbe olfactif et de la bandelette olfactive ».

Dans ces trois cas l'odorat était conservé : on peut se demander alors si, dans des faits de ce genre, il y a suppléance fonctionnelle du nerf olfactif par un nerf voisin ou bien si, en dépit de l'absence macroscopique de l'appareil olfactif, il n'y a pas continuité histologique de la voie olfactive. Seul, un examen microscopique peut donner la réponse à cette question. Or, on ne l'a pratiqué que dans le cas de Le Bec où le professeur Duval a constaté d'une part la présence de filets olfactifs dans le pituitaire, d'autre part, l'existence sur le cerveau d'une implantation non pas seulement apparente, mais réelle du nerf olfactif. M. Duval en a logiquement déduit la présence des parties intermédiaires. Le cas de Le Bec devient donc un cas de pseudo-absence. — En est-il de même du cas de Cl. Bernard et de celui de Testut ? On ne saurait répondre, l'examen histologique n'ayant pas été fait.

Deuxième paire : **NERF OPTIQUE**

Définition. — On donne le nom de nerf optique, ou nerf de la deuxième paire, au cordon nerveux qui, né de l'angle antéro-externe du chiasma optique, pénètre dans le globe oculaire pour s'épanouir dans la rétine; c'est le nerf du cerveau intermédiaire *ou thalamencéphale.*

Constitution. — Le nerf optique est essentiellement formé par les prolongements cylindraxiles des cellules *ganglionnaires* qui constituent la couche la plus profonde de la rétine. Il importe de remarquer que ces cellules ne constituent point le premier élément cellulaire de la voie optique. Avant elles, les impressions visuelles ont déjà traversé deux neurones : la *cellule visuelle* (cellules à cônes et à bâtonnets) et la cellule *bipolaire* (Voy. Organes des sens)[1].

1. Voyez pour la constitution de la voie optique et les connexions cérébrales de la 2ᵉ paire, le p. 551.

Le nerf optique ne saurait donc être regardé comme l'homologue d'un nerf sensitif ordinaire, car celui-ci est toujours une dépendance du neurone sensitif le plus périphérique. En fait le nerf optique a la valeur d'un véritable faisceau blanc central qui, s'est extériorisé au cours du développement. L'embryologie, d'une part, la structure du nerf et de ses enveloppes d'autre part, avaient, depuis longtemps déjà, établi cette signification particulière de la deuxième paire que les découvertes modernes sur la constitution précise de la voie optique n'ont pu que confirmer. C'est là une notion capitale dans l'histoire anatomique du *soi-disant nerf opti-que*. Nous verrons en effet qu'elle donne la clef des principales particularités morphologiques que présente ce nerf.

Trajet. — Direction. — Le nerf optique se détache de l'angle antéro-externe du chiasma optique. Il se porte d'abord en avant et en dehors, traverse le canal optique et arrive ainsi dans la cavité orbitaire. Il prend alors une direction sensiblement sagittale et disparaît dans le globe oculaire au niveau du pôle posté-rieur de ce dernier ou plus exactement un peu en dehors et au dessous de ce

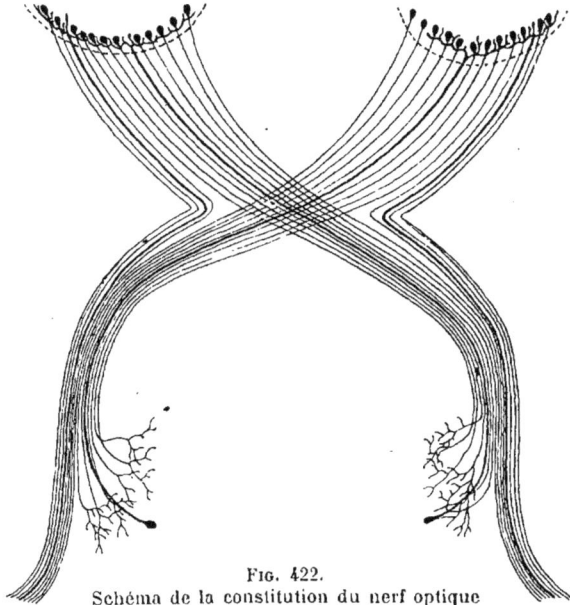

Fig. 422.
Schéma de la constitution du nerf optique
(d'après Van Gehuchten).

pôle. Dans son trajet orbitaire, le nerf optique n'est pas absolument rectiligne. Il décrit deux courbes, l'une postérieure à convexité externe, l'autre antérieure à convexité interne. Ces flexuosités de la deuxième paire sont liées à la mobilité de l'œil. Chez les espèces où le globe oculaire est peu mobile, comme chez certains oiseaux, le nerf optique est absolument rectiligne.

Rapports. — Si l'on étudie le nerf optique au point de vue de ses rapports, on voit qu'on peut le diviser en quatre portions : 1° une portion intra-crânienne ; 2° une portion intra-canaliculaire ; 3° une portion intra-orbitaire ; 4° une portion intra-oculaire ou portion bulbaire.

1° *Portion intra-crânienne*. — Dans sa portion intra-crânienne, longue de un centimètre environ, le nerf optique répond : *en bas* à la tente de l'hypophyse et à la partie externe de la gouttière optique ; il n'est donc pas couché dans la gouttière optique, comme le disent la plupart des classiques (Zander[1]) ; *en*

1. ZANDER. Beitrag zur Kenntniss der mittleren Schædelgrube mit besondern Berücksichtigung der Lage des Chiasma opticum. *An. Anz.*, Bd. 12, n° 19-20, p. 452.

haut, il est en rapport avec l'espace quadrilatère perforé antérieur, avec la racine blanche externe du nerf olfactif qui le croise à angle aigu et avec un pli falciforme de la dure-mère qui prolonge en arrière le rebord supérieur du trou optique ; enfin *en dehors*, le nerf optique répond à l'épanouissement terminal de la carotide interne et à l'origine de l'artère ophtalmique. Dans cette portion intra-crânienne, le nerf optique traverse successivement les trois méninges. Nous

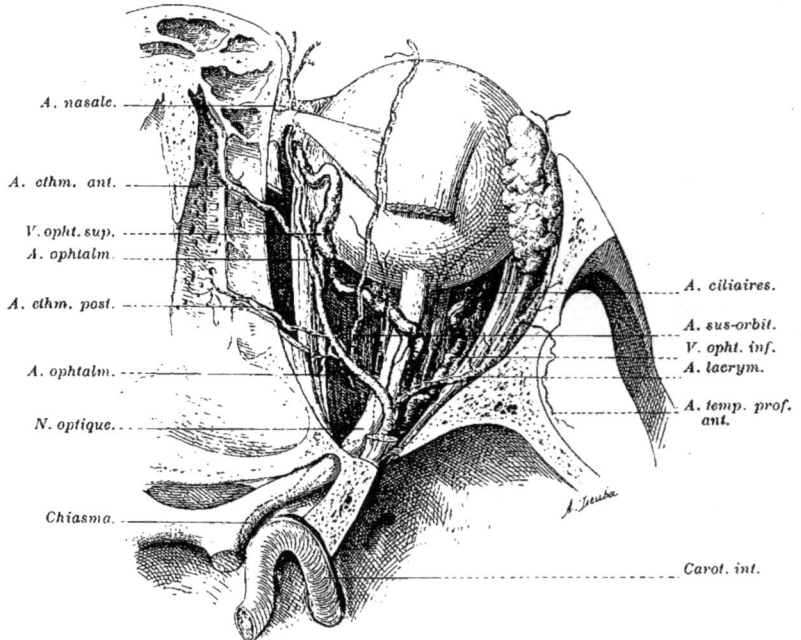

FIG. 423. — Rapports du nerf optique avec les vaisseaux de l'orbite.

verrons plus loin (Voy. Gaines du nerf optique) que celles-ci se prolongent sur sa portion orbitaire.

Portion intra-canaliculaire. — Cette portion, longue de 5 millimètres à peine, répond au canal optique. Le nerf, jusqu'alors aplati, revêt la forme d'un cordon cylindrique. Il adhère intimement par l'intermédiaire de sa gaine externe ou durale aux parois du canal. L'artère ophtalmique est située, à ce niveau, en bas et en dehors de lui.

Portion intra-orbitaire. — Dans sa portion intra-orbitaire, le nerf optique répond assez exactement à l'axe de la pyramide quadrangulaire à claire-voie que forment les quatre muscles droits et le muscle grand oblique. Au niveau du sommet de la pyramide, le nerf optique est en contact avec les tendons d'origine de certains de ces muscles (droit externe, grand oblique et surtout droit supérieur) qui adhèrent intimement à sa gaine externe (Voy. Nerf moteur oculaire commun, p. 794 et fig. 440). Plus loin il est séparé des corps charnus des muscles de l'œil par une épaisse couche de graisse. L'artère ophtalmique, d'abord placée sur sa face externe le croise à angle aigu en passant sur sa face supérieure. Nous avons vu (t. II, p. 701), qu'elle pouvait anormalement passer au-dessous de lui ou l'entourer d'une véritable boutonnière artérielle. — Signalons encore les rapports immédiats du nerf optique avec les artères ciliaires et surtout les ciliaires courtes et avec l'artère centrale de la rétine qui pénètre la face interne du nerf à 10 millimètres en arrière de l'œil (Voy. plus loin). — La branche principale de la veine ophtalmique (branche supérieure), sus-jacente au nerf au niveau de sa partie moyenne, lui devient externe dans le voisinage de la fente sphénoïdale. — Certains des nerfs de l'orbite sont plus spécialement en

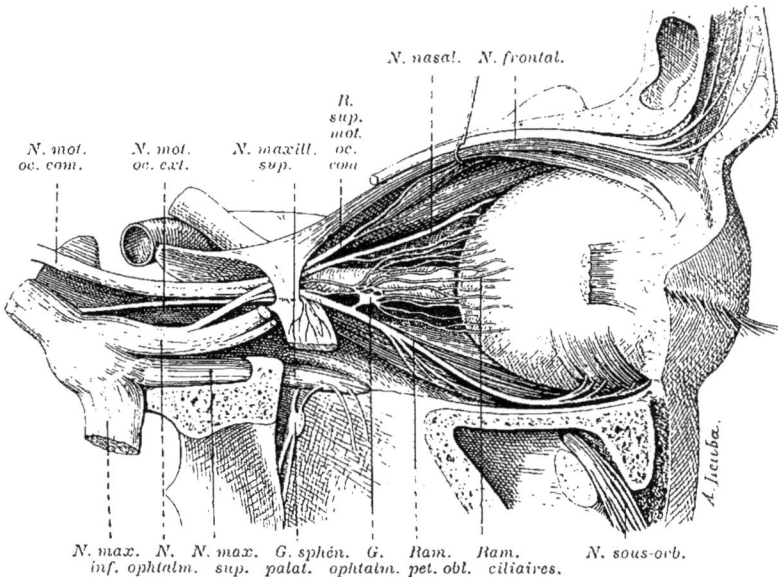

N. nasal. N. frontal.

N. mot. | N. mot. | N. maxill. | R. sup. mot. oc. com.
oc. com. | oc. ext. | sup.

N. max. | N. | N. max. | G. sphén. | G. | Ram. | Ram. | N. sous-orb.
inf. ophtalm. | sup. | palat. | ophtalm. | pet. obl. | ciliaires.

Fig. 424. — Rapports du nerf optique avec les autres nerfs de l'orbite.
(d'après Hirschfeld).

rapport avec le nerf optique. C'est ainsi que nous voyons le nerf nasal croiser obliquement sa face supérieure. De même la branche inférieure de la troisième paire longe, sur une étendue de quelques millimètres, la face externe de l'optique. Le ganglion ophtalmique est également appliqué sur cette face externe et les nerfs ciliaires qu'il émet, comme d'ailleurs les filets plus longs, directement issus du nasal, sont en rapport intime avec la partie terminale de la portion orbitaire.

Portion bulbaire. (Voy. plus loin : Terminaison antérieure du nerf optique).

Structure du nerf optique. — Le nerf optique a la structure d'un faisceau blanc des centres nerveux. Mais, avant d'aborder le détail de sa constitution définitive assez complexe, nous allons rapidement rappeler son évolution ontogénique et phylogénique qui nous donneront comme un schéma préalable de sa disposition définitive.

Nous n'indiquerons pas ici en détail le développement du nerf optique, développement qui sera repris ailleurs, et nous nous bornerons à en rappeler les traits principaux. On sait que le nerf optique est primitivement représenté par un tube épithélial qui relie la vésicule oculaire au cerveau intermédiaire dont elle est un diverticule. Bientôt apparaissent autour de ce pédicule épithélial des fibres nerveuses. La plupart de ces fibres sont une émanation des cellules multipolaires qui constituent la couche la plus profonde de la rétine (Ramon y Cajal[1], His[2], Froriep[3], Assheton[4]). Quelques-unes paraissent cependant progresser du cerveau vers la rétine. Un tube épithélial entouré de quelques fibres nerveuses, telle est la constitution du nerf optique à son stade tout à fait initial. Mais cette constitution ne tarde pas à se compliquer. Le conduit épithélial central perd sa lumière; ses éléments se dispersent et se transforment en cellules névrogliques; celles-ci s'insinuent entre les fibres nerveuses dans l'interstice desquelles elles poussent des prolongements multiples; elles constituent ainsi la charpente primitive du nerf. Jusqu'alors des éléments ectodermiques entrent seuls dans la constitution du nerf optique. Mais bientôt des vaisseaux pénètrent le nerf; ils amènent avec eux des éléments mésenchymateux qui viennent former une charpente conjonctive qui se surajoute à la charpente névroglique.

Dans la série des vertébrés, nous voyons le nerf optique franchir des étapes analogues à celles que l'on rencontre en étudiant son développement chez l'individu. Bien que la progression ne soit pas absolument régulière et qu'il puisse exister de grandes différences entre deux espèces assez voisines, on voit cependant la constitution du nerf optique se compliquer peu à peu lorsqu'on suit son évolution dans la série des vertébrés. C'est ainsi que chez *Petromyzon*, le nerf optique est constitué par un tube épithélial centra qu'entourent des fibres nerveuses qui n'ont avec lui que des rapports de contiguïté. Chez les *Ammocœtes*, les cellules du cordon central commencent à envoyer dans l'intervalle des fibres nerveuses des prolongements radiés qui constituent comme une ébauche de charpente névroglique. Chez le *Protopterus annectens* (Dipneustes), le cordon central s'est dissocié et ses cellules, disséminées entre les fibres nerveuses, constituent de véritables éléments névrogliques; de plus, le tissu conjonctif voisin s'est tassé à la périphérie en une gaine enveloppante qui envoie à l'intérieur du nerf des prolongements qui annoncent sa division future en faisceaux distincts. Chez les Téléostéens, chez les Sauropsides et surtout chez les Mammifères, cet appareil conjonctif prend une importance de plus en plus considérable. Nous n'indiquerons pas ici les multiples particularités morphologiques qu'il peut présenter suivant les espèces; on les trouvera d'ailleurs longuement exposées dans les mémoires de Deyl[5] et de Studnika[6]. Nous ne décrirons ici que le nerf optique de l'homme adulte et nous étudierons successivement : 1° les fibres nerveuses; 2° l'appareil de soutien.

1. Ramon y Cajal. Sur la morphologie et les connexions des éléments de la rétine des oiseaux. *Anat. Anz.* 1889.
2. His. Histogenese und Zusammenhang der Nervenelemente. *Arch. f. A. u. Phys.*, 1890.
3. Froriep. Ueber die Entwickelung der Sehnerven. *Anat. Anz.*, 1891.
4. Assheton. On the Development of the optic nerv of Vertebrates. *Quart. Journ. of micr. Science*, XXXIV 1892.
5. Deyl. Anatomie comparée du nerf optique. *Bibliogr. anat.*, 1896, p. 60-78.
6. Studnika. Untersuch. über den Bau der Sehnerven der Wirbelthiere. *Jenaische Zeitschr.*, 1897, Bd. 31, p. 1-29.

1° *Fibres nerveuses.* — Les fibres nerveuses sont essentiellement constituées par un cylindraxe, entouré par une mince gaine de myéline ; mais il n'existe pas de gaine de Schwann, ce qui ne saurait nous surprendre puisque c'est là une caractéristique des fibres des centres dont le nerf optique doit être considéré comme une partie extériorisée. Fixées par l'acide osmique, les fibres de la deuxième paire ont un aspect moniliforme tout à fait spécial ; il semble qu'il s'agisse là d'une modification due au réactif employé, car Schwalbe n'a pu retrouver cette disposition en examinant des nerfs optiques soumis à l'état frais à l'action du nitrate d'argent.

Les fibres constituantes du nerf optique se groupent en fascicules [1] qui se réunissent pour former des faisceaux [2]. Les fascicules

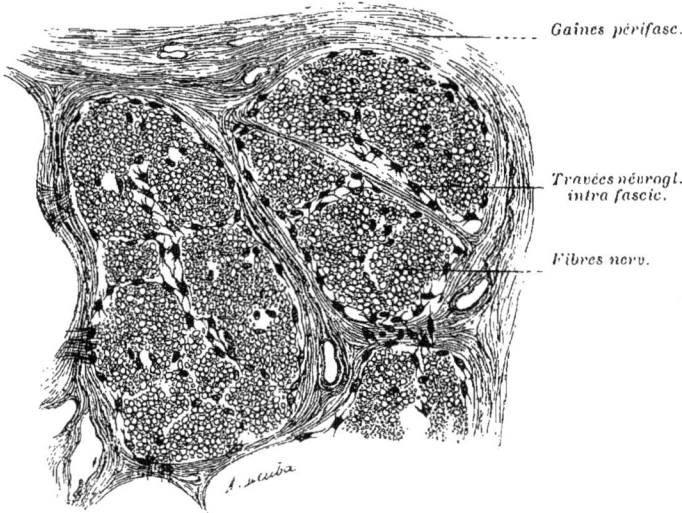

Cellules névrogl.

Prolong. rad. névrogl.

Fig. 425. — Coupe transversale du nerf optique d'un Ammocœte adulte (d'après Studnika).

échangent des fibres ; au contraire les faisceaux restent généralement indépendants les uns des autres. Cette division de l'optique en faisceaux et fascicules est déterminée par la disposition de l'appareil de soutien, qu'il nous reste maintenant à étudier.

2° *Appareil de soutien.* — Cet appareil comprend, nous l'avons vu, deux

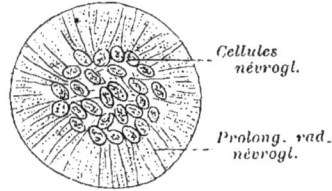

Gaines périfasc.

Travées névrogl. intra fascic.

Fibres nerv.

Fig. 426. — Coupe transversale fortement grossie de deux faisceaux du nerf optique (d'après A. Key et Retzius).

ordres d'éléments : les uns, de nature névroglique, c'est-à-dire ectodermique, constituent la charpente primitive ; les autres, de nature conjonctive, c'est-à-dire mésenchymateuse, forment la charpente secondaire. Ces derniers, l'em-

---

1. Faisceaux primitifs (ROCHON-DUVIGNEAUD. *Précis iconographique d'anatomie normale de l'œil.* Paris, 1895).
2. Faisceaux secondaires (*ibid.*)

portant de beaucoup en importance sur les éléments névrogliques, nous occuperons tout d'abord.

a) *Charpente conjonctive.* — La charpente conjonctive peut être regardée comme une dépendance de la gaine méningée la plus interne, c'est-à-dire de la gaine piale de la deuxième paire, sur laquelle nous reviendrons dans un instant. Elle forme une série de gaines cylindriques qui isolent les *faisceaux* constituants du nerf optique. Le nombre des faisceaux ainsi délimités varie de 800 (Schwalbe)[1] à 1200 (Deyl)[2]. Sur les coupes transversales (Voy. fig. 426), l'appareil conjonctif se présente sous forme d'anneaux souvent incomplets, ce qui rend parfois difficile la délimitation exacte de certains faisceaux. Sur les coupes longitudinales, il apparaît sous forme de bandes longitudinales qui courent parallèlement à l'axe du nerf et que réunissent des bandes transversales qui correspondent aux sections tangentielles.

Ces gaines conjonctives sont essentiellement formées de faisceaux parallèles à l'axe du nerf optique, faisceaux entre lesquels sont interposées des cellules conjonctives. Mais nous ne voyons pas ici ces faisceaux s'agencer en lamelles concentriques, ni les cellules former sur les deux faces de ces lamelles un revêtement endothélial continu, ainsi que cela se passe pour le périnèvre des nerfs périphériques.

b) *Charpente névroglique* [3]. — L'appareil de soutien névroglique est essentiellement constitué par des cellules névrogliques et par un réticulum que l'on s'accorde généralement aujourd'hui à regarder comme une dépendance de ces cellules. Ces éléments s'accumulent au-dessous de la gaine piale, formant là un manchon bien visible sur la figure 427, manchon qui sépare les faisceaux périphériques du nerf de la pie-mère optique. C'est Fuchs qui a le premier donné une bonne description et de bonnes figures de cette gaine névroglique sous-piale. Il la considère comme résultant de l'atrophie des faisceaux nerveux périphériques, dont la charpente névroglique aurait seule persisté. Les recherches ultérieures n'ont pas mis jusqu'ici en évidence cette régression des faisceaux périphériques de l'optique, admise théoriquement par Fuchs.

De plus au niveau de chaque faisceau, la névroglie s'interpose entre les tubes nerveux et leur enveloppe conjonctive, formant ainsi une gaine névroglique, concentrique à la gaine mésenchymateuse. Comme on le voit, l'appareil névroglique s'interpose partout entre la charpente conjonctive et les éléments nerveux. Ce n'est pas tout : des gaines qui entourent chaque faisceau partent des prolongements qui divisent ces faisceaux en fascicules. Ainsi, alors que la division en *faisceaux* est le fait de la disposition de l'appareil conjonctif, la division en *fascicules* est produite par l'agencement de la névroglie.

Gaines et espaces périoptiques [4]. — Prolongement de l'encéphale, le nerf optique est entouré comme toute partie constituante des centres nerveux, de trois membranes qui ont la même valeur que les méninges dont elles sont

1. SCHWALBE. *Lehrbuch der Anat. des Auges*, 1887, p. 85.
2. Rochon-Duvigneaud n'en compte même que 130 à 140. Il s'agit toujours, bien entendu, des *faisceaux* et non des *fascicules*.
3. Voy. DE BERARDINIS. Ricerche sul nevroglio del nervo ottico. *Monit. zool.*, 1895.
4. Voy. AXEL KEY et RETZIUS. *Studien in der Anatomie des Nervensystems und des Bindegewebes.* — SCHWALBE. *loc. cit.* — PFITZNER. Ueber Form u. Grösse des intervaginal. Raumes des Sehnerven im Bereich des Canalis opticus. *Archiv. f. Ophthalm.*, t. XXXVI, 1890. — ROCHON-DUVIGNEAUD, *loc. cit.*

une émanation. Nous trouverons donc autour du nerf optique trois gaines : les gaines durale, arachnoïdienne et piale, et deux espaces : les espaces arachnoïdien et sous-arachnoïdien.

I. — *Gaines du nerf optique.* — La *gaine durale* (névrilème externe de Henle) ne revêt la deuxième paire qu'au moment où elle pénètre dans le canal optique. Épaisse et résistante, elle est formée de fibres longitudinales et de fibres circulaires entre lesquelles s'interposent çà et là des cellules aplaties. Michel et Waldeyer ont vu qu'elle était facilement clivable en plusieurs couches ;

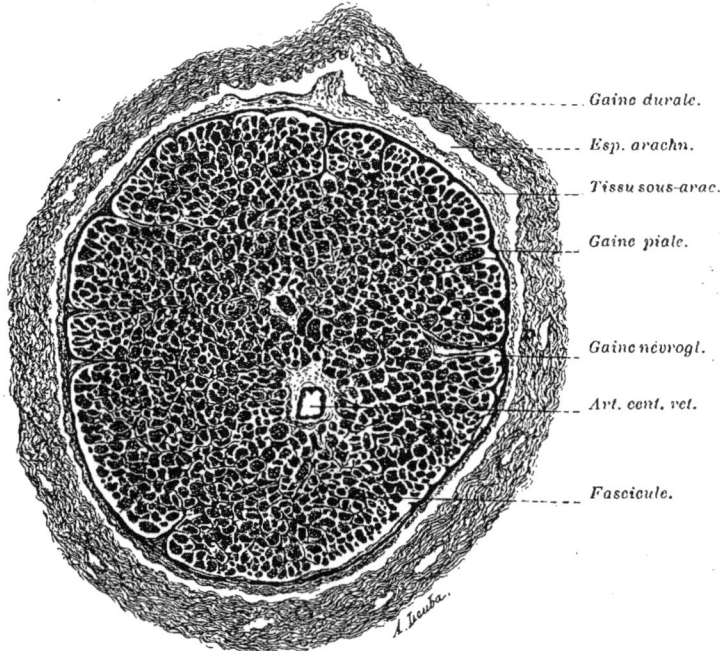

FIG. 427. — Coupe transversale d'un nerf optique de nouveau-né (d'après Rochon-Duvigneaud).

Coloration par la méthode de Weigert ; la décoloration a été incomplète. Les prolongements intra-optiques de la pie-mère affectent la forme de figures stellaires noires. La névroglie est en blanc. Les champs noirs arrondis répondent chacun à la section d'un fascicule.

dans les couches externes on voit surtout des fibres longitudinales ; dans les couches internes, ce sont les fibres circulaires qui dominent (A. Key et Retzius). Sappey a signalé, dans l'épaisseur de cette gaine durale, des fibres nerveuses à myéline venues des nerfs ciliaires.

La *gaine arachnoïdienne* comprend deux feuillets : le feuillet *pariétal* n'est qu'un simple vernis endothélial, tapissant la face profonde de la gaine durale ; le feuillet *viscéral* forme une lame très mince constituée par un délicat réseau de fibres conjonctives et tapissée sur ses deux faces par un revêtement endothélial continu. C'est à ce feuillet seul que A. Key et Retzius et avec eux la majorité des auteurs allemands réservent le nom de gaine arachnoïdienne.

La *gaine piale*, immédiatement appliquée sur le nerf, dont la sépare cependant le manchon névroglique de Fuchs, déjà décrit, est essentiellement formée par des fibres circulaires ou obliques. Très vasculaire, elle est recouverte sur sa face externe par un endothélium continu avec celui qui revêt les travées de l'espace sous-arachnoïdien. De sa face profonde se détachent, comme nous l'avons vu, de nombreux prolongements qui vont cloisonner le nerf optique.

II. — *Espaces périoptiques*. — Les espaces périoptiques sont au nombre de deux : l'un externe, l'espace arachnoïdien, l'autre interne, l'espace sous-arachnoïdien.

L'*espace arachnoïdien* est regardé par les anatomistes français comme com-

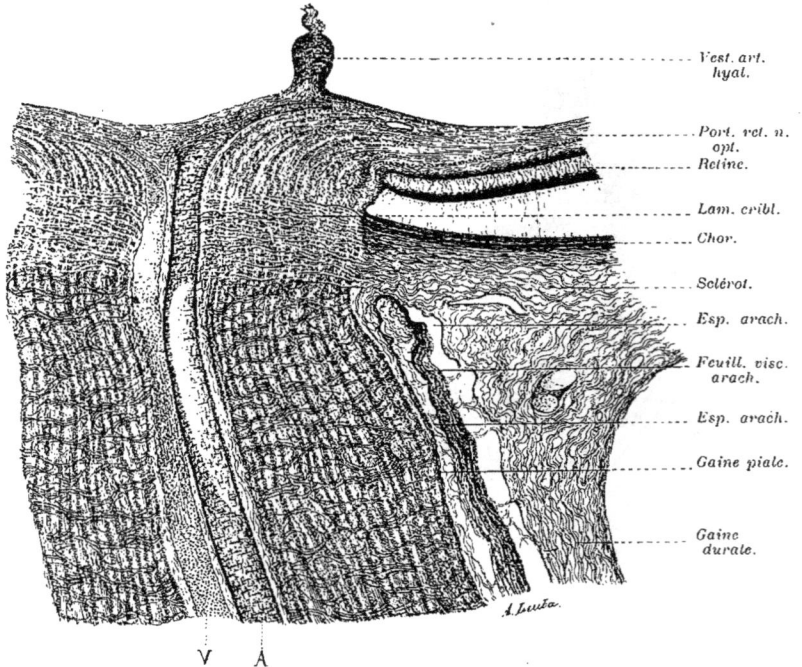

Vest. art. hyal.

Port. rct. n. opt.

Retine.

Lam. cribl.

Chor.

Sclérot.

Esp. arach.

Feuill. visc. arach.

Esp. arach.

Gaine piale.

Gaine durale.

V A

Fig. 428. — Coupe horizontale de la région papillaire de l'œil, montrant la portion bulbaire du nerf optique (d'après une préparation de F. Terrien).

Enfant de 11 mois. Sur cette coupe on voit le vestige de l'artère hyaloïdienne normal pendant les premiers mois de la vie extra-utérine.

pris entre les deux feuillets de l'arachnoïde. Les Allemands, qui ne donnent point de feuillet pariétal à l'arachnoïde, décrivent cet espace comme placé entre cette membrane et la dure-mère et l'appellent *espace subdural* (Voy. p. 137). Quoi qu'il en soit, l'espace arachnoïdi en périoptique n'est pas libre comme l'espace correspondant péricérébral, il est cloisonné par des travées conjonctives courtes, mais épaisses, riches en fibres élastiques qui, parties de la face profonde de la dure-mère, vont se fixer sur le feuillet viscéral de l'arachnoïde

(Voy. fig. 428). Dans leur traversée de l'espace subdural ces travées sont tapissées par un endothélium.

L'*espace sous-arachnoïdien*, cloisonné à l'infini par des trabécules réunissant le feuillet viscéral de l'arachnoïde à la pie-mère, rappelle en tous points l'espace sous-arachnoïdien qui entoure les centres.

Il y a continuité directe entre les espaces périoptiques et les espaces homologues péricérébraux. Une injection, poussée dans l'espace subdural ou l'espace sous-arachnoïdien en un point quelconque du crâne ou même du canal vertébral, remplit l'espace correspondant périoptique. Jamais, sauf dans les cas d'injections forcées, l'injection ne franchit la frêle barrière que lui oppose le feuillet viscéral de l'arachnoïde. (Voy. fig. 430 et 431.)

Terminaison antérieure du nerf optique. (Voy. fig. 428.)— Nous étudierons successivement le mode de terminaison des gaines périoptiques, les mo-

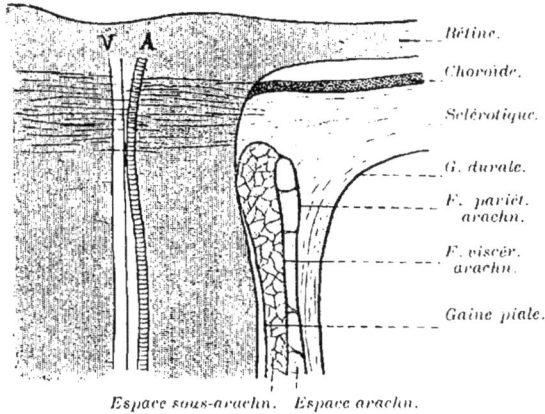

Fig. 429. — Schéma de la coupe précédente.
(Les espaces arachnoïdie et sous-arachnoïdien sont en bleu).

difications des membranes de l'œil au niveau de l'entrée du nerf, et enfin le mode de terminaison du nerf lui-même.

I. — La gaine durale, arrivée au niveau du globe oculaire, s'infléchit en dehors sous un angle fortement obtus et se continue avec les deux tiers externes de la sclérotique. Le feuillet viscéral de l'arachnoïde (gaine arachnoïdienne de Key et de Retzius) se continue également avec les faisceaux scléroticaux. Quant à la gaine piale, elle se continue en partie avec le tiers interne de la sclérotique, en partie avec la choroïde. — L'espace subdural finit au niveau du point où le feuillet viscéral de l'arachnoïde se réfléchit pour se continuer avec la sclérotique, c'est-à-dire à la jonction des 2 tiers ex-

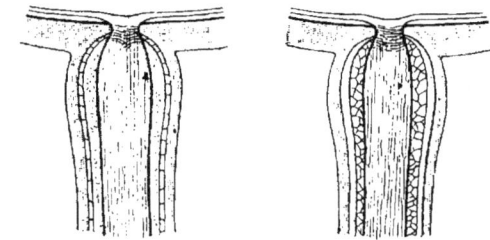

Fig. 430 et 431. — Injection des espaces arachnoïdien (à gauche) et sous-arachnoïdien (à droite) péri-optiques (d'après A. Key et Retzius).

ternes et du tiers interne de cette membrane. L'espace sous-arachnoïdien se prolonge quelque peu en avant.

II. — Les gaines du nerf optique, se continuant avec les membranes fibreuses de l'œil, on pourrait croire au premier abord que le nerf n'a pas à traverser ces membranes. Cependant il n'en est rien : certes, dans les deux tiers postérieurs de sa portion bulbaire, le nerf optique, comme le montre bien la figure 428, est isolé de la sclérotique par sa gaine durale et par les deux espaces périoptiques. Mais, au niveau du tiers interne de la sclérotique et au niveau de la choroïde, la pie-mère qui existe encore à ce niveau ne suffit plus à isoler le nerf optique ; celui-ci doit traverser, pour arriver à la rétine, la partie profonde de la membrane externe de l'œil et toute l'épaisseur de sa membrane moyenne. La portion de la sclérotique et de la choroïde que perfore le nerf optique constitue

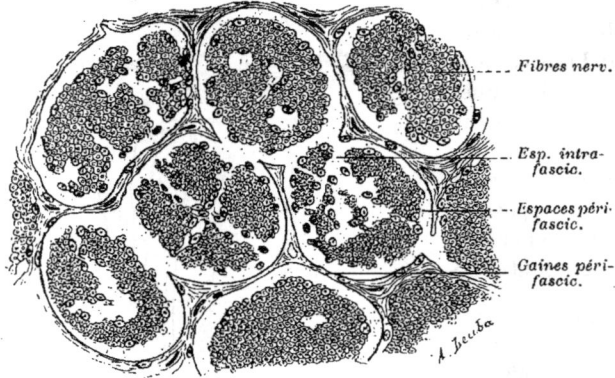

FIG. 432. — Espaces lymphatiques du nerf optique injectés au bleu de Prusse
(d'après A Key et Retzius).

la *lame criblée*. Celle-ci présente donc deux zones : une zone postérieure sclérale, une zone antérieure choroïdienne. Elle est essentiellement formée par des travées perpendiculaires à l'axe du nerf optique et continues avec les faisceaux de la sclérotique et de la choroïde. Ces travées limitent une série d'orifices ; chacun de ceux-ci paraît correspondre à un faisceau constituant du nerf.

D'après Sattler, (Kurze Mitteil. über die elastischen Fasern des Sehnerven und seiner Scheiden. *Deutsche med. Wochenschr.*, 1897. Vereinsbeilage, n° 22, p. 112-163), la sclérotique présenterait tout autour de la lame criblée un faisceau circulaire de fibres élastiques. Il existerait un faisceau analogue autour des vaisseaux centraux. Enfin, ces deux cercles élastiques seraient reliés par des fibres radiées venant renforcer les travées conjonctives de la lame criblée.

III. — Connaissant le mode de continuité des gaines du nerf optique et les modifications que subissent les membranes de l'œil au niveau de la pénétration de ce nerf, nous pouvons voir quelles sont les modifications que présente le nerf lui-même.

A son entrée dans la sclérotique, le nerf optique ne subit d'abord qu'une très légère diminution de volume. Mais, à la jonction des deux tiers externes et du tiers interne de la sclérotique, cette diminution s'accentue brusquement. Le rétrécissement du nerf atteint son maximum au niveau de la choroïde où le nerf optique n'a plus que la moitié du calibre qu'il a dans sa portion orbitaire. Au delà de la choroïde, le nerf augmente de nouveau de volume et ses fibres, jusqu'à présent sagittales, s'infléchissent latéralement et s'épanouissent en éventail pour prendre part à la constitution de la rétine. Le point où le nerf se dissocie pour passer dans la rétine porte le nom de *papille*(Voy. Organes des sens). Il faut nous demander maintenant à quoi tient la diminution de calibre que présente le nerf à son entrée dans la sclérotique. La légère réduction initiale semble dépendre d'une réduction des tissus de soutien névroglique et conjonctif. La diminution beaucoup plus importante que l'on constate au niveau de la lame criblée est due surtout à ce que les fibres du nerf optique perdent leur myéline à ce niveau. Mais elle paraît tenir aussi à ce que le système des gaines névrogliques périfasciculaires est beaucoup moins développé en ce point. « Les gaines névrogliques étant très probablement le siège d'une circulation interstitielle active, la région qui nous occupe doit se trouver dans des conditions circulatoires relativement défectueuses et peut-être faut-il voir là la raison d'un certain nombre de localisations pathologiques en ce point. » (Rochon-Duvigneaud).

Dans l'œil normal, le nerf optique arrive à peu près directement sur le globe oculaire et le traverse perpendiculairement. Il n'en est pas de même dans certains yeux pathologiques, comme dans les cas de myopie axile forte. « Le nerf optique aborde alors le globe non plus directement, mais suivant une direction oblique en dehors et en avant. Le canal scléral devient oblique dans le même sens. » (Rochon-Duvigneaud).

On peut signaler, à côté de ce mode d'entrée pathologique du nerf optique dans le globe, la disposition trouvée par Rejsek (*Bibl. anat.*, 1895), chez certains animaux. Cet auteur a vu en effet que, dans quelques variétés de l'espèce Sciurinus (Rongeurs), le nerf optique, au lieu de traverser la sclérotique perpendiculairement, la franchissait par un trajet très oblique.

Vaisseaux du nerf optique. — *Artères.* — Dans sa portion intra-crânienne, le nerf optique reçoit quelques fins rameaux de la cérébrale antérieure. Dans sa portion orbitaire, il est irrigué par de fines artérioles, émanées des artères ciliaires et de l'artère centrale de la rétine.

Cette artère, branche collatérale de l'ophtalmique, entre dans le nerf optique à 10 à 15 millimètres en arrière du globe oculaire. D'après Deyl[1] l'artère pénétrerait ordinairement dans le nerf par sa partie inféro-interne et non par sa partie externe, comme on le dit généralement. Un instant appliquée sous la gaine piale, elle s'enfonce ensuite entre les faisceaux nerveux et gagne le centre du nerf. Elle chemine là, à côté de la veine centrale de la rétine, qui est le plus souvent placée en dehors d'elle. Ces deux vaisseaux sont accompagnés d'un plexus sympathique improprement appelé nerf de Tiedemann. Ils sont entourés par une gaine conjonctive, dépendance de la gaine piale; cette gaine périvasculaire est isolée du nerf par un manchon névroglique.

Rappelons que, pendant la vie intra-utérine, l'artère centrale de la rétine émet une branche, l'artère hyaloïdienne, qui traverse le corps vitré pour aborder la face postérieure du cristallin. Nous signalons ici ce point qui sera plus longuement traité ailleurs (Voy. Organes des sens), parce que sur la préparation qui a servi de modèle à la figure 428 il reste un vestige de cette artère hyaloïdienne. (Sur les vestiges de l'artère hyaloïdienne, voyez Terrien, *Archives d'ophtalmologie*, 1898.)

Veines. — Les veines du nerf optique sont tributaires de la veine centrale de la rétine et des veines ciliaires.

Lymphatiques. — Le nerf optique ne possède pas de véritables lymphatiques. Il présente cependant un riche système de canaux qui paraissent servir à la circulation interstitielle et que l'on peut considérer comme des voies lympha-

---

1. DEYL. Ueber den Eintritt der Arteria centralis Retinæ in den Sehnerven beim Menschen. *An. Anz.*, Bd XI, 1896, p. 687-692.

tiques. On les met facilement en évidence par le procédé des injections inter-
stitielles. La masse forme une nappe sous-piale, mettant ainsi en évidence un
espace que Key et Retzius comparent à l'espace épicérébral. Elle constitue aussi
des anneaux qui s'étalent autour de chaque faisceau du nerf optique, entre
les fibres nerveuses et la gaine conjonctive; souvent même, quand l'injection est poussée avec quelque force, elle pénètre dans l'intérieur des faisceaux et dessine la division en fascicules (Voy. fig. 432). Comme on le voit, la
masse paraît surtout se loger là où nous avons décrit du tissu névroglique. On
est ainsi amené à faire jouer aux gaines névrogliques le rôle principal dans la
constitution de ce réseau si particulier grâce auquel se fait la circulation interstitielle du nerf. Ajoutons que lorsque l'injection est poussée près du segment
bulbaire de l'optique, elle peut fuser dans l'espace suprachoroïdal ou entre la
rétine et la choroïde (Voy. Organes des sens).

Troisième paire : NERF MOTEUR OCULAIRE COMMUN

Définition. — Le moteur oculaire commun, nerf de la 3e paire, émerge
des centres entre les deux pédoncules cérébraux. C'est un nerf du cerveau
moyen ou mésencéphale. Il se distribue à tous les muscles de l'orbite, à l'exception du grand oblique et du droit externe.

Origine réelle et connexions centrales (*résumé*). — A. ORIGINE RÉELLE[1]. Le moteur
oculaire commun est formé par les prolongements cylindraxiles des cellules constituantes de
cette longue série de noyaux qui s'étagent d'avant en arrière au-dessous de l'aqueduc de
Sylvius (Voy. p. 512). On a vu que ces noyaux, sur la topographie exacte desquels l'accord n'est pas encore fait, étaient les uns pairs et latéraux, les autres impairs et
médians. Il est vraisemblable, encore qu'insuffisamment démontré, que, si les premiers
constituent les centres moteurs des différents muscles innervés par la 3e paire, les noyaux
impairs doivent plutôt être considérés comme des centres 'de mouvements associés (Brissaud). — Les fibres émanées de ces noyaux sont pour la plupart des *fibres radiculaires
directes*, c'est-à-dire vont au moteur commun du même côté; il existe cependant un certain
nombre de *fibres radiculaires croisées*.
B. CONNEXIONS CENTRALES. — Les centres pédonculaires de la 3e paire sont réunis d'une
part au cortex (*voie motrice centrale* ou *cortico-pédonculaire*), d'autre part, aux noyaux
sensitifs des autres nerfs encéphalo-médullaires (*voies des associations réflexes*).
a) *La voie motrice centrale* est formée par les prolongements cylindraxiles des cellules
du centre cortical moteur de la 3e paire. Ces prolongements cylindraxiles, après avoir
franchi la ligne médiane, vont se terminer par des arborisations libres au niveau des cellules
qui forment les noyaux pédonculaires. Le siège exact du *centre cortical* de la 3e paire est
encore mal connu. Un fait semble cependant certain, c'est qu'il ne siège pas au niveau
de la zone rolandique (sphère tactile de Flechsig). Des recherches récentes de Flechsig
semblent montrer qu'il doit être situé au voisinage de la scissure calcarine, là où cet auteur
place sa sphère visuelle (Voyez aussi Marinesco, *Revue générale des Sciences pures et
appliquées*, 1898). Le trajet de la voie *cortico-pédonculaire* est non moins incertain; on
peut pourtant considérer comme acquis qu'elle ne passe pas par la capsule interne. De
plus, en raison de la situation haute des noyaux pédonculaires du moteur oculaire commun, la décussation de la voie motrice corticale de ce nerf s'accomplit bien au-dessus de
la décussation de la voie corticale des autres nerfs encéphalo-médullaires, d'où la possibilité d'une paralysie alterne d'un moteur oculaire coïncidant avec une hémiplégie du côté
opposé dans le cas de lésion pédonculaire (syndrome de Weber).
b) Deux des voies d'*association réflexe* sont bien connues : la voie opto-réflexe et la voie

---

1. Il va de soi que je ne saurais indiquer ici en détail les origines réelles et les connexions centrales des noyaux
du moteur oculaire commun. Le court résumé que j'en donnerai n'a pour but que de fournir un cadre destiné à
être rempli par les notions plus complètes que l'on trouvera dans la première partie du tome III à laquelle il
est indispensable de se reporter.

acoustico-réflexe. L'une et l'autre sont constituées par des fibres qui, issues des tubercules quadrijumeaux, font partie de cette importante voie d'association qui porte le nom de *faisceau longitudinal postérieur*. Elles viennent se terminer par des arborisations libres dans les noyaux pédonculaires de la 3ᵉ paire. Les fibres de la voie opto-réflexe viennent des tubercules quadrijumeaux antérieurs où se terminent une partie des fibres de la voie optique centrale. Les fibres de la voie acoustico-réflexe émanent des tubercules quadrijumeaux postérieurs, eux-mêmes en relation avec certaines fibres de la voie acoustique centrale (Voy. p. 515).

Origine apparente. — Les filets radiculaires du moteur moyen oculaire commun émergent dans la région interpédonculaire. Ils sont ordinairement distribués en deux groupes, l'un interne, l'autre externe (Voy. fig. 433).

1) Les filets du *groupe interne*, groupe *interpédonculaire*, sortent immédiatement en avant de la protubérance, au niveau d'un sillon qui longe le bord interne du pédoncule. Leur nombre varie de 6 à 15; les filets antérieurs restent à environ 5 millimètres de la ligne médiane; les filets postérieurs ne sont distants de celle-ci que de 2 millimètres seulement.

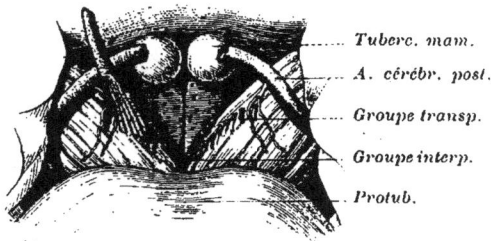

Tuberc. mam.

A. cérébr. post.

Groupe transp.

Groupe interp.

Protub.

Fig. 433. — Origine apparente du moteur oculaire commun (d'après Zander).

2) Les filets du *groupe externe*, groupe *transpédonculaire*, dont le nombre est sensiblement égal à celui des filets du groupe précédent, sortent de l'épaisseur même du pédoncule. Leur surface d'implantation sur la face ventrale du pédoncule affecte la forme d'un sillon oblique en avant et en dehors; l'extrémité postérieure de ce sillon atteint le bord interne du pédoncule au niveau des filets postérieurs du groupe interpédonculaire. Les lignes d'émergence des deux groupes dessinent ainsi un angle aigu ouvert en avant et en dehors (Voy. partie droite de la figure 453). Très fréquemment les filets du groupe transpédonculaire sont divisés en deux faisceaux, l'un antéro-externe plus petit, l'autre postéro-interne plus important, entre lesquels passe une artériole, émanée de l'artère cérébrale postérieure.

La plupart de nos classiques ne décrivent que les filets internes ou interpédonculaires. Les filets transpédonculaires ont pourtant été signalés depuis longtemps par Sœmmering (1792), Meckel (1817), Valentin (1841) et enfin par Schwalbe (1881). Tout récemment R. Zander (*Anat. Anz.*, Bd XII, 1896), et son élève Walter Symanski (Th. Königsberg, 1896), les ont de nouveau décrits et en ont figuré les différentes modalités.

Varole, Vieussens et après eux Vulpian et Philippeaux ont décrit un entrecroisement des filets d'origine les plus internes du moteur oculaire commun. Cette décussation partielle des fibres radiculaires de la 3ᵉ paire existe; mais elle s'accomplit dans l'épaisseur même du pédoncule et non à l'extérieur des centres nerveux (Voy. ci-dessus : *Origine réelle*).

Trajet. — Aplati à son origine, le moteur oculaire commun prend rapidement la forme d'un cordon arrondi. Né un peu au-dessous d'un plan horizontal passant par le bord supérieur de l'apophyse basilaire, il se porte d'abord en avant, en haut et en dehors. Parvenu au niveau de l'entre-croisement des deux circonférences de la tente du cervelet, il disparaît dans l'aire du triangle que limitent ces deux circonférences avec une ligne réunissant les deux apophyses clinoïdes antérieure et postérieure (Voy. fig. 434). Il s'engage là dans l'épaisseur de la paroi externe du sinus caverneux. Il y chemine horizontalement d'avant en

arrière et, parvenu au niveau de la partie la plus interne de la fente sphénoïdale, il se divise en deux branches terminales.

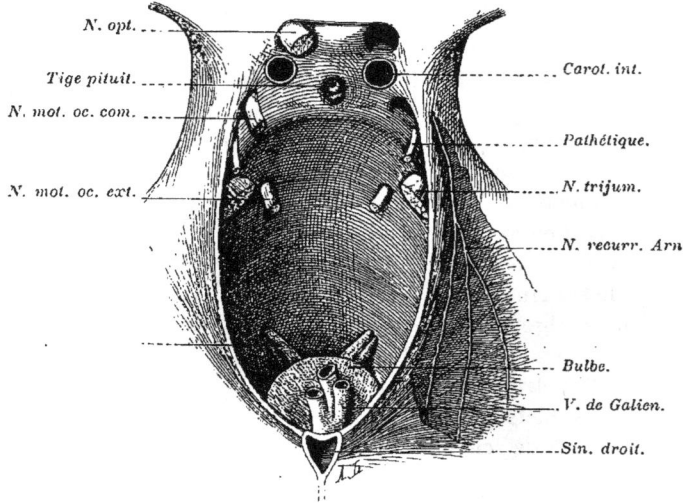

FIG. 434. — Orifices duraux des nerfs de l'œil.

Rapports. — Le moteur oculaire commun occupe successivement l'étage
postérieur du crâne, l'étage moyen, et enfin la fente sphénoïdale. Nous étudierons ses rapports au niveau de chacune de ces parties.

Au niveau de l'étage postérieur le moteur oculaire commun se glisse entre

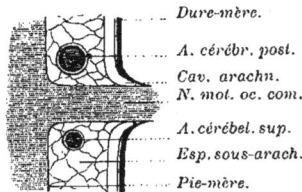

FIG. 435. — Schéma de la traversée
méningée du moteur oculaire
commun.

la face ventrale des pédoncules
et le plan basilaire. Il traverse
successivement la pie-mère qui
se réfléchit sur lui pour former
son névrilème, l'espace sous-
arachnoïdien et enfin l'arachnoïde qui lui constitue une
gaine séreuse complète et autonome et forme même un

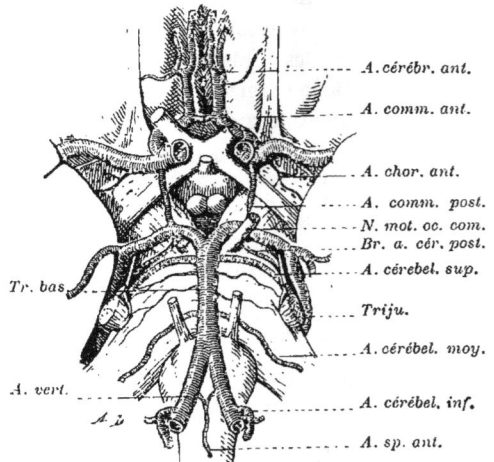

FIG. 436. — Rapports du moteur oculaire commun
avec les artères de la base de l'encéphale.

léger cul-de-sac, qui s'engage dans l'orifice dural dans lequel s'enfonce le moteur oculaire commun (Voy. fig. 435). Au moment où il traverse l'espace sous

arachnoïdien, le nerf passe
entre l'artère cérébelleuse supérieure placée au dessous et
l'artère cérébrale postérieure
qui chemine au-dessus (Voy.
fig. 436 et fig. 437).

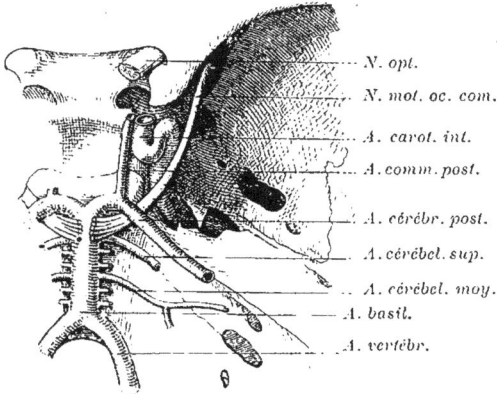

Au niveau de l'étage moyen,
le moteur oculaire commun
chemine dans la paroi externe
du sinus caverneux. Il est en
rapport en dedans avec la carotide interne, le plexus sympathique péricarotidien et le nerf
moteur oculaire externe qui
baignent le plus souvent dans
le sang du sinus. Le pathétique

Fig. 437. — Rapport du moteur oculaire commun
avec les artères appliquées sur la base du crâne.

et l'ophtalmique sont placés comme la 3e paire dans l'épaisseur de la paroi sinu-

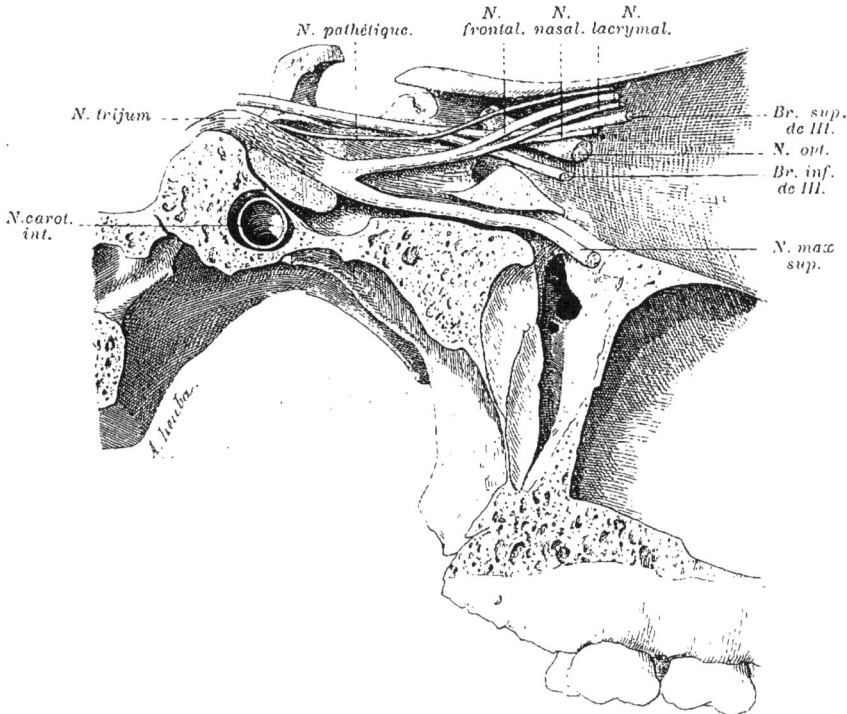

Fig. 438. — Schéma des rapports des nerfs de l'orbite dans la paroi externe
du sinus caverneux.

La coupe sagittale du crâne a intéressé le ganglion de Gasser dont elle a enlevé la partie externe.
Une teinte bleue indique l'emplacement du sinus.

sienne. Le pathétique, situé d'abord au-dessous du moteur oculaire commun, le croise ensuite à angle très aigu, en passant sur son côté externe et lui devient supérieur. La branche ophtalmique du trijumeau est, comme le nerf précédent, d'abord placée au-dessous du moteur oculaire commun. Mais obliquement ascendante, alors que ce nerf est sensiblement horizontal, elle se rapproche de plus en plus de lui. Le plus souvent, au moment où elle va le croiser, elle se trifurque ; de ses trois rameaux terminaux, le nasal reste sur le même plan que la 3e paire ; par contre, le lacrymal et le frontal se placent au-dessus d'elle (Voy. fig. 438 et 439). C'est là du moins la disposition habituelle. Mais il existe certaines variétés que nous indiquerons en étudiant le moteur oculaire externe.

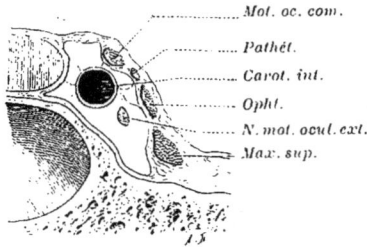

FIG. 439. — Coupe transversale du sinus caverneux (d'après Langer).

Au niveau de la fente sphénoïdale, le moteur oculaire commun occupe la partie la plus interne de cette fente et traverse l'anneau de Zinn. Il est d'ordinaire déjà bifurqué ; sa branche supérieure est placée à la partie supérieure de l'anneau dont la branche inférieure occupe la partie inférieure. Entre les deux chemine la veine ophtalmique, flanquée en dedans du nasal qui vient de passer entre les deux branches de la 3e paire, et en dehors du moteur oculaire externe (Voy. fig. 440).

L'anneau de Zinn nous a paru le plus souvent constitué de la façon suivante : de la partie la plus interne et la plus inférieure de la fente sphénoïdale, on voit se détacher du

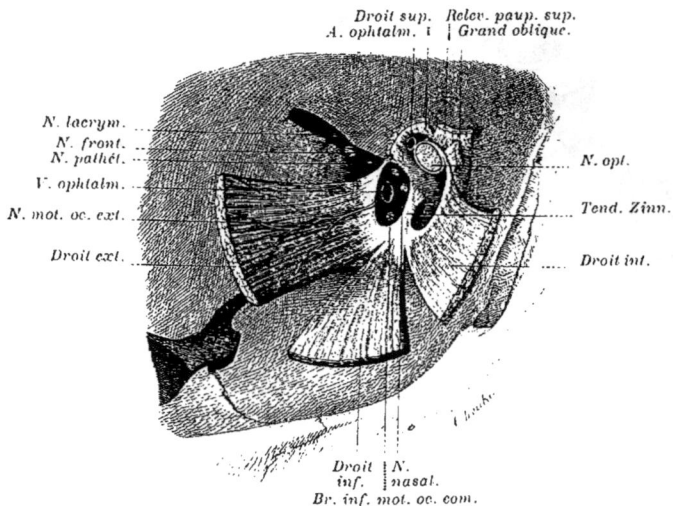

FIG. 440. — Schéma de l'anneau de Zinn et de ses rapports avec les nerfs de l'orbite.

corps même du sphénoïde, un tendon court et résistant ; c'est le *tendon de Zinn.* Ce tendon se bifurque, presque dès son origine, en deux branches, l'une externe, l'autre interne, prenant ainsi la forme d'un Y. De la branche externe se détache une expansion qui va se fixer sur le bord supérieur de la fente sphénoïdale ; de même, la branche interne donne naissance à une autre expansion moins résistante que la précédente et qui va se perdre sur la face interne de la gaine durale du nerf optique. Le muscle droit inférieur s'insère dans l'angle que forment en s'écartant les deux branches de bifurcation du tendon de Zinn. Le droit externe se fixe sur la branche de bifurcation externe et sur son expansion, le droit interne sur la branche de bifurcation interne et l'expansion correspondante. On donne le nom d'*anneau de Zinn* à l'orifice limité : 1° par la branche de bifurcation externe du tendon de Zinn ; 2° par son expansion ; 3° par la partie du cadre osseux de la fente sphénoïdale comprise entre le tendon de Zinn et l'expansion de sa branche de bifurcation externe (Voy. fig. 440).

Distribution. — Nous avons vu qu'en pénétrant dans l'orbite le moteur oculaire commun se partageait en deux branches terminales : l'une supérieure, l'autre inférieure.

1) **La branche supérieure**, la plus grêle des deux, croise la face externe de l'artère ophtalmique et du nerf optique et, après un trajet de quelques millimètres à peine, se divise en deux rameaux, l'un pour le droit supérieur, l'autre pour le releveur de la paupière supérieure :

a) Le *rameau du droit supérieur* pénètre ce muscle par sa face inférieure au niveau de sa partie moyenne et s'épuise rapidement dans son épaisseur.

b) Le *rameau du releveur de la paupière supérieure* croise le bord externe du droit supérieur et disparaît dans le releveur à la jonction des deux tiers postérieurs et du tiers antérieur de ce muscle.

2) **La branche inférieure**, plus volumineuse que la précédente, se divise très rapidement en 3 rameaux terminaux pour le droit interne, le droit inférieur et le petit oblique :

a) Le *rameau du droit interne* croise la face inférieure du nerf optique et pénètre le droit interne vers la partie moyenne de sa face externe.

b) Le *rameau du droit inférieur* s'enfonce presque dès son origine dans le muscle auquel il est destiné.

c) Le *rameau du petit oblique* est beaucoup plus long que les précédents. Il longe la face supérieure du droit inférieur et aborde le petit oblique au niveau de son bord postérieur.

Du nerf du petit oblique se détache un rameau court, mais assez volumineux, parfois dédoublé (Schwalbe) qui va se jeter dans la partie postérieure du ganglion ophtalmique. C'est la *racine courte* ou *grosse racine* de ce ganglion. Cette grosse racine du ganglion ophtalmique constitue le pédicule principal de ce ganglion. Chez quelques animaux, ce ganglion semble même intercalé sur le parcours du tronc de la 3e paire (Sélaciens, Ganoïdes, Amphibiens). C'est en se basant sur ce fait que Schwalbe a voulu rattacher le ganglion ophtalmique au moteur oculaire commun. Schwalbe a exagéré l'importance des rapports de voisinage du ganglion ophtalmique et de la 3e paire. Nous montrerons plus loin que les données que l'on possède à l'heure actuelle sur la structure du ganglion ophtalmique amènent à le considérer comme appartenant au système sympathique. — Nous verrons en étudiant le sympathique céphalique que les fibres fournies par ce moteur oculaire commun au ganglion ophtalmique se terminent dans ce ganglion par des arborisations libres. Elles s'articulent là avec un deuxième neurone, dont le prolongement cylindraxile va aboutir au sphincter irien et au muscle ciliaire (Voy. p. 915).

Anastomoses. — Au niveau du sinus caverneux, le moteur oculaire commun reçoit deux anastomoses : l'une, *sensitive*, se détache de l'ophtalmique ;

nous verrons plus loin que Bischoff a nié son existence (Voy. p. 807); l'autre, *sympathique*, parfois unique, souvent multiple, le relie au plexus péri-carotidien. D'après François Franck, l'anastomose sympathique contiendrait des filets vaso-moteurs qui, suivant dans la 3ᵉ paire un trajet récurrent, viendraient se distribuer aux artères du noyau pédonculaire.

Structure. — Le moteur oculaire commun a la structure ordinaire des nerfs périphériques. Rosenthal estime à 15 000 le nombre de ses fibres constituantes. Toutes ces fibres n'ont pas le même volume. Leur surface de section varie de 2 μ. 5 à 25 μ (Reissner). Il est possible que les fibres grêles soient des

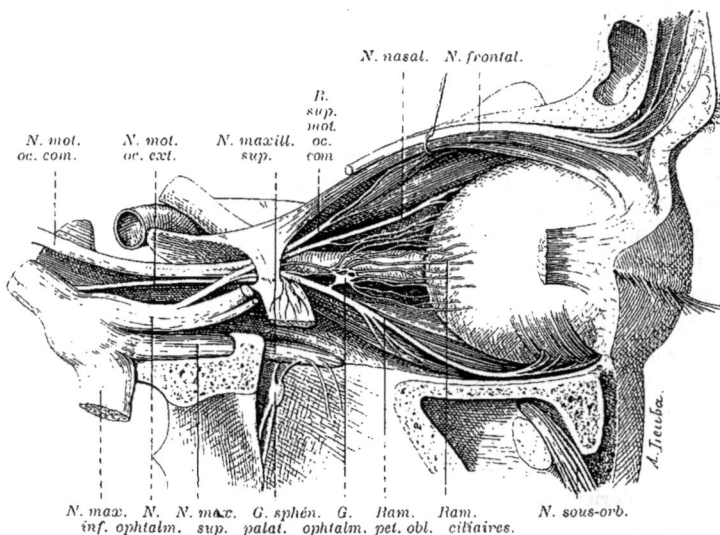

FIG. 441. — Distribution du moteur oculaire commun. — D'après Hirschfeld.

fibres amyéliniques, de nature sympathique, ayant dans le moteur oculaire commun un trajet récurrent.

Disposition générale et homologies. — Comme on le voit, le moteur oculaire commun est un nerf purement moteur. Il appartient au groupe des nerfs crâniens ventraux [1]. Il est donc l'homologue d'une racine antérieure de la moelle. La nature ventrale de la 3ᵉ paire est nettement attestée : 1° par sa distribution à des muscles dérivés des somites céphaliques; 2° par son origine aux dépens de cette partie de la substance grise motrice qui reste contiguë au canal central du névraxe et prolonge dans l'encéphale le groupe cellulaire antéro-interne de la tête des cornes antérieures; 3° enfin par son émergence ventrale presque constante. Je dis presque constante; car, chez certains animaux et notamment chez la plupart des poissons, l'origine apparente de la 3ᵉ paire est rejetée latéralement. Cette déviation latérale de l'émergence de la 3ᵉ paire est due à l'existence sur la face ventrale du névraxe d'une saillie

1. Il est indispensable, pour comprendre la signification de cette division des nerfs crâniens en nerfs ventraux et nerfs dorsaux, de se reporter aux généralités de la page 762.

médiane, le *saccus vasculosus*, flanqué de deux lobes latéraux (lobi laterales), formations qui n'existent qu'à l'état de vestiges chez les vertébrés supérieurs (Voy. fig. 409, page 764). Nous retrouvons encore ici une application particulière de cette observation générale que nous avons déjà eu l'occasion de faire (Voy. p. 765) : *l'influence qu'exercent sur l'origine apparente des nerfs crâniens dans la série animale les particularités morphologiques du névraxe.*

Le territoire sensitif qui correspond au territoire moteur de la 3e paire appartient au domaine du trijumeau. Originairement le moteur oculaire commun est cependant un nerf mixte et possède des racines postérieures, comme d'ailleurs la plupart des autres nerfs ventraux (Milnes-Mashall, Schneider, P. Martin). Mais au cours du développement phylogénique, les éléments sensitifs de la 3e paire disparaissent, absorbés ou supplantés par la cinquième paire, nerf du système branchial. Cette réduction des racines postérieures annexées aux nerfs du système ventral et leur remplacement par les nerfs branchiaux est un fait général et nous aurons l'occasion de rencontrer un phénomène analogue en étudiant la 4e, la 6e et surtout la 12e paire (Voy. généralités, page 762).

Variétés. — Le tronc du moteur oculaire commun peut être perforé par l'artère cérébrale postérieure (Sœmmering).

Il peut s'anastomoser avec le moteur oculaire externe; mais cette anastomose est certainement inconstante (Testut, Delbet). La branche supérieure peut s'anastomoser avec le nerf nasal (Sœmmering, Switzer).

Le moteur oculaire commun peut donner un rameau anormal pour le droit externe (Fäsebeck, Cruveilhier, Générali, Testut), pour le grand oblique (Volkmann); il peut même fournir une racine au ganglion sphéno-palatin. Cruveilhier a, en effet, vu se détacher du moteur oculaire commun un rameau qui se divisait en deux filets dont l'un se portait vers l'ophtalmique, l'autre vers l'origine du nerf vidien pour gagner avec ce nerf le ganglion de Meckel.

Nous reviendrons sur les rapports variables du moteur oculaire commun et du ganglion ophtalmique en étudiant ce ganglion (Voy. *Sympathique céphalique*).

Quatrième paire : **NERF PATHÉTIQUE**

Syn. : **Nervus trochlearis.**

Définition. — Le pathétique ou 4e paire des nerfs crâniens émerge sur la face dorsale du névraxe, immédiatement au-dessous des deux tubercules quadrijumeaux postérieurs. Très grêle, il se distribue uniquement au muscle grand oblique de l'œil.

Origines réelles et connexions centrales (résumé). — (Voy. p. 509 et suiv.). A. ORIGINE RÉELLE. Le pathétique, nerf exclusivement moteur, est formé par les prolongements cylindraxiles des cellules constituantes d'un noyau situé aux confins du mésencéphale et de l'isthme du rhombencéphale.

Placé immédiatement en avant de l'aqueduc de Sylvius, ce noyau fait suite aux amas d'origine du moteur oculaire commun. Comme ceux-ci, il appartient à la colonne grise qui prolonge dans l'encéphale le groupe cellulaire antéro-interne de la tête des cornes antérieures. Rappelons qu'immédiatement en avant de ces noyaux se trouve l'entre-croisement des pédoncules cérébelleux supérieurs.

B. CONNEXIONS CENTRALES. — Ce que nous avons dit des *connexions corticales* du noyau de la 3e paire s'applique au pathétique. Même incertitude touchant le siège exact du centre cortical et le trajet précis de la voie cortico-pédonculaire.

Quant aux *connexions réflexes* du noyau d'origine du pathétique, elles sont identiques à celles du noyau du moteur commun. Ici encore, nous voyons le faisceau longitudinal posté-

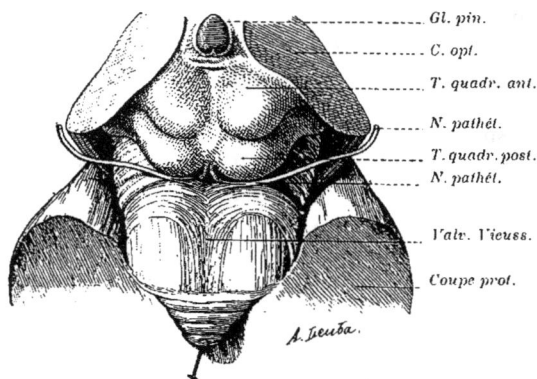

Gl. pin.

C. opt.

T. quadr. ant.

N. pathét.

T. quadr. post.

N. pathét.

Valv. Vieuss.

Coupe prof.

A. Leuba.

Fig. 442. — Origine apparente du pathétique. — D'après Hirschfeld.

rieur établir une association entre le noyau de la 4e paire et les tubercules quadrijumeaux antérieurs, annexes de la voie optique et les tubercules quadrijumeaux postérieurs, annexes de la voie acoustique (Voy. *Moteur oculaire commun*, p. 790, et p. 514).

Origine apparente. — Après avoir subi à l'intérieur du névraxe une *décussation complète*, fait capital sur lequel nous aurons à revenir plus loin, le pathétique émerge immédiatement au-dessous des tubercules quadrijumeaux sur les parties latérales du frein de la valvule de Vieussens (Voy. fig. 442).

Trajet. — Il se porte alors en dehors, puis en avant; il contourne ainsi la face externe du sinus caverneux; il disparaît dans un orifice de la dure-mère placé au niveau de l'angle externe du triangle que limitent après leur entre-croisement les deux circonférences de la tente du cervelet avec une ligne unissant les deux apophyses clinoïdes antérieure et postérieure du même côté (Voy. fig. 443). Il chemine ensuite dans l'épaisseur de la paroi externe du sinus caverneux et arrive ainsi au niveau de la fente sphénoïdale qu'il traverse pour pénétrer dans l'orbite.

Rapports. — Dans ce trajet le pathétique occupe successivement : l'étage postérieur du crâne, l'étage moyen, la fente sphénoïdale et enfin la cavité orbitaire.

Au niveau de l'étage postérieur du crâne, le pathétique est en rapport, en dedans, avec la face externe convexe du pédoncule cérébral contre lequel il est appliqué. En dehors, il répond au bord tranchant de la petite circonférence de la tente du cervelet qui limite le trou ovale de Pacchioni (Voy. fig. 443). En haut, il est surplombé par la bandelette optique; en bas, il reste à quelques millimètres du bord supérieur du pédoncule cérébelleux moyen. Dans ce trajet circumpédonculaire, le pathétique chemine dans l'espace sous-arachnoïdien. Mais avant de pénétrer dans le sinus caverneux, il traverse l'arachnoïde qui lui forme une gaine complète et autonome.

Au niveau de l'étage moyen, le pathétique est placé dans la paroi externe du sinus caverneux. D'abord sous-jacent au moteur oculaire commun, il le croise à angle très aigu en passant en dehors de lui. Nous avons vu que le tronc de l'ophtalmique était d'abord placé au-dessous du pathétique; mais, vers l'extrémité antérieure du sinus, deux des branches terminales de l'ophtalmique, le frontal et le lacrymal, viennent se placer sur le même plan horizontal que la 4e paire (Voy. p. 792 et fig. 438 et 439).

Au niveau de la fente sphénoïdale, le pathétique passe en dehors de l'anneau de Zinn, par la partie supérieure étroite de la fente sphénoïdale, en compagnie du frontal placé en dehors de lui et du lacrymal plus externe encore (Voy. fig. 440). Le pathétique est entouré à ce niveau par une gangue de tissu fibreux, formée par un épaississement du périoste qui capitonne le rebord de la fente sphénoïdale ; aussi son isolement est-il difficile en ce point.

Dans l'orbite, le pathétique se porte en avant et en dedans, formant avec le nerf frontal un angle aigu ouvert en avant. Il passe au-dessus du tendon du releveur de la paupière supérieure, et se divise en 3 ou 4 rameaux divergents qui abordent le grand oblique par son bord supérieur tout près de l'origine du muscle (Voy. fig. 454).

Distribution. — Outre ces *rameaux terminaux* qui innervent le grand oblique, le pathétique fournit quelques rameaux collatéraux.

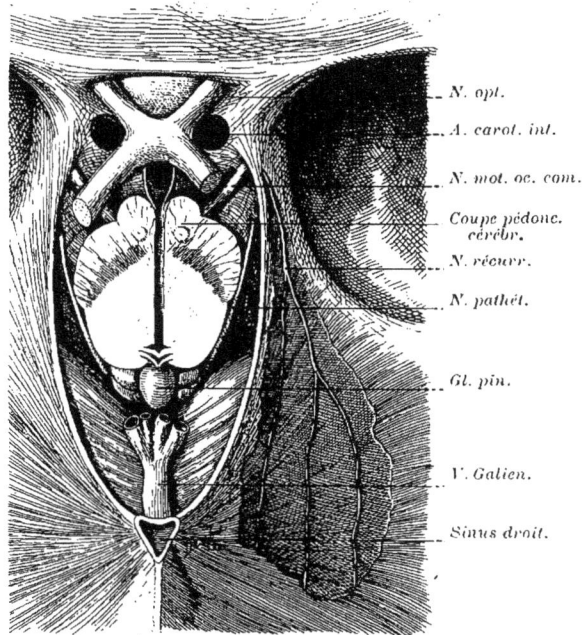

Fig. 443. — Trajet circumpédonculaire du pathétique. D'après Hirschfeld.

N. opt.
A. carot. int.
N. mot. oc. com.
Coupe pédonc. cérébr.
N. récurr.
N. pathét.
Gl. pin.
V. Galien.
Sinus droit.

Ce sont des filets très grêles qui se détachent du nerf au moment où il pénètre dans la paroi du sinus caverneux ; ils se distribuent à la dure-mère de la région. Un de ces filets plus volumineux va se perdre dans la tente du cervelet. C'est *l'accessoire du nerf récurrent d'Arnold.*

Anastomoses. — Le pathétique s'anastomose : 1° avec le sympathique ; 2° avec l'ophtalmique.

1° L'anastomose avec le *sympathique* est représentée par un ou deux filets très ténus qui se détachent du plexus carotidien et abordent le pathétique pendant son trajet dans la paroi du sinus caverneux. Comme les rameaux analogues qui se rendent au moteur oculaire commun, ils sont vraisemblablement formés par des filets vaso-moteurs qui aboutissent aux vaisseaux du centre pédonculaire du pathétique, suivant ainsi dans ce nerf un trajet récurrent.

2° L'anastomose avec l'*ophtalmique* est constituée par un rameau qui se détache du tronc de l'ophtalmique au niveau de la paroi externe du sinus et qui, après un trajet ascendant de 1 à 2 millimètres à peine, va se jeter dans le pathétique auquel il fournirait des filets sensitifs (Voy. ophtalmique, p. 807).

On décrit parfois à tort comme constituant une anastomose du pathétique et de l'ophtalmique le *nerf récurrent de la tente du cervelet d'Arnold*. Nous verrons plus loin que ce nerf, né de la partie initiale de l'ophtalmique, se rend dans la tente du cervelet par un trajet récurrent; en croisant le pathétique il lui adhère intimement et est parfois même reçu dans une boutonnière que présente la 4e paire. Mais, comme le fait remarquer Schwalbe, il n'y a jamais entre le nerf d'Arnold et le pathétique qu'un simple rapport de contiguïté.

Disposition générale et homologie. — Le pathétique présente dans sa disposition générale deux particularités remarquables qui le différencient

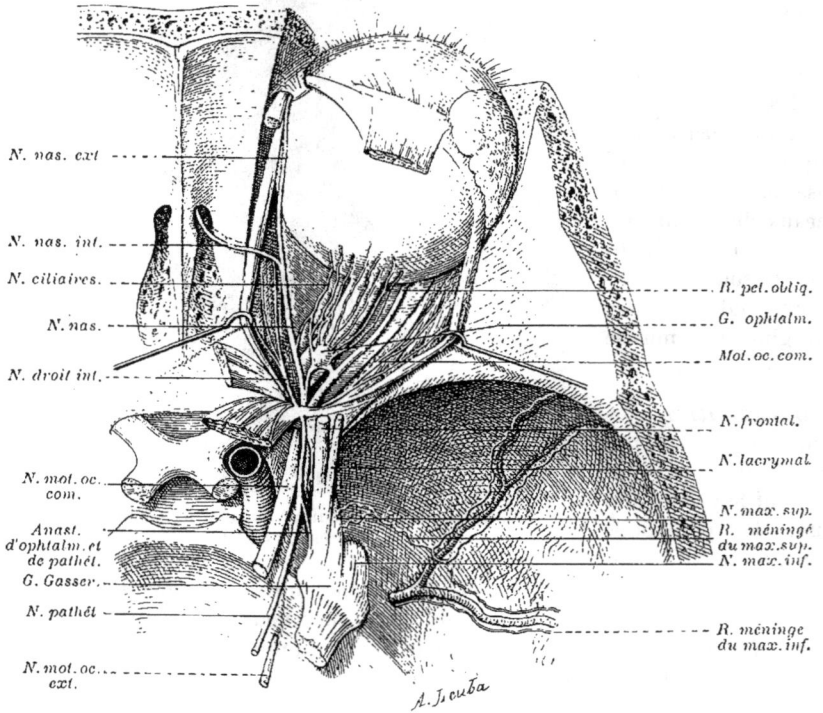

FIG. 444. — Le pathétique dans le sinus caverneux.
D'après Hirschfeld.
Le nerf pathétique est coupé à son entrée dans l'orbite. Pour la portion orbitaire voir la figure 454.

nettement de tous les autres nerfs crâniens : 1° sa décussation totale; 2° son émergence sur la face postérieure du névraxe.

1° La décussation totale du pathétique constitue un point de morphologie dont l'explication reste encore à trouver. C'est en effet une loi générale que le prolongement cylindraxile du neurone périphérique d'une voie motrice donnée ait un trajet direct, l'entre-croisement étant réservé au prolongement cylindraxile du neurone central correspondant. Remarquons cependant qu'il ne s'agit pas là d'une disposition rigoureusement spéciale au pathétique. Certains

nerfs crâniens, le moteur oculaire commun et le moteur oculaire externe à
coup sûr, l'hypoglosse peut-être, présentent une décussation, partielle, il est
vrai, de leurs fibres radiculaires.

2° L'émergence de la 4ᵉ paire sur la face postérieure de l'encéphale constitue
un fait encore plus anormal. Cette émergence postérieure qui, chose remarquable, est une disposition constante dans la série, n'a pas encore reçu jusqu'ici
d'explication satisfaisante.

En dépit de son émergence postérieure, le pathétique est généralement rangé
dans le groupe des nerfs encéphaliques *ventraux*[1] ; il présente en effet les deux
autres caractères qui distinguent ces nerfs : a) la distribution à un muscle dérivé
des somites céphaliques (loi de Van Wijhe); b) l'origine aux dépens de là colonne
grise motrice restée voisine du canal central et faisant suite au groupe cellulaire
antéro-interne de la tête des cornes antérieures (Voy. Généralités, page 763).

Si le pathétique est chez les vertébrés supérieurs un nerf purement moteur, il n'en est
pas de même chez les vertébrés inférieurs. Chez les poissons et les amphibiens, il contient
des rameaux sensitifs qui se distribuent à l'endocrâne et à la conjonctive (Wiedersheim);
Froriep a même signalé sur le trajet du pathétique de Torpedo marmorata un ganglion qui
apparaît aux premiers stades du développement de cet animal, puis·disparaît ensuite. Cette
nature mixte du pathétique primordial n'a rien qui doive nous étonner. Nous avons vu
(Généralités, page 768) qu'aux nerfs encéphaliques ventraux sont primitivement annexées
des fibres sensitives qui leur constituent des racines postérieures. Mais ces racines postérieures des nerfs ventraux disparaissent au cours du développement, absorbées ou supplan-
tées par le système des nerfs branchiaux, surajouté au niveau de l'extrémité céphalique
(Kuppfer).

Variétés. — Le pathétique peut anormalement baigner dans le sang du sinus caverneux.
Thane l'a vu traverser le releveur de la paupière supérieure. Il peut fournir comme rameaux
anormaux : une racine au ganglion ophtalmique, ou plusieurs filets anastomotiques au
frontal, au lacrymal et au nasal; un rameau pour l'orbiculaire des paupières.

Cinquième paire : NERF TRIJUMEAU

Définition. — Le trijumeau ou nerf de la 5ᵉ paire est le plus volumineux
des nerfs crâniens. C'est un nerf mixte, moteur et sensitif. Né de la face
antérieure de la protubérance, c'est-à-dire du mésencéphale, il présente à sa
sortie du névraxe un volumineux ganglion, le ganglion de Gasser, puis se divise
en trois branches terminales. Son territoire sensitif, très étendu, comprend les
téguments de la face, le globe oculaire et les muqueuses nasale et buccale;
ses filets moteurs innervent les muscles masticateurs.

Origines réelles et connexions centrales (*Résumé*). — Le trijumeau, nerf mixte, présente des fibres motrices et des fibres sensitives dont il nous faut étudier séparément l'origine et les connexions centrales.

I. Fibres motrices. — A) ORIGINE RÉELLE. Les fibres motrices du trijumeau sont constituées par les prolongements cylindraxiles des cellules de deux noyaux, l'un principal,
l'autre accessoire. Le *noyau principal* est situé profondément dans la protubérance annulaire au niveau même de l'émergence de la 5ᵉ paire (Voy. p. 504 et fig. 304). — Le
noyau accessoire est formé par une longue traînée de substance grise qui s'étend depuis le
plan de sortie du trijumeau jusqu'au tubercule quadrijumeau postérieur[2]. Ces deux amas

1. Kuppfer (Anat. Anz. Ergänzungsh. z. Jahrg., 1894, p. 22) et Froriep (*ibid.*, p. 265) tendent plutôt à le placer parmi les nerfs dorsaux.
2. Les fibres, issues du noyau accessoire, constituent ce que Van Gehuchten appelle la *racine supérieure*

de substance grise appartiennent à la même colonne que les noyaux moteurs des 7ᵉ, 9ᵉ, 10ᵉ et 11ᵉ paires. Ils prolongent vers l'encéphale le groupe antéro-externe des cellules de la corne antérieure. La plupart des fibres issues de ces deux noyaux sont des fibres directes, c'est-à-dire se rendant au trijumeau du même côté. Il existe cependant quelques fibres croisées.

B) CONNEXIONS CENTRALES. *Le centre cortical* du trijumeau moteur est situé dans la sphère tactile au niveau du quart inférieur de la zone rolandique, au-dessous du centre de l'hypoglosse (Voy. p. 668). La voie cortico-protubérantielle passe, en compagnie des fibres de la 7ᵉ et de la 12ᵉ paire, par le genou de la capsule interne et la partie interne du pied du pédoncule. Elles se décussent au niveau de la partie supérieure de la protubérance. — *Les voies d'association réflexe* sont encore mal connues.

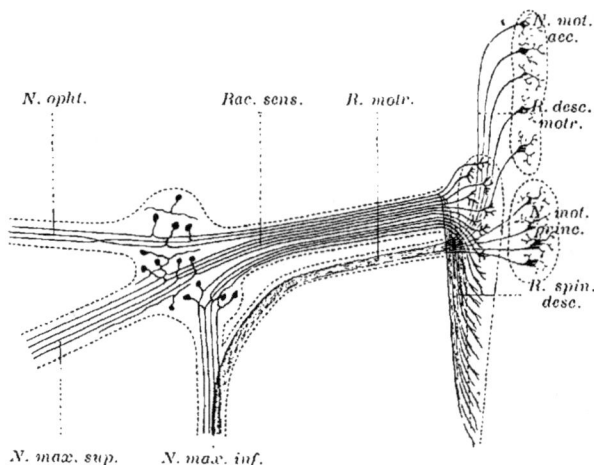

FIG. 445. — Schéma des origines réelles et de la constitution du trijumeau. — D'après van Gehuchten.

II. **Fibres sensitives.** — a) ORIGINE RÉELLE. Les fibres sensitives du trijumeau ont leur cellule d'origine dans le ganglion de Gasser. Ce ganglion que nous décrirons dans un instant au point de vue macroscopique, est essentiellement constitué par des cellules volumineuses à prolongement unique, bifurqué, identiques, en somme, aux cellules des ganglions spinaux. Comme celles-ci, d'abord nettement bipolaires, elles deviennent unipolaires au cours du développement ontogénique et phylogénique. Des deux fibres résultant de la bifurcation du prolongement unique, l'une, la plus grêle, se dirige vers la protubérance; l'autre va constituer une fibre sensitive de la portion périphérique du trijumeau. Ces cellules sont entourées d'une gaine formée par des cellules endothéliales.

Kankoff[1] a récemment étudié dans le

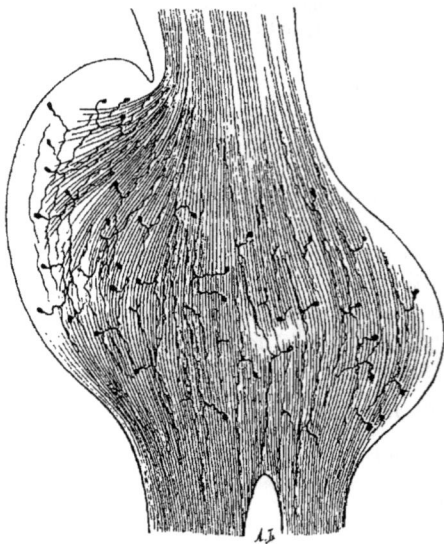

FIG. 446. — Ganglion de Gasser d'un embryon de cobaye presque à terme. D'après van Gehuchten.

ou *mésencéphalique* du trijumeau; il la regarde comme une racine motrice (Voy.Van Gehuchten, *Anatomie du système nerveux de l'homme*, 2ᵉ édition, p. 540). C'est l'opinion la plus généralement adoptée depuis les recherches de Koelliker, de Held et celles plus récentes de Lugaro et de Cajal. Rappelons que Henle et que Golgi ont rattaché cette racine à la IVᵉ paire et que d'autres auteurs, dont M. Charpy, l'ont regardée comme formée par la branche de bifurcation supérieure des fibres sensitives de la Vᵉ paire. Dans la première partie de ce tome, cette racine a été décrite sous le nom de *racine ascendante* ou cérébrale du trijumeau.

1. KANKOFF, Zur Frage uber den Bau des Ganglion Gasseri bei den Säugethieren (*Int. Mon. f. Anat.*, 1897).

laboratoire de Dogiel la structure du ganglion de Gasser à l'aide de la méthode d'Ehrlich ou de ses variantes (méthodes de Dogiel ou d'Apathy). Il a vu que les cellules à prolongement

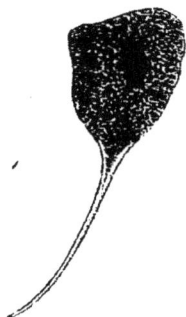

FIG. 447.
Petite cellule du ganglion
de Gasser.—D'après Kankoff.

FIG. 448.
Plexus péricellulaire extra-capsulaire.
D'après Kankoff.

en T prenaient à peine le bleu de méthylène et a constaté que leur prolongement décrivait avant de se bifurquer des flexuosités très marquées (Voy. fig. 448). A côté de ces cellules, il en a décrit d'autres beaucoup moins volumineuses et prenant fortement le bleu.

Ce n'est pas tout. Autour des cellules à prolongement en T, Kankoff a décrit des plexus de fibrilles amyéliniques. Ces plexus sont au nombre de deux. L'un est placé en dehors de la gaine endothéliale que présente chacune des grosses cellules du ganglion de Gasser; c'est le plexus *externe* ou *extra-capsulaire*; l'autre, émané du précédent, est nettement reconnaissable à l'aspect variqueux de ses fibrilles constituantes; il est placé au-dessous de la gaine endothéliale : c'est le plexus *interne* ou *intra-capsulaire* (Voy. fig. 448 et 449). A côté de ces deux plexus amyéliniques, on en rencontre parfois un troisième formé par des fibres à myéline. Il est toujours extra-capsulaire.

Kankoff, en se basant sur les recherches de Dogiel sur la structure des ganglions spinaux, incline à penser, sans avoir pu rigoureusement démontrer cette opinion, que les plexus péricellulaires qu'il a décrits représentent le mode de terminaison du prolongement cylindraxile des petits éléments cellulaires, interposés entre les grosses cellules. La signification et le rôle de ces petites cellules sont encore inconnus; remarquons cependant que Kankoff se refuse à les regarder comme des éléments sympathiques.

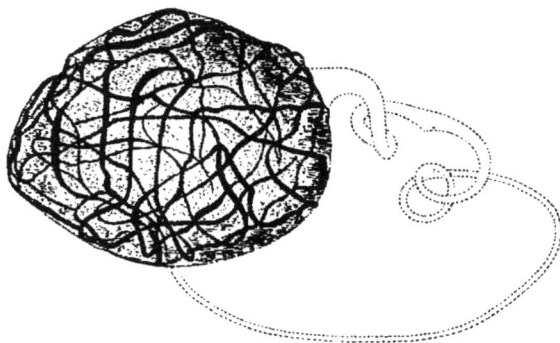

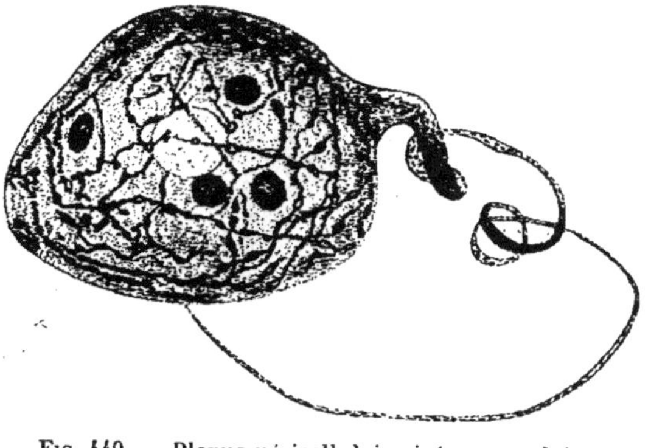

FIG. 449. — Plexus péricellulaire intra-capsulaire.
D'après Kankoff.

b) CONNEXIONS CENTRALES. — La plus grêle des deux fibres émanées des cellules principales se dirige vers les centres; arrivée dans la protubérance elle se divise en deux branches, l'une descendante, l'autre ascendante. Les branches descendantes, beaucoup plus volumineuses et beaucoup plus longues, constituent par leur réunion la *racine descendante* (racine inférieure ou spinale) du trijumeau qui coiffe en dehors la substance gélatineuse de Rolando dans laquelle elle se termine. Cette racine peut être suivie inférieurement jusqu'au niveau du premier nerf cervical. — Les branches ascendantes plus grêles et très courtes se terminent dans l'extrémité supérieure renflée du noyau de terminaison de la racine descendante. Quelques-unes de ces branches gagnent le cervelet (van Gehuchten, Edinger).

De la colonne grise qui sert ainsi de noyau sensitif terminal aux fibres émanées du ganglion de Gasser, partent de nouvelles fibres qui, après avoir franchi la ligne médiane, se joignent au ruban de Reil, c'est-à-dire à la voie sensitive centrale du côté opposé. Elles se terminent avec ou sans interruption cellulaire dans la sphère tactile de l'hémisphère.

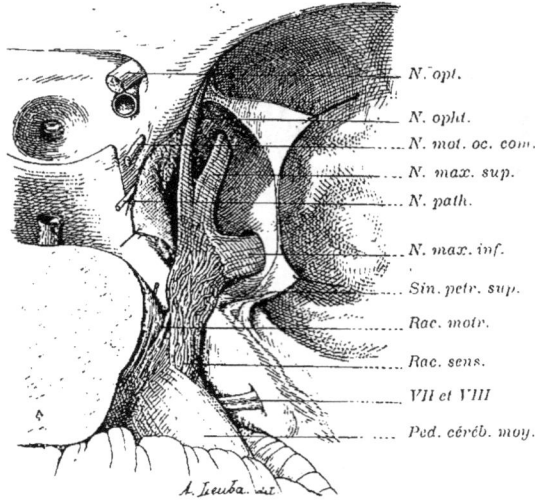

Fig. 450. — Les deux racines du trijumeau et le ganglion de Gasser.

Origine apparente.

— Le trijumeau émerge au niveau de la face ventrale de la protubérance à 2 centimètres et demi de la ligne médiane. Son point de sortie constitue la limite conventionnelle entre la protubérance et le pédoncule cérébelleux moyen.

Cette émergence se fait par deux racines : l'une grosse, l'autre petite. Celle-ci est placée au-dessus et en dedans de la grosse racine. Le pont de substance nerveuse qui les sépare porte le nom de *lingula Wrisbergii*.

La *grosse racine* (radix s. portio major s. posterior, racine sensitive), est constituée par 30 à 40 filets accolés (Valentin). Elle présente à sa sortie du névraxe un étranglement toujours très marqué. Lorsqu'on l'arrache, on observe à sa place une saillie mamelonnée.

La *petite racine* (radix s. portio minor s. anterior, racine motrice), est beaucoup plus grêle; elle est constituée par 4 à 6 faisceaux seulement.

Trajet des racines.

— Les deux racines de la 5e paire se portent en haut et en avant, vers la partie interne du rocher. Au niveau du bord supérieur de la pyramide pétreuse, elles se réfléchissent sur cette crête osseuse et pénètrent dans une loge fibreuse formée par un dédoublement de la dure-mère. Les deux racines, dans

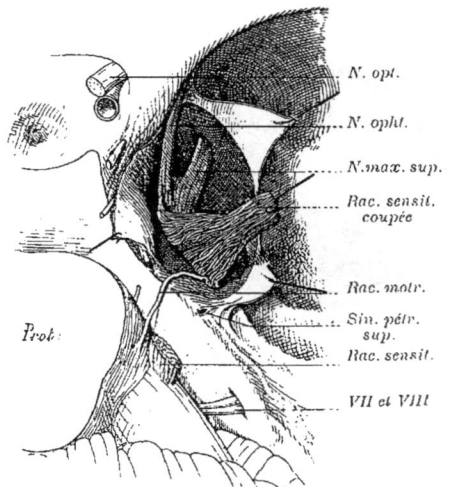

Fig. 451. — Trajet de la racine motrice du trijumeau.

ce court trajet intra-crânien, diffèrent par leur aspect, leur direction et surtout par leur mode de terminaison.

La *grosse racine*, assez régulièrement arrondie à sa sortie du névraxe, ne tarde pas à s'aplatir. Au moment où elle croise le bord supérieur du rocher, elle est nettement rubanée. Sur la face antérieure de la pyramide pétreuse, elle s'étale encore davantage ; ses faisceaux constituants échangent des fibres et forment un plexus à mailles lâches, large de 8 à 10 millimètres : *le plexus triangulaire du trijumeau*. Finalement, la grosse racine aboutit à un volumineux ganglion, le ganglion de Gasser, dont nous connaissons la structure et partant la signification, et sur la description macroscopique duquel nous allons revenir dans un instant.

La *petite racine*, d'abord placée en haut et en dedans de la grosse racine, la croise ensuite très obliquement, en passant au-dessous d'elle, et vient occuper la partie externe de sa face inférieure (Voy. fig. 451). Elle arrive ainsi au-dessous du plexus triangulaire et du ganglion de Gasser avec lequel elle ne présente aucune connexion. Elle aboutit dans la plus externe des branches du ganglion de Gasser, le nerf maxillaire inférieur.

Rapports des racines. — Dans la fosse cérébrale postérieure, les deux racines cheminent entre le pédoncule cérébelleux moyen et la partie la plus interne de la face endocrânienne postérieure du rocher. Chacune d'elles possède une gaine piale autonome. En revanche, l'arachnoïde leur forme une gaine commune. Quant à la dure-mère, elle présente, pour leur livrer passage, un orifice en forme de fente transversale que ces deux racines ne comblent d'ailleurs que très incomplètement. Aussi un cul-de-sac de la cavité arachnoïdienne s'insinue-t-il dans l'orifice dural à une profondeur de 2 et quelquefois de 3 ou 4 millimètres. Ajoutons qu'au moment où les racines croisent le bord supérieur du rocher, elles passent au-dessous du sinus pétreux supérieur.

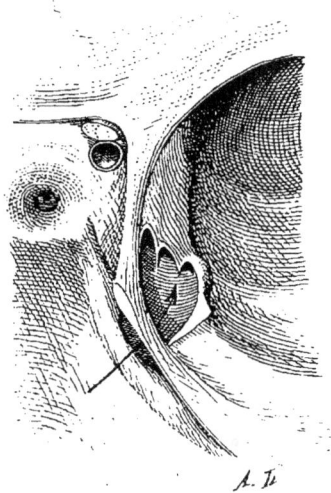

Fig. 452. — Cavum de Meckel, loge durale du ganglion de Gasser.
L'entrée du cavum est indiquée par une flèche.

Ganglion de Gasser. — Le ganglion de Gasser, encore appelé ganglion semi-lunaire, est le plus volumineux des ganglions annexés aux nerfs cérébrospinaux. Contenu dans une loge fibreuse, formée par un dédoublement de la dure-mère (cavum Meckelii), il repose sur la partie interne de la face endocrânienne antérieure du rocher. Il affecte la forme d'un croissant dont le bord concave regarde en haut et en arrière. On peut lui décrire deux bords, deux faces et deux extrémités.

Le *bord postéro-supérieur*, concave, reçoit le plexus triangulaire, terminaison de la grosse racine du trijumeau.

Le *bord antéro-inférieur*, convexe, émet les trois branches terminales du trijumeau : ophtalmique, maxillaire supérieur, maxillaire inférieur.

La face *antéro-supérieure*, face *encéphalique*, légèrement convexe, adhère à la dure-mère dont il est cependant assez facile de la séparer (F. Krause).

La face *inféro-postérieure*, face *pétreuse*, repose sur l'os dont la sépare le feuillet de dédoublement postérieur de la dure-mère ; elle ne présente avec ce feuillet dural que des adhérences très lâches. Cette face répond à ce niveau à la paroi antéro-supérieure de la portion horizontale du canal carotidien, et, lorsque cette paroi est peu développée, à la carotide elle-même dont la sépare seulement un mince feuillet fibreux. Elle répond encore aux nerfs grand et petit pétreux superficiels et à la portion motrice du trijumeau qui gagne le nerf maxillaire inférieur.

L'*extrémité externe* occupe l'angle externe du cavum de Meckel.

L'*extrémité interne* est en contact avec la paroi externe du sinus caverneux. Elle est plus spécialement en rapport avec le pathétique et le moteur oculaire externe.

Empreintes pétreuses du trijumeau. — Les deux racines du trijumeau et le ganglion de Gasser laissent sur la pyramide pétreuse une série d'empreintes dont Zander a fait récemment une étude minutieuse. Nous trouvons d'abord au niveau du bord supérieur du rocher une échancrure large de 1 centimètre environ. C'est l'*incisura nervi trigemini* de Wenzel Grüber. Parfois peu marquée, elle est le plus souvent très nette. Dans quelques cas rares, elle peut être transformée en un trou. Sur la face antérieure, nous trouvons deux empreintes distinctes, quoique contiguës, l'une supérieure, l'autre inférieure. L'*empreinte supérieure* affecte la forme d'une gouttière, oblique en bas et en dehors. Cette gouttière répond non au ganglion de Gasser, mais à la terminaison de la racine sensitive, c'est-à-dire au plexus triangulaire. L'*empreinte inférieure* n'est bien visible que sur ces rochers où la lamelle qui forme la paroi antéro-supérieure de la portion horizontale du canal carotidien est bien développée et arrive presque au contact du sphénoïde ; c'est une dépression plus ou moins nette, assez régulièrement excavée et qui, à l'état frais, répond au ganglion de Gasser. Lorsque la paroi osseuse du canal carotidien fait défaut, la fossette du ganglion disparaît presque entièrement. Seule, sa partie externe persiste. C'est dans ces cas que les rapports du ganglion et de la carotide interne sont absolument immédiats. — ZANDER. Ueber die Impressio Trigemini der Felsenbeinpyramide des menschlichen Schädels (*Anat. Anz.* Bd IX, 1894, n° 22).

Ganglions surnuméraires. — On rencontre parfois soit au niveau du bord concave du ganglion de Gasser, soit sur le trajet de la partie initiale de ses trois grosses branches, de petits nodules ganglionnaires (Niemeyer, Nuhn, Bochdaleck). Ils sont l'homologue des ganglions spinaux accessoires décrits par Hyrtl et par Rattone.

Branches. — Du ganglion de Gasser se détachent :

1° Des *filets anastomotiques* pour le plexus caverneux ; ils naissent de l'extrémité interne du ganglion ;

2° Des *filets osseux*, qui, après avoir traversé le sinus caverneux, pénètrent dans le corps du sphénoïde (Valentin) ;

3° Des *filets sinusiens* et *méningés*, qui, nés de la face postérieure du ganglion, se distribuent à la dure-mère voisine et au sinus pétreux supérieur ;

4° Un *filet anastomotique* inconstant pour le pathétique ;

5° Enfin et surtout trois branches considérables :

I. Une branche supérieure qui se dirige vers la fente sphénoïdale ; c'est la *branche ophtalmique de Willis* ;

II. Une branche moyenne, qui sort du crâne par le trou grand rond ; c'est le *nerf maxillaire supérieur* ;

III. Une branche inférieure, qui, grossie de la racine motrice du trijumeau, s'engage dans le trou ovale ; c'est le *nerf maxillaire inférieur*.

A chacune de ces branches est appendu un ganglion : le *ganglion ophtalmique* pour la branche ophtalmique, le *ganglion sphéno-palatin* pour le nerf maxillaire supérieur, le *ganglion otique* pour le nerf maxillaire inférieur. Les données que nous possédons actuellement sur la structure de ces renflements ganglionnaires montrent qu'ils sont de nature sympathique. Aussi, rompant avec l'usage classique, les décrirons-nous dans le chapitre consacré au sympathique céphalique.

I. BRANCHE OPHTALMIQUE DE WILLIS

Syn. : Première branche du trijumeau, branche supérieure, nerf orbito-frontal, ramus primus s. ophtalmicus.

La branche ophtalmique de Willis est la plus interne des trois branches principales du ganglion de Gasser.

Trajet et rapports. — Née de la partie interne du ganglion, elle se porte en haut et en dehors, formant avec le nerf maxillaire supérieur un angle aigu ouvert en avant. Elle se place, dès son origine, dans la paroi externe du sinus caverneux. Au niveau de la partie moyenne du sinus, la branche ophtalmique est sous-jacente au pathétique et au moteur oculaire commun qui s'étagent au-dessus d'elle. En dedans se trouvent la carotide et le moteur oculaire externe, le plus souvent libres dans le sinus. Mais ces rapports ne tardent pas à se modifier. Obliquement ascendante, l'ophtalmique croise bientôt le pathétique, dont le trajet est sensiblement horizontal et se place en dehors de lui ; tous deux passent au-dessus du moteur oculaire commun, légèrement descendant. Au moment où elle va pénétrer dans l'orbite, la branche ophtalmique se divise en trois branches terminales : le nasal, le frontal et le lacrymal (Voy. fig. 454).

Souvent il n'y a pas trifurcation, mais bifurcation ; l'ophtalmique se divise en deux branches : l'une forme le nasal ; l'autre, tronc commun du frontal et du lacrymal, ne se divise qu'à l'intérieur de l'orbite.

Anastomoses et branches collatérales. — Avant de se trifurquer, l'ophtalmique a reçu des anastomoses et émis des collatérales.

Les *anastomoses* sont constituées par un ou deux filets très grêles que l'ophtalmique reçoit du plexus caverneux et par les trois rameaux qu'il envoie aux trois nerfs moteurs de l'œil. Empressons-nous d'ajouter que si les premiers sont incontestables, il n'en est pas de même des deuxièmes. E. Bischoff[1], qui a soumis au contrôle du microscope les anastomoses en question, que Valentin a si minutieusement décrites dans le sinus caverneux, a été amené par ce moyen d'investigation à rejeter formellement leur existence.

Les *collatérales* sont des rameaux méningés. Quelques-uns de ces rameaux, de volume infime, se perdent immédiatement dans la paroi même du sinus caverneux. L'un d'eux, très long, encore que très grêle aussi, mérite une mention spéciale : c'est le *nerf récurrent d'Arnold* ou *nerf de la tente du cervelet.* Il se détache de l'ophtalmique, au niveau de la jonction des deux tiers postérieurs et du tiers antérieur du sinus caverneux ; dès son origine, il se recourbe brusquement, se porte en arrière et vient se mettre en contact avec le pathétique ; ses connexions avec ce nerf sont assez variables ; dans quelques cas, le nerf récurrent d'Arnold perfore la 4e paire ; parfois il est perforé par elle ; plus souvent peut-être y a-t-il accolement simple des deux filets. Après avoir croisé

1. E. Bischoff, Mikroskop. Analyse der Anastomosen der Kopfnerven, München, 1865.

le pathétique, le nerf récurrent continue son trajet et vient s'épanouir par un pinceau délicat dans la tente du cervelet (Voy. fig. 453).

Branches terminales : 1° **Nerf nasal**. — Le nerf nasal, encore appelé nerf naso-ciliaire, est la plus interne des trois branches terminales de l'ophtalmique. Il pénètre dans l'orbite par la partie interne de l'anneau de Zinn en dedans du moteur oculaire commun et de la veine ophtalmique (Voy. fig. 440). Il s'engage sous le droit supérieur, au tendon duquel il adhère parfois assez intimement pour que l'on risque de le briser en rabattant ce muscle. Il croise ainsi l'artère ophtalmique et le nerf optique, puis passe entre le grand oblique

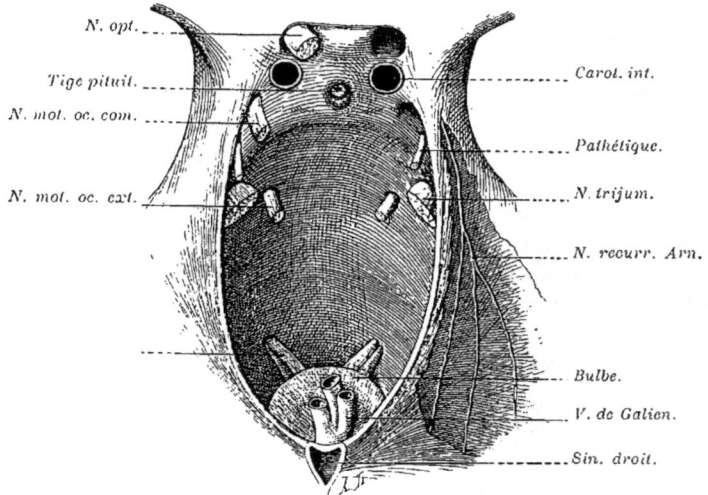

FIG. 453. — Nerf récurrent de la tente du cervelet. — D'après Hirschfeld.

et le droit interne pour arriver au niveau du trou orbitaire interne antérieur, où il se termine en se bifurquant (Voy. fig. 444, p. 800).

A. BRANCHES COLLATÉRALES. — Mais, chemin faisant, il a fourni un certain nombre de collatérales ; ce sont :

a). *La longue racine du ganglion ophtalmique* ; véritable ramus communicans, elle se détache le plus souvent du nasal avant même qu'il ait pénétré dans l'orbite, mais demeure intimement accolée à ce nerf, jusqu'à ce qu'il ait traversé l'anneau de Zinn. Elle s'en détache alors à angle aigu, croise la face externe de l'artère ophtalmique et gagne l'angle postéro-supérieur du ganglion ophtalmique. D'après Valentin, cette racine s'anastomoserait fréquemment avec les longs nerfs ciliaires et avec la racine courte du ganglion ophtalmique.

b) Les *nerfs ciliaires longs* ; le plus souvent au nombre de deux, ils naissent du nasal au moment où celui-ci croise le nerf optique ; ils se joignent aux nerfs ciliaires courts, dont ils partagent la distribution (Voy. plus loin, Organes des sens). Ils donnent souvent des filets très ténus à la gaine durale du nerf optique.

c) Le *filet sphéno-ethmoïdal* ; entrevu par Bock (*Fünftes Nervenpaar*.

Tab. II, 60), il a été bien décrit par Luschka (*Müller's Archiv*. 1857); il naît à environ 2 ou 3 millimètres avant la bifurcation du nasal. Il se distribue à la muqueuse du sinus sphénoïdal et aux cellules ethmoïdales postérieures. Delbet ne l'a rencontré que deux fois sur six sujets.

B. BRANCHES TERMINALES. — Les branches terminales sont au nombre de deux : le nasal externe et le nasal interne.

a) Nasal externe. — Le nasal externe, encore appelé nerf *infra-trochléaire*, continue la direction du tronc principal. Il longe le bord inférieur du grand oblique et, à 7 ou 8 millimètres environ du rebord orbitaire, il se divise en trois

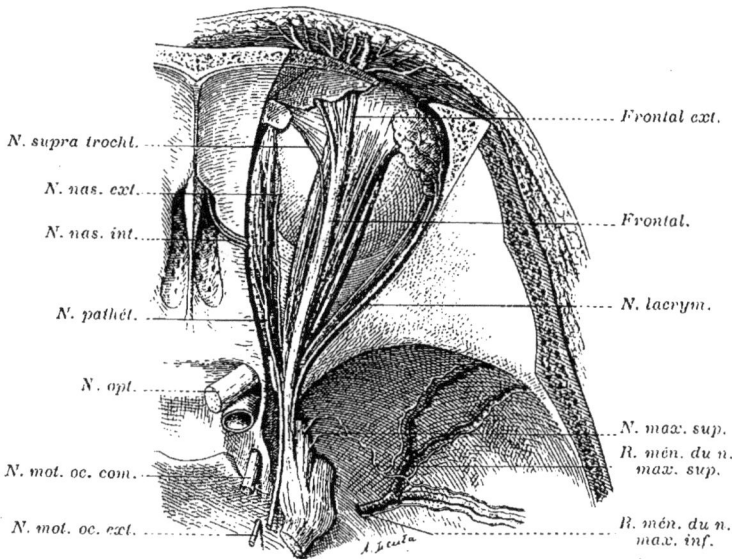

N. supra trochl.
N. nas. ext.
N. nas. int.
N. pathét.
N. opt.
N. mot. oc. com.
N. mot. oc. ext.
Frontal ext.
Frontal.
N. lacrym.
N. max. sup.
R. mén. du n. max. sup.
R. mén. du n. max. inf.

Fig. 454. — Branche ophtalmique. — D'après Hirschfeld; légèrement modifié.

rameaux terminaux : 1° un rameau verticalement descendant qui ne sort pas de l'orbite et se distribue au sac et aux conduits lacrymaux, c'est le *rameau lacrymal*; 2° un rameau qui sort horizontalement de l'orbite et va se distribuer à la peau de la racine du nez, c'est le *rameau nasal*; 3° un rameau oblique en haut et en dehors, qui innerve la partie interne de la paupière supérieure et l'espace intersourcilier, c'est le *rameau palpébral*.

Le mode de terminaison du nasal externe et la situation exacte de l'émergence de ses rameaux extra-orbitaires offrent un certain intérêt chirurgical depuis que Badal a proposé l'élongation du nasal externe dans les cas de glaucome (Communic. du 29 novembre 1882, à la Société de chirurgie). Badal (*Annales d'oculistique*, 1882, p. 241) et après lui Trousseau (Thèse de Paris, 1883, n° 202) admettent que le nasal externe sort de l'orbite sans se bifurquer; sa découverte en serait par conséquent facile. Tel n'est pas l'avis de Lagrange (*Archives d'ophtalmologie*, t. VI, p. 43), de Pierre Delbet (*ibid.*, t. VII, p. 485) et de Testut qui ont toujours vu le nasal externe se diviser dans l'orbite même. Aussi faut-il reconnaître avec Merkel que la découverte du nerf infra-trochléaire au niveau du rebord orbitaire est en raison même de cette division, pour ainsi dire impossible et que le chirurgien trouvera non le tronc, mais un des deux rameaux extra-orbitaires que nous avons décrits.

b) Nasal interne. — Le nasal interne, encore appelé *filet ethmoïdal* du rameau nasal, pénètre dans le conduit orbitaire interne antérieur. Ce conduit l'amène dans la cavité crânienne, au-dessus de la partie antérieure de la lame criblée; il chemine un instant au-dessus de celle-ci, puis s'enfonce dans un orifice spécial, le conduit ethmoïdal. Il arrive ainsi dans les fosses nasales et se divise en deux rameaux terminaux.

1° Le *rameau interne* se porte sur la cloison (Voy. fig. 455) et se distribue à

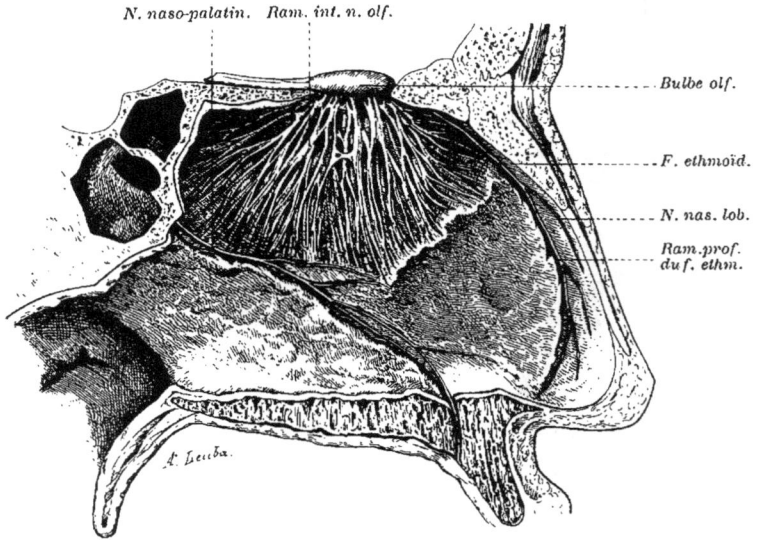

N. naso-palatin. Ram. int. n. olf.

Bulbe olf.

F. ethmoïd.

N. nas. lob.

Ram. prof. du f. ethm.

FIG. 455. — Nerfs de la cloison des fosses nasales. — D'après Hirschfeld.

la partie antérieure de cette dernière. En arrière, son territoire confine au territoire du nerf naso-palatin, branche du maxillaire supérieur; 2° Le *rameau externe*, souvent appelé nerf naso-lobaire, glisse sur la face postérieure de l'os nasal, qui présente à son niveau une gouttière, parfois transformée en un véritable canal. Il contourne ensuite le bord inférieur de cet os, en passant par une échancrure qu'il présente et vient se distribuer à la peau du lobule du nez.

Variétés. — *Nasal externe.* Le nasal externe peut s'anastomoser avec le moteur oculaire commun (Krause). Cruveilhier l'a vu fournir un rameau ascendant qui pénétrait dans le crâne à travers la paroi supérieure de l'orbite, cheminait sous la dure-mère, puis perforait de nouveau le frontal de dedans en dehors pour venir se distribuer aux téguments du front.

Nasal interne. — Le rameau externe peut manquer (Meckel). Bock a observé un nasal interne surnuméraire. Le nasal interne peut passer, pour sortir du crâne, par le conduit ethmoïdal postérieur, au lieu de se servir du conduit ethmoïdal antérieur (Bankart, Pye-Smith, Phillips, etc.).

2° **Nerf frontal.** — Le nerf frontal est la plus volumineuse des trois branches de l'ophtalmique.

Il pénètre dans l'orbite par la partie externe étroite de la fente sphénoïdale, en dehors de l'anneau de Zinn par conséquent. Il est placé là entre le pathétique qui est en dedans et le lacrymal qui est en dehors (Voy. fig. 440). Dans l'orbite il chemine d'avant en arrière entre le releveur de la paupière supérieure et la paroi supérieure de la cavité orbitaire. A 4 ou 5 millimètres en arrière de la base de l'orbite, il se divise en deux branches terminales.

A) BRANCHES COLLATÉRALES. — Avant de se diviser, le frontal a fourni plusieurs collatéraux. Ce sont, pour la plupart, des filets innominés qui se distribuent au périoste de l'os frontal. L'un des collatéraux du frontal présente cependant un volume plus considérable ; c'est le nerf *supra-trochléaire d'Arnold*. Il naît très en arrière, dans le tiers postérieur de l'orbite, se porte obliquement en avant et en dedans, passe au-dessus du grand oblique, et se termine en s'anastomosant avec le nerf nasal externe ou infra-trochléaire.

B) BRANCHES TERMINALES. — Elles sont au nombre de deux : le frontal externe et le frontal interne.

a) Frontal externe. — Le frontal externe, encore appelé *nerf sus-orbitaire*, passe par l'échancrure sus-orbitaire, parfois transformée en un véritable trou. C'est la plus volumineuse des deux branches terminales du frontal. Il est satellite de l'artère sus-orbitaire. Comme elle, il est très profond et immédiatement appliqué sur le périoste ; à quelques millimètres au-dessus du rebord orbitaire, il se termine en fournissant trois ordres de filets : 1° des filets *profonds, périostiques* ou *osseux ;* un de ces filets pénètre dans l'épaisseur du frontal par un orifice spécial et se distribue à la muqueuse du sinus frontal ; 2° des filets *descendants* ou *palpébraux*, qui se distribuent à la peau et à la conjonctive de la paupière supérieure ; 3° des filets *ascendants* ou *frontaux* ; ce sont les plus nombreux et les plus importants ; ils naissent par un tronc commun assez volumineux qui est celui que découvre ordinairement le chirurgien qui cherche le nerf sus-orbitaire ; ce tronc s'épanouit après un trajet de quelques millimètres en plusieurs filets qui perforent l'orbiculaire et le muscle frontal et se distribuent aux téguments de la région frontale. Quelques-uns, bien que très grêles, peuvent être suivis jusqu'au niveau du vertex. Ils s'anastomosent avec les filets du facial (Valentin).

b) Frontal interne. — Le frontal interne sort de l'orbite immédiatement en dehors de la poulie du grand oblique. Il se termine en fournissant deux ordres de filets : 1° des filets *ascendants* ou *frontaux* qui offrent une disposition identique à celle des filets correspondants émanés du frontal externe ; 2° des filets *descendants* ou *palpébraux* qui se distribuent à la peau et à la conjonctive du tiers interne de la paupière supérieure.

Les auteurs allemands donnent au frontal interne le nom de sus-trochléaire ; nous croyons qu'il vaut mieux rejeter cette dénomination qui pourrait créer une confusion avec le nerf supra-trochléaire d'Arnold que nous avons décrit comme un *rameau collatéral du frontal*. Ajoutons que certains auteurs comme Valentin, Schwalbe, etc., rattachent le nerf d'Arnold au nerf frontal interne. Ce nerf supra-trochléaire d'Arnold peut naître anormalement du sus-orbitaire (Henle, Turner).

3° **Nerf lacrymal**. — Le nerf lacrymal est la plus grêle des trois branches de l'ophtalmique de Willis. Il pénètre dans l'orbite par la partie supéro-externe étroite de la fente sphénoïdale, en dehors du nerf frontal (Voy. fig. 440). A ce niveau il adhère intimement à la dure-mère dont il est difficile de le séparer. Plus loin, il chemine appliqué contre le périoste orbitaire, immédiatement au-dessus du bord supérieur du muscle droit externe auquel il est parallèle. Il arrive ainsi au niveau de la glande lacrymale dans laquelle il pénètre. Il s'épanouit dans l'épaisseur même de la glande en *rameaux terminaux*.

A) ANASTOMOSES. — Mais il a déjà contracté deux anastomoses, l'une avec le pathétique, l'autre avec le rameau orbitaire du nerf maxillaire supérieur.

a) L'*anastomose avec le pathétique* est un filet très grêle, inconstant d'ailleurs, qui se détache de la 4me paire au niveau même de la fente sphénoïdale et se porte en avant et en dehors vers le lacrymal. Il contient les fibres sensitives que le pathétique a reçues de l'ophtalmique au niveau du sinus caverneux et qui ont ainsi emprunté pendant quelques millimètres le trajet de la 4me paire.

b) L'*anastomose avec le rameau orbitaire* du maxillaire inférieur se détache du lacrymal au moment où celui-ci pénètre dans la glande; souvent elle naît dans la glande même. Elle se porte en bas, appliquée contre le périoste de la paroi externe et se continue avec le rameau orbitaire. Dans son ensemble, cette anastomose forme une arcade à concavité postérieure. De cette arcade se détachent plusieurs filets; ce sont : 1° des filets *lacrymaux, conjonctivaux* et *palpébraux* qui naissent de l'extrémité supérieure ou lacrymale de l'arcade anastomotique; 2° le *nerf temporo-malaire* que nous décrirons en étudiant les branches du nerf maxillaire supérieur. (Sur la signification de cette anastomose avec le rameau orbitaire Voy. plus loin sympathique céphalique.)

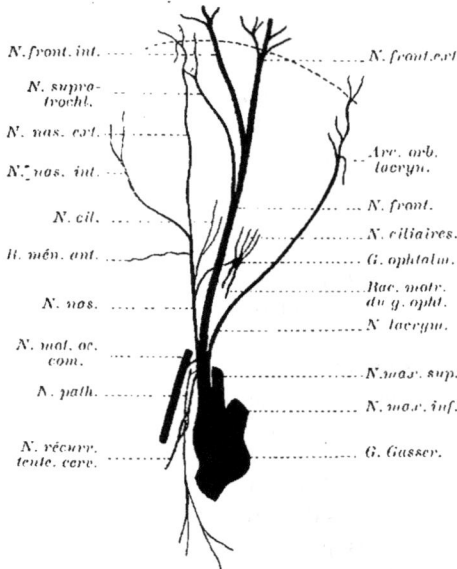

FIG. 456. — Schéma du nerf ophtalmique et de ses branches.

Labels: N. front. int. — N. supra-trochl. — N. nas. ext. — N. nas. int. — N. cil. — R. mén. ant. — N. nas. — N. nat. oc. com. — N. path. — N. récurr. tente. cerv. — N. front.ext. — Arc. orb. lacrym. — N. front. — N. ciliaires. — G. ophtalm. — Rac. motr. du g. opht. — N. lacrym. — N.max. sup. — N. max. inf. — G. Gasser.

B) RAMEAUX TERMINAUX. — Les rameaux terminaux forment deux groupes : celui des filets lacrymaux et celui des filets palpébraux. 1° Les *filets lacrymaux* en nombre variable se distribuent aux acini de la glande; leur mode de terminaison sera précisé ultérieurement (Voy. App. lacrymal, *in* Organes des sens); 2° les *filets palpébraux* pénètrent dans la partie externe de la paupière supérieure; ils se distribuent à la peau du tiers externe de cette paupière, à la conjonctive palpébrale sur une égale étendue et enfin aux téguments de l'angle externe de l'œil.

Variétés. — Le lacrymal peut recevoir une anastomose du nasal (Delbet), du frontal, de la racine sensitive du ganglion ciliaire (Schlemm). — Delbet a vu le lacrymal dédoublé en deux filets dont l'un avait l'origine et le trajet du lacrymal classique et dont l'autre paraissait venir du maxillaire supérieur et se terminait en s'anastomosant dans l'orbite avec le rameau orbitaire de ce nerf. — D'après Bock et Testut le lacrymal pourrait fournir un nerf ciliaire. La plus intéressante des anomalies du lacrymal est certainement celle qu'a signalée Turner qui a vu ce nerf faire absolument défaut et être remplacé par le rameau orbitaire du maxillaire supérieur.

NERF OPHTALMIQUE (Résumé).

Anastomoses..	. . . . Avec les nerfs de l'œil.		
	. . . . Avec le plexus caverneux.		
Branches	. . . . Rameaux méningiens innominés.		
collatérales.	. . . . , . Nerf récurrent de la tente du cervelet.		

Branches terminales.

1. NERF NASAL
   - Branches collatérales. { Longue racine du ganglion ophtalmique. / Nerfs ciliaires. / Filet sphéno-ethmoïdal.
   - Branches terminales.
     - **Nasal externe.** { Rameau lacrymal. / Rameau nasal. / Rameau palpébral.
     - **Nasal interne.** { Rameau de la cloison. / Rameau naso-lobaire.

2. NERF FRONTAL
   - Branches collatérales. { Nerf supra-trochléaire d'Arnold.
   - Branches terminales.
     - **Frontal externe.** { Rameaux périostiques. / Rameaux frontaux. / Rameaux palpébraux.
     - **Frontal interne.** { Rameaux frontaux. / Rameaux palpébraux.

3. NERF LACRYMAL.
   - Anastomoses. { Avec le pathétique. / Avec le rameau orbitaire du maxillaire supérieur.
   - Rameaux terminaux. { Rameaux lacrymaux. / Rameaux palpébraux.

II. NERF MAXILLAIRE SUPÉRIEUR

Syn. : Ramus secundus s. supra-maxillaris.

Branche moyenne du trijumeau, le nerf maxillaire supérieur naît du bord antéro-inférieur du ganglion de Gasser. D'abord parallèle à l'ophtalmique, auquel il reste accolé sur une longueur de plusieurs millimètres, il s'écarte ensuite à angle droit du nerf maxillaire inférieur (Voy. fig. 457).

Trajet. — Le nerf maxillaire supérieur se dirige d'abord directement en avant vers le trou grand rond ; il pénètre par cet orifice dans l'arrière-fond de la fosse ptérygo-maxillaire, qu'il traverse obliquement pour gagner la fosse ptérygo-maxillaire par la fente de même nom ; il traverse la partie la plus profonde de cette fosse pour s'engager dans le canal sous-orbitaire ; enfin, il débouche par l'orifice antérieur de ce canal dans la fosse canine et s'épanouit là en de nombreux rameaux terminaux (Voy. Ostéo. 2e édit., p. 545).

Volume. Forme. — Intermédiaire comme volume à l'ophtalmique et au nerf maxillaire inférieur, il est aplati et rubané dans sa partie crânienne. Il s'arrondit dans son passage à travers le trou grand rond et conserve cette forme cylindrique jusqu'à sa terminaison.

Direction. — Sa direction n'est pas rectiligne. Jusqu'au trou grand rond le nerf est sensiblement horizontal ; puis, à sa sortie du crâne, il se porte obliquement *en bas* et *en dehors* pour gagner la partie supérieure de la fente ptérygo-maxillaire ; de là, il se porte presque directement en avant et un peu en dehors vers l'entrée de la gouttière sous-orbitaire ; dans sa dernière portion il suit le canal sous-orbitaire. Ainsi, le nerf décrit deux coudes et affecte dans l'ensemble un trajet *en baïonnette* (Poirier).

Rapports. — On peut considérer, au point de vue des rapports, quatre portions au nerf maxillaire supérieur.

a) Dans sa première portion ou *portion intra-crânienne* il chemine sous la dure-mère, séparé par les méninges de la pointe du lobe temporal. A sa partie initiale il est très rapproché du sinus caverneux et pourrait être compté parmi les nerfs placés dans la paroi externe de ce sinus (Voy. fig. 438).

b) Dans sa deuxième portion, le nerf occupe l'arrière-fond de la fosse ptérygo-

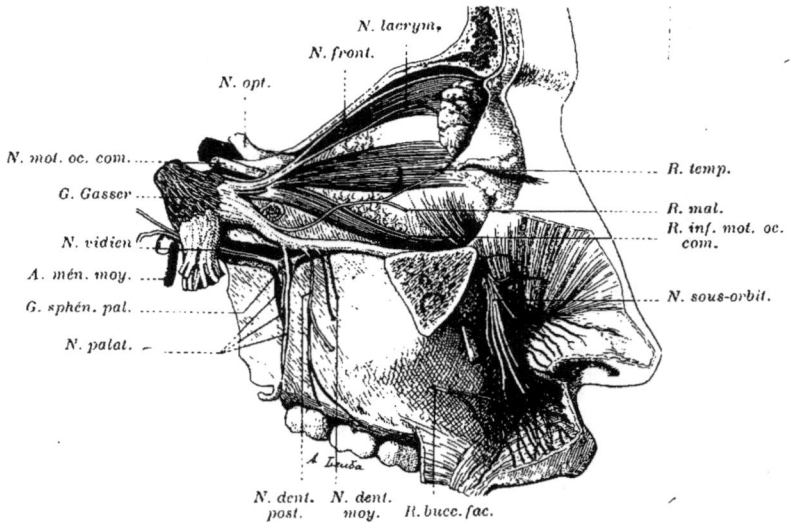

FIG. 457. — Nerf maxillaire supérieur. — D'après Hirschfeld.

maxillaire ; il est enfoui à ce niveau dans la graisse semi-fluide qui remplit la région. Puis il apparaît au sommet de la fente ptérygo-maxillaire pour gagner par la fosse de même nom le canal sous-orbitaire. Dans cette partie de son trajet, il est en rapports avec les insertions du ptérygoïdien externe. Ses rapports avec le squelette sont importants à préciser, car c'est surtout le squelette qui guide le chirurgien allant à la recherche du nerf. Or le maxillaire supérieur répond à la partie la plus élevée de la fente ptérygo-maxillaire. Là, il est situé sur le même plan que la face inférieure de la grande aile du sphénoïde. Cette face inférieure, qui prolonge en avant le plan sous-temporal, constitue un excellent guide pour arriver sur le nerf lorsqu'on veut l'atteindre aussi près que possible de sa sortie du crâne (Poirier). Si l'on suit la paroi antérieure de la fosse, c'est-à-dire la tubérosité maxillaire, on coupe le nerf à son entrée dans la gouttière sous-orbitaire. Ajoutons que la crête du sphénoïde qui forme la limite externe du plan sous-sphéno-temporal protège en dehors le nerf et peut arrêter l'instrument qui cherche à l'atteindre, surtout lorsque cette crête se prolonge, ce qui n'est pas rare, en un tubercule saillant.

L'artère maxillaire interne passe toujours au-dessous et en avant du nerf; elle longe la paroi antérieure de la fosse ptérygo-maxillaire. Parfois, après avoir croisé la face inférieure du nerf maxillaire supérieur et au moment où, changeant de nom, elle va franchir le trou sphéno-palatin, elle décrit une flexuosité qui est en rapport intime avec la face profonde du nerf. Le ganglion sphéno-palatin est placé au-dessous et en dedans du nerf maxillaire supérieur; il est logé en partie, comme nous le verrons plus loin, dans une petite niche osseuse, formée par la partie antérieure évasée du canal vidien.

Bibliographie. — Sur les rapports du nerf maxillaire supérieur et de l'artère maxillaire interne. — V. Juvara. Thèse de Paris, 1895. — Zander, Ber. phys. ökon. Gesellsch. Königsberg. Jahrg., XXXVII, p. 33. — Funke. Beiträge zur Anatomie des Ramus maxillaris nervi trigemini. Königsberg, 1896.

c) Dans sa troisième portion, *portion sous-orbitaire*, le maxillaire supérieur chemine d'abord dans la gouttière sous-orbitaire, séparé seulement du contenu de l'orbite par le périoste orbitaire; il pénètre ensuite dans le canal sous-orbitaire. La paroi inférieure de la gouttière et du canal font toujours plus ou moins saillie dans l'antre d'Highmore. Dans quelques cas même, cette paroi présente des vides et le nerf n'est séparé de la cavité de l'antre que par la fibro-muqueuse qui tapisse la paroi du sinus. Dans sa portion sous-orbitaire, le nerf maxillaire supérieur est accompagné par l'artère sous-orbitaire, branche de la maxillaire interne. Le plus souvent, d'abord placée en dehors du nerf, l'artère se place ensuite en dedans de lui en le perforant parfois (Zander).

d) La quatrième portion s'épanouit dans la fosse canine. Le bouquet terminal est recouvert par l'élévateur propre de la lèvre supérieure et l'élévateur commun de cette dernière et de l'aile du nez. Ce plan musculaire sépare les ramifications du nerf maxillaire supérieur des branches palpébrales inférieures du facial et de la veine faciale (voy. fig. 462). — En arrière le canin sépare la terminaison du maxillaire supérieur du périoste de la fosse canine.

On a signalé un grand nombre d'anomalies dans la disposition du canal sous-orbitaire et surtout dans la façon dont il se termine en avant (Voy. *Ostéologie*, p. 498). Mais la plupart des auteurs n'indiquent pas quelle était la disposition du nerf dans les cas en question. Sur un sujet, Frohse a vu le canal sous-orbitaire s'ouvrir en avant par trois orifices. Les rameaux destinés à la lèvre supérieure et à la moitié externe de la paupière inférieure sortaient par l'orifice externe; les filets se distribuant aux téguments du nez débouchaient par l'orifice moyen; quant à l'orifice interne il livrait passage aux nerfs destinés à la moitié interne de la paupière inférieure.

Branches collatérales. — Le maxillaire supérieur fournit six branches collatérales, ce sont : Le *rameau méningien moyen*, le *rameau orbitaire*, le *nerf sphéno-palatin*, les *nerfs dentaires postérieurs*, le *nerf dentaire moyen*, les *nerfs dentaires antérieurs* et des rameaux terminaux : les *rameaux sous-orbitaires*.

1° **Rameau méningien moyen.** — Le rameau méningien moyen (*N. recurrens supramaxillaris*, Schwalbe) se détache du maxillaire supérieur avant sa sortie du crâne, se distribue à la dure-mère voisine et envoie quelques filets de renforcement au plexus qui entoure l'artère méningée moyenne. Il s'anastomose avec les filets méningés du rameau récurrent né du nerf maxillaire inférieur (nervus spinosus de Luschka) [v. page 823].

2° **Rameau orbitaire** (*N. orbitalis. N. subcutaneus malæ*). — Le rameau orbitaire naît du maxillaire supérieur au moment où ce nerf traverse le trou grand rond; mais il reste d'abord accolé à la face supérieure de son tronc d'origine et ne s'en sépare que dans la cavité orbitaire. Il chemine alors dans l'épaisseur même du tissu fibreux qui comble la fente sphéno-maxillaire, puis se porte obliquement en haut et en avant pour se terminer en s'anastomosant avec un filet du nerf lacrymal. L'arcade anastomotique ainsi formée (*arcade orbito-lacrymale*) décrit une courbe à concavité postérieure; elle est appliquée contre la paroi externe de l'orbite.

De cette arcade, dont nous indiquerons plus loin la constitution intime et la signification (V. anastomoses du facial, p. 836, et sympathique céphalique, p. 919), naissent : des *filets lacrymaux et palpébraux*, que nous avons signalés

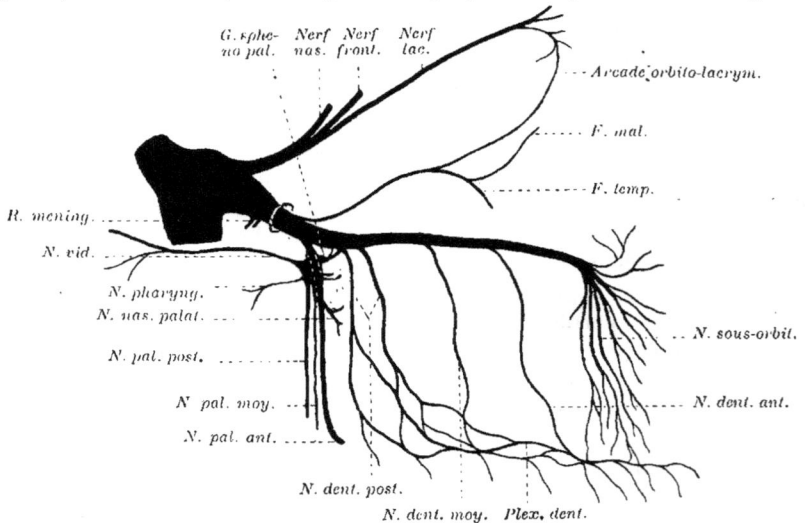

Fig. 458. — Schéma du nerf maxillaire supérieur et de ses branches.

en étudiant le lacrymal, et un rameau plus important, le *nerf temporo-malaire*.

Le *nerf temporo-malaire* se divise presque dès son origine en deux filets : un filet temporal et un filet malaire. Il n'est pas rare de voir ces deux filets se détacher isolément de l'arcade anastomotique orbito-lacrymale.

a) Le *filet temporal* (*r. superior, s. temporalis, s. zygomatico-temporalis*) traverse par un conduit spécial l'apophyse orbitaire de l'os malaire et arrive ainsi dans la fosse temporale. Il émerge au niveau de la partie antérieure de la Fosse temporale par deux rameaux distincts. Ses branches, pour la plupart ascendantes, sont plus superficielles que celles du facial qu'elles croisent très obliquement. Elles se distribuent aux téguments de la région temporale.

Var. — Le filet temporal, dit avec raison Frohse, est le plus variable des nerfs cutanés de la face. Il peut manquer; il peut au contraire augmenter d'importance, suppléer le lacrymal, l'auriculo-temporal et s'approprier une partie du territoire du sous-orbitaire et même de la branche auriculaire du plexus cervical. Il est intéressant, à ce point de vue, de remarquer avec Frohse que chez la plupart des espèces simiennes, le filet temporal du nerf temporo-malaire a un territoire beaucoup plus étendu que chez l'homme.

b) Le *filet malaire* (*r. inferior s. malaris, nervus zygomatico-facialis*), quelquefois double, traverse le corps de l'os malaire par un conduit spécial et vient déboucher sur la face externe ou génienne de l'os (V. fig. 466). Souvent le canal qui livre passage au filet malaire a le même orifice orbitaire que le canal par lequel passe le filet temporal. Ce nerf se distribue à la peau de la pommette.

Var. — Il est rare que la zone de distribution du filet malaire prenne une grande extension. Suivant l'expression de Frohse le filet malaire est un véritable *bouche-trou* qui associe les territoires des nerfs sous-orbitaire, auriculo-temporal et zygomatico-temporal aux confins desquels il est situé.

Le rameau orbitaire est très diversement décrit par les auteurs; j'ai choisi le mode de description qui m'a paru le plus simple; mais je crois utile, pour éviter toute confusion, d'indiquer brièvement deux autres façons dont on peut envisager ce nerf; certains classiques français le décrivent comme se divisant en deux branches : l'une supérieure va s'anastomoser avec le nerf lacrymal après avoir donné des filets palpébraux et lacrymaux : c'est la *branche lacrymo-palpébrale*; l'autre inférieure n'est autre que le *nerf temporo-malaire*. Les Allemands qui appellent souvent le rameau orbitaire *nervus subcutaneus malæ*, le décrivent comme il suit : le nerf après être arrivé dans l'orbite se divise en deux rameaux : un rameau *supérieur* qui après avoir envoyé une anastomose au lacrymal, traverse le malaire pour aller dans la région temporale, c'est le *nerf zygomatico-temporal*; un rameau *inférieur* qui traverse le malaire, c'est le *nerf zygomatico-malaire.* — Est-il besoin de faire remarquer qu'il y a là un désaccord plus apparent que réel et que la divergence porte plus sur le mode de description que sur la disposition anatomique elle-même.

3° **Nerf sphéno-palatin** (*Rameaux du ganglion sphéno-palatin*). — Le nerf sphéno-palatin se détache du nerf maxillaire supérieur au moment où ce nerf pénètre dans la fosse ptérygo-maxillaire. C'est un cordon aplati, souvent divisé à son origine en deux ou trois filets distincts. Il se porte en bas et un peu en dedans et, après un trajet qui varie de 1 à 3 millimètres, il rencontre un renflement ganglionnaire, le *ganglion sphéno-palatin.*

Au premier abord, il paraît se terminer dans ce ganglion. En réalité il ne lui abandonne que quelques-unes de ses fibres. Celles-ci constituent plusieurs filets qui s'anastomosent en formant un véritable plexus sus-ganglionnaire sur lequel se détache le nerf sphéno-palatin proprement dit. Seuls les filets qui se terminent dans le ganglion méritent le nom de *racines du ganglion sphéno-palatin,* nom sous lequel nos classiques désignent le nerf tout entier. Le plus grand nombre des fibres du nerf sphéno-palatin passent soit sur la face externe du ganglion, soit en avant de lui en ne présentant avec les cellules ganglionnaires que des rapports de contiguïté. Au-dessous du ganglion le nerf sphéno-palatin s'épanouit en plusieurs rameaux terminaux : *les nerfs nasaux supérieurs, le nerf naso-palatin, les 3 nerfs palatins et les rameaux orbitaires.*

Ces nerfs sont décrits par nos classiques comme des branches du ganglion sphéno-palatin. Leur continuité avec le tronc sphéno-palatin n'est cependant pas douteuse. La simple dissection suffit à l'établir et les examens histologiques me l'ont toujours montrée évidente. On comprendrait d'ailleurs difficilement que des fibres nerveuses destinées à donner la sensibilité consciente à une muqueuse ou le mouvement à des muscles striés subissent dans un ganglion sympathique une interruption cellulaire. — Certes du ganglion même naissent bien des fibres sans myéline qui vont se joindre aux fibres myéliniques venues directement du maxillaire supérieur. Mais sauf peut-être pour les filets orbitaires, les fibres à myéline l'emportent de beaucoup en nombre et en importance sur les fibres sympathiques; aussi nous semble-t-il plus logique, en dépit des apparences et de l'usage établi, de décrire comme des branches terminales du nerf sphéno-palatin ces filets ordinairement considérés comme émanant du ganglion de Meckel.

1° NERFS NASAUX SUPÉRIEURS. — Ces filets, dont le nombre varie de 3 à 5, sont désignés par Hirschfeld sous le nom de nerfs *sphéno-palatins externes*; ce terme, qui peut faire croire à tort que ces nerfs ont un territoire palatin, doit être rejeté. Les nerfs nasaux supérieurs se distribuent en effet exclusivement aux fosses nasales. Ils innervent la muqueuse qui revêt les deux cornets supérieurs. — Quelques-uns d'entre eux vont se perdre sur la cloison (Henle), ou, se portant en arrière, vont innerver la muqueuse qui entoure l'orifice pharyngien de la trompe.

Ces filets pharyngiens se détachent souvent du vidien. (Voy. fig. 459.) C'est au tronc commun de ces filets que Bock donne le nom de *nervus pharyngeus*.

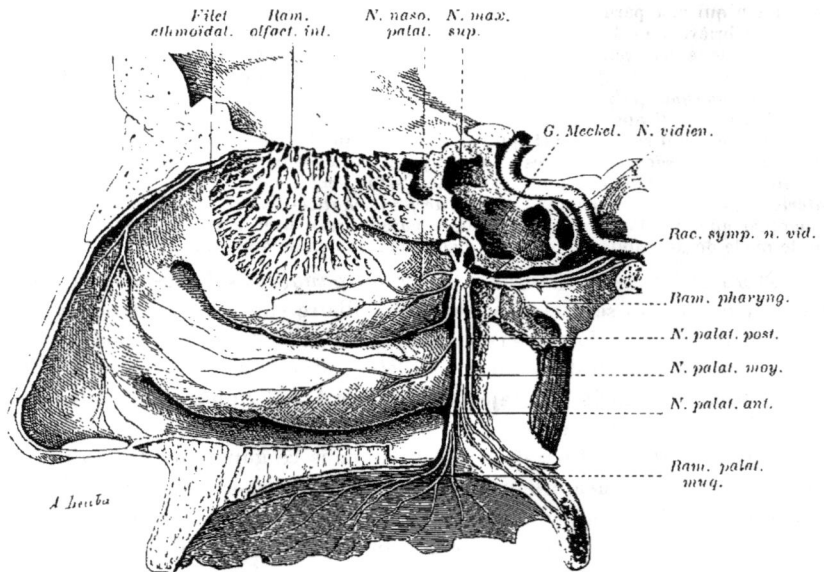

Fig. 459. — Nerfs de la paroi externe des fosses nasales.— D'après Hirschfeld.

Aussi est-ce un tort, croyons-nous, de donner le nom de nerf pharyngien de Bock à un filet qui, né du ganglion sphéno-palatin, cheminerait dans le conduit ptérygo-pharyngien ; le filet en question, passé sous silence par la majorité des auteurs, nous a paru faire le plus souvent défaut.

2° NERF NASO-PALATIN. — Le nerf naso-palatin (nerf sphéno-palatin interne de Hirschfeld) se porte sur la cloison des fosses nasales et la parcourt en diagonale, en se portant vers l'orifice supérieur du conduit palatin antérieur. Il s'engage dans ce conduit et arrive ainsi jusqu'à la partie antérieure de la voûte palatine où il s'épuise en filets terminaux. Dans sa *portion nasale*, il est logé dans une petite gouttière que présente la face latérale du vomer et envoie à la muqueuse nasale plusieurs filets très déliés.

Dans la partie inférieure du canal palatin antérieur qui est, on le sait, médiane (Voy. ostéologie, p. 501), il s'accole à celui du côté opposé. A ce niveau les deux nerfs échangent des fibres, mais c'est à tort que Cloquet et après lui Valentin ont décrit en cet endroit un petit ganglion (ganglion naso-palatin). Au niveau de la voûte palatine, le nerf naso-palatin se distribue au quart antérieur de cette dernière et à la muqueuse qui tapisse la région rétro-alvéolaire au niveau des incisives.

3° NERFS PALATINS. — Les nerfs palatins sont au nombre de trois : on les distingue, d'après leur situation respective, en antérieur, moyen et postérieur.

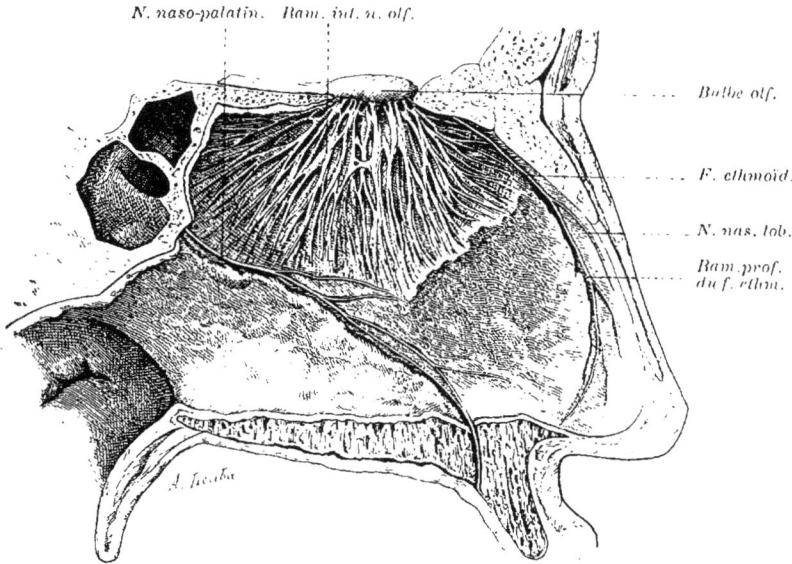

FIG. 460. — Nerfs de la cloison des fosses nasales. — D'après Hirschfeld.

A) Le nerf palatin antérieur est ordinairement le plus volumineux des trois. Il s'engage dans le conduit palatin postérieur principal et arrive ainsi jusqu'à la voûte palatine. Il se divise alors en deux groupes de filets terminaux.

1° Les filets postérieurs, de beaucoup les plus grêles, se distribuent à la muqueuse de la face inférieure du voile du palais;

2° Les filets antérieurs plus volumineux sont ordinairement au nombre de deux : l'un chemine à la partie externe de la voûte palatine le long de l'arcade alvéolaire; l'autre est adjacent à la ligne médiane; ils se distribuent à la muqueuse de la voûte palatine et s'anastomosent en avant avec la terminaison du nerf naso-palatin.

Dans son trajet à travers le conduit palatin postérieur, le nerf palatin antérieur fournit ordinairement deux filets collatéraux : les nerfs nasaux inférieurs; ceux-ci sortent du conduit palatin par deux petits orifices dont est percée la paroi interne de ce canal. Ils débouchent ainsi dans les fosses nasales et se distribuent à la muqueuse qui revêt le cornet et le méat inférieurs.

B) Le nerf palatin moyen, nerf palatin externe de Henle, s'engage dans le plus externe des conduits palatins accessoires. Il se distribue à la muqueuse de la face supérieure du voile du palais et au pôle supérieur de l'amygdale.

C) Le *nerf palatin postérieur*, dont le volume atteint et dépasse même parfois celui du nerf palatin antérieur, s'engage comme le précédent dans un conduit palatin accessoire. Il débouche un peu au-dessus du crochet de l'apophyse ptérygoïde et du plan tendineux formé par l'épanouissement du péristaphylin externe. Il fournit deux ordres de rameaux terminaux : des rameaux sensitifs et des rameaux moteurs. 1° Les rameaux sensitifs se distribuent à la muqueuse de la face supérieure du voile du palais ; 2° Les rameaux moteurs vont innerver le muscle péristaphylin interne et l'azygos de la luette.

4° FILETS ORBITAIRES. — La description de ces filets varie beaucoup avec les auteurs. D'après Luschka, ils sont au nombre de trois ; ils s'engagent, dès leur origine, dans la partie la plus interne de la fente sphéno-maxillaire. Ils arrivent ainsi dans la cavité orbitaire et gagnent la paroi interne de celle-ci ; à ce niveau ils pénètrent : le premier dans le trou ethmoïdal postérieur, le deuxième dans la suture sphéno-ethmoïdale, le troisième dans un orifice que présente la lame papyracée de l'ethmoïde et ils se terminent dans les cellules ethmoïdales postérieures, à la muqueuse desquelles ils se distribuent.

Hirzel a encore décrit un filet allant se perdre sur les gaines du nerf optique, filet que Beck n'a pu retrouver. Ajoutons que d'après Müller, il existerait chez quelques animaux un filet orbitaire allant aboutir au muscle orbitaire. Le muscle orbitaire étant un muscle lisse, ce filet est évidemment de nature sympathique. Il doit être regardé comme une branche du ganglion, alors que les trois nerfs de Luschka, nerfs sensitifs, appartiennent, du moins quant à la majorité de leurs fibres, au nerf sphéno-palatin.

4° *Rameaux dentaires postérieurs*. — Les rameaux dentaires postérieurs, encore appelés rameaux alvéolaires postérieurs, naissent du nerf maxillaire supérieur au moment où celui-ci s'engage dans la gouttière sousorbitaire. Ces rameaux glissent sur la tubérosité du maxillaire dans des gouttières plus ou moins marquées suivant les sujets et, après un trajet de quelques millimètres, disparaissent dans les canaux dentaires postérieurs. Ils arrivent ainsi au niveau des racines des dents molaires et se terminent dans le plexus dentaire sur la constitution et la terminaison duquel nous allons revenir dans un instant.

5° *Rameau dentaire moyen*. — Le rameau dentaire moyen (*ramus dentalis superior minor*, Bock) se détache du maxillaire supérieur au moment où celui-ci va pénétrer dans le canal sous-orbitaire. Il chemine oblique en bas et avant dans un conduit osseux spécial qui longe la paroi interne de l'antre d'Highmore et atteint ainsi la partie moyenne du plexus dentaire.

6° *Rameau dentaire antérieur*. — Le rameau dentaire antérieur (*nervus naso-dentalis*) naît du maxillaire supérieur à 5 ou 6 millimètres en arrière du trou sous-orbitaire. Il descend, oblique en bas et en avant, dans un canal situé en avant du sinus maxillaire. Parfois la paroi postérieure de ce canal fait défaut et le nerf est en contact direct avec la muqueuse du sinus. Ce nerf se termine au-dessus des incisives en se jetant dans le plexus dentaire.

Mais, chemin faisant, il a fourni un rameau collatéral, le *rameau nasal*. Celui-ci arrive par un canalicule particulier dans les fosses nasales au niveau de l'orifice inférieur du canal nasal. Il se distribue à la muqueuse de ce canal et à la partie adjacente de la muqueuse nasale. Il s'anastomose avec le nerf sphéno-palatin.

Plexus dentaire. — Sous le nom de plexus dentaire ou de plexus *sus-maxillaire* on décrit généralement un plexus à larges mailles, situé au niveau des racines dentaires et s'étendant depuis la ligne médiane où il s'anastomose avec celui du côté opposé jusqu'à la racine de la deuxième grosse molaire. Dans son ensemble ce plexus décrit une anse à concavité supérieure, d'où le nom d'*anse nerveuse sus-maxillaire* qu'on lui donne parfois.

D'après Bochdaleck (*Œsterreich. Jahrbücher*, t. XIX, p. 223-240), il existerait dans l'épaisseur du plexus dentaire, au-dessus de la racine de la canine, un ganglion dont le volume

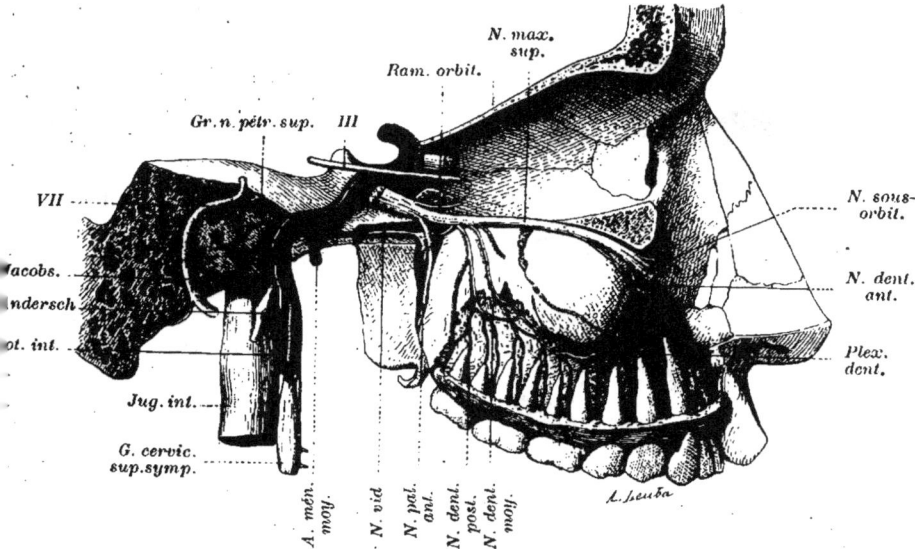

FIG. 461. — Nerf vidien et nerfs dentaires supérieurs. — D'après Hirschfeld.

varierait de celui d'un grain de chènevis à celui d'une lentille : c'est le *ganglion supramaxillaire antérieur*. De même, Valentin a décrit à la partie postérieure du plexus dentaire un deuxième amas ganglionnaire : c'est le *ganglion supra-maxillaire postérieur*. Arnold et Henle se basant sur le résultat négatif de leurs recherches histologiques rejettent formellement l'existence de ces deux ganglions.

Le plexus dentaire se termine en donnant trois ordres de filets :

1° *Des filets dentaires* qui pénètrent dans les racines des dents. Leur mode de terminaison sera précisé lorsqu'on étudiera ces dernières (V. Splanchnologie)[1] ;

2° *Des filets osseux* qui se perdent dans le maxillaire ;

3° *Des filets muqueux* qui se distribuent soit à la gencive, soit à la muqueuse du sinus maxillaire.

Branches terminales. — **Rameaux sous-orbitaires**. — En débouchant dans la fosse canine, le nerf maxillaire inférieur s'épanouit comme nous l'avons dit en un bouquet terminal formé par les *rameaux sous-orbitaires*.

1. Voir sur les terminaisons nerveuses des dents, un travail récent et très complet de Morgenstern, (Arch. f. Anat., An. Abth. 1896, p. 378 à 394).

La racine de ce bouquet est profondément située entre les muscles élévateurs propre et commun de la lèvre supérieure et le muscle canin. Ces rameaux terminaux peuvent être divisés :

En *filets ascendants* ou *palpébraux* : grêles et peu nombreux, ils traversent l'élévateur propre de la lèvre supérieure, contournent en anse la veine faciale (Voy. fig. 462) et se distribuent à la peau de la paupière supérieure.

En *filets internes* ou *nasaux* qui émergent au niveau du bord interne de l'élévateur commun de la lèvre supérieure et se distribuent à la peau de l'aile du nez et à celle du vestibule des fosses nasales.

En *filets descendants* ou *labiaux* qui se divisent eux-mêmes en 2 groupes : un *groupe superficiel* dont les éléments émergent entre les fibres des élévateurs de la lèvre supérieure et se distribuent aux téguments de la joue et de la lèvre ; un *groupe profond* dont les filets constituants se distribuent à la muqueuse de la joue, de la lèvre supérieure et aux gencives.

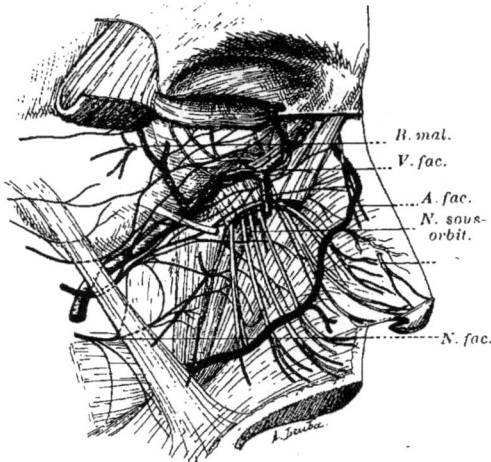

Les rameaux sous-orbitaires du maxillaire supérieur s'anastomosent ou plus exactement paraissent s'anastomoser, comme d'ailleurs la plupart des autres branches cutanées faciales issues de la 5ᵉ paire, avec les filets terminaux du facial. Nous reviendrons plus loin sur ce point (Voy. page 855, anastomoses de la 5ᵉ et de 7ᵉ paire).

Fig. 462. — Nerf sous-orbitaire. — D'après Frohse.

Branches surnuméraires du maxillaire supérieur. — Le maxillaire supérieur peut fournir anormalement deux filets : un *filet orbitaire* qui d'après Valentin se distribuerait au nerf optique (?) ; une racine supplémentaire du ganglion ophtalmique, *radix media inferior ganglii ophtalmici*. (Arnold, Valentin, Tiedemann).

NERF MAXILLAIRE SUPÉRIEUR.

Branches collatérales.	1. Intra crâniennes.	R. méningien moyen.		
	2. Extra crâniennes.	R. orbitaire. .	Nerf temporo malaire.	Filet temporal. Filet malaire.
		Nerf sphéno palatin.		
		Nerf dentaire postérieur.		
		Nerf dentaire moyen.	Plexus dentaire.	Filets dentaires. Filets muqueux. Filets osseux.
		Nerf dentaire antérieur.		
Branches terminales.		Nerf sous-orbitaire		Filets palpébraux. Filets labiaux. Filets nasaux.

III. NERF MAXILLAIRE INFÉRIEUR

Syn. : *Ramus tertius s. maxillaris inferior.*

Le nerf maxillaire inférieur est la plus volumineuse des trois branches du trijumeau. Il est formé par la réunion de deux racines, l'une sensitive qui est la 3e branche du ganglion de Gasser, l'autre motrice, qui n'est autre que la petite racine du trijumeau.

La racine sensitive se détache de la portion la plus externe du bord antéro-inférieur du ganglion de Gasser. Aplatie et plexiforme, elle s'écarte à angle droit du nerf maxillaire supérieur et plonge verticalement vers le trou ovale.

La racine motrice, de volume beaucoup moins considérable, est arrondie et formée de faisceaux parallèles; elle chemine en arrière de la précédente. Jusqu'au niveau du trou ovale, les deux racines ne sont qu'assez lâchement unies et peuvent être assez facilement séparées. Mais un peu au-dessus de l'orifice osseux la racine motrice se divise en plusieurs rameaux; ceux-ci forment autour de la grosse racine une sorte de plexus (plexus de *Santorini et de Gérardi*) et finalement se fusionnent complètement avec elle.

Rapports. — Dans sa portion intra-crânienne, très courte, le nerf maxillaire inférieur chemine sous la dure-mère. Il croise à ce niveau le suture sphéno-pétreuse. Dans le trou ovale, il est accompagné par l'artère petite méningée, branche de la maxillaire interne et par un plexus veineux. Enfin, hors du crâne, il est situé dans l'espace latéro-pharyngien antérieur et, après un trajet de 4 à 5 millimètres à peine, il s'épanouit en deux troncs terminaux.

L'espace latéro-pharyngien antérieur dans lequel est contenue la portion extra-crânienne du maxillaire inférieur ainsi que la partie initiale de ses branches est constitué de la façon suivante. Il est limité *en dedans* par la paroi latérale du pharynx formée à ce niveau par le constricteur supérieur; *en dehors*, par les deux muscles ptérygoïdiens; *en arrière*, par la cloison des muscles styliens, prolongée jusqu'au pharynx par l'aponévrose stylo-pharyngienne, paroi en avant de laquelle se trouve le prolongement pharyngien inconstant de la parotide; enfin *en avant*, les parois interne et externe se réunissent à angle aigu au niveau de l'apophyse ptérygoïde (Voy. fig. 495). Le nerf maxillaire inférieur est situé à peu près à égale distance des parois externe et interne. Il est en rapport intime avec la portion cartilagineuse de la trompe d'Eustache dont il croise la face antérieure (Voy. Poirier. *Anat. top.*, fig. 124, p. 259). L'artère méningée moyenne monte en arrière et en dehors du tronc nerveux (Voy. fig. 463).

Branches. — Le nerf maxillaire inférieur fournit immédiatement après sa sortie du crâne un petit nerf collatéral : *nerf récurrent du maxillaire inférieur.* Il se divise ensuite en deux troncs terminaux, l'un antérieur, l'autre postérieur.

Le tronc antérieur *(nervus crotaphitico-buccinatorius)* donne les filets suivants : le *nerf temporal profond moyen*, le *nerf temporo-massétérin*, le *nerf temporo-buccal.*

Le tronc postérieur fournit *le tronc commun des nerfs du ptérygoïdien interne, du péristaphylin externe et du muscle externe du marteau,* le *nerf auriculo-temporal*, le *nerf dentaire inférieur* et le *nerf lingual.*

A. Rameau collatéral. Rameau récurrent du nerf maxillaire inférieur. — *(Nerv. spinosus de Luschka, nerv. recurrens infra maxillaris).*
Ce rameau se détache du nerf maxillaire inférieur immédiatement au-dessous du trou ovale; grossi d'un filet très grêle que lui envoie le ganglion otique

(Rauber), il pénètre dans le crâne par le trou petit rond, en même temps que l'artère méningée moyenne. Il se divise alors en deux filets : l'un antérieur, l'autre postérieur. Le *filet antérieur* suit la branche antérieure de l'artère méningée moyenne, puis s'engage par un petit pertuis dans l'épaisseur des grandes ailes du sphénoïde. Le *filet postérieur* pénètre par la suture pétro-squameuse jusqu'aux cellules mastoïdiennes à la muqueuse desquelles il se distribue (Voy. fig. 454).

B. **Branches terminales.** — 1° *Nerf temporal profond moyen.* — Le nerf temporal profond moyen se détache de la face antérieure du tronc du maxillaire inférieur à 2 ou 3 millimètres au-dessous du trou ovale. Il che-

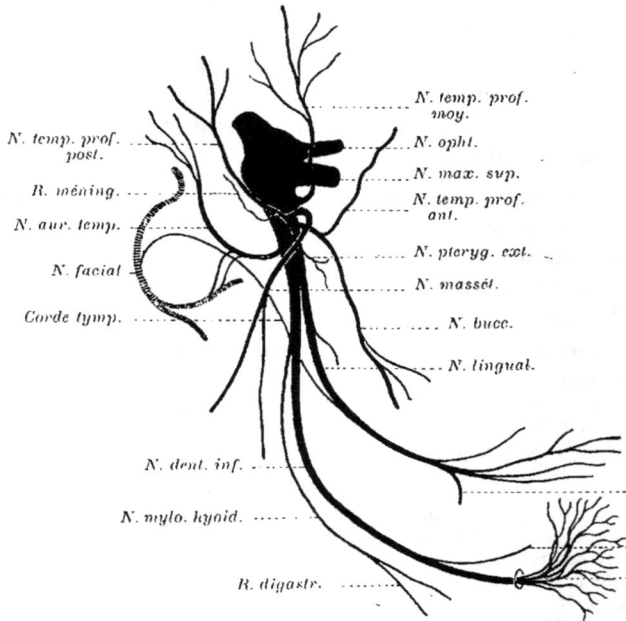

Fig. 463. — Schéma du nerf maxillaire inférieur.

mine d'abord horizontalement appliqué contre la face inférieure de la grande aile du sphénoïde, au-dessus du bord supérieur du muscle ptérygoïdien externe. Arrivé au niveau de la crête sphéno-temporale, il se réfléchit sur cette crête, devient vertical, émerge au-dessus du bord supérieur du ptérygoïdien externe et monte en se divisant entre le plan osseux de la fosse temporale et la face profonde du muscle temporal auquel il se distribue. Il s'anastomose avec le massétérin, le buccal et les deux autres nerfs temporaux profonds (Voy. fig. 464).

2° *Nerf temporo-massétérin.* — Ce nerf naît au même niveau que le précédent. Plus volumineux, il s'applique d'abord comme lui au plafond de la fosse zygomatique et émerge entre la crête sphéno-temporale et le bord supérieur du ptérygoïdien externe. Son passage détermine sur la crête une échancrure plus ou moins marquée suivant les sujets. Parfois cette échancrure est convertie en trou par un petit ligament, c'est le foramen crotaphitico-bucci-natorius de Hyrtl (Voy. Ostéologie, p. 419 et fig. 445). Il se divise là en 2 rameaux terminaux : le filet massétérin, et le filet temporal profond postérieur (Voy. fig. 464).

a) Le rameau temporal, nerf *temporal profond postérieur*, pénètre dans l'épaisseur du muscle temporal auquel il se distribue en s'anastomosant avec les deux autres nerfs temporaux profonds.

b) Le rameau massétérin, après avoir fourni un et quelquefois deux filets

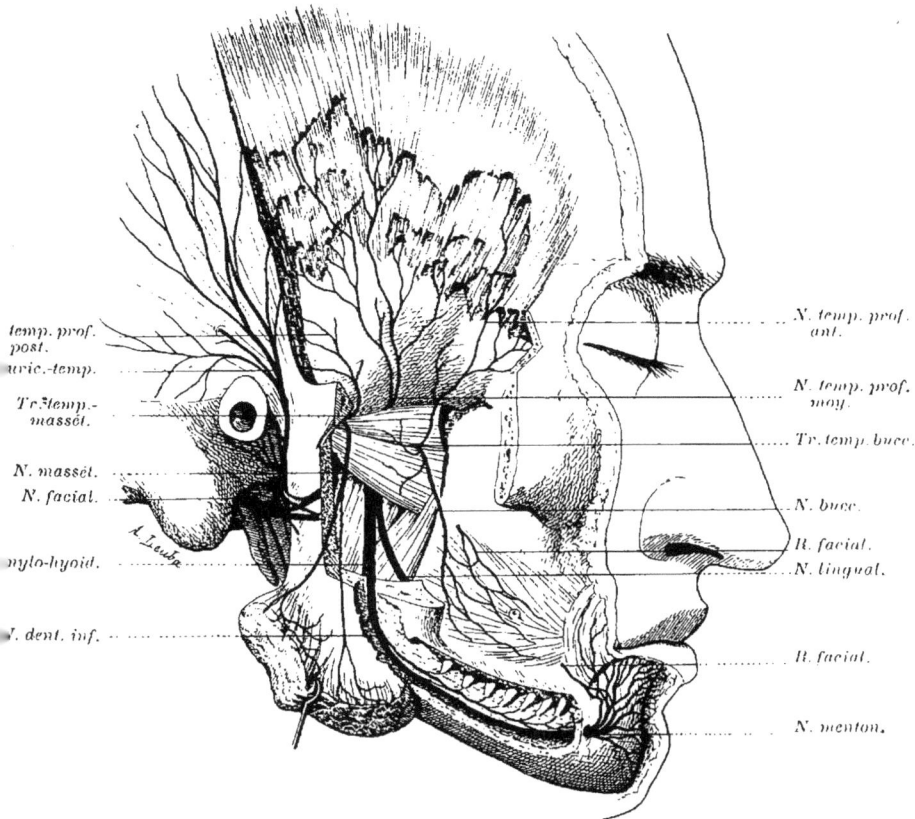

FIG. 464. — Nerf maxillaire inférieur. — D'après Hirschfeld.

à l'articulation temporo-maxillaire s'engage en compagnie de l'artère massété-rine dans l'échancrure sigmoïde et arrive ainsi à la face profonde du masséter auquel il se distribue.

3° **Nerf temporo-buccal** (*nervus buccinatorius*). — Le *nerf temporo-buccal*, nerf buccal de nos classiques, se détache du trijumeau par deux racines. Celles-ci se réunissent après un court trajet en un tronc unique qui s'engage entre les deux chefs du ptérygoïdien externe. Il abandonne à ce niveau quelques ramuscules au *ptérygoïdien externe*, puis se divise en deux rameaux terminaux.

a) Le rameau temporal constitue le nerf *temporal profond antérieur.* Ce nerf croise la face antéro-externe du chef supérieur du ptérygoïdien externe et s'engage sous la face profonde du temporal dans le tiers antérieur duquel il se termine.

b) Le rameau buccal continue la direction du tronc d'origine; il glisse sur la tubérosité du maxillaire supérieur et arrive sur la face externe du muscle buccinateur. Exclusivement sensitif, il se divise en deux ordres de filets :

1° *Des filets superficiels* qui se distribuent à la peau de la joue. Un de ces filets s'anastomose avec le facial en formant une anse qui embrasse la veine faciale dans sa concavité. Cette anastomose du buccal et du facial prend chez quelques singes et notamment chez le chimpanzé un développement considérable et remplace alors l'anastomose entre le facial et l'auriculo-temporal.

2° *Des filets profonds* qui se distribuent à la muqueùse des joues.

Anomalies. — Le nerf temporo-buccal peut manquer et être suppléé par le nerf sus-orbitaire. (Henle). — Turner a vu le buccal naître du nerf dentaire inférieur à l'intérieur même du canal dentaire. — On l'a vu se détacher directement du ganglion de Gasser (Gaillet, *Bull. Soc. Anat,* 1853) et sortir du crâne par un conduit spécial situé entre le trou grand rond et le trou ovale.

4° Tronc commun des nerfs du ptérygoïdien interne, du péristaphylin externe et du muscle interne du marteau. — (Voy. fig. 465.)

Ce nerf se détache du tronc terminal postérieur du maxillaire inférieur; il se porte en bas et en dedans, s'applique au pôle antérieur du ganglion otique qu'il traverse même dans certains cas. La plus grande partie de ses fibres n'a avec ce ganglion que des rapports de contiguïté; cependant quelques-unes d'entre elles se terminent dans le ganglion, jouant vis à vis de lui le rôle de ramus communicans. Dès sa sortie du ganglion et très souvent même dans l'épaisseur de ce dernier le tronc commun se divise en ses 3 branches terminales :

A) *Le nerf du ptérygoïdien interne* se porte en bas et en dehors et disparait dans la face profonde de ce muscle.

B) *Le nerf du péristaphylin externe* aborde ce muscle vers son bord postérieur.

C) *Le nerf du muscle interne du marteau,* beaucoup plus grêle que les précédents, se porte en arrière et en dehors pour gagner le muscle auquel il est destiné. D'après Arnold dont les conclusions ont été ultérieurement confirmées par Luschka et Rauber, le nerf du muscle interne du marteau serait renforcé par un ou deux rameaux très grêles issus du ganglion otique.

Les connexions intimes du tronc commun de ces 3 rameaux musculaires avec le ganglion otique expliquent comment quelques auteurs décrivent ces rameaux comme émanant de ce ganglion. Il n'est plus possible à l'heure actuelle d'admettre que des muscles striés soient innervés par des filets issus d'un ganglion sympathique. D'ailleurs les dissections de Muller et de Schlemm ont depuis longtemps montré que les rameaux en question viennent du nerf maxillaire inférieur et ne font que traverser le ganglion otique.

5° Nerf auriculo-temporal (*Nerf temporalis superficialis s. auricularis anterior*). — Le nerf auriculo-temporal naît de la face postérieure du nerf maxillaire inférieur par deux racines qui se réunissent après un trajet de quelques millimètres, formant ainsi une boutonnière dans laquelle passe

l'artère méningée moyenne. Il se dirige ensuite en bas et en dehors, cheminant au-dessus de l'artère maxillaire interne à laquelle il est parallèle (Voy. fig. 465). Il arrive ainsi à la face postérieure du col du condyle qu'il cravate étroitement. Il s'engage alors dans l'épaisseur de l'extrémité supérieure de la parotide, puis, se relevant brusquement, monte vertical en avant du conduit auditif externe, en arrière de l'artère et de la veine temporales superficielles. Il chemine là dans une gangue fibreuse qui rend sa découverte difficile et son isolement pénible (Voy. fig. 464). Arrivé sur la tempe, il s'épanouit en un grand nombre de filets.

A) **Rameaux collatéraux.** — Mais il a fourni, chemin faisant, un grand

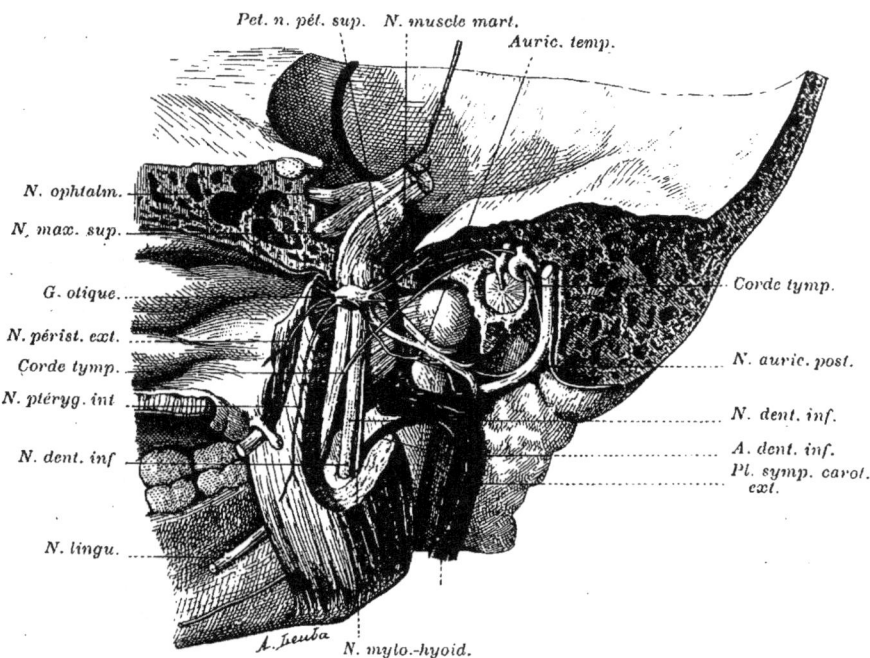

Fig. 465. — Nerf maxillaire inférieur (vue interne). — D'après Hirschfeld.
Les nerfs du ptérygoïdien interne du pérystaphylin externe et du muscle interne du marteau sont représentés à tort comme naissant du ganglion otique.

nombre de rameaux collatéraux. Ceux-ci se détachent du tronc, soit en dedans du col du condyle, soit au niveau de ce dernier.

a) En dedans du col du condyle, le nerf auriculo-temporal fournit :

1° Des filets qui naissent des deux racines de l'auriculo-temporal et vont au ganglion otique.

En réalité ces filets vont du ganglion otique au nerf auriculo-temporal. Ils sont constitués par des fibres du facial qui, arrivées au ganglion otique par le petit nerf pétreux superficiel, subissent dans ce ganglion une interruption cellulaire, puis gagnent le tronc de l'auriculo-temporal, qu'elles abandonnent ensuite en formant les filets parotidiens de ce nerf (Voy. *Facial*, p. 856 et *Sympathique céphalique*, p. 921).

2° Des filets vasculaires qui vont renforcer les plexus sympathiques qui entourent l'artère méningée moyenne et l'artère maxillaire interne.

3° Un filet anastomotique pour le nerf dentaire inférieur.

4° Un ou deux filets articulaires qui abordent l'articulation temporo-maxillaire par sa face interne.

b) *Au niveau du col du condyle*, l'auriculo-temporal émet :

1° Un ou deux rameaux anastomotiques qui vont se jeter dans la branche terminale supérieure du facial.

2° Des rameaux parotidiens qui naissent du nerf lui-même et de son anastomose avec le facial; nous avons vu qu'ils étaient constitués par les filets que le ganglion otique envoie à l'auriculo-temporal.

3° Un rameau anastomotique pour le plexus sympathique qui entoure la carotide externe et ses deux branches terminales (Krause).

4° Des filets auriculaires pour la peau du tragus et de la partie antérieure du pavillon de l'oreille. Un de ces filets auriculaires perfore la paroi antérieure du conduit auditif externe en passant entre la portion osseuse et la portion cartilagineuse de ce conduit pour se distribuer aux téguments qui le tapissent intérieurement. D'après Bock et Henle il pénétrerait même jusqu'à la caisse du tympan.

B) **Rameaux terminaux.** — Les rameaux terminaux du nerf auriculo-temporal se distribuent à la peau de la tempe. Leur territoire atteint en haut la bosse pariétale. Il existe d'ailleurs un balancement très net entre le développement de l'auriculo-temporal et celui du nerf zygomatico-tèmporal (filet temporal du temporo-malaire).

6° **Nerf dentaire inférieur** (*nervus mandibularis inferior*). — Le nerf dentaire inférieur, la plus volumineuse des branches terminales du nerf maxillaire postérieur, se porte directement en bas et en avant vers l'orifice postérieur du canal dentaire. D'abord contigu au nerf lingual, il se sépare ensuite de lui en formant un angle aigu ouvert en bas (Voy. fig. 465). Il est d'abord situé entre les deux ptérygoïdiens. A ce niveau, il est croisé, sur sa face interne, par la corde du tympan qui gagne le lingual, sur sa face externe, par l'artère maxillaire interne. — Plus bas, il chemine entre le ptérygoïdien interne et la face interne de la branche montante de la mâchoire. Il arrive ainsi à l'orifice postérieur du canal dentaire; il s'engage dans ce canal accompagné de l'artère et des veines dentaires inférieures; au niveau du trou mentonnier, il se divise en deux rameaux terminaux.

A. **Rameaux collatéraux.** — Dans ce trajet, le nerf dentaire inférieur fournit les rameaux collatéraux suivants :

1° *Le rameau anastomotique avec le lingual*; oblique en bas, en avant et en dedans, ce rameau se détache du tronc du dentaire inférieur à 8 ou 10 millimètres au-dessous de l'origine de ce nerf et se jette dans le lingual. Il est quelquefois croisé en X par un filet de direction inverse qui va du lingual au dentaire inférieur.

2° *Le nerf du mylo-hyoïdien et du ventre antérieur du digastrique*; ce rameau se détache du nerf dentaire inférieur au moment où celui-ci va pénétrer dans le canal dentaire. Ce rameau chemine dans une gouttière plus ou moins profonde qui longe la ligne mylo-hyoïdienne. Il se termine dans l'épaisseur du mylo-hyoïdien. Ses filets les plus antérieurs se distribuent au ventre antérieur du digastrique.

Variétés. — D'après Valentin, le nerf du mylo-hyoïdien fournirait quelques ramuscules cutanés à la peau du menton. D'après Frohse, ces filets cutanés du mylo-hyoïdien n'existeraient que rarement. Par contre, ce nerf aurait chez le chien un territoire cutané étendu.

D'après Sappey, le mylo-hyoïdien s'anastomose fréquemment avec le lingual par un filet qui perfore les fibres postérieures du muscle mylo-hyoïdien. Finkelstein n'a vu cette anastomose qu'une fois sur 11 sujets, — (Voy. aussi Gaillet : *Bull. Soc. An.*, Paris, 1856, p. 109.)

D'après Meckel, le nerf du mylo-hyoïdien enverrait souvent un rameau à la glande sous-maxillaire.

3° *Des rameaux dentaires postérieurs* (*rami alveolares inferiores posteriores*). Dans le canal dentaire, le nerf dentaire inférieur envoie des filets aux racines des grosses molaires et des prémolaires. Il fournit en même temps des filets gingivaux et des filets périostiques.

B. **Rameaux terminaux.** — Les rameaux terminaux sont au nombre de deux : le nerf incisif et le nerf mentonnier.

1° Le *nerf incisif* continue la direction du tronc principal; il se termine en se distribuant aux racines de la canine et des deux incisives du côté correspondant. Ces filets incisifs constituent les *rami alveolares inferiores anteriores* des auteurs allemands.

2° Le *nerf mentonnier*, beaucoup plus volumineux que le nerf précédent, sort de l'épaisseur du maxillaire par le trou mentonnier. Dès sa sortie, il s'épanouit en un bouquet terminal. Ce bouquet est profondément situé entre le périoste et est recouvert par le muscle abaisseur de la lèvre inférieure. Les ramifications du facial, plus superficielles, cheminent sur la face antérieure de ce muscle (Voy. fig. 488). Le nerf mentonnier se termine par deux ordres de filets : 1° des *filets profonds* qui se distribuent à la muqueuse de la lèvre inférieure et à la gencive; 2° des *filets superficiels* qui perforent l'abaisseur de la lèvre supérieure ou émergent au niveau de son bord interne et se distribuent à la peau du menton.

Variétés. — Le nerf mentonnier peut être en partie suppléé par des filets venus du plexus cervical superficiel, par le nerf auriculo-temporal, par des filets cutanés du nerf du mylo-hyoïdien et plus rarement par le buccal. D'après Frohse, il garderait cependant, même dans les cas de réduction extrême, un petit territoire s'étendant en hauteur de la partie moyenne de la lèvre inférieure au sillon labio-mentonnier.

7° **Nerf lingual** (*ramus lingualis*). —De volume sensiblement égal à celui du dentaire inférieur, le lingual, d'abord accolé à ce nerf, s'en sépare ensuite à angle aigu pour se porter en avant et en dedans. A leur origine les deux nerfs sont séparés par le ligament ptérygo-épineux de Civinini (Voy. Ostéologie, p. 419 et fig. 445). Le lingual se dirige vers la face latérale de la langue, décrivant dans son ensemble une courbe à concavité antéro-supérieure.

Le lingual est d'abord situé entre le ptérygoïdien interne et le ptérygoïdien externe. Lorsque l'artère maxillaire interne chemine sur la face profonde de ce dernier muscle, elle croise la face antérieure du lingual. Plus bas le lingual se place entre le ptérygoïdien interne et la face profonde de la branche montante du maxillaire. Il arrive ainsi sur la face latérale de la langue.

Dans sa portion linguale, le nerf lingual, appliqué sur les fibres sagittales du

muscle styloglosse a un trajet sous-muqueux. Il est accompagné par un réseau
de veinules satellites. Le nerf grand hypoglosse chemine au-dessous de lui ;
le canal de Warthon l'accroche dans sa courbe à concavité inférieure. Enfin
les vaisseaux ranins accompagnent sa portion terminale qui gagne la pointe
de la langue (Voy. fig. 519).

A. **Anastomoses.** — Dans son trajet, le nerf lingual contracte plusieurs
anastomoses :

1º Une anastomose déjà décrite que lui envoie le *nerf dentaire inférieur*.

2º Une anastomose *avec le facial*. Cette anastomose n'est autre que la corde
du tympan. En étudiant la 7ᵉ paire, nous préciserons le trajet de cet important
rameau. Contentons-nous de dire ici qu'il aborde la face postérieure du lingual à angle très aigu au niveau du bord postérieur du muscle ptérygoïdien
interne.

3º Une anastomose avec *le grand hypoglosse*. Souvent double, cette anastomose se détache de la partie moyenne de la portion sous-muqueuse du lingual,
se porte en bas et en arrière, en cheminant sous la glande sous-maxillaire et
atteint l'hypoglosse près du bord postérieur de la glande.

La signification de cette anastomose n'est pas bien connue. On admet généralement
qu'elle est formée par des fibres sensitives allant du lingual à l'hypoglosse. Mais, alors que
Bischoff admet que ces fibres se dirigent vers la périphérie de la 12ᵉ paire, Luschka pense
qu'elles ont dans le tronc de l'hypoglosse un trajet récurrent et fournissent à ce nerf les
éléments de son rameau méningien.

4º Une anastomose déjà signalée avec le *nerf mylo-hyoïdien*,

B. **Rameaux collatéraux.** — On peut diviser les rameaux collatéraux du lingual en externes, supérieurs et inférieurs.

a) Les *rameaux externes* se distribuent à la face interne du maxillaire au
niveau des deux dernières molaires. D'après Valentin, quelques-uns de ces
rameaux traverseraient la table interne de l'os pour aller s'anastomoser avec les
rameaux dentaires du dentaire inférieur.

b) Les *rameaux supérieurs* se distribuent aux *amygdales* (rameaux tonsillaires) et à la muqueuse linguale.

c) Les *rameaux inférieurs* comprennent : 1º les *racines du ganglion sous-
maxillaire* que nous étudierons avec le sympathique céphalique ; leur nombre
varie de deux à cinq ; 2º *le nerf sublingual* qui chemine sur la face externe
de la glande sublinguale à laquelle il se distribue. C'est sur le trajet des rameaux terminaux de ce nerf que se trouve le ganglion sublingual ou ganglion
de Blandin (Voy. p. 922).

C. **Rameaux terminaux.** — Les rameaux terminaux du lingual se distribuent à la glande de Nuhn, à la muqueuse de la face inférieure de la pointe de
la langue et des deux tiers antérieurs de la face dorsale. En arrière, le territoire du lingual empiète sur celui du glosso-pharyngien. Mais, dans aucun
cas, il ne dépasse le sulcus terminalis. Le lingual se distribue donc exclusivement à ce qui dérive de l'ébauche antérieure de la langue (Zander)
(Voy. Glosso-pharyngien, page 873 et fig. 500).

NERF MAXILLAIRE INFÉRIEUR (*Résumé*).

Branches collatérales. . . . . **R. méningien.**

Branches terminales.
- **Nerf temporal profond moyen.**
- **Nerf temporo-massétérin.**
  - Nerf temporal profond postérieur.
  - Nerf massétérin.
- **Nerf temporo-buccal.** . . . .
  - Nerf temporal profond antérieur.
  - Nerf buccal.
    - Filets cutanés.
    - Filets muqueux.
- **Tronc commun des nerfs du ptérygoïdien interne, du péristaphylin externe et du muscle interne du marteau.**
- **Nerf auriculo-temporal.**
- **Nerf dentaire inférieur** . .
  - Rameaux collatéraux.
    - R. anast. avec le lingual.
    - N. du mylo-hyoïdien.
    - N. dentaires postérieurs.
  - Rameaux terminaux.
    - N. incisif.
    - N. mentonnier.
- **Nerf lingual.** . . . .
  - Anastom.
    - Avec le dentaire inférieur.
    - Avec le facial.
    - Avec le grand hypoglosse.
  - Rameaux collatéraux.
    - Ram. ext.
    - Ram. sup.
    - Ram. inf.
  - Rameaux terminaux : muqueux.

Anastomoses. — Le trijumeau s'anastomose avec les nerfs de l'œil, le facial. le pneumogastrique, le grand hypoglosse, les nerfs cervicaux et le sympathique.

a) *Anastomoses avec les nerfs de l'œil.* — Les anastomoses de la 5e paire avec les nerfs de l'œil sont représentées par des filets très grêles que la branche ophtalmique envoie au moteur oculaire commun, au pathétique et au moteur oculaire externe, lors de leur passage dans le sinus caverneux. Quant au nerf récurrent d'Arnold, nous avons vu qu'il ne pouvait en aucune façon être regardé comme une anastomose entre la 5e et la 4e paire. On admet généralement que ces filets anastomotiques apportent aux nerfs moteurs de l'œil les fibres destinées à donner aux muscles innervés par ces nerfs la sensibilité musculaire. Rappelons que Bischoff a d'ailleurs nié l'existence des anastomoses en question (Voy. p. 807).

b) Les *anastomoses avec le facial* sont aussi nombreuses que variées. Pour éviter d'inutiles répétitions, nous renvoyons pour l'étude de ces anastomoses au chapitre consacré au facial (Voy. p. 855).

c) L'*anastomose avec le pneumogastrique* est représentée par l'union que contractent les filets terminaux du rameau auriculaire de l'auriculo-temporal et du rameau auriculaire du vague, qui se partagent l'innervation du conduit auditif externe.

d) L'*anastomose avec le grand hypoglosse* n'est autre que le filet qui unit le nerf grand hypoglosse au nerf lingual. On admet généralement que cette anastomose apporte à l'hypoglosse des filets sensitifs dont le trajet et la terminaison ne sont pas nettement établis (Voy. p. 830).

e) Les *anastomoses avec les nerfs cervicaux* sont très nombreuses. Les territoires cutanés de la 5e paire sont en effet adjacents aux territoires innervés par les nerfs cervicaux, et, aux confins des deux territoires, des filets, toujours très grêles, unissent les filets terminaux du trijumeau aux filets voisins issus des nerfs cervicaux. C'est ainsi que nous voyons s'anastomoser le nerf frontal externe et le nerf sous-occipital d'Arnold, le nerf auriculo-temporal et la branche auriculaire du plexus cervical superficiel, le nerf mentonnier et la branche cervicale transversé du même plexus, etc. (Voy. fig. 466).

f) Les *anastomoses avec le grand sympathique* sont représentées par les filets que le plexus caverneux envoie au ganglion de Gasser (Voy. p. 806) et à

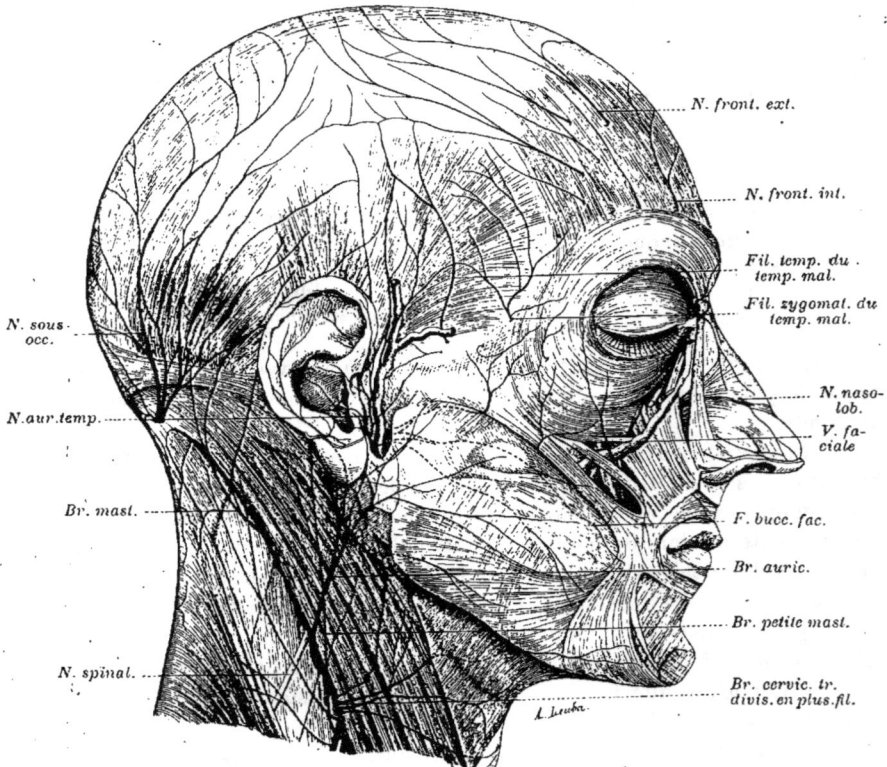

FIG. 466. — Nerfs superficiels de la face. — D'après Frohse.

la branche ophtalmique (Voy. p. 807). Les rami communicantes que le trijumeau envoie aux ganglions du sympathique céphalique et qu'on désigne à tort sous le nom de racines sensitives de ces ganglions doivent être aussi regardées comme des anastomoses entre le sympathique et la 5ᵉ paire.

Distribution générale. — Si nous jetons maintenant un coup d'œil d'ensemble sur la distribution de la 5ᵉ paire, nous voyons qu'elle contient trois ordres de fibres : des fibres *motrices*, des fibres *sensitives* et des fibres *sympathiques*. Ces dernières sont de deux ordres : les unes sont amenées au trijumeau par ses anastomoses avec le grand sympathique ; les autres appartiennent en propre au trijumeau. Nous retrouverons ces fibres sympathiques de la 5ᵉ paire en étudiant le sympathique céphalique et nous ne nous occuperons ici que de la distribution générale des fibres cérébro-spinales sensitives ou motrices.

1) **Territoire sensitif.** — Le territoire sensitif de la 5e paire comprend tous les téguments qui recouvrent la face, une partie de ceux qui enveloppent le crâne, les parties molles intra-orbitaires, la muqueuse nasale, la muqueuse buccale, une portion importante de la muqueuse linguale et enfin la plus grande partie des méninges cérébrales.

Ce territoire sensitif du trijumeau est décomposable en trois départements principaux qui appartiennent aux trois branches constituantes de la 5e paire :

a) Le *département de l'ophtalmique* comprend : le globe de l'œil, la conjonctive bulbaire et palpébrale ; la muqueuse qui tapisse la paroi antérieure, le tiers antérieur des parois externe et interne des fosses nasales ; la plus grande partie de la peau du nez, les téguments du front jusqu'au niveau du vertex ; la face cutanée de la paupière supérieure, la partie antérieure de la peau de la région temporale ; la tente du cervelet et la dure-mère qui revêt la région fronto-orbitaire du crâne.

b) Le *département du nerf maxillaire supérieur* comprend : la muqueuse qui tapisse les fosses nasales, moins la portion de cette muqueuse innervée par le nasal interne, branche de l'ophtalmique ; la muqueuse de la voûte palatine et celle du voile du palais ; les téguments de l'aile du nez, de la paupière inférieure, de la lèvre supérieure, de la joue et de la partie moyenne de la région temporale ; la dure-mère qui tapisse la face antérieure du rocher,

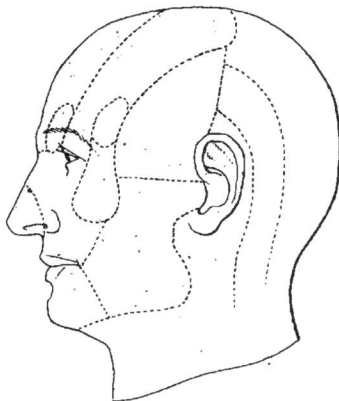

Fig. 467. — Territoires sensitifs de la face.

Le territoire de l'ophtalmique, en rouge ; celui du maxillaire supérieur en jaune ; celui du maxillaire inférieur en bleu.

c) Le *département du nerf maxillaire inférieur* comprend : les deux tiers antérieurs de la muqueuse linguale à laquelle le lingual donne à la fois la sensibilité tactile et la sensibilité gustative ; la muqueuse de la face interne de la joue et celle du plancher de la bouche ; les téguments de la lèvre inférieure, du menton, de la région parotidienne, de la partie postérieure de la région temporale et de la portion antérieure du pavillon de l'oreille ; et enfin la dure-mère de la région temporo-pariétale du crâne.

Mieux que toutes les descriptions, la figure 467 précise l'étendue et la forme de ces trois départements du territoire sensitif du trijumeau ; elle indique même, dans chacun d'eux, la part qui revient aux différents filets cutanés des trois branches terminales de la 5e paire.

La description que nous venons de donner ne saurait, bien entendu, s'appliquer à tous les cas. Il existe des anomalies nombreuses et l'un des territoires peut s'accroître aux dépens du territoire voisin.

Il ne faudrait pas cependant exagérer l'importance de ces anomalies ; les rameaux les plus variables, comme le nerf mentonnier ou le nerf zygomatico-temporal, gardent presque toujours, même dans les cas de réduction extrême, un territoire en quelque sorte inaliénable. C'est le pavillon de l'oreille qui, en raison des sources multiples de son innervation, présente les anomalies les plus fréquentes ; c'est d'ailleurs à cette innervation complexe qu'il doit de conserver sa sensibilité presque indemne lorsqu'une de ses sources d'innervation vient à être supprimée.

Les limites des territoires cutanés sont loin d'être aussi tranchées que le représentent les schémas qu'on donne ordinairement de ces territoires. Il y a empiétement ou mieux superposition réciproque. Bien qu'il faille tenir compte de la sensibilité récurrente, c'est surtout cette superposition qui explique qu'après section d'une des branches du trijumeau, la zone anesthésique soit toujours beaucoup moins étendue que ne le laisserait supposer la disposition anatomique de la branche coupée. Fedor Krause, qui a examiné la sensibilité d'un malade auquel il avait en-

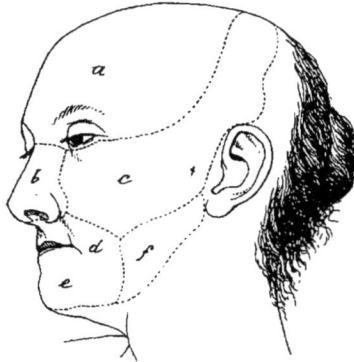

FIG. 468. — Troubles de la sensibilité, après l'ablation du ganglion de Gasser. — D'après Fedor Krause.

levé le ganglion de Gasser, a vu que l'anesthésie n'était complète qu'au niveau d'une zone, indiquée par la lettre *a* sur la figure 468. Bien que très marquée, elle n'était pas absolue au niveau des zones *b* et *c* ; elle était très atténuée au niveau des zones *d* et *e* et faisait presque entièrement défaut dans la zone *f* qui est pourtant du ressort anatomique de la 5ᵉ paire.

2) **Territoire moteur.** — La 5ᵉ paire innerve les muscles suivants : les quatre muscles dits masticateurs (le temporal, le masséter et les deux ptérygoïdiens), le mylo-hyoïdien, le ventre antérieur du digastrique et enfin le muscle interne du marteau. Embryologiquement, tous ces muscles dérivent d'une ébauche commune et constituent l'appareil musculaire annexé à l'arc mandibulaire. La figure 469, empruntée à Reuter, montre bien cette communauté d'origine des muscles innervés par la portion motrice de la 5ᵉ paire.

Signification morphologique et homologies. — Le trijumeau fait partie du groupe des nerfs encéphaliques dorsaux. Il présente en effet tous les caractères qui spécifient ces derniers : 1° il possède une émergence dorso-latérale, du moins chez les vertébrés inférieurs ; 2° c'est un nerf mixte, sensitif et moteur ; 3° sa partie motrice naît de

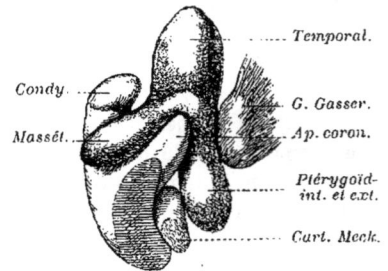

FIG. 469. — Développement des muscles masticateurs.
D'après une reconstruction d'un embryon de porc de 18 mm. (Reuter).

la colonne grise qui prolonge vers l'encéphale le groupe cellulaire antéro-externe des cornes antérieures de la moelle ; 4° enfin ses fibres motrices se distribuent à des muscles annexés à l'appareil branchial, c'est-à-dire à des muscles issus du mésoderme ventral; jamais la portion motrice de la 5ᵉ paire n'intervient dans l'innervation de la musculature, dérivée des myotomes céphaliques.

Comme tous les nerfs encéphaliques dorsaux, le trijumeau ne saurait être regardé comme l'homologue d'une ou plusieurs racines postérieures de la moelle. L'étude de son évolution ontogénique et phylogénique nous montre en effet que le trijumeau peut être considéré comme résultant de la fusion de deux éléments différents : un élément spinal et un élément branchial. Nous avons vu (Voy. Généralités, p. 768) que l'élément spinal des nerfs dorsaux était seul homologable aux racines médullaires postérieures. L'élément branchial constitue au contraire une formation surajoutée au niveau de la tête. Comme nous l'avons fait remarquer, cette adjonction d'un élément nouveau au niveau des nerfs encéphaliques dorsaux est due à ce que ces nerfs ont des attributions plus complexes que les racines postérieures de la moelle : ils ont en effet un territoire moteur que ne possèdent pas ces dernières et qui est formé par les muscles issus du mésoderme ventral, muscles sans homologues au niveau du tronc ; de même ils ont un territoire sensitif plus étendu, puisqu'ils ont à fournir, non seulement l'innervation des téguments de l'extrémité céphalique, mais encore celle de la muqueuse du tube digestif, alors que les racines médullaires ont un territoire purement cutané.

Chez les vertébrés supérieurs, les deux éléments constituants de la 5ᵉ paire forment un tout indissociable. Mais chez les vertébrés inférieurs, l'élément spinal peut s'isoler de l'élément branchial et apparaît alors sous forme de racines postérieures annexées aux nerfs ventraux des 3ᵉ, 4ᵉ, 6ᵉ et 12ᵉ paires. Ces racines postérieures que le trijumeau absorbe ainsi au cours de l'évolution, peuvent subsister à titre d'anomalie chez les vertébrés supérieurs, du moins au niveau de la 12ᵉ paire (Voy. N. grand hypoglosse, p. 908).

Sixième paire : NERF MOTEUR OCULAIRE EXTERNE

Syn. : Nervus abducens.

Le moteur oculaire externe ou nerf de la 6ᵉ paire émerge du névraxe à la jonction de la protubérance et du bulbe. Il se distribue au muscle droit externe de l'œil.

Origine réelle et connexions centrales. (*Résumé.*) [Voy. p. 502]. — ORIGINE RÉELLE. — Le moteur oculaire externe est formé par les prolongements cylindraxiles d'un noyau situé dans l'épaisseur de la protubérance. Très rapproché du plancher du quatrième ventricule, il appartient à la moitié supérieure de ce dernier. Il correspond à l'*eminentia teres* et est enchâssé dans l'anse que décrit le facial dans l'épaisseur de la protubérance. Ce centre protubérantiel appartient à la même colonne grise que les noyaux des 3ᵉ, 4ᵉ et 12ᵉ paires ; il prolonge vers l'encéphale les cellules du groupe antéro-interne de la corne antérieure de la moelle. Les fibres issues de ce noyau sont homolatérales, c'est-à-dire directes.

CONNEXIONS CENTRALES. — Le noyau protubérantiel est réuni d'une part au cortex (voie motrice centrale), d'autre part aux noyaux sensitifs des autres nerfs encéphalo-médullaires, (voies des associations réflexes).

1) *La voie motrice centrale* est constituée par les prolongements cylindraxiles des cellules du centre cortical de la 6ᵉ paire. Comme nous l'avons déjà dit en étudiant le moteur oculaire commun, le siège du centre cortical des nerfs moteurs de l'œil et le trajet de la voie cortico-protubérantielle ne sont pas encore exactement connus. (Voy. Moteur oculaire commun, p. 790.)

2) Les seules *voies d'association réflexe* bien établies sont les relations que le faisceau

longitudinal postérieur établit entre les tubercules quadrijumeaux antérieurs (dépendances de la voie optique) et les tubercules quadrijumeaux postérieurs (dépendances de la voie acoustique) et le centre protubérantiel du moteur oculaire externe.

Origine apparente. — Nées de ce noyau protubérantiel, les fibres du moteur oculaire externe se dirigent directement en avant et émergent au niveau du sillon bulbo-protubérantiel à 2 ou 3 millimètres en dehors du

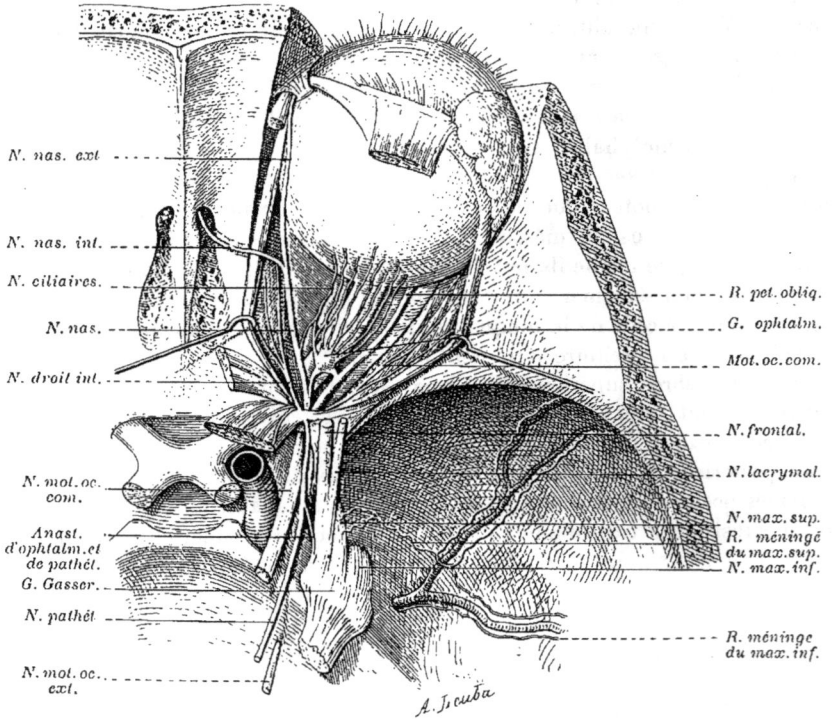

FIG. 470. — Nerf moteur oculaire externe. — D'après Hirschfeld.

trou borgne, un peu en dedans du facial, immédiatement au-dessus des pyramides.

Dans certains cas, quelques-uns des filets du moteur oculaire externe émergent de l'épaisseur de la protubérance. — De même, il n'est pas rare de voir le plus interne des faisceaux constituants de la 6ᵉ paire rester isolé de ses congénères sur une étendue de 4 à 5 millimètres (Valentin).

Trajet. — Dès son origine, le moteur oculaire externe se porte en haut et en dehors, et perfore la dure-mère au-dessus du sommet de la pyramide pétreuse; il pénètre alors dans le sinus caverneux qu'il parcourt d'arrière en avant et débouche dans l'orbite en traversant l'anneau de Zinn.

Rapports et distribution. — Dans ce trajet, le moteur oculaire externe traverse successivement : l'étage postérieur du crâne, le sinus caverneux, la fente sphénoïdale et pénètre dans l'orbite. Nous allons étudier ses rapports au niveau de chacune de ces parties.

1) *Dans l'étage postérieur* du crâne, le moteur oculaire externe chemine entre la face antérieure de la protubérance et la face postérieure du plan basilaire. En dehors de la 6ᵉ paire, monte le facial qui s'écarte du moteur oculaire externe en formant avec lui un angle aigu, ouvert en haut et en dehors. A sa sortie du névraxe, le moteur oculaire externe rencontre la pie-mère qui se réfléchit sur lui, pour constituer son névrilemme. Il chemine ensuite, sur une étendue de plusieurs millimètres, dans l'espace sous-arachnoïdien, appliqué contre la face ventrale de la protubérance par le feuillet viscéral de l'arachnoïde. Il croise à ce niveau l'artère cérébelleuse moyenne, passant tantôt au-dessus, tantôt au-dessous d'elle (Valentin). Plus loin, il traverse la cavité arachnoïdienne et perfore la dure-mère près du sommet du rocher.

Immédiatement après avoir traversé la dure-mère, le moteur oculaire externe croise le bord supérieur de la pyramide pétreuse à un ou deux millimètres à peine de la terminaison interne de ce bord. Il passe là au-dessous du sinus pétreux supérieur et du ligament pétro-sphénoïdal[1]; celui-ci se détache du bord supérieur du rocher en dedans de l'échancrure qu'imprime sur l'os le passage de la 5ᵉ paire et va se terminer sur l'apophyse clinoïde postérieure. Ce ligament applique étroitement le moteur oculaire commun sur l'os; d'où la fréquence des paralysies de la 6ᵉ paire dans les cas de fracture du sommet du rocher[2].

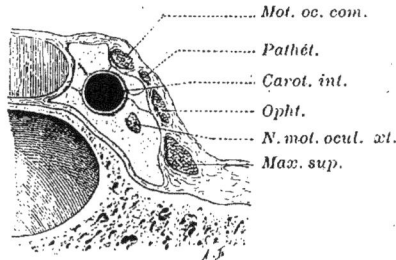

Mot. oc. com.
Pathét.
Carot. int.
Opht.
N. mot. ocul. ext.
Max. sup.

Fig. 471. — Rapports du mot. ext. dans le sinus caverneux (disposition normale).

2) *Dans le sinus caverneux*, le moteur oculaire externe chemine dans la cavité même du conduit veineux. Il croise la face externe de la carotide interne qu'enlace le plexus péricarotidien. En dehors de lui, le moteur oculaire commun, le pathétique et l'ophtalmique s'étagent dans l'épaisseur de la paroi externe du sinus.

Les rapports du moteur oculaire externe dans le sinus sont variables. Les cas où le nerf est libre dans la cavité du sinus sont regardés par la majorité des classiques français et allemands comme constituant la disposition habituelle. Très souvent cependant, le moteur oculaire externe est en rapport intime avec la paroi externe du sinus; il est alors inclus dans son épaisseur ou lui est rattaché par un méso plus ou moins court. Mais même dans les cas où l'abducens est dans l'épaisseur de la paroi externe il est toujours plus profondément placé que la 3ᵉ et la 4ᵉ paire et que l'ophtalmique.

Il est d'ailleurs difficile de distinguer, scalpel en main, les cas où le moteur oculaire externe est libre dans le sinus de ceux où il possède un méso plus ou moins délicat. La méthode des coupes histologiques dont s'est servie Langer peut seule donner des résultats précis. Nous l'avons employée; mais nos examens, encore qu'ils nous portent à penser que la disposition représentée dans la figure 472 empruntée à Langer est la plus fréquente, ne sont pas assez nombreux pour nous permettre une conclusion ferme.

3) *Au niveau de la fente sphénoïdale*, le moteur oculaire externe passe par

1. Ligamentum spheno-petrosum de Gruber (*Anat. des Keil- und Schlafenbein*. Saint-Pétesbourg, 1859).
2. CHEVALLEREAU (*Thèse de Paris*, 1879). — PANAS (*Archives d'ophtalmologie*, 1881, p. 1). — GANGOLPHE (*Lyon médical*, 24 juin 1888).

l'anneau de Zinn. Nous avons précisé ailleurs (p. 794) la constitution de cet anneau et les rapports réciproques des organes qui le traversent. Contentons-nous de rappeler ici que la 6e paire en occupe la partie la plus externe (Voy. fig. 450).

4) *Dans l'orbite*, le moteur oculaire externe n'a qu'un trajet de quelques millimètres. Il s'applique à la face profonde du droit externe et disparaît dans son épaisseur.

Anastomoses. — Dans le sinus caverneux le moteur oculaire externe s'anastomose avec le plexus carotidien et l'ophtalmique. Nous avons indiqué ailleurs la signification de la première de ces anastomoses et le caractère problématique de la deuxième (Voy. p. 807).

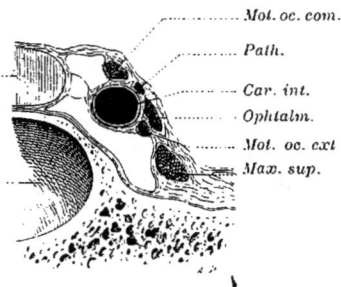

Fig. 472. — Rapports du moteur oculaire externe dans le sinus caverneux. — D'après Langer.

Le nerf est anormalement placé dans l'épaisseur de la paroi externe du sinus.

Mot. oc. com.
Path.
Car. int.
Ophtalm.
Mot. oc. ext
Max. sup.

Valentin a décrit un rameau anastomotique qui se détacherait soit du tronc du maxillaire supérieur, soit du ganglion sphéno-palatin, passe par la fente sphéno-maxillaire et viendrait se jeter dans la portion orbitaire du moteur oculaire externe.

Homologies. — Le moteur oculaire externe appartient, comme les autres nerfs moteurs de l'œil et comme l'hypoglosse, au système des nerfs encéphaliques ventraux (Voy. Généralités, p. 763). La nature ventrale du moteur oculaire externe est attestée : 1° par sa distribution à un muscle dérivé des somites céphaliques (loi de van Wijhe); [on sait en effet que le droit externe dérive du 3e somite] ; 2° par son origine aux dépens de la colonne grise motrice qui reste voisine de la cavité ventriculaire et prolonge vers l'encéphale le groupe antéro-interne des cellules de la corne antérieure de la moelle ; 3° enfin par son émergence ventrale.

Chez les vertébrés supérieurs adultes, le moteur oculaire externe est un nerf exclusivement moteur. Il n'en est pas de même chez les vertébrés inférieurs (Wiedersheim). Chez nombre d'Anamniens, le moteur oculaire externe possède des racines postérieures. Mais ces éléments sensitifs sont absorbés ou supplantés au cours du développement phylogénique par les nerfs du système branchial et notamment par la 5e paire (Voy. Généralités, p. 768).

Variétés. — *Variétés d'origine.* — La séparation du moteur oculaire externe en deux faisceaux (disposition fréquente au niveau de l'émergence de ce nerf) peut se prolonger jusqu'au voisinage de l'orbite (Testut). Valentin a vu l'artère cérébelleuse moyenne passer entre les deux faisceaux d'origine de l'abducens. — W. Krause a vu le moteur oculaire externe émerger à 8 millimètres au-dessus du bord inférieur de la protubérance. — Cruveilhier a observé des filets d'origine qui émergeaient du sillon médian du bulbe ou de l'épaisseur même de l'olive.

Variétés de rapport. — Nous avons vu plus haut que les rapports du moteur oculaire externe au niveau du sinus pouvaient varier avec les sujets. Ajoutons que ce nerf peut pénétrer dans l'orbite en dehors de l'anneau de Zinn.

Branches anormales. — L'abducens peut fournir : le nerf nasal (W. Krause), des rameaux ciliaires, un filet pour le ganglion otique, une racine pour le ganglion ophtalmique. Schwalbe pense que, dans ce cas, le moteur oculaire externe donne au ganglion ophtalmique les éléments sympathiques que lui a apportés son anastomose avec le plexus carotidien.

Septième paire : **NERF FACIAL**

Syn. : Nervus communicans faciei; partie dure de la septième paire.

Le nerf facial ou 7ᵉ paire crânienne est un nerf mixte; sa racine motrice constitue le facial proprement dit; sa racine sensitive n'est autre que l'intermédiaire de Wrisberg. Nerf moteur, le facial se distribue essentiellement aux muscles peauciers de la tête et du cou; nerf sensitif, il prend une part importante à l'innervation de la muqueuse linguale.

Origine réelle et connexion centrales (Résumé). — Nous étudierons successivement les origines réelles et les connexions centrales de la portion motrice et de la portion sensitive du facial (Voy. p. 497).

I. **Portion motrice.** — A. Origine réelle. — Les fibres motrices du facial sont formées par les prolongements cylindraxiles des cellules constituantes d'un noyau situé aux confins de la protubérance et du bulbe, c'est-à-dire à la limite du myélencéphale et du métencéphale. Ce noyau assez volumineux est placé en arrière des fibres protubérantielles, entre l'olive supérieure qui est en dedans et la racine descendante du trijumeau qui est en dehors. Il fait partie de la colonne grise qui prolonge vers l'encéphale le groupe cellulaire antéro-externe de la corne antérieure de la moelle. Il appartient donc au même système que le nucleus ambiguus qui lui est sous-jacent et que le noyau masticateur qui est placé au-dessus de lui. — Issues de ce noyau, les fibres du facial se dirigent d'abord en arrière et en dedans, descendent ensuite verticalement le long du plancher du 4ᵉ ventricule, puis, se recourbant, se dirigent en bas, en avant et en dehors pour émerger au niveau du bord inférieur de la protubérance. Nous n'insisterons pas sur ce trajet complexe du facial qui a été précisé, p. 499. Par contre, nous tenons à rappeler que cette disposition des fibres radiculaires n'est pas spéciale à la 7ᵉ paire ; ce n'est que l'exagération d'une disposition que présentent déjà les fibres motrices de la 9ᵉ et de la 10ᵉ paire. Nous avons vu que cette exagération était due à la transformation de l'émergence latérale primitive du facial en émergence ventrale, transformation qui s'accomplit sous l'influence de l'apparition et du développement croissant des lobes latéraux du cervelet (Voy. Généralités, p. 763 et fig. 410). — Ajoutons enfin que la plupart des fibres radiculaires du facial ne subissent pas de décussation ; à côté de ces fibres homolatérales, il existerait cependant quelques fibres contro-latérales (Van Gehuchten, Lugaro, Cajal, Marinesco).

On admet généralement que le noyau que nous venons de décrire ne représente pas la seule origine du facial. Les fibres du *facial supérieur* (fibres destinées aux muscles peauciers annexés à l'orifice palpébral), viendraient soit du noyau du moteur oculaire externe (M. Duval), soit du noyau du moteur oculaire commun (Mendel). Tout récemment Marinesco[1] a étudié, par la méthode de Nissl, le retentissement de la section des fibres du soi-disant facial supérieur sur le noyau protubérantiel : il a conclu de ses recherches que ce noyau constitue l'origine de la totalité des fibres du facial.

B. Connexions centrales. — Le *centre cortical* du facial est situé au niveau de la partie inférieure de la zone rolandique au-dessous du centre de l'hypoglosse. La voie motrice centrale, cortico-protubérantielle, formées par les prolongements cylindraxiles des cellules du centre cortical, forme avec les fibres homologues du centre de l'hypoglosse et du masticateur le faisceau géniculé. On sait qu'après avoir occupé successivement le genou de la capsule interne et la partie externe du pied du pédoncule, ces fibres franchissent la ligne médiane au niveau de la partie moyenne de la protubérance et viennent se terminer dans le noyau protubérantiel[2] (Voy. p. 678.) Là encore se pose la question du facial supérieur. Existe-t-il pour celui-ci un centre spécial, voisin du centre des nerfs moteurs de l'œil et dont les fibres ne passeraient pas par la capsule interne? Beaucoup d'auteurs l'affirment. Marinesco, dans le travail déjà cité, le nie.

Les voies d'association réflexe du centre protubérantiel du facial sont mal connues.

II. **Portion sensitive.** — A) Origine réelle. — L'origine réelle des fibres sensitives du facial se trouve hors des centres dans le ganglion géniculé. Ce ganglion, que j'étudierai plus loin au point de vue macroscopique, présente la même structure et la même valeur qu'un ganglion spinal. Il est essentiellement formé par des cellules unipolaires, dont le

---

1. Marinesco. Contribution à l'étude du facial supérieur. *Rev. gén. des sciences*, 15 oct. 1898.
2. Cette décussation du facial, qui précède la décussation de la voie pyramidale, explique l'existence de l'hémiplégie des membres avec paralysie faciale alterne (syndrome de Gubler) dans les cas de lésion unilatérale de la portion inférieure de la protubérance.

prolongement, unique à son origine, se bifurque en deux branches. La branche périphérique, prolongement protoplasmique ou cellulipète, vient d'un point quelconque du territoire sensitif du facial. La branche centrale, prolongement cylindraxile ou cellulifuge, se dirige vers le bulbe ; le nerf intermédiaire de Wrisberg est constitué par la réunion de ces prolongements cellulifuges. Arrivés dans le bulbe, chacun d'eux se bifurque en deux branches qui vont toutes deux se terminer dans la partie supérieure du noyau, annexé au faisceau solitaire. Ce noyau commun à la partie sensitive des 7°, 9° et 10° paires, constitue le *noyau sensitif terminal* du facial.

B) CONNEXIONS CENTRALES. — Le noyau sensitif terminal est uni d'une part au *cortex* (*voie sensitive centrale*), d'autre part aux noyaux moteurs des autres nerfs bulbaires (*voies d'association réflexe*). *a*) Les fibres de la *voie sensitive centrale* s'unissent après décussation au ruban de Reil interne. Leur centre cortical n'est pas connu. *b*) Les *voies d'association réflexe* sont encore indéterminées.

Origine apparente. — Le facial émerge de la fossette latérale du bulbe par deux racines, l'une interne, l'autre externe; la *racine interne*, racine motrice, répond au facial des classiques; la *racine externe*, beaucoup plus grêle que la précédente, constitue le nerf *intermédiaire de Wrisberg*; accolée à la précédente, elle est aussi unie à l'acoustique. L'auditif et les deux racines du facial sont ainsi groupés en un même faisceau.

D'après Valentin, la racine motrice du facial serait parfois renforcée par des fibres émergeant de la partie inférieure du pont de Varole.

Trajet. — De la fossette sus-olivaire les deux racines du facial se portent en haut, en dehors et en avant vers l'orifice crânien du conduit auditif interne, dans lequel elles s'engagent. Arrivées au fond de ce conduit, les racines du facial pénètrent dans le plus antérieur des deux orifices que présente le segment supérieur du fond du conduit auditif interne. Cet orifice n'est autre que l'entrée du canal de Fallope. Dès ce moment les deux racines du facial ont une destinée différente (Voy. fig. 473 et 492).

1) Facial proprement dit. — Le facial proprement dit pénètre dans le canal de Fallope et en suit toutes les inflexions. Comme lui, il continue d'abord sur une étendue de 4 millimètres environ la direction du conduit auditif interne; il est donc oblique en avant et en dehors et sensiblement perpendiculaire à l'axe du rocher. Il s'infléchit

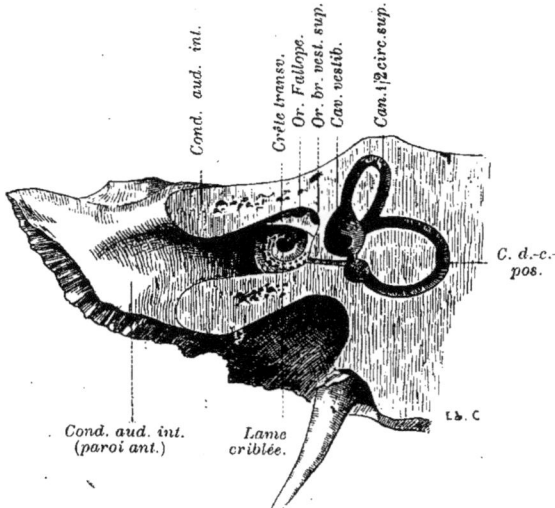

FIG. 473.
Fond du conduit auditif. — D'après Sappey.
(Comparez avec la figure 492.)

ensuite brusquement sous un angle de 50 à 60 degrés, là où sur le canal vient se brancher le conduit de l'hiatus de Fallope; il se dirige alors en arrière et en dehors. Après un trajet de 10 millimètres environ, il se recourbe une deuxième fois, devient vertical et émerge du rocher entre l'apophyse mastoïde et l'apophyse styloïde, par l'orifice inférieur du canal stylo-mastoïdien. Comme on le voit, dans son trajet à travers le rocher, le facial comprend trois

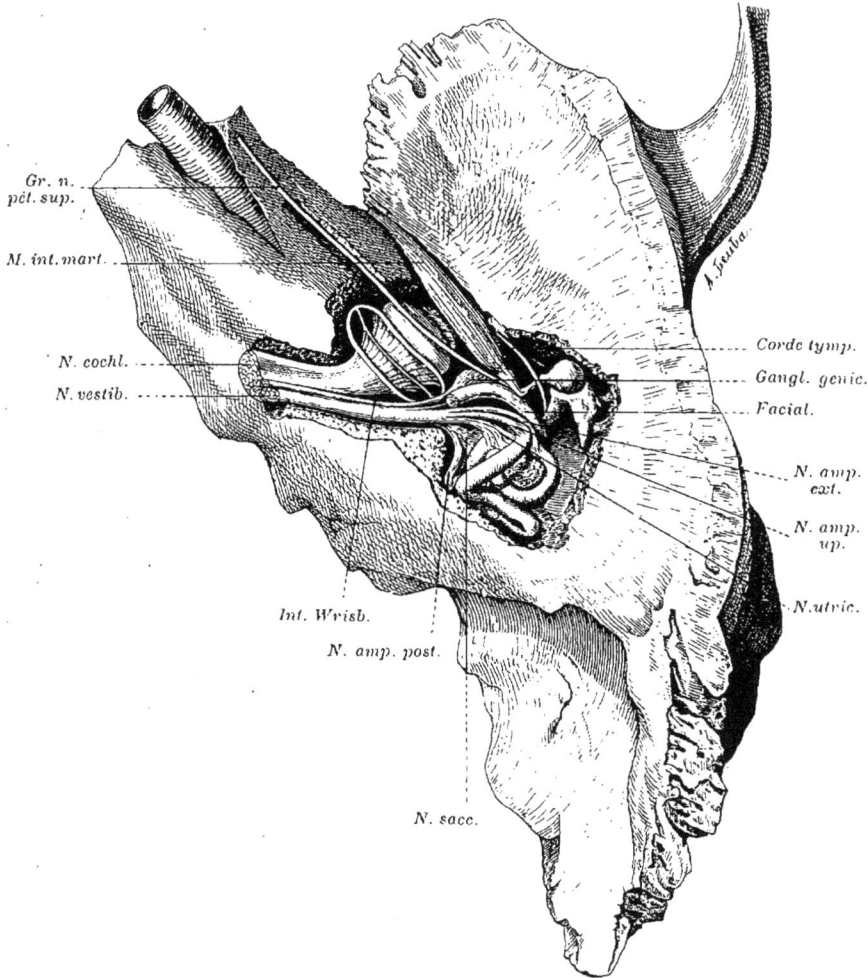

Fig. 474. — Acoustique et portion intra-pétreuse du facial. — D'après Hirschfeld.
Le facial a été coupé dans le conduit auditif interne pour laisser voir l'intermédiaire de Wrisberg.

portions d'obliquité différente : 1° une portion oblique en avant et en dehors et sensiblement horizontale; 2° une portion oblique en arrière et en dehors et légèrement descendante; 3° enfin une portion verticale. Le coude qui réunit la première et la deuxième portion porte le nom de *genou du facial*.

A sa sortie du rocher, le facial se porte en bas et en avant, pénètre dans la parotide et, après un trajet de quelques millimètres, se divise en deux branches terminales : la branche temporo-faciale et la branche cervico-faciale.

2) **Intermédiaire de Wrisberg.** — L'intermédiaire de Wrisberg pénètre avec la portion motrice du facial dans le canal de Fallope; mais, arrivé au niveau du premier coude de ce canal, il se jette dans un renflement ganglionnaire : le ganglion géniculé.

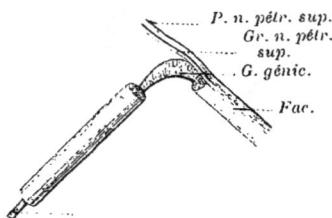

Fig. 475. — Schéma du ganglion géniculé.

Le facial a été supposé coupé au niveau de son genou pour montrer le ganglion.

Ganglion géniculé (**Gangl. geniculatum, intumescentia gangliformis**). — Le ganglion géniculé, dont nous avons déjà décrit la structure et la signification, est placé à la jonction de la première et de la deuxième portion du facial. De couleur grise, de consistance ferme, il est assez volumineux pour doubler le volume du nerf contre lequel il est appliqué. Il affecte la forme d'un triangle isocèle à angles arrondis. La *base*, qui regarde en arrière et en dehors, coiffe le genou du facial. Le sommet, dirigé en avant et en dedans, répond à l'hiatus de Fallope. Il semble donner naissance au grand nerf pétreux superficiel. Est-il besoin de faire remarquer que ce n'est là qu'une apparence et que le rameau en question, essentiellement moteur, ne saurait avoir avec le ganglion géniculé, formation sensitive, que des rapports de contiguïté? (Voy. fig. 475). — *L'angle interne* reçoit l'intermédiaire de Wrisberg. — *L'angle externe* émet les fibres sensitives qui, issues du ganglion, vont se fusionner avec la portion motrice du facial. Ces fibres sont intimement unies avec les nerfs pétreux superficiels qu'on décrit à tort comme naissant de l'angle externe du ganglion.

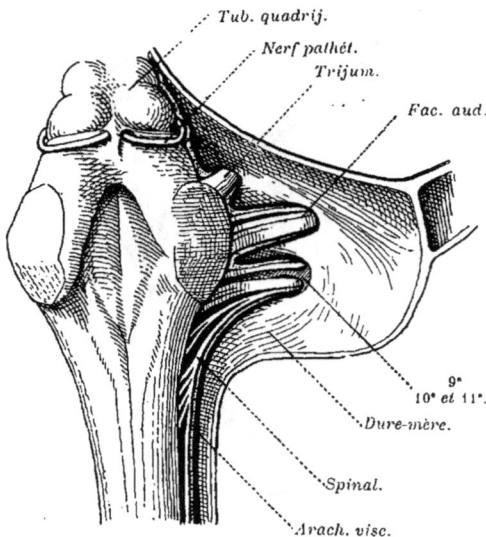

Fig. 476.

Gaines arachnoïdiennes des nerfs crâniens.

Le bulbe et la protubérance, vus en place par leur face postérieure. Les nerfs crâniens et rachidiens émergent de ces centres nerveux et s'engagent dans les trous de la base du crâne.

Rapports. — Nous étudierons les rapports du facial : 1° dans sa portion intra-crânienne; 2° dans sa portion pétreuse; 3° dans sa portion extra-crânienne.

1° PORTION INTRA-CRANIENNE. — Dans le crâne, le facial, au-dessous duquel chemine l'auditif, est en rapport : *En avant*, avec le corps de l'occipital, qu'il croise au-dessus du tubercule occipital (Voy. Ostéologie, p. 405); avec la suture pétro-occipitale et le sinus pétreux inférieur logé dans ecile-ci, et enfin avec la face postérieure du rocher. — *En arrière*, il croise la partie interne du pédoncule cérébelleux moyen et effleure le bord supérieur du lobule du pneumogastrique, devant leque les 9e 10e et 11e paires cheminent, sensiblement parallèles au faisceau formé par les deux racines du facial et l'acoustique (Voy. fig. 476). A ce niveau, le facial traverse la pie-mère qui se réfléchit sur lui pour former son névrilemme, les espaces arachnoïdiens et l'arachnoïde, que nous allons voir se prolonger autour du nerf dans le conduit auditif interne.

2º PORTION PÉTREUSE. — Dans le rocher, le facial occupe successivement le conduit auditif interne et le canal de Fallope.

A) **Dans le conduit auditif interne.** — Le facial est placé au-dessus de l'auditif, qui prend à ce niveau la forme d'une gouttière à concavité supérieure. Entre le facial et l'acoustique chemine l'intermédiaire de Wrisberg. Ces trois nerfs sont accompagnés d'une artériole, l'artère auditive interne, branche du tronc basilaire, et d'une ou plusieurs veines auditives internes, affluents du sinus pétreux inférieur. Ils sont entourés par deux gaines méningées qui leur sont communes, l'une interne, l'autre externe :

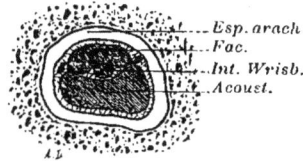
Fig. 477. — Coupe transversale schématique du facial et de l'acoustique dans le conduit auditif interne.

la gaine externe, gaine arachnoïdienne, les sépare du périoste du conduit auditif qui se continue avec la dure-mère ; cette gaine se prolonge jusqu'au fond du conduit auditif interne ; la gaine interne, concentrique à la précédente, est formée par un prolongement du tissu sous-arachnoïdien ; elle communique avec les cavités périlymphatiques de l'oreille interne (Axel Key et Retzius).

B) **Dans le canal de Fallope.** — Le facial, contigu au périoste qui tapisse ce conduit, suit toutes les inflexions du canal osseux et en partage les rapports.

a) Dans la première portion, *portion labyrinthique*, il chemine entre le limaçon et le vestibule ; il est situé sur le même plan horizontal que la paroi supérieure de cette dernière cavité (Voy. fig. 480). — *b)* Dans la deuxième portion, *portion tympanique*, il répond en dehors à la paroi interne ou tympanique de la caisse du tympan ; il fait saillie dans la cavité de la caisse ; il est séparé seulement de la muqueuse par une mince lamelle osseuse qui fait parfois défaut, d'où la possibilité de lésion du facial dans les otites moyennes ; en dedans, il répond au vestibule ; en bas il surplombe la fenêtre ovale et le bec de cuiller. C'est ordinairement au niveau de cette portion que le facial est lésé dans les fractures du rocher. — *c)* Dans sa troisième portion, *portion mastoïdienne*, le nerf facial, accompagné de l'artère stylo-mastoïdienne, qui vient suivant les

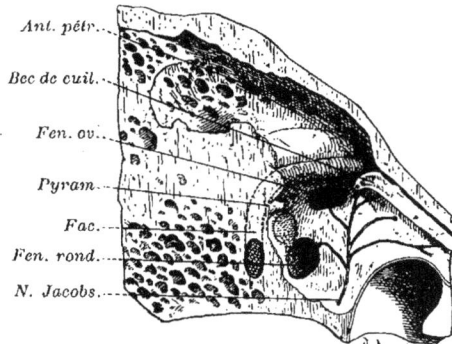
Fig. 478. — Rapports du facial et de la caisse du tympan.

sujets de l'auriculaire postérieure ou de l'occipitale, descend en arrière de la caisse du tympan, en avant du sinus latéral, en dedans des cellules mastoïdiennes qui séparent le nerf de la surface de l'os. D'après Noltenius, il y aurait une distance moyenne de 13 millimètres entre le facial et l'épine de Henle (chez l'adulte).

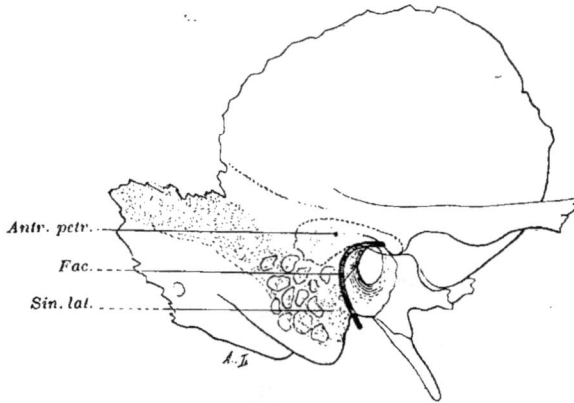

FIG. 479. — Schéma des rapports du facial avec l'antre pétreux. D'après Poirier.

Étant donnée la possibilité de la blessure du facial au cours d'une trépanation de l'apophyse mastoïde, il est intéressant d'insister sur les rapports du nerf et de l'antre pétreux, objectif habituel de l'opérateur. Nous préciserons : 1° la topographie du coude qui réunit la portion tympanique et la portion verticale ou mastoïdienne du facial; 2° la situation de cette portion verticale. — 1° Un plan sagittal passant par le coude en question, coupe en général la partie interne de l'orifice de l'antre, c'est-à-dire de l'aditus ad antrum; la cavité de l'antre, oblique en arrière et en dehors, est située en dehors de ce plan (Voy. fig. 480); on peut donc dire que l'antre pétreux est *plus superficiel* que le facial. De plus, ce coude est *sous-jacent* à l'antre pétreux, comme il est facile de le voir sur la figure 479 empruntée à l'*Anatomie topographique* de M. Poirier. 2° La portion verticale du facial est légèrement oblique en bas et en dehors. Si nous supposons un plan sagittal passant par la demi-circonférence postérieure de la membrane du tympan, au niveau de la moitié supérieure de cette membrane, le facial sera placé en dedans de ce plan; au niveau de la moitié inférieure, il sera placé en dehors (Broca, *Chirurgie opératoire de l'oreille moyenne*, p. 21 et 62.). C'est dans sa portion verticale que le facial est exposé à être blessé, lorsqu'on résèque la paroi postérieure du conduit auditif comme dans l'opération de Stake proprement dite ou dans ses dérivés. —

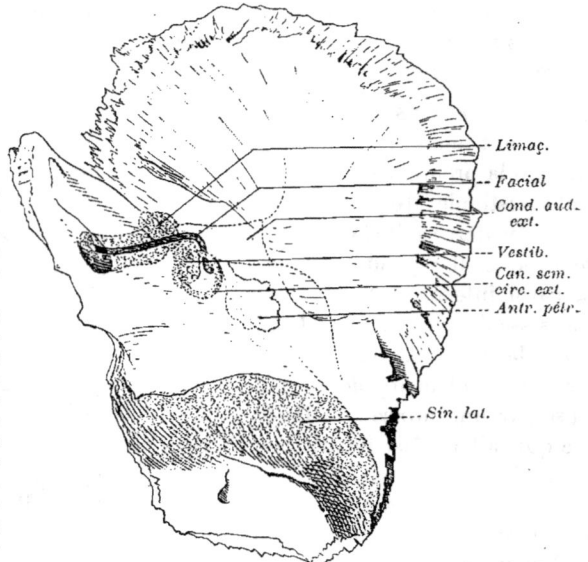

FIG. 480. — Schéma des rapports du facial avec le labyrinthe et l'antre pétreux.
Les organes intra-osseux sont supposés vus par transparence.

Ajoutons que le canal semi-circulaire externe, placé en dedans de l'antre et sur le même plan que lui, est sus jacent au 2° coude du facial.

3° PORTION EXTRA-CRANIENNE. — Dans sa portion extra-crânienne le nerf facial chemine dans l'épaisseur de la parotide, à laquelle il n'est d'ailleurs qu'assez lâchement uni. Au moment où il pénètre dans la glande, il croise l'artère auriculaire postérieure, à laquelle il forme souvent une boutonnière (Friteau);

ordinairement ce vaisseau fournit l'artère stylo-mastoïdienne, véritable artère nourricière du facial, qui, à l'exemple des artères nourricières des nerfs, se divise en deux rameaux dont l'un suit le nerf vers la périphérie, tandis que l'autre l'accompagne vers son origine ; c'est ce dernier qui, plus volumineux, constitue l'artère stylo-mastoïdienne des classiques. Plus loin le facial passe en dehors de la carotide externe et de la veine jugulaire externe. C'est au moment où il croise la face superficielle de la veine qu'il se divise en ses deux branches terminales (Voy. fig. 481).

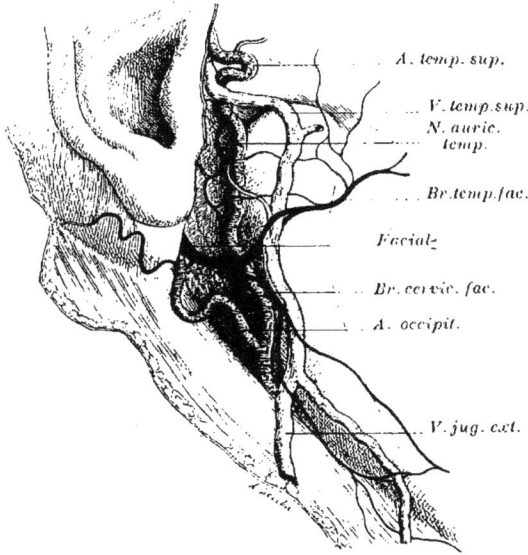

FIG. 481. — Rapports du facial dans la région parotidienne (d'après Friteau).

Distribution. — Le nerf facial fournit : 1° des branches collatérales qui naissent dans l'intérieur du rocher; ce sont les *branches intra-pétreuses*; 2° des branches collatérales qui naissent à sa sortie du rocher, ce sont les branches *extra-pétreuses*; 3° deux branches *terminales*.

§ I. BRANCHES COLLATÉRALES INTRA-PÉTREUSES.

Dans le *conduit auditif interne*, le facial émet plusieurs *filets vasculaires* qui se distribuent à l'artère auditive interne, un *filet osseux* qui pénètre avec une veinule dans l'épaisseur du rocher; ces rameaux ne méritent qu'une simple mention. Il donne aussi au nerf auditif deux *filets anastomotiques* sur lesquels nous reviendrons plus loin (Voy. Anastomoses).

Dans le *canal de Fallope*, il fournit cinq branches beaucoup plus importantes, ce sont : le grand nerf pétreux superficiel, le petit nerf pétreux superficiel, le nerf du muscle de l'étrier, la corde du tympan et le rameau anastomotique du pneumogastrique.

1° *Grand nerf pétreux superficiel* (*nervus petrosus superficialis major*). — Le grand nerf pétreux superficiel se détache du genou du facial; intimement uni au ganglion géniculé, il paraît naître du sommet de ce ganglion. Il se porte en avant et en dedans, parallèlement à l'axe de la pyramide pétreuse, à l'intérieur de laquelle il chemine dans un conduit spécial; il débouche sur la face endocrânienne antérieure du rocher par l'hiatus de Fallope; il reçoit à ce niveau le grand nerf pétreux profond qui, venu du nerf de Jacobson (Voy. Glosso-pharyngien) sort de la pyramide un peu au-dessous du grand nerf pétreux superficiel. Il se porte alors vers le trou déchiré antérieur, reçoit une nouvelle racine qui lui vient du plexus sympathique péricarotidien et finale-

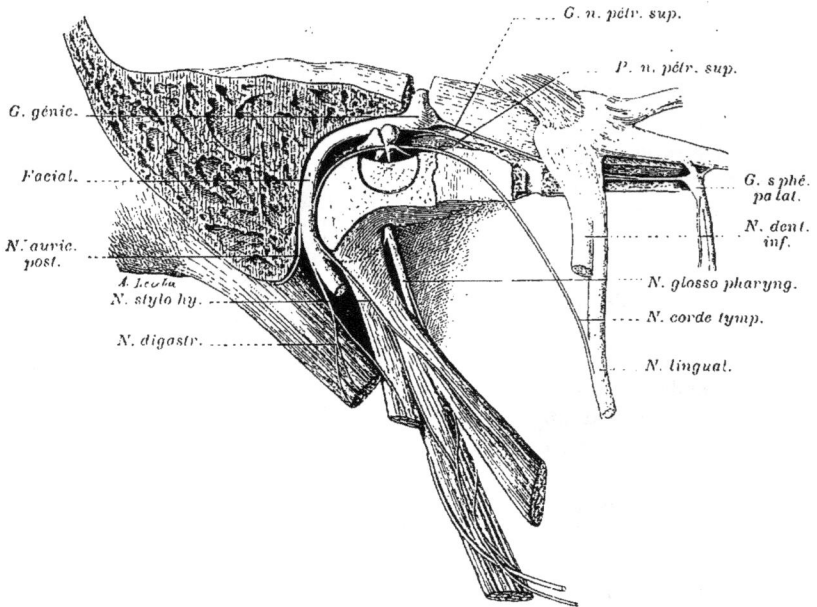

Fig. 482.— Corde du tympan et nerfs pétreux superficiels (d'après Hirschfeld).

ment traverse la lame fibreuse qui obture le trou déchiré antérieur. Il prend à ce moment le nom de nerf vidien, parcourt d'arrière en avant le canal vidien et vient aboutir à l'extrémité postérieure du ganglion sphéno-palatin. [Pour la constitution de ce nerf, Voy. Anastomoses du facial (p. 855) et Sympathique céphalique (p. 919)].

2o **Petit nerf pétreux superficiel** (*nervus petrosus superficialis minor*). — Ce nerf naît du facial un peu en aval du précédent; il longe le ganglion géniculé, puis pénètre dans un canalicule osseux, parallèle à celui du grand nerf pétreux superficiel et débouche sur la face antérieure du rocher, un peu au-dessous et en dehors de l'hiatus de Fallope. Grossi à ce niveau par une branche du nerf de Jacobson, le petit nerf pétreux profond, il sort du crâne soit par la suture sphéno-pétreuse, soit par un petit orifice situé entre le trou ovale et le trou petit rond et va se jeter dans le ganglion otique. Il se comporte en somme vis-à-vis de ce ganglion comme le nerf précédent vis-à-vis du ganglion sphéno-palatin.

Les anomalies de ce nerf et les discussions auxquelles a donné lieu la question de son existence seront indiquées lorsque nous étudierons le petit nerf pétreux profond (Voy. Glosso-pharyngien, p. 870); pour sa constitution et sa signification physiologique, nous renvoyons au Sympathique céphalique (p. 921).

3° **Nerf du muscle de l'étrier** (*nervus stapedius*). — Extrêmement grêle, ce nerf se détache de la portion verticale ou mastoïdienne du facial. Il pénètre dans un canalicule qui le conduit à la partie moyenne du canal de la pyramide. Il se distribue au muscle de l'étrier, logé dans ce canal (Voy. fig. 483).

4° **Corde du tympan** (*chorda tympani*). — La corde du tympan est la plus volumineuse des branches intra-pétreuses du facial. La complexité de son trajet et son importance physiologique lui donnent un intérêt tout particulier.

La corde du tympan naît de la portion mastoïdienne du facial à 4 millimètres environ au-dessus du trou stylo-mastoïdien. Elle se porte en haut et en avant dans un canal particulier, *le canal postérieur de la corde*. Ce canal

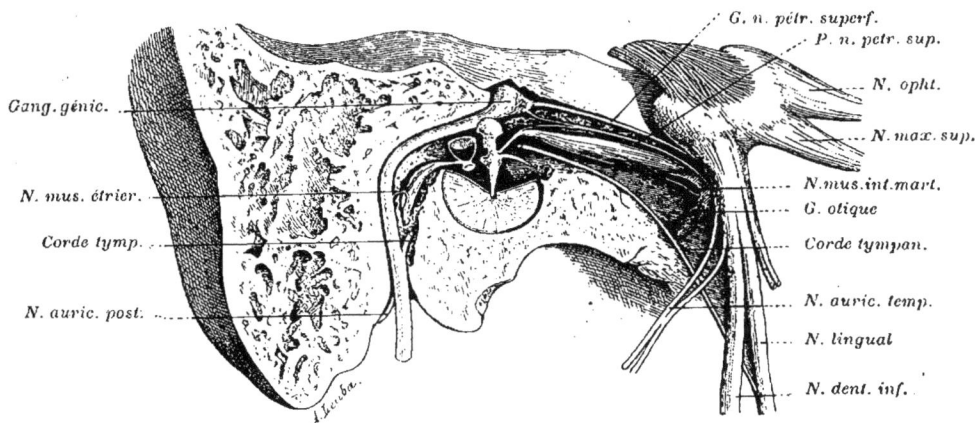

Fig. 483. — Corde du tympan (d'après Hirschfeld).

l'amène dans la caisse du tympan. La corde débouche dans l'oreille moyenne par un petit orifice, qui affecte la forme d'une fente verticale et qui est situé sur la paroi postérieure de la caisse, immédiatement en dehors de la base de la pyramide. — Dans la *caisse du tympan* la corde est appliquée contre la paroi externe de celle-ci; décrivant une courbe régulière à concavité inférieure elle passe en dehors de la branche verticale de l'enclume, en dedans du manche du marteau qu'elle croise dans le voisinage de sa base, un peu au-dessus de l'insertion du muscle interne du marteau. La corde du tympan est en contact immédiat avec le marteau, et est appliquée sur lui par la muqueuse de la caisse qui la sépare de la cavité de l'oreille moyenne. — La corde sort de la caisse du tympan par un conduit spécial, le *canal antérieur de la corde*, situé au-dessus de la scissure de Glaser. Placée à ce niveau près de l'épine du sphénoïde, elle se porte en bas et en avant et pénètre dans l'espace sous-parotidien antérieur; elle croise la face interne de l'auriculo-temporal et du dentaire inférieur et se jette dans le lingual, qu'elle aborde à angle très aigu.

La corde du tympan ne fournit point de collatérales. Elle reçoit un ou plusieurs filets anastomotiques du ganglion otique (Voy. fig. 483). [Sur sa constitution, voy. Anastomoses, p. 857.]

5° **Rameau sensitif du conduit auditif externe.** — A 3 ou 4 millimètres au-dessus du trou stylo-mastoïdien, on voit se détacher un rameau assez grêle : c'est un rameau sensitif, destiné au conduit auditif externe ; il a été désigné sous les noms les plus divers. *Rameau auriculaire du pneumogastrique* (Arnold), *rameau anastomotique du pneumogastrique*, *rameau de la fosse jugulaire* (Cruveilhier) : telles sont ses dénominations habituelles. Le nom que nous avons adopté et qui est à peu de chose près celui qu'a choisi Eisler ne préjuge en rien de l'origine d'ailleurs variable de ce filet nerveux et précise par contre sa distribution quasi immuable ; à ce double titre, il nous paraît un des mieux justifiés.

Ce filet s'applique au tronc du facial dont il émane ou plutôt dont il semble émaner et sort avec lui du crâne par le trou stylo-mastoïdien. Il se porte alors en dehors, contourne le bord antérieur de l'apophyse mastoïde à laquelle il est intimement appliqué ; il se relève ensuite, devient vertical, croise la face externe de l'artère auriculaire postérieure et arrive ainsi sur la face postérieure du fibro-cartilage du conduit auditif externe. Accompagné d'une artériole, il perfore le fibro-cartilage et se termine en se distribuant à la peau de la moitié postérieure du conduit auditif externe (Voy. fig. 484).

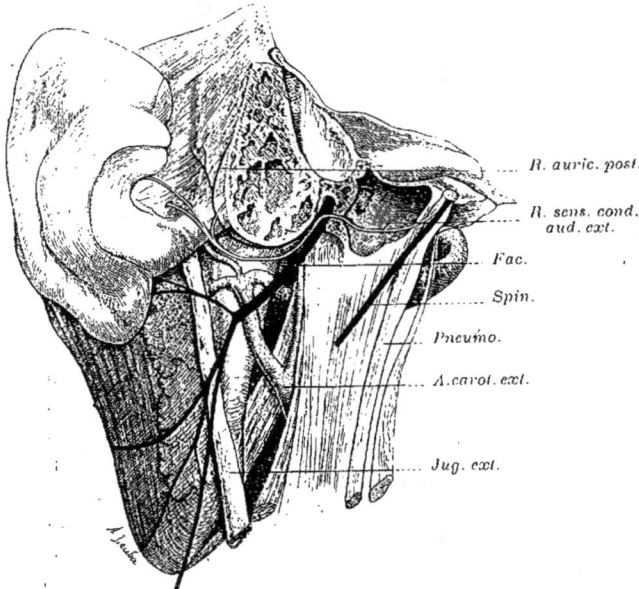

R. auric. post.

R. sens. cond. aud. ext.

Fac.

Spin.

Pneumo.

A. carot. ext.

Jug. ext.

FIG. 484. — Rameau sensitif du conduit auditif externe (d'après Frohse).

Le nerf facial gauche est vu par sa face postérieure après ouverture du conduit stylo-mastoïdien. — Le pavillon de l'oreille est fortement récliné en avant.

Frohse, qui a donné du rameau sensitif du conduit auditif externe une excellente description, insiste sur ce point que le rameau auriculaire sort du rocher par le trou stylo-mastoïdien et gagne le conduit auditif interne par un trajet extra-pétreux. Jamais il ne l'a vu, en dépit des descriptions classiques, quitter le conduit stylo-mastoïdien par un canalicule qui l'amènerait entre l'apophyse mastoïde et le conduit auditif externe. Avant Frohse, Ruge[1] et P. Eisler[2] avaient décrit le trajet extra-crânien du rameau auriculaire chez certains anthropoïdes

1. RUGE. Ueber das peripherische Gebiet des Nervus facialis bei Wirbelthieren. Festschr z. 70. Geburst. v. C. Gegenbaur, B. 3. p. 193-348.
2. EISLER. Das Gefäss-und peripher. Nervensystem des Gorilla, Halle, 1890. Tafeln II u. III.

et notamment le gorille. Au surplus l'étude du rameau auriculaire chez le fœtus ne saurait laisser aucun doute sur le trajet extra-pétreux de ce filet. Chez le fœtus en effet, la portion intra-pétreuse du facial a une étendue beaucoup moins considérable que chez l'adulte ; aussi le rameau auriculaire du vague naît-il nettement au-dessous du trou stylo-mastoïdien et l'existence du trajet transmastoïdien n'est même pas discutable.

En dépit des apparences le rameau sensitif du conduit auditif externe n'est pas une branche du facial. Comme les anciens anatomistes l'avaient déjà depuis longtemps remarqué, c'est un filet qui, issu du pneumogastrique, s'accole pour un temps au facial dont il devient ainsi un pseudo-collatéral. Si l'on suit en effet avec attention le rameau auriculaire depuis sa périphérie jusqu'à son origine, on voit qu'après s'être appliqué un instant au tronc de la 7e paire, il l'abandonne à environ 5 millimètres au-dessus du trou stylo-mastoïdien ; il se porte ensuite directement en dedans et pénètre dans un canalicule qui le conduit dans la fosse jugulaire. Il passe alors en avant de la veine jugulaire et se termine en se jetant dans la 10e paire, immédiatement au-dessous du ganglion jugulaire. Il faut donc regarder ce nerf, comme naissant de la 10e paire, s'acco-

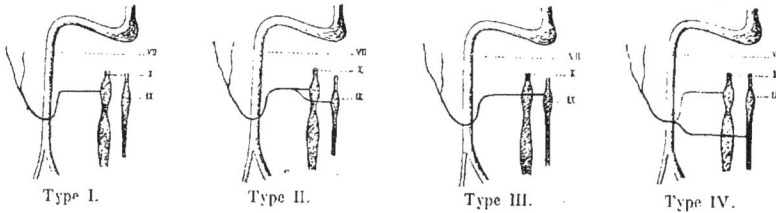

Type I.   Type II.   Type III.   Type IV.

FIG. 485. — Schéma des principales dispositions du rameau sensitif du conduit auditif externe.

lant au facial et venant se distribuer au conduit auditif externe. C'est bien un *rameau auriculaire du pneumogastrique.*

Il importe cependant d'apporter à cette formule quelques restrictions. Si le rameau auriculaire vient ordinairement du pneumogastrique (type I), il n'en est pas toujours ainsi. Parfois il tire à la fois son origine du pneumogastrique et du glosso-pharyngien (type II). Dans d'autres cas il provient du glosso-pharyngien seulement (type III). Plus rarement enfin, il n'existe aucun filet unissant la portion intra-pétreuse du facial avec la 10e ou la 9e paire (Voigt, Bischoff). Il faut alors admettre avec Frohse que les fibres destinées à l'innervation du conduit auditif externe arrivent au facial par le rameau anastomotique avec le glosso-pharyngien (type IV), que nous décrirons dans un instant. La figure 485 schématise ces différentes dispositions du rameau sensitif du conduit auditif externe.

Variétés. — Le rameau auriculaire peut présenter des dispositions encore plus anormales. Arnold l'a vu naître du pneumogastrique à 4 millimètres au-dessous du ganglion jugulaire. Il l'a vu aussi se diviser en 4 branches dont 3 allaient s'anastomoser avec des branches collatérales du facial et dont la quatrième allait aboutir au pavillon de l'oreille. Zuckerkandl a également vu une partie des fibres du rameau auriculaire poursuivre leur route vers le territoire périphérique du facial.

BRANCHES COLLATÉRALES INTRA-PÉTREUSES ANORMALES. — 1° *Rameau vasculaire de la portion pétreuse du facial.* — Bidder et après lui Valentin ont décrit un filet très grêle qui se détache du facial un peu au delà du petit nerf pétreux superficiel et émerge par un orifice spécial sur la face endocrânienne antérieure du rocher et va se jeter dans le plexus sympathique qui entoure l'artère méningée moyenne. Valentin donne à ce rameau le nom de 3ᵉ nerf pétreux superficiel. Bock ne considère pas l'existence de ce filet comme absolument démontrée. On admet généralement aujourd'hui avec Rauber qu'il s'agit d'un rameau anormal.

2° **Nerf de la fenêtre ovale.** — Sous le nom de *nerf de la fenêtre ovale* (ramus ad foramen ovale), Valentin décrit un rameau qui se détache à 1 ou 2 millimètres en avant de la jonction de la portion tympanique et de la portion mastoïdienne du facial, pénètre dans la caisse du tympan et se distribue à la partie postérieure de la fenêtre ovale.

§ II. BRANCHES COLLATÉRALES EXTRA-PÉTREUSES [1].

Les branches collatérales extra-pétreuses du facial sont au nombre de quatre : le rameau anastomotique du glosso-pharyngien, le rameau auriculaire postérieur, le rameau du digastrique et du stylo-hyoïdien et le rameau lingual.

1° *Rameau anastomotique du glosso-pharyngien.* — Ce rameau, toujours très grêle, naît ordinairement au-dessous du trou stylo-mastoïdien. Il se porte en arrière et en dedans, contourne la face antérieure de la veine jugulaire interne qu'il embrasse dans sa concavité (anse de Haller), croise le pneumogastrique en passant en avant de lui et se termine en se jetant dans le ganglion d'Andersch.

Variétés. — Ce rameau peut naître du nerf du digastrique (Cruveilhier). Schwalbe décrit même cette disposition comme la disposition normale. Nous avons vu que lorsqu'il n'y a pas d'anastomose intra-pétreuse entre le facial et le vague, c'est ce rameau qui apporte au facial les fibres destinées à l'innervation sensitive du conduit auditif externe.

2° *Rameau auriculaire postérieur.* — Le rameau auriculaire postérieur naît du facial à 3 ou 4 millimètres environ au-dessous du trou stylo-mastoïdien. D'abord caché sous la face profonde de l'apophyse mastoïde, il croise la face antérieure du ventre postérieur du digastrique et se porte vers le bord antérieur de l'apophyse. Au moment où il atteint ce bord, il croise l'artère auriculaire postérieure (Voy. fig. 484). Le plus souvent il passe en dedans de cette artère, plus rarement il présente une boutonnière dans laquelle elle s'engage [1] (Friteau, Thèse, Paris 1896). Arrivé au niveau du bord antérieur de l'apophyse, le nerf le contourne immédiatement au-dessous de l'orifice cutané du conduit auditif externe. Il chemine alors, oblique en haut et en arrière, sur la face externe de l'apophyse mastoïde. Il s'anastomose à ce niveau avec la branche auriculaire du plexus cervical superficiel, puis se divise en 2 filets terminaux, l'un horizontal, l'autre ascendant.

a) Le *rameau horizontal* ou *rameau occipital* se dirige directement en arrière, croisant à angle très aigu la ligne occipitale supérieure. Il pénètre sous le muscle occipital auquel il se distribue. Ce rameau s'anastomose avec le grand nerf occipital d'Arnold.

b) Le *rameau ascendant* ou rameau *auriculaire* se porte verticalement en haut dans la gouttière qui sépare le pavillon de l'oreille du temporal. Il traverse le muscle auriculaire postérieur auquel il abandonne 2 ou 3 filets, et vient se terminer dans le muscle auriculaire supérieur. Ce rameau auriculaire innerve également les deux muscles minuscules placés sur la face profonde du pavillon : le muscle transverse et le muscle oblique.

Valentin décrit aux deux rameaux du nerf auriculaire postérieur des filets

---

1. Je rappelle que le rameau auriculaire du vague qui suit à ce niveau un trajet parallèle à celui du rameau auriculaire postérieur, croise la face superficielle de l'artère (voy. fig. 484).

cutanés. Nous verrons tout à l'heure, en étudiant les rapports des ramifications terminales du facial avec les ramifications voisines du trijumeau, ce qu'il faut penser des rameaux cutanés de la 7ᵉ paire (Voy. Anastomoses).

Variétés. — Le nerf auriculaire postérieur peut naître dans le canal stylo-mastoïdien. — Il peut se détacher du facial par un tronc commun avec le rameau du stylo-hyoïdien et du digastrique. — Les deux rameaux du nerf auriculaire postérieur peuvent provenir isolément du facial (Schlemm).

3° **Rameau du stylo-hyoïdien et du digastrique** (*Ramus styloideus*, Henle). — Ce rameau naît à un centimètre environ au-dessous du trou stylo-mastoïdien. Il se porte en arrière et en dehors et, après un trajet de 4 à 5 millimètres, se partage en deux filets, l'un antérieur, le nerf du stylo-hyoïdien, l'autre postérieur, le nerf du digastrique.

a) Le *nerf du stylo-hyoïdien* aborde ce muscle par sa face antérieure, tout près de son insertion stylienne et disparaît dans son épaisseur.

b) Le *nerf du digastrique* se porte vers le ventre postérieur du digastrique qu'il pénètre au niveau de son tiers supérieur. Rappelons que le ventre antérieur de ce muscle est innervé par un filet du mylo-hyoïdien, branche du trijumeau.

Variétés. — Les nerfs du stylo-hyoïdien et du digastrique peuvent naître isolément du facial. Sappey, Cruveilhier, Testut..., etc., considèrent cette disposition comme normale. — Friteau a vu le nerf du stylo-hyoïdien envoyer un gros rameau anastomotique à la branche cervico-faciale du facial (Friteau, *loc. cit.* p. 20 et fig. 1). — Sabatier a signalé des filets du nerf du digastrique qui allaient s'anastomoser avec les branches du plexus cervical superficiel sur la face externe du sterno-cléido-mastoïdien. — Le rameau du digastrique peut s'anastomoser avec le pneumogastrique (Meckel) et le glosso-pharyngien (Cruveilhier).

4° **Rameau lingual** (*Rameau des muscles stylo-glosse et glosso-staphylin*, Cruveilhier). — Le rameau lingual naît du facial un peu au-dessous du nerf précédent. Il se porte en bas et en dedans, vers la base de la langue. Dans ce trajet, il croise d'abord la face interne des muscles stylo-glosse et stylo-pharyngien qui forment à ce niveau la paroi postérieure de la loge parotidienne. Il chemine ensuite le long du bord antérieur du second de ces muscles et arrive ainsi sur la paroi latérale du pharynx. Il s'insinue alors dans un interstice des fibres du constricteur supérieur, passe entre l'amygdale et le pilier antérieur du voile et se termine au niveau de la base de la langue par deux ordres de filets : 1° *des filets musculaires* pour le stylo-glosse et le palato-glosse ; 2° *des filets muqueux* pour la muqueuse qui tapisse le pilier antérieur et la portion voisine de la muqueuse linguale. Le rameau lingual s'anastomose habituellement avec le rameau que le glosso-pharyngien envoie au muscle stylopharyngien.

§ III. **BRANCHES TERMINALES.**

A quelques millimètres en arrière du bord postérieur de la branche montante du maxillaire, le facial se divise en deux branches terminales. Comme nous l'avons vu, le siège de la bifurcation correspond ordinairement au point où le nerf croise la jugulaire externe ; les deux branches terminales s'écartent à angle droit : l'une se porte horizontalement en avant, c'est la *branche supérieure* ou *temporo-faciale*; l'autre descend verticalement, c'est la *branche inférieure* ou cervico-faciale. Chez le fœtus dont le maxillaire inférieur a une branche montante très réduite dans le sens vertical, les 2 branches terminales du facial forment entre elles un angle aigu.

1° **Branche temporo-faciale.** — Plus volumineuse que sa congénère, la branche temporo-faciale se divise presque immédiatement en 4 ou 5 rameaux divergents. Mais, avant de se bifurquer, elle reçoit deux filets anastomotiques du nerf auriculo-temporal. Ces filets toujours très grêles se détachent de l'auriculo-

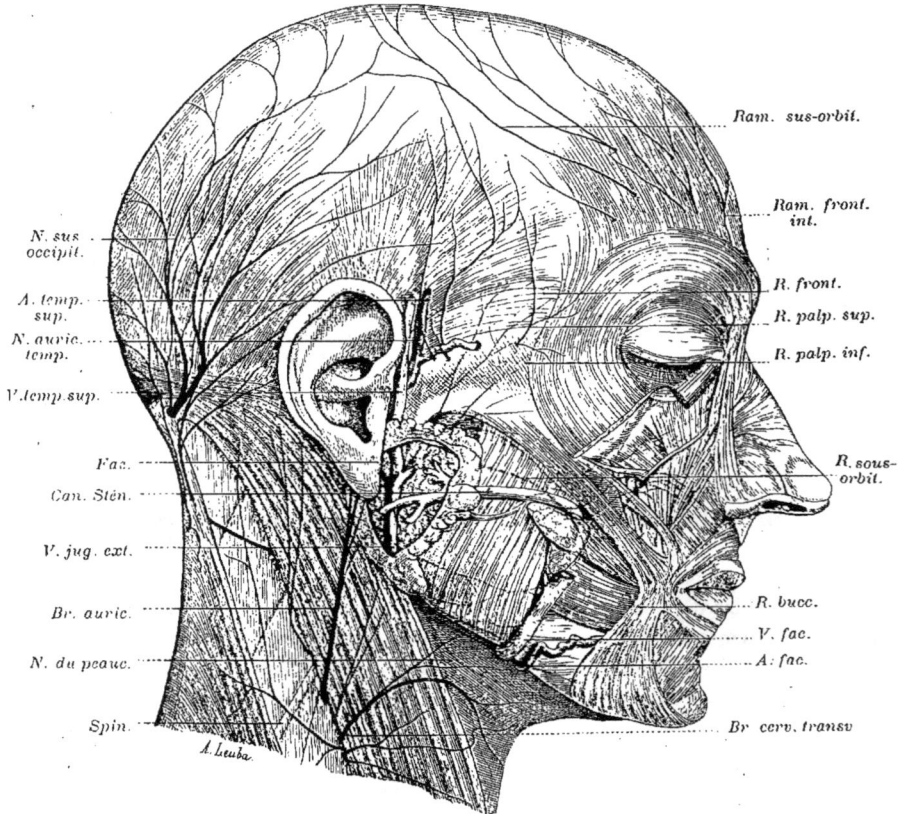

Ram. sus-orbit.

Ram. front. int.

R. front.

R. palp. sup.

R. palp. inf.

N. sus occipit.

A. temp. sup.

N. auric. temp.

V. temp. sup.

Fac.

Can. Stén.

V. jug. ext.

Br. auric.

N. du peauc.

Spin.

A. Leuba

R. sous-orbit.

R. bucc.

V. fac.

A. fac.

Br. cerv. transv

Fig. 486. — Rameaux terminaux du facial (d'après Frohse).

temporal au moment où ce nerf, après avoir contourné le col du condyle, se relève pour gagner, vertical, la région temporale. Longs de 2 centimètres environ, ils croisent perpendiculairement à leur direction l'artère et la veine temporales superficielles; ils sont ordinairement sous-jacents à la veine; quant à l'artère, elle traverse le plus souvent une boutonnière que lui ménagent ces 2 filets (Voy. fig. 481). Les rameaux terminaux de la branche temporo-faciale s'unissent par des anastomoses verticales. Ils constituent ainsi une sorte de plexus, le *plexus paroti-dien*. Henle décrit ce plexus comme formé par les deux branches terminales du facial. En fait, la branche cervico-faciale ne prend à sa constitution qu'une part toujours très minime et souvent même nulle. Ce plexus parotidien, qui peut d'ailleurs faire défaut, a une situation variable. Il est, le plus souvent, situé dans l'épaisseur de la parotide; il est alors isolé des lobules glandulaires par une nappe celluleuse qui permet de diviser sans trop de difficulté la partie antérieure de la glande en deux plans; l'un superficiel, l'autre profond. Dans d'autres cas, il est sous-glandulaire et s'applique à l'aponévrose massétérine.

De ce plexus s'échappe une série de rameaux divergents que l'on divise en rameaux *temporaux*, *frontaux*, *palpébraux*, *sous-orbitaires* et *buccaux supérieurs*.

Cette nomenclature, basée sur le mode de distribution des rameaux terminaux du facial, est celle de la plupart de nos auteurs classiques. Elle nous semble bien préférable à celle que beaucoup d'anatomistes allemands emploient depuis Meckel et Valentin et qui est basée sur le mode de ramescence des branches terminales du facial; ce dernier mode de description a en effet le double inconvénient de ne pas s'appliquer à tous les cas et d'être difficile à retenir.

a) Les *rameaux temporaux*, verticaux, croisent à angle droit l'apophyse zygomatique et se distribuent au muscle auriculaire antérieur. Ils innervent également les petits muscles placés sur la face superficielle du pavillon de l'oreille : les deux muscles de l'hélix, le muscle du tragus et le muscle de l'anti-tragus. Nous avons vu que les muscles placés sur la face profonde du pavillon étaient innervés par le nerf auriculaire postérieur.

b) Les *rameaux frontaux*, très longs et très grêles, sont obliques en haut et en avant. Ils se dirigent vers le muscle frontal qu'ils abordent au niveau de son bord externe.

c) Les *rameaux palpébraux* forment deux groupes : les filets palpébraux supérieurs se distribuent à la moitié supérieure de l'orbiculaire, au sourcilier et au pyramidal; les filets palpébraux inférieurs vont innerver la moitié inférieure de l'orbiculaire.

d) Les *rameaux sous-orbitaires* naissent soit par un tronc unique alors très volumineux (*Ramus maximus* de Frohse), soit par deux troncs parallèles. Unique ou double, ce tronc d'origine est ordinairement sus-jacent au canal de Stenon. Au niveau du bord antérieur du masséter il s'épanouit en un bouquet de filets terminaux. Ceux-ci se distribuent à la face profonde des muscles grand et petit zygomatiques, élévateur commun de la lèvre supérieure et de l'aile du nez et élévateur propre de l'aile du nez par lesquels ils sont recouverts; ils abordent au contraire la face superficielle du canin, de l'élévateur propre de la lèvre supérieure, du transverse et du myrtiforme sur lesquels ils sont appliqués.

e) Les *rameaux buccaux supérieurs* viennent ordinairement d'un tronc unique, qui se détache souvent du ramus maximus. Ils se distribuent au buccinateur et à la moitié supérieure de l'orbiculaire des lèvres.

2° Branche cervico-faciale.

— Beaucoup plus grêle que la précédente, la branche cervico-faciale se dirige, presque verticale, vers l'angle de la mâchoire. Elle chemine dans l'épaisseur de la parotide, mais n'est séparée de la superficie que par quelques lobules glandulaires. Au niveau de la partie moyenne de la branche montante, la branche cervico-faciale reçoit un ou deux *filets anastomotiques*, venus de la branche auriculaire du plexus cervical superficiel. Un peu

au-dessus de l'angle de la mâchoire, elle se divise en plusieurs rameaux terminaux que l'on répartit ordinairement en 3 groupes; ce sont :

a) Les rameaux buccaux inférieurs. Ils naissent d'un tronc unique qui
chemine parallèlement au bord inférieur du maxillaire à un demi-centimètre
au-dessus de ce bord; ce tronc croise l'artère faciale à laquelle il forme souvent
une boutonnière (Voy. fig. 486). Ces rameaux se terminent dans le risorius de
Santorini, le buccinateur et la moitié inférieure de l'orbiculaire des lèvres.

b) Les rameaux mentonniers. Nés souvent de la branche cervico-faciale
par un tronc qui leur est commun avec les rameaux précédents, ils se distribuent au triangulaire, au carré des lèvres et au muscle de la houppe du menton. Ces filets prennent part à la constitution du plexus mentonnier sur
lequel nous allons revenir en étudiant les anastomoses de la 5e et de la 7e paire.

c) Les rameaux cervicaux. Au nombre de deux ou trois, ils descendent dans
le cou et se distribuent au muscle peaucier au-dessous duquel ils cheminent.
Parfois l'un d'eux, après avoir abandonné quelques filets au peaucier, remonte
vers le menton par un trajet récurrent, vient rejoindre les rameaux du groupe
mentonnier et partage leur terminaison.

Entre les filets buccaux supérieurs et les filets buccaux inférieurs, il existe un espace où
les filets moteurs du facial font absolument défaut. D'après Friteau, cet espace serait limité
de la façon suivante : « *en haut* par une ligne joignant l'insertion du lobule de l'oreille au
quart externe de la lèvre supérieure; *en bas* par une ligne unissant le quart inférieur du
bord postérieur de la mâchoire au quart externe de la lèvre supérieure; *en arrière* par le
bord postérieur de la mâchoire. »

NERF FACIAL (*Résumé*).

Branches collatérales intra-pétreuses.	Grand nerf pétreux superficiel.
	Petit nerf pétreux superficiel.
	Nerf du muscle de l'étrier.
	Corde du tympan.
	Rameau sensitif du conduit auditif externe.
Branches collatérales extra-pétreuses.	Rameau anastomotique de IX.
	Rameau auriculaire postérieur.
	Rameau du stylo-hyoïdien et du digastrique.
	Rameau lingual.
Branches terminales.	Branche temporo-faciale. { Rameaux temporaux. Rameaux frontaux. Rameaux palpébraux. Rameaux sous-orbitaires. Rameaux buccaux supérieurs.
	Branche cervico-faciale.. { Rameaux buccaux inférieurs. Rameaux mentonniers. Rameaux cervicaux.

Anastomoses. — Le facial présente un grand nombre d'anastomoses
avec les nerfs voisins; nous avons déjà rencontré la plupart d'entre elles, en
étudiant la distribution du facial. La plupart de ces anastomoses se font avec
des nerfs sensitifs; elles apportent au facial des fibres à conduction centripète. Quelques-unes ont cependant une signification toute différente : elles
représentent des rami communicantes par lesquels le facial s'unit au sympathique céphalique, en apparence annexé au trijumeau.

1° ANASTOMOSES AVEC L'AUDITIF. — Les anastomoses avec l'auditif sont au
nombre de deux : l'une postérieure, l'autre antérieure.

a) L'*anastomose postérieure* est formée par un filet toujours très grêle qui
e détache de l'intermédiaire de Wrisberg au niveau de la partie moyenne du
onduit auditif interne et va se jeter dans la 8ᵉ paire. — L'*anastomose antérieure* est constituée par un ou deux filets qui naissent de la concavité du
genou du facial, se portent en arrière et en dehors et vont se jeter dans le
ganglion de Scarpa.

La constitution de ces rameaux anastomotiques et partant leur signification
ont inconnues. Peut-être peut-on les considérer comme les reliquats de cette
nion intime que la portion sensible du facial présente avec l'auditif chez
ertains mammifères (rongeurs) et surtout chez les poissons osseux (Cannieu[1]).

2º ANASTOMOSES AVEC LE GLOSSO-PHARYNGIEN. — Le facial présente avec le
losso-pharyngien une anastomose directe et des anastomoses indirectes.
l'anastomose directe est constituée par le rameau que nous avons décrit sous
e nom de *rameau anastomotique du glosso-pharyngien*. Les anastomoses
ndirectes sont formées par l'union des grand et petit nerfs pétreux superficiels
vec les grand et petit nerfs pétreux profonds, branches du nerf de Jacobson.

3º ANASTOMOSE AVEC LE PNEUMOGASTRIQUE. — L'anastomose avec le pneumo-
astrique constitue le rameau auriculaire du vague. Nous avons déjà indiqué
). 849) ses variétés et sa suppléance possible par le rameau anastomotique
e la 9ᵉ paire.

4º ANASTOMOSES AVEC LES NERFS CERVICAUX. — Le facial s'anastomose : *a*) par
a branche cervico-faciale avec la branche auriculaire du plexus cervical superfi-
el ; — *b*) par les nerfs du
caucier avec la branche
ervicale transverse du
ême plexus ; — *c*) par le
ameau auriculaire posté-
ieur avec la branche auri-
ulaire du plexus cervical
t avec le grand nerf sous-
ccipital.

5º ANASTOMOSES AVEC LE
RIJUMEAU. — Les anasto-
oses entre le facial et le
rijumeau sont aussi mul-
ples que variées. Le facial
st uni à la 5ᵉ paire :

A) *Par le grand et le
etit nerf pétreux super-
ciels.* Ces nerfs contien-
ent deux ordres de fibres.
α) Les unes vont du facial
ux deux ganglions sphé-

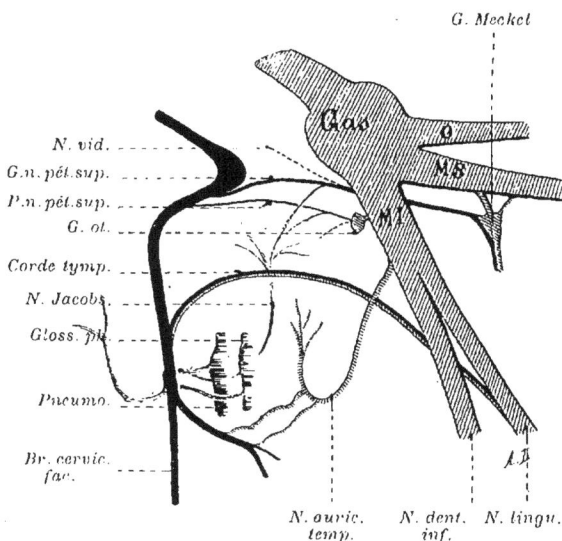

FIG. 487. — Schéma des anastomoses du facial avec
le trijumeau, le glosso-pharyngien et le pneumo-gastrique.

o-palatin et otique, dépendances du sympathique céphalique. Ce sont des élé-
ents centrifuges qui viennent se terminer dans ces ganglions ; ils s'articulent

1. Remarques sur le nerf intermédiaire de Wrisberg. Comptes rendus de l'Académie des sciences, 22 avril 1895.

là avec les neurones sécrétoires que contiennent ces derniers ; en d'autres termes, les fibres du facial, après avoir subi dans ces ganglions une interruption cellulaire, vont innerver les [glandes appartenant au territoire de ces deux ganglions sympathiques. Le trajet que suivent ces fibres pour aller du ganglion à la glande à laquelle ils sont destinés peut être très complexe. C'est ainsi que les fibres sécrétoires de la glande lacrymale, après être arrivées au ganglion sphéno-palatin par le grand nerf pétreux superficiel, quittent ce ganglion par le nerf sphéno-palatin, passent dans le nerf maxillaire supérieur et arrivent à la glande lacrymale par l'anastomose orbito-lacrymale (Tribondeau, Laffay). De même les fibres secrétoires de la parotide, fournies au ganglion otique par le petit nerf pétreux superficiel, passent du ganglion dans le tronc du nerf maxillaire inférieur et arrivent à la parotide par le nerf auriculo-temporal (Vulpian).

β) D'autres fibres, suivant un trajet inverse de celui des précédentes, vont du ganglion au facial. Elles apportent à ce dernier des fibres vaso-dilatatrices qui quittent ensuite le tronc de la 7e paire pour passer dans la corde du tympan (Joylet et Laffont). Ces fibres vaso-motrices sont elles-même fournies aux ganglions par la 5e paire.

En somme les deux nerfs pétreux superficiels sont de véritables rami communicantes, unissant le facial aux ganglions sphéno-palatin et

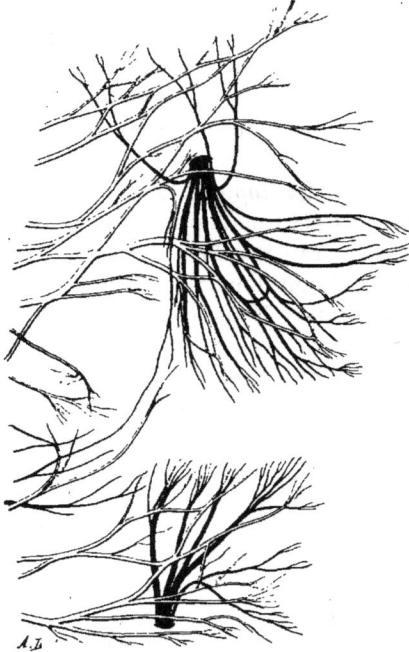

Fig. 488. — Plexus formés par les branches terminales du trijumeau et du facial (d'après Frohse).

En haut, le plexus sus-orbitaire ; en bas, le plexus mentonnier.

otique. Comme tels, nous les retrouverons en étudiant le sympathique céphalique.

Cette conception du grand et du petit pétreux superficiels a cependant besoin d'une restriction, du moins pour le premier d'entre eux. Si l'on admet en effet, ce qui est d'ailleurs discuté (Rethi, Vulpian, Lermoyez), que le facial intervient dans l'innervation des muscles du voile du palais, on est amené à reconnaître par cela même que le grand nerf pétreux superficiel n'est pas exclusivement constitué par des fibres annexées au système du sympathique, c'est-à-dire par des fibres ayant subi ou allant subir dans un ganglion une interruption cellulaire ; et il faut décrire aussi dans ce nerf des fibres qui traversent le ganglion sans s'interrompre et gagnent directement les nerfs palatins. Ce point appelle d'ailleurs de nouvelles recherches. (Pour plus de détails, voy. Sympathique céphalique, p. 919, et les traités de physiologie).

B) *Par la corde du tympan.* — La corde du tympan est la plus importante des anastomoses unissant le facial et le trijumeau. Les fibres qui la constituent vont les unes du facial au lingual, ce sont des fibres centrifuges; les autres du lingual à la 7e paire, ce sont des fibres centripètes.

α) Les fibres centrifuges sont des fibres vaso-motrices et sécrétoires. Celles-ci appartiennent en propre au facial. Celles-là sont apportées à ce nerf, comme nous venons de le voir, par les 2 nerfs pétreux superficiels; ces derniers les empruntent aux ganglions sphéno-palatin et otique qui les tiennent eux-mêmes du trijumeau. Fibres vaso-motrices et sécrétoires qui ont, comme on le voit, une origine bien distincte, vont aboutir aux deux tiers antérieurs de la muqueuse linguale et aux glandes sous-maxillaire et sublinguale[1].

β) Les fibres centripètes sont des fibres de la sensibilité gustative. Venues de la muqueuse linguale, elles sont contenues successivement dans le lingual, la corde du tympan, le tronc du facial et se continuent finalement avec l'intermédiaire de Wrisberg (Lussana). Elles représentent avec ce dernier la portion sensitive du facial (Voy. Traités de physiologie).

C) Par l'anastomose de la branche temporo-faciale avec l'auriculo-temporal. Cette anastomose a déjà été décrite. Sa signification n'est pas absolument connue. Elle est vraisemblablement formée par des fibres sensitives que le trijumeau envoie à la 7e paire.

D) Enfin le 5e et le 7e s'unissent encore par leurs rameaux terminaux. Les anastomoses périphériques sont multiples. En plusieurs points, les rameaux ultimes du trijumeau et du facial s'intriquent en constituant de véritables plexus. Citons plus particulièrement : le plexus sous-orbitaire, formé par la réunion des branches que le facial envoie aux élévateurs de la lèvre supérieure avec le nerf sous-orbitaire; le plexus mentonnier, formé par l'union du nerf mentonnier et des nerfs moteurs des abaisseurs de la lèvre inférieure ; le plexus buccal, qui résulte de la rencontre des filets terminaux du nerf buccal et des rameaux que le facial donne au buccinateur.

A vrai dire, cependant, il ne s'agit point là de véritables anastomoses; il y a entrelacement, intrication, mais non échange de fibres. Frohse a même montré que par une dissection fine, on peut assez facilement, sauf peut-être au niveau du plexus buccal, séparer les filets du trijumeau de ceux du facial. Le schéma de la fig. 488, empruntée à cet auteur, montre bien que les rapports intimes entre les rameaux terminaux de la 5e et de la 7e paire sont surtout des rapports de contiguïté.

Distribution générale. — Comme on le voit, le facial est un nerf mixte, moteur et sensitif. Il contient aussi un certain nombre de fibres appartenant au système du sympathique céphalique; ce sont les fibres qui, au lieu de se rendre directement à un muscle ou à une partie du tégument externe ou interne, vont aboutir à un des ganglions annexés au sympathique céphalique; nous reviendrons sur elles en étudiant ce dernier.

1. *Territoire moteur*. — Nerf moteur, le facial se distribue aux muscles qui appartiennent embryologiquement à l'arc hyoïdien. Ces muscles peuvent être répartis en deux groupes. Le premier comprend : le stylo-hyoïdien, le ventre postérieur du digastrique[2], le muscle de l'étrier, le péristaphylin interne et

---

1. Comme nous le verrons plus loin (Voy. Sympathique céphalique) cette dualité d'origine des fibres sécrétoires et vaso-motrices de la corde, admise par Jolyet et Laffont, est contestée par Morat et Doyon.
2. Rappelons que le ventre antérieur du digastrique est une dépendance de l'arc mandibulaire et qu'il est, à ce titre, innervé par le masticateur.

l'azygos de la luette[1]; le deuxième est formé par les muscles peauciers de la tête et du cou. Les muscles du premier groupe représentent le *territoire primitif* du facial; chez les vertébrés inférieurs, ces muscles ou leurs homologues forment seuls le territoire moteur de la 7e paire. Les muscles peauciers constituent le territoire secondaire de celle-ci; ils n'apparaissent que très tardivement au cours du développement phylogénique et ontogénique; ils

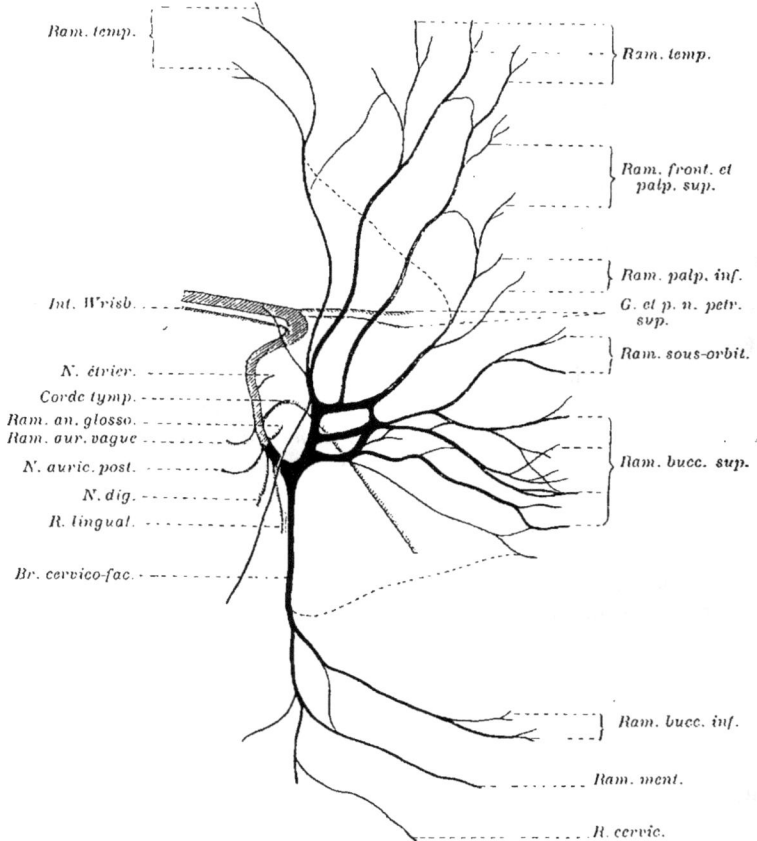

FIG. 489. — Schéma du facial.
Les branches terminales sont en noir plein, les branches collatérales en grisé.

n'existent guère en effet que chez les mammifères et surtout chez les primates; chez l'embryon humain, il n'y a encore pas trace de muscles peauciers de la face, au cours du deuxième mois de la vie intra-utérine alors qu'à cette époque les autres muscles de l'extrémité céphalique sont déjà nettement différenciés.

En revanche, si ces muscles peauciers de la tête ne représentent, au point de

---

1. Il importe de remarquer que le mode d'innervation du péristaphylin interne et de l'azygos n'est pas encore absolument établi. Vulpian, Rethi et plus récemment Lermoyez, ont contesté toute intervention du facial dans l'innervation des muscles du voile; ils font jouer au pneumogastrique le rôle prépondérant. Anatomiquement, on comprend mal comment la 10e paire pourrait innerver les deux périsptahylins et l'azygos. A l'heure actuelle, on ne peut encore considérer la question comme tranchée.

vue chronologique, que le territoire secondaire de la 7ᵉ paire, ils l'emportent
de beaucoup en importance, au moins dans l'espèce humaine, sur les muscles
du territoire primitif. Chez l'homme, le facial est avant tout le nerf de l'expression et de la mimique. (Voy. Ruge, *Untersuchungen über die Gesichtsmus-
kulatur der Primaten*, Leipzig, 1887. *Morph. Jahrb.*, Bd. 11, 1886; *ibid.*,
Bd. 2, 1887.— Rabl, *Anat. Anz.*, Bd. 2, 1887. — Popowsky, *Morph. Jarhb.*,
Bd. 23, 1895.)

2. **Territoire sensitif**. — *Nerf sensitif*, le facial a un territoire peu étendu. Il
se borne à donner, par l'intermédiaire de la corde du tympan, la sensibilité
gustative aux deux tiers antérieurs de la muqueuse linguale. Mais, si chez
l'homme et les vertébrés supérieurs le domaine sensitif du facial est considérablement réduit, il n'en est pas de même chez les vertébrés inférieurs. Chez
ceux-ci, le facial a un territoire sensitif qui égale et dépasse même en importance le territoire moteur. Chez certains animaux, comme le Pétromyzon, le
facial serait même exclusivement sensitif (Furbringer).

La 13ᵉ paire de Sapolini. — Nous avons vu plus haut que les fibres sensitives de la
corde du tympan allaient aboutir à l'intermédiaire de Wrisberg. Récemment, Sapolini a
proposé de considérer l'intermédiaire, le ganglion géniculé et la corde comme un tout
autonome qui formerait une 13ᵉ paire crânienne. Cette manière de voir est passible de multiples objections. En premier lieu, la corde du tympan ne contient pas que des fibres sensitives; nous avons vu en effet qu'elle possédait aussi des fibres centrifuges vaso-motrices et
sécrétoires, égales et peut-être même supérieures en nombre aux fibres gustatives. De
plus, toutes les fibres de l'intermédiaire de Wrisberg ne passent pas par la corde, puisque
His jun. a trouvé que le ganglion géniculé possédait sept fois plus de cellules nerveuses que
la corde du tympan ne contient de fibres. Il faut donc admettre qu'une partie des fibres
de l'intermédiaire aboutit à d'autres rameaux que la corde, comme les nerfs pétreux ou
le rameau lingual. Comme on le voit, si, à la sortie du bulbe, il y a séparation complète entre le facial moteur et le facial sensitif, en revanche au delà du ganglion géniculé,
il y a fusion intime de ces deux éléments de la 7ᵉ paire. Mais, alors même que la portion
sensitive du facial serait facilement isolable de sa portion motrice, ce ne serait encore pas
une raison suffisante pour lui donner la valeur d'une paire crânienne. Nous allons voir en
effet, dans un instant, que le facial appartient au groupe des nerfs encéphaliques dorsaux;
or, abstraction faite du spinal, qui n'est qu'un annexe du pneumogastrique, tous ces
nerfs dorsaux sont des nerfs mixtes et il n'y a pas plus de raison d'isoler la portion sensitive du facial de sa portion motrice qu'il n'y en a pour accomplir une séparation analogue pour la 5ᵉ, la 9ᵉ et la 10ᵉ paire.

Signification morphologique. — Le nerf facial appartient au groupe
des nerfs encéphaliques dorsaux. Comme les autres nerfs dorsaux, trijumeau,
glosso-pharyngien et vago-spinal, le facial présente les caractères suivants :
1° c'est un nerf mixte, sensitif et moteur; 2° ses fibres motrices se distribuent
à des muscles dérivés du mésoderme latéral, c'est-à-dire à des muscles branchiaux; 3° il naît de la colonne grise qui prolonge vers l'encéphale le groupe
cellulaire antéro-externe des cornes antérieures de la moelle. Par contre, le
facial a une émergence franchement ventrale, ce qui paraît anormal au premier abord. Mais nous avons vu que cette émergence ventrale apparaissait
comme un phénomène secondaire et tardif au cours du développement phylogénique, qu'elle succédait à une émergence franchement latérale et qu'elle était
liée à l'apparition et à l'extension de plus en plus considérable des lobes latéraux du cervelet. Nous avons vu aussi que cette transformation de l'émergence
latérale primitive en émergence ventrale rendait compte d'une façon très satisfaisante du trajet complexe du facial à travers la protubérance (Voy. Généralités, p. 765, fig. 410 et 411).

Huitième paire : **NERF AUDITIF**

Syn. : Nerf acoustique, partie molle de la 7ᵉ paire.

Le nerf auditif, ou nerf de la 8ᵉ paire, se distribue au labyrinthe membraneux : c'est un nerf sensoriel.

Constitution. — Chez l'homme, comme d'ailleurs chez tous les vertébrés supérieurs, le nerf acoustique peut être considéré comme formé par la réunion de deux nerfs qui diffèrent par leur distribution périphérique, par leurs connexions centrales et très vraisemblablement par leur rôle physiologique : le *nerf vestibulaire* et le *nerf cochléaire*. Le premier se distribue au contenu membraneux du vestibule et des canaux semi-circulaires; le deuxième va innerver le limaçon. Chez les vertébrés inférieurs (poissons et amphibiens) qui ne possèdent qu'un limaçon rudimentaire, représenté seulement par une petite évagination du saccule, la *lagena*, le nerf vestibulaire constitue à lui seul la 8ᵉ paire.

Origine apparente. — Le nerf acoustique se détache du bulbe par deux racines, l'une interne, l'autre externe, que sépare le pédoncule cérébelleux inférieur (Voy. fig. 490).

a) La racine *interne* ou *vestibulaire* naît dans la fossette latérale du bulbe, immédiatement en dehors de l'intermédiaire de Wrisberg.

b) La racine *externe* ou *cochléaire* fait suite aux stries acoustiques et contourne la face externe du pédoncule cérébelleux inférieur pour venir s'accoler à la précédente au niveau du bord externe de ce pédoncule.

Trajet. — Du bord antérieur du pédoncule cérébelleux inférieur, le nerf acoustique, formé par la juxtaposition de ces deux racines, se porte en haut, en dehors et en avant vers le conduit auditif interne. Au fond de ce dernier, la racine cochléaire et la racine vestibulaire se séparent de nouveau pour se distribuer, la première au limaçon, la deuxième au vestibule et aux canaux semi-circulaires.

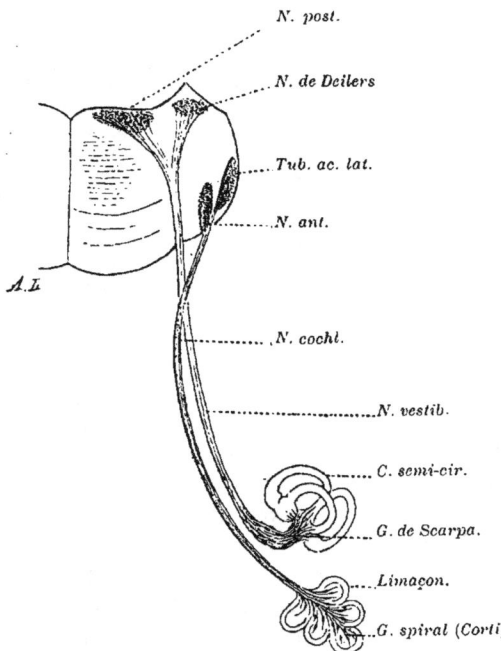

FIG. 490. — Origine et terminaison du nerf acoustique. Figure schématique.

N. post.
N. de Deiters
Tub. ac. lat.
N. ant.
A. L.
N. cochl.
N. vestib.
C. semi-cir.
G. de Scarpa.
Limaçon.
G. spiral (Corti)

Rapports. — Il faut étudier les rapports du nerf acoustique dans le crâne, portion intra-crânienne, et dans le conduit auditif interne, portion pétreuse.

1° PORTION INTRA-CRANIENNE. — Dans le crâne, l'acoustique répond : *En avant*, au corps de l'occipital qu'il croise un peu au-dessus du tubercule occipital, à la suture pétro-occipitale, au sinus pétreux inférieur logé dans celle-ci et enfin à la face postérieure du rocher.

— *En arrière*, il croise la partie interne du pédoncule cérébelleux moyen et effleure le bord supérieur du lobule du pneumogastrique. — *Au-dessus* de lui, cheminent le facial et l'intermédiaire. Facial, intermédiaire et acoustique sont contenus dans un même manchon arachnoïdien. — *En bas*, la 9e, la 10e et la 11e paire courent parallèlement au faisceau formé par le facial et l'acoustique.

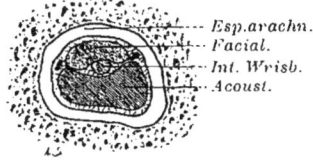

FIG. 491. — Coupe schématique de la 8e et de la 7e paire dans le conduit auditif interne.

2° PORTION PÉTREUSE. — Dans le conduit auditif interne, l'acoustique est placé au-dessous du facial. Il affecte à ce niveau la forme d'une gouttière à concavité supérieure, dans laquelle se superposent l'intermédiaire et le facial.

En étudiant ce nerf, nous avons précisé les rapports de la 7e et de la 8e paire avec les parois du canal osseux dans lequel elles sont contenues (Voy. p. 840) et avec les gaînes que leur forment les méninges dans ce canal.

Distribution. — Au fond du conduit auditif interne, le nerf acoustique se divise en deux branches terminales : le *nerf cochléaire* et le *nerf vestibulaire*.

Pour bien comprendre les rapports réciproques de ces deux branches, il faut avoir présente à l'esprit la configuration exacte du fond du conduit auditif. Or. nous savons (Voy. Ostéologie, p. 454) que ce fond est divisé par une crête transversale, falciforme, en deux étages : l'un supérieur, l'autre inférieur. L'étage supérieur est lui-même subdivisé en deux parties par une crête verticale : une partie antérieure qui n'est autre que l'entrée du *canal de Fallope*, une partie postérieure qui affecte la forme d'une fossette rugueuse criblée d'orifices microscopiques, c'est la *fossette vestibulaire supérieure*. De même, l'étage inférieur est aussi divisé en deux portions : l'une antérieure, de beaucoup la plus grande

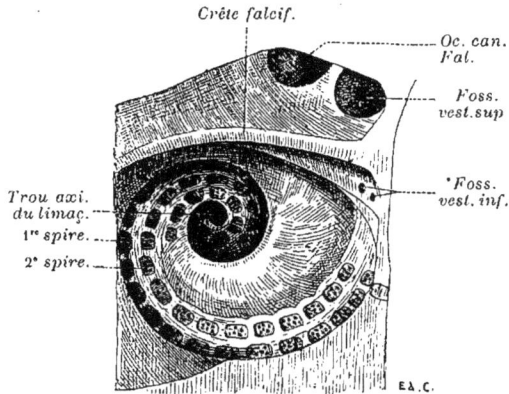

FIG. 492. — Lame criblée spiroïde du limaçon. D'après Sappey.

Cette figure représente un segment de la fig. 473, légèrement grossi.

est une large dépression qui porte le nom de *fossette cochléaire* et au fond de laquelle on aperçoit une lame criblée qui s'enroule autour d'un orifice central : c'est la *lame criblée spiroïde du limaçon* ; l'autre postérieure, très réduite, est une petite fossette qui présente deux orifices, plus grands que ceux de la lame criblée; c'est la *fossette vestibulaire inférieure* (Voy. fig. 492).

I, LE NERF COCHLÉAIRE pénètre dans la fossette cochléaire et se tamise à travers les orifices de la lame criblée spiroïde. On verra plus loin (Voy. Organes des sens), qu'après avoir cheminé dans l'épaisseur du limaçon osseux, les filets terminaux du nerf cochléaire viennent se terminer en dernière analyse au niveau de l'appareil épithélial de l'organe de Corti.

II. LE NERF VESTIBULAIRE se divise en deux branches : l'une supérieure, l'autre inférieure.

A. *La branche supérieure*, située sur le même plan que le facial, se porte

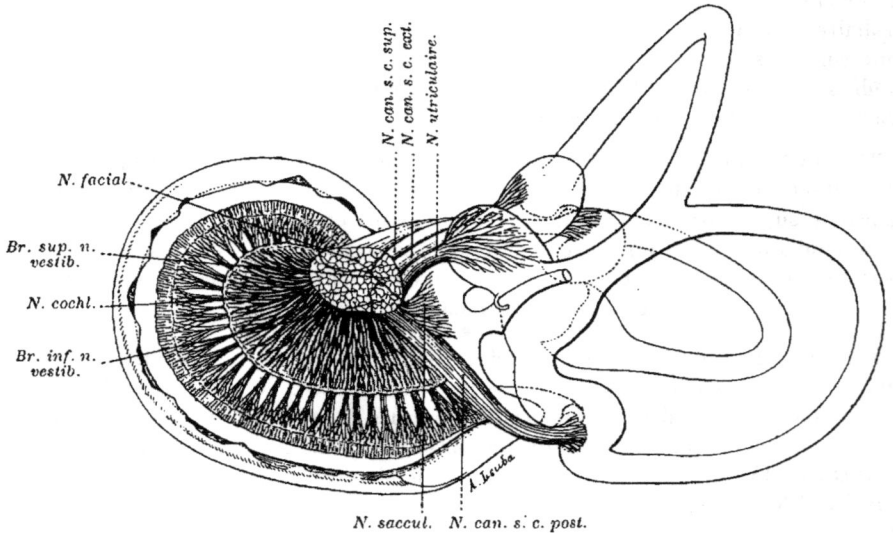

FIG. 493. — Mode de ramescence du nerf auditif. — D'après Retzius.
Labyrinthe membraneux droit, vu par sa face postérieure ;

vers la fossette vestibulaire supérieure, et se divise en trois rameaux qui traversent les orifices que présente cette fossette ; ce sont :

1) *Le nerf de la tache acoustique de l'utricule* (ramulus maculæ acustic. recessus utriculi, *Retzius*).

2) *Le nerf de l'ampoule du canal semi-circulaire supérieur ou sagittal* (ramulus cristæ ac. ampullæ anterioris, *Retzius*).

3) *Le nerf de l'ampoule du canal semi-circulaire externe ou horizontal* (ramulus cristæ ac. ampullæ externæ, *Retzius*).

B. *La branche inférieure* est placée sur le même plan que le nerf cochléaire ; elle adhère intérieurement à ce dernier et semble ne faire qu'un avec lui. Elle se divise en deux rameaux.

1) *Le nerf de la tache acoustique du saccule* (ramulus mac. ac. sacculi, *Retzius*).

2) *Le nerf de l'ampoule du canal semi-circulaire postérieur ou frontal* (ramus cristæ acustic. ampullæ posterioris, *Retzius*) (Voy. fig. 493).

La description que je viens de donner du mode de ramescence du nerf auditif est celle de la plupart de nos auteurs classiques ; elle diffère par contre sensiblement de celle de Retzius

(*Das Gehörorgan der Wirbelthiere*, 1881). L'ouvrage de l'anatomiste suédois ayant fait époque dans l'histoire anatomique de l'oreille interne et sa description étant, à l'heure actuelle, généralement adoptée en Allemagne, je crois utile d'indiquer ici brièvement cette description. Elle peut se résumer par le tableau suivant :

NERF ACOUSTIQUE.

Ramus vestibularis, superior s. posterior.	Ramulus recessus utriculæ. Ramulus ampullæ superioris s. sagittalis. Ramulus ampullæ externæ s. horizontalis.	
Ramus cochlearis, inferior s. anterior.	R. posterior s. s.	Ramulus sacculi. Ramulus ampullæ posterioris s. frontalis.
	R. medius.	Ramulus basilaris.

Comme on le voit, Retzius fusionne en un tronc unique, qu'il décrit sous le nom de *ramus cochlearis*, la branche inférieure du nerf vestibulaire et le nerf cochléaire des auteurs français. Nous avons vu que ces deux rameaux placés côte à côte étaient intimement unis et, au point de vue anatomique, le mode de description de Retzius est parfaitement justifié. Mais il y a plus; en considérant le rameau basilaire non comme une branche terminale de premier ordre, mais comme un rameau secondaire, Retzius facilite l'homologation du nerf auditif des vertébrés supérieurs avec celui des vertébrés inférieurs; nous verrons en effet dans un instant que, chez ces derniers, le nerf cochléaire, extrêmement réduit, n'a qu'une importance très relative.

La description de Retzius n'est cependant pas sans offrir quelques inconvénients. Chez l'homme, comme d'ailleurs chez tous les vertébrés supérieurs, le nerf cochléaire et le nerf vestibulaire forment par leurs connexions centrales, leur distribution périphérique et leur physiologie, deux systèmes si distincts qu'il y a avantage, croyons-nous, à les séparer, autant que faire se peut, dans la description macroscopique de la 8ᵉ paire. C'est pour cela que nous croyons préférable de ne pas adopter la nomenclature de Retzius.

Anatomie comparée. — Chez certains poissons cartilagineux (ex. *Chimæra* [Sélaciens], il n'existe pas trace de limaçon et le nerf vestibulaire forme à lui seul la 8ᵉ paire. Chez la plupart des poissons osseux et chez les Dipneustes, le limaçon est représenté par une courte évagination du saccule, la lagena; à l'entrée de la lagena, se trouve une tache acoustique, à laquelle se distribue un filet très grêle, le *ramulus lagenæ*. Mais ce rameau ne constitue pas, comme on pourrait le croire au premier abord, un nerf cochléaire rudimentaire. En effet, lorsque la lagena commence à prendre une importance plus considérable (Amphibiens), au ramulus lagenæ vient s'adjoindre un deuxième nerf, le *ramulus basilaris*; seul ce dernier répond au nerf cochléaire des vertébrés supérieurs. R. basilaris et R. lagenæ coexistent chez la plupart des reptiles et des oiseaux; mais, au fur et à mesure que le premier prend plus d'importance, le second se réduit d'autant et, chez la plupart des mammifères, il fait toujours complétement défaut. Aussi est-ce à tort que certains auteurs décrivent et figurent comme une branche normale du nerf acoustique de l'homme, un filet allant aboutir à la portion initiale du canal cochléaire et qui serait l'homologue du R. lagenæ.

Le R. lagenæ n'est d'ailleurs pas la seule branche de l'acoustique qui disparaisse ainsi au cours du développement phylogénique. Chez les vertébrés inférieurs, il existe, d'après Retzius, un rameau allant se distribuer à une tache acoustique (macula neglecta) placé dans la cloison utriculo-sacculaire; c'est le *ramulus neglectus*. Mais, en dépit des assertions de Henle et de Reichert, ce ramulus neglectus n'existe pas chez l'homme (Retzius, Schwalbe, Cannieu[1].)

Anastomoses. — Comme nous l'avons vu en étudiant le facial, la 7ᵉ et la 8ᵉ paire s'unissent par deux anastomoses, vestiges de l'union intime que présentent le facial et l'acoustique chez les vertébrés inférieurs.

Origines réelles et connexions centrales (Résumé). — *Voy. p.* 493 *et* 531. — Nous étudierons séparément les origines réelles et les connexions centrales du nerf cochléaire et du nerf vestibulaire.

I. — **Nerf cochléaire.** — A. ORIGINE RÉELLE. — L'origine réelle des fibres du nerf cochléaire se trouve dans le ganglion spiral ou ganglion de Corti. Ce ganglion, qui sera plus longuement étudié avec l'oreille interne, est essentiellement formé de cellules bipolaires. Le prolongement protoplasmique ou cellulipète de ces cellules vient de l'organe de

---

1. CANNIEU. Recherches sur le nerf auditif, ses rameaux et ses ganglions (Lille, 1894).

Corti. Le prolongement central forme avec ses congénères le nerf cochléaire. La bipolarité des cellules de son ganglion d'origine, la situation périphérique de ce ganglion, donnent au nerf cochléaire, comme d'ailleurs au nerf vestibulaire, une physionomie spéciale qui rapproche ces deux nerfs de l'olfactif et les distingue au contraire des autres nerfs cérébro-spinaux.

B. CONNEXIONS CENTRALES. — Le nerf cochléaire se dirige vers les centres. Il forme la racine externe ou inférieure du nerf acoustique. Il se termine dans deux noyaux : le *noyau acoustique antérieur* et le *tubercule acoustique* ; ce sont les *noyaux sensitifs terminaux* du nerf cochléaire. — Chez certains animaux comme le chat, le noyau antérieur envoie un prolongement qui accompagne le nerf acoustique jusque dans le conduit interne. Il ne s'agit pas là d'un ganglion assimilable au ganglion de Scarpa, comme l'a dit autrefois le Pʳ Coyne, mais d'une dépendance des noyaux sensitifs terminaux.

De ces noyaux partent les fibres de la *voie acoustique centrale*. Ces fibres se groupent en deux faisceaux, l'un antérieur, l'autre postérieur. Le faisceau antérieur passe en avant du pédoncule cérébelleux inférieur et se dirige transversalement en dedans pour former le corps trapézoïde. Le faisceau postérieur passe en dehors, puis en arrière du pédoncule cérébelleux et arrive ainsi sous le plancher du 4ᵉ ventricule où il forme les stries acoustiques. Ces deux faisceaux passent dans la moitié opposée de la protubérance et se réunissent en un faisceau unique : le ruban de Reil externe. Celui-ci, verticalement ascendant, va aboutir à la sphère acoustique du cerveau, c'est-à-dire aux circonvolutions du lobe temporal (Fleschig). Mais, chemin faisant, il abandonne de nombreuses fibres à une série de noyaux, qui jouent le rôle de centres réflexes : ce sont : l'olive supérieure homolatérale, l'olive supérieure controlatérale, le tubercule latéral, les noyaux gris des tubercules quadrijumeaux postérieurs. — De ces noyaux ainsi échelonnés le long de la voie acoustique centrale, partent vraisemblablement des fibres qui se mettent en rapport avec les noyaux d'origine des nerfs moteurs ; mais on ne connaît bien que celles qui émanent des tubercules quadrijumeaux postérieurs ; elles font partie de cette remarquable voie d'association réflexe qui a été décrite sous le nom de faisceau longitudinal postérieur ; elles se mettent surtout en relation avec les noyaux des nerfs de l'œil (Voy. p. 790).

II. — **Nerf vestibulaire**. — A. ORIGINE RÉELLE. — Les fibres du nerf vestibulaire ont leu origine dans les cellules d'un ganglion placé au fond du conduit auditif interne, le *ganglion de Scarpa*.

Il importe de remarquer que la plupart des auteurs admettent que chacune des deux branches du nerf vestibulaire possède un ganglion spécial ; ils réservent le nom de *ganglion de Scarpa* au ganglion de la branche supérieure ; ils désignent sous le nom de *ganglion de Bœttcher* le ganglion interposé sur le trajet de la branche inférieure [1]. En étudiant le nerf acoustique sur des coupes sériées, M. Cannieu (*loc. cit.*) est arrivé à démontrer que le ganglion de Scarpa et le ganglion de Bœttcher n'étaient en réalité qu'un seul et même ganglion.

Comme le ganglion spiral, le ganglion vestibulaire est formé par des cellules bipolaires, le prolongement protoplasmique de ces cellules vient des taches ou crêtes acoustiques du saccule, de l'utricule et des trois canaux semi-circulaires ; leur prolongement cylindraxile constitue le nerf vestibulaire.

B. CONNEXIONS CENTRALES. — Le nerf vestibulaire forme la racine supérieure ou externe du nerf acoustique. Il contourne la face externe et le bord postérieur du pédoncule cérébelleux inférieur et arrive ainsi sous le plancher du 4ᵉ ventricule. Chacune de ses fibres se divise alors en deux branches : l'une, courte et horizontale, l'autre longue et verticale. Les branches horizontales se terminent dans le *noyau postérieur* et le *noyau de Deiters*. Les branches verticales forment un faisceau descendant (racine ascendante de Roller, racine descendante de Charpy) qui se termine dans une colonne de substance grise (*noyau de la racine descendante*). — De ces *trois noyaux sensitifs terminaux* du nerf vestibulaire, partent des fibres qui franchissent la ligne médiane et vont se réunir à la voie sensitive centrale du côté opposé. Le point de l'écorce où elles vont aboutir n'est pas encore exactement connu. — Le nerf vestibulaire présente également d'importantes connexions avec le cervelet. Mais ces connexions sont-elles directes, ou, en d'autres termes, certaines fibres du nerf vestibulaire passent-elles directement dans le pédoncule cérébelleux inférieur ? Sont-elles au contraire indirectes, c'est-à-dire établies par des fibres émanées des noyaux sensitifs terminaux du nerf vestibulaire ? La question n'est pas encore tranchée.

---

1. TESTUT donne le nom de ganglion de Bœttcher à une intumescence ganglionnaire placée sur un filet qui irait aboutir à la portion vestibulaire du canal cochléaire (Voy. Testut, *Anat. hum.*, 3ᵉ édit. t. III, p. 1174 et fig. 920). Nous avons vu que la plupart des auteurs admettent depuis Retzius que ce filet fait défaut chez l'homme.

Neuvième paire : **NERF GLOSSO-PHARYNGIEN**

Syn. : Portio minor s. n. lingualis paris octavi.

Définition. — Le glosso-pharyngien, ou nerf de la 9e paire, est un nerf mixte, moteur et sensitif. Nerf moteur, le glosso-pharyngien intervient dans l'innervation des muscles du pharynx, des muscles du voile du palais et de certains muscles de la langue. Nerf sensitif, il prend part à l'innervation de la muqueuse du pharynx et surtout de la muqueuse linguale, à laquelle il donne à la fois la sensibilité générale et la sensibilité gustative.

Origines réelles et connexions centrales (Résumé) (Voy. p. 490). — Le glosso-pharyngien contient des fibres motrices et des fibres sensitives, qu'il nous faut étudier séparément, au point de vue de leur origine réelle et de leurs connexions centrales.

I. **Fibres motrices.** A) ORIGINE RÉELLE. — Les fibres motrices sont formées par le prolongement cylindraxile des cellules de la partie supérieure du *nucleus ambiguus*. On sait que ce noyau, situé dans l'épaisseur de la formation réticulée du bulbe, en arrière de l'olive, est commun aux 9e, 10e et 11e paires et qu'il prolonge vers l'encéphale le groupe cellulaire antéro-externe des cornes antérieures de la moelle. Parties de ce noyau, les fibres radiculaires motrices du glosso-pharyngien, dont quelques-unes ont une origine croisée (Cajal), se portent en arrière pour se joindre aux fibres sensitives[1].

B) CONNEXIONS CENTRALES. — Le *centre cortical* de la portion motrice de la 9e paire est encore mal connu. La *voie cortico-bulbaire* suit la voie pyramidale et aboutit après décussation au noyau bulbaire.

II. **Fibres sensitives.** A) ORIGINE RÉELLE. — Les fibres sensitives du glosso-pharyngien ont, comme toutes les fibres sensitives, leur cellule d'origine hors des centres. Ces cellules se groupent en deux amas ganglionnaires, le ganglion d'Andersch et le ganglion d'Ehrenritter, que nous décrirons plus loin au point de vue macroscopique. Ces cellules sont des cellules unipolaires avec prolongement unique bifurqué en T. Une des branches, prolongement cellulipète ou protoplasmique, se dirige vers la périphérie et aboutit au territoire muqueux du glosso-pharyngien. L'autre, prolongement cellulifuge ou cylindraxile, se dirige vers les centres.

B) CONNEXIONS CENTRALES. — En arrivant dans le bulbe, chaque prolongement cylindraxile, émané des cellules des ganglions du glosso-pharyngien, se divise en deux branches : l'une horizontale, courte, qui aboutit à la partie supérieure du *noyau de l'aile grise*; l'autre verticale, qui descend pour constituer avec ses congénères le *faisceau solitaire* et se distribue à la partie supérieure de la colonne grise annexée à ce noyau. De ces noyaux (*noyaux sensitifs terminaux*), partent des fibres qui, après décussation, se joignent à la voie sensitive centrale et se terminent en une région de l'écorce encore indéterminée.

Origine apparente. — Le glosso-pharyngien naît du sillon collatéral postérieur du bulbe ou sillon des nerfs mixtes ; à ce niveau, il émerge par cinq ou six filets, assez lâchement unis entre eux et séparés par une veinule des faisceaux du pneumogastrique qui s'étagent immédiatement au-dessous.

Trajet. — Les filets d'origine du glosso-pharyngien ne tardent pas à se fusionner en un tronc unique. Celui-ci se dirige presque horizontalement en avant et en dehors vers le trou déchiré postérieur. Il s'engage dans la partie la plus interne de ce trou et arrive ainsi hors du crâne. Il devient alors vertical, puis oblique en bas et en avant, décrivant dans son ensemble une courbe assez régulière, à concavité regardant en avant et en haut (Voy. fig. 494). Il arrive à la base de la langue où il s'épanouit en filets terminaux.

---

1. Van Gehuchten a récemment publié, dans le *Journal de Neurologie*, une série de recherches qui modifient les idées généralement admises sur les origines des fibres motrices du nerf glosso-pharyngien. D'après V. G. : 1° Le nucleus ambiguus appartiendrait exclusivement au pneumogastrique et les fibres de la 9e paire viendraient d'un amas cellulaire placé au-dessus et en dedans de ce noyau ; — 2° le noyau de l'aile grise serait un noyau moteur commun aux 9e et 10e paires. Le gl. ph. n'aurait donc qu'un seul noyau sensitif terminal : le noyau du faisceau solitaire. (Voy. *Journal de Neurologie* de 1898 et 1899).

Ganglions. — Sur le trajet du glosso-pharyngien se trouvent deux ganglions : l'un principal, le *ganglion d'Andersch*, l'autre accessoire, le *ganglion d'Ehrenritter*.

a) Le *ganglion d'Andersch* (ganglion principal, ganglion inférieur, ganglion pétreux), est placé au niveau du point où le glosso-pharyngien traverse le trou déchiré postérieur. Tantôt ferme, arrondi, bien limité, tantôt au contraire plus mou, plus diffus et d'aspect plexiforme, il a ordinairement une coloration

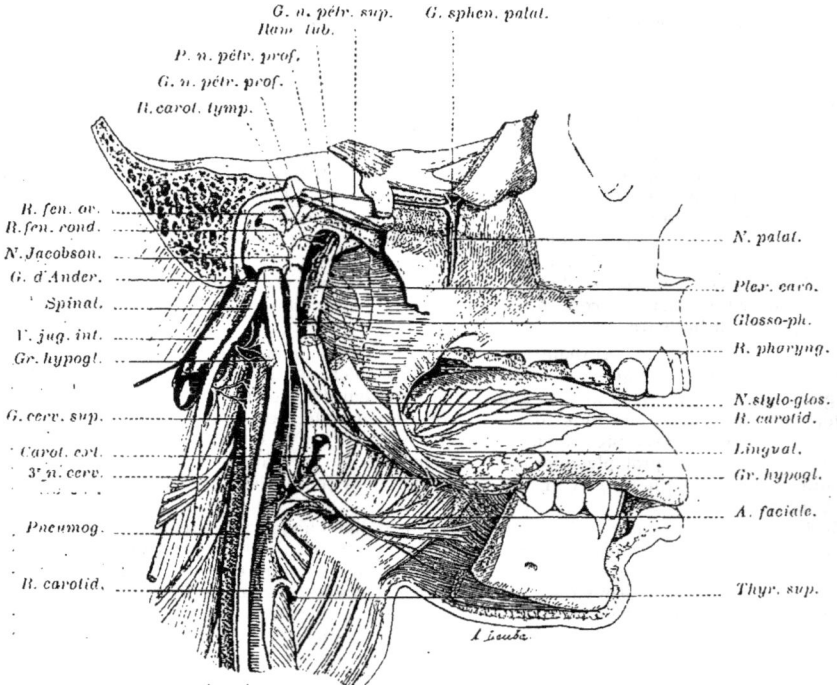

FIG. 494. — Nerf glosso-pharyngien. — D'après Hirschfeld.

grisâtre. Il coiffe le léger coude saillant en avant que forme le glosso-pharyngien au moment où il sort du crâne. Il est en grande partie logé dans une petite fossette, la *fossette pyramidale.* On a vu (Ostéologie, p. 458) que celle-ci était creusée sur la face inférieure de la pyramide pétreuse, en dedans de la fosse jugulaire, en arrière de l'orifice inférieur du canal carotidien et qu'au niveau de son sommet venait déboucher l'aqueduc du limaçon.

b) Le *ganglion d'Ehrenritter* est situé à 2 ou 3 millimètres au-dessus du ganglion d'Andersch. Encore appelé ganglion supérieur, ganglion accessoire, ganglion de Muller, ce renflement ganglionnaire a été pour la première fois décrit par Ehrenritter[1]. De forme ovoïde, de coloration rougeâtre, il est notablement plus petit que le ganglion d'Andersch.

Souvent indépendant de ce dernier, il lui est quelquefois uni par une

1. EHRENRITTER. *Salzburger mediz. chirurg. Zeitung.* 1799, t. V, p. 319-320.

traînée ganglionnaire plus ou moins nette. Comme nous l'avons vu, l'un et l'autre ont la même signification morphologique et sont formés par des cellules à fibres en T, neurones d'origine des fibres sensitives du glosso-pharyngien.

Rapports. — Nous étudierons successivement les rapports du glosso-pha-

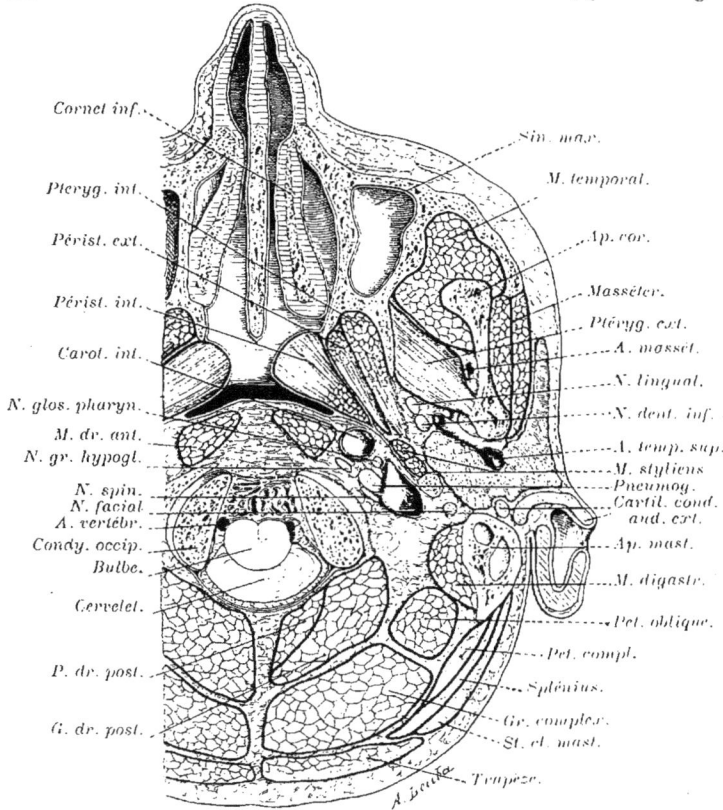

Cornet inf.
Pteryg. int.
Périst. ext.
Périst. int.
Carot. int.
N. glos. pharyn.
M. dr. ant.
N. gr. hypogl.
N. spin.
N. facial
A. vertébr.
Condy. occip.
Bulbe.
Cervelet.
P. dr. post.
G. dr. post.

Sin. max.
M. temporal.
Ap. cor.
Masséter.
Ptéryg. ext.
A. masset.
N. lingual.
N. dent. inf.
A. temp. sup.
M. stylien.
Pneumog.
Cartil. cond.
aud. ext.
Ap. mast.
M. digastr.
Pet. oblique.
Pet. compl.
Splénius.
Gr. complex.
St. cl. mast.
A. boule
Trapèze.

Fig. 495. — Coupe transversale de la tête passant par un peu au-dessus de la pointe de l'apophyse mastoïde (segment inférieur de la coupe).

Ce schéma a été dessiné d'après une coupe exécutée sur un sujet congelé ; la coupe intéresse la partie supérieure de l'espace latéro-pharyngien.

ryngien dans le crâne, dans le trou déchiré postérieur et hors de la cavité crânienne.

1° *Dans le crâne*, le glosso-pharyngien est en rapport : *en avant*, avec le tubercule occipital placé à la jonction du corps de l'occipital et des masses latérales ; *en arrière*, avec le lobule du pneumogastrique ou flocculus ; *en bas*, il est adjacent au pneumogastrique ; *en haut*, un espace angulaire à sommet bulbaire le sépare du faisceau formé par le facial, l'intermédiaire de Wrisberg et l'acoustique (Voy. fig. 512, p. 896).

A sa sortie de l'encéphale, le glosso-pharyngien traverse successivement : la pie-mère, le tissu sous-arachnoïdien et enfin l'arachnoïde, qui lui constitue un manchon séreux qui contient en même temps le pneumogastrique et le spinal (Voy. fig. 476). La pie-mère se réfléchit sur le nerf pour former son névrilème ; le tissu sous-arachnoïdien et le manchon arachnoïdien se prolongent jusqu'au trou déchiré postérieur. Au fond de la fossette pyramidale, l'espace sous-arachnoïdien et peut-être la cavité arachnoïdienne communiquent avec les espaces périlymphatiques de l'oreille interne par l'aqueduc du limaçon.

2° *Au niveau du trou déchiré postérieur*, le nerf glosso-pharyngien occupe l'extrémité antéro-interne de cette fente. Un petit pont fibreux le sépare du pneumogastrique, du spinal et de la jugulaire interne qui occupe la partie externe de l'orifice. Le sinus pétreux inférieur sort ordinairement du crâne en

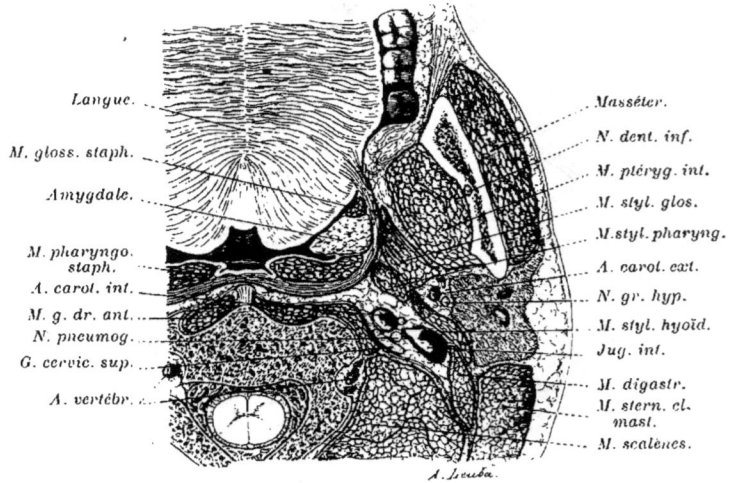

Langue.
M. gloss. staph.
Amygdale.
M. pharyngo. staph.
A. carot. int.
M. g. dr. ant.
N. pneumog.
G. cervic. sup.
A. vertébr.

Masséter.
N. dent. inf.
M. ptéryg. int.
M. styl. glos.
M. styl. pharyng.
A. carot. ext.
N. gr. hyp.
M. styl. hyoïd.
Jug. int.
M. digastr.
M. stern. cl. mast.
M. scalènes.

A. scuba.

Fig. 496. — Coupe transversale de la tête passant par l'amygdale.
(Segment inférieur de la coupe.)

Cette coupe a été exécutée sur le même sujet que la précédente et, comme elle, légèrement schématisée. — La jugul. externe intra-parotidienne et le glosso-pharyngien, placé sur le côté externe de la carotide interne n'ont pas été désignés par un trait.

dedans du glosso-pharyngien, auquel il est immédiatement adjacent ; au-dessous du trou déchiré, il prend les caractères d'une veine et croise perpendiculairement la face antérieure du glosso-pharyngien, ainsi que celle du pneumogastrique et du spinal avant de se jeter dans le golfe de la veine jugulaire.

3° Dans sa portion *extra-crânienne*, le glosso-pharyngien décrit une courbe dont la concavité regarde en haut et en avant. On peut, au point de vue des rapports, considérer cette portion extra-crânienne comme formée de deux segments, l'un vertical, l'autre horizontal.

a) Le *segment vertical* est contenu dans l'espace *latéro-pharyngien postérieur.*

Je crois utile de rappeler ici brièvement la constitution de cet espace dans lequel cheminent sur une étendue plus ou moins longue, à leur sortie du crâne, les quatre dernières paires crâniennes. Encore appelé *espace sous-parotidien postérieur*, il est limité de la façon suivante : *en arrière*, par les apophyses transverses des vertèbres cervicales supérieures doublées par les muscles prévertébraux; *en avant*, par un plan musculaire, formé par le digastrique et les trois muscles styliens, et prolongé jusqu'au pharynx par un feuillet aponévrotique qui comble l'espace angulaire qui existe entre le stylo-pharyngien et la paroi pharyngée; *en dedans*, l'espace est limité par le pharynx; *en dehors*, il se prolonge derrière le plan des muscles styliens et le digastrique jusqu'à la face profonde du sterno-cléido-mastoïdien; *en haut*, il répond à la zone pétreuse de la base du crâne; *en bas*, enfin il communique largement avec la région carotidienne (Voy. fig. 495 et 496).

Dans cet espace, le nerf glosso-pharyngien est d'abord situé en arrière de la carotide interne; mais il ne tarde pas à gagner la face externe de cette artère qu'il croise à angle très aigu. Le pneumogastrique, verticalement descendant et appliqué contre la face postéro-interne de la jugulaire interne, verticale comme lui, est en dehors de la 9e paire. Le grand hypoglosse est à ce niveau nettement postérieur. Le spinal, d'abord voisin du glosso-pharyngien dont le sépare le pneumogastrique, s'écarte de ces deux nerfs à angle aigu pour gagner la face profonde du sterno-mastoïdien. Le ganglion cervical supérieur du sympathique, en contact avec la paroi postérieure de l'espace, est séparé de la 9e paire par une étendue de plusieurs millimètres; par contre, la plupart des filets afférents du plexus carotidien interne croisent la face interne du glosso-pharyngien. — Nous ne faisons que signaler pour mémoire les rapports avec d'autres organes moins importants de l'espace sous-parotidien postérieur : l'artère pharyngienne ascendante et de nombreux ganglions lymphatiques.

b) Le *segment horizontal*, après avoir croisé la carotide interne, en passant en dehors d'elle, coupe obliquement la face externe du muscle stylo-pharyngien et arrive à la base de la langue en suivant la face profonde du muscle stylo-glosse.

Distribution. — Le nerf glosso-pharyngien fournit de nombreuses branches que l'on peut diviser en branches collatérales et branches terminales.

A. BRANCHES COLLATÉRALES

Abstraction faite de quelques rameaux extrêmement grêles, que les filets radiculaires du glosso-pharyngien abandonnent à la pie-mère à leur sortie de l'encéphale (Bochdaleck), la 9e paire fournit les branches collatérales suivantes : le nerf de Jacobson, les rameaux pharyngiens, le nerf du stylo-pharyngien, les rameaux carotidiens, le nerf du stylo-glosse et les rameaux tonsillaires.

1° **Nerf de Jacobson** (n. tympanicus, ramus auricularis n. glosso-pharyngii). — Le nerf de Jacobson se détache de la face externe du ganglion d'Andersch. Il se porte en avant et en dehors et pénètre presque aussitôt dans un canal osseux, creusé dans l'épaisseur du rocher, le *canal tympanique*, dont l'orifice inférieur est situé sur la crête osseuse qui sépare l'orifice inférieur du canal carotidien de la fosse jugulaire. Ce conduit tympanique, long de 6 à 8 millimètres environ, conduit le nerf sur la paroi inférieure de la caisse du tympan. Le nerf tympanique s'applique alors sur la paroi interne de la caisse, creusant sur elle une mince rainure. Un peu au-dessous du promontoire, il se divise en six filets terminaux : deux se portent en arrière, deux en avant, deux en haut.

a) *Filets postérieurs.* — Ces filets postérieurs sont toujours très grêles. Le *filet inférieur* se dirige vers la fenêtre ronde et se distribue à la membrane qui obture cet orifice. Le *filet supérieur* s'épanouit sur la portion de la muqueuse tympanique qui entoure la fenêtre ovale.

b) Filets antérieurs. — Des deux filets antérieurs, l'un chemine sur la paroi postérieure de la trompe et se distribue à la muqueuse tubaire; l'autre, généralement désigné sous le nom de nerf *carotico-tympanique*, sort de la caisse du tympan par un conduit spécial qui l'amène dans la portion verticale du canal carotidien. Il se termine en se jetant dans le plexus carotidien; ce filet est souvent double, soit dans tout son trajet, soit dans le voisinage de sa terminaison carotidienne (Voy. fig. 494).

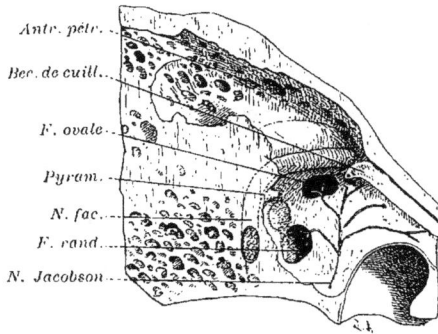

FIG. 497. — Branches terminales du nerf de Jacobson.

c) Filets supérieurs. — Les deux filets supérieurs ont une disposition sensiblement identique. Chacun d'eux s'engage dans un canal osseux particulier qui le conduit sur la face antérieure du rocher. Là, l'un se réunit au grand nerf pétreux superficiel; on le désigne généralement sous le nom de *grand nerf pétreux profond*. L'autre aboutit au petit nerf pétreux superficiel, c'est le *petit nerf pétreux profond*.

En somme, sur les six filets du nerf de Jacobson, trois sont des *filets muqueux* (filets de la trompe, de la fenêtre ronde et de la fenêtre ovale), trois sont des *filets anastomotiques* (nerf carotico-tympanique, grand et petit nerf pétreux profonds).

La description que nous venons de donner du nerf de Jacobson est celle que l'on trouve dans la plupart de nos classiques français, elle diffère par contre notablement de celle des

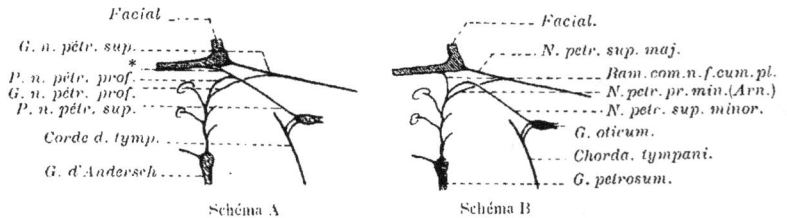

FIG. 498. — Schéma des branches terminales du glosso-pharyngien.
A : nomenclature française. — B : nomenclature allemande.

auteurs allemands. Cette différence tient d'ailleurs moins à un désaccord sur la disposition anatomique elle-même qu'à des divergences d'interprétation et de nomenclature.

Si nous laissons de côté les descriptions anciennes de Jacobson, de Hitzel, d'Arnold, etc., nous voyons que la plupart des anatomistes allemands (Valentin, Henle, Luschka, Schwalbe, etc.) décrivent le nerf de Jacobson et les nerfs pétreux de la façon suivante : Ils considèrent le nerf de Jacobson comme se continuant directement avec le petit nerf pétreux superficiel, qui est lui-même regardé comme émanant du ganglion otique. Il existe ainsi une longue anastomose, allant du ganglion d'Andersch au ganglion otique. Cette anastomose présente deux portions, l'une intra-pétreuse, c'est le *nerf de Jacobson*, l'autre extra-pétreuse c'est le *petit nerf pétreux superficiel*. Si on fait abstraction des filets destinés aux muqueuses tubaire et tympanique, on voit partir de cette anastomose trois filets anastomotiques : le premier se détache de la partie extra-pétreuse de l'anse anastomotique et va au ganglion géniculé, c'est le *r. communicans nervi facialis cum plexu tympanico*. Le deuxième, issu de la portion intra-pétreuse de l'arcade, va s'unir au filet émané du plexus sympathique carotidien et gagne avec lui le grand nerf pétreux superficiel : c'est le *n. petrosus prof. minor* d'Arnold ou *n. carotico-tympanicus sup.* Le troisième va se jeter dans le plexus péricarotidien; il constitue le *n. carotico-tympanicus* ou *r. carotico-tympanicus inf.*

Ce mode de description diffère assez de celui que nous donnent nos classiques pour que l'étude du nerf de Jacobson et des nerfs pétreux dans les ouvrages allemands soit difficile pour un lecteur français. La comparaison des deux schémas de la figure 498 et la lecture du tableau ci-joint faciliteront le passage d'une nomenclature à l'autre.

Nomenclature française.	Nomenclature allemande.
Grand nerf pétreux superficiel..	*N. petros. superfic. major*.
Petit nerf pétreux superficiel.	*N. petros. superfic. minor*, plus le *ramus communicans nervi facialis cum plexu tympanico*.
Grand nerf pétreux profond..	*N. petros. prof. minor* d'Arnold ou *nervus carotico-tympanicus superfic.*
Petit nerf pétreux profond	Ce nerf n'est pas décrit comme branche autonome et correspond à la portion de l'arcade anastomotique comprise entre l'épanouissement du nerf de Jacobson et l'abouchement dans cette arcade du *ram. communicans nervi facialis cum plexu tympanico*.

Comme on le voit, ce qui distingue surtout le mode de description des auteurs allemands, c'est le fait de décrire comme un rameau autonome (*ramus communicans nervi facialis cum plexu tympanico*), le petit segment marqué d'un astérisque sur le schéma A, segment que nous regardons comme la partie initiale du petit nerf pétreux superficiel. Si ce segment avait la direction représentée sur le schéma B, direction que lui donne Henle dans son texte et dans ses planches, le mode de description allemand serait certainement bien plus logique; mais en réalité il n'en est rien; comme l'a montré depuis longtemps Garibaldi (*Studi sul piccolo nervo petroso*, Communication au Congrès de Turin, 1876), le segment en question a toujours la direction indiquée sur le schéma A.

Je dois ajouter que l'existence de ce segment a été niée par Bischoff (*Mikrosk. Analyse der anastomosen der Kopfnerven*, München, 1865). Mais dans une série de recherches de contrôle, Krause (*Zeitschr. f. rat. Med.*, 1866, vol. XXVIII, fasc. 1) et Garibaldi (*loc. cit.*) ont montré que cette existence ne pouvait faire l'objet d'aucun doute.

Glande tympanique. — Dans son passage à travers le canal tympanique, le nerf de Jacobson est entouré par une gaine de tissu rougeâtre auquel on donne le nom impropre de glande tympanique. Cette gaine, longue de 4 millimètres environ s'interpose entre le périnèvre et le périoste du conduit osseux. Elle est essentiellement formée par des amas de cellules cubiques, disposées soit en amas arrondis, soit en boyaux allongés et entourées par de riches lacis de capillaires. Sa structure rappelle donc en tout point celle des glandes coccygienne et carotidienne. W. Krause (*Med. Centralblatt*, 1878, p. 737) regarde cette glande tympanique comme le reliquat des branches d'une artère qui, chez les Chéiroptères, les Rongeurs et les Insectivores, traverserait le canal tympanique pour se distribuer à la caisse du tympan.

2° *Rameaux pharyngiens*. — Les rameaux pharyngiens, au nombre de deux ou trois, se détachent du glosso-pharyngien à des hauteurs différentes au moment où ce nerf contourne le face externe de la carotide interne. Ils se portent en dedans et s'anastomosent avec les rameaux pharyngiens fournis par le pneumogastrique et le ganglion cervical supérieur du sympathique pour former le *plexus pharyngien*, auquel appartient l'innervation motrice, sensitive, vaso-motrice et sécrétoire du pharynx.

3° *Nerf du stylo-pharyngien* (*ramus circumplexus*, Valentin). — Le nerf du stylo-pharyngien se détache de la 9e paire au moment où celle-ci va atteindre le bord postérieur de ce muscle. Il s'épanouit à la surface du stylopharyngien, en s'anastomosant avec la terminaison du filet musculaire fourni par le facial. Il en résulte la formation d'une sorte de plexus qui entoure de ses mailles la partie moyenne du muscle.

Variétés. — Le nerf du stylo-pharyngien fournit parfois un rameau au stylo-hyoïdien et au digastrique. Sappey considère même ce rameau comme constant. D'après Valentin et Schwalbe, le nerf du stylo-pharyngien fournirait quelques rameaux muqueux qui, après avoir traversé le constricteur supérieur se distribueraient à la muqueuse du pharynx.

4° **Rameaux carotidiens.** — Ordinairement au nombre de deux, les rameaux carotidiens s'appliquent sur la carotide interne et viennent s'unir à des filets du pneumogastrique et du ganglion cervical supérieur, pour former le *plexus péricarotidien.* (Voy. Grand sympathique.)

5° **Nerf du stylo-glosse.** — Ce filet naît souvent par un tronc commun

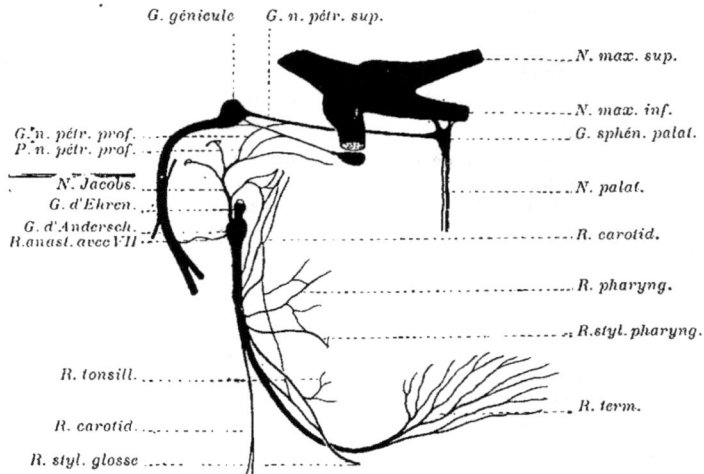

Fig. 499. — Schéma de la distribution du glosso-pharyngien.

avec le nerf du stylo-pharyngien. Il pénètre dans le stylo-glosse au niveau du tiers inférieur de ce muscle. Il s'anastomose avec le rameau lingual du facial.

6° **Rameaux tonsillaires.** — Les rameaux tonsillaires naissent du glosso-pharyngien à quelques millimètres en arrière de la base de la langue. Ils se portent vers la face externe de l'amygdale sur laquelle ils forment un petit plexus, le plexus tonsillaire d'Andersch dont les mailles entourent l'épanouissement de l'artère tonsillaire, branche de la palatine ascendante. Ils se distribuent à la muqueuse qui recouvre l'amygdale et les deux piliers du voile du palais.

B. BRANCHES TERMINALES

Le glosso-pharyngien aborde la base de la langue, au niveau du point où les fibres du stylo-glosse pénètrent dans cet organe. Il chemine sous la couche glanduleuse qui double la partie postérieure de la muqueuse linguale, puis s'épanouit en un bouquet de filets terminaux. Ceux-ci s'anastomosent entre eux en formant un plexus à mailles assez régulières qui, au niveau de la ligne médiane, se réunit avec le plexus du côté opposé. Autour du trou borgne, les mailles de ce plexus se resserrent ; le foramen cæcum se trouve ainsi entouré par un fin réseau nerveux : le plexus coronaire du trou borgne (*circulus nervosus foraminis cæci*, Valentin).

De ce plexus, formé par les rameaux terminaux de la 9e paire, partent trois ordres de fibres : 1° *des fibres de sensibilité générale*, qui se terminent par des arborisations dans l'épithélium pavimenteux de la muqueuse linguale ; 2° *des fibres de sensibilité spéciale*, qui viennent s'épanouir entre les cellules gustatives, éléments de la muqueuse groupés en appareils de soutien qui portent le nom de bourgeons gustatifs (Voy. t. III, page 109) ; 3° des fibres sympathiques vaso-motrices et sécrétoires. C'est à ces dernières que sont annexées les cellules ganglionnaires depuis longtemps décrites par Remak sur le trajet des rameaux terminaux du glosso-pharyngien.

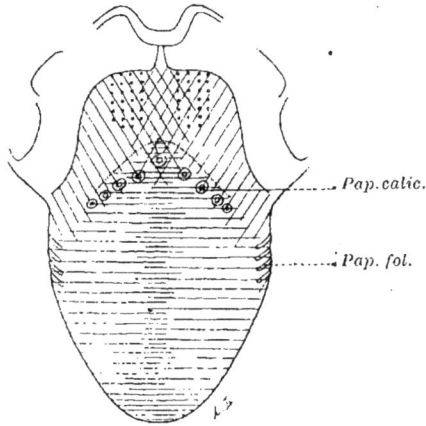

Fɪɢ. 500. — Territoires sensitifs de la muqueuse linguale. — D'après Zander.

Le territoire du lingual est indiqué par des traits transversaux ; celui du glosso-pharyngien par des traits obliques en avant et en dedans ; celui du pneumo-gastrique par des points.

Les anatomistes ne sont point d'accord sur l'étendue du territoire lingual du glosso-pharyngien. Pour quelques-uns comme Andersch, Valentin, Hirschfeld, etc., certains rameaux terminaux de la 9e paire atteindraient la pointe de la langue, en longeant les bords latéraux de cet organe. Pour le plus grand nombre, les papilles caliciformes forment la limite antérieure de la zone de distribution du glosso-pharyngien. Zander, qui a cherché récemment à préciser l'étendue respective des territoires sensitifs de la muqueuse linguale, est arrivé, en ce qui concerne le glosso-pharyngien, aux conclusions suivantes : Du côté de la pointe, la zone de distribution de ce nerf est limitée par une ligne passant à quelques millimètres en avant du V dessiné par l'alignement des papilles caliciformes ; en arrière, elle atteint la base de l'épiglotte. Le territoire du glosso-pharyngien est donc à cheval sur le *sulcus terminalis* de His, et ce nerf intervient ainsi dans l'innervation des deux ébauches de la langue[1]. Nous avons vu que le lingual se distribuait exclusivement à l'ébauche antérieure. Remarquons encore qu'en avant du sillon terminal, il y a superposition du territoire du glosso-pharyngien et de celui du lingual ; de même en arrière du sillon, la portion de la muqueuse qui avoisine l'épiglotte est innervée à la fois par la 9e et la 10e paire. Ajoutons enfin que les deux glosso-pharyngiens empiètent l'un sur l'autre au niveau de la ligne médiane (Voy. Zander, *Anat. Anz.*, Bd. 14, 1897-1898, p. 131-145).

GLOSSO-PHARYNGIEN (*Résumé*).

		Filets postérieurs.	F. de la fenêtre ronde. F. de la fenêtre ovale.	Filets muqueux.
	1° Nerf de Jacobson.	*Filets antérieurs.*	F. de la muqueuse tubaire. F. carotico-tympanique.	
I BRANCHES COLLATÉRALES.		*Filets supérieurs.*	G. n. pétreux profond. P. n. pétreux profond.	Filets anastomotiques.
	2° Rameaux pharyngiens.			
	3° Nerf du stylo-pharyngien.			
	4° Rameaux carotidiens.			
	5° Nerf du stylo-glosse.			
	6° Rameaux tonsillaires.			

II. BRANCHES TERMINALES. — Fibres pour la muqueuse linguale.

1. Je rappelle que le sulcus terminalis placé à deux ou trois millimètres des papilles caliciformes représente la

Anastomoses. — Le glosso-pharyngien s'anastomose avec le facial, le pneumogastrique et le sympathique.

1. *Les anastomoses avec le facial* sont directes ou indirectes.

a) L'anastomose directe est représentée par un filet qui se détache du facial à sa sortie du trou stylo-mastoïdien et gagne le glosso-pharyngien en croisant la face antérieure de la jugulaire interne. Nous avons vu que ce rameau anastomotique était surtout intéressant parce qu'il pouvait apporter au facial les filets sensitifs destinés aux téguments du conduit auditif externe, filets normalement fournis par le rameau auriculaire du vague. (Voy. page 849 et fig. 485.)

b) Les anastomoses indirectes sont formées par l'union des grands et petits nerfs pétreux profonds avec les grands et petits nerfs pétreux superficiels.

On admet généralement que le grand et le petit nerf pétreux profonds apportent aux deux nerfs pétreux superficiels, et par leur intermédiaire aux deux ganglions sympathiques sphéno-palatin et otique, des fibres sensitives; mais rien n'est moins démontré et, en réalité, la valeur physiologique des deux nerfs pétreux profonds est encore inconnue. Ajoutons que d'après Carl et Urbantschich, le petit nerf pétreux profond serait la voie de retour vers le glosso-pharyngien des fibres gustatives venues de la partie antérieure de la langue; celles-ci suivraient les troncs nerveux suivants : lingual, tronc du trijumeau, ganglion otique, petit nerf pétreux superficiel, petit nerf pétreux profond, rameau de Jacobson. Nous avons vu (*Facial, anastomoses*, p. 857) que l'on admet aujourd'hui que les fibres en question suivent la corde du tympan, le facial et l'intermédiaire de Wrisberg.

2. *L'anastomose avec le pneumogastrique* est un rameau toujours très grêle qui unit le vague et le glosso-pharyngien à leur sortie du crâne. D'après Cruveilhier, cette anastomose apporterait au glosso-pharyngien des filets moteurs eux-mêmes fournis à la 10ᵉ paire par le spinal. Pour Bischoff, au contraire, il s'agirait de fibres motrices passant du glosso-pharyngien dans le vague.

3. *L'anastomose avec le sympathique* va du ganglion d'Andersch au rameau carotidien du ganglion cervical supérieur.

Distribution générale et homologies. — Comme on le voit, le nerf glosso-pharyngien est un nerf mixte moteur et sensitif. Il contient aussi, comme tous les autres nerfs crâniens, un certain nombre de fibres sympathiques; ce sont des fibres vaso-dilatatrices et sécrétoires, qui lui sont apportées par son anastomose avec le ganglion cervical supérieur.

Chez les vertébrés inférieurs dont l'appareil branchial présente une disposition métamérique très nette, le glosso-pharyngien chemine en avant du 3ᵉ arc (1ᵉʳ arc de certains auteurs). Il se distribue aux muscles annexés à cet arc et à la muqueuse qui tapisse la fente branchiale placée en avant de ce dernier, c'est-à-dire la 2ᵉ fente (Voy. fig. 415).

Chez l'homme, le territoire moteur et le territoire sensitif de la 9ᵉ paire sont loin d'avoir une disposition aussi nettement métamérisée. Le territoire moteur du glosso-pharyngien tend à se confondre avec celui du facial et la plupart des muscles, annexés au 2ᵉ et au 3ᵉ arcs, présentent une double innervation que leur fournissent les 7ᵉ et 9ᵉ paires. — De même, au point de vue sensitif, le glosso-pharyngien innerve non seulement la zone qui répond originairement à la 2ᵉ fente branchiale ou à la face profonde du 3ᵉ arc branchial (base

ligne de soudure des deux ébauches de la langue : l'ébauche antérieure, tuberculum impar, pointe, et l'ébauche postérieure, base ou corps.

de la langue, zone amygdalienne du pharynx), mais il donne aussi la sensibilité à des parties qui dérivent de la 1re fente, comme la caisse du tympan et la trompe d'Eustache.

De par ses connexions centrales et sa distribution périphérique, le glossopharyngien peut être considéré comme une branche ventrale du pneumogastrique qui se serait complètement isolée du tronc de ce nerf. Comme la 10e paire, il appartient au groupe des nerfs *dorsaux* ou *branchiaux* dont il présente tous les caractères. (Voy. Généralités, page 768.)

Dixième paire : **NERF PNEUMOGASTRIQUE.**

Définition. — Le pneumogastrique, ou nerf vague, a un territoire beaucoup plus étendu que celui des autres nerfs crâniens. Alors que la sphère de distribution de ceux-ci reste limitée à l'extrémité céphalique, le pneumogastrique prend une part importante à l'innervation des viscères contenus dans les deux grandes cavités splanchniques, le thorax et l'abdomen. La 10e paire se distribue en effet, au cœur, à la plus grande partie du tube digestif et à ses dépendances embryologiques (poumons, foie, etc.).

Origines réelles et connexions centrales (Résumé). — Le pneumogastrique est un nerf mixte ; il comprend donc des fibres motrices et des fibres sensitives qu'il nous faut étudier séparément au double point de vue de leur origine et de leurs connexions centrales.

1. Fibres motrices. — A) ORIGINE RÉELLE. — Les fibres motrices de la 10e paire sont formées par les prolongements cylindraxiles d'un noyau dit : *nucleus ambiguus*. On a vu page 487 que ce noyau était situé dans le champ latéral du bulbe, en pleine substance réticulée, en arrière de l'olive, en dehors des fibres radiculaires de l'hypoglosse, en dedans de la racine spinale du trijumeau. Commun aux 9e, 10e et 11e paires, il fait partie de la colonne grise qui prolonge vers l'encéphale le groupe cellulaire antéro-externe des cornes antérieures de la moelle. Issues du nucleus ambiguus, les fibres motrices du pneumogastrique se portent d'abord en arrière, puis en avant et en dehors et émergent au niveau du sillon collatéral du bulbe. Il ne paraît pas exister de fibres radiculaires croisées. — B) Les CONNEXIONS CENTRALES, *corticales* et *réflexes* des noyaux bulbaires de la portion motrice du pneumogastrique sont encore mal connues [1].

2. Fibres sensitives. — A) ORIGINE RÉELLE. — Les fibres sensitives du pneumogastrique ont leur cellule d'origine hors des centres nerveux, dans les ganglions jugulaire et plexiforme que nous décrirons plus loin. Ces ganglions sont essentiellement constitués par des cellules unipolaires dont le prolongement unique se bifurque en deux prolongements secondaires. Le prolongement périphérique (pr. cellulipète, pr. protoplasmique) vient d'un point quelconque du territoire sensitif de la 10e paire. Le prolongement central (pr. cellulifuge, pr. cylindraxile) se porte vers le bulbe et se divise dans l'épaisseur de ce dernier en deux branches : l'une, courte et horizontale, va se terminer dans le *noyau de l'aile grise* ; l'autre, plus long et vertical, s'incorpore au *faisceau solitaire* et va se terminer dans la colonne grise annexée à ce faisceau. Noyau de l'aile grise et noyau du faisceau solitaire, communs aux 9e et 10e paires forment les *noyaux sensitifs terminaux* de ces nerfs. — B) Les CONNEXIONS CENTRALES, *corticales* et *réflexes* de la portion sensitive du pneumogastrique sont mal déterminées.

Origine apparente. — Le pneumogastrique émerge du bulbe par dix ou quinze filets radiculaires. Ceux-ci sortent en arrière de l'olive, au niveau du sillon collatéral, sur une hauteur de 5 millimètres. Ils forment avec les filets

---

1. D'après Van Gehuchten, dont nous avons déjà signalé les recherches en étudiant le glosso-pharyngien (Voy. la note de la page 865), il faudrait modifier les données que nous possédons à l'heure actuelle sur l'origine des fibres motrices du nerf vague de la façon suivante : 1° Le nucleus ambiguus appartiendrait exclusivement au pneumogastrique ; 2° Le noyau de l'aile grise serait un noyau moteur, d'une nature spéciale, caractérisé par le petit volume de ses éléments constituants ; il serait commun au pneumogastrique et au spinal.

du glosso-pharyngien qui leur sont sus-jacents et les filets du spinal, placés au-dessous, une série ininterrompue. Parfois quelques-uns des filets d'origine du pneumogastrique sortent de l'épaisseur même du corps restiforme.

Trajet. — Ces filets radiculaires convergent les uns vers les autres et, après un trajet de quelques millimètres, se réunissent en un tronc unique. Celui-ci, d'abord aplati et rubané, prend rapidement une forme cylindrique. Il se porte d'abord en haut, en avant et un peu en dehors vers le trou déchiré postérieur (Voy. fig. 512); il se réfléchit ensuite sur le rebord postérieur de cet orifice et plonge verticalement dans la région cervicale; il traverse successivement le cou, le thorax et pénètre enfin dans l'abdomen pour se terminer dans le plexus solaire.

Ganglions. — Nous avons vu que l'origine réelle des fibres sensitives du pneumogastrique se trouvait dans les cellules de deux ganglions, placés sur le trajet de ce nerf : le ganglion jugulaire et le ganglion plexiforme.

Le *ganglion jugulaire* se présente sous la forme d'une petite masse arrondie, de coloration grisâtre et d'une longueur moyenne de 4 millimètres. Il est situé au niveau du trou déchiré postérieur.

Le *ganglion plexiforme* sous-jacent au précédent est nettement extra-crânien et occupe l'espace latéro-pharyngien (Voy. Rapports); il affecte la forme d'un fuseau allongé d'une longueur de 15 millimètres environ. Son aspect diffère beaucoup de celui du ganglion jugulaire. Il paraît au premier abord formé par une intrication de faisceaux nerveux, d'où le nom de *plexus ganglioformis* sous lequel le désigna autrefois Willis. Sa structure et sa signification sont cependant analogues à celles du ganglion jugulaire; comme ce dernier, il a la valeur d'un ganglion spinal. Son aspect particulier est dû à ce que la partie véritablement ganglionnaire est recouverte par de nombreuses fibres anasto-motiques que le vague reçoit à ce niveau, fibres dont les plus importantes sont celles qu'apporte la branche interne du spinal.

Rapports. — Nous étudierons successivement les rapports du pneumogas-trique dans le crâne, au niveau du trou déchiré postérieur, au niveau du cou, dans le thorax et dans l'abdomen.

I. Portion intra-cranienne. — Dans le crâne, le pneumogastrique chemine entre le glosso-pharyngien qui est au-dessus et en dedans de lui et le spinal, placé au contraire au-dessous et en dehors.

Comme ces deux nerfs, il est d'abord situé au-dessous du feuillet viscéral de l'arachnoïde. Il traverse ensuite la cavité arachnoïdienne, enveloppé par un manchon séreux qui lui est commun avec la 9e et la 11e paire. En avant, le pneumogastrique répond à cette gouttière qui creuse la face postérieure du tubercule occipital. En arrière il répond au flocculus.

II. Portion intra-pariétale. — Au niveau du trou déchiré postérieur, le pneu-mogastrique occupe la partie interne étroite de cet orifice. En dedans de lui, sort le glosso-pharyngien isolé de la 10e paire par une petite bande fibreuse, souvent plus ou moins complètement ossifiée. En dehors le spinal sépare le pneumogastrique de la jugulaire interne. Immédiatement au-dessous du trou déchiré, la face antérieure de la 10e paire est croisée par le sinus pétreux inférieur qui, sorti du crâne, en dedans du glosso-pharyngien, gagne, transversal, le golfe de la veine jugulaire.

III. PORTION CERVICALE. — Au niveau du cou, le pneumogastrique occupe successivement l'espace latéro-pharyngien postérieur et la région sterno-mastoïdienne.

a) *Dans l'espace latéro-pharyngien postérieur*, dont j'ai déjà rappelé les limites (Voy. Glosso-pharyngien, p. 868 et fig. 495 et 496), le pneumogastrique présente avec les autres organes placés comme lui dans cet espace les rapports suivants : le glosso-pharyngien d'abord placé en dedans de lui se porte en bas et en avant formant avec le pneumogastrique un angle aigu couvert en bas. Le spinal, accolé à la 10e paire à sa sortie du trou déchiré postérieur, lui envoie une importante anastomose, puis, s'éloignant d'elle, passe en arrière de la jugulaire interne pour gagner la face profonde du sterno-cléido mastoïdien. Le grand hypoglosse, lorsqu'il émerge du canal condylien antérieur, est d'abord placé en arrière et en dedans du pneumogastrique; il croise ensuite obliquement la face postérieure de ce nerf pour aller contourner plus bas la carotide externe. Le ganglion cervical supérieur du grand sympathique, situé en arrière et un peu en dedans du pneumogastrique, le sépare des muscles prévertébraux. La jugulaire interne et la carotide interne s'accolent en avant de la 10e paire. Signalons encore les rapports du nerf vague avec les ganglions lymphatiques contenus dans l'espace latéro-pharyngien postérieur, rapport qui n'est pas sans intérêt depuis qu'on a attribué à ce voisinage la mort subite observée dans certains cas d'adéno-phlegmons latéro-pharyngiens (Voy. Thoyer-Rosat, Th. de Paris, 1898).

b) *Dans la région sterno-mastoïdienne*, le pneumogastrique est placé dans l'angle dièdre ouvert en arrière, formé par l'accolement de la jugulaire interne et de la carotide primitive. Il est contenu dans la gaine celluleuse commune à ces deux vaisseaux (sur la constitution de cette gaine, voir le t. II, p. 427). Le grand sympathique appliqué contre les muscles prévertébraux est placé en arrière et en dehors du pneumogastrique; ses rameaux cardiaques croisent très obliquement le nerf vague. Ajoutons qu'au niveau de l'apophyse transverse de la 6e cervicale, l'artère thyroïdienne inférieure, après avoir perforé le ganglion cervical moyen (Drobnik), croise la face postérieure du nerf vague.

IV. PORTION INTRA-THORACIQUE. — Dans le thorax, le pneumogastrique occupe le médiastin postérieur. Pour bien préciser ses rapports, nous les envisagerons successivement : au niveau de l'entrée du thorax, au-dessus de la bifurcation de la trachée, au niveau de cette bifurcation et enfin au-dessous d'elle.

1) *Au niveau de l'orifice supérieur du thorax*, les rapports varient suivant le côté considéré. — A droite, le pneumogastrique passe entre la veine sous-clavière qui est en avant et l'artère sous-clavière qui est en arrière. Il émet à ce niveau le nerf récurrent qui embrasse dans son anse la face inférieure de l'artère. En dehors du pneumogastrique descend le phrénique, qui envoie au ganglion cervical inférieur un filet anastomotique qui passe sous l'artère. Enfin, en dedans, les filets sympathiques qui forment la partie antérieure ou préartérielle de l'anneau de Vieussens, s'enroulent également au-dessous de la sous-clavière pour aboutir

au ganglion de Neubauer. Trois anses nerveuses contournent ainsi la partie initiale de la sous-clavière droite (Voy. fig. 501). — *A gauche*, le nerf s'enfonce dans un espace quadrilatère, limité en avant par la carotide interne, en arrière par l'artère sous-clavière gauche, en dedans par la trachée, en dehors par la plèvre gauche ; le canal thoracique, qui gagne le confluent de la veine sous-clavière et de la jugulaire interne, croise obliquement le côté externe du nerf vague.

2) *Dans le médiastin, au-dessus de la bifurcation de la trachée*, le pneumo-

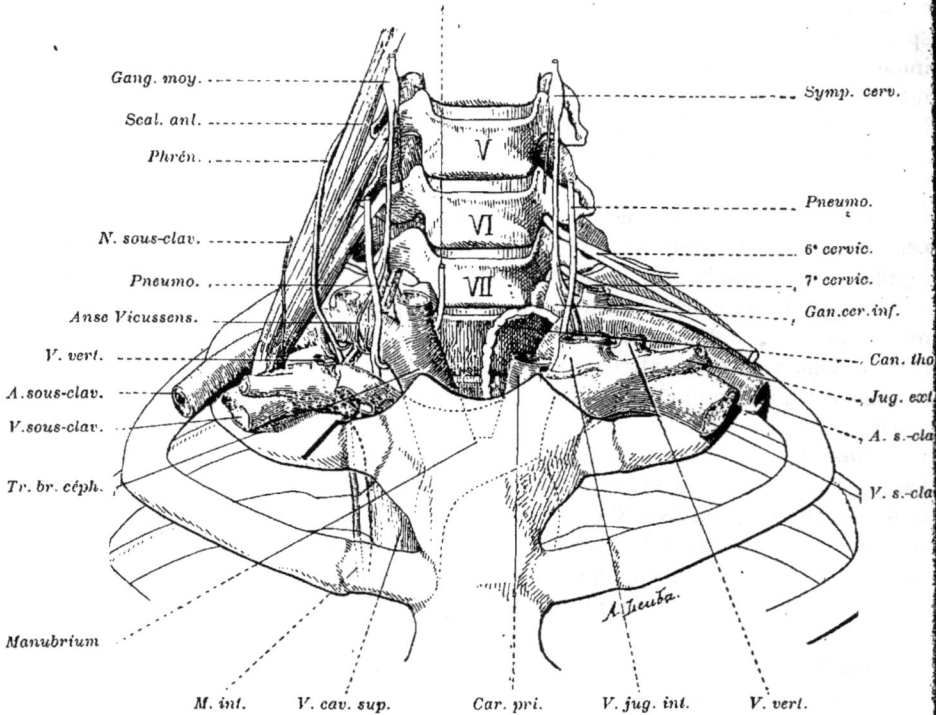

Fig. 501. — Rapports du pneumo-gastrique au niveau de l'orifice supérieur du thorax.

gastrique *droit* descend sur le flanc droit de la trachée, en arrière du tronc brachio-céphalique et de la veine cave supérieure. — Le pneumogastrique *gauche* croise la face antérieure et gauche de la crosse aortique ; il est recouvert en avant par la plèvre médiastine gauche. Il émet à ce niveau le nerf récurrent qui s'enroule autour de la face inférieure de la crosse aortique.

3) *Au niveau de la bifurcation de la trachée*, les deux pneumogastriques se dissocient en un véritable plexus à mailles irrégulières. Ces deux plexus sont appliqués sur la face postérieure de la bronche correspondante ; en arrière ils sont recouverts, le droit par la partie terminale de l'azygos, le gauche par la partie initiale de l'aorte descendante. Au niveau du bord supérieur des deux bronches, les nerfs vagues sont en contact immédiat avec les ganglions

intertrachéo-bronchiques droits et gauches. Meunier[1] a récemment montré l'intérêt de ce rapport, pour expliquer certains accidents pulmonaires, survenant au cours de l'adénopathie trachéo-bronchique.

4) *Au-dessous de la bifurcation de la trachée*, les deux pneumogastriques s'appliquent sur l'œsophage. Le droit se place sur la face postérieure de ce conduit, dont le gauche occupe la face antérieure. Les deux nerfs sont souvent dissociés en plusieurs cordons parallèles, anastomosés entre eux, entourant l'œsophage d'un véritable réseau.

V. PORTION ABDOMINALE. — Dans l'abdomen les deux pneumogastriques ont un trajet absolument différent :

Le pneumogastrique *gauche* descend en avant de la portion abdominale de l'œsophage et, arrivé sur la face antérieure de l'estomac, se termine en formant un plexus que nous décrirons plus loin sous le nom de plexus gastrique antérieur.

Le pneumogastrique droit est d'abord appliqué sur cette portion de la face postérieure de l'estomac, qui avoisine le cardia et qui est dépourvue de péritoine. Il se porte ensuite à droite et chemine sous le feuillet postérieur de l'arrière-cavité des épiploons, en avant de l'aorte abdominale, pour gagner l'angle interne du ganglion semi-lunaire droit, dans lequel il se termine (Voy. fig. 502). On verra plus loin que le grand splanchnique droit aboutit à l'angle externe de ce ganglion. Pneumogastrique et grand splanchnique forment une anse connue sous le nom d'*anse mémorable de Wrisberg*.

Anomalies du tronc du vague. — Le pneumogastrique peut se dédoubler, dans sa portion cervicale, en deux cordons parallèles (Andersh, Henle). — Il peut cheminer en avant des gros vaisseaux (Dubreuil, Cruveilhier, Malgaigne, etc., etc.). — Il peut s'accoler au cordon du sympathique cervical. Longet l'a vu adhérer d'une façon intime au ganglion cervical supérieur. Il n'est pas sans intérêt de rappeler, à ce propos, que, chez certains animaux, comme le chien, cette pseudo-fusion du sympathique cervical et du pneumogastrique constitue la disposition normale.

Distribution. — Le pneumogastrique fournit un grand nombre de branches que l'on peut diviser, d'après leur point d'origine, en branches cervicales, branches thoraciques et branches abdominales.

§ I. — BRANCHES CERVICALES.

Au niveau du cou le pneumogastrique fournit : un rameau méningé, le rameau sensitif du conduit auditif externe, des nerfs pharyngiens, les nerfs cardiaques cervicaux, le nerf laryngé supérieur, et enfin le nerf laryngé inférieur. Quoique le nerf laryngé inférieur gauche naisse non dans le cou mais dans le thorax, un usage, d'ailleurs facile à justifier, le fait cependant décrire avec les branches cervicales.

1° Rameau méningé (*r. duræ matris, n. meningeus posterior s. recurrens*). Ce nerf se détache du côté externe du ganglion jugulaire. Il se porte immédiatement en haut et pénètre dans le crâne par le trou déchiré postérieur en dedans de la veine jugulaire interne. Il se distribue à la dure-mère qui tapisse la fosse cérébelleuse du côté correspondant. Il donne des filets, nombreux mais très grêles, au sinus latéral et au sinus occipital.

---

1. MEUNIER. *Du rôle du système nerveux dans l'infection de l'appareil broncho-pulmonaire.* Th. Paris, 1896.

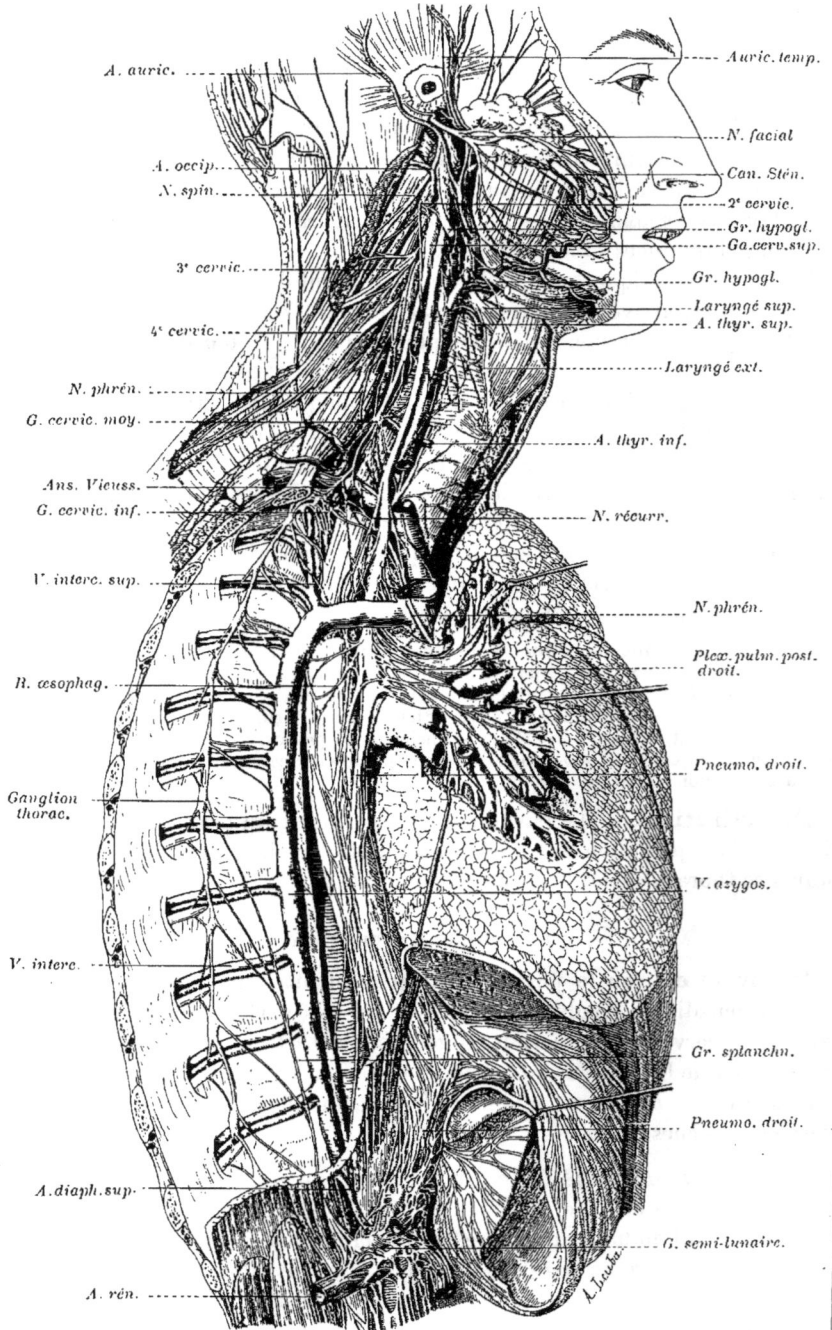

Labels (clockwise from upper left):

A. auric. — Auric. temp.
A. occip. — N. facial
N. spin. — Can. Stén.
— 2ᵉ cervic.
— Gr. hypogl.
— Ga. cerv. sup.
3ᵉ cervic. — Gr. hypogl.
— Laryngé sup.
4ᵉ cervic. — A. thyr. sup.
— Laryngé ext.
N. phrén. — A. thyr. inf.
G. cervic. moy.
Ans. Vieuss.
G. cervic. inf. — N. récurr.
V. interc. sup. — N. phrén.
— Plex. pulm. post. droit.
R. œsophag. — Pneumo. droit.
Ganglion thorac. — V. azygos.
V. interc. — Gr. splanchn.
A. diaph. sup. — Pneumo. droit.
— G. semi-lunaire.
A. rén.

Fɪɢ. 502. — Pneumogastrique droit. — D'après Hirschfeld.

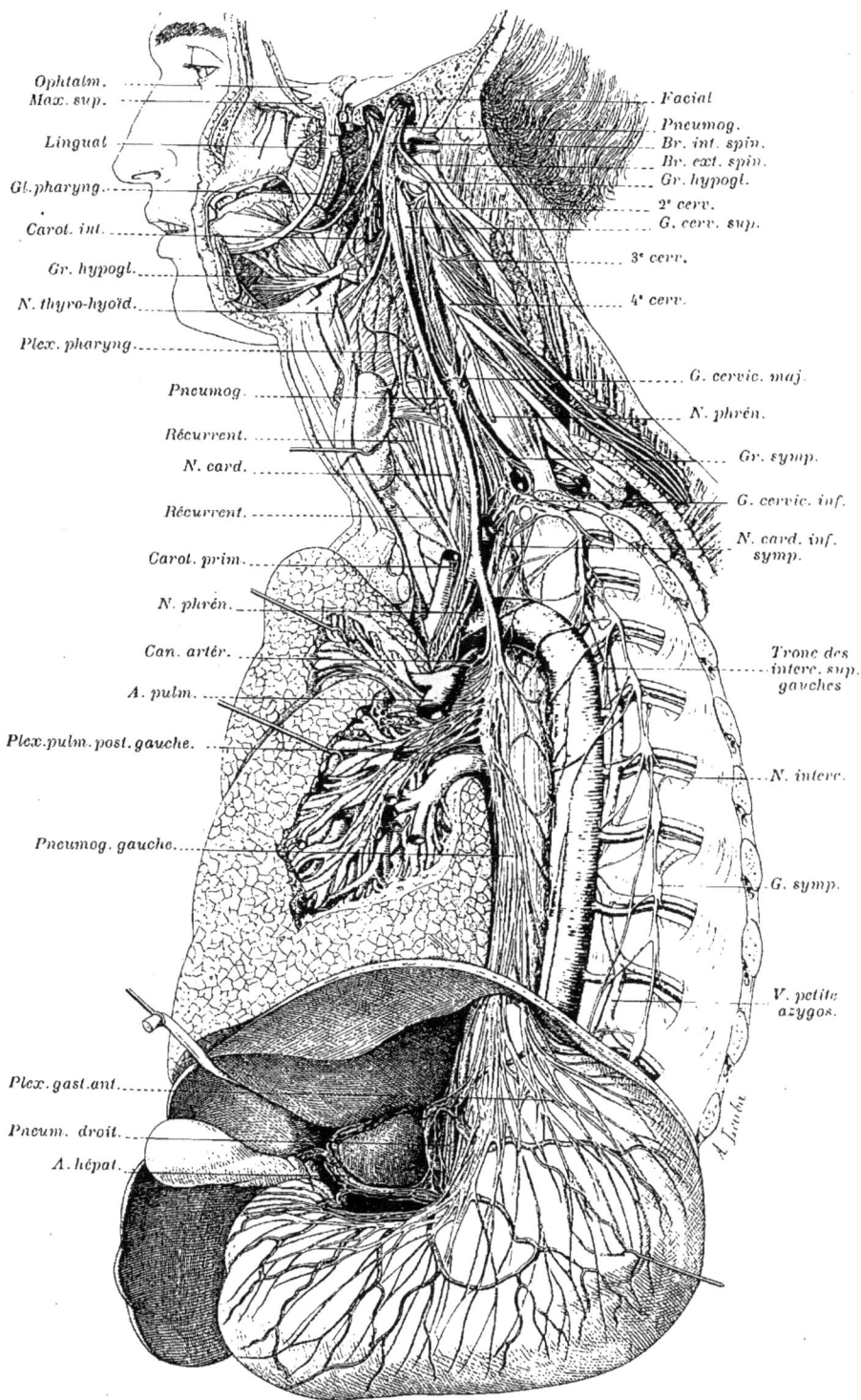

Ophtalm.
Max. sup.

Lingual

Gl. pharyng.

Carot. int.

Gr. hypogl.

N. thyro-hyoïd.

Plex. pharyng.

Pneumog.

Récurrent.

N. card.

Récurrent.

Carot. prim.

N. phrén.

Can. artér.

A. pulm.

Plex. pulm. post. gauche.

Pneumog. gauche.

Plex. gast. ant.

Pneum. droit.

A. hépat.

Facial
Pneumog.
Br. int. spin.
Br. ext. spin.
Gr. hypogl.
2ᵉ cerv.
G. cerv. sup.

3ᵉ cerv.

4ᵉ cerv.

G. cervic. maj.

N. phrén.

Gr. symp.

G. cervic. inf.

N. card. inf.
symp.

Tronc des
interc. sup.
gauches

N. interc.

G. symp.

V. petite
azygos.

A. Leuba

FIG. 503. — Pneumogastrique gauche. — D'après Hirschfeld.

2° *Rameau sensitif du conduit auditif externe*. — Nous connaissons déjà ce rameau qui a été étudié avec les branches collatérales intra-pétreuses du facial, et nous savons sa riche synonymie : *rameau auriculaire du vague* (Arnold), *rameau de la fosse jugulaire* (Cruveilhier), *rameau anastomotique du pneumogastrique*.

Rappelons brièvement qu'il se détache du pneumogastrique immédiatement au-dessous du ganglion jugulaire. Il se porte en dehors, croise la face antérieure du spinal et de la veine jugulaire et pénètre dans un canalicule spécial qui le conduit dans le conduit stylo-mastoïdien ; il débouche dans celui-ci à environ 5 millimètres au-dessus de son orifice inférieur. Il s'applique au tronc

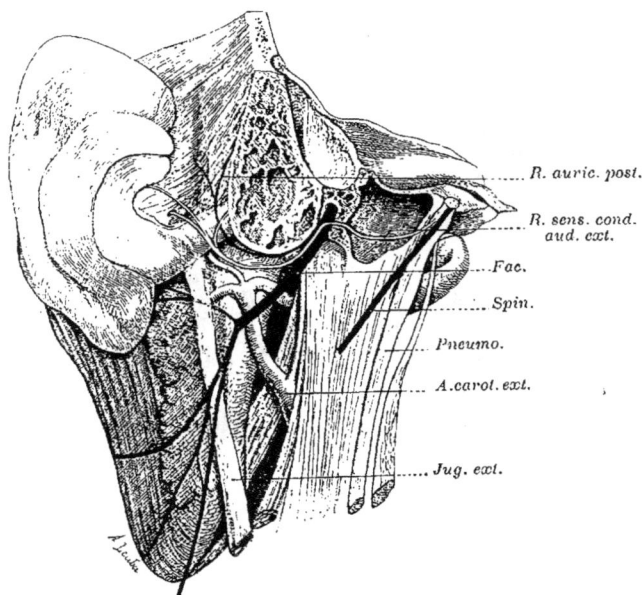

Fig. 504. — Rameau sensitif du conduit auditif externe
(d'après Frohse).

Le nerf facial gauche est vu par sa face postérieure après ouverture du conduit stylo-mastoïdien.
Le pavillon de l'oreille est fortement récliné en avant.

du facial et sort avec lui du temporal (Frohse). Il contourne alors le bord antérieur de l'apophyse mastoïde ; puis, montant verticalement, croise la face externe de l'artère auriculaire postérieure. Il perfore ensuite le fibro-cartilage du pavillon près de son insertion osseuse et se termine dans la peau de la conque et de la moitié postérieure du conduit auditif externe. (Pour plus de détails, voy. Facial, p 848).

3° *Rameaux pharyngiens*. — Les rameaux pharyngiens sont ordinairement au nombre de deux, l'un supérieur, l'autre inférieur.

Le *nerf pharyngien supérieur*, le plus volumineux, naît de la partie supérieure du ganglion plexiforme. La simple dissection permet parfois de constater qu'une partie de ses fibres lui est fournie par la branche interne ou anastomotique du spinal. — Le *nerf pharyngien inférieur* se détache de la partie moyenne du ganglion plexiforme. Il naît à quelques millimètres au-dessus du nerf laryngé supérieur avec lequel il s'unit par de nombreux filets.

Les deux nerfs pharyngiens se portent sur le pharynx et s'anastomosent avec les rameaux fournis au pharynx par la 10e paire et le grand sympathique. Il en résulte la formation d'un plexus, qui est placé sur la face externe du constricteur moyen : c'est le *plexus pharyngien*. De ce plexus partent de nombreuses fibres qui assurent l'innervation motrice, sensitive, vaso-motrice et sécrétoire du pharynx. Leur mode de terminaison sera étudié avec cet organe (Voy. Pharynx, t. IV. p. 169).

Var. — Il n'existe souvent qu'un nerf pharyngien. Par contre, on rencontre parfois entre les deux nerfs pharyngiens normaux, de petits nerfs supplémentaires, les rameaux pharyngiens moyens. — Le nerf pharyngien peut recevoir une racine supplémentaire du spinal, mais c'est à tort que Spence regarde cette racine comme normale (Voy. Volkmann, *Müller's Arch.*, 1844, p. 337).

Rameau lingual du nerf vague. — Sous le nom de rameau lingual du nerf vague, Luschka décrit un rameau très grêle qui se détache de l'un des deux nerfs pharyngiens du pneumogastrique. Souvent renforcé par un filet, venu du nerf pharyngien de la 9e paire, il se porte en bas et en avant, puis se divise en 2 filets terminaux. L'un se porte vers l'hypoglosse qu'il aborde au moment où ce nerf, devenu horizontal, s'applique sur la face latérale de la langue. L'autre va se jeter dans le plexus sympathique qui entoure l'artère carotide interne.

*4° **Nerfs cardiaques cervicaux ou supérieurs***. — Les *nerfs cardiaques cervicaux* du pneumogastrique se détachent à des niveaux différents de la portion cervicale de ce nerf. On les désigne quelquefois sous le nom de *nerfs cardiaques supérieurs*; nous verrons plus loin qu'on donne le nom de *nerfs cardiaques moyens* aux filets qui se détachentde l'anse du récurrent et de *nerfs cardiaques inférieurs* à ceux qui naissent de la portion thoracique du vague.

Les nerfs cardiaques supérieurs, dont le nombre varie de un à trois, descendent en avant des carotides primitives; ils croisent la face antérieure ou gauche de la crosse aortique et aboutissent au plexus cardiaque en s'anastomosant à ce niveau avec les autres nerfs cardiaques fournis par le pneumogastique et par le grand sympathique.

Nerf de Cyon. — En 1866, Ludwig et Cyon[1] découvrirent chez le lapin un filet cardiaque, doué de propriétés absolument spéciales. Après section de ce nerf, l'excitation de son bout périphérique restait sans effet. Par contre, l'excitation de son bout central produisait une chute considérable de la pression artérielle (d'où le nom de nerf dépresseur) et consécutivement une accélération des battements du cœur. La baisse de la pression est la conséquence d'une vaso-dilatation énorme se produisant dans le territoire des splanchniques; cette vaso-dilatation est le fait d'un réflexe dont le nerf de Cyon, véritable nerf sensible du cœur, représente la voie centripète. Quant à l'accélération elle est le résultat du principe, expérimentalement démontré par Marey, de l'uniformité du travail du cœur.

Anatomiquement le nerf de Cyon du lapin naît par deux racines dont l'une se détache du laryngé supérieur et dont l'autre vient du pneumogastrique lui-même. Il descend le long de la carotide primitive et vient se jeter dans le plexus cardiaque.

Bernhardt[2] a retrouvé chez le chat un rameau analogue. Le même auteur et Kreidmann[3] ont décrit chez le chien un nerf de même valeur physiologique que le nerf de Cyon; ce

1. LUDWIG et CYON. *Ber. der sächs. Gesellsch. der Wissensch.*, 1866, oct.
2. BERNHARDT. *An. u. phys. Unters. über den N. depressor bei der Katze.* Dorpat, 1868.
3. KREIDMANN, *Archiv. f. Anat.*, 1878, p. 405.

nerf cheminerait dans l'épaisseur de la gaine commune du pneumogastrique et du sympathique.

Existe-t-il chez l'homme un nerf dépresseur anatomiquement isolable? — Certains auteurs répondent par la négative et admettent que les fibres qui répondent physiologiquement au nerf de Cyon du lapin cheminent dans le tronc du pneumogastrique cervical. — Pour Bernhardt, le nerf de Cyon serait représenté chez l'homme par un filet qui, né du laryngé supérieur, irait plus bas se perdre dans le pneumogastrique. Pour Kreidmann, il ne se confondrait pas avec les autres fibres constituantes du vague, mais cheminerait seulement dans l'épaisseur de sa gaine. D'après Viti[1] il existerait chez l'homme un filet dont la disposition

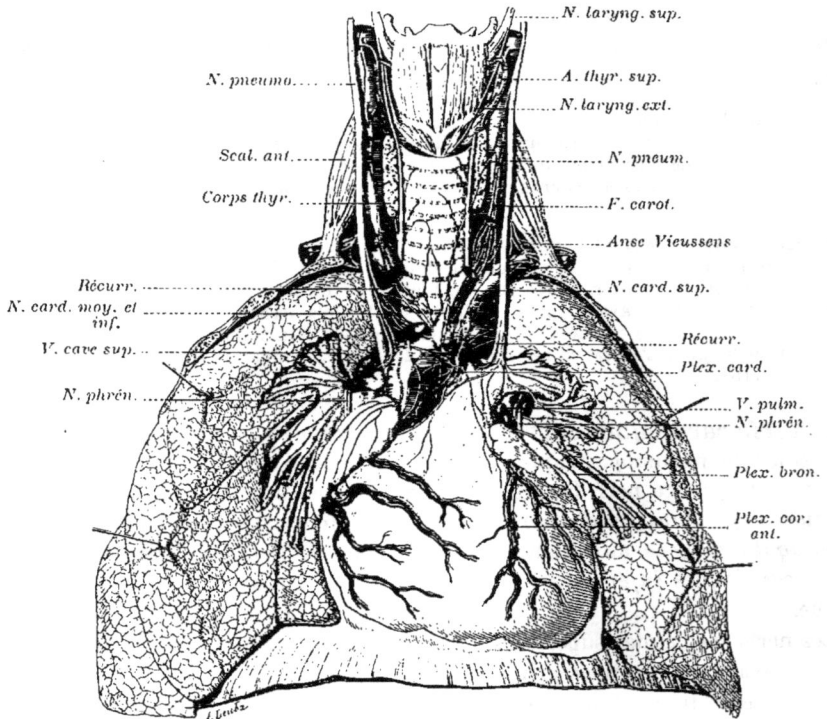

FIG. 505. — Nerfs cardiaques. — D'après Hirschfeld.

serait presque calquée sur celle du nerf de Cyon du lapin. Enfin ajoutons que la majorité des auteurs admet plutôt que le nerf de Cyon est représenté par un des nerfs cardiaques cervicaux du pneumogastrique (Finkelstein, Schwalbe[2]).

5° Nerf laryngé supérieur. — Le nerf laryngé supérieur se détache de la partie interne du pôle inférieur du ganglion plexiforme. Il se porte en bas et en avant; appliqué contre le pharynx, il est d'abord recouvert par la carotide interne, puis, plus bas, par l'origine de la linguale et de la faciale. Un peu au-dessus de la grande corne de l'os hyoïde, il se divise en deux branches terminales. Mais, dans son trajet, il a déjà reçu de fins filets anastomotiques du plexus pharyngien et du ganglion cervical supérieur et émis un *filet descen-*

1. VITI. Ricerche di morphologia comparata sopra il nervo depressore, in *Atti della Soc. Tosc. di Science nat.*, vol. IV, 1883.
2. SCHWALBE. *Lehrbuch. d. Neur.*, 2° Auflage, p. 879.

dant qui s'applique sur la face profonde de la carotide interne et va aboutir à la glande intercarotidienne. Des deux branches terminales, l'une est inférieure, l'autre supérieure.

1° *La branche inférieure*, encore appelée nerf *laryngé externe*, est de beaucoup la plus grêle; elle descend, presque verticale, le long de l'insertion antérieure ou thyroïdienne du constricteur inférieur du pharynx. Elle arrive ainsi jusqu'au niveau du muscle crico-thyroïdien. Elle lui abandonne plusieurs filets: puis, perforant la membrane crico-thyroïdienne, elle se termine en se distribuant à la portion sous-glottique de la muqueuse du larynx.

Chemin faisant, la branche laryngée inférieure s'anastomose avec des filets venus du ganglion cervical supérieur du sympathique (Schwalbe), avec le plexus pharyngien et donne enfin quelques filets au corps thyroïde (Henle) et d'autres plus nombreux et plus importants au constricteur inférieur du pharynx.

2° *La branche supérieure* est beaucoup plus volumineuse que la précédente; elle continue la direction du tronc principal dont la branche inférieure semble n'être qu'une simple collatérale. Elle chemine d'abord sur le constricteur moyen, cachée à ce niveau par l'artère thyroïdienne supérieure et les veines thyroïdiennes correspondantes. Elle s'engage ensuite entre le muscle thyro-hyoïdien et la membrane thyro-hyoïdienne, en compagnie de l'artère laryngée supérieure. Elle perfore cette membrane. Devenue intra-laryngée, elle se place à la base des replis aryténo-épiglottiques et se divise en rameaux terminaux. Ceux-ci forment deux groupes:

a) Les filets *supérieurs* (rami epiglottici) se distribuent à la muqueuse qui tapisse l'épiglotte et à la muqueuse de la base de la langue. Le territoire lingual du laryngé supérieur affecte la forme d'un triangle dont la base répond à l'épiglotte et dont le sommet répond généralement au milieu d'une ligne unissant l'épiglotte à la pointe du V lingual. Les parties latérales de la base de la langue ne sont donc pas innervées par la 10ᵉ paire. Elles appartiennent au domaine du glosso-pharyngien dont le champ de distribution se superpose d'ailleurs à celui du pneumogastrique, comme le montre le schéma de la figure 500 (Voy. Zander, *An. Anz.*, Bd. 14, 1897-1898, p. 131-145).

b) Les filets *inférieurs* sont de deux ordres. Les uns, *filets laryngés*, se distribuent à la portion sus-glottique de la muqueuse du larynx. — Les autres, *filets pharyngés*, s'épuisent dans la partie de la muqueuse du pharynx qui tapisse la face postérieure des cartilages aryténoïde et cricoïde. Un de ces filets inférieurs s'anastomose avec un filet ascendant du nerf récurrent pour former *l'anse anastomotique de Galien.*

Comme on le voit, le nerf laryngé supérieur est surtout un nerf sensitif; il donne la sensibilité à toute la muqueuse laryngée et n'innerve qu'un seul muscle: le crico-thyroïdien. C'est là du moins l'opinion de la majorité des classiques. On ne saurait cependant l'admettre sans quelques restrictions. Nous verrons en effet, en étudiant le larynx, que, d'après Exner, le laryngé supérieur ne se distribuerait pas seulement au crico-thyroïdien, mais interviendrait aussi dans l'innervation des autres muscles du larynx (Voy, t. IV, p. 457; et Griner, *les Paralysies récurrentielles*, th. de Paris, 1898).

Var. — *Le nerf laryngé supérieur* peut recevoir une racine supplémentaire du cordon cervical du grand sympathique (Chassaignac) ou du glosso-pharyngien (Cruveilhier). Il peut passer en dehors de la carotide interne (Reid). Il peut envoyer des rameaux au thyro-hyoïdien (Meckel, Reid, C. Mayer) ou stylo-hyoïdien (Cloquet).

Sa *branche externe* peut naître directement du pneumogastrique (Cruveilhier) ou recevoir une racine supplémentaire, soit de ce nerf, soit du ganglion cervical supérieur (Finkelstein).

. **Nerf laryngé moyen.** — Sous le nom de nerf laryngé moyen, Exner a décrit chez le lapin d'abord, chez l'homme ensuite, un troisième nerf laryngé. Chez le lapin ce nerf vient du rameau pharyngien du pneumogastrique; chez l'homme il se détache du plexus pharyngien. Il innerve le muscle crico-thyroïdien. D'après Onodi, le nerf laryngé moyen ne serait en réalité qu'un rameau du laryngé supérieur qui, après avoir quitté ce nerf, s'accolerait soit au rameau pharyngien (lapin), soit au plexus pharyngien (homme) qu'il abandonnerait ensuite pour aboutir au muscle crico-thyroïdien. Livon admet au contraire que le filet décrit par Exner constitue bien un rameau autonome indépendant du nerf laryngé supérieur. (Pour des détails plus étendus sur le nerf laryngé moyen et pour la bibliographie voyez, t. IV, Index, p. 546 et thèse déjà citée de Griner.)

Nerf laryngé inférieur (*nerf récurrent*). — Le nerf laryngé inférieur, plus connu sous le nom de nerf récurrent, prend naissance à droite, au niveau de la partie inférieure du cou, à gauche à l'intérieur même du thorax; puis, se recourbant, il monte verticalement pour se terminer au niveau du larynx.

RAPPORTS. — Envisagé au point de vue de ses rapports, le nerf récurrent présente deux portions : l'une *inférieure*, curviligne, contourne à droite la sous-clavière, à gauche la crosse aortique; l'autre *supérieure*, rectiligne, remonte, verticale, le long de l'œsophage et de la trachée.

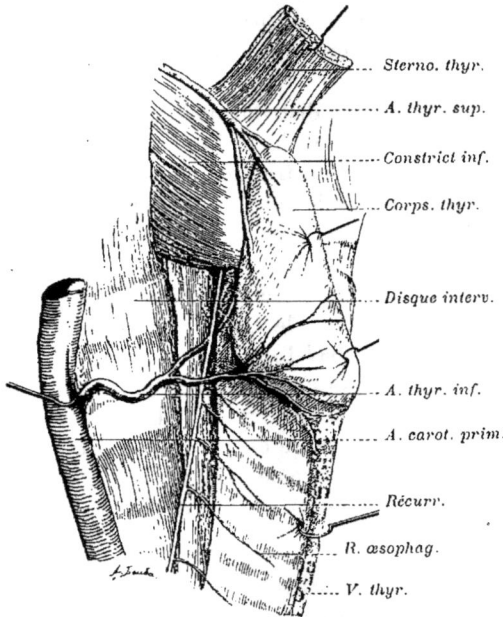

a) Portion inférieure. — *A droite,* cette portion répond par sa concavité à la face inférieure de la sous-clavière, également contournée, comme nous l'avons vu, par le rameau anastomotique du phrénique et par les filets sympathiques qui forment la partie antérieure de l'anneau de Vieussens (Voy. fig. 501). Par sa convexité, l'anse du récurrent droit répond au dôme pleural. On a attribué certaines paralysies laryngées unilatérales, se produisant chez les tuberculeux, à l'englobement du nerf par du tissu

FIG. 500. — Rapports du récurrent et de l'artère thyroïdienne inférieure.

L'artère carotide primitive est rejetée en dehors. — La trachée et l'œsophage sont réclinés en dedans. — Les courbures de l'artère thyroïdienne sont effacées. — La disposition représentée est celle du type V du tableau de la page 887.

Légendes de la figure :
- Sterno. thyr.
- A. thyr. sup.
- Constrict inf.
- Corps. thyr.
- Disque interv.
- A. thyr. inf.
- A. carot. prim.
- Récurr.
- R. œsophag.
- V. thyr.

scléreux, dont la production serait provoquée par les lésions du sommet du poumon.

A gauche, le laryngé inférieur contourne la crosse aortique. Il est ordinairement placé au sommet de l'angle formé par l'union du ligament artériel et de la crosse aortique. Il est fixé en ce point par un tissu cellulaire assez dense. Assez souvent le récurrent contourne le ligament de Botal (Cannieu[1]). Il s'agit là de la persistance d'une disposition fœtale (Chaput), comme nous le verrons plus loin en étudiant les variations que subissent les rapports du pneumogastrique et de ses branches au cours du développement. Au moment où le récurrent passe sous la crosse aortique, il croise la face supérieure des veines pulmonaires et de la bronche gauche et se met en rapport avec le groupe ganglionnaire prétrachéo-bronchique du côté correspondant. Il se relève ensuite, monte sur la face postéro-interne de la crosse et gagne la région cervicale.

b) Portion supérieure. — Dans leur portion supérieure ou cervicale, les deux récurrents longent l'œsophage et la trachée. Le droit répond au bord droit de l'œsophage. Le gauche au contraire, par suite de la déviation à droite de la trachée, est placé sur la face antérieure du conduit œsophagien. Les deux nerfs sont accompagnés par une longue chaîne de ganglions lymphatiques. Au niveau du pôle inférieur des lobes latéraux du corps thyroïde, les deux récurrents se mettent en rapport avec l'épanouissement de l'art. thyroïdienne inférieure.

L'intérêt que présentent ces rapports au point de vue chirurgical a suscité un grand nombre de mémoires; nous citerons plus particulièrement ceux de Rotter[2], Drobnik[3], Taguchi[4], Jaboulay et Villard[5]. Malheureusement ces recherches semblent n'avoir abouti qu'à une solution, jusqu'à un certain point négative; elles n'ont pu établir en effet que l'extrême variabilité de ces rapports et l'impossibilité absolue de dégager un type habituel. Cette variabilité, qui serait plus marquée encore chez la femme que chez l'homme, implique la nécessité, d'ailleurs admise par tous, de décrire plusieurs types, que l'on peut résumer dans le tableau suivant :

1er cas : Le récurrent croise la thyroïdienne inférieure, avant la bifurcation de celle-ci :	Il passe devant l'artère............ type I	27 fois.
	Il passe derrière l'artère.......... type II	29 —
2e cas : Le récurrent croise les deux branches terminales de la thyroïdienne inférieure :	Il passe devant les deux branches. type III	10 —
	Il passe derrière les deux branches. type IV	37 —
	Il passe entre les deux branches... type V	75 —
	TOTAL.	178

Ajoutons qu'il semble résulter de l'étude de certaines statistiques que le nerf récurrent droit est habituellement plus *externe* et plus *antérieur* que le gauche : plus externe, il croise plus souvent le tronc de l'artère thyroïdienne inférieure que ses branches terminales, alors que c'est l'inverse pour le gauche; plus antérieur, il passe ordinairement en avant de l'artère ou de ses branches, ou entre ces dernières, alors que le gauche est plus fréquemment rétro-artériel.

Quelques auteurs, comme Taguchi, auquel j'emprunte les chiffres que je viens d'indiquer, ont donné des classifications encore plus complexes et admis des types encore plus nombreux. J'en ai systématiquement éliminé quelques-uns, pensant qu'il n'est peut-être pas très utile de compliquer outre mesure un petit point d'anatomie dont l'intérêt pratique n'a certainement pas l'importance qu'on a voulu lui donner. La thyroïdectomie totale qui, seule, menace sérieusement le récurrent cède en effet le pas de plus en plus aux thyroïdectomies partielles. Au surplus lorsqu'on pratique la ligature du pédicule thyroïdien inférieur, il importe seulement de se rappeler que le nerf est en rapport immédiat avec l'artère au moment

1. CANNIEU. L'aorte est formée par le troisième arc vasculaire et non par le quatrième. *Bibliographie anatomique*, 1896, p. 199.
2. ROTTER. Die operative Behandl. des Kropfes. *Arch. f. Klin. Chir.*, 1885, p. 683.
3. DROBNIK. Ueber das Verhältniss des N. recurr. zur unt. Schilddrüsenart. *Gazeta Lekarska*, 1886, t. VI, n° 38.
4. TAGUCHI. *Archiv. f. Anat. und Phys.*, 1889. An. abth., p. 818.
5. JABOULAY et VILLARD. *Lyon médical*, 12 nov. 1893.

où celle-ci aborde la corne thyroïdienne et il est sans intérêt pratique de savoir s'il est pré, inter ou rétro-artériel. Si on veut éviter de le blesser il faudra s'écarter le plus possible de l'extré-

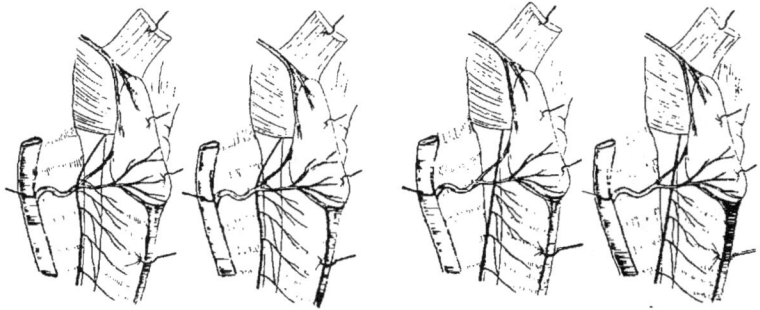

Type I   Type II   Type III   Type IV

Fig. 507. — Différents types de rapports entre le récurrent et l'artère thyroïdienne inférieure.

Comparez avec la figure précédente.

mité de cette corne, soit en abandonnant celle-ci dans la plaie et en mettant la ligature sur le tissu thyroïdien lui-même, soit en allant lier l'artère loin du corps thyroïde, comme l'a autrefois proposé Kocher (Voy. sur ce point le rapport de Reverdin au *Congr. Franç. de chir.*, 1898).

Plus haut, les deux laryngés inférieurs passent sous le bord inférieur du constricteur inférieur du pharynx et arrivent dans la gouttière que forme le cartilage thyroïde avec le tube laryngé proprement dit (cartilages cricoïdes et aryténoïdes, épiglotte et ligaments aryténo-épiglottiques). Ils s'épanouissent là, sur la surface externe des muscles thyro- et crico-aryténoïdiens, en rameaux terminaux.

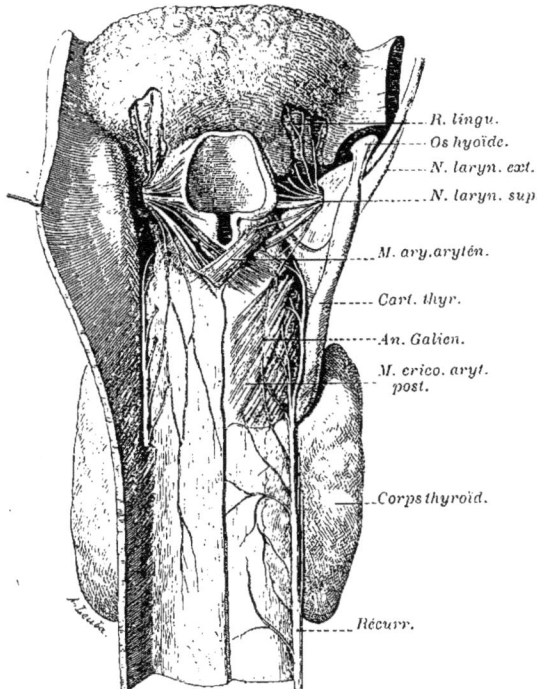

R. lingu.
Os hyoïde.
N. laryn. ext.
N. laryn. sup.
M. ary.arytén.
Cart. thyr.
An. Galien.
M. crico. aryt. post.
Corps thyroïd.
Récurr.

Fig. 508. — Branches terminales du récurrent. D'après Hirschfeld.

Distribution : I. Rameaux collatéraux. — Dans son trajet, le récurrent fournit de nombreux rameaux collatéraux :

1° *Des rameaux cardiaques* (*nerfs cardiaques moyens*). En nombre variable, ils se détachent de la partie initiale du nerf. A droite, ils descendent en avant de la trachée, en arrière du tronc brachio-céphalique et de la crosse aortique, et aboutissent à la partie profonde du plexus cardiaque. A gauche, ils sont extrêmement courts et abordent le plexus par sa partie superficielle ;

2° *Un rameau anastomotique* pour le ganglion cervical inférieur ;

3° *Des rameaux œsophagiens*, qui se distribuent à la couche musculaire et à la muqueuse du conduit œsophagien ;

4° *Des rameaux trachéens* qui, comme les précédents, se terminent les uns dans les fibres lisses de la trachée, les autres dans la muqueuse ;

5° *Des rameaux pharyngiens*, qui ne sont représentés que par deux ou trois petits filets très grêles qui aboutissent au constricteur inférieur du pharynx.

II. Rameaux terminaux. — L'un est anastomotique, les autres, musculaires.

1° Le *rameau anastomotique* s'unit avec un rameau descendant du laryngé supérieur pour constituer avec lui l'anse nerveuse de Galien. On admet généralement, depuis les recherches de Philipeaux et de Vulpian, que cette anastomose est formée par des fibres sensitives que le laryngé supérieur enverrait au récurrent. Nous verrons cependant dans un instant que l'on tend à regarder aujourd'hui le récurrent comme exclusivement moteur.

2° Les *rameaux musculaires* sont au nombre de quatre :

Le premier se perd dans le crico-aryténoïdien postérieur* qu'il aborde par son bord externe. Le deuxième aboutit à l'ary-aryténoïdien. Le troisième, qui naît souvent par un tronc qui lui est commun avec le nerf précédent, innerve le crico-aryténoïdien latéral. Le quatrième innerve les thyro-aryténoïdiens ex-

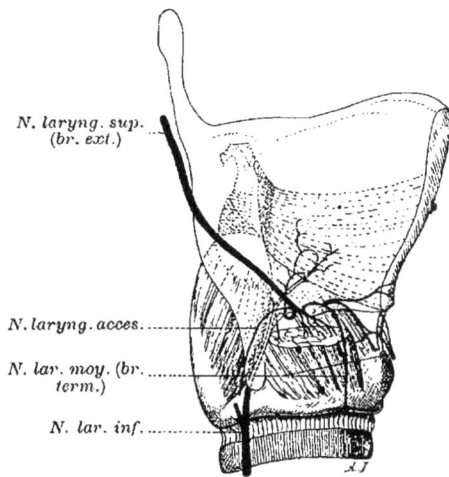

Fig. 509. — Distribution des nerfs dans le larynx humain (demi-schématique). — D'après Exner).

Vue latérale. — Le cartilage thyroïde est supposé transparent.

terne et interne et les faisceaux inconstants de l'ary- et du thyro-épiglottique.

Il semble résulter de cette description : 1° que le nerf laryngé inférieur est un nerf purement moteur ; 2° qu'il innerve tous les muscles du larynx, sauf le crico-thyroïdien ; 3° que son champ de distribution est limité aux muscles d'un même côté. Ces trois propositions, longtemps classiques, sont fortement battues en brèche depuis quelques années. On verra en effet en étudiant le larynx : 1° que certains auteurs, comme Krause, ont décrit dans le récurrent des fibres centripètes, que d'autres, comme Burger, n'ont pu, il est vrai, retrouver ; 2° que, d'après Exner, le laryngé supérieur viendrait doubler le récurrent dans l'innervation des muscles du larynx autres que le crico-thyroïdien ; 3° que, d'après Mandelstamm, le récurrent innerverait non seulement les muscles du côté homologue, mais encore ceux du côté opposé (pour des détails plus étendus et pour la bibliographie, voy. t. IV, p. 457 et 546, et Thèse déjà citée de Griner).

Var. — Le récurrent peut manquer et être remplacé par des filets naissant directement du pneumogastrique à la hauteur du larynx (Stedmann, 1823). — Il peut être double (Krause). On a rencontré assez souvent des *anomalies de trajet* du nerf récurrent : c'est ordinairement la récurrence qui fait défaut, le laryngé inférieur se rendant directement au larynx (Hilton, Stedmann, Hooper, Hérard, etc.); plus rarement le récurrent peut s'enrouler autour d'autres vaisseaux que la crosse aortique ou la sous-clavière droite, comme la vertébrale, par exemple. Ces trajets anormaux du récurrent sont liés à des anomalies dans le développement des arcs aortiques.

§ II. — BRANCHES THORACIQUES.

Dans le thorax, le pneumogastrique fournit : des rameaux cardiaques, des rameaux pulmonaires, des rameaux œsophagiens et des rameaux péricardiques.

1° Nerfs cardiaques thoraciques ou inférieurs. — Les nerfs cardiaques thoraciques ou inférieurs se détachent du tronc du pneumogastrique au-dessous de l'origine du récurrent. Je rappelle que les nerfs cardiaques supérieurs sont fournis par la portion cervicale du pneumogastrique et les nerfs cardiaques moyens par le laryngé inférieur.

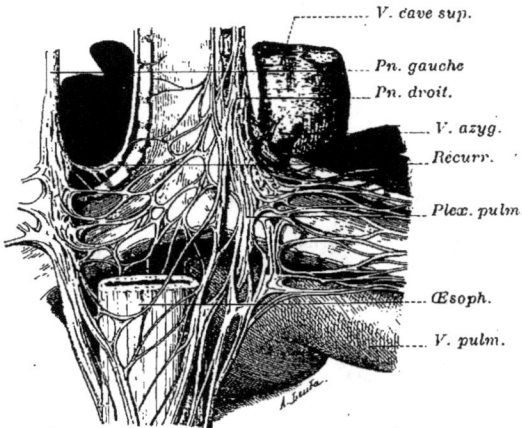

Fig. 510. — Plexus pulmonaires postérieurs. D'après Hirschfeld.

La disposition des nerfs cardiaques inférieurs varie suivant le côté considéré. *A gauche* ils sont très courts et, après un trajet de quelques millimètres, ils se perdent dans le plexus cardiaque (Voy. fig. 505). *A droite*, ils descendent, obliques en bas et à gauche, derrière l'aorte et devant la trachée pour aboutir au plan profond du plexus cardiaque.

2° Rameaux pulmonaires. — Au moment où il croise la face postérieure des bronches, chaque pneumogastrique se divise en deux ou trois faisceaux aplatis. Ces faisceaux s'unissent entre eux et avec les faisceaux du côté opposé par des anastomoses obliques et transversales. L'ensemble de ces anastomoses constitue un plexus, appliqué sur la face postérieure de la bifurcation de la trachée : c'est le *plexus pulmonaire postérieur* (Voy. fig. 510).

Au-dessus et au-dessous de chaque bronche souche, le plexus pulmonaire postérieur s'unit à un deuxième plexus beaucoup moins important, le *plexus pulmonaire* antérieur; celui-ci est formé par l'ensemble des anastomoses que contractent les nerfs cardiaques inférieurs droits avec des filets issus, soit de l'anse du récurrent gauche, soit du tronc du pneumogastrique au-dessous de l'origine du récurrent.

Des deux plexus pulmonaires se détachent : 1° des *rameaux trachéaux* pour la partie inférieure de la trachée ; — 2° des *rameaux pulmonaires* qui pénètrent dans le poumon, en cheminant le long des bronches ; — 3° des *rameaux péricardiques* qui se distribuent à la partie supérieure du péricarde ; — 4° des *rameaux œsophagiens* pour la partie adjacente de l'œsophage.

3° **Rameaux œsophagiens.** — Dans la partie inférieure plexiforme de leur portion thoracique, les deux pneumogastriques envoient à l'œsophage de nombreux filets qui se perdent dans l'épaisseur de cet organe. Leur mode de terminaison sera étudié plus loin (Voy. t. IV, p. 198).

4° **Rameaux péricardiques.** — Du plexus périœsophagien, formé par les deux pneumogastriques, se détachent plusieurs rameaux très grêles qui abordent la face postérieure du sac péricardique. Rappelons que le péricarde reçoit encore du vague quelques rameaux qui viennent, soit du plexus pulmonaire, soit de l'anse du récurrent gauche.

§ III. — BRANCHES ABDOMINALES.

Les branches que fournit le pneumogastrique au niveau de l'abdomen varient suivant le côté considéré.

Pneumogastrique gauche. — Le pneumogastrique gauche ou antérieur fournit, au moment où il pénètre dans l'abdomen, quelques *rameaux œsophagiens*. Il descend ensuite sur la face antérieure de l'estomac et se termine en donnant des rameaux hépatiques et des rameaux gastriques.

1° Les *rameaux hépatiques*, en nombre variable, cheminent, pour arriver au foie, dans la partie postérieure ou gauche du petit épiploon ; ce sont eux qui donnent à cette partie cet aspect dense et serré qui lui a valu de Toldt le nom de pars condensa. Le mode de terminaison de ces rameaux sera étudié avec la structure du foie.

2° Les *rameaux gastriques* s'anastomosent entre eux et forment ainsi un plexus : le *plexus gastrique antérieur*, placé sur la face antérieure de l'estomac, dans le voisinage de la portion verticale de la petite courbure. De ce plexus s'échappent en rayonnant de nombreux rameaux qui, après un trajet sous-péritonéal plus ou moins long, s'enfoncent dans l'épaisseur de l'estomac. Leur mode de terminaison sera étudié avec cet organe.

Parmi ces rameaux, il en est un, presque constant, qui se porte vers le pylore et paraît se joindre aux éléments du pédicule hépatique (Valentin, Sappey). Il n'y a là qu'une apparence. Kollmann[1] a bien montré que le rameau en question venait s'appliquer au cercle artériel de la petite courbure et retournait ainsi par un trajet récurrent au plexus gastrique antérieur.

Le plexus gastrique antérieur s'anastomose parfois (4 fois sur 15 cas, Kollmann) avec un rameau venu du ganglion semi-lunaire gauche. Cette anastomose rappelle jusqu'à un certain point l'anse de Wrisberg, formée par l'union du pneumogastrique droit et du grand splanchnique du même côté. — Le plexus gastrique antérieur peut encore s'anastomoser avec le plexus sympathique qui entoure l'artère diaphragmatique gauche (Valentin).

Pneumogastrique droit. — Le pneumogastrique droit fournit d'abord quelques rameaux œsophagiens. Il va ensuite se jeter, comme nous l'avons déjà vu, dans l'angle interne du ganglion semi-lunaire droit. Il perd alors son

---

1. KOLLMANN, *Ueber den Verlauf des Lungenmagennerven in der Bauchhöhle*, Leipzig, 1860.

indépendance anatomique et seule la physiologie permet de voir quelle est la part qui revient à la 10ᵉ paire dans l'innervation des organes abdominaux que le plexus solaire tient sous sa dépendance.

PNEUMOGASTRIQUE (*Résumé*).

I. BRANCHES CERVICALES.

1. Rameau méningé.
2. Rameau sensitif du conduit auditif externe.
3. Rameaux pharyngiens. . . . . { n. pharyngien sup.
                                        { n. pharyngien inf.
4. Nerfs cardiaques cervicaux.
5. Nerf laryngé supérieur.
   a) branche inférieure . . { R. du crico-thyroïdien.
                              { muqueuse.
   b) branche supérieure. . . { filets épiglottiques.
                               { filets laryngés.
                               { filets pharyngés.
6. Nerf laryngé inférieur.
   a) branches collatérales. { R. cardiaques moyens.
                             { R. anastomotique.
                             { R. œsophagiens.
                             { R. trachéens.
                             { R. pharyngiens.
   b) branches terminales. . { R. anastomotique.
                             { R. musc. { crico-aryt. post.
                                        { ary. aryténoïdien.
                                        { crico-arytén. post.
                                        { thyro-aryt. ext. et int.

II. BRANCHES THORACIQUES.

1. Nerfs cardiaques thoraciques.
2. Rameaux pulmonaires.
3. Rameaux œsophagiens.
4. Rameaux péricardiques.

III. BRANCHES ABDOMINALES.

Pneumogastrique gauche. { 1. Rameaux hépatiques.
                           { 2. Rameaux gastriques.
Pneumogastrique droit. { 1. Rameaux œsophagiens.
                         { 2. Rameau pour le ganglion semi-lunaire.

Disposition générale et homologies. — Le pneumogastrique est un nerf mixte, moteur et sensitif. Il se distribue essentiellement au tube digestif, à ses dérivés embryologiques et au cœur. Une partie des fibres qu'il donne à ces organes lui est fournie par le spinal qui n'est d'ailleurs, comme nous le verrons plus loin, qu'une simple racine de la 10ᵉ paire. (Voy. Spinal, page 900.)

Quoi qu'il en soit, la disposition générale des deux nerfs vagues est réglée par celle des organes auxquels ils se distribuent. Chez les vertébrés inférieurs, dont le tube digestif présente, dans sa partie initiale, une disposition segmentaire, due aux fentes branchiales, les branches ventrales du pneumogastrique sont elles-mêmes disposées métamétriquement. De même, chez les vertébrés supérieurs, les nombreuses différences de trajet et de rapport que présentent les deux vagues sont consécutives à la disposition asymétrique qu'acquièrent au cours du développement : 1° le tube digestif ; 2° les gros vaisseaux de la base du cœur.

1° Les deux pneumogastriques courent en effet, tout d'abord, sur les parties latérales du tube digestif. Mais, lorsque l'estomac a exécuté son mouvement de rotation qui oriente ses faces dans un plan frontal, le pneumogastrique gauche se trouve reporté sur la face antérieure de l'organe, alors que le pneumogastrique droit se place sur la face postérieure. La torsion de l'estomac, se propageant au segment inférieur de l'œsophage, les deux pneumogastriques perdent également, dans la partie inférieure du thorax, leur situation latérale, pour tendre à se placer dans un même plan sagittal.

2° L'évolution des troncs artériels de la base du cœur exerce sur la disposition des deux pneumogastriques et de leurs branches une influence non moins considérable. On sait que, vers la fin du premier mois de la vie intra-utérine, le tronc artériel, issu du cœur, émet une série d'arcs vasculaires, les arcs aortiques. Ceux-ci courent parallèlement les uns au-dessous des autres sur les parties latérales du cou, pour aller ensuite former au niveau de la paroi postérieure les aortes descendantes. Les deux pneumogastriques croisent perpendiculairement la face externe des arcs aortiques et émettent à ce niveau plusieurs branches qui passent entre ces arcs pour atteindre les organes auxquels elles sont destinées. Les deux nerfs vagues ont à ce moment un trajet symétrique; mais on sait que les arcs aortiques ne gardent pas longtemps leur disposition primitive; ils subissent deux modifications principales : d'une part, il y a développement inégal suivant le côté considéré, d'autre part, il y a migration thoracique des arcs inférieurs. C'est la combinaison de ces deux modifications qui entraîne l'asymétrie des deux vagues et de certaines de leurs branches. En effet, si, au niveau du 4e arc par exemple, les deux pneumogastriques croisent d'abord deux vaisseaux de même calibre et placés au même niveau, il n'en est plus ainsi plus tard lorsque le 4e arc est devenu, à gauche, la crosse aortique, à droite, l'artère sous-clavière. De même, les deux récurrents, d'abord horizontaux, croisent symétriquement la face inférieure des 6es arcs aortiques[1]; mais cette disposition ne tarde pas à se modifier; à gauche le 6e arc forme le canal artériel qui entraîne avec lui le récurrent dans sa migration thoracique; à droite ce 6e arc s'atrophie; il en est de même du 5e et l'anse du récurrent vient s'enrouler autour du 4e arc, c'est-à-dire de la sous-clavière. Il y a donc asymétrie complète dans les rapports définitifs des deux nerfs et c'est à tort qu'on dit parfois qu'à droite comme à gauche le récurrent contourne le 4e arc.

Outre son territoire viscéral, le pneumogastrique présente chez certains vertébrés inférieurs, et notamment chez les poissons, un territoire cutané assez étendu. Celui-ci est desservi par un rameau spécial, le *rameau latéral du vague*; ce rameau, dont les embryologistes qui ont abordé l'étude de l'histogénèse des nerfs périphériques ont fait leur objet d'étude de prédilection, vient se terminer dans une série d'organes cutanés qui semblent doués de fonctions spéciales. Wiedersheim et Keibel les regardent comme destinés à percevoir les vibrations de l'eau. Chez ces animaux, le pneumogastrique est donc, par son rameau latéral, un véritable nerf sensoriel. Chez les vertébrés supérieurs, ce territoire cutané du vague est extrêmement réduit et n'est plus représenté que par le champ de distribution du rameau auriculaire.

Le pneumogastrique appartient au groupe des nerfs crâniens ventraux. Il présente tous les caractères qui spécifient ces nerfs. (Voy. Généralités, p. 763.) 1° C'est un nerf mixte, moteur et sensitif; 2° il a une émergence dorso-latérale; 3° ses fibres motrices viennent, pour la plus grande partie du moins, de la colonne grise qui prolonge vers l'encéphale le groupe cellulaire antéro-externe des cornes antérieures de la moelle; 4° les muscles striés qu'il innerve dérivent des plaques latérales et le vague n'intervient jamais dans l'innervation de la musculature formée par les somites céphaliques (loi de van Wijhe).

---

1. Dans un mémoire publié dans la *Bibliographie anatomique* de 1895, M. Cannieu s'est précisément basé sur les rapports du nerf récurrent et des arcs aortiques pour soutenir que la crosse de l'aorte dérivait non pas du quatrième, mais du troisième arc. Le raisonnement de M. Cannieu est le suivant : le récurrent, dit-il en substance, est le nerf du 4e arc branchial ; il doit donc passer soit au-dessus, soit au-dessous de l'arc aortique correspondant, c'est-à-dire du quatrième. Or, si l'on admet que la crosse de l'aorte dérive du quatrième arc, il faut admettre par cela même que le récurrent passe soit au-dessus d'elle, ce qui n'est pas, soit au-dessous, ce qui n'est pas non plus. Le nerf chemine en effet, comme nous l'avons vu, au-dessous du canal artériel. Ce canal, d'après M. Cannieu, doit donc être regardé comme formé par le quatrième arc aortique, voire même par le troisième, mais non par le cinquième. — Malheureusement les déductions d'ailleurs parfaitement justes de M. Cannieu ont un point de départ qui est loin d'être démontré. Le récurrent est en effet non pas le nerf du quatrième arc, mais bien celui de ce sixième arc dont l'aryténoïde forme le squelette et dont Kallius a récemment étudié l'évolution. Dès lors, en appliquant le même raisonnement que M. Cannieu, on arrive à regarder *a priori* la crosse aortique comme dérivant du quatrième arc; c'est d'ailleurs l'origine que lui assigne Boas, de par ses recherches directes.

Relations du pneumogastrique et du grand sympathique. — Nous avons vu que la plupart des nerfs crâniens entraient en relation avec le système du grand sympathique. Ces relations sont de deux ordres : d'un côté, le sympathique cervical envoie aux nerfs crâniens des fibres qui empruntent le trajet de ces nerfs pour se rendre à leur territoire terminal ; d'autre part, les nerfs crâniens fournissent aux ganglions du sympathique céphalique des fibres qui ont la valeur de véritables rami communicantes.

Le pneumogastrique n'a, avec les ganglions du sympathique céphalique, aucune connexion. Par contre, il donne la plus importante partie de ses fibres aux ganglions annexés aux branches viscérales du sympathique (ganglion de Wrisberg et ganglions intra-cardiaques, ganglions semi-lunaires, etc.). Ces ganglions constituent de véritables points nodaux où viennent se rencontrer le système du pneumogastrique et le système du grand sympathique. Au delà, ces deux nerfs sont anatomiquement confondus et, seule, l'analyse physiologique peut nous dire ce qui appartient à chacun d'eux.

Cette association intime du pneumogastrique et du grand sympathique existe dans toute la série des vertébrés. On s'est même demandé si, chez les vertébrés inférieurs, dont le grand sympathique présente une réduction extrême, tout ou partie du rôle que ce nerf remplit chez les vertébrés supérieurs n'était pas dévolu à la 10ᵉ paire. Il est encore difficile, à l'heure actuelle, d'être fixé sur ce point ; mais il importe de remarquer que cette réduction du grand sympathique chez les vertébrés inférieurs est plus apparente que réelle ; si la chaîne sympathique est absente, en revanche les groupes cellulaires périphériques qui constituent en somme la partie la plus importante du système ne font aucunement défaut (Lenhossek). Peut-être n'y a-t-il alors pas lieu de donner au nerf vague de ces animaux une importance morphologique plus grande et un rôle physiologique plus considérable qu'au pneumogastrique des vertébrés supérieurs.

Onzième paire : NERF SPINAL

Syn. : Nerf accessoire.

Définition. — Le nerf spinal, ou nerf de la 11ᵉ paire, est un nerf purement moteur. Né de la portion supérieure de la moelle cervicale et de la partie inférieure du bulbe, il se termine par deux branches dont l'une va innerver le sterno-cléido-mastoïdien et le trapèze et dont l'autre va se jeter dans le tronc du nerf vague.

Cette terminaison partielle du spinal dans la 10ᵉ paire, l'origine de sa portion bulbaire aux dépens d'un noyau qui lui est commun avec le pneumogastrique, enfin son apparition tardive au cours du développement phylogénique, tout cela montre bien que le spinal n'est qu'une annexe du nerf vague. Et, si quelque modification devait être apportée à la classique nomenclature de Sœmmering, une des plus désirables serait certainement celle qui consisterait à enlever à l'accessoire son autonomie, pour n'en faire qu'une simple racine du pneumogastrique.

Origine réelle et connexions centrales. — (*Résumé.* Voy. p. 484.) *A.* ORIGINE RÉELLE. — Le spinal est formé par les prolongements cylindraxiles de deux noyaux : un noyau médullaire et un noyau bulbaire. 1) *Le noyau médullaire* s'étend en hauteur depuis l'émergence de la 4ᵉ paire rachidienne jusqu'à la partie supérieure de la moelle cervicale.

Il est formé par le groupe cellulaire antéro-externe de la corne antérieure et non par la corne latérale, d'ailleurs à peu près disparue à ce niveau. Les fibres émanées de ce noyau sont toutes des fibres directes; elles sortent de la moelle par un trajet en z, assez complexe, qui a été décrit et figuré page 486. — 2) On admet généralement que le *noyau bulbaire* est représenté par la partie inférieure du nucleus ambiguus. Van Gehuchten s'est récemment attaché à démontrer que les fibres du spinal naissaient du noyau de l'aile grise en même temps qu'une partie des fibres motrices du pneumogastrique (Voy. la note de la page 865).

B. CONNEXIONS CENTRALES. — Il est vraisemblable, étant donnée la multiplicité des fonctions du spinal, que ce nerf possède des centres corticaux multiples. Un seul est bien connu, c'est le centre des fibres que le spinal envoie aux muscles adducteurs des cordes vocales. Ce centre (*centre laryngé phonatoire* de Krause, Semon et Horsley... etc.) est placé au niveau de la partie inférieure de la circonvolution frontale ascendante, en arrière du centre de Broca[1].

Origine apparente. — Les fibres radiculaires du spinal émergent les unes au niveau du bulbe (racines bulbaires), les autres au niveau de la partie supérieure de la moelle cervicale (racines médullaires).

a. Racines bulbaires. — Les racines bulbaires dont le nombre varie de 3 à 6 émergent du sillon latéral du bulbe, au-dessous des fibres radiculaires du pneumogastrique.

b. Racines médullaires. — Les racines médullaires sortent au niveau du cordon latéral de la moelle, à deux ou trois millimètres en avant de l'émergence des racines postérieures. Le plus inférieur des filets médullaires répond le plus souvent à la 5e paire rachidienne.

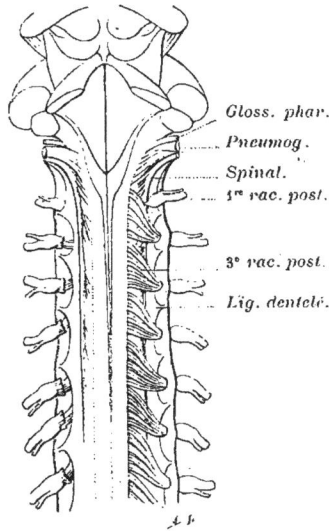

FIG. 511. — Origine apparente du nerf spinal.

La moelle et le bulbe sont vus par leur face postérieure.

Le niveau jusqu'auquel descendent les racines médullaires du spinal varie beaucoup suivant les sujets. D'après Holl, la fréquence des différentes dispositions serait la suivante :

Les racines du spinal descendent jusqu'à la 3e cervicale 7 fois sur 100.
			4e	27	
			5e	35	
			6e	26	
			7e	5	

L'origine médullaire du spinal peut même se prolonger jusqu'à la première paire dorsale.

Trajet. — La portion médullaire du spinal monte verticalement dans le canal rachidien, pénètre dans le crâne par le trou occipital et vient s'accoler à la portion bulbaire. Ainsi formé par la réunion de ces deux portions, le spinal se porte en avant, en dehors et un peu en haut, sort du crâne par le trou déchiré postérieur, puis se divise presque aussitôt en deux branches terminales.

Rapports. — Nous étudierons successivement les rapports du spinal dans le canal rachidien, au niveau du trou occipital, dans le crâne et enfin au niveau du trou déchiré postérieur.

1. Semon, Horsley et Risien Russell ont démontré l'existence, chez le chien et le chat, d'un centre *abducteur des cordes vocales* (*centre laryngé respiratoire*). L'existence de ce centre, placé à côté du centre phonatoire chez ces animaux, n'est pas encore démontrée chez l'homme.

1) *Dans le canal rachidien*, la racine médullaire du spinal chemine, verti-cale, dans l'espace sous-arachnoïdien, le long des faces latérales de la moelle cervicale. Elle est en rapport : *en dedans*, avec le cordon latéral ; *en dehors*, avec le sac dural ; *en avant*, avec le ligament dentelé qui la sépare des racines anté-rieures ; *en arrière*, avec les quatre premières racines postérieures ; elle est sou-vent accolée à la première et à la deuxième de ces racines, avec lesquelles elle peut présenter d'intéres-santes connexions sur lesquelles nous revien-drons plus loin.

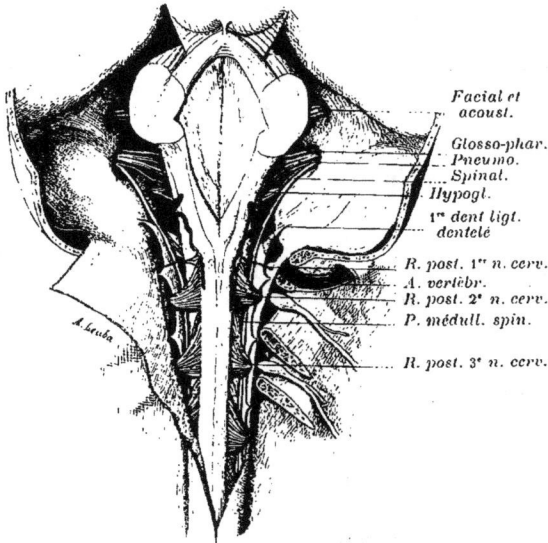

Facial et acoust.
Glosso-phar.
Pneumo.
Spinal.
Hypogl.
1ʳᵉ dent ligt. dentelé

R. post. 1ᵉʳ n. cerv.
A. vertébr.
R. post. 2ᵉ n. cerv.
P. médull. spin.

R. post. 3ᵉ n. cerv.

FIG. 512. — Portion médullaire du spinal.
Vue postérieure après ablation de l'écaille occipitale et ouverture de la partie supérieure du canal rachidien.

2) *Au niveau du trou occipital*, la racine mé-dullaire du spinal passe au-dessus de la première languette du ligament dentelé ; cette languette va se fixer à l'extrémité du diamètre transverse du trou occipital ; le spi-nal rencontre ensuite l'artère vertébrale qui, oblique en avant et en dedans et très légèrement ascendante, se porte vers la face ventrale du bulbe. Le nerf enjambe la face supérieure de l'artère que croisent, à quelques millimètres en avant, les filets radiculaires de l'hypoglosse. Au niveau du point où elle passe sous le spinal, l'artère vertébrale émet l'artère cérébelleuse inférieure, qui remonte verticalement en croisant, tantôt la face antérieure, tantôt la face postérieure nerf (Voy. fig. 512).

3) *Dans le crâne*, les deux racines du spinal croisent la face antérieure du lobule du pneumogastrique et convergent l'une vers l'autre en formant un angle aigu dont le sommet répond au trou déchiré postérieur. Elles cheminent à ce niveau dans une gaîne arachnoïdienne qui leur est commune avec le pneu-mogastrique et le glosso-pharyngien sur la face postérieure du tubercule occi-pital, creusée d'une gouttière répondant au passage des trois nerfs (Poirier). (Voy. fig. 476, p. 839.)

4) *Dans le trou déchiré postérieur*, le spinal occupe la partie moyenne de cet orifice. Il est placé entre la terminaison du sinus latéral qui est en dehors et le ganglion jugulaire du pneumogastrique qui est en dedans. Il est intime-ment uni à ce dernier.

Distribution. — A sa sortie du trou déchiré postérieur, le spinal se partage en deux branches : une branche interne et une branche externe.

1° LA BRANCHE INTERNE, principalement formée par les filets bulbaires, se jette dans la partie externe du ganglion plexiforme qu'elle aborde dans le voisinage de son pôle supérieur. Elle perd dès lors son autonomie anatomique et c'est au physiologiste qu'il appartient de dégager du pneumogastrique ce qui revient au spinal et de montrer le rôle capital que joue la 11ᵉ paire dans l'innervation motrice du larynx, du cœur, du pharynx et peut-être de l'œsophage.

2° LA BRANCHE EXTERNE, plus volumineuse que la précédente, est essentiellement formée par les filets médullaires. Dès son origine, elle se porte en bas, en

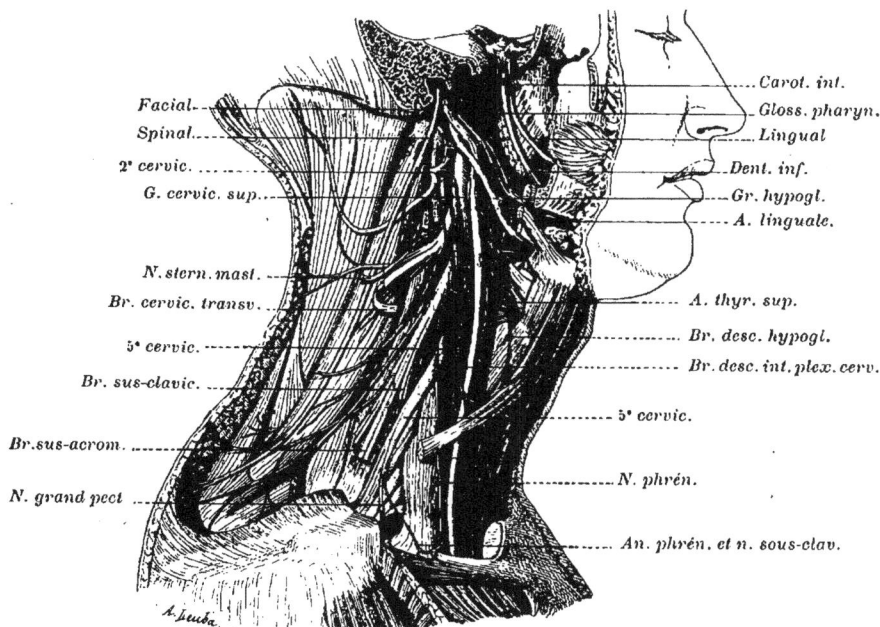

FIG. 513. — Branche externe du spinal. — D'après Hirschfeld.

arrière et en dehors. Elle est en rapport à ce niveau : *en avant*, avec la face postérieure de la jugulaire interne, des muscles styliens et du digastrique; *en arrière*, avec les apophyses transverses des vertèbres cervicales doublées par les muscles grand droit antérieur et long du cou et avec l'artère occipitale. Elle arrive ainsi à la face profonde du sterno-cléido-mastoïdien; dans quelques cas, elle passe au-dessous de ce muscle sans le traverser (Turner); mais, le plus souvent, elle perfore son chef profond (chef cléido-mastoïdien); elle apparaît alors dans la partie supérieure du creux sus-claviculaire; la distance qui, au niveau du bord postérieur du sterno-cléido-mastoïdien, la sépare de la pointe de l'apophyse mastoïde, est de 4 à 5 cent. environ. Dans le creux sus-claviculaire, la branche externe du spinal relativement superficielle n'est recouverte que par les téguments et l'aponévrose cervicale superficielle. Elle arrive ainsi jusqu'au trapèze qu'elle aborde par son bord antérieur et dans l'épaisseur duquel elle s'épuise en rameaux terminaux.

Au total, la branche externe fournit deux sortes de branches : des branches sterno-mastoïdiennes et des branches trapéziennes.

a) Branches sterno-mastoïdiennes. — Le spinal partage l'innervation du sterno-cléido mastoïdien avec un rameau issu du 3e nerf cervical. D'après Maubrac (thèse de Bordeaux, 1883), l'innervation de ce muscle serait la suivante. Le spinal et la 3e branche cervicale formeraient dans l'épaisseur du sterno-cléido-mastoïdien une arcade anastomotique. Les 4 faisceaux du sterno-cléido-mastoïdien (cléido-mastoïdien, cléido-occipital, sterno-mastoïdien et sterno-occipital) recevraient des filets issus de l'arcade anastomotique en question. De plus, le cléido-mastoïdien recevrait constamment des filets directement issus du spinal ;

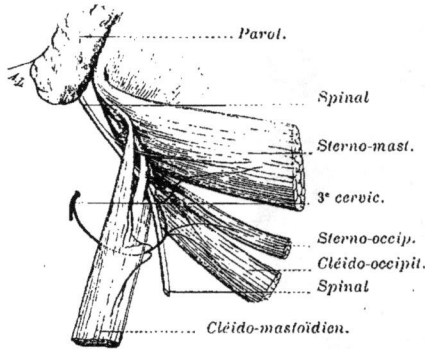

de même le sterno-occipital et le cléido-occipital seraient souvent innervés par des filets directement émanés de la 3e racine cervicale. — Cette description de Maubrac ne saurait s'appliquer à tous les cas. L'arcade anastomotique qui unit le spinal au rameau cervical du sterno-cléido-mastoïdien peut faire défaut, et lorsqu'elle existe, elle ne donne souvent naissance à aucun rameau. Il m'a semblé que, dans la majorité des cas, spinal et rameau cervical se ramifiaient isolément, et que l'un et l'autre donnaient un ou plusieurs rameaux à chacun des chefs

Fig. 514. — Innervation du sterno-cléido-mastoïdien.

du sterno-cléido-mastoïdien ; chaque chef était ainsi innervé à la fois par le spinal et le 3e nerf cervical. Il m'a paru aussi que, pour tous les chefs, sauf pour le cléido-occipital, la part du spinal était généralement prépondérante.

b) Branches trapéziennes. — Les branches qui vont au trapèze s'anastomosent également avec des rameaux, issus des branches antérieures des 3e, 4e et 5e nerfs cervicaux. Mais, si l'existence de ces anastomoses permet difficilement de préciser, au point de vue anatomique, la part qui revient au spinal dans l'innervation du trapèze, en revanche l'expérimentation physiologique montre que ce nerf se distribue surtout à la portion claviculaire du muscle.

Anastomoses. — Le spinal s'anastomose avec les racines postérieures des deux premiers nerfs cervicaux, avec le pneumogastrique et avec les branches trapézienne et sterno-mastoïdienne du plexus cervical. Nous avons déjà étudié cette dernière anastomose en étudiant le mode de terminaison de la branche externe du spinal. Nous connaissons aussi la plus importante des anastomoses avec le pneumogastrique ; elle est représentée par la branche interne du spinal ; Il nous suffira d'ajouter que parfois la 11e paire s'unit encore au nerf vague par deux ou trois filets qui, dans le trou déchiré postérieur, vont du tronc du spinal au ganglion jugulaire[1]. Par contre, il nous faut insister plus longuement sur les anastomoses du spinal et des deux premières paires cervicales.

. Ajoutons que la branche externe du spinal peut encore s'anastomoser dans quelques cas exceptionnels avec l'hypoglosse ou le pneumogastrique (Lobstein).

Anastomoses du spinal et des deux premières racines cervicales posté-rieures. — Pendant son trajet ascendant, la portion médullaire du spinal con-tracte souvent des anastomoses avec les racines postérieures des deux premiers nerfs cervicaux. Depuis le jour où, en 1833, Mayer signala pour la première fois leur existence, ces anastomoses ont toujours excité la curiosité des anatomistes. Nous n'entrerons pas ici dans le détail des controverses qu'elles ont soulevées et nous renvoyons pour l'historique au très complet mémoire de Kazzander[1]. Nous bornant à exposer ici l'état actuel de la question, nous indiquerons d'abord les différentes modalités anato-miques observées; nous verrons ensuite comment il faut les interpréter.

Le spinal peut entrer en relation soit avec la première racine postérieure, soit avec la deuxième.

1) Les rapports du spinal et de la pre-mière racine peuvent ordinairement se rapporter à l'un des types suivants. (Voy. fig. 515); *a*) dans la grande majo-rité des cas (60 fois sur 100 [Kazzander]), la racine postérieure croise le nerf en n'affectant avec lui que des rapports de contiguïté : ces rapports varient d'ail-

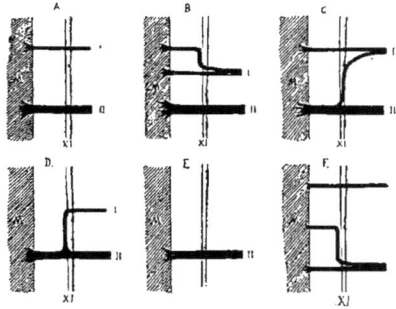

FIG. 515. — Schéma des différents types de rapports du spinal et des deux premières racines cervicales postérieures.

leurs du simple contact à l'accolement le plus intime (type I, fig. 515, A); *b*) dans d'autres cas (type II), la première racine naît par deux filets dont l'un croise le tronc du spinal et dont l'autre semble se jeter dans la 11e paire (fig. 515, B); *c*) dans un 3e type qui se rencontre dans 20 pour 100 des cas, la première racine reçoit un filet de renforcement qui se détache du bord externe du spinal (fig. 515, C); *d*) plus rarement, la première racine vient tout entière du spinal (type IV, fig. 515, D); *e*) enfin, dans 8 pour 100 des cas, cette racine fait défaut (fig. 515, E).

2) Les rapports du spinal et de la deuxième racine postérieure sont beau-coup plus simples. Le plus souvent, il y a simple croisement (fig. 515, A). Parfois, la deuxième racine envoie au spinal un ou plusieurs filets anastomo-tiques, qui se détachent, soit du tronc même de la racine, soit de la moelle, ordinairement un peu au-dessus de l'émergence de la deuxième racine (fig. 515, F).

Telles sont les dispositions habituelles; il s'agit maintenant de les interpréter. On admet généralement, aujourd'hui, que dans tous les cas où il existe des filets reliant les racines postérieures au spinal, l'existence de ces filets s'explique par un accolement temporaire des fibres du système radiculaire postérieur au tronc de la 11e paire. Les schémas de la figure 515 montrent en effet que la plupart des dispositions que nous avons indiquées peuvent s'expliquer soit par une sup-pléance partielle ou totale de la première racine par la deuxième (Voy. C et D, fig. 515) soit par un accolement temporaire au tronc du spinal d'un faisceau radiculaire aberrant appartenant à l'une ou l'autre de ces deux racines (B et F).

1. KAZZANDER. Ueber den Nervus accessorius Willisii und seine Beziehungen zu den oberen Cervicalnerven beim Menschen und einigen Haussäugethieren. *Arch. f. Anat.*, Anat. Abth., 1891, p. 210.

Ganglions du spinal. — L'étude des ganglions du spinal est intimement liée à celle des rapports de ce nerf avec le système radiculaire postérieur. C'est encore Mayer qui signala pour la première fois l'existence d'un ganglion sur le tronc du spinal. En France, Vulpian attira le premier l'attention sur cette particularité anormale de la 11e paire. Depuis, la présence de ganglions sur le spinal a été indiquée par nombre d'anatomistes. L'existence de ces ganglions est d'ailleurs loin d'être rare, puisqu'il résulte des différents relevés (Kazzander, Testut, Trolard, etc.) qu'on les rencontre dans 25 à 30 pour 100 des cas environ. Ils affectent ordinairement une des trois dispositions suivantes : *a*) le plus souvent on trouve un renflement ganglionnaire à l'intersection du tronc du spinal et de la première racine postérieure (fig. 516, type I); *b*) plus rarement le ganglion se trouve placé sur le segment du nerf

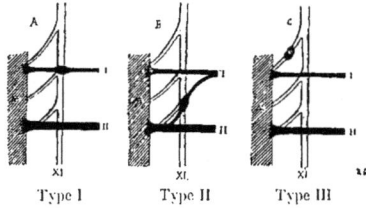

Type I　　　Type II　　　Type III

Fig. 516. — Schéma des différentes dispositions du ganglion du spinal.

compris entre la première et la deuxième racine postérieure (type II); *c*) enfin, on a également rencontré des ganglions placés sur le trajet des racines médullaires ou bulbaires de la 11e paire (type III). Dans les deux premiers cas, on doit regarder ces ganglions comme appartenant soit à la première racine postérieure (type I), soit au faisceau de renforcement qu'elle reçoit de la deuxième (type II). Mais lorsque les ganglions sont placés sur le trajet des racines du spinal, cette explication n'est plus admissible et il est difficile de les rattacher au système radiculaire postérieur. Il est vrai que parfois ces soi-disant ganglions ne sont que de simples renflements de la gaine conjonctive du nerf; Hyrtl et plus récemment Kazzander en ont donné la preuve incontestable. Mais il n'en est pas toujours ainsi; dans un cas décrit et figuré par Kazzander il existait bien un véritable ganglion, contrôlé histologiquement, sur une des racines bulbaires du spinal; on est bien obligé d'admettre dans les cas de ce genre que le spinal contient anormalement des fibres sensitives auxquelles appartiennent les ganglions en question.

Signification morphologique. — Le nerf spinal appartient au système des nerfs encéphaliques dorsaux ; il n'a cependant pas la même valeur que les autres éléments constituants de ce groupe; il n'est en réalité qu'une annexe du pneumogastrique; cela ressort nettement de l'étude de ses origines, de sa distribution et de son évolution phylogénique. Nous avons vu, en effet, en rappelant les origines du spinal, que les fibres de sa portion bulbaire naissaient d'un noyau, qui leur était commun avec celles du pneumogastrique. De même, l'étude de la distribution du spinal nous a montré qu'une importante partie de ses fibres allait se jeter dans le ganglion plexiforme du pneumogastrique. Enfin, lorsqu'on suit l'évolution du spinal dans la série animale, on voit qu'il apparaît beaucoup plus tardivement que les autres nerfs crâniens ; les poissons et les amphibiens ne possèdent pas de 11e paire (Wiedersheim); celle-ci ne commence à se montrer que chez les reptiles et, chez ceux-ci, elle ne constitue manifestement qu'une simple racine du pneumogastrique.

Douzième paire : **NERF GRAND HYPOGLOSSE**

Définition. — Le grand hypoglosse, ou 12e paire crânienne, est un nerf purement moteur. Il se distribue aux muscles de la langue, au muscle génio-hyoïdien et à tous les muscles de la région sous-hyoïdienne.

Origine réelle et connexions centrales (*Résumé*, voy. p. 481). — A. ORIGINE RÉELLE. — Le grand hypoglosse est formé par les prolongements cylindraxiles d'un noyau situé dans le myélencéphale. Ce noyau appartient à la colonne grise qui prolonge vers l'encéphale le groupe cellulaire antéro-interne des cornes antérieures de la moelle. Dans le sens vertical, ses limites sont assez exactement indiquées par deux plans horizontaux, rasant les deux extrémités de l'olive bulbaire. Adjacent au raphé, il répond en arrière au plancher du 4e ventricule au niveau de l'aile blanche interne. On a encore décrit à la 12e paire deux autres noyaux : le *noyau antérieur* de Meynert ou *accessoire* de M. Duval, et le noyau dit *de Roller*. Leur participation à la formation du grand hypoglosse semble douteuse. — Les fibres, émanées du noyau principal, sont toutes des fibres directes. Van Gehuchten, qui avait d'abord admis chez le poulet une décussation partielle, la rejette maintenant, au moins chez l'homme.

A leur sortie du noyau, les fibres radiculaires se portent en avant et en dehors ; elles laissent en dedans d'elles le faisceau longitudinal postérieur et le ruban de Reil interne, et en dehors le champ réticulé et l'olive. Quelques-unes d'entre elles traversent cependant cette dernière. Elles arrivent ainsi sur la face postérieure du faisceau pyramidal; elles exagèrent alors leur obliquité en dehors et viennent apparaître au niveau du sillon préolivaire.

B. Connexions centrales. — *Les voies d'association réflexe*, unissant les origines bulbaires de la 12e paire aux noyaux des nerfs sensitifs cérébro-spinaux, sont encore mal connues. — Par contre, son *centre cortical* est localisé sans conteste au niveau de la partie inférieure de la circonvolution frontale ascendante, au-dessus du centre du masticateur et du facial inférieur. — Les prolongements cylindraxiles des cellules de ce centre forment la voie motrice centrale de la 12e paire ; elles font partie du faisceau géniculé dont elles partagent le trajet. Elles se décussent au niveau du bord inférieur de la protubérance pour se terminer dans le noyau bulbaire du côté opposé.

Origine apparente. — Les fibres radiculaires du grand hypoglosse émergent au niveau du sillon préolivaire. Elles se groupent en 10 à 16 filets. Le plus inférieur de ceux-ci répond ordinairement à un plan horizontal passant par l'entre-croisement des pyramides. On admet généralement que la plus élevée des racines de la 12e paire émerge au niveau de la partie moyenne de l'olive. Beck[1] fait observer avec raison qu'il est rare de voir cette racine distante de plus de 4 millimètres du bord inférieur de la protubérance.

Variétés. — Parfois les racines de l'hypoglosse confinent inférieurement à l'émergence de la première racine antérieure cervicale. Beck a observé des cas où il existait entre l'hypoglosse et la première racine un faisceau qui, quelques millimètres après sa sortie de la moelle, se divisait en deux fascicules dont l'un allait rejoindre la 12e paire, tandis que l'autre allait se jeter dans la racine cervicale sous-jacente. — Il est fréquent de voir des fibres radiculaires du grand hypoglosse émerger de l'olive ou des pyramides bulbaires. — Rudinger a vu naître la 12e paire du plancher du quatrième ventricule. — Buffet-Delmas a rencontré un cas, plus bizarre encore, dans lequel l'hypoglosse se détachait du ganglion plexiforme du pneumogastrique.

Trajet. — Les filets radiculaires inférieurs, légèrement ascendants, les filets moyens, horizontaux et les filets supérieurs, légèrement descendants, convergent vers le trou condylien antérieur. Ils se groupent ordinairement en deux faisceaux, beaucoup plus rarement en trois. Ces faisceaux traversent la dure-mère, tantôt par deux orifices distincts (19 fois sur 32 cas, Beck), tantôt par un seul (13 fois sur 32 cas). Ils pénètrent ensuite dans le canal condylien antérieur à l'entrée duquel ils se fusionnent en un tronc unique. A sa sortie du crâne, le grand hypoglosse se porte d'abord en bas, en avant et en dehors. Puis, au niveau du bord postérieur du muscle hyo-glosse, il se recourbe graduellement pour devenir oblique en haut, en avant et en dedans. Dans son ensemble il décrit une courbe assez régulière dont la concavité regarde en haut et en avant. Le lingual et le glosso-pharyngien décrivent des courbes analogues, mais de rayon plus petit et inscrites dans celle de la 12e paire. (Voy. fig. 518.)

Rapports. — Dans ce trajet, le grand hypoglosse occupe successivement :

---

1. Beck. Ueber den Austritt d. N. Hypoglossus u. N. cervic. primus aus dem Centralorgane beim Menschen, etc. *Anat. Heft.* von Merkel u. Bonnet, 1895.

l'étage postérieur du crâne, le canal condylien antérieur, l'espace latéro-pharyngien, la région carotidienne et la région sus-hyoïdienne.

1) *Au niveau de l'étage postérieur*, les filets radiculaires du grand hypoglosse croisent la face postéro-supérieure de la portion latéro-bulbaire de l'artère vertébrale; à quelques millimètres en arrière, l'artère est croisée par le spinal; entre les deux nerfs monte ordinairement l'artère cérébelleuse inférieure (Voy. fig. 512). D'abord contenus dans l'espace sous-arachnoïdien, les filets radiculaires de l'hypoglosse traversent ensuite la cavité arachnoïdienne; ils sont

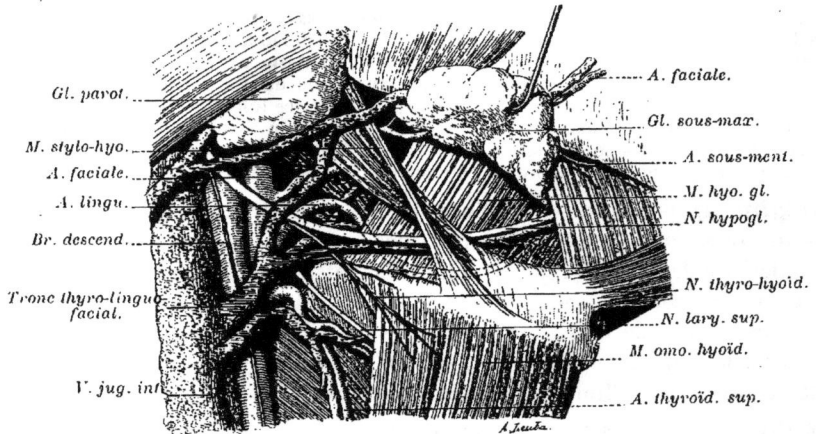

Fig. 517. — Rapports du nerf grand hypoglosse dans la région sus-hyoïdienne. D'après Farabeuf.

Le trajet de l'artère au-dessous du muscle hypoglosse est indiqué en pointillé.

entourés à ce niveau d'un court manchon séreux que leur forme cette membrane. Ils arrivent ainsi jusqu'à l'orifice dural.

Variétés. — Le contact de l'hypoglosse et de l'artère vertébrale est plus ou moins immédiat, suivant le degré d'obliquité que présente l'artère, au moment où elle contourne le bulbe (Beck). — Dans certains cas, les filets radiculaires inférieurs, au lieu de croiser la face postéro-supérieure de l'artère, passent sous sa face antéro-inférieure. Willis considérait à tort cette disposition comme normale. — Il est beaucoup plus rare de voir l'artère vertébrale se bifurquer de façon à former un anneau dans lequel s'engage la 12e paire (Henle). Chez la plupart des mammifères autres que l'homme, l'artère vertébrale dès son entrée dans le canal rachidien se dirige transversalement en dedans vers la ligne médiane. Elle n'est pas en rapport immédiat avec les racines de l'hypoglosse (Beck).

2) *Dans le canal condylien antérieur*, long de un centimètre environ, l'hypoglosse est accompagné d'un rameau méningé de l'artère pharyngienne inférieure et d'un plexus veineux. Ce plexus (confluent antérieur de Trolard) « forme à l'orifice interne du canal une couronne ou anneau (circulus hypoglossi) semblable aux canaux veineux des trous de conjugaison et entourant le tronc nerveux ». (Voy. t. II, pages 973 et 981). Lorsque le canal condylien antérieur est subdivisé en deux canaux secondaires, l'hypoglosse est lui-même formé par deux faisceaux distincts qui ne se fusionnent qu'à leur sortie du crâne. (Beck.)

3) A sa sortie du canal condylien, le grand hypoglosse pénètre dans *l'espace latéro-pharyngien postérieur*. D'abord appliqué contre la colonne vertébrale, il est le plus postérieur et le plus interne des organes contenus dans cet espace (Voy. fig. 495). Il se porte ensuite en bas, en avant et en dehors et croise obliquement la face postérieure de la carotide interne, du glosso-pharyngien et du pneumogastrique. Il passe entre ce nerf et la jugulaire interne pour déboucher dans la région carotidienne.

4) *Dans la région carotidienne*, le grand hypoglosse est appliqué contre la carotide externe. La constatation de ce contact immédiat de la 12e paire et de la carotide externe constitue un des nombreux moyens indiqués par les auteurs pour distinguer, au cours de la ligature, cette artère de la carotide interne adjacente. L'artère occipitale naît immédiatement au-dessous du point où l'hypoglosse croise la carotide. Dans quelques cas, cependant, l'origine de cette artère est reportée plus haut et l'hypoglosse s'accroche au-dessous d'une petite collatérale sterno-mastoïdienne qui se détache de la carotide à quelques millimètres au-dessous de l'occipital.

5) *Dans la région sus-hyoïdienne*, le grand hypoglosse est recouvert par la peau, le peaucier, l'aponévrose cervicale superficielle et la glande sous-maxillaire. Il est appliqué sur le muscle hyo-glosse qui le sépare de l'artère linguale. A son entrée dans la région, il est placé en arrière du tendon terminal du stylo-hyoïdien ; il forme à ce niveau le bord supérieur d'un premier triangle, limité en avant par le stylo-hyoïdien, en bas par la grande corne de l'os hyoïde ; c'est le triangle postérieur de l'artère linguale ou triangle de Béclard.

Le grand hypoglosse passe ensuite sous les tendons du stylo-hyoïdien et du digastrique. En avant de ces tendons, il forme le bord supérieur d'un deuxième triangle, limité en arrière par le tendon du digastrique, en avant par le bord postérieur du mylo-hyoïdien ; c'est le triangle antérieur de l'artère linguale ou triangle de Pirogoff. L'aire de ces deux triangles est formé par l'hyo-glosse, au-dessous duquel on trouve l'artère linguale. (Voy. fig. 517.)

Distribution. — Le nerf grand hypoglosse fournit deux ordres de branches : des branches collatérales et des branches terminales.

§ I. — BRANCHES COLLATÉRALES.

Les branches collatérales sont au nombre de sept : l'une naît dans l'intérieur même du canal condylien, c'est le rameau méningé ; les six autres se détachent de la portion extra-crânienne de l'hypoglosse ; ce sont : des rameaux vasculaires, la branche descendante, le nerf du stylo-hyoïdien, le nerf de l'hyo-glosse, le nerf du stylo-glosse et le nerf du génio-hyoïdien.

1° *Rameau méningé*. — Le rameau méningé se détache de l'hypoglosse au moment où ce nerf va sortir du canal condylien antérieur. Suivant un trajet récurrent, il revient vers la cavité crânienne et se termine en se distribuant au cercle veineux de l'hypoglosse, au sinus occipital et au diploé de l'occipital. Il est souvent renforcé par des filets sympathiques, venus du ganglion cervical supérieur.

Le rameau méningé de la 12ᵉ paire est évidemment formé par des fibres centripètes. En revanche, il est difficile d'être fixé sur l'origine exacte de ces dernières, étant donnée la multiplicité des anastomoses que présente le grand hypoglosse avec des nerfs sensitifs; c'est sans raison bien probante que Luschka (*Zeitschr. f. rat. Med.*, 1863) admet que les fibres du rameau méningé sont apportées à la 12ᵉ paire par son anastomose avec le lingual. Il est plus vraisemblable qu'elles proviennent du plexus cervical (Voy. *Anastomoses*.)

2° **Rameaux vasculaires**. — Sous le nom de *rameaux vasculaires de l'hypoglosse*, Valentin décrit plusieurs filets très grêles qui viennent se perdre sur la carotide interne. Ils paraissent faire assez souvent défaut.

3° **Branche descendante**. — La branche descendante se détache du tronc de l'hypoglosse au moment où celui-ci, de vertical qu'il était, devient horizontal et croise la carotide externe. Elle se porte d'abord verticalement en bas, en

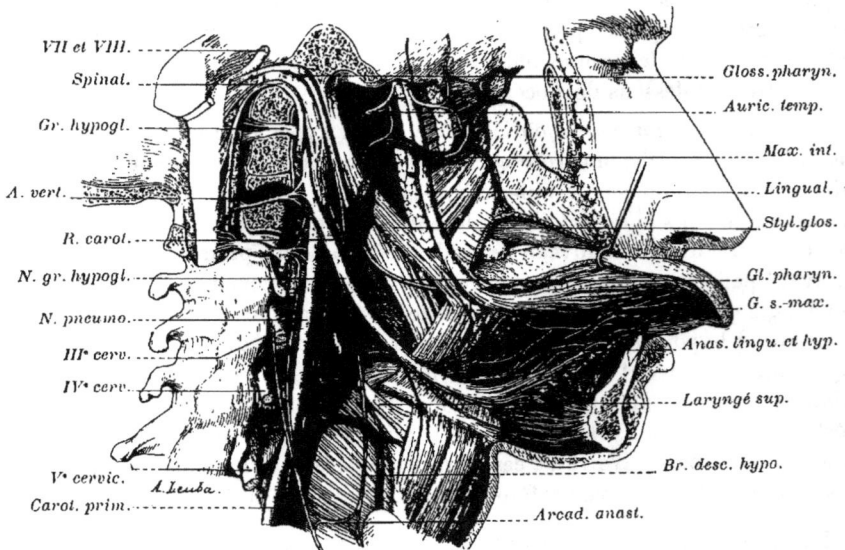

Fig. 518. — Le grand hypoglosse. — D'après Hirschfeld.

avant de la carotide primitive; puis à quelques millimètres au-dessus du bord supérieur de l'omo-hyoïdien, elle se recourbe en dehors pour s'anastomoser en avant de la jugulaire interne avec la branche descendante interne du plexus cervical.

Assez souvent (dans 15 pour 100 des cas [Betti Ugo Arturo[1]]) la branche descendante s'accole au tronc du vague et chemine dans la gaîne de ce dernier sur une certaine étendue. Il ne faut pas confondre ces cas de pseudo-fusion avec ceux, d'ailleurs beaucoup plus rares, dans lesquels le pneumogastrique fournit en totalité ou en partie les fibres de la branche descendante.

De la convexité de l'anse anastomotique, formée par la réunion de la branche descendante de l'hypoglosse et de la branche descendante interne du plexus

1. BETTI UGO ARTURO. Delle connessioni del nervo ipoglosso coi nervi cervicali. *Bolletino della R. accad. med. di Genova*, vol XI, num. XIV.

cervical, se détachent des rameaux pour les deux ventres de l'omo-hyoïdien, le sterno-thyroïdien et le sterno-cléido-hyoïdien.

Variétés. — Nous venons de voir que l'anse anastomotique formée par l'union de la branche descendante de la 12e paire et de la branche descendante interne du plexus cervical arrivait ordinairement jusque dans le voisinage du bord supérieur du tendon de l'omohyoïdien. Mais elle peut être beaucoup plus courte et, 6 fois sur 127 cas examinés, Betti U. A. l'a vu ne pas dépasser l'os hyoïde. Elle peut être double, triple et même quintuple. Elle s'insinue parfois entre la jugulaire interne et la carotide primitive.

La branche descendante naît parfois en totalité ou en partie du tronc du pneumogastrique; Betti U. A. en relate 7 cas personnels et mentionne 7 observations appartenant à d'autres auteurs (Romiti, Pye-Smith, Howse, Davies-Colley, Turner, Chiarugi et Taguchi). Comme il existe le plus souvent au-dessus de la naissance de la branche descendante une ou plusieurs anastomoses entre le vague et la 12e paire (Voy. plus loin : Anastomoses), on peut se demander si ces anastomoses n'apportent pas au pneumogastrique les fibres de la branche en question. Mais, dans certains cas, toute anastomose entre la 10e et la 12e paire fait défaut; on est alors forcé d'admettre que le pneumogastrique constitue bien l'origine vraie de la branche descendante.

L'arcade anastomotique peut fournir anormalement un nerf diaphragmatique accessoire ou un filet cardiaque. Il serait intéressant de savoir si ce n'est pas dans les cas où existe ce filet cardiaque que le pneumogastrique prend part à la constitution de la branche descendante.

4° *Nerf du thyro-hyoïdien*. — Le nerf du thyro-hyoïdien se détache de l'hypoglosse à quelques millimètres en arrière du point où la 12e paire va croiser le bord postérieur du muscle hyo-glosse. Il se porte en bas et en avant, croise le bord externe de la grande corne de l'os hyoïde et pénètre le muscle thyro-hyoïdien par sa face superficielle et près de son bord postérieur.

5° *Nerfs de l'hyo-glosse*. — Au moment où le grand hypoglosse passe sur la face externe du muscle hyo-glosse, il lui abandonne plusieurs filets.

6° *Nerf du stylo-glosse*. — Le nerf du stylo-glosse se détache de la 12e paire au niveau de la partie moyenne du muscle hyo-glosse. Il se porte en haut et en arrière et se perd dans la partie inférieure du stylo-glosse. Je rappelle que ce muscle reçoit aussi un filet du rameau lingual du facial et un filet du glosso-pharyngien.

7° *Nerf du génio-hyoïdien*. — Né au niveau du point où la 12e paire croise le bord antérieur de l'hyo-glosse, ce nerf se porte en bas et en avant et se perd dans le génio-hyoïdien qu'il aborde par sa face externe.

§ II. — BRANCHES TERMINALES.

Après avoir fourni ces diverses branches collatérales, le grand hypoglosse s'épanouit en filets terminaux, au moment où il croise le bord antérieur du muscle hyo-glosse. Ces filets, recouverts en dehors par la glande sublinguale, sont en rapport, en dedans, avec les vaisseaux ranins et le muscle génio-glosse. Après s'être anastomosés entre eux, ils pénètrent dans l'épaisseur de la langue et se distribuent aux muscles qui constituent celle-ci. (Voy. Langue, t. IV, p. 106.)

Variétés. — Les deux nerfs hypoglosses peuvent s'unir par une anastomose ansiforme au niveau du bord antérieur de la langue. Cette anastomose, le plus souvent située entre le génio-hyoïdien et les génio-glosses, constitue l'anse sus-hyoïdienne de Hyrtl. Back l'a rencontrée une fois sur 10 sujets examinés. — Szabadföldy (*Archiv. f. pathol. Anat. u. Phys.*,

XXXVIII, 177) a vu des filets du grand hypoglosse perforer le septum linguale et se distribuer aux muscles du côté opposé. — Le grand hypoglosse peut parfois fournir le nerf du muscle mylo-hyoïdien (C. Krause). Valentin a vu la 12e paire donner des filets à l'artère linguale et à la glande sublinguale.

Anastomoses. — Le grand hypoglosse s'anastomose: avec le grand sympathique, le pneumogastrique, le lingual et les nerfs cervicaux.

a) Avec le grand sympathique. — L'anastomose avec le grand sympathique est représentée par un filet très ténu qui se détache soit du ganglion cervical

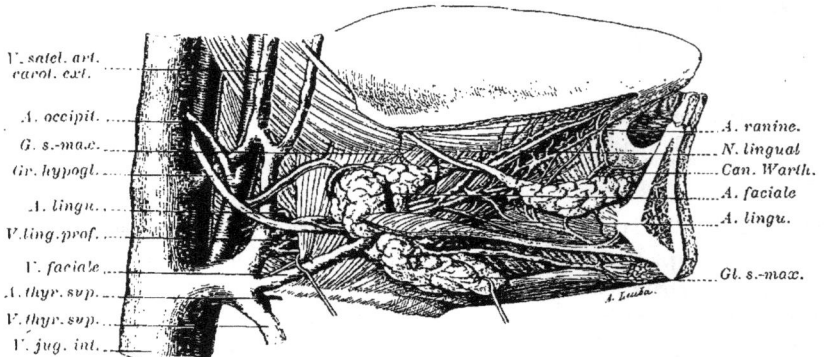

V. satel. art.
carot. ext.
A. occipit.
G. s.-max.
Gr. hypogl.
A. lingu.
V. ling. prof.
V. faciale
A. thyr. sup.
V. thyr. sup.
V. jug. int.

A. ranine.
N. lingual
Can. Warth.
A. faciale
A. lingu.
Gl. s.-max.

Fig. 519. — Vaisseaux et nerfs de la face latérale de la langue.
D'après Farabœuf, *in* thèse Launay.

supérieur, soit du filet carotidien de ce ganglion et qui vient se jeter dans l'hypoglosse à sa sortie du canal condylien antérieur.

b) Avec le pneumogastrique. — L'anastomose avec le pneumogastrique, que nous avons déjà signalée en étudiant ce nerf, est formée par un ou deux filets qui se détachent de l'hypoglosse à sa sortie du crâne et vont se jeter dans le ganglion plexiforme.

Il existe parfois à l'intérieur du crâne un rameau anastomotique très grêle qui se détache d'un filet radiculaire du pneumogastrique et va se jeter dans l'hypoglosse au moment où ce nerf s'engage dans le canal condylien antérieur. Les observations de Santorini et de Mayer constituent des faits de ce genre et c'est à tort qu'ils sont parfois décrits comme des cas de racines postérieures de l'hypoglosse (voir plus loin).

c) Avec le lingual. — Cette anastomose, déjà indiquée page 830, affecte la forme d'une arcade à concavité postérieure qui réunit le lingual et l'hypoglosse au moment où ces deux nerfs croisent la face externe du muscle hyoglosse. Nous avons vu que, d'après Luschka, cette arcade apporterait à la 12e paire les filets sensitifs du nerf méningien.

d) Avec les nerfs cervicaux. — La portion extra-crânienne de la 12e paire est unie aux nerfs cervicaux par deux anastomoses; l'une supérieure, l'autre inférieure [1].

1. A côté de ces anastomoses *extra-crâniennes* constantes, il faut signaler, à titre d'anomalie d'ailleurs très rare, l'existence possible d'une anastomose *intra-crânienne* entre les filets radiculaires de la 12e paire et la première racine cervicale postérieure (Arnold, Hartmann, cités par Beck. *Loc. cit.*, p. 340.)

1) *Anastomose supérieure.* — L'anastomose supérieure se détache de l'arcade anastomotique qui unit le premier et le deuxième nerf cervical antérieur à leur sortie du canal transversaire. Elle va se jeter dans l'hypoglosse au niveau du point où ce nerf croise l'apophyse transverse de l'axis. Cette anastomose est le plus souvent constituée par un filet unique (124 fois sur 160 cas examinés, Betti U. A.), rarement par deux (29 fois sur 160), exceptionnellement par trois ou plus (7 fois sur 160).

2) *Anastomose inférieure.* — Cette anastomose a été déjà étudiée dans sa disposition normale et dans ses variétés. (Voy. Distribution de l'hypoglosse.)

Constitution anatomique. — La constitution anatomique de ces anastomoses a donné lieu à un grand nombre de recherches. C'est Back[1] qui, en 1835, a posé pour la première fois le problème et essayé de le résoudre, en admettant que ces anastomoses étaient essentiellement formées par des fibres que les nerfs cervicaux apportent à la 12e paire. C'est cette théorie que Holl[2] a récemment reprise et développée dans un mémoire, resté classique. D'après Holl, les fibres que le plexus cervical envoient à la 12e paire pourraient être divisées en trois groupes. (Voy. fig. 520).

1° Le premier groupe est formé par des fibres qui parviennent à l'hypoglosse par l'anastomose supérieure et suivent dans le tronc de la 12e paire un trajet récurrent. Peut-être sont-ce ces fibres qui fournissent à l'hypoglosse les éléments du nerf méningien, éléments que Luschka fait venir du nerf lingual.

2° Les fibres du deuxième groupe arrivent à l'hypoglosse par la même voie que les précédentes, mais elles se dirigent vers la périphérie ; elles parviennent ainsi jusqu'à l'origine de la branche descendante ; elles se séparent à ce niveau en deux groupes secondaires : a) Les unes prennent part à la constitution de la branche descendante ; b), les autres continuent leur trajet dans le tronc de l'hypoglosse qu'elles abandonnent ensuite pour contribuer à former les rameaux du thyro-hyoïdien et du génio-hyoïdien.

3° Le troisième groupe est formé par les fibres constituantes de la branche descendante interne du plexus cervical. Comme les précédentes, elles forment deux systèmes différents : a) Les unes se réunissent aux fibres que le groupe précédent envoie à la branche descendante de l'hypoglosse pour former les rameaux de l'omoplato-hyoïdien, du sterno-cléido-hyoïdien et du sterno-thyroïdien ; b) les autres remontent vers la 12e paire et vont prendre part à la constitution des nerfs du thyro-hyoïdien et du génie-hyoïdien.

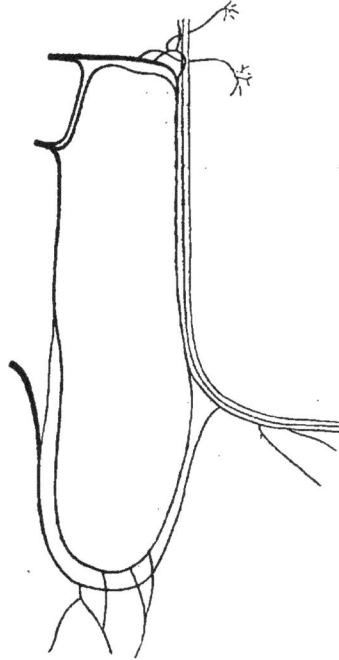

Fig. 520. — Schéma montrant les rapports du grand hypoglosse et des premiers nerfs cervicaux (d'après M. Holl).

Les racines cervicales, en noir ; le grand hypoglosse, en jaune.

On arrive ainsi aux conclusions suivantes :

1° L'anastomose supérieure est exclusivement formée par des fibres allant du plexus cervical à la 12e paire.

2° La branche descendante de l'hypoglosse est constituée par des fibres d'origine cervicale dont les unes sont apportées à la 12e paire par l'anastomose supérieure et dont les autres arrivent à l'hypoglosse par la branche descendante interne du plexus cervical.

3° Les muscles innervés par l'arcade anastomotique qui unit la branche descendante de l'hypoglosse à la branche descendante du plexus cervical, appartiennent au territoire moteur des racines cervicales. Il en est de même du thyro-hyoïdien et du mylo-hyoïdien. Le grand hypoglosse se distribue donc exclusivement aux muscles de la langue.

1. BACK. Annotationes de nervis hypoglosso et laryngeis. Zurich, 1835.
2. M. HOLL. Beobacht. über die Anastomosen des Nervus hypoglossus. *Zeitschr. f. Anat. u. Entwickelung*, 3d II, 1876, p. 82.

Les conclusions si nettes de Moritz Holl ne paraissent malheureusement pas rigoureusement démontrées. Le contrôle physiologique des dissections et des examens histologiques de Holl a donné des résultats discordants. Alors que Beevor et Horsley[1], expérimentant sur le macaque, arrivent à affirmer avec Holl la distribution exclusive de la 12e paire aux muscles de la langue, Wertheimer[2], opérant sur le chien, obtient des résultats absolument différents; après avoir coupé la branche descendante du plexus cervical, il excite l'hypoglosse et voit se contracter le sterno-cléido-hyoïdien et le thyro-hyoïdien. Il est ainsi amené à admettre que la 12e paire contribue à l'innervation des muscles de la région sus-hyoïdienne et partant à la constitution de la branche descendante.

En présence de ces résultats divergents, il est difficile à l'heure actuelle d'être fixé sur ce point d'anatomie. En attendant que de nouvelles recherches l'aient définitivement tranché, il est assez naturel d'admettre à priori que les nerfs cervicaux et le grand hypoglosse prennent également part à la constitution de la grande arcade anastomotique qui les unit et que les muscles sous-hyoïdiens ont une double source d'innervation. Cette innervation en partie double existe en effet pour d'autres muscles du cou, comme le sterno-cléido-mastoïdien et le trapèze; nous avons vu, en étudiant le spinal, que ce nerf formait avec les rameaux cervicaux de ces deux muscles du cou des arcades anastomotiques qui rappellent celle qui unit l'hypoglosse aux nerfs cervicaux, avec cette seule différence qu'elles sont intra-musculaires.

Signification morphologique et homologies. — Le grand hypoglosse appartient au groupe des nerfs encéphaliques ventraux (Voy. Généralités, page 763). Sa nature ventrale est attestée : 1° par sa distribution à des muscles dérivés des somites céphaliques; 2° par son origine aux dépens de cette partie de la substance grise motrice du bulbe qui prolonge vers l'encéphale le groupe cellulaire antéro-interne des cornes antérieures de la moelle; 3° enfin par son émergence au niveau du sillon préolivaire qui fait suite en haut à la ligne d'émergence des racines antérieures de la moelle.

Comme tous les nerfs crâniens du système ventral, l'hypoglosse est l'homologue des racines médullaires antérieures; toutefois il ne doit pas être regardé comme répondant à une seule de ces racines, mais comme le produit de la fusion de plusieurs de celles-ci. Les recherches de Froriep[3] (1882) ne laissent aucun doute sur ce point. Étudiant le mode de développement de la région occipitale chez des embryons de ruminants, Froriep a vu que cette région présente originairement 3 segments mésodermiques; à chacun de ces somites occipitaux répond un nerf construit sur le type des nerfs rachidiens. Mais cette disposition métamérique de la zone occipitale est de courte durée. Il se produit rapidement une fusion des somites occipitaux et des nerfs qui leur sont annexés; c'est de la fusion de ces 3 nerfs que résulte la formation de l'hypoglosse. Les recherches embryologiques d'Iversen[4] chez Protopterus, de Ostroumoff[5] chez les Sélaciens, de Chiarugi[6] chez les reptiles, les oiseaux et certains mammifères et enfin de Martin[7] chez le chat, ont confirmé les conclusions de Froriep. Encore que le nombre des somites occipitaux, et

1. BEEVOR AND HORSLEY. Note on some of the motor function of certain cranial nerves and of the three first cervical nerves, in the Monkey. *Proc. Roy. Soc.*, 1860.
2. WERTHEIMER. Des anastomoses de l'hypoglosse avec les nerfs cervicaux : origine et rôle de la branche descendante. *Bull. Soc. Biologie*, Paris, 1884.
3. FRORIEP. Uber ein Ganglion des Hypoglossus und Wirbelanlagen in der Occipitalregion. *Archiv. f. Anat. u. Entwickel.*, 1882, p. 27.
4. IVERSEN. Bemerkungen über die dorsalen Wurzeln des Nervus hypoglossus. *Berichte der naturf. Gesellsch. Freiburg*, 1886, II Bd., I Heft, p. 34.
5. OSTROUMOFF. Uber die Froriep'schen Ganglien bei den Selachiern. *Zool. Anz.*, XII, p. 263.
6. CHIARUGI. a) *Boll. Acad. di Siena*, t. VI, 1888, p. 57. — b) *Anat. Anz.*, IV, 1889, p. 32. — c) *Atti Soc. tosc. Sc. nat. Pisa*, X, 1889, p. 149-245. — d) *Archives ital. Biologie*, XIII, 1890, p. 309. — e) *Monitore Zoolog. italiano.* Ann. III, 1892, p. 57.
7. MARTIN. Die erste Entwickelung der Kopfnerven bei der Katze. *Oesterreich. Monatsschr. f. Thierheilk.*, Wien, XV Jahrg, 1890, p. 337 et 383.

partant des nerfs qui leur sont annexés, varie avec les espèces, tous ces auteurs arrivent à admettre que l'hypoglosse est le produit de la fusion de plusieurs nerfs occipitaux.

En étudiant l'hypoglosse dans la série des mammifères, Beck a retrouvé, chez les sujets adultes, des traces de la disposition métamérique embryonnaire ; c'est ainsi que chez certaines espèces, et notamment les ongulés, il a vu les racines de l'hypoglosse se condenser en 3 troncs qui ne se réunissaient qu'à leur sortie du canal condylien antérieur.

Chez l'homme adulte, l'hypoglosse, comme d'ailleurs tous les autres nerfs

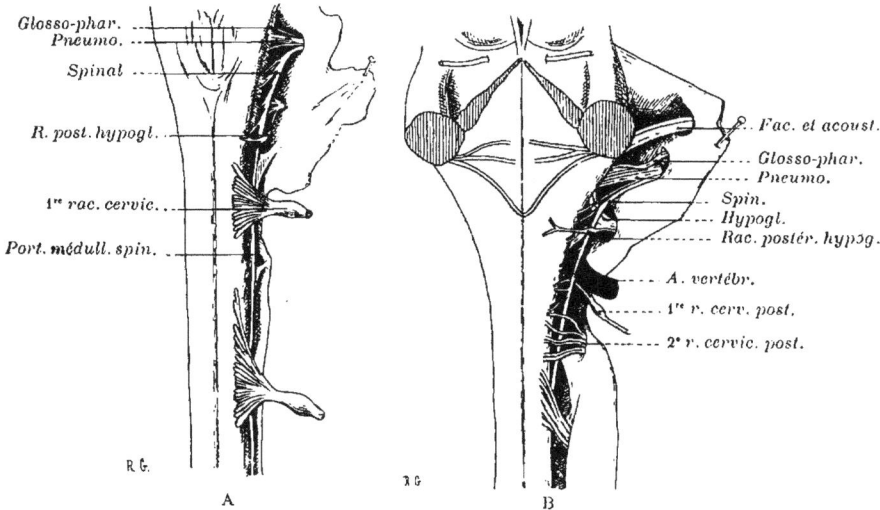

Fig. 521. — Racine postérieure de l'hypoglosse (modifié, d'après Beck.)

A, chez le mouton ; B, chez l'homme.

crâniens ventraux, est un nerf purement moteur. Mais, produit de la fusion de plusieurs nerfs à type spinal, il doit présenter originairement des racines postérieures. C'est en effet ce que montre l'étude de son développement ontogénique et phylogénique.

Chez des embryons humains de 6mm, 9 et de 10mm, 2, His[1] a vu, annexé à l'hypoglosse, un ganglion qui disparaît d'ailleurs très rapidement. Chez toutes les espèces animales où la portion sensitive de la 12e paire a été systématiquement recherchée au cours du développement, elle a été retrouvée. Mais, alors que, chez l'homme, la régression de cette portion sensitive est, normalement du moins, rapide et complète, nous voyons, chez nombre d'espèces animales, l'hypoglosse conserver ses racines postérieures. Chez les vertébrés inférieurs, c'est là chose fréquente. Chez les mammifères, cette persistance est normale chez les Ruminants, fréquente chez les Carnivores et les Equidés, plus rare dans les autres espèces (Froriep et Beck). Le nombre et le volume de ces racines

---

[1]. His. *Anat. Menschlicher Embryonen*, Heft. III, Leipzig 1885, p. 89. — Die morphologische Betrachtung der Kopfnerven. *Archiv. f. Anat. u. Entwick.*, 1887, p. 379

postérieures de l'hypoglosse sont d'ailleurs sujets à de grandes variétés ; d'une façon générale la disposition de ces racines semble régie par la loi suivante : les racines postérieures de l'hypoglosse présentent leur maximum de développement au niveau de la partie caudale de la 12e paire ; en d'autres termes la régression de la portion sensitive de l'hypoglosse marche de l'encéphale vers la moelle.

Chez l'homme, la persistance d'une racine postérieure de l'hypoglosse est une anomalie tout à fait exceptionnelle. Froriep et Beck ont examiné 32 sujets sans la rencontrer. Beck, qui a soumis les observations déjà publiées à un contrôle rigoureux, rejette comme inexacts ou insuffisamment démontrés les cas de Santorini[1], de Mayer[2] et de Vulpian[3]. Restent alors les observations de Chiarugi[4] et de Kazzander[5] auxquelles il faut joindre deux cas nouveaux signalés par Testut[6]. Dans tous ces cas, la racine postérieure de la 12e paire affecte la disposition suivante. Elle sort du sillon collatéral du bulbe au-dessous des filets radiculaires de la portion bulbaire du spinal ; elle se porte alors en haut et en dehors, croise soit la face postérieure, soit la face antérieure du tronc du spinal et, après avoir présenté un léger renflement ganglionnaire, vient se joindre aux racines antérieures.

La régression de la portion sensitive de la 12e paire n'a rien qui puisse nous étonner. Nous avons déjà rencontré un fait analogue pour les autres nerfs crâniens ventraux chez lesquels cette régression est plus marquée encore. Mais il est intéressant de remarquer avec Froriep et Beck que cette atrophie du système radiculaire postérieur peut s'étendre au premier nerf cervical ; on verra en effet, en étudiant ce dernier, que la réduction extrême et même la disparition complète de sa racine postérieure est chose relativement fréquente.

SYMPATHIQUE CÉPHALIQUE

Le sympathique céphalique est *essentiellement formé par les trois ganglions ophtalmique, sphéno-palatin et otique et par leurs nerfs afférents et efférents.*

La notion d'un sympathique céphalique n'est pas chose nouvelle. Mais, depuis Valentin, la plupart des auteurs, qui décrivent au sympathique une portion crânienne, désignent sous ce nom les rameaux céphaliques du ganglion cervical supérieur et rattachent au trijumeau les ganglions ophtalmique, sphéno-palatin et otique. Rauber est un des premiers qui aient regardé comme appartenant au système du grand sympathique certains ganglions ordinairement annexés aux nerfs crâniens. Mais Rauber ne se basait, pour admettre la nature sympathique de ces ganglions, que sur des considérations macroscopiques et des analogies plus ou moins grossières entre le système nerveux périphérique de la tête et celui du tronc. Aussi, arrivait-il à rattacher au grand sympathique,

1. SANTORINI. *Anatomici summi septemdecim Tabulæ.* Parmæ, 1775, p. 28.
2. MAYER. *Nova Acta physicomedica Nat. cur. Acad. Leop.-Carol.* Bd XVI, Bonn, 1832, p. 743.
3. VULPIAN. Sur la racine postérieure ou ganglionnaire du nerf hypoglosse. *Journal de la physiologie,* 1862.
4. CHIARUGI. *Loc. cit.*
5. KAZZANDER. Sulla radice dorsale del nervo hypoglosso nell' uomo e nei mammiferi domestici. *Anat. Anz.* VI. Jahrg. 1891, p. 444.
6. TESTUT. *Anat. humaine,* 3e édit., t. III, p. 644.

non seulement les ganglions ophtalmique, sphéno-palatin et otique, mais encore les ganglions plexiforme, pétreux et géniculé dont la nature cérébro-spinale n'est plus discutable aujourd'hui.

L'histologie peut seule fournir un critérium certain pour affirmer la nature d'un renflement ganglionnaire. Or, des recherches récentes, exécutées à l'aide des nouvelles méthodes de coloration du système nerveux, montrent nettement que le ganglion ophtalmique et le ganglion sphéno-palatin présentent la structure des ganglions sympathiques, c.-à-d. sont essentiellement formés de cellules multipolaires (Retzius[1], d'Erchia, Michel[2], Kœlliker[3], Apolant[4], Lenhossek[5]); il nous semble logique d'admettre jusqu'à nouvel ordre qu'il en est de même du ganglion otique et des ganglions sous-maxillaire et sublingual.

Il importe cependant de remarquer que, récemment, Holtzmann[6], étudiant la structure du ganglion ophtalmique, aurait constaté que la nature de ce ganglion varie suivant les espèces. Exclusivement formé de cellules sympathiques chez le chat, de cellules à type cérébro-spinal chez le lapin, les oiseaux, il aurait une constitution mixte chez le chien et les vertébrés inférieurs. Ces conclusions de

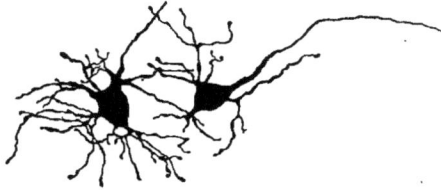

FIG. 522. — Cellules du ganglion ophtalmique du chat (d'après Retzius).

Holtzmann ont besoin d'être confirmées et, en nous basant sur les résultats obtenus par les auteurs déjà cités, nous croyons pouvoir continuer à admettre jusqu'à nouvel ordre la nature sympathique du ganglion ophtalmique.

Disposition générale. — La disposition générale du sympathique céphalique est sensiblement la même que celle du sympathique du tronc. Comme ce dernier, il peut être considéré comme formé de deux parties : l'une centrale, l'autre périphérique.

1° *La partie centrale* comprend elle-même: a) les trois ganglions ophtalmique, sphéno-palatin et otique, qui sont les homologues des ganglions de la chaîne du sympathique du tronc; b) les filets qui réunissent ces ganglions aux nerfs crâniens; ces filets sont de véritables *rami communicantes.* On les désigne ordinairement sous le nom de *racines* et, depuis Arnold, on les distingue en racines motrices, sensitives et sympathiques, suivant la nature du nerf dont elles émanent. Prises au pied de la lettre, ces dénominations sont manifestement erronées. Toutes ces racines sont essentiellement formées par des fibres centrifuges venant se terminer dans les ganglions. Les fibres centripètes, si tant est qu'elles existent, ont un trajet encore indéterminé et rien ne prouve qu'elles passent plus spécialement par la racine dite sensitive. Aussi pensons-nous que ces termes de racines sensitives, motrices et sympathiques doivent être abandonnés.

1. RETZIUS. Ueber das Ganglion ciliare. *An. Anz.*, Bd. 9, n° 21, p. 633-637. — *Biologische Untersuchungen*, Bd. VI, 1894.
2. D'ERCHIA ET MICHEL (cités par Apolant).
3. KOELLIKER. *Handbuch der Gewebelehre des Menschen.* Bd II, 1896.
4. APOLANT. Ueber das Ganglion ciliare. Comm. au cong. de Berlin 1896. *An. Anz.* Ergänz. h. um XII Bd. p. 176, 177. — Ueber die Beziehung des Nervus oculomotorius zum G. ciliare A. F. *Mikrosk. Anat.* Bd. 47. H. 4. p. 665.
5. LENHOSSEK. Ueber das Ganglion sphenopalatinum und den Bau der sympatischen Ganglien. *Beiträge zur Histologie des Nervensystems*, etc. Wiesbaden, 1894.
6. HOLTZMANN. Untersuchungen über Ciliarganglion und Ciliarnerven. *Morph. Arbeiten*, VI, I, p. 114.

2º *La partie périphérique* du sympathique céphalique est surtout formée par les nerfs efférents des trois ganglions centraux; mais on doit aussi considérer comme en faisant partie un certain nombre de fibres contenues dans les différents nerfs crâniens, et n'ayant aucune connexion avec les ganglions centraux; ces fibres peuvent appartenir en propre aux nerfs crâniens, c'est-à-dire avoir une origine encéphalique ou, ce qui est le cas le plus habituel, leur

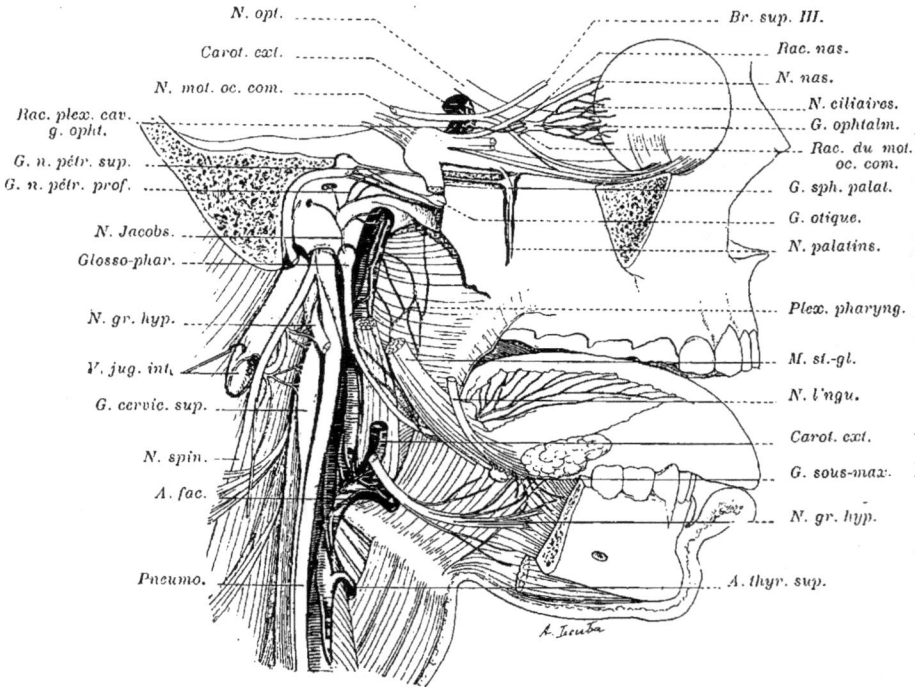

FIG. 523. — Vue d'ensemble du sympathique céphalique.
Le sympathique est en blanc.

être fournies par le sympathique cervical; elles viennent alors de la moelle cervico-dorsale.

A la partie périphérique du sympathique céphalique sont annexés de nouveaux ganglions. Tantôt ces ganglions sont placés dans l'épaisseur même des organes auxquels se distribuent les filets sympathiques auxquels ils sont annexés : il en est ainsi des amas ganglionnaires que présentent les nerfs ciliaires dans leur trajet intra-oculaire; — tantôt ils sont situés en dehors des organes, comme les ganglions sous-maxillaire et sublingual. Les premiers seront étudiés en même temps que les organes dans lesquels ils sont contenus. Seuls les derniers nous arrêteront ici.

Division. — Nous étudierons d'abord les trois ganglions centraux : le ganglion ophtalmique, le ganglion sphéno-palatin et le ganglion otique. Pour chacun d'eux nous envisagerons successivement le ganglion, ses rameaux afférents ou racines et ses rameaux efférents. Nous étudierons ensuite les ganglions sous-maxillaire et sub-lingual, ganglions périphériques, que l'on ne peut rattacher à aucun des ganglions précédents.

GANGLION OPHTALMIQUE.

Syn : G. ciliaire, g. lenticulaire, g. de l'oculo-moteur, g. de Schacher.

Le ganglion ophtalmique a été découvert par Schacher en 1701. De coloration grisâtre, il affecte la forme d'un quadrilatère aplati dans le sens transversal ; il mesure environ deux millimètres dans le sens antéro-postérieur, un millimètre seulement dans le sens vertical. Il est appliqué sur la face externe du nerf optique à la jonction du tiers postérieur et des deux tiers antérieurs de celui-ci ; une distance de 6 à 8 millimètres environ le sépare du sommet de l'or-

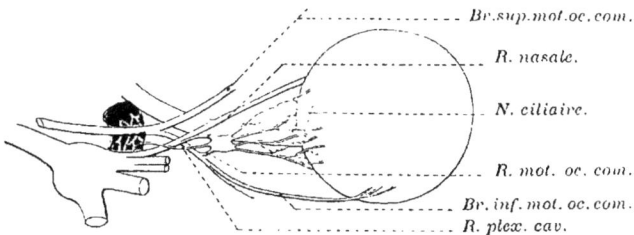

Fig. 524. — Ganglion ophtalmique.

bite. Il est plongé dans le tissu cellulo-adipeux de cette région qui le masque et rend son isolement difficile. (Voy. fig. 524).

Chez certains animaux (Sélaciens, Ganoïdes, Amphibiens), le ganglion ophtalmique est immédiatement accolé au tronc du moteur oculaire commun ; c'est sur ces connexions intimes du ganglion et de la 3e paire que Schwalbe se base pour le rattacher à celle-ci ; ce que nous avons déjà dit de sa structure montre bien que cette manière de voir ne saurait être acceptée.

Le ganglion ophtalmique possède des *rameaux afférents* ou *racines* et des *rameaux efférents*.

Rameaux afférents ou racines. — Les rameaux afférents du ganglion ophtalmique sont au nombre de 3 ; ils constituent autant de *rami communicantes* qui rattachent ce ganglion au moteur oculaire commun, au nasal et au plexus caverneux.

a) Le rameau du moteur oculaire commun se détache de la branche que la 3e paire envoie au muscle petit oblique. Long de 1 à 2 millimètres seulement. ce rameau se porte en haut et en avant et vient aboutir à l'angle postéro-inférieur du ganglion ophtalmique. Encore appelé *racine courte* à cause de sa brièveté, *grosse racine* à cause de son volume plus considérable que celui des deux autres racines du ganglion ophtalmique, le rameau du moteur oculaire commun est souvent désigné sous le nom impropre de *racine motrice* du ganglion ciliaire. (Voy. Disposition générale du sympathique céphalique.)

b) Le rameau du nasal se détache de ce nerf à son entrée dans l'orbite; il se porte en bas et en avant et vient se jeter dans l'angle postéro-supérieur du ganglion. Long et grêle, il est parfois décrit sous le nom de *racine longue* ou de *racine grêle* du ganglion ophtalmique; le terme de *racine sensitive*, sous lequel on le désigne ordinairement, doit être rejeté.

c) Le rameau du plexus caverneux constitue *la racine sympathique* des auteurs; il se détache de la partie antérieure du plexus caverneux, pénètre dans l'orbite par l'anneau de Zinn et aboutit au bord postérieur du ganglion.

Rameaux efférents. — Les rameaux efférents du ganglion ophtalmique portent le nom de *nerfs ciliaires*. Ces nerfs se détachent par trois à six troncs seulement du bord antérieur du ganglion; mais ces troncs ne tardent pas à se diviser, de sorte qu'au moment où les nerfs ciliaires abordent le globe oculaire, ils sont au nombre de vingt environ. Ils sont ordinairement distribués en deux groupes, l'un supéro-externe, l'autre inféro-interne et entourent le nerf optique contre lequel ils sont appliqués. Rappelons qu'à ces nerfs ciliaires issus du ganglion ophtalmique et qu'on désigne souvent sous le nom de *nerfs ciliaires courts* viennent s'adjoindre deux ou trois autres filets plus longs et plus volumineux, nés directement du nasal : *les nerfs ciliaires longs.*

Les nerfs ciliaires pénètrent dans le globe oculaire au niveau de son pôle postérieur; leur trajet et leur terminaison dans le globe seront précisés plus loin. (Voyez Œil, in *Organes des sens*). Contentons-nous de dire ici qu'ils cheminent successivement sur la face externe de la choroïde et du corps ciliaire et qu'ils se terminent en avant par deux groupes de filets : des filets iriens et des filets cornéens. Dans leur trajet intra-oculaire, ils s'anastomosent en formant une série de plexus : le plexus choroïdien, le plexus ciliaire, le plexus irien et le plexus cornéen lui-même décomposable en plusieurs plexus secondaires. Les plexus choroïdien, irien et ciliaire présentent de nombreuses cellules nerveuses; par contre, le plexus cornéen n'en présente pas. De ces plexus partent des fibres pour les vaisseaux de l'œil, le muscle ciliaire, la musculature de l'iris et enfin pour la cornée.

Avant de pénétrer dans le globe oculaire, les nerfs ciliaires envoient à l'artère centrale de la rétine un ou deux filets très grêles qui pénètrent en même temps que cette artère dans l'épaisseur du nerf optique et qu'on décrit parfois sous le nom de nerf de Tiedemann.

Variétés. — Le ganglion ophtalmique, ses racines et ses branches peuvent présenter de nombreuses variétés. Nous n'indiquerons ici que les plus fréquentes ou les plus intéressantes, renvoyant pour de plus amples détails [au traité déjà plusieurs fois cité de Krause et Tegelmann (voy. Généralités, p. 757), au mémoire de Switzer (*Von einigen nicht haüfig vorkommenden Variationen der Augennerven*, Copenhague, 1845) ou à la Névrologie de Henle (2ᵉ édition, p. 405).

a) Le ganglion ophtalmique peut manquer (Günz, Switzer, Hallet, Hyrtl, cités par Henle). Il s'agit là probablement de cas de pseudo-absence dans lesquels les cellules constituantes du ganglion se sont disséminées le long des racines de celui-ci. Le ganglion ophtalmique peut être perforé par une artère ciliaire (Hyrtl). *Des ganglions accessoires* ont été signalés par Fœsebeck, Switzer, Adamuck.

b) La racine courte peut manquer (Switzer), être multiple (Cruveilhier, Valentin, Switzer), ou venir du tronc du moteur oculaire commun (Switzer).

c) La racine longue peut manquer (Morgagni, Meckel, Switzer, Hirzel); elle peut venir normalement du tronc de l'ophtalmique (Winslow, Switzer), du sus-orbitaire (Switzer), du lacrymal (Pye-Smith, Howse et Davies-Colley, cités par 'Henle), du ganglion de Gasser (Hirzel).

d) La racine sympathique peut être formée par plusieurs filets.

e) Le ganglion ophtalmique peut présenter des *racines supplémentaires* qui viennent de la branche supérieure du moteur oculaire commun (Schlemm, Hyrtl, Lanz, Valentin, cités par Henle), du nerf lacrymal (Hyrtl), du moteur oculaire externe (Petit, Longet, Hyrtl, Adamuk, cités par Henle), du ganglion sphéno-palatin. L'existence de cette dernière racine, admise par Tiedemann et Arnold, est niée par Hyrtl qui soutient que ces auteurs ont pris pour un filet nerveux une simple bride fibreuse; Valentin, en se basant sur plusieurs examens histologiques, admet au contraire l'existence de cette racine anormale.

f) Le nombre des *nerfs ciliaires* est variable. — Ils peuvent naître directement des racines, en aval du ganglion. Le ganglion ophtalmique peut fournir anormalement un filet pour le droit supérieur, et le releveur de la paupière (Fœsebeck, Switzer), un filet pour le droit inférieur et le petit oblique (Arnold), un ou plusieurs filets pour la glande lacrymale (Béraud, Krause), une anastomose pour les nerfs ciliaires issus directement du nasal (Hyrtl); Delbet (*Arch. d'ophtalmol.*, 1887), a vu un nerf ciliaire se diriger vers le limbe

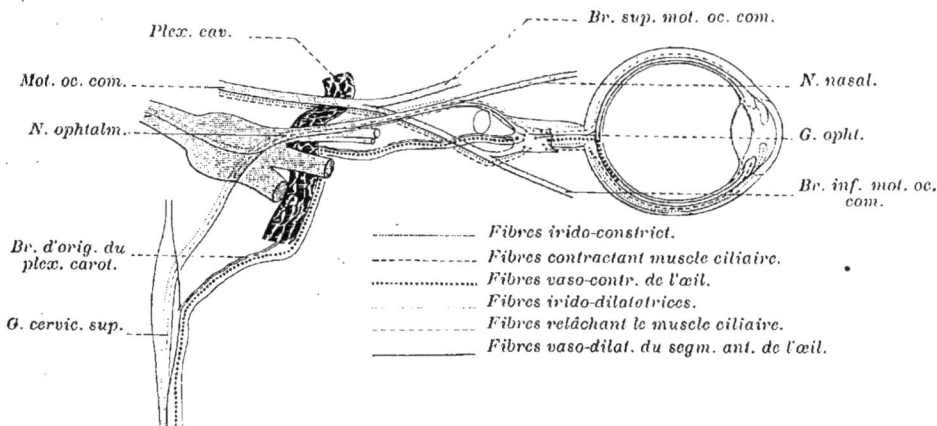

FIG. 525. — Schéma de la constitution des nerfs afférents et efférents du ganglion ophtalmique.

scléro-cornéen, puis revenir en arrière et pénétrer dans la sclérotique près du pôle postérieur de l'œil.

Systématisation. (*Résumé.*) — Le ganglion ophtalmique, ses racines et ses branches forment un tout complexe à la constitution duquel prennent part des fibres de valeur et de signification bien différentes. Bien qu'il s'agisse là de notions ordinairement rejetées du cadre des traités d'anatomie, je crois utile d'indiquer brièvement ici la constitution ou plus exactement la systématisation du ganglion ophtalmique et de ses branches [1].

1) *La racine* fournie par *le moteur oculaire commun* apporte au ganglion ophtalmique deux ordres de fibres; les premières provoquent la constriction de l'iris (fibres irido-constrictives), les deuxièmes amènent la constriction du muscle ciliaire (fibres accommodatrices). Les unes comme les autres ont leur neurone d'origine dans les centres antérieurs du noyau pédonculaire de la 3e paire. (Voy. page 512.)

2) *La racine nasale* du ganglion ophtalmique contient deux sortes de fibres. Ce sont : 1° des fibres sensitives, centripètes, qui donnent la sensibilité à la cornée; 2° des fibres sympathiques, centrifuges ; celles-ci comprennent : *a)* des fibres irido-dilatatrices; *b)* des fibres relâchant le muscle ciliaire; *c)* des fibres vaso-dilatatrices pour la rétine. Fait remarquable, toutes ces fibres dont le rôle physiologique est si différent suivent un trajet sensiblement identique pour arriver à la racine nasale du ganglion ophtalmique (François-Franck, Dastre, Morat, Doyon). Venues de la partie inférieure de la moelle cervicale ou de la partie supérieure de la moelle dorsale, elles montent dans le cordon du sympathique cervical, traversent le ganglion cervical supérieur et arrivent au ganglion de Gasser par les anastomoses qui unissent ce dernier au plexus caverneux[1]. Elles sont rejointes à ce niveau

---

1. Pour plus de détails, voir les Traités de physiologie.

par des fibres de même valeur, d'origine bulbaire. Elles passent alors dans l'ophtalmique et arrivent au ganglion par sa racine nasale.

3) *La racine sympathique* contient : *a*) les fibres vaso-constrictives de l'œil; *b*) les fibres vaso-dilatatrices du segment antérieur de l'œil (Morat et Doyon).

Les fibres qui donnent à la cornée sa sensibilité doivent traverser le ganglion sans s'interrompre. Il n'en est pas de même des autres fibres constituantes des racines qui se terminent probablement dans le ganglion par des arborisations libres. Pour les fibres du moteur oculaire commun, cet arrêt dans le ganglion ciliaire a été rigoureusement démontré par Apolant; cet auteur, après section de la 3e paire n'a point trouvé de fibres dégénérées dans les nerfs ciliaires. Il est vraisemblable que chacune des fibres qui se termine dans le ganglion s'articule avec plusieurs neurones; les nerfs ciliaires contiennent en effet beaucoup plus de fibres que les racines du ganglion.

Cette systématisation du ganglion ophtalmique et de ses branches peut se résumer dans le tableau suivant :

Ganglion ophtalmique.

Racine nasale.	Fibres donnant la sensibilité à la cornée.	Ne s'interrompent pas dans le ganglion.
	Fibres irido-dilatatrices	
	Fibres relâchant le muscle ciliaire. . .	
	Fibres vaso-dilatatrices de la rétine. . .	
Racine du moteur oculaire.	Fibres accommodatrices	S'interrompent dans le ganglion.
	Fibres irido-constrictives.	
Racine sympathique.	Fibres vaso-constrictives de l'œil . . .	
	Fibres vaso-dilatatrices du segment antérieur de l'œil.	

GANGLION SPHÉNO-PALATIN

Syn. : Ganglion nasal, g. rhinicum, g. de Meckel.

Le ganglion sphéno-palatin a été découvert par Meckel en 1749. On le représente habituellement comme un nodule arrondi, occupant la partie moyenne de l'arrière-fond de la fosse ptérygo-maxillaire et appendu par deux ou trois filets assez grêles au nerf maxillaire supérieur. Tout est à reprendre dans cette description : *forme, situation, rapports.*

A la réunion des anatomistes tenue à Paris en janvier 1899, M. Poirier a donné une description du ganglion plus conforme à la réalité; nous avons pu en vérifier l'exactitude sur les pièces présentées par notre maître et sur nos préparations personnelles.

La forme du ganglion est le plus souvent celle d'un cône dont l'axe se dirige d'arrière en avant; ce cône est légèrement aplati dans le sens transversal; son sommet se continue sans ligne de démarcation bien nette avec le nerf vidien.

Sa situation est la suivante: il est logé dans la niche osseuse que forme l'extrémité antérieure, évasée, du canal vidien. Placé dans cette anfractuosité sur la paroi postérieure de la région, et accolé au squelette, il laisse libre la

---

1. Chez le chien, il existe un rameau anastomotique direct entre les deux ganglions : le rameau cervico-gassérien.

2. Cette systématisation des fibres qui aboutissent au ganglion ophtalmique résume les recherches de Vulpian, F. Franck, Dastre, Morat, Doyon, etc.; c'est elle que l'on trouve indiquée dans la plupart de nos traités classiques de physiologie. Sans entrer dans des discussions qui n'ont pas leur place ici, il importe cependant de remarquer que certains physiologistes décrivent autrement la composition des racines du ganglion ophtalmique. C'est ainsi, par exemple, que d'après Elinson (Travaux du laboratoire de l'université de Kazan, 1876), les vasomoteurs de la rétine passaient, non seulement par la racine nasale, mais encore par la racine courte et la racine dite sympathique.

partie antérieure de l'arrière-fond, partie qui est occupée par le segment terminal flexueux de l'artère maxillaire interne.

Envisagé au point de vue de ses *rapports avec le nerf maxillaire supérieur*,
le ganglion sphéno-palatin présente les particularités suivantes. Tout d'abord,
il n'est pas placé comme le montrent la plupart des figures, immédiatement
au-dessous de ce nerf, mais à plusieurs millimètres en dedans. Il est aisé de
s'en rendre compte, lorsqu'on examine de face la paroi postérieure de la fosse
ptérygo-maxillaire (Voy. Ostéologie, fig. 450). On constate alors que l'orifice
antérieur du canal vidien, en regard duquel est placé le ganglion, est beaucoup
plus interne que le canal
grand rond. Il n'est point
suspendu au nerf maxillaire
supérieur par deux ou trois
filets plus ou moins grêles,
mais par un véritable plexus
sur lequel se détache le nerf
sphéno-palatin. C'est surtout par l'intermédiaire du

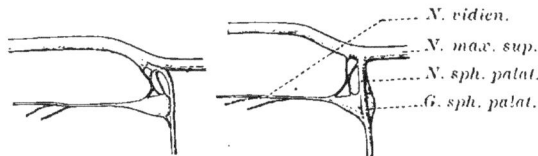

FIG. 526. — Schéma du ganglion sphéno-palatin.
D'après Poirier.

nerf sphéno-palatin que le ganglion est rattaché au maxillaire supérieur. Ce
nerf sphéno-palatin affecte par rapport au ganglion deux dispositions principales. Tantôt il passe en avant de la base du ganglion (type I, fig. 526);
tantôt il croise sa face externe (type II, fig. 526). Dans l'un et l'autre cas,
la majeure partie de ses fibres n'offrent avec le ganglion de Meckel que des
rapports de contiguïté. Jamais nous n'avons vu le nerf sphéno-palatin naître
de la partie inférieure du ganglion comme on le décrit et représente dans nos
classiques. Un certain nombre des fibres de ce nerf se terminent cependant dans
le ganglion ; nous avons vu (page 817) qu'elles s'isolaient souvent en plusieurs
filets qui s'anastomosaient entre eux, formant ainsi un plexus supra-gan-
glionnaire.

Le ganglion sphéno-palatin possède des *rameaux afférents* ou *racines* et
des *rameaux efférents*.

Rameaux afférents ou racines. — Les rameaux afférents du ganglion
sphéno-palatin comprennent : 1° le nerf vidien ; 2° les fibres que le nerf sphéno-
palatin abandonne au ganglion au moment où il le croise.

1° NERF VIDIEN. — Le nerf vidien est formé par la réunion de 3 rameaux : le
grand nerf pétreux superficiel, le grand nerf pétreux profond et un filet sympathique émané du plexus carotidien.

a) Le grand nerf pétreux superficiel se détache, comme nous l'avons vu en
étudiant le facial, de la partie intra-pétreuse, au niveau du ganglion géniculé ;
comme le montre bien le schéma de la figure 473, il ne paraît présenter avec ce
ganglion que des rapports de contiguïté. Dès son origine, il se porte en avant
et en dedans, en cheminant dans un canal spécial qui le conduit sur la face
endocrânienne antérieure de la pyramide pétreuse. Il débouche dans le crâne
par un orifice qui porte le nom de hiatus de Fallope (voy. Ostéologie, page 453).
A ce niveau, il est rejoint par le grand nerf pétreux profond.

b) Le grand nerf pétreux profond représente une des six branches terminales du nerf de Jacobson. Né de la partie intra-tympanique de ce nerf, il sort de la caisse et s'engage dans un canal qui l'amène sur la face endocrânienne antérieure du rocher, à côté du grand nerf pétreux superficiel avec lequel il se fusionne.

c) Le troisième rameau d'origine du nerf vidien est *un filet sympathique* qui se détache du plexus péricarotidien, au niveau de la portion horizontale du canal carotidien. Il perfore la paroi antéro-supérieure osseuse ou fibreuse de cette portion du canal et vient rejoindre le tronc formé par la fusion des deux nerfs précédents.

La réunion de ces trois filets forme le nerf vidien. Celui-ci traverse le trousseau fibreux qui obture le trou déchiré antérieur ; il arrive ainsi jusqu'à l'orifice postérieur du canal vidien ; il parcourt ensuite ce conduit d'arrière en avant ; à

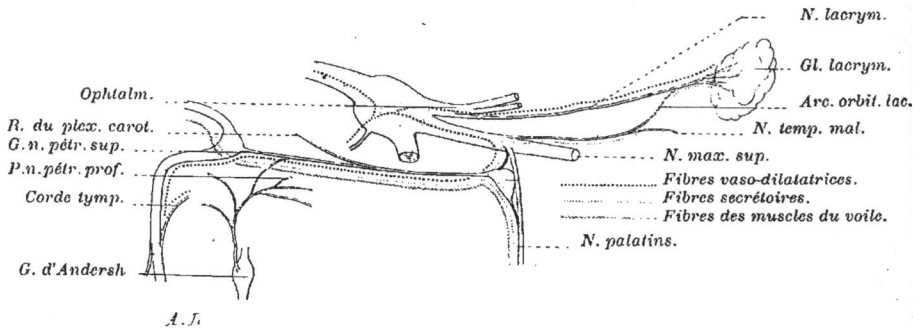

FIG. 527. — Schéma de la constitution des nerfs afférents et efférents du ganglion sphéno-palatin.

côté de lui chemine l'artère vidienne, branche de la maxillaire interne, et un plexus veineux. Au moment où il va déboucher dans la fosse ptérygo-maxillaire, il rencontre le ganglion sphéno-palatin dans le sommet duquel il paraît se terminer.

2° FIBRES DU NERF SPHÉNO-PALATIN. — Au moment où le nerf sphéno-palatin côtoie le ganglion de Meckel, il lui abandonne quelques-unes de ses fibres. Nous venons de voir qu'il est fréquent de voir ces fibres s'isoler du tronc sphéno-palatin et former un ou plusieurs filets indépendants qui s'anastomosent entre eux ; ils constituent ainsi une sorte de plexus, qui relie le bord supérieur du ganglion au nerf maxillaire supérieur. (Voy. fig. 526.)

Rameaux efférents. — Le ganglion sphéno-palatin ne possède pas de rameaux efférents anatomiquement isolés ; il se borne à envoyer des fibres en quantité plus ou moins grande aux nerfs que nous avons décrits comme les branches terminales du nerf sphéno-palatin, c'est-à-dire aux nerfs nasaux supérieurs, au nerf naso-palatin, aux 3 nerfs palatins et aux rameaux orbitaires.

Comme nous l'avons déjà fait remarquer, il est absolument contraire à la réalité de décrire ces nerfs comme émanant du ganglion sphéno-palatin. La plus grande partie de leurs fibres constituantes leur viennent directement du nerf maxillaire supérieur. Nos dissections et nos examens histologiques ne nous ont laissé aucun doute sur ce point.

Branches anormales. — Le ganglion sphéno-palatin peut envoyer un filet anastomotique 1° au ganglion ciliaire (Tiedemann, Arnold, Valentin), l'existence de ce filet est niée par Hyrtl ; 2° au moteur oculaire externe (Beck, Valentin).

Systématisation. (*Résumé.*) — La systématisation du ganglion sphéno-palatin est moins bien connue que celle du ganglion ophtalmique. Voici les notions généralement admises aujourd'hui.

1) Le nerf vidien apporterait au ganglion deux ordres de fibres : *a*) les premières, *destinées aux muscles du voile du palais*, viennent du facial ; fibres cérébro-spinales, innervant des muscles striés, elles traversent le ganglion sans subir dans ce dernier une interruption cellulaire et passent directement dans le nerf palatin postérieur. — *b*) Les deuxièmes sont des *fibres sécrétoires*; comme les précédentes, elles viennent du facial, mais elles se terminent dans le ganglion et s'articulent là avec un deuxième neurone qui le prolonge jusqu'à leur territoire terminal; parmi ces fibres, les unes se rendent aux glandes des fosses nasales ou du voile du palais en suivant les nerfs nasaux, le nerf naso-palatin ou les nerfs palatins; les autres passent dans le nerf sphéno-palatin, remontent ainsi jusque dans le nerf maxillaire supérieur, puis suivent l'arcade orbito-lacrymale pour aboutir à la glande lacrymale (Voy. Laffay, th. de Bordeaux, 1896).

2) Les fibres que le nerf sphéno-palatin abandonne au ganglion sphéno-palatin paraissent être pour la plupart des fibres vaso-dilatatrices, dont les unes viennent du bulbe et dont les autres sont apportées à la 5e paire par les anastomoses qui unissent le ganglion de Gasser au ganglion cervical supérieur.

Après avoir subi dans le ganglion une interruption cellulaire, ces fibres se divisent en deux groupes : *a*) les unes s'engagent dans les branches terminales du nerf sphéno-palatin, au territoire duquel elles vont se distribuer; *b*) les autres passent dans le vidien et arrivent au facial par le grand nerf pétreux superficiel; elles gagnent ensuite la corde du tympan et vont former les fibres vaso-dilatatrices des glandes sous-maxillaire et sublinguale. (Jolyet et Laffont). Remarquons cependant que d'après Morat et Doyon ces fibres vaso-dilatatrices appartiendraient au facial qui les posséderait dès son émergence du bulbe.

On peut résumer la systématisation du ganglion de Meckel de la façon suivante :

Ganglion sphéno-palatin.

Nerf vidien.	Fibres motrices pour les muscles du voile du palais.		Ne s'interrompent pas dans le ganglion.
	Fibres sécrétoires.	Glandes du voile du palais et des fosses nasales.	
		Glande lacrymale	
Nerf sphéno-palatin.	Fibres vaso-dilatatrices.	Muqueuse du voile du palais et des fosses nasales.	S'interrompent dans le ganglion.
		Glande sous-maxillaire et muqueuse linguale (corde du tympan). . . .	
	Fibres sensitives pour la muqueuse nasale et la muqueuse du voile		Ne s'interrompent pas dans le ganglion.

GANGLION OTIQUE.

Syn. : Ganglion d'Arnold.

Le ganglion otique a été découvert par Arnold en 1826. Il affecte la forme d'un petit nodule aplati, appliqué contre la face interne du nerf maxillaire inférieur immédiatement à sa sortie du trou ovale. Son diamètre est d'environ 4 millimètres. Par sa face externe, le ganglion otique répond au tronc du maxillaire inférieur; sa face interne est immédiatement appliquée contre la portion cartilagineuse de la trompe; à un ou deux millimètres du pôle postérieur du ganglion monte l'artère méningée moyenne.

Le ganglion otique présente à considérer des *rameaux afférents* ou *racines* et des *rameaux efférents*.

Rameaux afférents ou racines. — Les rameaux afférents du ganglion otique sont au nombre de quatre ; ce sont : 1° le petit nerf pétreux superficiel, 2° le petit nerf pétreux profond, 3° des filets émanés du maxillaire inférieur et 4° un filet sympathique, issu du plexus qui entoure l'artère méningée moyenne.

1° *Le petit nerf pétreux superficiel* se détache du genou du facial, à côté du grand nerf pétreux superficiel ; il chemine dans un canalicule osseux parallèle à celui qui contient le grand nerf pétreux et débouche sur la face endocrânienne antérieure du rocher, à un ou deux millimètres en dehors du grand nerf pétreux superficiel. Il se réunit à ce niveau au petit nerf pétreux profond, puis sort du crâne en passant tantôt par la suture sphéno-pétreuse, tantôt par un canalicule spécial placé en arrière et en dedans du trou ovale (Canaliculus innominatus) ; il se termine au niveau du pôle postérieur du ganglion otique.

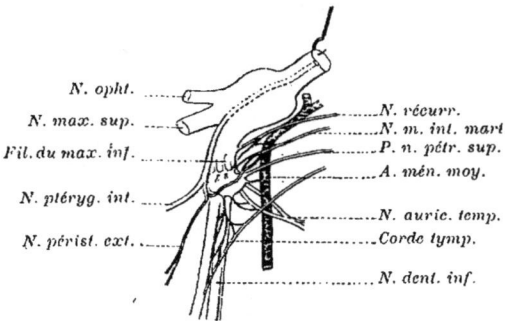

FIG. 528. — Le ganglion otique et ses branches vus par leur face interne.
Comparez avec la figure 465.

N. opht.
N. max. sup.
Fil. du max. inf.
N. ptéryg. int.
N. périst. ext.
N. récurr.
N. m. int. mart.
P. n. pétr. sup.
A. mén. moy.
N. auric. temp.
Corde tymp.
N. dent. inf.

2° *Le petit nerf pétreux profond* est une des six branches terminales du nerf de Jacobson. Il sort de la caisse du tympan par un conduit qui l'amène dans le crâne à côté du nerf précédent avec lequel il se fusionne pour gagner avec lui le ganglion d'Arnold.

3° *Les filets fournis par le nerf maxillaire inférieur* sont ordinairement au nombre de deux ; très courts et très grêles, ils réunissent le bord supérieur du ganglion à la face interne du maxillaire inférieur.

4° *Le filet sympathique*, fourni par le plexus qui entoure l'artère méningée moyenne, se détache de ce plexus un peu au-dessous du ganglion ; il aboutit au pôle postérieur de celui-ci. Il importe de remarquer que l'existence de ce filet sympathique n'est pas admise par tous les auteurs. Rauber, notamment, prétend que le filet en question n'est en réalité qu'une fine artériole que la méningée moyenne envoie au ganglion otique.

Rameaux efférents. — Le ganglion otique émet plusieurs rameaux efférents qui vont se jeter dans les nerfs voisins du ganglion. Ce sont :

1° Des filets anastomotiques pour les deux racines du nerf auriculo-temporal ;

2° Un ou deux filets qui aboutissent à la corde du tympan.

3° Une anastomose pour le rameau méningé du maxillaire inférieur ;

4° Un filet qui va se jeter dans le nerf buccal (Rauber) ;

5° Enfin trois ramuscules très grêles qui vont aboutir aux nerfs du ptérygoïdien interne, du péristaphylin externe et du muscle interne du marteau que nous avons décrit comme naissant par un tronc commun du nerf maxillaire inférieur.

On décrit souvent ces nerfs du ptérygoïdien interne, du péristaphylin externe et du muscle interne du marteau comme émanant du ganglion otique. Les dissections déjà anciennes de Muller et de Schlemm, confirmées par celles plus récentes de Rauber ont fait justice de cette opinion. Comme le montre bien la figure 528 qui représente un ganglion otique isolé et légèrement grossi, ces trois rameaux moteurs ne présentent avec le ganglion otique que des rapports de contiguïté. Celui-ci se borne à envoyer à chacun de ces nerfs un filet de renforcement très grêle.

Variétés. — Le ganglion otique peut manquer et être remplacé par des amas cellulaires placés sur le trajet des nerfs qui entrent en connexion avec le ganglion normal. (Ch. Weigner. Le ganglion otique, *Bibliogr. anat.*, 1898, 6e fascic., p. 302.)

Branches anormales du ganglion otique. — Du ganglion otique peuvent partir anormalement :

1° Un rameau qui pénètre dans un canalicule osseux qui l'amène dans le canal vidien ; il se divise là en deux filets dont l'un suit dans le nerf vidien un trajet récurrent et aboutit au ganglion géniculé (?) et dont l'autre gagne le ganglion sphéno-palatin. Ce rameau constitue le *nervus sphenoïdalis internus* de Krause.

2° Un rameau qui pénètre dans le crâne par le trou petit rond et se termine dans le ganglion de Gasser d'après Krause, dans le nerf récurrent du maxillaire inférieur d'après Rauber. Krause donne à ce rameau le nom de *nervus sphenoïdalis externus*.

3° Un filet pour les cellules sphénoïdales (Fœsebeck).

4° Des filets pour la portion cartilagineuse de la trompe (Rauber).

Systématisation. (*Résumé*.) — La signification physiologique des fibres qui aboutissent au ganglion otique ou émanent de ce ganglion est encore mal connue. Cependant, on s'accorde généralement à admettre, depuis les recherches de Vulpian, qu'il est le lieu de passage des fibres sécrétoires de la parotide. Ces fibres auraient le trajet suivant : facial, petit nerf pétreux superficiel, ganglion otique, nerf auriculo-temporal ; bien entendu, les fibres émanées du facial se termineraient dans le ganglion et seraient prolongées jusqu'à la glande par un deuxième neurone.

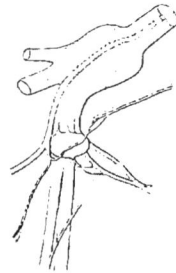

Fig. 529. — Schema du trajet suivi par les fibres sécrétoires que le facial envoie à la parotide.

Il est intéressant de remarquer à ce propos que c'est le nerf facial qui apporte aux différents ganglions du sympathique céphalique leurs fibres sécrétoires. Nous avons vu qu'il fournissait au ganglion sphéno-palatin, par l'intermédiaire du nerf vidien, les fibres sécrétoires de la glande lacrymale et des glandes nasales et palatines. De même il donne au ganglion otique les fibres sécrétoires de la parotide et peut-être celles des glandes de la joue ; celles-ci quitteraient le ganglion par l'intermédiaire de l'anastomose qu'il fournit au nerf buccal. Enfin, c'est encore le facial qui fournit aux ganglions sous-maxillaire et sublingual les fibres sécrétoires des deux glandes correspondantes (Voir plus loin).

GANGLION SOUS-MAXILLAIRE.

Syn. : G. lingual, g. maxillaire, g. Meckeli minus.

Le ganglion sous-maxillaire est situé au-dessous de la portion horizontale du nerf lingual et immédiatement au-dessus de la glande sous-maxillaire. Il affecte le plus souvent la forme d'un triangle isocèle à base supérieure, à sommet inférieur. Sa face profonde répond au muscle hyo-glosse, sa face superficielle à la muqueuse linguale.

Le ganglion sous-maxillaire présente à considérer des rameaux afférents ou racines et des rameaux efférents.

Rameaux afférents. — Les rameaux afférents se détachent du lingual et vont aboutir à la base du ganglion sous-maxillaire. Ces rameaux très grêles, mais nombreux, s'anastomosent entre eux en formant au-dessus du ganglion un véritable plexus. On peut ordinairement les diviser en deux groupes, l'un postérieur, l'autre antérieur. Les filets postérieurs, toujours plus nombreux, sont obliques en haut et en arrière ; on peut parfois suivre quelques-uns d'entre eux jusqu'à la corde du tympan. Les filets antérieurs au contraire se portent en haut et en avant, vers la portion périphérique du lingual. Nous verrons dans un instant que chacun de ces groupes a une signification physiologique différente.

Signalons encore, comme rameau afférent, un filet très grêle, venu du plexus sympathique qui entoure l'artère faciale.

Rameaux efférents. — Les rameaux efférents, en nombre variable, se détachent du sommet du ganglion sous-maxillaire. Ils pénètrent dans la glande à laquelle ils se distribuent. On reviendra sur leur mode de terminaison en étudiant les glandes salivaires. Remarquons seulement que sur le trajet de ces nerfs efférents du ganglion sous-maxillaire, il peut exister des renflements ganglionnaires, signalés par Paladino dès 1876.

Systématisation. (*Résumé.*) — Les rameaux afférents venus du lingual apportent au ganglion sous-maxillaire trois ordres de fibres : 1° des fibres sécrétoires ; celles-ci viennent du facial et arrivent au lingual par la corde du tympan. 2° Des fibres vaso-dilatatrices ; ces fibres ont le trajet complexe suivant : sympathique cervical, anastomoses cervico-gassériennes, ganglion de Gasser, nerf maxillaire supérieur, ganglion sphéno-palatin, grand nerf pétreux superficiel, facial, corde du tympan, lingual (Jolyet et Laffont — Dastre et Morat). 3° Des fibres venues de la muqueuse linguale ; ce sont ces fibres qui constituent les filets afférents antérieurs du ganglion sous-maxillaire, elles apportent à ce ganglion, centre réflexe secondaire, les excitations périphériques (Bidder, 1866). — Le rameau fourni au ganglion par le grand sympathique lui apporte : 1° des fibres vaso-constrictives ; 2° des fibres sécrétoires, dont l'action est d'ailleurs notablement différente de celles qui viennent de la corde du tympan.

GANGLION SUBLINGUAL

Le ganglion sublingual, signalé pour la première fois par Blandin (*Nouveaux éléments d'anatomie descriptive*, Paris, 1838. II, p. 616), est placé entre la face interne du maxillaire et la face externe de la glande sublinguale, près du bord supérieur de cette dernière. Il est situé au niveau de l'épanouissement de ce filet collatéral (nerf sublingual) que le lingual fournit à la glande.

Les filets terminaux de ce nerf sublingual, souvent anastomosés en plexus (Calori), constituent les *racines* du ganglion sublingual. — Ses *rameaux efférents*, en nombre variable, se terminent dans la glande sublinguale.

II. — NERFS RACHIDIENS

par A. SOULIÉ

CONSIDÉRATIONS GÉNÉRALES

A. Définition. — On appelle nerfs rachidiens ou spinaux les nerfs qui naissent de la moelle épinière. Cette origine se fait par deux ordres de fibres radiculaires : les unes antérieures ou ventrales, les autres postérieures ou dorsales, ces dernières sont en rapport avec des ganglions. Après un trajet de longueur variable à l'intérieur du sac dural, ces fibres se fusionnent en un tronc unique, et sortent du canal rachidien par les trous intervertébraux, pour aller se distribuer ensuite aux différents territoires de l'organisme.

La symétrie bilatérale que présentent les nerfs rachidiens, jointe à l'existence constante d'un renflement ganglionnaire sur leur racine postérieure, permet de les considérer comme des nerfs segmentaires ayant conservé, d'une façon suffisamment nette, la trace de la métamérisation primitive qui a totalement disparu sur la moelle.

Au point de vue physiologique, ce sont des nerfs mixtes qui remplissent à la fois des fonctions motrices, sensitives et sécrétoires; on sait, en effet, depuis Ch. Bell (1811), que les racines antérieures sont motrices, et que la sensibilité est localisée dans les racines postérieures.

B. Origine. — Les nerfs rachidiens, comme les nerfs crâniens, ont une origine réelle et une origine apparente.

1° *Origine réelle.* — L'origine réelle est double, puisque les nerfs spinaux possèdent deux ordres de fibres radiculaires. Les racines antérieures représentent les prolongements cylindraxiles des cellules des cornes antérieures de la moelle (neurones moteurs), tandis que les racines postérieures sont constituées par les cylindraxes des cellules du ganglion spinal (neurones sensitifs).

Toutefois il existe dans les racines antérieures quelques fibres sensitives provenant *par récurrence* des cellules du ganglion spinal; elles sont la source de la *sensibilité* dite *récurrente*. De plus, on a constaté, dans les racines postérieures, des fibres à conduction centrifuge, c'est-à-dire ayant la valeur de fibres motrices. En effet, bien que pareille observation n'ait pas été faite chez l'homme, von Lenhossék et Ramon y Cajal ont constaté, chez le poulet, l'existence de cylindraxes, émanés des cellules situées dans la partie postérieure de la corne antérieure, qui, après avoir traversé toute la substance grise, sortent au milieu des racines postérieures, et pénètrent dans le tronc du nerf mixte. La disposition de leur prolongement cylindraxile fait considérer ces cellules comme de véritables neurones moteurs, et les expériences physiologiques tendent à démontrer que des fibres semblables existent chez le chien, et qu'elles constituent les nerfs vaso-dilatateurs du sympathique.

2º *Origine apparente*. — Les racines antérieures se détachent du sillon collatéral antérieur de la moelle, et les racines postérieures du sillon collatéral postérieur; mais il existe une différence essentielle dans la manière dont ces deux ordres de fibres naissent de l'axe médullaire. Les fibres radiculaires postérieures pénètrent dans la moelle par une série verticale et ininterrompue de 8 à 10 filets d'égale épaisseur, séparés les uns des autres par des intervalles régulièrement égaux, et de même valeur que ceux qui séparent les racines elles-mêmes. Les fibres radiculaires antérieures, au contraire, quittent la moelle par groupes de 2 à 3 radicules formés de 4 à 6 filaments secondaires, et se disposent en deux ou trois rangées verticales sur une étendue de 2 à 3 millimètres; l'intervalle compris entre deux racines antérieures est toujours nettement indiqué et sensiblement supérieur à celui qui sépare les divers filaments d'une même racine.

C. **Étude comparative des racines**. — Les racines des nerfs rachidiens, différenciées par leur mode d'origine et par leur fonction en racines antérieures ou motrices, et en racines postérieures ou sensitives, présentent encore une série de particularités anatomiques intéressantes à étudier.

1º *Volume*. — Les racines du côté droit et celles du côté gauche n'ont pas toujours le même volume, et il n'est pas rare d'observer entre elles une asymétrie notable, au double point de vue de l'origine et de l'épaisseur. A l'exception du premier nerf cervical, la racine postérieure l'emporte toujours comme diamètre sur la racine antérieure, en raison du nombre de filaments qui la composent et que nous savons déjà plus considérable pour la racine postérieure. Stilling a relevé ces différences de volume sur une femme de 26 ans, et les a trouvées surtout accusées au niveau du renflement cervical et du renflement lombaire, où la surface de section mesurait de 35 à 36 millimètres carrés pour les racines antérieures, et de 54 à 57 millimètres carrés pour les racines postérieures. Au-dessus et au-dessous de ces renflements, les surfaces de section sont moins étendues et leur écart moins grand; elles sont même sensiblement égales pour les deux racines dans la région dorsale. Les nerfs dont les fibres radiculaires possèdent la surface de section la plus considérable sont le 7e cervical et le 2e sacré.

Blandin (1824) avait établi de la façon suivante le rapport des volumes entre les racines antérieures et les racines postérieures :

		RÉGION CERVICALE	RÉGION DORSALE	RÉGION LOMBAIRE
Racines	antérieures. . . .	1	1	1
	postérieures . . .	2	1	1,5

tandis que Cruveilhier avait constaté une prédominance plus marquée des racines postérieures, dans toutes les régions. Les chiffres donnés par Cruveilhier sont plus élevés que ceux de Blandin :

		RÉGION CERVICALE	RÉGION DORSALE	RÉGION LOMBAIRE
Racines	antérieures. . . .	1	1	1
	postérieures . . .	3	1,5	2

Les recherches de Siemerling (1886) ont montré, qu'indépendamment de l'inégalité de volume, il existe aussi une différence très nette dans le diamètre des fibres constitutives de chaque racine. Cet auteur divise les fibres nerveuses, d'après leur épaisseur, en trois groupes : 1° les fibres petites mesurant de 2 à 5 μ ; 2° les moyennes de 5 à 12 μ et 3° les grosses de 15 à 20 μ. Les racines antérieures des nerfs cervicaux, lombaires et des trois premiers sacrés, renferment en nombre à peu près égal ces trois variétés de fibres, tandis que les fibres fines prédominent dans les racines antérieures des nerfs dorsaux, des deux nerfs derniers sacrés et des nerfs coccygiens. Au contraire, dans les racines postérieures de tous les nerfs rachidiens, le nombre des fibres fines est sensiblement égal à celui des fibres moyennes et des fibres grosses réunies, et de plus les très grosses fibres (18 à 20 μ), relativement abondantes dans les racines antérieures, font totalement défaut dans les racines postérieures.

2° **Direction.** — Les racines antérieures et postérieures des nerfs rachidiens se dirigent de dedans en dehors depuis la moelle épinière jusqu'au trou de conjugaison correspondant. Dans l'ensemble, les racines antérieures ont leur origine médullaire plus près de la ligne médiane que celle des racines postérieures. En outre, à mesure qu'on envisage des segments de la moelle de plus en plus inférieurs, on voit les origines des racines antérieures se rapprocher de plus en plus du sillon médian antérieur. Les racines postérieures, au contraire, conservent toujours leur ligne d'implantation parallèle au sillon médian postérieur.

A leur origine médullaire, les fibres de chaque racine s'étalent sur une longueur moyenne de 6 à 7 millimètres, mais dans leur trajet intradural, elles se rapprochent les unes des autres, et, au niveau de leur orifice de sortie à travers la dure-mère, elles sont ramassées en un paquet qui n'excède pas 1 millimètre de hauteur.

La direction des fibres radiculaires, transversale pour le premier nerf rachidien, devient légèrement oblique dans la région cervicale, mais cette obliquité ne dépasse jamais en hauteur la valeur d'un corps vertébral. Dans la région dorsale, l'inclinaison des racines s'accentue de plus en plus et l'émergence d'un nerf est séparée de son origine médullaire par une distance verticale mesurée en moyenne par le corps de deux vertèbres. Dans la région lombosacrée, la longueur du parcours intra-rachidien des fibres radiculaires est telle que leur direction devient parallèle à celle du fil terminal.

3° **Anastomoses.** — En général, les fibres radiculaires de chaque nerf spinal restent indépendantes de celles des nerfs voisins. Cependant Hilbert (1878) a décrit une série de variétés concernant les anastomoses que les racines rachidiennes peuvent avoir entre elles. Le type le plus fréquent est représenté par des anses verticales qui unissent entre elles les fibres d'une même racine. Un paquet de racines, après un parcours de longueur variable, peut se subdiviser en deux faisceaux secondaires, l'un ascendant, l'autre descendant, qui relient les groupes radiculaires les plus rapprochés. Quelquefois même, ces filets anastomotiques (paquets radiculaires intermédiaires d'Hilbert) se portent, dans le sens ascendant ou descendant, sur des groupements radiculaires assez éloignés sans contracter aucune connexion avec les paquets les plus voisins. Le même auteur a vu, mais plus rarement, des anastomoses verticales s'établir ainsi entre les racines de deux nerfs différents.

Il existe encore des arcades anastomotiques horizontales unissant les racines antérieures aux racines postérieures (Froment, Hilbert). Hilbert prétend même que les fibres radiculaires se portent toujours de la racine antérieure vers la racine postérieure; mais cette opinion nous paraît trop absolue. En effet les données histologiques de Lenhossék et de Ramon y Cajal, ainsi que les observations de sensibilité récurrente, démontrent l'existence de fibres motrices et sensitives, passant de la racine postérieure dans la racine antérieure.

Enfin Hilbert a encore décrit, sous les noms d'*anse centripète* et d'*anse centrifuge*, quelques dispositions particulières des fibres radiculaires. L'*anse centripète* est constituée par un paquet de fibres qui se détachent d'une racine pour s'enfoncer dans la moelle ou dans un territoire radiculaire voisin, en décrivant une courbe à concavité dirigée vers l'axe médullaire. L'*anse centrifuge*, au contraire, a sa concavité en dehors; elle s'étend entre deux paquets de fibres radiculaires sans avoir, à aucun moment, de connexion directe avec la moelle épinière.

4° **Fibres récurrentes**. — Nous avons vu que, depuis Ch. Bell, les racines antérieures sont considérées comme motrices et les racines postérieures comme sensitives. Mais, Magendie d'abord, Longet et Cl. Bernard plus tard ont constaté que l'excitation du bout périphérique des racines antérieures produisait de la douleur en même temps que des phénomènes de mouvement. Cette sensibilité, que possèdent les racines antérieures, a été désignée sous le nom de *sensibilité récurrente*; elle s'explique facilement si l'on admet que les prolongements protoplasmiques de certaines cellules des ganglions spinaux (neurones sensitifs) ou même quelques collatérales de ces prolongements pénètrent dans les racines antérieures.

D'autre part, les travaux de Lenhossék et de Ramon y Cajal ont fait connaître, dans les racines postérieures, l'existence de prolongements cylindraxiles émanés des cellules motrices de la base de la corne antérieure. Bien que les physiologistes n'aient pas observé, d'une façon absolue, des mouvements consécutifs à l'excitation du bout périphérique de la racine postérieure, il est très difficile de ne pas considérer ces fibres comme douées de conduction cellulifuge. D'ailleurs, les recherches récentes de Morat (mai 1897) ont montré que les fibres vaso-dilatatrices suivent, en général, le trajet des nerfs sensitivomoteurs, et qu'elles peuvent, dans certaines régions, emprunter la voie des racines postérieures. Il paraît donc logique d'admettre que les fibres décrites par Lenhossék et Ramon y Cajal se mettent en rapport par l'intermédiaire du sympathique avec les vaisseaux et probablement aussi avec les muscles des viscères.

D. **Rapports des racines avec les méninges**. — Les racines antérieures et postérieures, enveloppées d'une gaine piale, et accompagnées par les vaisseaux médullaires (Voy. Charpy, Circulation de la moelle), baignent dans le liquide céphalo-rachidien qui remplit les espaces sous-arachnoïdiens; les deux ordres de racines sont séparés par les dents du ligament dentelé. Au sortir du sac dural, les fibres radiculaires antérieures de même que les fibres postérieures se groupent en deux faisceaux, qui ne tardent pas à se fusionner en une bandelette unique. Les deux faisceaux ou la bandelette provenant de la réunion des racines postérieures se renflent toujours en un ganglion situé au niveau du trou de conjugaison ou intervertébral, d'où son nom de ganglion intervertébral. Immédiatement après ce renflement ganglionnaire, les deux bandelettes représentant les racines antérieures et postérieures s'unissent en un tronc commun : *le nerf mixte.*

Les méninges rachidiennes accompagnent les racines des nerfs jusqu'au trou de conjugaison : la pie-mère perd peu à peu son individualité pour devenir le névrilème, l'arachnoïde forme une double gaine séreuse à chaque paquet radiculaire jusqu'à leur réunion en un tronc unique. Quant à la dure-mère, elle constitue à chacune des racines d'un même nerf une gaine infundibuliforme, doublée à son intérieur par le feuillet pariétal de l'arachnoïde; les deux enveloppes durales sont disposées l'une contre l'autre comme les deux canons d'un fusil. Leur surface d'accolement forme une cloison médiane étendue depuis le sac dural, jusqu'à l'angle de réunion des racines. C'est à ce niveau que se termine également le cul-de-sac arachnoïdien. Dès lors, la dure-mère considérablement amincie n'est plus distincte des autres méninges dont la trame connective se continue sans ligne de démarcation bien marquée avec le tissu conjonctif péri- et interfasciculaire.

Sur les pièces préparées par un de nos prosecteurs, nous avons pu observer au niveau des ganglions spinaux une disposition spéciale des méninges qui, à notre connais-

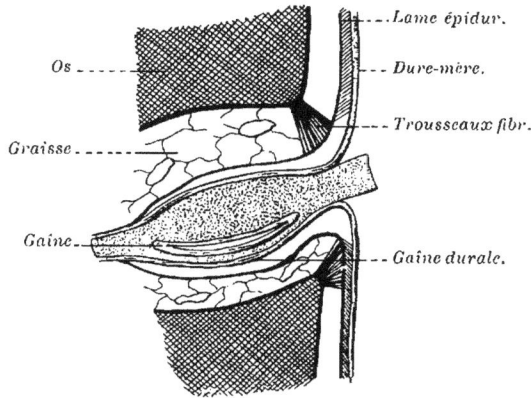

Fig. 530. — Coupe longitudinale d'un ganglion spinal, passant par le trou de conjugaison.

Figure demi-schématique, montrant l'espace lymphatique épidural et les trousseaux fibreux qui fixent la gaine durale. D'après Charpy.

sance, n'a pas encore été signalée. Au voisinage du trou de conjugaison, le tissu cellulaire épidural se condense en un feuillet distinct qui se prolonge sur les racines et sur le ganglion rachidien, et les entoure d'une enveloppe commune. C'est sur la face externe de cette gaine épidurale que se fixent les trousseaux fibreux qui attachent le nerf rachidien au périoste du trou de conjugaison (fig. 530). Entre la face interne de la gaine épidurale et la dure-mère, se trouve un espace injectable, à cloisons celluleuses lâches ou denses suivant les ganglions observés, peut-être aussi suivant l'âge du sujet. Cette cavité, plutôt que l'atmosphère celluleuse remplie de graisse et de vaisseaux qui occupe le trou intervertébral, représente *l'espace lymphatique épidural.*

E. Ganglions spinaux ou rachidiens. — On désigne sous le nom de ganglions spinaux ou rachidiens les renflements ovoïdes que présentent les racines postérieures au niveau du trou de conjugaison. Leur forme et leurs dimensions sont variables ; les plus volumineux se rencontrent sur les nerfs lombaires, et les plus petits sur les derniers nerfs sacrés. L'augmentation de volume de la racine postérieure est uniquement due à la présence des cellules nerveuses sensitives, origine de ces racines. Comme les racines postérieures représentent essentiellement les prolongements cylindraxiles de ces cellules, il est évident qu'il y a un rapport direct entre le volume de la racine et celui du ganglion qui lui est annexé, étant donné que le nombre des fibres centrifuges qui passent par chacune des racines postérieures est à peu près insignifiant. Il existe aussi une relation très étroite entre le volume d'une racine postérieure et de son ganglion d'une part, et celui du tronc radiculaire qui fait suite à ce ganglion d'autre part.

1° **Nombre**. — Le nombre des ganglions est égal à celui des nerfs rachidiens, c'est-à-dire qu'il est de 31. Ces ganglions font très rarement défaut, ils devaient nécessairement manquer dans les cas d'absence des racines postérieures, observés par Adamkiewicz, mais cet auteur a négligé de signaler ce détail. Il y a cependant un ganglion dont l'existence ne paraît pas constante, c'est le ganglion coccygien. D'après Henle, ce ganglion, dont la longueur varie de 0,5 à 2 millimètres, n'aurait pas une position fixe; tantôt il correspondrait à l'émergence médullaire du nerf coccygien, tantôt il se trouverait placé sur son trajet à une distance variable de cette émergence. Mais Trolard prétend ne l'avoir jamais rencontré dans ses dissections chez l'adulte, et Tourneux ne l'a retrouvé, ni chez le fœtus, ni chez le nouveau-né, sur des coupes en série pratiquées depuis le cône médullaire jusqu'à l'extrémité du fil terminal.

2° **Situation**. — Nous avons vu que la présence du ganglion spinal au niveau du trou de conjugaison lui a fait donner par quelques auteurs le nom de ganglion intervertébral. Il importe toutefois de signaler une disposition spéciale intéressant les deux premiers nerfs cervicaux et les nerfs sacrés.

Le premier ganglion cervical se trouve tantôt au niveau de l'orifice dural, tantôt en dedans, mais le plus souvent en dehors de cet orifice; le deuxième est presque toujours placé entre la partie antérieure de l'arc postérieur de l'atlas et la portion correspondante de l'axis qui limitent un intervalle homologue du trou de conjugaison. Les ganglions des quatre premières paires sacrées sont situés dans le canal rachidien entre la dure-mère et la paroi osseuse, celui de la cinquième paire est compris moitié dans la dure-mère, moitié en dehors d'elle, il correspond au point où les racines du cinquième nerf sacré perforent le cul-de-sac dural.

Il n'est pas rare de rencontrer des ganglions rachidiens fragmentés en deux parties qu'on trouve alors sur le trajet des deux bandelettes provenant de la réunion des fibres radiculaires postérieures.

3° **Ganglions aberrants**. — Hyrtl a signalé depuis longtemps, sur les racines postérieures, l'existence de petits amas gangliformes qu'il a désignés sous le nom de *ganglions aberrants*. Ceux-ci ont été retrouvés par un grand nombre d'anatomistes; ils sont quelquefois réduits à des formations, imperceptibles à l'œil nu, et disséminées sur tout le parcours des fibres radiculaires postérieures. Kazzander avait supposé que ces ganglions aberrants représentaient les éléments cellulaires du ganglion spinal qui fait alors défaut dans 9 pour 100 des cas; cette supposition a été confirmée par les dissociations de Rattau (1884). Retzius et Lenhossék expliquent de la façon suivante leur mode de formation. Les cellules sensitives des ganglions spinaux sont des éléments détachés de l'ectoderme ou des crêtes neurales, qui tendent à se rapprocher de la moelle; par suite, les ganglions aberrants représentent un degré de rapprochement plus avancé que les ganglions rachidiens. Lenhossék a, d'ailleurs, tenté une autre explication : les ganglions spinaux, dès qu'ils arrivent dans le trou de conjugaison, se fixent solidement au périoste voisin; plus tard, lorsqu'un accroissement inégal se produira entre la moelle et la colonne vertébrale, certains groupes cellulaires seront détachés des ganglions et entraînés au milieu des fibres radiculaires postérieures. Il serait peut-être plus simple d'admettre que les ganglions aberrants représentent des groupes cellulaires qui se sont moins écartés de la moelle que les ganglions rachidiens, tandis que s'effectuait la séparation des crêtes neurales d'avec les bords de la gouttière médullaire.

On a cru longtemps que les racines postérieures pouvaient seules présenter des ganglions aberrants, mais les recherches de Hache (1891) sur l'homme, et de Kölliker (1894) sur le chat, ont montré qu'il en existait également sur les racines antérieures. Zachariadès (Th. de Paris, 1896) a repris, d'une manière complète, leur étude sur les racines antérieures des nerfs sacrés. Il considère ces ganglions comme des groupes de cellules isolés des ganglions spinaux dès les premiers stades du développement, par des faisceaux de fibres radiculaires antérieures. On doit regarder, comme des dépendances de ces amas cellulaires, certaines fibres, probablement sensitives, qui traversent le ganglion spinal sans contracter aucune relation avec les neurones sensitifs, et

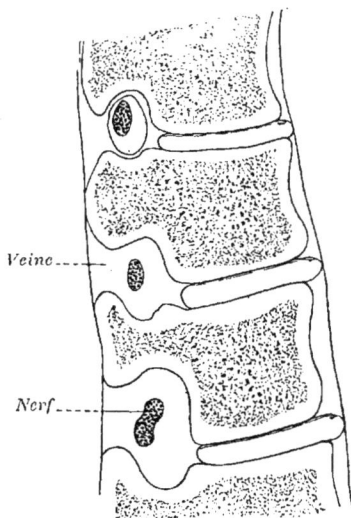

FIG. 531. — Rapports du tronc radiculaire avec les veines du trou de conjugaison. — D'après Merkel.

Coupe oblique dans la région dorsale.

qui, après un trajet de longueur variable dans le nerf mixte, se recourbent en anse, et remontent dans les racines antérieures. La présence de ces cellules sensitives dans les racines antérieures peut justifier les phénomènes de sensibilité récurrente, et expliquer certains faits de dégénérescence rétrograde.

F. Troncs radiculaires ou nerfs mixtes.

— Aussitôt après sa sortie du ganglion spinal, la racine postérieure s'unit avec la racine antérieure pour former un tronc commun désigné sous le nom de *nerf mixte* ou de *tronc radiculaire* qui passe sur le pédicule des vertèbres en arrière ou entre les veines du trou de conjugaison (Voy. fig. 531). Le nerf mixte se divise, presque immédiatement, en une branche antérieure ou ventrale et une branche postérieure ou dorsale.

1° *Dimensions*. — La grosseur du tronc radiculaire est proportionnelle à l'épaisseur de ses racines, au ganglion spinal, et à l'étendue de la région du corps à laquelle il est destiné; elle est donc essentiellement variable. Le diamètre des

troncs radiculaires est compris entre 0,7 et 10 millimètres, le plus petit est le
nerf coccygien, et le plus volumineux le 5ᵉ nerf lombaire, Dans l'ensemble,
l'épaisseur des nerfs rachidiens augmente du 1ᵉʳ cervical au 1ᵉʳ dorsal et du
1ᵉʳ au 5ᵉ lombaire, elle diminue du 1ᵉʳ au 5ᵉ sacré; tous les nerfs de la région
dorsale (sauf le premier) sont sensiblement égaux.

2° **Nombre**. — On compte 31 paires de troncs radiculaires ou de nerfs rachidiens, dénommés suivant les régions de la colonne vertébrale auxquelles
ils appartiennent. On leur donne le numéro d'ordre de la vertèbre qui est
placée au-dessus d'eux, sauf cependant pour la région cervicale où ils prennent
celui de la vertèbre sur laquelle ils reposent; le tronc radiculaire compris
entre la 7ᵉ vertèbre cervicale et la 1ʳᵉ dorsale est alors considéré comme le
8ᵉ nerf cervical. D'après ce mode de classification on compte :

    8 paires cervicales,
   12   — dorsales,
    5   — lombaires,
    5   — sacrées,
    1   — coccygienne.

L'usage a prévalu de n'admettre parmi les paires rachidiennes qu'un seul
nerf coccygien, bien que, dès 1837, Schlemm, sur sept observations, eût constaté
la présence dans deux cas de deux paires coccygiennes et dans un troisième
l'existence d'un deuxième nerf coccygien d'un seul côté. Les recherches plus
récentes de Rauber (1877) et de Tourneux (1892) ont montré qu'il y a en réalité
3 paires coccygiennes et par conséquent 33 paires de nerfs rachidiens. Parmi
ces trois nerfs coccygiens un seul est libre, tandis que les deux autres, rudi-
mentaires d'ailleurs, sont accolés au fil terminal. Quelquefois même la première paire n'est pas distincte, mais on en retrouve toujours le vestige à côté
des deux autres (Voy. Nevrologie, fig. 115, page 179). Les nerfs coccygiens représentent les nerfs caudaux des mammifères urodèles en voie d'atrophie.

G. **Disposition générale d'un nerf rachidien**. — On peut considérer la description suivante comme s'appliquant à un nerf rachidien typique.
Aussitôt après sa sortie du trou de conjugaison, le tronc radiculaire se divise en
deux branches, l'une antérieure ou ventrale, l'autre postérieure ou dorsale, qui
ont toutes les deux la valeur d'un nerf mixte. La branche postérieure, après
avoir traversé l'espace quadrilatère limité en haut et en bas par les apophyses
transverses de deux vertèbres consécutives, en dedans par la base de l'apophyse articulaire supérieure, et en dehors par le ligament costo-transversaire,
gagne la région dorsale pour se distribuer aux muscles des gouttières vertébrales et aux téguments qui recouvrent ces muscles. La branche antérieure, en
général plus volumineuse, se dirige en avant, et fournit à la musculature et
à la peau de la région ventrale. Exceptionnellement, semble-t-il, les nerfs dorsaux et ventraux peuvent traverser la ligne médiane (Bichat, Meckel, Hirschfeld). Whyman (1863) a étudié cette question pour les nerfs moteurs et a
conclu de ses recherches qu'au point de vue physiologique les nerfs qui traversent la ligne médiane sont à peu près sans action sur les muscles du côté
opposé. Zander, qui s'est occupé récemment (1897) de la distribution des nerfs

sensitifs sur la ligne médiane, a observé qu'ils ne se comportaient pas toujours de la même manière. Tantôt les filets nerveux venus du côté droit vont se distribuer du côté gauche et réciproquement; tantôt ils présentent de multiples anastomoses parmi lesquelles il est difficile, même au microscope, de faire la part de chaque nerf. En général, on voit les nerfs du côté droit s'unir avec ceux du côté gauche pour former de petits troncs qui constituent avec les nerfs situés au-dessus et au-dessous de minces arcades anastomotiques desquelles se détachent les filets sensitifs terminaux.

La subdivision du nerf rachidien en branche antérieure et en branche postérieure ne s'opère pas toujours au même point pour toutes les parties de la colonne vertébrale. Elle se produit à la sortie du trou de conjugaison pour les portions cervicale, dorsale et lombaire, et dans l'intérieur du canal sacré pour la portion sacro-coccygienne. En ce qui concerne les quatre premières paires sacrées, la branche antérieure sort par le trou sacré antérieur et la branche postérieure par le trou sacré postérieur correspondant; le cinquième nerf sacré et

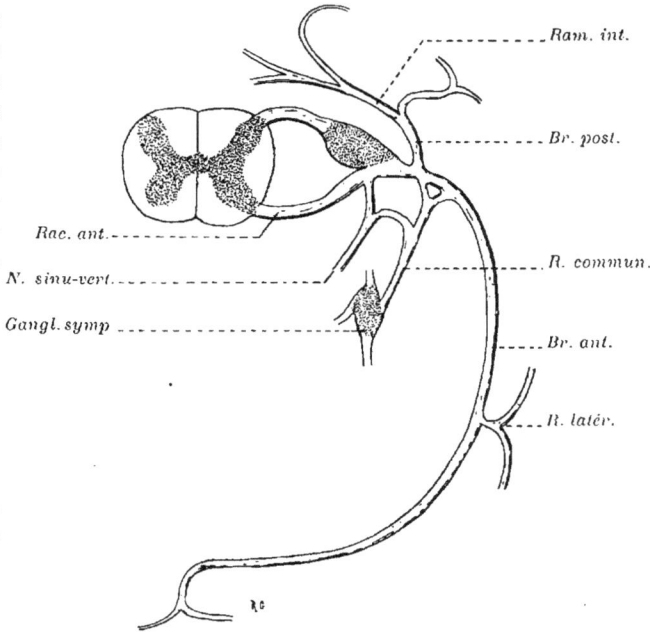

Fig. 532. — Disposition générale d'un nerf rachidien. — Schéma. Un nerf intercostal est pris comme type.

le premier nerf coccygien quittent le canal sacré en traversant le ligament sacro-coccygien postérieur, et donnent aussitôt leur rameau antérieur et leur rameau postérieur.

En règle générale, la branche antérieure de chaque nerf rachidien fournit entre autres :

1° Un, deux et quelquefois un plus grand nombre de filets nerveux qui se rendent au ganglion sympathique le plus proche. Comme ces filets sont chargés d'assurer les relations entre l'axe médullaire et le cordon du sympathique, on les désigne sous le nom de *rameaux communicants*; ils seront décrits avec le système nerveux grand sympathique.

2° Un petit nerf très remarquable, qui se détache quelquefois du tronc radiculaire et qui, après avoir reçu du rameau communicant quelques fibres sympathiques, revient dans le canal vertébral par un trajet récurrent, c'est le *nerf sinu-vertébral* de Luschka.

Nerf sinu-vertébral. — L'union de la branche rachidienne et du filet
sympathique qui constituent le nerf sinu-vertébral s'effectue au niveau du ganglion spinal; le nerf se place alors entre le tronc des racines antérieures et les
plexus veineux antérieurs, tantôt accolé aux artères spinales, tantôt directement
appliqué contre le squelette. Dès qu'il a franchi l'orifice interne du trou de conjugaison, le nerf sinu-vertébral se divise en deux branches, l'une ascendante plus
forte, l'autre descendante plus grêle, qui s'unissent avec les branches homologues des nerfs situés au-dessus et au-dessous, et embrassent dans leur concavité
le pédicule de la vertèbre (fig. 533). De chacune de ces branches se détachent

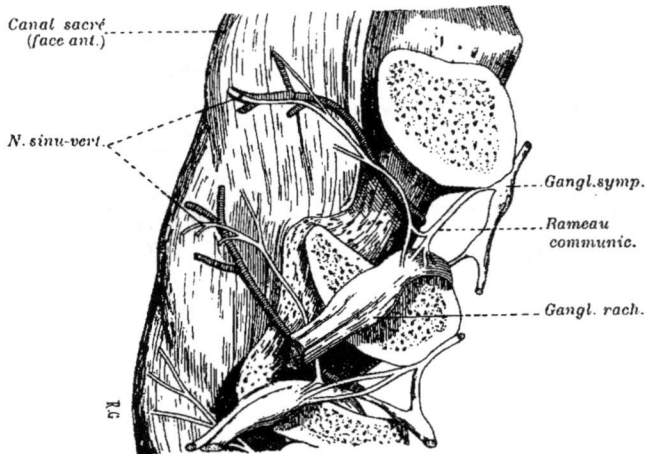

FIG. 533. — Nerf sinu-vertébral de la région sacrée.
D'après Luschka.
Vue latérale de deux trous sacrés montrant la constitution du nerf.

des filets transversaux, les uns antérieurs, les autres postérieurs, qui se rendent aux vaisseaux (fibres vaso-motrices venues du sympathique), aux diverses
parties de la vertèbre et aux méninges (nerfs méningiens de Rüdinger). Les
fibres postérieures, les plus fines, suivent de préférence le trajet des artérioles
qui aboutissent aux lames et aux arcs vertébraux, il n'en est pas de même des
fibres antérieures qui cheminent isolément dans le tissu adipeux de l'espace
épidural (fig. 534). Ces deux ordres de fibres s'anastomosent sur la ligne médiane avec celles du côté opposé en formant, soit sur les méninges, soit sur les
lacis veineux intra-rachidiens, un réseau fibrillaire très fin et très riche. Au
point de vue de leur origine, les fibres qui se distribuent aux méninges et aux
parties osseuses doivent provenir plus particulièrement des racines postérieures,
tandis que les fibres à distribution vasculaire paraissent plutôt dépendre du
sympathique. La description précédente se rapporte surtout aux nerfs de la
région dorso-lombaire. Dans la région cervicale, le nerf sinu-vertébral passe
en arrière de l'artère vertébrale qu'il embrasse dans sa courbe; il reçoit des
fibres du sympathique non seulement par le filet détaché du rameau communicant, mais encore par une toute petite branche émanée du plexus de l'ar-

tère vertébrale. Dans la région sacrée, les nerfs sinu-vertébraux se constituent dans les trous sacrés antérieurs (fig. 533). Il n'est pas rare de voir la branche rachidienne et la branche sympathique du nerf sinu-vertébral pénétrer séparément dans le trou de conjugaison, pour s'unir ensuite en un réseau anastomotique à l'intérieur du canal rachidien. Le nerf sinu-vertébral n'est pas le seul nerf méningien ; en effet, Hilbert a décrit des filets nerveux qui se détachent de la moelle, soit directement, soit par l'intermédiaire des racines, et qui, le long des ligaments dentelés, parviennent dans la dure-mère où ils donnent leurs arborisations terminales.

Le rôle des nerfs sinu-vertébraux s'explique facilement par leurs origines mêmes. Les fibres provenant du sympathique sont régulatrices de la tension sanguine, elles accompagnent les rameaux des artères spinales, soit dans le

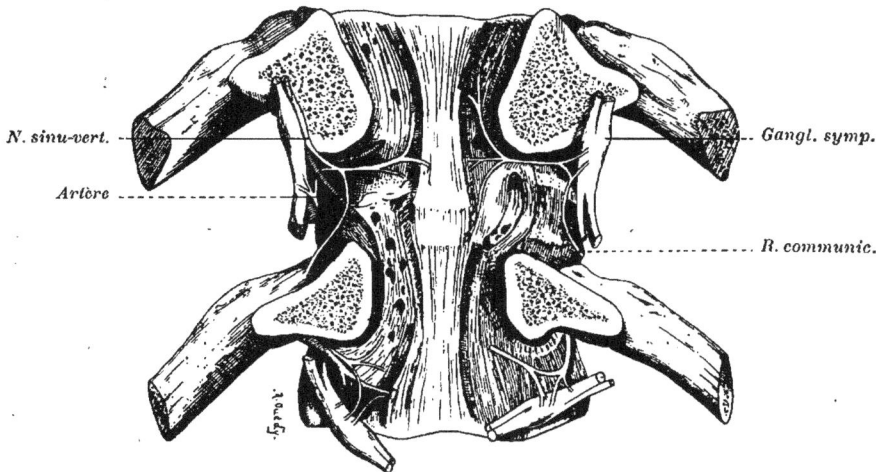

FIG. 534. — Nerf sinu-vertébral de la région dorsale. — D'après Luschka.
Vue de la face postérieure des corps vertébraux montrant la distribution du nerf.

canal rachidien, soit dans les méninges, soit encore dans la moelle; celles qui émanent des racines postérieures sont de nature sensitive. Parmi ces dernières, les unes vont se perdre dans la dure-mère, et c'est à l'excitation de leurs terminaisons qu'il faut attribuer la douleur dans la méningite rachidienne ; les autres se répandent sous le périoste ou même dans le tissu osseux des vertèbres, et représentent les voies de conduction douloureuse dans les cas de fractures de la colonne vertébrale.

Bibliographie. — Luschka : *Die Nerven des menschlichen Wirbelkanales.* Tübingen, 1850. — Rudinger : *Ueber die Verbreitung des Sympathicus in der animalen Röhre dem Rückenmarke und Gehirne.* München, 1863.

H. **Plexus rachidiens.** — En général, les branches postérieures des nerfs spinaux cheminent vers les muscles et vers les territoires cutanés auxquels elles sont destinées sans contracter d'union entre elles; il n'en est pas de même des branches antérieures. En effet, sauf dans la région dorsale, celles-ci s'envoient de multiples anastomoses dont l'ensemble très complexe donne lieu

à des formations particulières de l'ordre des plexus radiculaires, et que l'on désigne sous le nom de *plexus rachidiens*. Il faut rechercher la cause initiale de leur formation dans la présence des membres qui, par leur développement et par leur changement ultérieur de position, ont bouleversé le type métamérique primitif que l'on peut encore retrouver dans la région dorsale. C'est parce que les membres antérieurs ont tout d'abord été céphaliques, puis se sont déplacés en arrière, en entraînant avec eux une partie de la musculature de la tête et en s'adjoignant de nouveaux métamères, que l'on rencontre des plexus dans toute la région cervicale. Mais il importe de faire remarquer avec Gegenbaur que, dans tous les cas, les membres n'ont pris naissance qu'aux dépens de la portion ventrale des métamères, et qu'ainsi s'explique l'absence de plexus sur les branches dorsales. « Si les branches ventrales seules forment des anses, c'est que leur musculature (et par suite leurs nerfs) n'appartient primitivement qu'à la région ventrale, bien que plus tard les ceintures des membres deviennent partiellement dorsales » (Gegenbaur).

La constitution des plexus peut se concevoir de la façon suivante : chaque branche antérieure se divise en deux rameaux, l'un ascendant qui s'unit avec le rameau descendant de la branche située au-dessus, l'autre descendant qui se fusionne avec le rameau ascendant de la branche placée au-dessous. L'union deux à deux des branches antérieures ainsi effectuée a pour conséquence la formation de nouveaux troncs nerveux dits *troncs primaires des plexus* (Schwalbe). Ces troncs primaires peuvent à leur tour s'unir deux à deux par des anastomoses quelquefois très compliquées et former *des troncs secondaires* desquels se détachent les nerfs périphériques ; le plexus brachial est construit sur ce type. Il résulte de ces échanges multiples de fibres que, dans un nerf périphérique émané de pareils plexus, on trouve des fibres provenant d'au moins deux troncs radiculaires. La tendance actuelle est de chercher à connaître d'une façon rigoureuse quelles sont les fibres radiculaires qui prennent part à la formation de chaque nerf, et de déterminer les territoires de distribution musculaire ou cutanée des fibres issues de chaque tronc radiculaire. On comprend toute l'importance que présente cette connaissance, à cause de la précision qu'elle apporte dans le diagnostic des lésions néoplasiques ou inflammatoires de la moelle, et des traumatismes de la colonne vertébrale, à une époque où la chirurgie médullaire tend à entrer de plus en plus dans la pratique journalière.

Nous avons vu qu'au point de vue de l'anatomie comparée, les plexus sont la conséquence du développement des membres. On doit donc en considérer deux principaux, en rapport avec chaque paire de membres des vertébrés, ce sont le plexus cervico-brachial et le plexus lombo-sacré. Ces plexus contractent d'ailleurs des relations étroites avec les nerfs voisins, ainsi que le montrent les anastomoses multiples du plexus cervico-brachial avec les nerfs crâniens (facial, pneumogastrique, spinal et hypoglosse) d'une part, avec les premiers nerfs dorsaux d'autre part, et celles du plexus lombo-sacré avec les derniers nerfs dorsaux et avec le nerf coccygien. Dans l'ensemble, le volume et le nombre des nerfs (troncs radiculaires) qui participent à la formation d'un plexus sont en raison directe du volume du membre, c'est-à-dire des territoires musculaires et cutanés à innerver (Fürbinger, 1880). Les nerfs du plexus lombo-sacré, pris isolément, sont plus volumineux que les nerfs du plexus cervico-brachial ; leur nombre est également plus considérable, puis-qu'il y en a neuf destinés au membre inférieur, et cinq seulement pour le membre supérieur. Peut-être pourrait-on dire aussi que les plexus sont d'autant plus compliqués que les fonctions des membres sont plus considérables. Les pri-mates paraissent présenter en effet les anasto-moses plexiformes les plus nombreuses et les plus capricieuses parce que, sans doute, leurs membres sont adaptés à toute une série de mou-vements inconnus chez les vertébrés inférieurs.

Émergences des racines rachidiennes, leurs rapports avec le squelette. — Il est facile de com-prendre, d'après ce qui a été dit précédemment sur l'obliquité des racines rachidiennes, que l'émergence médullaire des fibres radiculaires se fait à une assez grande distance du trou de conjugaison par lequel sort le nerf correspondant. La connaissance exacte de l'ori-gine des racines et de la longueur de leur trajet intra-rachidien ayant une grande utilité pratique, on conçoit qu'elle ait tout d'abord attiré l'attention et suscité les recherches des anatomistes. La plupart des auteurs qui se sont occupés de la question ont essayé d'établir des relations précises entre l'origine radiculaire des nerfs rachidiens et la partie de la colonne vertébrale la plus facile à explorer, c'est-à-dire la saillie des apophyses épineuses. C'est ce que firent Jadelot (1798) et Nühn (1847); et leurs observations, bien qu'elles n'aient porté que sur un sujet, ont été suffisamment précises pour servir longtemps de base aux cliniciens.

En 1884, Pfitzner a repris cette étude sur 36 sujets d'âge et de sexe différents, sur quelques jeunes enfants et sur quelques fœtus; il a exposé le résultat de ses observations dans un long et consciencieux mémoire. En premier lieu, il remarque que le repère des apophy-ses épineuses, le seul pratique au point de vue chirur-gical, doit être abandonné à cause de la longueur essentiellement variable, suivant les sujets, de ces pro-tubérances osseuses. Il a constaté, en second lieu, que la différence d'origine entre la racine antérieure et la ra-cine postérieure d'un même nerf est insignifiante et peut être pratiquement négligée. Finalement, il établit ses résultats en mesurant la distance qui sépare les fibres radiculaires les plus élevées de chaque nerf, du trou de conjugaison par lequel sort le tronc radicu-laire correspondant. L'obliquité des racines s'explique, pour lui comme pour ses prédécesseurs, par une inéga-lité de croissance entre la moelle et la colonne verté-brale; toutefois, cette obliquité ne croît pas avec l'âge, elle est au contraire plus accusée chez le fœtus et chez le nouveau-né que chez l'adulte. La moelle épinière, et sa portion dorsale en particulier, présente d'ailleurs un allongement très sensible, postérieur à celui de la co-lonne vertébrale, comme semble l'indiquer ce fait que, chez l'adulte, certaines racines descendent à un niveau inférieur à celui du trou de conjugaison, par lequel elles doivent sortir, pour prendre ensuite une direction légèrement ascendante. Les résultats de Pfitzner, bien que d'une rigueur scientifique indiscutable, n'ont

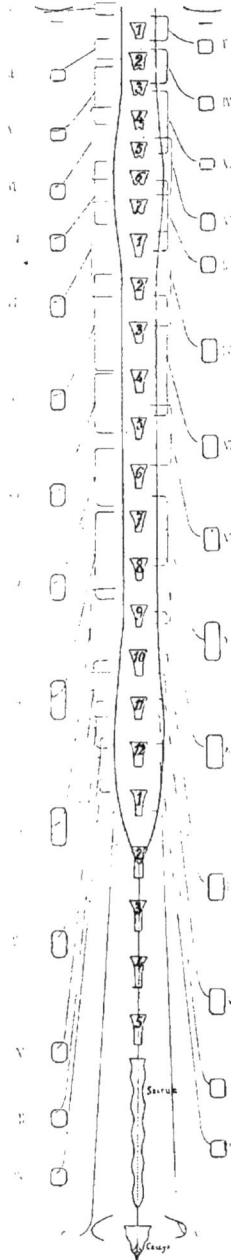

FIG. 535. — Rapports des émer-gences des nerfs rachidiens avec les apophyses épineuses.

Figure schématique construite d'après les données des auteurs et en particulier de Reid. Les chiffres arabes indiquent les numéros des apophyses épineuses, les chif-fres romains les numéros des nerfs rachi-diens; c, le nerf coccygien.

qu'une utilité pratique des plus restreintes, aussi devons-nous nous borner à les résumer rapidement. La différence de niveau qui sépare l'émergence radiculaire d'un nerf, du milieu du trou de conjugaison par lequel il sort, est égale à la hauteur d'une vertèbre dans la région cervicale, de deux vertèbres dans la région dorsale ; elle augmente ensuite régulièrement de deux à cinq pour les nerfs lombaires et de six à dix pour les nerfs sacrés et pour le premier nerf coccygien.

Dans un remarquable travail paru en 1889, Reid est revenu au seul repère pratique pour les cliniciens, celui des apophyses épineuses. Ses observations ont porté sur six sujets, et le tableau général des moyennes qu'il en a tiré est en parfait accord avec les mensurations de Jadelot et de Nühn : nous avons eu l'occasion d'en vérifier nous-mêmes, sur trois sujets, la rigoureuse exactitude. Nous avons cru devoir reproduire en entier ce tableau dont l'utilité nous paraît incontestable, à cause de l'importance qu'a prise dans ces dernières années la chirurgie médullaire. C'est d'après ce tableau, et d'après nos observations personnelles, que nous avons construit le schéma des émergences qui l'accompagne (fig. 535).

Tableau des rapports qui existent entre les émergences médullaires des nerfs rachidiens et les apophyses épineuses des vertèbres.

D'après Reid (*Journal of Anatomy and Physiology*, 1889, p. 351).

Pour chaque nerf rachidien, la lettre *h* indique le niveau le plus élevé de l'émergence des fibres les plus supérieures, et la lettre *b* le niveau le plus inférieur de l'émergence des fibres les plus inférieures qui ont été relevés dans les six observations de Reid. C désigne les vertèbres cervicales, D les dorsales et L les lombaires.

1re *paire cervicale.*	Au niveau du trou occipital et d'égale hauteur, avec la paroi de ce trou (Nühn).
2e —	*h.* Un peu au-dessus de l'arc postérieur de l'atlas C_1. *b.* Entre l'arc postérieur de l'atlas C_1 et l'apophyse épineuse de l'axis C_2.
3e —	*h.* Un peu au-dessous de l'arc postérieur de l'atlas C_1. *b.* A l'union des 2/3 supérieurs et du 1/3 inférieur de l'apophyse épineuse de l'axis C_2.
4e —	*h.* Juste au-dessous du bord supérieur de l'apophyse épineuse de l'axis C_2. *b.* Au milieu de l'apophyse épineuse de C_3.
5e —	*h.* Juste au-dessous du bord inférieur de l'apophyse épineuse de l'axis C_2. *b.* Juste au-dessous du bord inférieur de l'apophyse épineuse de C_4.
6e —	*h.* Au bord inférieur de l'apophyse épineuse de C_3. *b.* Au bord inférieur de l'apophyse épineuse de C_5.
7e —	*h.* Au-dessous du bord supérieur de l'apophyse épineuse de C_4. *b.* Au-dessus du bord inférieur de l'apophyse épineuse de C_6.
8e —	*h.* Au bord supérieur de l'apophyse épineuse de C_5. *b.* Au bord supérieur de l'apophyse épineuse de C_7.
1re *paire dorsale.*	*h.* Au milieu de l'espace compris entre l'apophyse épineuse de C_6 et de C_6. *b.* A l'union des 2/3 supérieurs et du 1/3 inférieur de l'espace compris entre l'apophyse épineuse de C_7 et de D_1.
2e —	*h.* Au niveau du bord inférieur de l'apophyse épineuse de C_6. *b.* Juste au-dessus du milieu inférieur de l'apophyse épineuse de D_1.
3e —	*h.* Juste au-dessus du milieu de l'apophyse épineuse de C_7. *b.* Au niveau du bord inférieur de l'apophyse épineuse de D_2.
4e —	*h.* Juste au-dessous du bord supérieur de l'apophyse épineuse de D_1. *b.* A l'union du 1/3 supérieur et des 2/3 inférieurs de l'apophyse épineuse de D_3.
5e —	*h.* Au bord supérieur de l'apophyse épineuse de D_2. *b.* A l'union du 1/4 supérieur et des 3/4 inférieurs de l'apophyse épineuse de D_4.
6e —	*h.* Au bord inférieur de l'apophyse épineuse de D_2. *b.* Juste au-dessous du bord supérieur de l'apophyse épineuse de D_5.
7e —	*h.* A l'union du 1/3 supérieur et des 2/3 inférieurs de l'apophyse épineuse de D_4. *b.* Juste au-dessus du bord inférieur de l'apophyse épineuse de D_5.

8e *paire dorsale*. .
> *h.* A l'union des 2/3 supérieurs et du 1/3 inférieur de l'espace compris entre les apophyses épineuses de D_4 et de D_5.
> *b.* A l'union du 1/4 supérieur et des 3/4 inférieurs de l'apophyse épineuse de D_6.

9e —
> *h.* Au milieu de l'espace compris entre les apophyses épineuses de D_5 et de D_6.
> *b.* Au niveau du bord supérieur de l'apophyse épineuse de D_7.

10e —
> *h.* Au milieu de l'espace compris entre les apophyses épineuses de D_5 et D_6.
> *b.* Au milieu de l'apophyse épineuse de D_8.

11e —
> *h.* A l'union du 1/4 supérieur et des 3/4 inférieurs de l'apophyse épineuse de D_7.
> *b.* Juste au-dessus de l'apophyse épineuse de D_9.

12e —
> *h.* A l'union du 1/4 supérieur et des 3/4 inférieurs de l'apophyse épineuse de D_8.
> *b.* Juste au-dessous de l'apophyse épineuse de D_9.

1re *lombaire* . . . .
> *h.* Au milieu de l'espace compris entre les apophyses épineuses de D_8 et de D_9.
> *b.* Au niveau du bord inférieur de l'apophyse épineuse de D_{10}.

2e —
> *h.* Au milieu de l'apophyse épineuse de D_9.
> *b.* A l'union du 1/3 supérieur et des 2/3 inférieurs de l'apophyse épineuse de D_{11}.

3e —
> *h.* Au milieu de l'apophyse épineuse de D_{10}.
> *b.* Juste au-dessous de l'apophyse épineuse de D_{11}.

4e —
> *h.* Juste au-dessous de l'apophyse épineuse de D_{10}.
> *b.* A l'union du 1/4 supérieur avec les 3/4 inférieurs de l'apophyse épineuse de D_{12}.

5e —
> *h.* A l'union du 1/3 supérieur avec les 2/3 inférieurs de l'apophyse épineuse de D_{11}.
> *b.* Au milieu de l'apophyse épineuse de D_{12}.

Les 5 paires sacrées.
> *h.* Juste au-dessous du bord inférieur de l'apophyse épineuse de D_{11}.
> *b.* Au niveau du bord inférieur de l'apophyse épineuse de L_1.

Nerf coccygien. . . .
> *h.* Au niveau du bord inférieur de l'apophyse épineuse de L_1.
> *b.* Juste au-dessous de l'apophyse épineuse de L_2.

Ce tableau très complet ne peut être retenu facilement. Aussi quelques auteurs ont essayé de donner une formule plus simple; c'est ce qu'a fait Gowers (1892) qui s'est appuyé sur les relations qu'affectent les apophyses épineuses avec le corps des vertèbres correspondantes et qui peuvent être importantes à connaître dans quelques cas particuliers. Cet auteur fait donc remarquer que les extrémités des apophyses épineuses correspondent : à l'extrémité inférieure de leur propre corps pour les vertèbres cervicales et les deux premières dorsales, à l'extrémité supérieure du corps de la vertèbre immédiatement inférieure pour le reste de la région dorsale, au milieu de leur propre corps pour la région lombaire.

D'après les mensurations effectuées sur ces données, il est arrivé à la formule suivante :

Chaque épine cervicale est à peu près opposée à la racine inférieure du nerf de numéro inférieur, la proéminente est au niveau de la 1re dorsale;

De la 2e à la 10e vertèbre dorsale, les épines répondent aux fibres radiculaires du nerf qui émerge deux vertèbres plus bas ;

L'épine de la 11e dorsale se trouve en regard des 1er et 2e nerfs lombaires;

L'épine de la 12e dorsale est à la même hauteur que les 3e, 4e et 5e nerfs lombaires ;

La 1re vertèbre lombaire correspond aux 1er, 2e et 3e nerfs sacrés;

La partie supérieure de la 2e vertèbre lombaire est en relation avec la fin de la moelle, c'est-à-dire avec les 4e et 5e nerfs sacrés et le nerf coccygien.

Chipault, qui a consacré plusieurs travaux spéciaux à la chirurgie de la moelle et du canal rachidien, constate que, malgré les variations individuelles considérables qui peuvent se présenter, les recherches de Reid sont suffisamment précises pour tous les cas. Il complète certaines données de l'anatomiste anglais et aboutit à une formule très simple applicable à la majorité des individus. Le niveau de sortie des nerfs hors du canal rachidien ne s'élève guère au-dessus des apophyses épineuses de même rang, tandis qu'il n'en est pas de même de leur origine médullaire. En outre, il est établi qu'à la région cervicale et à la région lombaire le trou intervertébral est au niveau de l'intervalle apophysaire des vertèbres qui le forment ; à la région dorsale, il répond au sommet de l'apophyse épineuse de la vertèbre sus-jacente à celle qui le limite en haut. Dans ces conditions et en tenant compte des recherches de tous les observateurs précédents, on peut poser les règles suivantes, très pratiques en chirurgie médullaire :

Pour avoir le numéro des racines qui naissent au niveau d'une apophyse épineuse, il faut ajouter au numéro de la vertèbre correspondante :

1 *dans la région cervicale;*
2 *dans la région dorsale supérieure;*
3 *dans la région dorsale inférieure (de la 6ᵉ à la 11ᵉ vertèbre);*
La partie inférieure de la 11ᵉ dorsale et l'espace intérépineux sous-jacent répondent aux 3 *dernières paires lombaires ;*
L'apophyse épineuse de la 12ᵉ dorsale et l'espace sous-jacent répondent aux paires sacrées.

Chez l'enfant, les relations sont un peu différentes, et il faut ajouter :

3 *de la 1ʳᵉ à la 4ᵉ dorsale;*
4 *de la 6ᵉ à la 9ᵉ dorsale.*

Longueur du trajet intra-rachidien des fibres radiculaires. — Nos observations ont porté sur 8 sujets des deux sexes, dont la taille variait entre 1m.52 et 1m.65; les mensurations ont été faites en prenant sur la verticale la différence de hauteur comprise entre les fibres les plus élevées des racines postérieures et la partie moyenne du trou de conjugaison; le millimètre était pris comme unité de longeur.

	CHIFFRES EXTRÊMES	MOYENNE
1ʳᵉ *paire cervicale*..	3 — 3,5	3
2ᵉ —	4 — 11	8
3ᵉ —	8 — 17	16
4ᵉ —	9 — 19	18
5ᵉ —	10 — 20	20
6ᵉ —	11 — 23	23
7ᵉ —	13 — 27	25
8ᵉ —	19 — 28	27
1ʳᵉ *paire dorsale*	24 — 33	29
2ᵉ —	26 — 37	33
3ᵉ —	30 — 41	38
4ᵉ —	33 — 46	43
5ᵉ —	35 — 48	45
6ᵉ —	40 — 49	47
7ᵉ —	40 — 56	49
8ᵉ —	37 — 53	49
9ᵉ —	35 — 59	52
10ᵉ —	37 — 69	55
11ᵉ —	42 — 83	58
12ᵉ —	51 — 109	81
1ʳᵉ *paire lombaire*.	68 — 113	91
2ᵉ —	90 — 139	110
3ᵉ —	98 — 152	132
4ᵉ —	137 — 168	151
5ᵉ —	155 — 193	170
1ʳᵉ *paire sacrée*	170 — 192	185
2ᵉ —	182 — 204	196
3ᵉ —	198 — 235	221
4ᵉ —	211 — 254	239
5ᵉ —	239 — 270	262
Coccygienne	266	266

Les variations que l'on peut observer entre le niveau d'origine de a racine antérieure et de la racine postérieure d'un même nerf, dépendent des courbures de la colonne rachidienne, elles sont d'ailleurs peu prononcées. Nous avons obtenu, comme moyenne, sur trois sujets dont la taille était comprise entre 1m.62 et 1m.65, une différence de :

2 à 3 millimètres dans la région cervicale,
1 à 1,5   —   —   dorsale,
0,5 à 1   —   —   lombaire.

au profit des racines postérieures; aussi, les mensurations précédentes prises par rapport à ces racines ont-elles un caractère d'exactitude suffisant pour les applications pratiques.

La hauteur de la surface d'implantation des fibres radiculaires sur la moelle est à peu près la même pour les racines antérieures et postérieures, elle paraît constante pour une région déterminée; mais elle augmente sensiblement au niveau du renflement cervical et du renflement lombaire. Nos mensurations, portant sur quatre sujets d'âge et de taille peu différents, nous ont donné une moyenne

De 4 à 6 millimètres pour les 4 premières cervicales,
De 8 à 12 — pour les 4 dernières cervicales (renflement cervical).
De 5 à 7 — pour les dorsales.
De 6 à 9 — pour les lombaires et les 2 premières sacrées (renflement lombaire).
De 4 à 5 — pour les 3 dernières sacrées.

Le parcours extra-dural des racines, qui ne dépasse guère 3 millimètres pour les paires cervicales et les dix premières dorsales, s'accroît rapidement à partir de la onzième; il est de 8 à 12 millimètres pour les premières lombaires et atteint jusqu'à 6 centimètres pour les dernières sacrées.

Chez les sujets dont la courbure dorso-lombaire devient exagérée, certaines racines présentent une direction extra-durale ascendante. Nous avons vu, chez une vieille femme, cette particularité se produire entre la 4e et la 8e dorsale :

La 4e dorsale remontait de 1 millimètre)
La 5e — de 3 millimètres (en dehors de la dure-mère pour atteindre le
La 6e — de 4 — (trou de conjugaison correspondant.
La 7e — de 8 —)

La 8e était horizontale et les suivantes devenaient de plus en plus obliques et rentraient dans les conditions normales.

Pfitzner considère ce trajet récurrent comme normal du 6e au 12e nerf thoracique et évalue à 90 degrés l'angle formé par la portion intra- et extra-durale des nerfs dorsaux du 7e au 10e; le sommet de cet angle correspond à la dure-mère et son ouverture regarde en haut et en dehors. Une telle disposition, qui fait défaut chez le nouveau-né et chez l'enfant, nous. paraît exceptionnelle chez l'adulte, et, si dans la plupart des cas observés, l'obliquité extra-durale des racines est peu prononcée dans la région dorsale inférieure, elle n'en existe pas moins d'une manière indiscutable.

Variétés. — *Absence des racines.* — On signale l'absence de la racine postérieure du 1er nerf cervical dans 8 pour 100 des cas observés; quelquefois elle naît en totalité ou en partie du nerf spinal. Adamkiewicz a observé que les fibres radiculaires antérieures et postérieures manquaient souvent sur les nerfs intercostaux et principalement du 2e au 10e. Sur seize sujets examinés à ce point de vue, trois possédaient toutes leurs racines, trois présentaient un manque absolu des racines antérieures et postérieures d'un nerf ; les racines postérieures d'un seul nerf faisaient défaut dans trois cas, et les racines antérieures dans sept. On ne trouvait donc les deux ordres de racines que 19 fois sur 100. Cette absence de racines paraît beaucoup moins fréquente que l'auteur semble le croire; sur les 30 sujets adultes qu'il a examinés, Pfitzner ne l'a observée qu'une seule fois, et pour les racines postérieures d'un nerf supplémentaire. La plupart des auteurs, Kadyi entre autres, considèrent le manque des fibres radiculaires comme exceptionnel; nous n'avons pas eu l'occasion de l'observer sur les 8 sujets qui ont servi à nos différentes mensurations.

Bibliographie. — Jadelot. — *Description anatomique d'une tête humaine extraordinaire suivie d'un essai sur l'origine des nerfs.* Paris, Fuchs, an VII, 1799. — Nühn. *Beobachtungen und Untersuchungen aus dem Gebiete der Anatomie.* Heidelberg. 1849, p. 11. — Pfitzner. *Ueber Wachsthumbeziehungen zwischen Rückenmark und Wirbelkanal.* Morphologisches Jahrbuch. 1884, p. 99. — M. Reid. *Relations between the Superficial Origins of the Spinal Nervs from the Spinal Cord and the Spinous Process of the Vertebræ.* Journal of Anatomy and Physiology, avril 1889, p. 341. — Gowers. *A manual of Diseases of the Nervous System,* London, 1892, p. 162. — Chipault. *Rapports des apophyses épineuses avec la moelle, les racines médullaires et les méninges.* Th. Paris, 1893-1894. — Id. *Chirurgie opératoire du système nerveux.* T. I, Paris, 1894. — Adamkiewicz. *Ueber den haüfigen Mangel dorsaler Rückenmarkwurzeln bei Menschen.* Virchow's Archiv, 1882.

Métamérie. — La moelle est primitivement constituée par une série de segments superposés, les myélomères, dont on retrouve la trace chez l'Amphioxus et chez les Sélaciens, mais qui ont complètement disparu chez les types supérieurs de la série des vertébrés. Chez l'embryon humain, le type segmentaire, qui s'est encore assez bien conservé dans le développement de la musculature primitive (myomères), n'apparaît pas dans l'évolution du système nerveux central; mais les relations mêmes des myomères avec le système nerveux implique l'existence de myélomères contemporains des segments musculaires. La présence de ganglions spinaux régulièrement échelonnés le long de l'axe médullaire semble également être la trace indéniable de la segmentation ancienne d'une partie importante du système nerveux central. La disposition métamérique, qui a persisté presque entièrement dans les nerfs thoraciques, est plus difficile à mettre en évidence pour les nerfs des membres. En effet, les recherches déjà anciennes de Huxley et de Gegenbaur ont montré que les bourgeons, aux dépens desquels les membres se développent, résultent de la fusion de plusieurs segments protovertébraux ; ceux-ci ont empiété les uns sur les autres, de telle sorte que, comme Sherrington l'a nettement indiqué, il n'existe plus un seul territoire musculaire ou sensitif qui appartienne à un métamère isolé, et qui corresponde par suite à une racine médullaire unique. Les recherches physiologiques de Sherrington sont démonstratives sur ce point que : tout territoire nerveux reçoit des fibres de trois racines consécutives, conclusion qui paraît contradictoire avec le principe de la métamérie d'après equel chaque myomère possède un nerf et un seul. Mais il est évident que la disposition primitive : un neuromère correspondant à un myomère, a dû être fortement modifiée par l'apparition des membres, par les adaptations du corps à ces nouveaux organes, et enfin par la synergie des mouvements et l'affinement de la sensibilité, toutes causes qui ont nécessité le concours de plusieurs segments nerveux. De plus, certaines affections, comme le zona des membres, qui occupe toujours le territoire d'une racine et non d'un nerf unique (Head), accusent encore ce caractère métamérique.

Enfin, comme le fait remarquer Brissaud, il importe de ne pas confondre la métamérie spinale avec la métamérie radiculaire, surtout chez les vertébrés supérieurs. En effet, si, chez les êtres dont l'organisation définitive ne s'écarte pas sensiblement du type métamérique idéal, l'étage spinal et l'étage radiculaire sont superposés, chez les autres, on ne retrouve la trace de cette superposition que dans les relations que plusieurs étages radiculaires affectent avec un même étage de la moelle, soit par les collatérales des cylindraxes, soit par les voies commissurales. Dans ces conditions, comme les membres représentent des segments ou métamères de métamères, on doit considérer le renflement cervical et le renflement lombaire comme formés de segments radiculaires d'une moelle secondaire dans lesquels se trouvent des étages disposés perpendiculairement à l'axe du membre et parallèlement à l'axe de la moelle. Cette hypothèse a reçu un commencement de confirmation par les observations de dégénérescence localisée à des groupes cellulaires, faites sur le renflement lombaire par Van Gehuchten et Buch.

Nerfs segmentaires. — La conséquence à tirer de la métamérie nerveuse est qu'à chaque segment de l'axe spinal et même à chaque groupe cellulaire correspond un territoire déterminé du corps, conclusion à laquelle Masius et Vanlair étaient arrivés par des recherches physiologiques. Une conséquence tout aussi importante est l'unité de type sur lequel sont construits tous les nerfs rachidiens, type qu'il doit être possible de retrouver même dans les plexus où des modifications spéciales se sont produites qui ont profondément transformé la disposition primitive.

Schématiquement un nerf segmentaire comprend quatre branches de division dont trois (branches somatiques de Gaskell) sont destinées aux parois du corps (muscles, tégument externe et squelette) et dont une (branche viscérale) se rend aux viscères. Cette dernière contient évidemment quelques fibres somatiques puisqu'elle fournit les nerfs vaso-moteurs du tronc; elle est représentée par le rameau communicant du sympathique. Les trois branches de division destinées aux parois du corps sont : la branche antérieure d'un nerf rachidien, sa branche postérieure, et le nerf sinu-vertébral. Cette disposition est caractéristique, en quelque sorte, de presque tous les nerfs du tronc du 2e dorsal au 1er lombaire; elle est plus difficile à retrouver dans les nerfs des membres. Aussi existe-t-il à ce sujet deux opinions principales : 1° celle de Paterson (1887), et d'Eisler (1892) d'après lesquels le nerf périphérique détaché du plexus doit être assimilé à la branche antérieure du nerf segmentaire tout entière; et 2° celle de Goodsir (1889), d'après lequel le nerf périphérique ne représenterait qu'une partie de la branche antérieure, et serait l'analogue de la perforante latérale dont le volume aurait augmenté proportionnellement à l'étendue du territoire à innerver. La fusion de plusieurs segments protovertébraux pour la constitution des membres a entraîné pour les muscles, provenant de deux ou d'un plus grand nombre de myomères, une innervation multiple; c'est ce que l'on exprime en disant que les muscles des membres sont à la fois polymyomériques et polyneuraux.

La distribution sensitive des nerfs a paru, pendant longtemps, concorder avec la distribution motrice, et Meyer (1835) avait établi comme loi que le tégument cutané et les muscles sous-jacents recevaient leur innervation de la même source. On verra que, d'après les recherches récentes des physiologistes anglais, cette loi souffre quelques exceptions; les limites de certains territoires cutanés se sont étendues, aux dépens de leurs voisins, sur des territoires musculaires dont l'innervation est d'origine différente.

Le caractère métamérique est facile à mettre en évidence pour tous les ganglions nerveux. Les neurones constitutifs de ces ganglions, ainsi que Onodi et His l'ont établi, se détachent de la crête neurale; ceux qui doivent participer à la formation des ganglions spinaux subissent des déplacements insignifiants au cours de leur développement. Gaskell propose de désigner les ganglions qu'ils forment sous le nom de *ganglions stationnaires*. Au contraire, les neurones qui vont constituer les ganglions sympathiques sont entraînés le long des nerfs segmentaires jusque dans la partie ventrale du corps, les ganglions sympathiques sont donc des *ganglions migrateurs* (Gaskell). Quant aux ganglions intra-viscéraux, leur

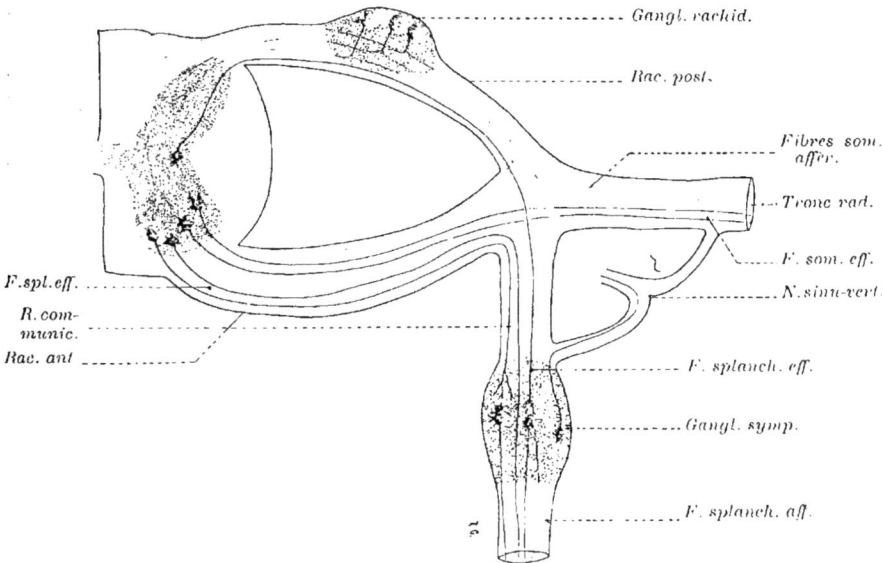

FIG. 536. — Constitution d'un nerf segmentaire.
En partie d'après les données de Gaskell.

évolution n'a pas été suivie, mais on peut, d'après cette façon de concevoir les choses, les considérer comme des groupes de neurones détachés des ganglions migrateurs,

Constitution intrinsèque d'un nerf segmentaire. — Fig. 536. — D'après les conceptions récentes de Gaskell, de Sherrington, etc., un nerf segmentaire se compose : 1° de *fibres somatiques*, 2° de *fibres splanchniques*.

1° Les *fibres somatiques* sont de deux ordres : *a*) les unes, *fibres somatiques efférentes* inégalement répandues dans la branche antérieure et dans la branche postérieure du nerf rachidien, sont représentées par les fibres motrices destinées aux parois du corps ; *b*) les autres, *fibres somatiques afférentes*, dont les neurones se trouvent dans le ganglion spinal, correspondent aux fibres sensitives qui transmettent au centre médullaire les impressions recueillies à la périphérie du corps. Dans ce dernier groupe se rangent les fibres centripètes du nerf sinu-vertébral.

2° Les *fibres splanchniques* comprennent deux catégories : *a*) les *fibres splanchniques efférentes* qui se rendent aux muscles viscéraux, aux vaisseaux (fibres vaso-motrices) et aux organes glandulaires, (certaines d'entre elles, et en particulier les fibres centrifuges du nerf sinu-vertébral, s'arrêtent dans les ganglions sympathiques); *b*) les *fibres splanchniques afférentes* dont les neurones, situés dans les ganglions périphériques ou dans les ganglions du sympathique, sont chargés de conduire jusqu'à la moelle les impressions de la sensibilité générale des viscères.

Il résulte de cette manière de concevoir les choses que :

A. — La racine postérieure d'un nerf rachidien contient :

1° Des fibres somatiques afférentes ⎫ fibres sensitives.
2° Des fibres splanchniques afférentes ⎭

3° Des fibres splanchniques efférentes (fibres vaso-motrices et fibres destinées aux muscles des viscères).

B. — La racine antérieure du même nerf comprend :

1° Des fibres somatiques efférentes (fibres motrices des muscles volontaires).

2° Des fibres splanchniques efférentes (fibres vaso-motrices et fibres des muscles viscéraux).

3° Des fibres somatiques afférentes, ou plutôt leurs collatérales en relation avec les phénomènes de sensibilité récurrente.

Distribution périphérique des nerfs spinaux. — Dès 1834, C. Meyer avait démontré expérimentalement que les muscles d'un territoire donné et la peau qui les recouvre étaient innervés par les mêmes racines. Peyer (1854), poussant plus loin l'observation physiologique, à la suite de recherches faites par l'excitation électrique et contrôlées par la méthode

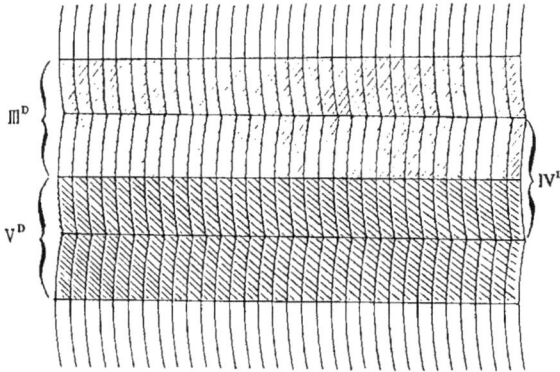

Fig. 537. — Distribution des fibres sensitives des nerfs thoraciques. — Schéma. — D'après Sherrington.

des dégénérations, avait posé les conclusions suivantes : 1° les muscles reçoivent leurs fibres motrices non seulement d'une, mais de deux et quelquefois de trois racines ; 2° les variations individuelles, au point de vue de l'innervation d'un territoire par une racine déterminée, sont peu importantes ; 3° des muscles voisins sont toujours innervés par des fibres provenant d'une même racine ou de racines voisines ; 4° les racines les plus inférieures se distribuent aux territoires musculaires les plus rapprochés de l'extrémité du membre ; 5° les groupes musculaires à action synergique ne sont pas toujours innervés par les mêmes racines. Les résultats obtenus par Peyer au sujet de l'empiétement réciproque des territoires cutanés s'accordent avec les faits établis à ce sujet par les expériences de Meyer. C. Krause (1865) confirme les données précédentes, en insistant tout particulièrement sur les relations constantes qui unissent la distribution musculaire des fibres d'une racine avec sa distribution cutanée. Tout récemment Sherrington (1892-93) a repris avec une grande rigueur scientifique la plupart de ces expériences, en s'occupant plus spécialement des nerfs cutanés. Ses conclusions sont conformes à celles qu'Herringham (1886) et Paterson (1887) avaient formulées à la suite de minutieuses dissections ; elles trouvent également un sérieux appui dans les observations cliniques de Ross, de Thorburn, de Head, etc.

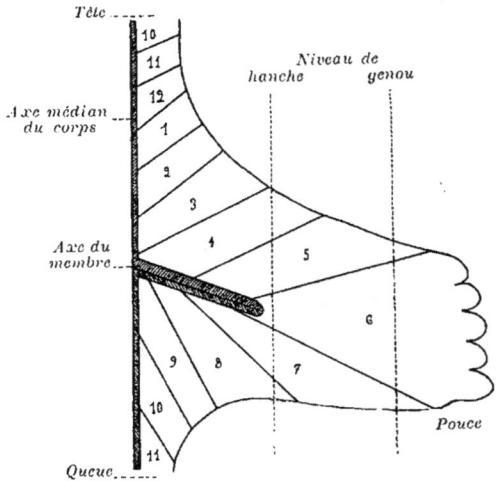

Fig. 538. — Disposition des territoires sensitifs sur le membre postérieur du singe. — Schéma. — D'après Sherrington. De 10 à 12 les nerfs intercostaux, de 1 à 11 les nerfs lombo-sacrés.

Nous allons résumer brièvement les faits essentiels établis par ces divers auteurs.

1° *Innervation sensitive.* — Dans la région dorsale, les branches de chaque nerf rachidien se distribuent en une série continue de petits champs horizontaux ou obliques, qui s'étendent de la ligne médiane dorsale à la ligne médiane ventrale. Chacun de ces champs, bien qu'il reçoive son innervation principale d'une branche déterminée, est tributaire de trois racines consécutives (fig. 537). Sherrington a montré, en effet, que, pour obtenir une anesthésie absolue dans chacun de ces territoires, il fallait sectionner non seulement les racines postérieures du nerf correspondant, mais encore celles du nerf situé au-dessus et celles du nerf situé au-dessous de lui. Cette loi s'applique également aux membres, quoiqu'elle soit plus difficile à démontrer à cause des plexus, et de l'aspect très irrégulier que présentent les zones de distribution sensitive. Si en général, dans les membres, le nerf le plus élevé du plexus se distribue au côté préaxial (face antérieure), le nerf le plus inférieur au côté postaxial (face postérieure) et les nerfs intermédiaires au côté distal (le plus éloigné de l'axe), en réalité il se produit toujours des empiétements réciproques dans les zones d'innervation sensitive, et les résultats, bien que concordants dans l'ensemble, diffèrent néanmoins par des points de détail dépendant de la méthode employée par les observateurs.

Dans le schéma (fig. 538) que donne Sherrington pour l'innervation du membre inférieur chez le singe, et que l'on peut considérer comme typique, nous voyons que les champs de distribution des nerfs préaxiaux constituent une série descendante le long de l'axe du membre, tandis que les champs des nerfs postaxiaux se disposent au contraire en une série ascendante, dont le terme inférieur correspond à la racine la plus élevée parmi ces nerfs postaxiaux. L'explication de cette particularité est toute simple; il suffit, en effet, de se rappeler qu'avant le développement phylogénique des membres les territoires de distribution nerveuse étaient régulièrement continus. Plus tard, à mesure que les membres prenaient une extension de plus en plus considérable, ils ont entraîné avec eux des zones d'innervation sensitive qui se sont disposées en série régulière autour de l'axe du membre, comme si ce dernier résultait de la juxtaposition de deux portions égales de l'axe du corps, qui seraient en continuité seulement à l'extrémité du membre. C'est ce que montre très bien le schéma de Sherrington.

2° *Innervation motrice.* — Chaque muscle du tronc provenant d'un myomère déterminé est innervé par le nerf de ce myomère; mais, lorsqu'un muscle résulte de la réunion de plusieurs segments myomériques, comme c'est le cas pour les muscles de l'abdomen, bien que son innervation soit multiple, le nombre des nerfs qu'il reçoit est presque toujours inférieur à celui des segments musculaires qui ont pris part à sa formation. Ce principe s'applique également aux membres; toutefois, la distribution nerveuse y est rendue encore plus complexe par les échanges de fibres qui se font au niveau des plexus. Les expériences de Ferrier et Yeo, et de Forgue ont montré que tout muscle est innervé par deux racines au moins; celles de Sherrington que la section d'une seule racine ne détermine que des troubles passagers dans les mouvements du groupe musculaire correspondant. Il est donc permis de conclure que jamais un muscle ne se développe aux dépens d'un myomère unique et que, d'après son origine même, il doit avoir une innervation multiple.

3° *Rapports de l'innervation motrice et de l'innervation sensitive.* — Sherrington a constaté que, d'une manière générale, ces deux sortes d'innervation ne se superposaient pas exactement, comme l'avaient cru Meyer, Peyer, Krause, etc., et que les fibres sensitives avaient une distribution plus éloignée, par rapport à l'axe du corps, que les fibres motrices issues de la même racine qu'elles. Cette particularité peut avoir son explication dans le fait que, pour chaque membre, les muscles les plus nombreux et les plus volumineux se trouvent à la racine, tandis que la sensibilité paraît s'être plus spécialement localisée vers l'extrémité libre.

Les considérations précédentes s'appliquent exclusivement aux rapports de distribution entre les nerfs moteurs des membres et les nerfs sensitifs de la peau. Mais il ne faut pas oublier que les muscles possèdent eux aussi des nerfs sensitifs dont l'intégrité est nécessaire à l'exercice de la fonction motrice. Ainsi que l'avait remarqué Cl. Bernard, la section des racines postérieures amène des troubles dans la coordination des mouvements, et Sherrington a montré récemment que, si, chez le singe, l'on vient à couper une racine postérieure, il se produit une paralysie absolue de la région motrice correspondante; cependant les fibres motrices sont intactes dans la totalité de leur trajet, puisque les mouvements s'effectuent normalement à la suite de l'excitation de l'écorce cérébrale. L'intégrité de l'arc réflexe tout entier est donc indispensable à l'exécution parfaite de tous les phénomènes de motilité qui se passent dans son domaine.

Des localisations fonctionnelles dans les racines — Comme l'innervation sensitive ou motrice d'un territoire déterminé dépend de deux ou trois racines, il y a lieu de se demander quelles sont les relations qui existent entre chaque racine et les différentes fonctions localisées dans son territoire principal de distribution.

Les premières recherches faites dans ce sens par Ferrier et Yeo (1881) ont porté sur les racines motrices. Pour ces auteurs, l'excitation d'une racine donnée produisait toujours un mouvement complexe et coordonné; dans la même année, Paul Bert et Marcacci, poursuivant cette idée, avaient conclu que chaque racine commandait à un groupe de muscles synergiques et qu'elle était le siège d'une fonction particulière et définie. Lannegrace et Forgue (1883), à la suite d'une série d'expériences conduites avec la plus grande méthode, ont abouti à des résultats différents; pour eux, il n'y a pas dans la disposition des racines motrices un ordre préétabli, tout mouvement observé résulte du mode d'arrangement et de l'action des groupes musculaires excités, cette action dépend d'ailleurs du nombre de fibres nerveuses que reçoit chaque muscle. Ces auteurs ont mis en évidence ces deux faits essentiels : 1° les racines motrices sont des faisceaux mixtes à distributions différentes et à fonctions multiples ; 2° chaque racine commande à une région précise; elle s'y distribue dans des territoires topographiquement constants, mais fonctionnellement indéterminés : *elle est la racine d'un département musculaire et non d'une fonction*. Russel (1892), poussant plus loin l'analyse, est arrivé à décomposer en une série de mouvements élémentaires les mouvements complexes produits par l'excitation d'une seule racine, ces mouvements élémentaires résultant de la contraction synergique de muscles divers à action opposée. Mais, tandis que Russel admet pour chaque racine un mouvement prédominant, Sherrington pense au contraire que les fibres motrices, répondant à un mouvement déterminé, sont également et régulièrement réparties dans plusieurs racines consécutives. La conclusion à tirer de toutes ces recherches est que, si d'une part une racine commande à un territoire musculaire donné, et si d'autre part chaque muscle reçoit des fibres de plusieurs racines, on peut considérer chaque racine comme représentant une unité physiologique par laquelle s'effectue des mouvements combinés (Merkel).

En résumé, lorsqu'on se place à un point de vue général, on est conduit à penser que ce sont les muscles qui, par leur adaptation à des mouvements déterminés, ont entraîné et déplacé à leur suite les nerfs qui leur sont attachés. C'est donc dans le fusionnement des myomères, nécessité par la complexité de plus en plus grande des mouvements, qu'il faut chercher la cause de la formation des plexus; en effet, comme un muscle quelconque dérive de plusieurs myomères, il est évident qu'il recevra son innervation de plusieurs racines, et que, réciproquement, une même racine fournira à plusieurs muscles. La fonction motrice a déterminé et modifié les insertions du muscle qui, néanmoins, a maintenu ses connexions primitives avec le système nerveux central.

Bibliographie. — FERRIER and Yeo. The functional relations of the Motor Roots of the Brachial and Lumbo-sacral Plexuses. Proceed. of the Royal Society of London, 1881. — PAUL BERT et MARCACCI. Distribution des racines motrices du plexus lombaire. Comptes rendus de la Soc. de Biologie, juillet, 1881. — LANNEGRACE et FORGUE. Distribution des racines motrices dans les muscles des membres. — Id. Distribution spéciale des racines motrices du plexus lombo-sacré. Gazette hebdomadaire des Hôpitaux et Montpellier-Médical, 1883. — FORGUE. Th. Montpellier, 1883. — HERRINGHAM. The Minute Anatomy of the Brachial Plexus. Proceed. of the Royal Society of London, 1886. — PATERSON. The Position of the Mammalian Limb regarded in the Light of its Innervation and Developpment. Journal of Anatomy, 1889 ; et The Origin and Distribution of the Nerves to the lower Limb. Journal of Anatomy, 1894. — GASKELL. On the Relation between the Structure, Function, and Origin of the Cranial Nerves together with a Theory of the Origin of the Nervous System of Vertebrata. Journal of Physiology, 1889. — SHERRINGTON. Experiments in Examination of the peripheral Distribution of the Fibres of the posterior Roots of some Spinal Nerves. Proceed. of the Royal Society of London, 1892; Philosophical Transactions, 1893. — Id. Notes on the Arrangement of some Motor Fibres in the Lumbo-sacral Plexus. Journal of Physiology, 1892, p. 708. — RUSSEL. An experimental Investigation of the Nerve-roots which enter into the Formation of the Brachial Plexus of the Dog. Philos. Transact., 1892. — BRISSAUD. De la distribution métamérique dans le zona des membres. Presse médicale, 1891, p. 17. — Id. Les symptômes de topographie métamérique aux membres, Sem. médicale, 1898, p. 385.

DES NERFS RACHIDIENS EN PARTICULIER

Nous avons vu précédemment qu'au sortir du trou de conjugaison chaque nerf rachidien se divisait en deux branches, l'une postérieure ou dorsale, l'autre antérieure ou ventrale. Les caractères communs que présentent les branches dorsales, et leur disposition régulière dans les différentes régions de la colonne vertébrale permettent de les réunir dans un même chapitre. Nous étudierons donc successivement : 1° les branches postérieures ; 2° les branches antérieures des nerfs rachidiens.

1° BRANCHES POSTÉRIEURES DES NERFS RACHIDIENS

Caractères généraux. — Les branches postérieures ou dorsales des nerfs mixtes sont destinées à la peau et à la musculature de toute la région postérieure du corps depuis l'occipital jusqu'à la pointe du coccyx. Leur nombre est égal à celui des nerfs rachidiens, on en compte donc 31 paires ; à part trois ou quatre exceptions, ces branches sont d'un diamètre très notablement inférieur à celui des branches antérieures ou ventrales. En général, elles tirent leur origine, au niveau de l'orifice externe du trou de conjugaison, du nerf mixte résultant de la fusion des racines antérieures et postérieures. Dans certains cas, qui ne sont pas rares d'ailleurs, on peut voir la branche postérieure, de même que la branche antérieure, se constituer par l'accolement de quelques faisceaux de fibres issus des deux racines ; il n'existe pas alors un véritable tronc radiculaire, puisque celui-ci se trouve décomposé en un nombre variable de petits troncs distincts.

Dans notre description, nous prendrons comme type la branche postérieure d'un nerf de la région thoracique. Cette branche, aussitôt après sa formation, se dirige en arrière, et passe entre les deux apophyses transverses des vertèbres qui limitent le trou de conjugaison par lequel sort le nerf rachidien qui lui a donné naissance. Dans cet espace, la branche postérieure se place contre la gouttière creusée à la base du pédicule qui supporte l'apophyse articulaire supérieure ; elle répond en dehors au ligament intertransversaire ou au ligament transverso-costal supérieur, et au muscle intertransversaire postérieur. L'orifice ainsi délimité, et par lequel la branche dorsale accompagnée de quelques vaisseaux très grêles pénètre dans la région postérieure du corps, est désigné par Cruveilhier sous le nom de *trou de conjugaison postérieur.* La branche postérieure arrive ensuite au contact des muscles qui remplissent les gouttières vertébrales, et chemine entre les cloisons celluleuses intermusculaires. Là, elle ne tarde pas à se diviser en deux rameaux contenant l'un et l'autre des fibres motrices et sensitives ; l'un, plus rapproché de la ligne médiane, prend le nom de *rameau interne,* et l'autre, situé plus en dehors, celui de *rameau externe.* Le premier nerf cervical, le quatrième et le cinquième nerf sacré, et le nerf coccygien font exception et ne se partagent jamais en deux branches. Tandis que le rameau interne gagne le sommet des apophyses épineuses et se distribue en filets cutanés qui atteignent et dépassent même la ligne médiane dorsale, le rameau externe se dirige en dehors et donne ses branches terminales dans le prolongement des apophyses transverses. Parmi les filets cutanés fournis par le rameau interne, il en est un plus volumineux que les autres, qui décrit une courbe concave en avant et en dehors, et qui va se perdre, par un trajet récurrent, dans la peau qui recouvre le territoire musculaire innervé par le rameau interne; on le désigne sous le nom de *filet récurrent du rameau interne* ou simplement de *rameau récurrent*. Cette disposition est particulièrement nette dans la région dorsale (Voy. fig. 542),

Le territoire de distribution sensitive des branches postérieures, étendu sans interruption du vertex au coccyx, peut, d'après Schwalbe, être circonscrit latéralement de la façon suivante par une ligne brisée assez régulière. Partie du vertex, cette ligne coupe en son milieu la ligne courbe occipitale supérieure, et suit le bord externe du trapèze jusqu'à l'acromion, d'où elle s'incline en dedans vers l'angle inférieur de l'omoplate. Elle descend alors, à peu près verticalement, jusqu'au grand trochanter, pour se diriger enfin vers la pointe du coccyx en décrivant, dans la région fessière, une courbe dont la concavité regarde en bas et en dehors. Ce territoire de distribution sensitive, superposé au territoire d'innervation musculaire, le déborde à l'origine des membres et au niveau de la région occipitale. A la racine du membre supérieur, les branches cutanées dorsales s'étendent en effet jusqu'à l'acromion, tandis que les muscles de la portion sous-jacente de la ceinture scapulaire sont innervés par des rameaux du plexus cervical et du plexus brachial. De même, à la naissance du membre inférieur, la partie supéro-interne de la fesse reçoit son innervation sensitive des branches postérieures, tandis que la musculature de cette région est tributaire du plexus sacré. Enfin la zone cutanée comprise entre le vertex et la protubérance occipitale externe est innervée par les deuxième et troisième branches postérieures, et le muscle occipital, qu'elle recouvre, reçoit ses fibres motrices du facial. .

Dans son ensemble, ce long territoire musculaire et cutané présente une disposition segmentaire assez nette (Head), troublée, il est vrai, dans la portion supérieure de la nuque, où les fibres du troisième nerf cervical se distribuent en dedans de celles du deuxième qui, elles, remontent jusqu'au sommet de la tête. Contrairement à la disposition ascendante des trois premières, les branches postérieures, à partir du septième nerf cervical, se dirigent nettement en bas et en dehors, de sorte que les fibres sensitives de la région dorsale supérieure proviennent des deux dernières paires cervicales. De même, les nerfs dorsaux inférieurs et les nerfs lombaires, très fortement inclinés par rapport à la ligne médiane, vont se terminer bien au-dessous de leur point d'émergence, et débordent en dehors les nerfs sacrés dont les rameaux externes sont excessivement grêles.

C'est principalement sur le trajet des branches postérieures que l'on peut constater la présence de ganglions aberrants; ceux-ci sont situés à des distances très variables du ganglion rachidien. Hyrtl, dès 1836, avait signalé leur existence sur les trois premières branches cervicales; Cruveilhier en avait retrouvé sur les rameaux cutanés dans toute la région de la nuque. Hirschfeld, dans son atlas, en a également figuré quelques-uns sur les branches cutanées dorsales, au point où elles perforent le trapèze, mais il n'y fait aucune allusion dans le texte.

Description systématique des branches postérieures. — Nous allons étudier successivement les branches postérieures des nerfs rachidiens en les groupant suivant les quatre régions de la face postérieure du corps, c'est-à-dire que nous les décrirons,

1° dans la région cervicale,
2° — — dorsale,
3° — — lombaire,
4° — — sacrée.

A. — BRANCHES POSTÉRIEURES DES NERFS CERVICAUX

Les branches postérieures des nerfs cervicaux sont au nombre de huit; elles se détachent des troncs radiculaires, la première dans l'espace compris entre l'occipital et l'atlas, la huitième au niveau du trou de conjugaison limité par la septième vertèbre cervicale et par la première dorsale. Frappés de quelques caractères particuliers, par lesquels les deux premières branches se distinguent des six autres, certains auteurs (Sappey, Testut) les décrivent à part sous le nom de *branches sous-occipitales*. Elles possèdent, en effet, la seconde surtout, un diamètre beaucoup plus considérable que les branches antérieures issues du même tronc; de plus, leur rameau externe est exclusivement moteur, tandis que leur rameau interne fait défaut (1re branche) ou bien est purement sensitif (2me branche). Mais, comme la troisième branche postérieure établit une transition assez bien ménagée entre la deuxième et les branches suivantes, et qu'elle participe, avec la deuxième, à l'innervation de la région occipitale, elle mérite au même titre que les deux premières une description spéciale. Nous croyons donc devoir réunir les trois premières branches cervicales sous le nom de *nerfs occipitaux* (Anat. Nom.); tandis que les cinq dernières, qui présentent des caractères communs, seront groupées dans un même chapitre.

Les branches postérieures cervicales se séparent des antérieures suivant une ligne qui longe le bord externe des apophyses articulaires; toutefois les deux premières se différencient des autres, en ce que leur origine est située plus en dedans, sur le côté interne des apophyses articulaires de l'atlas et de l'axis. Aussitôt après, chacune de ces branches se porte de dehors en dedans, et s'insinue dans l'interstice cellulaire qui sépare le grand complexus du transversaire épineux; les deux premières, plus internes, affectent des rapports spéciaux sur lesquels nous insisterons plus loin. Après s'être accolées à la face externe du transversaire épineux, les branches postérieures viennent sortir de l'espace intermusculaire tout près du ligament de la nuque; elles se recourbent un peu en dehors, et passent par des boutonnières aponévrotiques au travers des fibres tendineuses du trapèze pour donner finalement leurs rameaux cutanés au-dessus de ce muscle, à deux ou trois centimètres de la ligne médiane. Les branches plus inférieures (7e et 8e), qui rencontrent les insertions du splénius aux apophyses épineuses, les traversent de la même manière, avant de perforer l'aponévrose du trapèze.

Les trois premières branches postérieures ont un trajet ascendant, la quatrième et la cinquième sont à peu près horizontales; quant aux autres, elles ont une direction franchement descendante, s'étendent plus en dehors que les précédentes, et se distribuent à la racine du membre supérieur.

Nous étudierons d'abord en détail les trois premières branches postérieures (nerfs occipitaux), puis nous donnerons une description résumée et un peu schématique des cinq dernières.

1° PREMIÈRE BRANCHE CERVICALE POSTÉRIEURE
NERF SOUS-OCCIPITAL

Syn. : Premier nerf occipital, Haller; nervus aschianus; nerf infra-occipital;
nerf sous-occipital, Anat. Nom.

La première branche postérieure cervicale, sensiblement plus volumineuse que l'antérieure, a pour caractère d'être exclusivement musculaire. Comme le premier nerf cervical, dont elle se détache, suit un trajet un peu spécial, nous croyons devoir le décrire très rapidement. Ce nerf, considéré comme un nerf crânien par les anciens anatomistes, sort de la cavité durale par l'orifice de pénétration de l'artère vertébrale, et chemine dans la gouttière de l'atlas (sinus atlantis), entre ce vaisseau et la surface osseuse. Arrivé au sommet de la deuxième courbe ou courbe horizontale de l'artère vertébrale, le nerf se divise en deux branches. L'une, antérieure, qui accompagne le vaisseau artériel en restant toujours appliqué sur la surface osseuse, c'est la 1re branche cervicale antérieure, et l'autre, postérieure, qui se sépare de la précédente à angle droit pour sortir entre l'occipital et l'atlas, au-dessous de l'artère, après avoir traversé avec elle et par un orifice spécial le ligament occipito-atloïdien, c'est le *nerf sous-occipital*. Celui-ci se dirige ensuite horizontalement en dehors vers le tubercule postérieur de l'apophyse transverse de l'atlas en passant au milieu de l'espace triangulaire limité en dehors par le petit oblique, en dedans par le grand droit postérieur, et en bas par le grand oblique (Voy. fig. 539). Il apparaît, au sein du tissu adipeux qui remplit ce triangle, accompagné d'une petite artériole venue de la vertébrale, et se divise presque aussitôt en un grand nombre de rameaux, très difficiles à suivre à cause de la graisse dans laquelle ils sont plongés; on les range en rameaux internes, externes, inférieurs et postérieurs.

1° *Rameaux internes.* — Les rameaux internes suivent un trajet légèrement ascendant et sont destinés aux muscles grand et petit droits. Fréquemment, ils se détachent d'un tronc unique qui décrit une anse dont la concavité embrasse le grand droit, et qui se dirige ensuite en dedans entre ce muscle et le grand complexus pour aller innerver le petit droit (fig. 540); les filets destinés au grand droit naissent de la concavité de l'anse. Quelquefois les filets qui innervent les muscles droits sont isolés dès l'origine, et abordent ces muscles par leur face antérieure en suivant le chemin le plus court.

2° *Rameaux externes.* — Ces rameaux, au nombre d'un ou de deux, se portent en haut et en dehors vers le petit oblique. Valentin a signalé quelques filets très grêles qui, émanés d'un de ces rameaux, se rendent à l'articulation occipito-atloïdienne. Ces petits nerfs articulaires ont été retrouvés et bien étudiés par Luschka et par Rüdinger.

3° Des deux *rameaux inférieurs*, l'un, superficiel, aboutit au muscle grand oblique dans lequel il forme souvent une arcade très bien décrite par Bichat et figurée par Bourgery ; l'autre, profond et plus externe, se dirige vers l'apophyse transverse de l'atlas, descend entre elle et le tendon du grand oblique pour aller s'unir à une branche ascendante du deuxième nerf occipital. L'arcade anastomotique ainsi constituée avait été déjà observée par Haller et par Asch qui l'assimilaient à celle des deux premières branches antérieures ; elle prend part à la formation du plexus cervical postérieur de Cruveilhier. Henle considère ses rapports avec le grand oblique comme sujets à de nombreuses

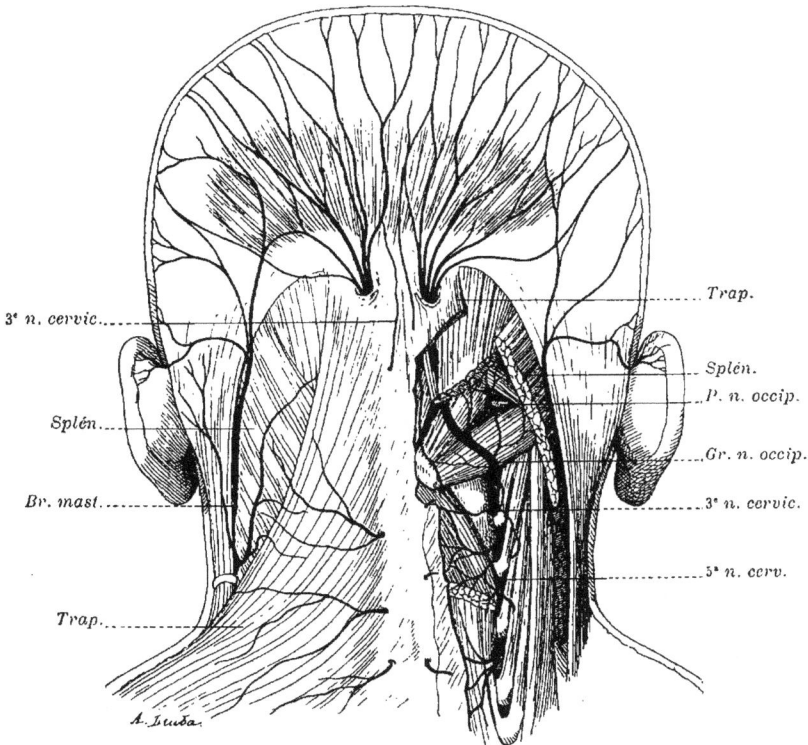

FIG. 539. — Branches postérieures des nerfs cervicaux. — D'après Hirschfeld.

variations individuelles, l'anse anastomotique pouvant en effet passer en avant ou en arrière du muscle, et quelquefois même le traverser.

4° Un *rameau postérieur* unique se perd directement dans le grand complexus. Luschka l'a vu naître, dans certains cas, de l'un des rameaux internes.

2ᵉ BRANCHE POSTÉRIEURE DU DEUXIÈME NERF CERVICAL : GRAND NERF OCCIPITAL

Syn. : Deuxième nerf occipital ; nerf occipital interne, Cruveilhier ; grand nerf occipital, Arnold, Anat. Nom.

La branche postérieure du deuxième nerf cervical est la plus considérable de toutes les branches postérieures ; bien qu'elle innerve un certain nombre de muscles, la majeure partie de ses fibres est de nature sensitive. Le deuxième nerf cervical dont elle émane présente comme le premier un trajet un peu particulier. Il sort du canal rachidien entre l'arc postérieur de l'atlas et la lame vertébrale de l'axis, et répond, en dedans au bord externe du premier ligament jaune, en dehors au tissu fibreux qui renforce l'articulation atloïdo-axoïdienne; celle-ci le sépare de l'artère vertébrale. C'est à la compression de ce nerf à son orifice de sortie, qu'il faut attribuer les violentes douleurs qui, dans le mal de Pott sous-occipital, s'irradient depuis la nuque jusqu'au vertex (Luschka). Situé sur la même ligne d'émergence, et même un peu plus en dedans que le premier nerf cervical, il se trouve, parmi tous les nerfs rachidiens, celui dont l'origine est la plus rapprochée de la ligne médiane. Après s'être éloigné de la colonne vertébrale, le deuxième nerf cervical vient se diviser en deux branches contre la partie moyenne du bord inférieur du grand oblique. La branche antérieure se dirige vers l'apophyse transverse de l'axis, et va contribuer à la constitution du plexus cervical, tandis que la branche postérieure, après avoir décrit une anse dont la concavité embrasse le grand oblique, monte vers la région occipitale, en se rapprochant de plus en plus de la ligne médiane sans cependant l'atteindre. Cette branche postérieure, dont le diamètre (2,5 mill. d'après Luschka) l'emporte de deux à quatre fois sur celui de la branche antérieure, est mixte à son origine; mais, immédiatement après avoir croisé le grand oblique, elle donne un certain nombre de rameaux secondaires, les uns anastomotiques, les autres musculaires, et devient purement sensitive. La plupart des auteurs la désignent alors sous le nom de *grand nerf occipital*; nous étudierons ultérieurement son trajet. La branche postérieure du deuxième nerf cervical et le grand nerf occipital sont accompagnés par une artériole émanée de la vertébrale, dont les branches de bifurcation vont s'anastomoser avec celles de l'occipitale au niveau des ramifications terminales du nerf; à cette artériole, s'accolent une ou deux veinules tributaires du système de la veine jugulaire postérieure.

Nous allons examiner successivement : 1° les rameaux anastomotiques; 2° les rameaux musculaires; 3° les rameaux cutanés (grand nerf occipital).

1° *Rameaux anastomotiques*. — Ces rameaux sont au nombre de deux. L'un, ascendant, s'unit avec une petite branche venue du premier nerf occipital dont nous avons déjà indiqué le parcours; l'autre, descendant, contourne de dedans en dehors et d'arrière en avant l'articulation interapophysaire de l'axis avec la troisième vertèbre cervicale pour aller s'anastomoser avec un rameau ascendant détaché de la branche postérieure du troisième nerf cervical. Cette arcade est comprise entre les apophyses articulaires de la deuxième et de la troisième vertèbre cervicale, et le premier tendon d'insertion du grand complexus.

2° *Rameaux musculaires*. — Variables comme nombre, les rameaux musculaires naissent de la branche postérieure au-dessous du grand oblique, les uns se perdent directement dans ce muscle, les autres se portent en arrière vers le grand complexus et vers le splénius. Les filets nerveux destinés à ce dernier s'unissent avec quelques fins ramuscules provenant de la troisième branche postérieure pour former entre les deux muscles un petit réseau plexiforme d'où émanent des fibres pour le splénius, pour le grand et pour le petit complexus : cette disposition est connue sous le nom de *plexus cervical postérieur superficiel* d'Hirschfeld. Certains auteurs, Schwalbe entre autres, qui considèrent la deuxième branche postérieure comme exclusivement sensitive, admettent que ces rameaux musculaires lui sont fournis par les anastomoses qu'elle contracte avec la première et la troisième branche cervicale.

3° *Rameaux cutanés.* — Ces rameaux proviennent d'un tronc unique, le *grand nerf occipital*, qui continue le trajet de la deuxième branche postérieure, lorsque celle-ci a donné les rameaux anastomotiques et musculaires. Le grand nerf occipital, de forme rubanée, commence le plus souvent au niveau du bord inférieur du grand oblique; il se dirige d'abord en haut et en dedans vers le ligament de la nuque, entre les muscles profonds de cette région et le grand complexus, jusqu'à la hauteur de l'intersection tendineuse de ce dernier dont il perfore les fibres les plus internes. Puis, s'écartant peu à peu de la ligne médiane, il atteint, en cheminant dans l'interstice celluleux qui sépare le complexus du trapèze, l'insertion de celui-ci à la ligne courbe occipitale supérieure. Après avoir traversé, sous une arcade aponévrotique, les fibres tendineuses du trapèze, il devient sous-cutané et affecte des rapports variables avec l'artère occipitale. Tantôt, et c'est le cas le plus fréquent, l'artère sort de la profondeur dans l'espace triangulaire limité en dedans par le trapèze et en dehors par le splénius, n'ayant avec le grand nerf occipital que des relations éloignées; tantôt, au contraire, le nerf et l'artère (celle-ci toujours plus externe) passent sous la même arcade tendineuse. Dans les deux cas, les branches de bifurcation de l'artère viennent aussitôt s'accoler aux divisions terminales du nerf.

La connaissance du point précis où le grand nerf occipital perfore le trapèze pour devenir sous-cutané, présente une certaine importance pratique pour la section ou l'élongation de ce nerf dans les cas de névralgies rebelles. Ce point se trouve, d'après Luschka, à une distance de la ligne médiane comprise entre 12 et 26 mill., sur une horizontale menée à 21 mill. au-dessous de la protubérance occipitale externe. Le second repère donné par Luschka est à peu près fixe; quant au premier il nous a paru sujet à de nombreuses variations individuelles. D'après Henle, en effet, l'émergence du nerf se ferait à 3 ou 4 centimètres de l'axe médian du corps.

Devenu superficiel, le grand nerf occipital se divise en trois branches principales qui donnent, chacune, un assez grand nombre de rameaux secondaires. Ceux-ci s'unissent entre eux pour former un riche plexus étalé à la surface du muscle occipital et de l'aponévrose épicrânienne, et duquel se détachent les filets qui vont, jusqu'au vertex, recueillir les impressions sensitives de toute la peau qui revêt la région occipitale. Cruveilhier a suivi certains de ces filets jusqu'au niveau de la suture coronale où ils s'entremêlent avec les ramifications terminales du nerf sus-orbitaire. Sur les parties latérales du crâne, les rameaux cutanés du grand nerf occipital s'anastomosent avec ceux de la branche mastoïdienne du plexus cervical; il existe, entre ces deux nerfs, dont le volume varie en raison inverse, une sorte de suppléance dans la distribution périphérique.

3° BRANCHE POSTÉRIEURE DU TROISIÈME NERF CERVICAL

La branche postérieure du 3e nerf rachidien se sépare de la branche antérieure au niveau de l'orifice externe du trou de conjugaison formé par l'axis et par la 3e vertèbre cervicale. Elle passe ensuite dans l'espace compris entre les apophyses transverses de ces deux vertèbres, en suivant la rainure creusée à la base de l'apophyse articulaire supérieure de la 3ᵉ cervicale, et répond alors au côté interne du 1ᵉʳ muscle intertransversaire postérieur. Son émergence se fait donc en dehors de celle des deux premières branches cervicales, et à une distance qui égale l'épaisseur d'une articulation interapophysaire. Le diamètre de la troisième branche, quoique notablement inférieur à celui de la deuxième, l'emporte cependant sur celui de la quatrième; il est à peu près le même que celui de la branche antérieure correspondante. Parvenue dans la région de la nuque, la 3ᵉ branche postérieure se dirige d'abord en arrière, puis en dedans, dans l'interstice musculaire que limite en dehors le grand complexus, et en dedans le transversaire épineux. Elle arrive ainsi jusqu'au voisinage du ligament cervical postérieur près duquel elle se divise en deux branches terminales, l'une ascendante, l'autre horizontale; elle fournit en outre, lorsqu'elle croise l'apophyse transverse de l'axis, un rameau anastomotique pour la deuxième branche postérieure. Nous étudierons successivement : 1° le rameau anastomotique ; 2° le rameau ascendant; 3° le rameau horizontal.

1° *Rameau anastomotique.* — C'est un petit rameau ascendant qui se détache du 3ᵉ nerf occipital dans l'espace intertransversaire. Il longe le côté interne du tendon d'insertion du grand complexus à l'apophyse transverse de l'axis, et s'unit, vers la base de cette vertèbre, avec le rameau descendant de la 2ᵉ branche postérieure, participant ainsi à la formation du plexus cervical postérieur.

2° *Rameau ascendant.* — Ce rameau, auquel les auteurs réservent souvent le nom de *troisième nerf occipital*, contourne de dehors en dedans et d'avant en arrière le grand complexus, perfore les fibres les plus internes de ce muscle, et apparaît directement au-dessus du bord supérieur du splénius. Prenant alors une direction ascendante, il chemine parallèlement au ligament cervical postérieur, dans l'espace celluleux qui sépare le grand complexus du trapèze ; il traverse ce dernier muscle tout près de la protubérance occipitale externe. Il devient ainsi sous-cutané, et se distribue à la peau de la région voisine ou bien s'accole au rameau le plus interne du grand nerf d'Arnold avec lequel il rampe à la surface du muscle occipital. Cette union se fait parfois au-dessous du trapèze et le troisième nerf occipital passe avec le second sous l'arcade aponévrotique dont nous avons parlé précédemment. L'artère cervicale profonde envoie sur le rameau ascendant ses dernières ramifications, dont quelques-unes vont s'anastomoser avec des branches de la vertébrale en suivant le trajet de la troisième branche postérieure; c'est là un exemple de circulation collatérale par les artères des nerfs.

3° *Rameau horizontal.* — Ce rameau naît à angle droit du précédent au niveau du bord supérieur du splénius qu'il traverse quelquefois. Presqu'aussitôt, il perfore le trapèze et donne des filets sensitifs à la peau de la région supérieure de la nuque.

Plexus cervical postérieur. — Nous avons signalé les anastomoses que la seconde branche postérieure contracte avec la première et avec la troisième, en arrière des apophyses transverses de l'atlas et de l'axis. Les deux anses ainsi formées ne sont pas sans analogie avec celles qui résultent de l'union des branches antérieures pour la constitution du plexus cervical, aussi Cruveilhier a-t-il proposé de les réunir sous le nom de *plexus cervical postérieur*. De la convexité de ces deux arcades anastomotiques, partent de petits filets nerveux, exclusivement moteurs, qui se distribuent aux muscles voisins ; quelques-uns perforent le grand complexus pour aboutir au trapèze. Comme les anses anastomotiques sont placées en dehors des branches postérieures, et comme elles envoient des rameaux musculaires, on peut les considérer au double point de vue morphologique et fonctionnel comme représentant les rameaux externes fusionnés des trois premières branches postérieures, dont les nerfs occipitaux

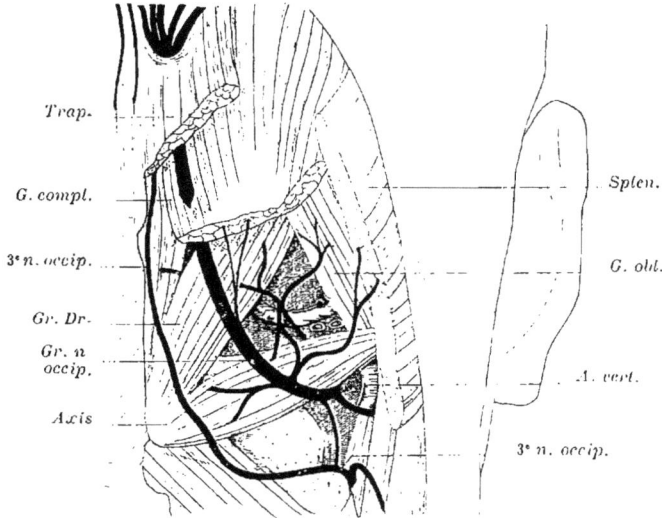

Fig. 540. — Nerfs occipitaux et plexus cervical postérieur.
D'après Hirschfeld modifié.

figurent alors les rameaux internes. Il n'est pas rare de voir des filets émanés du plexus cervical postérieur se réfléchir sur le bord externe du grand complexus, et former, entre ce muscle et le splénius, un réseau anastomotique dont les rameaux vont se perdre dans les deux complexus et surtout dans le splénius. C'est ce réseau qu'Hirschfeld a proposé d'appeler *plexus cervical postérieur superficiel*. Cruveilhier considère les deux plexus cervicaux postérieurs comme se substituant l'un à l'autre et les désigne sous un même nom ; il est cependant des cas où les deux coexistent.

4° BRANCHES POSTÉRIEURES DES 4°, 5°, 6°, 7° ET 8° NERFS CERVICAUX

A partir du 4° nerf cervical, le diamètre des branches postérieures devient beaucoup plus faible que celui des branches antérieures ; il paraît même diminuer graduellement jusqu'à la première dorsale, de telle sorte que les trois branches inférieures sont les plus grêles. Les branches postérieures se séparent du nerf rachidien correspondant à l'origine de la gouttière creusée sur la face supérieure des apophyses transverses cervicales. Tandis que les branches antérieures se placent dans cette gouttière, les branches postérieures font un angle presque droit avec le tronc qui leur a donné naissance, se dirigent brusquement en arrière et contournent, dans la rainure tracée à leur base, les apophyses articulaires supérieures de la vertèbre sur laquelle elles reposent. Elles apparaissent alors entre les tendons d'insertion aux apophyses transverses du grand complexus en dehors et du transversaire épineux en dedans, et parcourent, avec un trajet nettement descendant, d'avant en arrière et de dehors en dedans, l'interstice qui sépare ces deux muscles. C'est dans cet espace, et sur le côté externe du transversaire épineux, qu'elles se divisent en rameau externe et en rameau interne. Les 6e, 7e et 8e branches, avant de s'engager entre le grand complexus et le transversaire épineux, passent sous les chefs d'insertion de ce dernier muscle aux apophyses transverses cervicales. Voyons maintenant quelle est, en général, la distribution de chacun des deux rameaux d'une branche postérieure cervicale :

1° *Rameau externe.* — Exclusivement moteur, le rameau externe embrasse dans une courbe à concavité dirigée en dehors le grand complexus qu'il innerve, et se distribue en filets terminaux au petit complexus, au transversaire épineux et au splénius.

2° *Rameau interne.* — Ce rameau est musculo-cutané. Aussitôt après s'être séparé du précédent, il se dirige en dedans, perfore le splénius et le trapèze tout près du ligament cervical postérieur, et donne alors ses ramifications terminales qui sont caractérisées par leur trajet récurrent en dehors. Les filets moteurs naissent dans les interstices musculaires, et se rendent au transversaire épineux, au grand complexus, à l'interépineux et à l'épiépineux. Les filets sensitifs innervent les territoires cutanés postérieurs du cou. Ceux des 6e, 7e et 8e branches postérieures s'étendent vers la racine du membre supérieur jusqu'au voisinage de l'acromion, et se distribuent à la peau de la région située au-dessus de l'épine de l'omoplate. Nous avons toujours constaté, qu'au moment où le rameau interne traverse les boutonnières aponévrotiques du trapèze il fournit, en outre des filets sensitifs dont il vient d'être question, un ramuscule très grêle qui va se perdre dans les téguments qui recouvrent les apophyses épineuses. L'existence de ce petit filet cutané n'est pas signalée dans les traités classiques, et il n'est pas figuré dans les atlas d'Hirschfeld et de Bourgery.

Bibliographie. — THOLARD. *Branches postérieures des nerfs cervicaux.* Journal de l'Anatomie, 1899, n° 1.

B. — BRANCHES POSTÉRIEURES DES NERFS DORSAUX

La différence principale entre les branches postérieures des nerfs cervicaux et des nerfs dorsaux consiste en ce que le rameau externe, tout comme le rameau interne, peut fournir des filets cutanés.

La première branche dorsale est identique comme disposition aux dernières branches cervicales; aussi certains auteurs la décrivent-ils en même temps que celles-ci. Quant aux autres branches dorsales, il importe de les diviser en deux groupes : un premier formé par les 7 ou 8 premières, et un second par les 4 ou 5 dernières, qui se rapprochent par leurs caractères des branches lombaires. Nous ne reviendrons pas sur la façon dont se comportent les nerfs dorsaux et leur branche postérieure à la sortie du trou de conjugaison, puisque nous avons choisi, comme type de notre description générale, la branche postérieure d'un de ces nerfs; nous la suivrons seulement depuis l'espace inter-

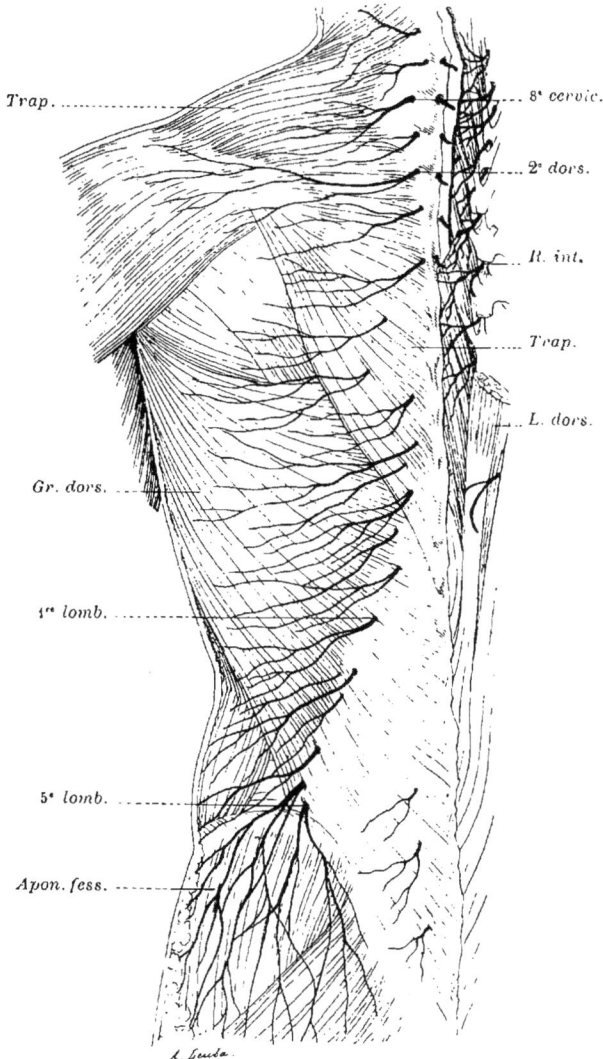

FIG. 541. — Branches postérieures des nerfs dorsaux
et lombaires. — D'après Hirschfeld.

transversaire (*trou de conjugaison postérieur* de Cruveilhier) jusqu'à ses ramifications terminales, et nous étudierons les rapports qu'elle affecte dans les deux groupes que nous avons établis.

· *Premier groupe* (de la 2ᵉ à la 7ᵉ ou 8ᵉ dorsale). — Fig. 541. — La branche postérieure apparaît dans les gouttières vertébrales entre le transversaire épineux en dedans et le long dorsal en dehors, elle se divise presque aussitôt en un rameau externe ou musculaire, et un rameau interne ou musculo-cutané. Le diamètre du rameau externe augmente d'épaisseur de la 1re à la 7e dorsale, tandis que celui du rameau interne diminue en sens inverse. Le *rameau externe* passe sous les tendons d'insertion du long dorsal aux apophyses transverses, fournit un filet nerveux à chaque faisceau musculaire, et se perd dans l'espace compris entre le long dorsal et le sacro-lombaire, auquel il se distribue aussi très régulièrement, affirmant ainsi le caractère métamérique primitif des muscles de la région dorsale. Le *rameau interne*, accolé à la face externe du transversaire épineux auquel il abandonne quelques filets, chemine de dehors en dedans entre ce muscle et le long dorsal pour gagner le bord externe des apophyses épineuses ; il s'insinue alors entre les insertions spinales du grand dorsal, et vient se placer au-dessous du trapèze. Dès lors sa direction est nettement oblique en dedans et en bas, et il traverse le trapèze de telle sorte que son trajet récurrent, qui commence sous ce muscle près de la ligne médiane, se termine au-dessus de lui contre le bord spinal de l'omoplate, où le rameau interne devient sous-cutané. Au voisinage des apophyses épineuses, et dès qu'il devient récurrent, le rameau interne envoie un fin ramuscule qui apparaît près de l'épine vertébrale et qui innerve la peau de la région médiane du dos ; ce filet perforant interne est surtout visible sur les 5e et 6e branches dorsales, dont les émergences du rameau interne se font le plus en dehors. Le rameau interne innerve tous les muscles des gouttières vertébrales qui s'insèrent aux épines rachidiennes, c'est-à-dire le transversaire épineux, l'interépineux et le surépineux, tandis que par ses filets cutanés il se distribue à toute la région du dos dans les limites que nous avons indiquées plus haut. La deuxième branche postérieure répond à l'épine de l'omoplate (Cruveilhier) ; son rameau externe, ainsi que celui de la troisième, traverse le petit dentelé supérieur et le rhomboïde auxquels ils fournissent tous deux quelques filets moteurs.

Deuxième groupe (de la 8e à la 12e dorsale). — Le caractère essentiel, qui sépare ces branches dorsales des précédentes et les rapproche des branches postérieures des nerfs lombaires, réside dans ce fait que les rameaux internes sont beaucoup plus grêles que les rameaux externes, et que ce sont ces derniers qui fournissent les branches cutanées. Il n'est pas rare cependant de voir la branche cutanée du rameau interne représentée par un petit filet nerveux aboutissant à la peau qui recouvre la région des apophyses épineuses. En outre, l'obliquité en dehors et en bas des branches dorsales inférieures est beaucoup plus accusée que celles des branches de la région dorsale supérieure. D'après Griffith et Olivier, la différence de niveau entre la sortie hors du trou de conjugaison postérieur d'une branche postérieure comprise entre la 8e et la 12e dorsale, et son émergence cutanée peut varier de la hauteur de quatre à six vertèbres. Le rameau cutané de la 12e dorsale apparaît contre la crête iliaque. Le parcours du rameau externe et du rameau interne est à peu près le même que celui des nerfs du premier groupe ; les deux ou trois derniers rameaux internes pénètrent dans la masse commune sacro-lombaire, et y forment des arcades anastomotiques. Les filets sensitifs du deuxième groupe deviennent sous-cutanés après avoir perforé le grand dorsal qui s'est substitué au trapèze ; leur émergence se fait, au niveau de l'angle des côtes, sui-

vant la ligne d'union des fibres tendineuses et musculaires du grand dorsal.
Ils se subdivisent alors en ramuscules cutanés qui affectent deux directions
divergentes ; les uns, et ce sont les plus volumineux, se portent en bas et en
dehors, tandis que les
autres, par un trajet
récurrent, vont in-
nerver la peau de la
région comprise entre
la ligne d'émergence
et la ligne médiane.

Variétés. — On a ob-
servé des ganglions aber-
rants sur presque tous
les rameaux cutanés des
nerfs dorsaux. Hirschfeld
en a figuré un certain
nombre dans son atlas,
et Cruveilhier a trouvé un
ganglion sur chacun des
rameaux provenant de la
bifurcation de la branche
postérieure des 1er, 3e, 4e
et 5e nerfs dorsaux. —
Cruveilhier a pu suivre
quelques gros filets cutanés émanés des dernières
branches dorsales qui
croisaient la crête iliaque
et descendaient jusqu'au
niveau du grand tro-

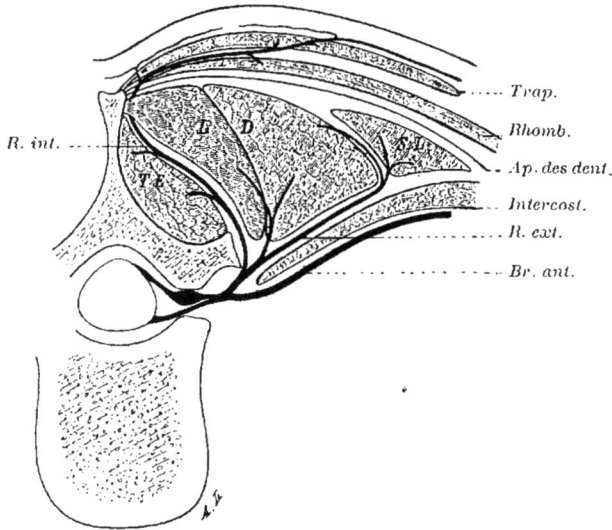

FIG. 542. — Distribution de la branche postérieure d'un nerf
thoracique. — D'après Charpy.

Coupe transversale demi-schématique.

chanter. — Griffith et Olivier (*J. of Anat.*, 1890) ont confirmé les observations de Cruveilhier, et constaté en outre une grande disproportion entre les nerfs des deux côtés. —
D'après G. D. Thane, le rameau externe et le rameau interne des 6e, 7e et 8e branches postérieures peuvent fournir un nombre à peu près égal de filets cutanés de même volume.

C. — BRANCHES POSTÉRIEURES DES NERFS LOMBAIRES

Certaines particularités que nous venons de signaler au sujet des quatre ou
cinq dernières branches dorsales deviennent caractéristiques des branches lombaires. Les rameaux internes, devenus très grêles, se perdent dans les muscles
interépineux et surépineux ; quant aux rameaux externes, leur diamètre diminue beaucoup du 1er au 5e, de sorte que les deux derniers s'épuisent également dans les muscles.

Les rameaux externes de toutes les branches lombaires traversent la masse
commune, mais les filets fournis par les trois premières perforent seuls l'aponévrose du grand dorsal et deviennent sous-cutanés (Voir Myologie, page 463).
La première branche lombaire émet les ramifications terminales de son
rameau externe un peu au-dessus de la crête iliaque, et la presque totalité de
ses fibres se perd dans la peau de la partie supérieure de la fesse ; quelques-
unes peuvent être suivies jusqu'au niveau du grand trochanter. La deuxième et
la troisième se comportent d'une manière analogue. Sappey désigne tous ces
filets sensitifs sous le nom de *nerfs fessiers sous-cutanés* ; on les appelle encore
nerfs supérieurs de la fesse (Anat. Nom.). D'après Rüdinger, les rameaux in-

ternes des trois dernières branches lombaires se terminent par des ramuscules excessivement grêles au voisinage de la ligne médiane, et ceux de la 4ᵉ et de la 5ᵉ se répandent dans la peau qui revêt l'intervalle compris entre la crête sacrée et la partie postérieure de la crête iliaque.

D. — BRANCHES POSTÉRIEURES DES NERFS SACRÉS ET DU NERF COCCYGIEN

Les branches postérieures des nerfs sacrés sont très grêles. Les quatre premières quittent le canal rachidien par les trous sacrés postérieurs, la cinquième, ainsi que la branche postérieure du nerf coccygien déjà séparée de l'antérieure à l'intérieur du canal sacré, traversent le ligament sacro-coccygien postérieur (Schwalbe, Quain). D'après Trolard, le cinquième nerf sacré et le nerf coccygien ne se divisent pas.

En général, chacune des branches sacrées postérieures, à sa sortie du trou sacré, se partage en deux rameaux, l'un ascendant, l'autre descendant, qui s'anastomosent avec les rameaux homologues des nerfs voisins pour constituer le *plexus sacré postérieur*, dont les anses sont appliquées contre les lames du sacrum. La première sacrée ne donne qu'un rameau descendant; l'anastomose entre la 4ᵉ et la 5ᵉ est excessivement ténue.

Du plexus sacré postérieur, ainsi constitué, se détachent deux ordres de rameaux :

1° Des *rameaux internes*, provenant à peu près exclusivement des trois premières branches sacrées, et qui vont innerver les derniers faisceaux de l'interépineux et du surépineux. Leurs filets terminaux, excessivement grêles, se distribuent à la peau de la région médiane depuis la partie moyenne de la crête sacrée jusqu'à la pointe du coccyx où aboutit la branche postérieure du nerf coccygien.

2° Des *rameaux externes* (fig. 543) issus des arcades anastomotiques et qui se dirigent en dehors, vers l'origine du grand ligament sacro-sciatique. Là, ils s'insinuent sous le grand fessier, puis le traversent pour se terminer dans la peau de la région postérieure de la fesse ; les filets les plus inférieurs deviennent cutanés à la hauteur de la pointe du coccyx. C'est la disposition la plus fréquente, d'après Ellis, qui a minutieusement disséqué ces nerfs sur six sujets. Ces rameaux cutanés sont, en général, désignés sous le nom de *nerfs fessiers moyens sous-cutanés*.

Le cinquième nerf sacré, et quelquefois le 4ᵉ, au lieu de se diviser en rameau externe et en rameau interne, s'unit au nerf coccygien, et se distribue en filets cutanés très fins au voisinage de la face postérieure du coccyx.

La description de Trolard s'écarte un peu de la précédente qui est celle de la plupart des classiques. D'après cet auteur, chaque branche sacrée postérieure fournit un rameau transversal, et la réunion de ces rameaux en un tronc commun, appliqué contre la face postérieure du grand ligament sacro-sciatique par une forte lame aponévrotique, constitue le *nerf fessier postérieur*. Ce nerf est le plus souvent formé par les rameaux émanés de la 1ʳᵉ et de la 2ᵉ branche sacrée; la 3ᵉ et la 4ᵉ prennent quelquefois part à sa constitution, à laquelle la 5ᵉ sacrée et la branche postérieure du nerf coccygien ne participent jamais. Ces deux dernières s'unissent autour des cornes du coccyx en une anse, de laquelle partent un rameau musculaire pour l'ischio-coccygien, et des filets cutanés qui se distribuent en dedans du nerf fessier postérieur. Ce dernier se divise de son côté en deux branches, l'une interne qui se rend à la peau de la région coccygienne latérale, et l'autre externe qui, après avoir traversé le grand fessier, va se perdre dans les téguments de la partie moyenne de la fesse, et dont les filets les plus inférieurs descendent jusqu'au niveau de l'ischion.

D'après Rüdinger, des rameaux externes ou bien du tronc des trois pre-

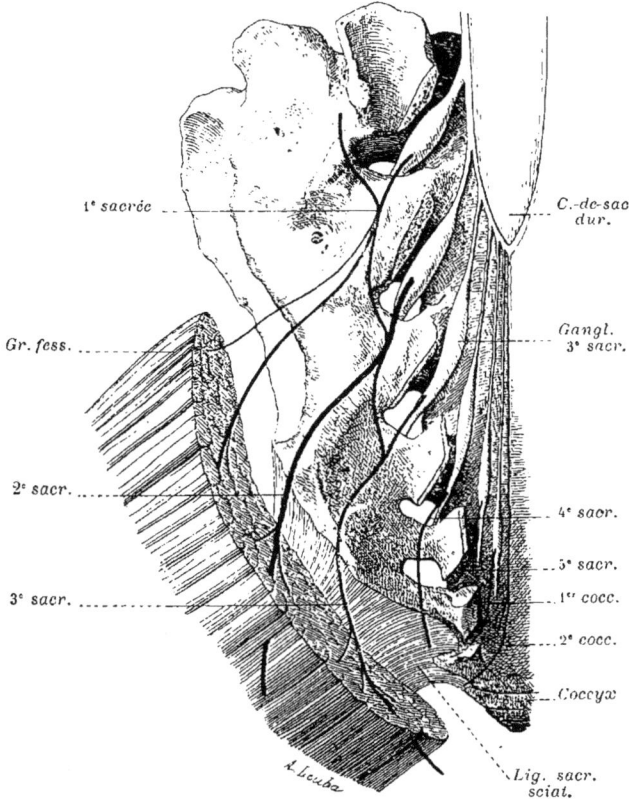

1° sacrée

C.-de-sac dur.

Gangl. 3° sacr.

Gr. fess.

2° sacr.

3° sacr.

4° sacr.

.5° sacr.

1° cocc.

.2° cocc.

Coccyx

L. Leuba

Lig. sacr. sciat.

Fig. 543. — Branches postérieures des nerfs sacrés et nerf fessier postérieur.

D'après une préparation et un dessin de Buy. — Il y avait sur cette pièce deux nerfs coccygiens.

mières branches sacrées postérieures à leur sortie des trous sacrés, naissent de fins ramuscules destinés à la face postérieure de l'articulation sacro-iliaque. Ces nerfs articulaires pénètrent à travers les trous du ligament sacro-iliaque postérieur, accompagnés d'une petite artériole et d'une ou deux veinules. Il est probable qu'ils se continuent jusqu'à la partie antérieure de la capsule articulaire, pour laquelle Rüdinger n'a pu déterminer la provenance des filets nerveux qu'on y rencontre.

Bibliographie. — Troland. *Plexus sacré postérieur.* Archives de physiologie, 1878.

2° BRANCHES ANTÉRIEURES DES NERFS RACHIDIENS

Caractères généraux. — Les branches antérieures ou ventrales des nerfs rachidiens se distribuent à la peau et à la musculature de toute la région antéro-latérale du cou et du tronc, ainsi qu'à la totalité des muscles et du revêtement cutané des membres. Toutefois, au niveau de la partie antéro-supérieure du cou (région sus-hyoïdienne), l'innervation sensitive appartient bien aux premières paires rachidiennes, mais les muscles sous-jacents reçoivent leurs fibres motrices des deux derniers nerfs crâniens, le spinal et l'hypoglosse.

Le diamètre des branches antérieures, à part quelques rares exceptions, l'emporte de beaucoup sur celui des branches postérieures, ce qui a permis à certains auteurs de considérer ces dernières comme de simples rameaux du nerf rachidien, dont le tronc serait représenté par la branche antérieure. Dans l'ensemble, l'épaisseur des branches antérieures augmente de la 1re cervicale à la 1re dorsale, puis diminue brusquement dans la région thoracique, pour s'accroître régulièrement de la 1re lombaire à la 1re sacrée, et s'abaisser de nouveau de la 1re sacrée à la 1re coccygienne, de sorte que les nerfs les plus grêles se trouvent ainsi occuper les deux extrémités de la colonne vertébrale.

De tous les nerfs rachidiens, les nerfs thoraciques ou intercostaux ont seuls conservé nettement le caractère métamérique, ceux des autres régions se sont entrelacés et unis en plexus, surtout compliqués au niveau des membres : aussi n'est-il pas possible de donner une description générale des branches antérieures. Nous avons exposé précédemment (page 940) les tentatives faites pour homologuer les nerfs des plexus aux nerfs thoraciques, et l'on a pu voir, par les diverses opinions que les auteurs professent à ce sujet, toutes les difficultés que soulève cette question. Nous rappellerons cependant qu'un caractère constant de toutes les branches antérieures, marque indéniable d'une disposition segmentaire primitive, réside en ce que chacune d'elles donne toujours un rameau pour le sympathique (rameau communicant), et une petite branche pour le squelette rachidien (nerf sinu-vertébral).

On compte, au point de vue descriptif, quatre plexus groupés deux à deux. Ce sont, pour le cou et pour le membre supérieur : le plexus cervical et le plexus brachial, dont l'ensemble constitue le plexus cervico-brachial ; pour le bassin et pour le membre inférieur : le plexus lombaire et le plexus sacré dont la réunion forme le plexus lombo-sacré. Le plexus cervical est relativement simple ; quant aux autres, ils ont acquis, par suite de l'évolution des membres, une complexité telle qu'il est impossible de les ramener à une description typique. Les plexus étant unis deux à deux par un rameau anastomotique, il en résulte que les branches antérieures, sauf au niveau du thorax, forment une série ininterrompue dont chaque terme est en relation avec le terme qui précède et avec celui qui suit. Les deux premières branches du plexus cervical sont également anastomosées avec les derniers nerfs crâniens, ce qui conduit à penser que, si phylogéniquement on peut assimiler le spinal et l'hypoglosse aux branches antérieures des nerfs rachidiens à peine modifiées, nerfs crâniens et nerfs rachidiens ont une commune origine, sont construits sur le même type, celui du nerf segmentaire, et ont été rendus solidaires par des fonctions de même nature. Les relations des deux premières paires cervicales avec l'hypoglosse sont même plus intimes que celles de deux nerfs intercostaux quelconques.

La disposition générale des branches antérieures nous permet de les ranger en trois groupes principaux, dont deux sont caractérisés par l'union de ces branches en plexus, tandis que dans le troisième chaque branche a un trajet isolé. Ce sont :

A. Le *plexus cervico-brachial* ;

B. Les *nerfs intercostaux* ;

C. Le *plexus lombo-sacré*.

A. — PLEXUS CERVICO-BRACHIAL

Le plexus cervico-brachial est formé par les anastomoses des branches antérieures des huit premiers nerfs cervicaux et du premier nerf dorsal. Mais, la simplicité plus grande des quatre premières anses anastomotiques d'une part, et la distribution spéciale des cinq dernières à la ceinture scapulaire et au membre supérieur d'autre part, permettent de le subdiviser en deux plexus secondaires réunis par une anastomose, d'ailleurs équivalente aux autres. Nous décrirons donc :

1° Le *plexus cervical* ;

2° Le *plexus brachial*.

1° PLEXUS CERVICAL

Définition. — Le plexus cervical est constitué par les branches antérieures des quatre premiers nerfs cervicaux ; il est le plus simple de tous. En effet, chacune de ces branches, au niveau des apophyses transverses des vertèbres correspondantes, se divise en deux rameaux, l'un ascendant, l'autre descendant qui s'unissent avec des rameaux similaires de la branche voisine pour former des anses dites *anses cervicales*, et c'est l'ensemble des trois premières qui a reçu le nom de plexus cervical. La branche antérieure du premier nerf cervical se distingue des autres en ce qu'elle n'a pas de rameau ascendant.

Branches constituantes, leurs rapports. — Comme les branches constituantes du plexus cervical, et en particulier les deux premières, affectent des rapports différents, il importe de donner une description spéciale de chacune d'elles.

1re *Branche antérieure.* — Nous avons vu (page 948) que le premier nerf cervical sort du canal rachidien par le même orifice que l'artère vertébrale, au-dessous et un peu en arrière de ce vaisseau. Le nerf se place alors dans la gouttière de l'atlas et se divise en deux branches, l'une postérieure qui croise la vertébrale en passant au-dessus d'elle, l'autre antérieure qui contourne l'apophyse articulaire supérieure de l'atlas, en cheminant dans une rainure creusée à sa base. La branche antérieure arrive ainsi en avant de l'apophyse transverse correspondante, et apparaît dans la région prévertébrale entre le petit droit antérieur en dedans, et le droit latéral en dehors. Dans ce parcours, elle est accolée à la courbe horizontale de l'artère vertébrale située en dehors d'elle, et elle ne l'abandonne qu'au niveau du trou transversaire. Sur son trajet, la première branche antérieure émet quelques filets très grêles destinés à l'articulation occipito-atloïdienne, et aux parois de l'artère et des veines vertébrales. Parvenue à la face antérieure de l'apophyse transverse de l'atlas, elle se coude à angle droit, donne quelques filets aux muscles voisins, et s'unit, avec le rameau ascendant de la 2ᵉ branche cervicale, en une arcade dont la concavité regarde en arrière et un peu en dehors. Comme cette anse anastomotique embrasse l'apophyse transverse de l'atlas, on la désigne fréquemment sous le nom d'*anse de l'atlas*.

2ᵉ *Branche antérieure*. — Celle-ci se sépare de la branche postérieure au niveau du bord inférieur du grand oblique de la nuque, et se dirige en dehors, puis en avant, en décrivant un arc de cercle dont la concavité embrasse la courbe verticale de l'artère vertébrale (Voy. fig. 540). Dans cette partie de son parcours, elle repose sur l'apophyse transverse de l'axis et répond par son côté externe au 1ᵉʳ muscle intertransversaire postérieur. Le rameau anastomotique ascendant qu'elle envoie à la 1ʳᵉ branche cervicale, croise la face antérieure de l'artère vertébrale, et le rameau descendant s'unit avec le rameau ascendant de la 3ᵉ cervicale, en avant de l'apophyse transverse de l'axis. Cette dernière anse est connue sous le nom d'*anse de l'axis*.

3ᵉ *et* 4ᵉ *Branches antérieures*. — A partir de la 3ᵉ cervicale, les branches antérieures présentent une disposition et des rapports identiques. Elles se séparent des branches postérieures au niveau du trou de conjugaison et se placent dans la gouttière creusée à la face supérieure des apophyses transverses. Elles sont alors comprises entre les muscles intertransversaires antérieur et postérieur qu'elles innervent, et l'artère vertébrale, au moment où elle sort du trou transversaire, passe immédiatement en avant d'elles.

En règle générale, le diamètre des quatre premières branches antérieures augmente graduellement de la 1ʳᵉ à la 4ᵉ. Les anses anastomotiques qu'elles forment, ou *anses cervicales*, portent, à compter de la troisième, le numéro d'ordre de la vertèbre dont elles embrassent l'apophyse transverse.

Situation et rapports du plexus cervical. — Les trois arcades nerveuses (anses de l'atlas, de l'axis et de la 3ᵉ cervicale) dont l'ensemble constitue le plexus cervical, sont situées dans la région profonde du cou, en avant des apophyses transverses des trois premières vertèbres cervicales. L'anse de l'atlas est un peu plus externe que les deux autres, car les rameaux qui la forment viennent de la région profonde de la nuque et, de plus, l'apophyse transverse de l'atlas dépasse en dehors celles des vertèbres suivantes. Au point où elles apparaissent, les branches cervicales antérieures et leurs anses d'union sont comprises, de haut en bas, entre les muscles grand droit, long du cou et les origines du scalène antérieur en dedans, et les faisceaux supérieurs d'insertion du splénius de l'angulaire et du scalène moyen en dehors. L'aponévrose prévertébrale, après avoir engainé le muscle long du cou et les fibres supérieures du scalène antérieur, et avant de se fixer aux tubercules apophysaires, envoie sur les anses cervicales de fortes lames conjonctives qui les maintiennent solidement dans leur position. Les anses cervicales sont longées en dedans par le paquet vasculo-nerveux du cou et recouvertes par les ganglions lymphatiques accolés au bord externe de la jugulaire interne. L'anse de l'atlas et la moitié supérieure de celle de l'axis se trouvent à la hauteur du ganglion cervical supérieur du sympathique; elles répondent en dedans à ce ganglion, à l'origine de la veine jugulaire interne, et aux nerfs crâniens (glosso-pharyngien, spinal et hypoglosse) qui contournent cette veine peu après sa sortie du trou déchiré postérieur. Le plexus cervical est séparé des organes voisins par du tissu cellulaire lâche contenant de nombreux pelotons adipeux. Superficiellement, il correspond à la moitié supérieure du bord postérieur du sterno-mastoïdien, contre lequel apparaissent toutes les branches cutanées.

Origine et distribution des nerfs du plexus cervical. — Les nerfs du plexus cervical se détachent soit directement des branches antérieures cervicales, soit des anses anastomotiques qui unissent ces branches. On trouvera plus loin, résumée sous forme de tableaux, la disposition la plus fréquente de ces nerfs en ce qui concerne leur origine et leur constitution radiculaire. Au point de vue descriptif, nous les diviserons en : a) branches superficielles ou cutanées dont l'ensemble est encore désigné sous le nom de *plexus cervical superficiel*, et en : b) branches profondes qui par leur réunion constituent le *plexus cervical profond*.

A. — BRANCHES SUPERFICIELLES OU CUTANÉES DU PLEXUS CERVICAL, PLEXUS CERVICAL SUPERFICIEL

Les branches du plexus cervical superficiel sont toutes de nature sensitive; elles ont, comme territoire principal de distribution, la peau de la surface antéro-latérale du cou, qu'elles débordent en haut et en bas. En haut, elles envoient des rameaux en avant de l'oreille, sur tout le revêtement cutané du pavillon, et dans la région mastoïdienne; en bas, elles se répandent sur la partie antéro-externe du moignon de l'épaule, et sur la face antérieure de la poitrine où elles peuvent descendre parfois jusqu'au niveau de la 4e côte.

On décrit, en général, au plexus cervical superficiel quatre branches. Ce sont, de haut en bas :

1° La branche *mastoïdienne*;
2° La branche *auriculaire*;
3° La branche *cervicale transverse*;
4° La branche *sus-claviculaire*, désignée parfois sous le nom de *nerfs sus-claviculaires*.

Quelques auteurs (Sappey, Testut) distinguent une branche sus-claviculaire et une branche sus-acromiale, et comptent ainsi cinq branches au plexus cervical superficiel. Il est préférable, croyons-nous, de maintenir l'ancienne division de Cruveilhier qui est plus rationnelle, et qui correspond à celle adoptée par les classiques étrangers. En effet, si l'on n'envisage que la distribution périphérique des branches superficielles, on doit compter en outre une branche sus-sternale; mais si l'on tient compte uniquement de leur mode d'origine,

ce qui est beaucoup plus important, il faut reconnaître que, dans la grande
majorité des cas, les branches sus-claviculaire, sus-acromiale et sus-sternale
naissent d'un tronc commun, que l'on peut alors dénommer branche sus-claviculaire comme Cruveilhier, ou nerfs sus-claviculaires comme Quain, Henle et
Schwalbe. Les branches superficielles pourraient d'ailleurs être réunies en
deux groupes principaux, le premier formé par les branches mastoïdienne,
auriculaire et cervicale transverse qui tirent leur origine de la 3e branche antérieure ou quelquefois de l'anse de l'axis, et le second constitué par la branche
sus-claviculaire qui naît de la 4e cervicale. Les nerfs de la première catégorie
apparaissent sous le bord postérieur du sterno-mastoïdien contre lequel ils
se réfléchissent tous, soit en haut, soit en avant, tandis que les autres se montrent dans le triangle sus-claviculaire entre le bord postérieur du sterno-mastoïdien et le bord antérieur du trapèze. Tous les filets terminaux du plexus
cervical superficiel, avant de devenir sous-cutanés, traversent l'aponévrose
cervicale superficielle en passant dans de petites boutonnières fibreuses nettement limitées; avec eux se trouvent de fines artérioles et quelques veinules
appartenant au système vasculaire du tégument externe, et constituant une
voie collatérale importante, d'après Zuckerkandl.

1° BRANCHE MASTOÏDIENNE

Syn. : Branche occipitale externe, Cruveilhier; nerf petit occipital, Anat. Nom.

Origine. — L'origine de cette branche paraît assez variable; d'après les
classiques français (Cruveilhier, Sappey, etc.), elle naît presque toujours de la
2e cervicale; suivant Luschka et Henle, elle se détache au contraire de la 3e;
enfin pour Schwalbe elle provient, en règle générale, de l'anse de l'axis. C'est,
en effet, cette dernière disposition que nous avons le plus souvent observée.

Situation et rapports. — La branche mastoïdienne chemine d'abord
horizontalement de dedans en dehors sous le sterno-mastoïdien, puis, lorsqu'elle atteint le bord postérieur de ce muscle, elle change brusquement de direction, décrit une anse dont la concavité regarde en haut et un peu en avant,
et monte vers l'apophyse mastoïde, recouverte par l'aponévrose cervicale superficielle. Les rapports qu'elle affecte avec les organes voisins dans cette dernière partie de son trajet sont un peu différents suivant les sujets. En général,
elle s'applique sur le splénius, et gagne, parallèlement au bord postérieur du
sterno-mastoïdien et dans la gaîne de ce muscle, la région mastoïdienne. Là,
elle passe devant les fibres d'insertion du sterno-mastoïdien à la ligne courbe
occipitale supérieure, au niveau de laquelle elle se divise en deux rameaux.
Dans certains cas, elle perfore la gaîne du sterno-mastoïdien, à des hauteurs
variables suivant les individus, devient superficielle et donne presque aussitôt
ses filets terminaux. D'autres fois, elle est très postérieure et va s'appliquer
sur le trapèze; sa disposition est alors particulièrement intéressante, car elle
chemine, en décrivant de nombreuses sinuosités, dans une sorte de canal fibreux
creusé dans l'aponévrose de ce muscle, et elle peut en imposer au premier abord
pour une artère. Ces flexuosités reconnaissent la même cause que les anses
ou les trajets en spirale que présentent fréquemment les branches ascendantes
du plexus cervical superficiel; elles sont évidemment destinées à éviter aux

nerfs des tiraillements dans les mouvements brusques d'extension ou de flexion de la tête. La branche mastoïdienne donne presque constamment, au niveau de son anse, quelques filets nerveux qui vont s'anastomoser avec la branche externe du spinal, peu après que cette dernière a traversé le sterno-mastoïdien.

Distribution. — Nous avons vu qu'en général la branche mastoïdienne se divise au voisinage de l'apophyse mastoïde. Des deux rameaux qu'elle donne,

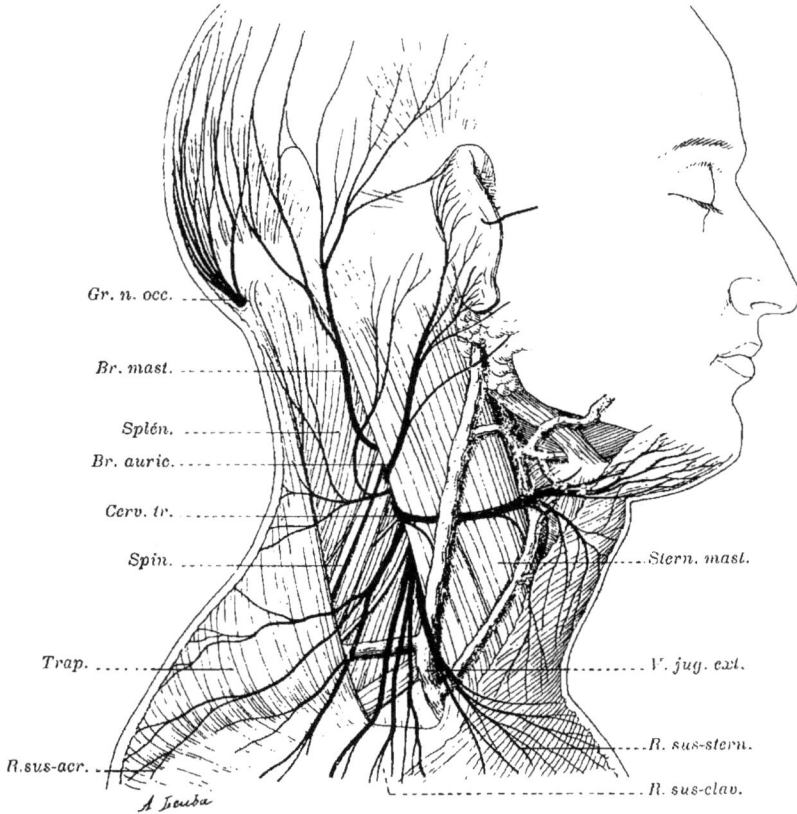

FIG. 544. — Plexus cervical superficiel. — D'après Hirschfeld.

l'un, l'antérieur, s'unit à la branche auriculaire, tandis que l'autre, le posté-rieur, s'anastomose avec les filets terminaux du grand nerf occipital, dont les dimensions varient en raison inverse de celles du rameau postérieur de la branche mastoïdienne. Les ramifications terminales de cette dernière se dis-tribuent à toute la région occipitale latérale et atteignent en avant le sillon rétro-auriculaire, tandis qu'en haut, Cruveilhier a pu suivre certains ramus-cules très fins jusque vers la partie antérieure du pariétal. Valentin et quel-ques autres anatomistes prétendent avoir disséqué des filets de la branche mastoïdienne qui se rendaient dans les muscles occipital et auriculaire posté-rieur, mais il ne faut voir là que des fibres nerveuses en relation avec l'exercice du sens musculaire. L'innervation de ces deux muscles appartient, en effet, au rameau auriculaire postérieur du facial.

2° BRANCHE AURICULAIRE

Syn. : Nerf auriculaire cervical ou postérieur;
nerf sous-cutané supérieur du cou, Bock, Valentin; grand nerf auriculaire, Anat. Nom.

Origine. — La branche auriculaire, dans la majorité des cas la plus volumineuse du plexus cervical superficiel, tire son origine de la 3ᵉ anse cervicale ou de la 3ᵉ branche antérieure et quelquefois de l'une et de l'autre; ce n'est qu'exceptionnellement qu'elle naît de l'anse de l'axis ou de la 2ᵉ cervicale. Il n'est pas rare de la voir se détacher d'un tronc qui lui est commun avec la cervicale transverse.

Situation et rapports. — Comme la précédente, la branche auriculaire chemine d'abord sous le sterno-mastoïdien, dont elle embrasse le bord postérieur dans une anse à concavité dirigée en haut et en avant; elle se place ensuite sur la face antérieure de ce muscle qu'elle parcourt par un trajet obliquement ascendant pour gagner la région de l'oreille (fig. 544). Elle monte ainsi à quelques millimètres en arrière de la veine jugulaire externe (Valentin) parallèlement au bord postérieur du peaucier, d'abord dans la gaine du sterno-mastoïdien, puis entre l'aponévrose superficielle et le peaucier. A la hauteur de l'angle du maxillaire inférieur, elle se divise en deux rameaux, l'un antérieur grêle, l'autre postérieur plus volumineux, rampant l'un et l'autre entre le feuillet aponévrotique qui recouvre la glande parotide et le tissu cellulaire sous-cutané.

Distribution. — 1° *Rameau auriculaire antérieur.* — (*Syn.* : Rameau auriculaire externe, Cruveilhier; R. A. inférieur, Krause ; R. facial, Arnold ; R. auriculaire, Hyrtl). — Ce rameau se dirige directement en haut vers l'angle que fait le pavillon de l'oreille avec la paroi crânienne, puis, arrivé à la naissance du lobule, il le perfore d'arrière en avant en passant, entre la queue de l'hélix et l'antitragus, au travers du trousseau fibreux qui réunit ces deux cartilages. Il se subdivise alors en trois rameaux secondaires, l'un descendant vers le lobule et les deux autres ascendants. De ceux-ci, l'un monte en avant pour se perdre en filets terminaux dans la peau qui recouvre le cartilage de la conque et la portion initiale du conduit auditif externe où ses dernières ramifications s'anastomosent avec celles du rameau auriculaire du pneumogastrique; quant à l'autre, il gagne en arrière la gouttière de l'hélix qu'il parcourt dans toute sa longueur en fournissant de fins ramuscules cutanés à toute la partie supérieure et externe du pavillon.

Le rameau auriculaire antérieur donne constamment, depuis l'angle de la mâchoire jusqu'à la hauteur du lobule de l'oreille, un certain nombre de filets qui se portent en avant vers la glande parotide; on les désigne sous le nom de *filets parotidiens.* Ceux-ci proviennent quelquefois d'un rameau distinct qui tire son origine de la branche auriculaire avant sa bifurcation. Ces filets nerveux, au nombre de quatre à six, croisent la parotide d'arrière en avant pour aller innerver la peau de la région qui recouvre cette glande; quelques-uns s'enfoncent dans son intérieur et se mettent en rapport avec les culs-de-sac sécréteurs. Cruveilhier en a vu deux qui, avant de devenir sous-cutanés, se rendaient d'abord à un petit ganglion. Les filets parotidiens les plus inférieurs prennent une direction horizontale et s'unissent, soit aux ramifications terminales du plexus mentonnier, soit aux branches plexiformes du cervico-facial (Valentin). Parmi eux, il en est un qui fournit, au moment où il passe sur la jugulaire externe, un fin ramuscule descendant le long de cette veine sur la paroi externe de laquelle il s'anastomose avec un filet ascendant venu de la branche cervicale transverse.

2º *Rameau auriculaire postérieur*. — (*Syn.* : Rameau auriculaire interne, Cruveilhier ; R. mastoïdien, Hyrtl). — Le rameau auriculaire postérieur, après avoir perforé l'aponévrose cervicale superficielle, gagne l'angle de l'oreille, derrière laquelle il se trouve placé sur un plan plus superficiel, et à quelques millimètres en avant de l'artère auriculaire postérieure et de la branche auriculaire du facial. Il se divise bientôt en deux rameaux secondaires : l'un, antérieur, prend le nom d'*auriculaire interne* ; l'autre, postérieur, celui de *mastoïdien*. Le rameau auriculaire interne se répand dans la peau de la surface interne du pavillon ; quelques-uns de ses filets atteignent par un trajet récurrent la gouttière de l'hélix, d'autres perforent ce cartilage, et presque tous vont s'anastomoser avec les branches terminales du rameau auriculaire antérieur. Le rameau mastoïdien, après être passé au-dessus de l'artère et du nerf auriculaire postérieur, se distribue à la partie antérieure de la région mastoïdienne où il s'unit aux dernières ramifications de la branche mastoïdienne. Depuis Valentin, quelques auteurs font anastomoser le rameau auriculaire interne avec la branche auriculaire du facial, et concluent que le muscle occipital et le muscle auriculaire postérieur sont innervés par le plexus cervical. Cette anastomose est formellement niée par Cruveilhier. Nous ne l'avons, pour notre compte, jamais rencontrée, et nous pensons que, si elle existe, elle se compose uniquement de fibres en relation avec le sens musculaire qui se rendent à ces deux muscles dont le facial est le seul nerf moteur.

3ᵉ BRANCHE CERVICALE TRANSVERSE

Syn. : Nerf cervical superficiel, Cruveilhier ;
nerf sous-cutané moyen du cou, Bock, Valentin ; nerf cutané du cou, Anat. Nom.

Origine. — La branche cervicale transverse se présente, en général, sous une forme aplatie ; elle se détache, comme la précédente avec laquelle elle naît quelquefois par un tronc commun, de la 3ᵉ branche antérieure et plus souvent de l'anse de l'axis.

Situation et rapports. — D'abord dirigée de dedans en dehors et de haut en bas, la cervicale transverse chemine sous le sterno-mastoïdien, puis, lorsqu'elle atteint le bord postérieur de ce muscle, elle se recourbe brusquement vers la ligne médiane pour venir croiser, dans un plan horizontal mené par l'os hyoïde, la face antérieure du sterno-mastoïdien, décrivant ainsi une courbe dont la concavité regarde en avant et un peu en dedans. Les rapports qu'elle affecte avec la jugulaire externe dans la partie superficielle de son trajet varient suivant les sujets. Tantôt elle passe au-dessus de cette veine tantôt elle s'insinue au-dessous, et leur point de contact se fait, en général, à l'union du chef sternal et claviculaire du sterno-mastoïdien. Dans tous les cas, elle fournit à ce niveau un petit filet qui monte le long de la jugulaire externe pour aller s'anastomoser avec le petit ramuscule descendant que nous avons vu se détacher de la branche auriculaire. Il ne faudrait pas, d'une manière absolue, considérer ces filets comme des nerfs vaso-moteurs, ainsi que paraissent le croire quelques auteurs, car, dans un cas particulier, Cruveilhier a pu les suivre jusque dans la peau de la région sus-hyoïdienne.

Dans tout son parcours horizontal, la branche cervicale transverse est recouverte par l'aponévrose superficielle et par le peaucier. C'est seulement en avant du bord antérieur du sterno-mastoïdien qu'elle perfore l'aponévrose, et qu'elle se divise, sous le peaucier, en une série de rameaux cutanés le plus souvent groupés en deux troncs principaux, l'un supérieur, l'autre inférieur.

Distribution. — 1° *Rameau supérieur.* — (Rameau sous-cutané moyen du cou, Bock, etc.). — Ce rameau représente le prolongement de la cervicale transverse et se place au-dessus de l'os hyoïde d'abord entre l'aponévrose superficielle et le peaucier, puis au-dessus de ce muscle. Ses filets très grêles se distribuent à toute la région sus-hyoïdienne jusque vers l'angle de la mâchoire; quelques-uns débordent le maxillaire inférieur dans sa partie antérieure et s'unissent aux fibres terminales du nerf mentonnier.

C'est l'usage d'enseigner que le rameau supérieur s'anastomose avec le cervico-facial. Langer a même décrit au-dessus du peaucier une *anse cervicale superficielle* dite *anse de Langer* résultant de l'union d'un filet descendant du facial avec un filet ascendant de la cervicale transverse, et de laquelle naîtraient des fibres motrices pour le peaucier. Cruveilhier avait émis au sujet de cette anse une opinion qui nous paraît très rationnelle : il s'agit là, non d'une anastomose mais d'un accolement de fibres, et il importe de remarquer que les filets du facial et les rameaux plexiformes de la cervicale transverse restent à peu près constamment séparés par l'épaisseur du peaucier qui, quoiqu'on en ait pu dire, est innervé uniquement par le facial. C'est, en effet, ce qu'ont démontré les recherches de Volkmann et d'autres physiologistes.

2° *Rameau inférieur.* — (Rameau sous-cutané inférieur du cou, Bock, etc.). — Le rameau inférieur se divise presque aussitôt en un pinceau de filets qui se détachent le long du bord antérieur du sterno-mastoïdien et qui se perdent dans la région sous-hyoïdienne. Les plus internes n'ont aucun rapport avec le peaucier dont le bord antérieur reste situé en dehors d'eux. Les filets inférieurs s'anastomosent avec les rameaux sus-sternaux de la branche sus-claviculaire, quelques-uns traversent la ligne médiane et s'unissent avec ceux du côté opposé. Une pareille disposition s'observe également pour les divisions du rameau supérieur qui atteignent la région sus-hyoïdienne médiane.

4° BRANCHE SUS-CLAVICULAIRE

Syn. : Nerfs sus-claviculaires ou supra-claviculaires, Henle, Schwalbe ; branche sus-acromiale et sus-claviculaire, Sappey.

A l'exemple de Cruveilhier et des anatomistes étrangers, nous réunissons sous ce titre, pour les raisons que nous avons données plus haut, les branches descendantes du plexus cervical superficiel.

Origine. — La branche sus-claviculaire prend naissance de la 3ᵉ anse cervicale ou de la 4ᵉ branche cervicale, et dans certains cas des deux à la fois. Elle se présente sous la forme d'un tronc unique, rubané, d'une largeur moyenne de 3 millimètres. On peut voir quelquefois le rameau de l'angulaire et une des racines du phrénique avoir avec cette branche une origine commune.

Situation et rapports. — La branche sus-claviculaire, après un très

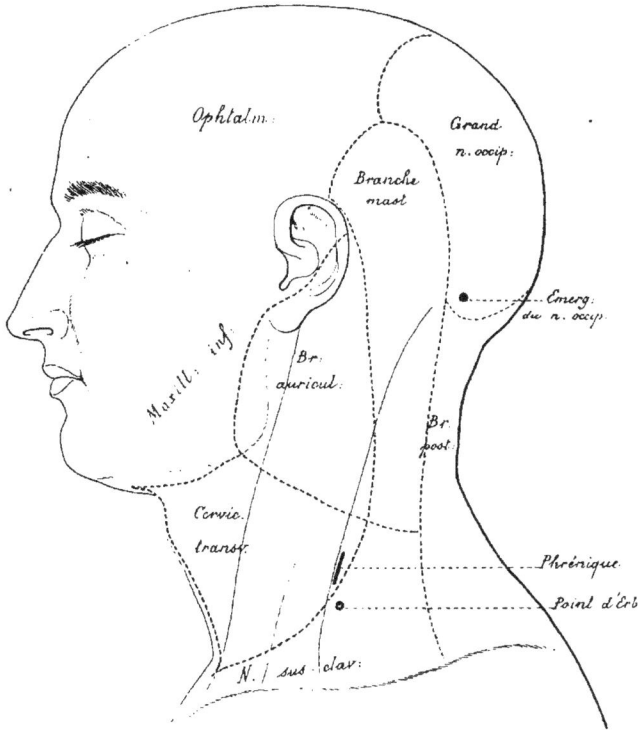

Fig. 545. — Territoires cutanés du plexus cervical.
D'après G. D. Thane simplifié.

court trajet sous le sterno-mastoïdien, se divise en plusieurs rameaux. Elle apparaît au niveau du bord postérieur de ce muscle, suivant un plan horizontal qui passe par le bord supérieur du cartilage thyroïde (Luschka). Les branches de bifurcation, le plus souvent au nombre de trois, se séparent du tronc principal à angle aigu, et prennent, au sein du tissu graisseux qui remplit la fosse sus-claviculaire une disposition rayonnante vers la clavicule. Dans ce parcours elles croisent successivement en avant le muscle omo-hyoïdien, la portion de la sous-clavière située en dehors des scalènes, les artères cervicale transverse et scapulaire postérieure ainsi que leurs veines satellites, mais elles restent séparées de ces organes par l'aponévrose cervicale moyenne;

l'aponévrose superficielle et le peaucier les recouvrent. C'est seulement vers la base du triangle sus-claviculaire, qu'elles s'insinuent entre l'aponévrose et le peaucier, puis au-dessus de ce muscle pour devenir sous-cutanées. Les rameaux internes passent sur la veine jugulaire externe et vont s'étaler au-dessus des chefs inférieurs d'insertion du sterno-mastoïdien, les rameaux externes s'épanouissent en avant des insertions du trapèze à l'acromion et à la clavicule, et perdent bientôt tout rapport avec le peaucier.

Distribution. — Nous décrirons à la branche sus-claviculaire trois ordres de rameaux terminaux : 1° des *rameaux internes* ou *sus-sternaux*; 2° des *rameaux moyens* ou *sus-claviculaires proprement dits*; 3° des *rameaux externes* ou *sus-acromiaux*.

1° *Rameaux internes ou sus-sternaux.* — Ces rameaux proviennent d'un tronc unique, bifurcation interne de la branche sus-claviculaire, qui, aussitôt après être passé sur la jugulaire externe, se résout en un bouquet de 8 à 10 filets très grêles. Les uns se distribuent à la peau qui revêt le chef claviculaire du sterno-mastoïdien, les autres, situés en dedans du bord antérieur du peaucier, passent sur le chef sternal du sterno-mastoïdien. Ces derniers aboutissent au revêtement cutané qui recouvre la fourchette sternale au voisinage de laquelle se terminent les ramifications les plus inférieures de la branche cervicale transverse avec lesquelles ils s'anastomosent. Les deux ou trois rameaux les plus internes donnent constamment quelques filets très fins qui se rendent à la face antérieure de l'articulation sterno-claviculaire (Rüdinger, Hepburn).

2° *Rameaux moyens ou sus-claviculaires proprement dits.* — Ces rameaux, les plus nombreux, se détachent de deux ou trois petits troncs distincts, et se répandent dans la peau qui recouvre la partie de la clavicule comprise entre les insertions du trapèze et celles du sterno-mastoïdien. Leurs ramifications terminales ne dépassent guère le 2e espace intercostal; elles suppléent ou complètent les deux premières perforantes intercostales antérieures et latérales qui sont toujours très réduites. Luschka a toutefois pu suivre certains filets des rameaux sus-claviculaires dans la région mammaire jusqu'à la hauteur de la 4e côte.

3° *Rameaux externes ou sus-acromiaux.* — Les rameaux sus-acrominaux naissent habituellement de la branche sus-claviculaire par un tronc commun que Sappey décrivait comme une branche distincte (Voy. page 963). Ce tronc descend d'abord le long du bord antérieur du trapèze, qu'il croise pour venir se diviser sur sa face antérieure en deux rameaux secondaires connus sous le nom de *nerfs cutanés antérieur et postérieur de l'épaule*. Le nerf antérieur passe en avant du deltoïde, et fournit des filets terminaux à toute la peau qui recouvre le moignon de l'épaule jusqu'au niveau du bord inférieur du tendon du grand pectoral. Le nerf postérieur perfore quelquefois le bord externe du trapèze, puis se porte en dehors et en arrière pour innerver les téguments de la région acromiale; certains filets arrivent jusqu'à l'épine de l'omoplate.

C'est par l'intermédiaire de la branche sus-claviculaire et en particulier des rameaux sus-acromiaux que se font les irradiations douloureuses si fréquentes dans les affections du foie. Ce phénomène est dû à la communauté d'origine des filets sus-acromiaux et des fibres sensitives du phrénique; nous reviendrons sur ce point à propos du nerf phrénique.

B. — BRANCHES PROFONDES DU PLEXUS CERVICAL, PLEXUS CERVICAL PROFOND

Nous distinguerons dans le plexus cervical profond : 1° *les branches musculaires*; 2° *les branches anastomotiques*.

I — BRANCHES MUSCULAIRES

Les branches motrices du plexus cervical se distribuent à des territoires musculaires très divers. Elles se rendent, à l'exclusion d'autres nerfs, aux muscles prévertébraux et aux muscles de la région sous-hyoïdienne; elles contribuent, en outre, à innerver le trapèze et le sterno-mastoïdien qui reçoivent également des fibres du spinal, l'angulaire et le rhomboïde qui sont aussi tributaires du plexus brachial, et enfin le diaphragme dont les faisceaux à insertions costales tirent quelques rameaux des derniers nerfs intercostaux. On voit, par cette énumération, qu'un certain nombre de muscles inspirateurs sont innervés par le plexus cervical, et, comme ces muscles doivent avoir une action synergique avec ceux dont les nerfs viennent du plexus brachial, il en résulte que la limite entre ces deux plexus devient conventionnelle tant au point de vue morphologique qu'au point de vue fonctionnel.

Pour la commodité de la description, nous diviserons les branches musculaires en : A. *branches internes;* B. *branches externes;* C. *branches descendantes.*

A. — Branches internes.

Les branches internes sont au nombre de trois : 1° le nerf du Petit Droit antérieur; 2° le nerf du Grand Droit antérieur; 3° le nerf du Long du cou.

1° **Nerf du Petit Droit antérieur**. — Le nerf du Petit Droit antérieur se détache de la première branche cervicale, au point où celle-ci descend sur la face antérieure de l'apophyse transverse de l'atlas pour participer à la formation de l'anse de l'atlas. C'est un petit filet dirigé obliquement en haut et en dedans, et qui aborde le muscle par sa face profonde.

2° **Nerf du Grand Droit antérieur**. — Quoique l'innervation de ce muscle soit multiple, il n'existe en réalité qu'un seul nerf du Grand Droit antérieur, car les autres filets lui sont fournis par les rameaux destinés au muscle Long du cou. Le nerf du Grand Droit antérieur naît de la partie la plus élevée de l'anse de l'atlas, et se porte directement en dedans sous le faisceau supérieur du muscle; il envoie quelques filets très grêles aux autres faisceaux qui tirent leur innervation principale des nerfs du Long du cou. Le nerf du Grand Droit antérieur répond en avant à l'origine des rameaux ascendants du ganglion cervical supérieur du sympathique.

3° **Nerfs du Long du cou**. — Dans la généralité des cas, le muscle Long du cou reçoit du plexus cervical trois filets nerveux qui se détachent des 2e, 3e et 4e branches cervicales au point où ces dernières se divisent en leurs deux rameaux anastomotiques. Ces nerfs ont leur origine immédiatement au-dessus des rameaux communicants. Les deux premiers nerfs du Long du cou se dirigent à peu près horizontalement en dedans, perforent l'aponévrose prévertébrale et abordent le muscle par sa face antérieure et externe; ils sont situés en arrière et un peu en dehors du ganglion cervical supérieur et de la chaîne du sympathique. Le filet, ou nerf inférieur, qui a un trajet descendant, côtoie le bord externe du ganglion, puis de la chaîne sympathique, avant d'atteindre le muscle

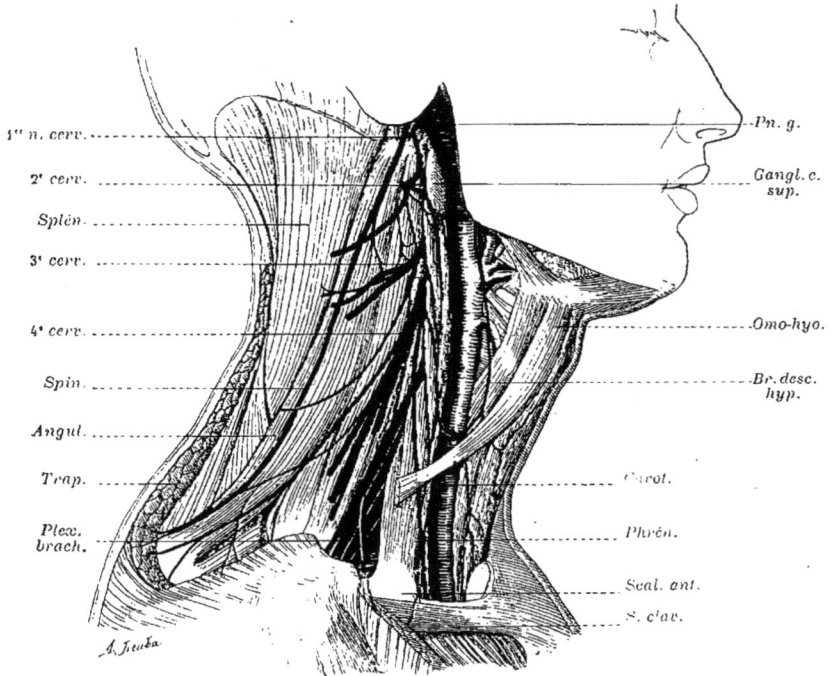

Fig. 546. — Plexus cervical profond. — D'après Hirschfeld.

Long du cou. Chacun de ces nerfs fournit toujours un petit filet qui se porte dans les faisceaux inférieurs du Grand Droit antérieur.

B. — Branches externes.

On compte six sortes de branches externes, ce sont: 1° le nerf du Droit latéral; 2° le nerf du Sterno-mastoïdien; 3° les nerfs des Scalènes; 4° les nerfs du Trapèze; 5° le nerf de l'Angulaire; 6° le nerf du Rhomboïde.

1° **Nerf du Droit latéral.** — Ce nerf très grêle naît, sur l'apophyse transverse de l'atlas, de la première anse cervicale, et se dirige en dehors et un peu en haut pour aborder le muscle par sa face postérieure. Il traverse ainsi le petit espace cellulo-graisseux situé en avant de la courbe horizontale de l'artère vertébrale qu'il croise, en passant au-dessus d'elle.

Il ne faut pas considérer le nerf du Droit latéral comme un nerf particulier. On sait, en effet, que le muscle Droit latéral représente le 1er intertransversaire postérieur, et que chaque branche antérieure des nerfs rachidiens, en traversant l'espace intertransversaire, fournit un petit filet pour chacun des muscles qui limitent cet espace. Dans ces conditions, le nerf du Droit latéral serait le filet destiné à l'intertransversaire postérieur, et le filet de l'intertransversaire antérieur serait représenté par le nerf du Petit droit antérieur.

2° *Nerf du Sterno-mastoïdien.*

— Le nerf du Sterno-mastoïdien est fourni par un petit rameau qui se détache de l'anse de l'axis, et qui pénètre presque aussitôt dans ce muscle entre les faisceaux sterno- et cléido-occipitaux en décrivant une courbe dont la concavité regarde en haut et un peu en arrière. Il se porte ainsi à la rencontre d'un rameau analogue émané de la branche externe du spinal (fig. 546). L'union de ces deux nerfs se fait tantôt à angle aigu, tantôt sous la forme d'une anse à concavité supérieure qui se trouve placée, le plus souvent, à l'union du tiers supérieur et du tiers moyen du sterno-mastoïdien.

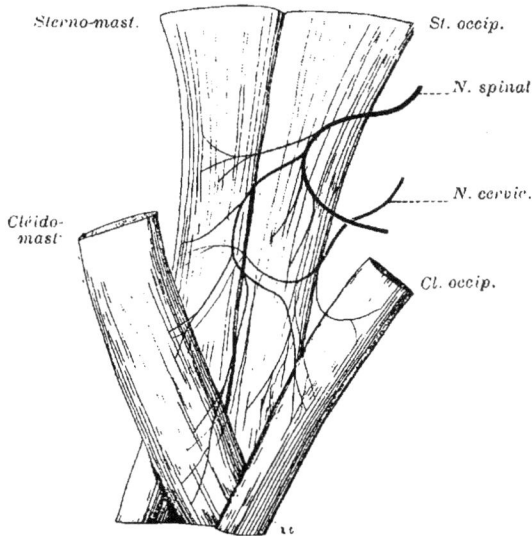

Fig. 547. — Arcade nerveuse du sterno-mastoïdien.
Le sterno-mastoïdien droit disséqué par sa face profonde.

Anse anastomotique avec le spinal. — Une question qui a préoccupé assez longtemps les anatomistes et les cliniciens, c'est l'étude de la part contributive du spinal et des nerfs cervicaux à l'innervation du sterno-mastoïdien. Elle fut résolue en 1858, au point de vue fonctionnel, par Claude Bernard, qui, après avoir sectionné la branche externe du spinal, a constaté que le sterno-mastoïdien ne se contractait plus comme muscle de l'orientation et agissait seulement dans les inspirations profondes. Cl. Bernard en conclut que le plexus cervical ne fournissait au sterno-mastoïdien que des fibres respiratoires. Au point de vue anatomique, Bischoff (1832), Mayer, Valentin (1843), ont décrit et figuré les anastomoses des deux nerfs à l'intérieur du muscle, et Maubrac (Th. de Bordeaux, 1883), serrant de plus près le problème, a essayé d'établir la distribution nerveuse pour chacun des faisceaux du sterno-mastoïdien. Pour cet auteur, le spinal se place entre le cléido- et le sterno-mastoïdien, et rampe à la face postérieure du cléido- et du sterno-occipital, contre lesquels la branche cervicale, provenant uniquement de la 3ᵉ paire ou augmentée d'un filet de la 2ᵉ paire rachidienne, vient s'anastomoser en une arcade d'où part un bouquet de fibrilles placées entre le sterno- et le cléido-mastoïdien. Chaque faisceau musculaire a ses filets nerveux particuliers : 1° Le cléido-mastoïdien reçoit des fibres venant directement du spinal, qui se détachent quelquefois au niveau de l'anastomose; 2° le sterno-mastoïdien est innervé par l'anastomose seule; 3° le cléido- et le sterno-occipital tirent, en général, leurs nerfs de l'anastomose; dans certains cas, ils possèdent en outre des fibres venues directement de la 3ᵉ branche cervicale. — Nous avons souvent retrouvé la disposition décrite par Maubrac; dans quelques cas spéciaux, il nous a été possible de disséquer l'anse anastomotique et de nous convaincre qu'en définitive chacune des portions du sterno-mastoïdien reçoit une part sensiblement égale des fibres du spinal et des nerfs cervicaux, ainsi que le montre la fig. 547. Les filets nerveux ne naissent pas exclusivement de l'anse, le rameau cervical en fournit quelques-uns avant de s'anastomoser avec la branche externe du spinal qui continue à donner quelques ramuscules au delà de l'arcade anastomotique par le tronc qui se rend au trapèze. Les recherches récentes (16e Congrès allem. de médec. int.,1898) de Sternberg ne concordent pas avec les faits précédents. Pour cet auteur le sterno-mastoïdien reçoit ses fibres motrices uniquement du spinal, et les nerfs cervicaux fournissent seulement à ce muscle des fibres sensitives.

3° **Nerfs des Scalènes**. — Le plexus cervical donne, en général, trois rameaux nerveux aux muscles scalènes. Le premier se détache de la 3e branche antérieure et se perd dans les chefs d'insertion du scalène moyen aux apophyses transverses de l'axis et de la 3e vertèbre cervicale. Les deux autres naissent de la 4e branche cervicale à son point d'émergence entre les scalènes moyen et antérieur, de chaque côté de l'anastomose qui l'unit à la 5e branche; l'un, filet antérieur, va innerver les faisceaux du scalène antérieur qui s'attachent aux 3e et 4e apophyses transverses, et l'autre, filet postérieur, aboutit aux faisceaux correspondants du scalène moyen.

4° **Nerfs du Trapèze**. — Le trapèze, comme le sterno-mastoïdien, possède une double innervation, provenant du plexus cervical et de la branche externe du spinal; cette dernière se termine dans sa portion acromiale et sus-claviculaire. Aussi, la plupart des observations faites au sujet des nerfs du sterno-mastoïdien s'appliquent-elles à ceux du trapèze. Le nerf du trapèze tire son origine de la 3e branche antérieure, et apparaît au-dessus de l'aponévrose moyenne, vers le sommet du triangle sus-claviculaire qu'il traverse obliquement de dedans en dehors et de haut en bas. Sa direction est parallèle à celle de la branche externe du spinal, les rameaux sus-acromiaux de la branche sus-claviculaire passent au-devant de lui et le croisent de dedans en dehors. Il pénètre ensuite sous le bord externe du trapèze, et s'anastomose avec le spinal. C'est de cette arcade anastomotique, quelquefois formée par un simple accolement de fibres, que partent les filets qui se distribuent dans le muscle. Le trapèze, d'après Sternberg, reçoit des filets moteurs du spinal et des nerfs cervicaux; un cas de paralysie observé par cet auteur lui permet de confirmer l'hypothèse de Remak d'après laquelle la portion acromiale du trapèze est innervée par les branches cervicales.

5° **Nerf de l'Angulaire**. — Ce nerf procède souvent d'une double origine, et vient alors de la 3e et la 4e branche antérieure ; lorsqu'il naît d'un tronc unique, celui-ci se détache de la 3e anse cervicale. Il traverse d'abord, accolé au scalène postérieur, la partie supérieure de la fosse sus-claviculaire, en restant toujours au-dessous du muscle omo-hyoïdien; il passe ainsi sous le nerf du trapèze et sous la branche externe du spinal dont le sépare l'aponévrose cervicale moyenne, et il s'engage sous le bord externe du trapèze. Le nerf de l'angulaire décrit alors, pour aboutir à la région sus-scapulaire, une anse qui embrasse le bord externe du scalène postérieur, derrière lequel il pénètre, dans l'angulaire à une faible distance de son insertion à l'omoplate.

6° **Nerf du Rhomboïde**. — La direction et les rapports de ce nerf sont à peu près les mêmes que pour le précédent, leur origine diffère quelquefois, car, le plus souvent, le nerf du rhomboïde provient uniquement de la quatrième cervicale ou de l'anastomose qui unit celle-ci à la cinquième. Il chemine parallèlement au nerf de l'angulaire à quelques millimètres au-dessous de lui, affectant avec les organes voisins des relations identiques jusque dans la région sus-scapulaire. Là, il s'insinue entre le scalène postérieur et l'angulaire dont il croise transversalement la face antérieure, et aborde le rhomboïde par son bord supérieur. Quelques filets se distribuent au petit rhomboïde; d'autres, les plus nombreux, passent en écharpe en avant de ce faisceau musculaire, et se perdent dans la portion principale du muscle.

C. — Branches descendantes.

Les branches descendantes sont les plus importantes tant au point de vue de leur volume, que de leurs fonctions. Elles sont au nombre de deux : 1° la branche descendante interne; 2° le nerf phrénique.

1· BRANCHE DESCENDANTE INTERNE

Syn.: Branche cervicale descendante interne ou musculaire de la région sous-hyoïdienne, Cruveilhier; nerf cervical descendant, Henle; rameau cervical descendant inférieur, Schwalbe.

Origine. — La branche descendante interne se constitue par deux rameaux, à peu près d'égale force, émanés l'un de la deuxième cervicale ou de l'anse de l'axis et l'autre de la troisième cervicale. Quelquefois le rameau principal tire son origine de la deuxième branche antérieure, et reçoit deux racines secondaires issues l'une de la première et l'autre de la troisième paire cervicale,

Situation et rapports. — La branche descendante interne est caractérisée, comme son nom l'indique, par son trajet descendant dans la région cervicale. Elle se place sous le sterno-mastoïdien d'abord en arrière puis en dedans de la jugulaire interne, à laquelle elle fournit quelques ramuscules; plus rarement elle passe entre la veine jugulaire interne et l'artère carotide primitive. Contenue sur une étendue variable dans la gaine des vaisseaux du cou, elle en sort un peu au-dessus du tendon intermédiaire de l'omo-hyoïdien pour aller s'anastomoser avec la branche descendante de l'hypoglosse (Voir ce nerf). La forme la plus fréquente de l'anastomose est une anse à concavité supérieure, située en avant des gros vaisseaux, et de la convexité de laquelle partent des filets nerveux pour les muscles de la région sous-hyoïdienne. La branche descendante interne est recouverte par l'aponévrose moyenne, le sterno-mastoïdien, l'aponévrose superficielle, le peaucier et la peau.

Distribution. — L'anse d'union entre la branche descendante interne et la branche descendante de l'hypoglosse émet trois ordres de rameaux : 1° un rameau supérieur, quelquefois double, qui se dirige transversalement en avant et en dedans pour se terminer dans le muscle sterno-hyoïdien et dans le ventre antérieur de l'omo-hyoïdien; 2° un ou plusieurs rameaux moyens qui fournissent un filet nerveux séparé pour le sterno-hyoïdien, pour le sterno-thyroïdien et pour le ventre postérieur de l'omo-hyoïdien; 3° un rameau inférieur qui longe le bord externe du sterno-hyoïdien et pénètre dans ce muscle à la partie supérieure de la cavité thoracique; Cruveilhier l'a suivi jusqu'au niveau de la deuxième côte.

2· NERF PHRÉNIQUE

Syn. Nerf diaphragmatique; nerf respiratoire interne de Ch. Bell.

On considère parfois le nerf phrénique comme un nerf exclusivement moteur et innervant seul le diaphragme; nous verrons qu'il n'est pas le seul nerf de ce muscle, et qu'il contient toujours un certain nombre de fibres sensitives, c'est donc un nerf mixte.

Origine. — Le nerf phrénique a le plus souvent des origines multiples, et ce n'est guère que dans le tiers des cas qu'il naît d'une seule branche cervicale. Que cette origine soit simple ou multiple, la plus grosse partie des fibres du phrénique provient de la quatrième branche antérieure, et c'est à ce tronc principal que s'ajoutent deux racines secondaires émanées l'une de la troisième et l'autre de la cinquième paire cervicale ; cette dernière racine se détache fréquemment du même tronc que le nerf du muscle sous-clavier. Valentin a exagéré le nombre des racines du phrénique et, d'après lui, toutes les branches cervicales de la troisième à la huitième seraient susceptibles de donner des fibres à ce nerf. Luschka, dans son consciencieux mémoire sur le phrénique de l'homme, ne signale pas toutes ces origines ; nous nous en tiendrons surtout aux données de cet auteur. Sur 23 observations, il a toujours constaté que le phrénique avait une origine constante à la quatrième paire cervicale et que celle-ci représentait la racine principale lorsqu'il s'en rencontrait plusieurs. Nous donnons, résumée sous forme de tableau, la statistique de Luschka :

	Le phrénique naissait de la 4ᵉ cervicale dans 12 cas;			
	—	—	des 3ᵉ, 4ᵉ et 5ᵉ	— 7 —
Sur 32 sujets.	—	—	des 3ᵉ et 4ᵉ	— 6 —
	—	—	des 4ᵉ et 5ᵉ	— 5 —
	—	—	des 4ᵉ et 5ᵉ et du pl. brachial	— 2 —

Nous ajouterons que la racine venant de la quatrième cervicale est quelquefois double ; le rameau principal se détache alors de la quatrième branche antérieure, et le rameau secondaire de la branche sus-claviculaire ou d'une de ses divisions.

Origine réelle. — L'origine réelle du phrénique est représentée par une colonne cellulaire située à la partie centrale de la corne antérieure, et comprise entre le 3ᵉ et le 6ᵉ segment médullaire (Kohnstamm, F. Sano), entre le 4ᵉ et le 6ᵉ segment (G. Marinesco). Cette colonne est subdivisée en noyaux secondaires superposés ; les noyaux supérieurs répondent aux nerfs de la portion antérieure ou xiphoïdienne du diaphragme, les inférieurs aux filets qui vont se perdre dans les piliers. Les neurones sensitifs se trouvent dans les ganglions spinaux des 3ᵉ, 4ᵉ, 5ᵉ et 6ᵉ nerfs cervicaux, et les fibres vaso-motrices sont en relation avec les ganglions cervicaux moyen et inférieur, quelquefois même avec le 1ᵉʳ thoracique. Ces faits ont été établis par des recherches expérimentales sur les animaux (chien, chat, lapin) à l'aide de la méthode de Nissl ; elles ont été confirmées, avec la même méthode, par l'observation de moelles humaines pathologiques.

Trajet et Rapports. — Au point de vue de ses rapports, nous diviserons le phrénique en deux parties : 1° une partie cervicale dans laquelle les rapports sont identiques des deux côtés, et 2° une partie thoraco-abdominale dans laquelle ce nerf affecte des relations différentes du côté droit et du côté gauche.

1° *Portion cervicale*. — Dès qu'il est constitué, le phrénique est un tronc nerveux de 1,5 millimètre de diamètre. Il commence au niveau du bord supérieur du cartilage thyroïde, puis se dirige obliquement en bas et en dedans sur la

face antérieure du scalène antérieur, pour venir se placer le long du bord
interne de ce muscle. Dans ce trajet, il répond d'abord à l'aponévrose du scalène dans la gaîne duquel il est contenu ; le scalène antérieur est donc le repère
précis qui permet de le découvrir. Plus superficiellement, il est recouvert par
l'aponévrose cervicale moyenne et par le ventre supérieur de l'omo-hyoïdien
près du point où celui-ci se jette sur son tendon intermédiaire. Dès que le phré-

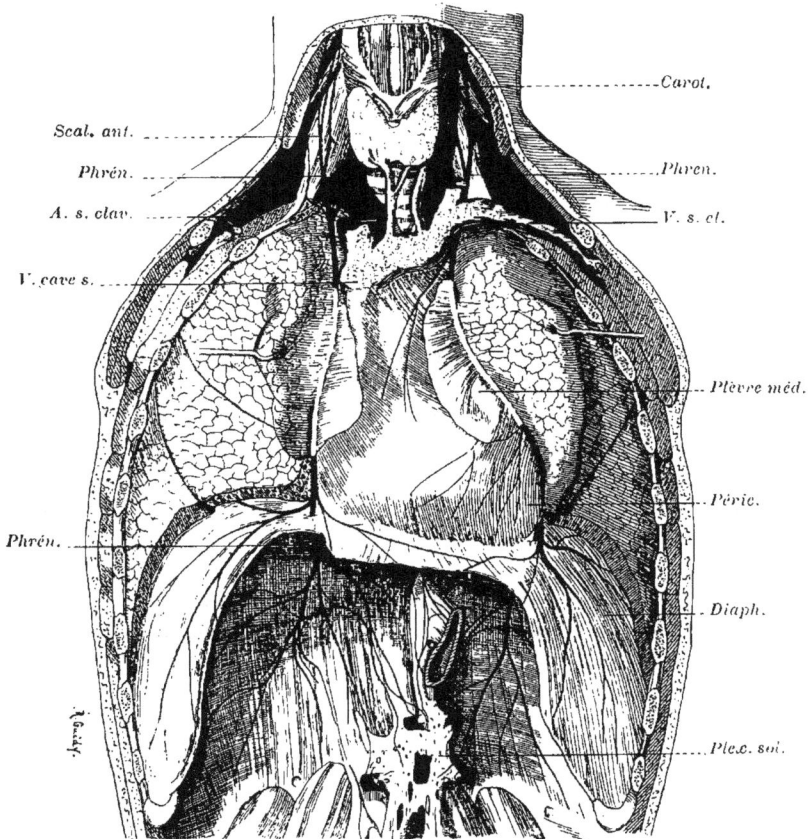

Fig. 548. — Nerfs phréniques. — D'après Hirschfeld.
On voit au-devant du péricarde un lambeau de la plèvre médiastine.

nique abandonne le scalène antérieur, il se met en rapport avec l'artère cervicale ascendante en dehors de laquelle il descend jusqu'à l'artère sous-clavière,
en s'inclinant légèrement en dedans. C'est près de l'origine de la cervicale ascendante que les artères sus-scapulaire, scapulaire postérieure et leurs veines satellites le croisent transversalement en avant. Il s'interpose alors entre l'artère et
la veine sous-clavières, puis, accentuant sa direction oblique en dedans, il pénètre dans la cavité thoracique, et vient s'appliquer contre le sommet de la
plèvre : il répond alors à l'interstice des deux chefs inférieurs du sterno-mastoïdien (point cervical de la névralgie du phrénique). Au moment où il entre dans
la poitrine, le phrénique est placé en avant et en dedans du dôme pleural, en

dedans et un peu en arrière de l'artère mammaire interne; le nerf pneumogastrique chemine parallèlement et en dedans de lui. A ce niveau, il répond exactement à l'union des veines sous-clavière et jugulaire interne. Dans certains cas, il se dispose obliquement derrière l'origine du tronc veineux brachio-céphalique de telle sorte que, situé à quelques millimètres en dehors de la jugulaire interne dans la partie profonde du triangle sous-claviculaire, il se trouve, au-dessous de la première côte, appliqué contre le bord externe du tronc veineux innominé, entre ce tronc et la portion initiale de la veine mammaire interne. D'après Luschka, ce dernier rapport n'est pas absolument fixe; le phrénique peut se placer en dehors de l'origine du tronc intercosto-mammaire, et passer en avant ou en arrière de ce tronc veineux, lorsque la veine mammaire interne va s'accoler au bord du sternum. La veine mammaire est d'ailleurs située en avant du phrénique au niveau du bord inférieur de la première côte, et elle reste toujours un peu au-dessous du point de croisement du nerf avec l'artère mammaire. Signalons enfin, au voisinage du point où le phrénique entre dans le thorax, l'anastomose qu'il reçoit du nerf du muscle sous-clavier.

On a conseillé de faire la compression du phrénique à la base du cou dans le cas de hoquet rebelle. D'après les données anatomiques qui précèdent, cette compression nous paraît un peu illusoire, le nerf ne reposant en aucun point sur un plan résistant; ce que l'on risque de comprimer à la partie inféro-interne du triangle sus-claviculaire, ce sont surtout les gros vaisseaux veineux de la base du cou.

2° *Portion thoracique.* — Nous avons vu que le phrénique pénètre dans la cavité thoracique, au niveau de la première côte, et s'accole au dôme pleural. Il se place alors entre la face interne de la plèvre médiastine, et appartient dès lors au médiastin antérieur dans lequel il chemine, accompagné des vaisseaux phrénico-péricardiques, entre la plèvre et le péricarde. Il parvient ainsi sur le centre phrénique où il donne ses branches terminales. La disposition asymétrique du cœur et des gros vaisseaux entraîne pour le phrénique des rapports différents à droite et à gauche; nous allons les examiner successivement :

a) Phrénique droit. — Il longe le bord externe du tronc veineux brachio-céphalique correspondant, puis descend en dehors de la veine cave supérieure jusqu'au point où celle-ci s'enfonce dans le sac péricardique. Le phrénique droit se met ensuite successivement en rapport avec la bronche, l'artère et les veines pulmonaires, il passe donc directement en avant du hile du poumon qui le sépare du pneumogastrique. Dès lors, il se dirige verticalement en bas et un peu en arrière, et atteint le centre tendineux du diaphragme en dehors et un peu en avant du trou quadrilatère. Dans cette partie de son trajet, le péricarde s'interpose entre lui et l'oreillette droite.

b) Phrénique gauche. — Tout d'abord compris entre l'origine de l'artère sous-clavière et la plèvre médiastine, il est situé en dehors et un peu en avant du pneumogastrique et de la crosse de l'aorte; souvent la veine intercostale supérieure gauche s'insinue entre lui et le pneumogastrique (Voy. fig. 549). Le phrénique gauche se place alors en avant des organes contenus dans le hile pulmonaire, sans affecter toutefois avec eux des rapports immédiats, comme le phrénique droit; puis il gagne le diaphragme en décrivant dans le plan vertical une courbe dont la concavité dirigée en dedans et un peu en arrière, embrasse toute la circonférence du péricarde jusqu'à la pointe du cœur. Sur la plus grande étendue de son parcours, le sac fibreux péricardique le sépare de l'oreillette, puis du ventricule gauche. Le phrénique gauche atteint enfin la foliole correspondante du centre tendineux dans laquelle il pénètre suivant un plan situé en avant (5 cm. Luschka) du phrénique droit et plus éloigné que lui de la ligne médiane.

La situation à gauche de la pointe du cœur, et la voussure du diaphragme plus

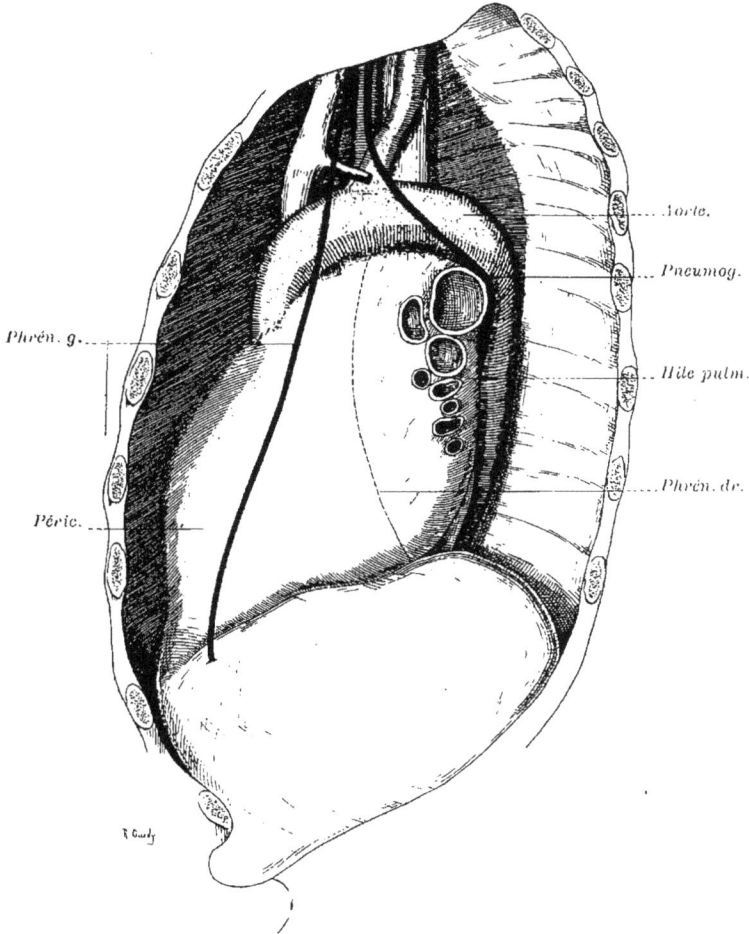

FIG. 549. — Trajet du nerf phrénique gauche dans le thorax. — D'après Meckel.
La ligne pointillée indique le trajet du nerf phrénique droit.

accusée à droite sont cause que le phrénique gauche doit parcourir un chemin sensiblement plus long que le phrénique droit, aussi le nerf du côté gauche, a-t-il en général une longueur plus grande de 1/7 que celle du nerf du côté droit (Luschka). Le point où chacun des deux phréniques se divise en atteignant le diaphragme est le siège de la douleur dans les pleurésies de la base, il est connu sous le nom de point costo-xyphoïdien.

Pendant leur parcours dans le médiastin, les deux phréniques sont revêtus en dehors par la plèvre ; il n'est pas rare, d'après Lagoutte et Durand, de les voir flotter dans la cavité pleurale soutenus par un méso développé aux dépens de la plèvre médiastine.

Anastomoses. — Le phrénique reçoit deux filets anastomotiques importants, à la base du cou : le premier vient du nerf du muscle sous-clavier, le second du grand sympathique :

1° *Anastomose avec le nerf du muscle sous-clavier.* — D'après la plupart des auteurs, cette anastomose est constante et apporte au phrénique des fibres provenant de la cinquième paire cervicale. Elle se sépare du nerf du sous-clavier au-dessous du tendon intermédiaire de l'omo-hyoïdien, s'applique sur le bord externe du chef d'insertion inférieur du scalène antérieur, et croise l'artère, puis la veine sous-clavière, en décrivant une courbe dont la concavité regarde en haut et en avant. Elle pénètre ensuite dans le thorax, entre le bord supérieur de la première côte et l'origine du tronc veineux brachio-céphalique, et s'unit au tronc du phrénique en passant, en arrière de l'artère mammaire interne d'après Henle, en avant de ce vaisseau d'après quelques-unes de nos dissections.

2° *Anastomose avec le grand sympathique.* — Le phrénique reçoit quelques filets anastomotiques venus du ganglion cervical inférieur et parfois du premier ganglion dorsal. Ces filets passent en anse sous l'artère sous-clavière, et s'unissent presqu'aussitôt au tronc du nerf. Neubauer (1781) et Wrisberg affirmaient en outre l'existence d'une branche de communication entre le cordon du sympathique cervical et le nerf diaphragmatique ; elle n'a été observée dans aucun cas ni par Bock, ni par Cruveilhier, ni par Luschka.

On décrit, en outre, une anastomose inconstante entre le phrénique et le pneumogastrique (Voy. page 991).

Distribution. — Le nerf phrénique ne fournit, pour la plupart des auteurs, aucun rameau dans la région cervicale ; Henle seul signale un fin ramuscule pour le scalène antérieur. Dans le thorax, le phrénique donne des filets à la plèvre et au péricarde, et s'étale sur le diaphragme en des rameaux qui se distribuent à ce muscle, quelques-uns atteignent la cavité abdominale. Nous décrirons donc : 1° des rameaux péricardiques ; 2° des rameaux pleuraux ; 3° des rameaux diaphragmatiques.

1° *Rameaux péricardiques.* — D'après Luschka, les rameaux péricardiques proviennent presque en totalité du phrénique droit ; d'après Schwalbe, au contraire, ils manqueraient souvent à droite et se détacheraient surtout du phrénique gauche. Nous croyons qu'ils naissent presque toujours du phrénique droit dont ils se séparent le long du bord externe de la veine cave supérieure pour aller se perdre sur la face antérieure du péricarde. Ce sont évidemment des fibres sensitives et c'est par elles que se transmettent, au cours des péricardites, les douleurs de l'épaule qui se propagent jusqu'au niveau du coude (Luschka). L'explication de ce phénomène réflexe est assez facile ; il suffit de se rappeler en effet que le phrénique reçoit sa racine principale de la quatrième cervicale et fréquemment une racine secondaire de la cinquième. Or la quatrième paire cervicale participe à l'innervation cutanée de l'épaule par les rameaux sus-acromiaux, et par les fibres qu'elle fournit au nerf circonflexe, ce fait nous explique les irradiations douloureuses vers l'épaule ; en outre, une partie des fibres de la cinquième cervicale passent dans le musculo-cutané et dans le radial, ce qui rend compte des irradiations douloureuses qui se font jusque vers le coude par les rameaux cutanés du musculo-cutané et par le rameau interne du radial.

2° *Rameaux pleuraux*. — Les nerfs phréniques donnent dans leur trajet entre la plèvre et le péricarde des filets très grêles aux deux séreuses, mais surtout à la plèvre; ceux qui se détachent du nerf diaphragmatique gauche sont plus fins et moins nombreux que ceux qui proviennent du nerf du côté droit. Les rameaux pleuraux sont tellement ténus qu'il est souvent nécessaire d'avoir recours au microscope pour éviter de les confondre avec de petites artérioles. Luschka a vu quelquefois le phrénique émettre, des deux côtés, au voisinage du sommet de la plèvre et au moment où le nerf croise l'artère mammaire interne, un ou plusieurs ramuscules un peu plus volumineux qui vont s'étaler sur la partie antérieure et supérieure de la plèvre costale. Nous ne parlerons ici que pour mémoire des filets sensitifs que chacun des rameaux phrénico-abdominaux envoie sous la plèvre diaphragmatique; ce sont eux qui constituent le point diaphragmatique de la névralgie du phrénique dans la pleurésie enkystée de la base. Ce point douloureux correspond à la jonction de deux lignes, l'une continuant le bord droit du sternum, l'autre prolongeant le bord inférieur de la dixième côte.

3° *Rameaux diaphragmatiques* (fig. 548). — Ce sont les rameaux les plus importants et les plus volumineux du phrénique dont ils représentent les branches terminales. Comme leur distribution varie sensiblement à droite et à gauche, nous les étudierons successivement pour chacun des nerfs diaphragmatiques.

a) Phrénique droit. — Nous avons vu que le phrénique droit aboutissait au diaphragme plus en arrière et plus près de la ligne médiane que le nerf du côté gauche. Il se divise en deux branches principales, en avant et un peu en dehors de la veine cave inférieure, la division peut être prématurée et se faire contre le sac péricardique. De ces deux branches, l'une, l'antérieure, est assez volumineuse, l'autre, la postérieure, est plus petite. — 1° La branche antérieure ou rameau diaphragmatique antérieur s'étale sur la surface thoracique du diaphragme, et fournit des filets d'innervation à tous les faisceaux sternaux et aux faisceaux costaux les plus antérieurs de ce muscle. Parmi les rameaux nerveux émanés de la branche antérieure, il en est deux qui sont particulièrement importants : l'un se dirige en dedans, passe en avant du péricarde et va s'anastomoser avec celui du côté opposé (Hirschfeld), l'autre atteint en avant l'interstice qui sépare les faisceaux sternaux et costaux du diaphragme, s'insinue dans cet interstice et se ramifie à la face concave du diaphragme en filets très ténus. Parmi ceux-ci, les uns se rendent au revêtement péritonéal du diaphragme, les autres à l'enveloppe séreuse du foie par l'intermédiaire du ligament suspenseur, d'autres enfin au péritoine pariétal de la région abdominale antérieure où Luschka a pu les suivre jusqu'à l'ombilic. C'est à l'excitation de ces dernières ramifications qu'est due la localisation de la douleur dans la région périombilicale, au cours des péritonites (Luschka). — 2° La branche postérieure ou rameau diaphragmatique postérieur a une distribution essentiellement abdominale. Elle passe à travers le centre phrénique soit par le trou quadrilatère, soit par un orifice spécial situé au voisinage de celui-ci. A la surface concave du diaphragme, cette branche se divise en deux rameaux, l'un postérieur et musculaire aboutit au pilier droit du diaphragme, l'autre antérieur et mixte (rameau phrénico-abdominal) est le plus important de tous par son volume et par l'étendue de son territoire de distribution. Ce dernier rameau s'étale sous le revêtement péritonéal du diaphragme placé en avant du ligament coronaire, et prend part, en s'unissant au ganglion phrénique et à quelques filets du sympathique, à la constitution du plexus diaphragmatique; les branches de l'artère diaphragmatique inférieure cheminent côte à côte avec ses filets terminaux. D'après Luschka, la branche postérieure envoie encore, à sa sortie du trou quadrilatère, un fin ramuscule qui remonte le long de la veine cave inférieure et que l'on peut suivre jusque sur la paroi de l'oreillette droite.

b) Phrénique gauche. — Le phrénique gauche ne se bifurque pas en deux branches, mais finit en un pinceau de cinq ou six rameaux que l'on peut ranger en trois groupes principaux : 1° des rameaux antérieurs destinés à la portion sternale et costale antérieure du diaphragme, parmi lesquels un filet interne va s'unir avec le rameau antérieur du phrénique droit en avant du péricarde (fig. 548); — 2° des rameaux latéraux qui se rendent aux faisceaux costaux latéraux et postérieurs du diaphragme; — 3° un rameau plus volumineux que les autres, rameau phrénico-abdominal gauche, qui perfore le centre tendineux du diaphragme par un orifice spécial situé directement en arrière de la pointe du cœur, tout près des insertions des fibres musculaires costales sur la foliole gauche. Ce rameau, parvenu à la face inférieure du diaphragme, s'accole aux divisions de l'artère diaphragmatique inférieure, et se dirige vers la portion postérieure de ce muscle sans former de plexus (Schwalbe). Cependant on voit, très souvent chez les mammifères, exceptionnellement chez l'homme, les filets émanés du rameau phrénico-abdominal s'unir en réseau avec des filets issus des cinq ou six derniers nerfs intercostaux et donner quelques ramuscules à la portion costo-lombaire du diaphragme. Le phrénique gauche n'a pas de ganglion, et les anastomoses qu'il contracte avec le sympathique sont beaucoup moins nombreuses que du côté droit; il envoie un filet constant au ganglion semilunaire gauche et quelques fins ramuscules aux ganglions cœliaques.

Plexus diaphragmatique. — La majeure partie des filets de la branche phrénico-abdominale droite constitue à la face inférieure du diaphragme, avec quelques fins ramuscules provenant des cinq derniers nerfs intercostaux et quelques filets sympathiques venus des ganglions cœliaques, un riche plexus bien décrit et figuré par Luschka, et connu sous le nom de plexus diaphragmatique. Ce plexus est caractérisé par la présence d'un ganglion ordinairement unique, presque toujours placé près du trou carré, sur le trajet du rameau phrénico-abdominal droit; on le désigne sous le nom de *ganglion phrénique* (Luschka). Ses dimensions varient, d'après Valentin, dans les limites suivantes : longueur, 0,9 à 1 cm., largeur, 3,5 à 4 mill., épaisseur 1 à 1,5 mill. C'est grâce à ce plexus et au ganglion qu'il renferme que le diaphragme acquiert une certaine indépendance, et que la respiration peut continuer à se faire à peu près normalement après la section ou dans le cas de paralysie des deux phréniques (Pansini). Du plexus diaphragmatique se détachent des filets assez nombreux qui se dirigent presque tous en arrière; ils aboutissent à la portion thoracique de la veine cave inférieure, au diaphragme et à son revêtement péritonéal, au foie et à son enveloppe séreuse par l'intermédiaire du ligament coronaire, ou

enfin à la paroi abdominale postérieure et au sympathique abdominal. Un ramuscule isolé se rend toujours à la capsule surrénale; parmi les filets qui vont
s'unir à ceux du sympathique, la plupart se perdent dans le plexus solaire, et
il en existe presque constamment un qui arrive au ganglion semi-lunaire droit.

Pour les auteurs qui admettent un plexus diaphragmatique droit et gauche,
il s'établirait entre ces deux plexus des anastomoses qui pourraient expliquer
les douleurs de l'épaule gauche dans les maladies du foie. Parmi les nombreux
filets qui proviennent des nerfs ou du plexus diaphragmatiques, il ne paraît
y en avoir aucun qui se termine dans le centre phrénique; s'il existe dans la
portion tendineuse du diaphragme des fibres nerveuses, ce qui est loin d'être
démontré, elles doivent émaner des rameaux musculaires. Luschka a signalé,
de plus, une particularité très intéressante concernant la terminaison des
branches phrénico-abdominales; les filets anastomotiques qu'elles envoient
au plexus cœliaque iraient se terminer dans les plexus intestinaux, et représenteraient les fibres motrices des muscles lisses des viscères. Cet auteur a constamment observé, chez le lapin, des mouvements très nets de l'intestin suc-
cédant à l'excitation du nerf phrénique dans la région cervicale.

Nous avons dit précédemment que le phrénique était un nerf mixte et ne con-
tribuait pas seul à innerver le diaphragme. En effet, s'il est le nerf moteur
principal de ce muscle, il est secondé dans cette fonction par les cinq ou six
derniers nerfs intercostaux, et l'on sait, de plus, que les plexus et le ganglion
diaphragmatiques, au moins chez les animaux, laissent une certaine indépendance au muscle inspirateur. Enfin, il est évident que les rameaux péricardiques, pleuraux et péritonéaux sont à peu près exclusivement composés de
fibres sensitives, car Fergùsson (1892) a constaté, dans un cas d'atrophie musculaire progressive ayant atteint le diaphragme, que le nerf phrénique contenait des fibres non dégénérées qu'il est impossible d'interpréter autrement que
comme des fibres centripètes.

Bibliographie. — H. Luschka. *Der Nervus Phrenicus des Menschen.* Tübingen, 1850.
— Pansini. *Del plesso dei gangli propri del diaframma.* Progresso medico, Napoli,
1888 et Archives italiennes de Biologie, 1888. — Cavalié. *De l'innervation du diaphragme.*
Th. Toulouse, 1898-99.

2° BRANCHES ANASTOMOTIQUES.

Nous n'avons ici en vue que les anastomoses radiculaires, c'est-à-dire les
rameaux anastomotiques détachés directement des branches ou des anses cervicales; nous ne parlerons pas des anastomoses périphériques entre les extrémités terminales des nerfs du plexus cervical et des nerfs voisins que nous avons
signalées au cours de notre description. A cette dernière catégorie, appartiennent
les anses d'union avec le spinal que certains auteurs, à cause de leur importance, décrivent à part; comme elles se font à l'intérieur des muscles sterno-mastoïdien et trapèze, nous ne croyons pas devoir leur donner une valeur différente
de celle des anastomoses cutanées et nous avons trouvé préférable de les étudier
avec les nerfs qui se rendent à ces deux muscles (page 973).

Les anastomoses radiculaires sont formées par trois sortes de filets : 1° des
filets anastomotiques avec le sympathique; 2° des filets anastomotiques avec
le grand hypoglosse; 3° des filets anastomotiques avec le pneumogastrique.

1° *Filets anastomotiques avec le sympathique.* — Ces filets sont représentés par les rameaux communicants venus des quatre premières branches antérieures, mais la réunion en un seul des quatre premiers ganglions du sympathique cervical trouble un peu la régularité de leur disposition. Le plus souvent d'ailleurs, il n'existe que trois rameaux communicants pour les quatre premiers nerfs cervicaux, car le premier est figuré par un petit filet nerveux qui se porte sur l'artère vertébrale dans la gouttière de l'atlas, et qui s'unit ainsi au plexus vertébral (Luschka). Les rameaux communicants du plexus cervical sont recouverts par la carotide interne, et abordent le ganglion cervical supérieur par sa face postéro-externe; ils seront étudiés en détail avec le système nerveux grand sympathique.

2° *Filets anastomotiques avec le grand hypoglosse.* — Ces filets viennent de la première et de la deuxième branche cervicale antérieure. De la première branche cervicale ou encore de la partie supérieure de l'anse de l'atlas, naît un rameau grêle qui, passant en avant du muscle petit droit antérieur, pénètre dans la gaine de l'hypoglosse et paraît remonter avec ce nerf dans le trou condylien antérieur (Luschka). C'est lui qui très probablement fournit le rameau méningien de l'hypoglosse, il représente, croyons-nous, le premier nerf sinu-vertébral. Le premier nerf cervical donne à l'hypoglosse un second rameau qui s'accole à celui de la deuxième paire cervicale; ces deux rameaux suivent l'anse de l'atlas, et se portent transversalement vers l'hypoglosse soit séparément, soit contenus dans une gaine commune. C'est par ces rameaux que passent les fibres qui se rendent, par l'intermédiaire de la branche descendante de l'hypoglosse, aux muscles de la région sus-hyoïdienne. (Voy. p. 990 le mode de la constitution de l'anse de l'hypoglosse.) L'anastomose des deux premiers nerfs cervicaux avec le grand hypoglosse, qui réunit le dernier nerf crânien au premier nerf rachidien, a la valeur morphologique générale d'une anse cervicale, et mériterait d'être appelée *anse de l'occipital.*

3° *Filet anastomotique avec le pneumogastrique.* — Décrit par C. Krause et par Sappey, ce filet anastomotique est négligé par la plupart des classiques qui le considèrent comme inconstant. Lorsqu'il existe, il se sépare de l'anse de l'atlas sous la forme d'un fin ramuscule qui se porte directement en dedans vers le ganglion plexiforme du nerf vague.

Distribution des nerfs du plexus cervical.

1° *Plexus cervical superficiel (nerfs sensitifs).*

BRANCHES	DISTRIBUTION			ORIGINE
Branche mastoïdienne.	Rameau antérieur : Région mastoïdienne. Rameau postérieur : Rég. occipitale latérale.			2° anse cervicale.
Branche auriculaire.	R. auricul. antérieur.	Prop. dits	Face externe du pavillon et conduit auditif ext.	2° anse cervicale. 3° branche —
		Filets parotidiens : Région parotidienne.		
	R. auricul. postérieur.	Face interne du pavillon et quelques filets récurrents ou perforants à la face externe.		
Branche cervicale transverse.	Rameau supérieur. Région sus-hyoïdienne. Rameau inférieur.. Région sous-hyoïdienne.			2° anse cervicale. 3° branche —

Branche sus-claviculaire . . . .
- R. internes ou sus-sternaux. . . . } Région sus-sternale.
- R. moyens ou sus-clav. prop. dits. { Rég. ant. de la poitrine. Rég. mammaire jusqu'à la 2ᵉ côte.
- R. externes ou sus-acromiaux . . . { Nerfs cut. ant de l'épaule. Nerfs cut. post. —

} 3ᵉ anse cervicale. 4ᵉ branche —

2° *Plexus cervical profond.*

A. Branches musculaires.

BRANCHES	DISTRIBUTION	ORIGINE
A. *Branches internes.*	1° Nerf du Petit droit antérieur.	1ʳᵉ branche cervicale.
	2° N. du Grand droit antérieur.	Anse de l'atlas.
	3° N. du Long du cou. Filets pour le Gr. dr. ant.	2ᵉ 3ᵉ et 4ᵉ branches cervic.
B. *Branches externes.*	1° Nerf du Droit latéral.	Anse de l'atlas.
	2° N. du Sterno-mastoïdien.	Anse de l'axis.
	3° N. des Scalènes.	3ᵉ et 4ᵉ branches cervicales.
	4° N. du Trapèze.	3ᵉ branche cervicale.
	5° N. de l'Angulaire	3ᵉ et 4ᵉ branches cervicales.
	6° N. du Rhomboïde.	3ᵉ et 4ᵉ branches ou 3ᵉ anse.

C. Branches descendantes.

- 1° Branche descendante interne.
  - R. pour le Sterno-hyoïdien.
  - R. pour le vent. sup. de l'Omo-hyoïdien. . . . . } Anse de l'axis.
  - R. pour le Sterno-thyroïdien . . }
  - R. pour le vent. post. de l'Omo-hyoïdien. . . . . } 3ᵉ branche cervicale.
- 2° Nerf phrénique.
  - 1° R. péricardiques. . . . . . . Racine principale.
  - 2° R. pleuraux. . . . . . . —
  - 3° R. diaph.
    - Phrén. droit.
      - Br. ant. { Diaph. { Faisc. stern. et cost. ant. } 4ᵉ br. cerv.
      - R. anast. avec le phr. g. Accessoire.
      - Br. post. { R. p. le Pilier droit. Filet p. la v. cav. inf. R. phrénico-abdom. (plexus diaphragm.) } 3ᵉ et 5ᵉ br. cerv.
    - Phrén. gauche
      - R. antér. (faisc. sternaux et cost. ant.) R. latéraux (faisc. cost, lat.). } 4ᵉ br. cerv.
      - R. phr. ab. { F p. le gangl. semi-lunaire gauche. F. p. le plexus cœliaque. R. diaphragm. et péritonéaux. } 3ᵉ et 5ᵉ br. cerv.

Plexus diaphragmatique . . {
- Filet pour le foie.
- F. pour la capsule surrénale.
- F. pour le plexus cœliaque.
- F. pour le gangl. semi-lunaire.

B. Branches anastomotiques.

1° Avec le sympathique (gangl. cerv. sup.). . . . . { Anse de l'atlas ou 2ᵉ, 3ᵉ et 4ᵉ branches cervicales.
2° Avec l'hypoglosse. . . . . 1ʳᵉ et 2ᵉ br. cerv.
3° Avec le pneumogastrique . . . . Anse de l'atlas.

Rameaux articulaires fournis par les nerfs cervicaux.

1ᵉʳ nerf cervical. . . . . Art. occip. atl.
3ᵉ et 4ᵉ nerfs cervicaux (nerfs sus-sternaux) . Art. sterno-clavicul.
Branches postérieures. . . . . Art. des apophyses articul.

Constitution radiculaire des nerfs du plexus cervical.

Il peut être très important, au point de vue d'une intervention chirurgicale possible, de localiser d'une manière précise le siège d'une lésion traumatique, inflammatoire ou néoplasique, atteignant la colonne vertébrale ou le canal rachidien. Des éléments précieux de diagnostic sont fournis par l'observation des troubles qui se produisent dans le territoire de distribution des nerfs émanés de la région atteinte. Aussi, de la connaissance des zones d'anesthésie ou de paralysie, on peut induire que telles paires rachidiennes se trouvent lésées à leur origine ou dans leur trajet, et par suite intervenir utilement. D'où le grand intérêt pour le praticien de connaître la distribution des racines rachidiennes, et la constitu-

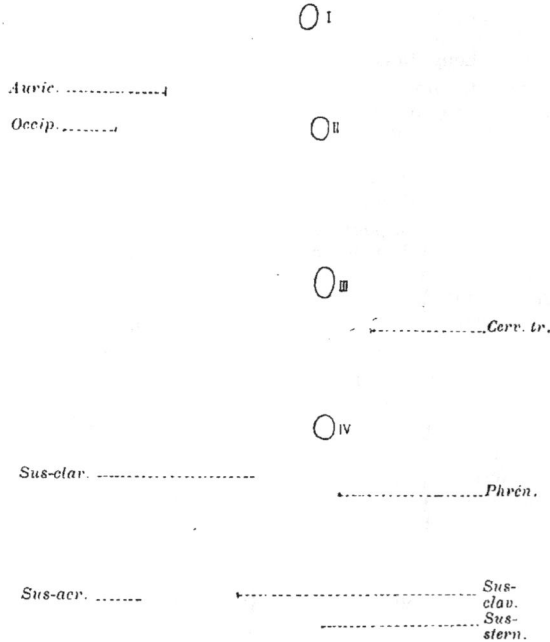

Auric. ....----4

Occip.........

Cerv. tr.

Sus-clav. ----------------

Phrén.

Sus-acr. -------   Sus-
                                                     clav.
                                                     Sus-
                                                     stern.

Fig. 550. — Constitution radiculaire des branches sensitives
de plexus cervical. — Schéma.

tion radiculaire de chacun des nerfs périphériques. Les premières recherches, faites expérimentalement sur les animaux supérieurs, ont été complétées par l'observation clinique et par l'exploration électrique. Sauf les cas de variations individuelles, on est arrivé à une connaissance suffisamment exacte pour pouvoir poser un diagnostic sérieux. Nous croyons être utile aux praticiens en résumant sous forme de tableaux, commentaires naturels des deux schémas que nous avons construits, les données acquises à la science à la suite des recherches expérimentales de Ferrier et Yeo, Lannegrace et Forgue, Munck, Sherrington, etc., et des nombreuses observations cliniques de Féré et de l'école de la Salpêtrière, ainsi que de Allen Starr, Head, Thorburn, Mackensie, etc., etc.

Tableau de la distribution radiculaire des quatre premières branches cervicales

La 1re cervicale fournit des	Fibres sensitives à la	Branche mastoïdienne.
		— auriculaire.
	Fibres motrices au	Rameau du Petit droit antérieur.
		— du Grand droit antérieur.
		— du Droit latéral.
		— anastomotique avec l'hypoglosse.

La 1re cervicale fournit des	Fibres mixtes au	1er rameau communicant du sympathique. R. anastomotique avec le pneumogastrique.
La 2e cervicale fournit des	Fibres sensitives à la	Branche mastoïdienne. — auriculaire. — cervicale transverse.
	Fibres motrices au	Rameau du Grand droit antérieur. — du Long du cou. — du Sterno-mastoïdien. — anastom. avec l'hypogl. (par l'anse de l'atlas). A la branche descendante interne.
	Fibres mixtes au	2e rameau communicant.
La 3e cervicale fournit des	Fibres sensitives à la	Branche mastoïdienne (par l'anse de l'axis). — auriculaire — — — cervicale transverse. Nerfs sus-claviculaires (rameaux sus-acromiaux) (par l'anse de la 3e).
	Fibres motrices au	Rameau du Long du cou. — du Sterno-mastoïdien. des Scalènes antérieur et moyen. — du Trapèze. — de l'Angulaire. — du Rhomboïde. A la branche descendante interne et à l'hypoglosse par l'anse, pour les muscles génio-glosse et génio-hyoïdien. Nerf phrénique (inconstantes).
	Fibres mixtes au	3e rameau communicant.
La 4e cervicale fournit des	Fibres sensitives aux	Nerfs sus-claviculaires moyens et ram. sus-sternaux. Nerf phrénique.
	Fibres motrices au	Rameau de l'Angulaire. — du Rhomboïde. — du Scalène antérieur. Nerf phrénique (rameau principal).
	Fibres mixtes au	4e rameau communicant.

Tableau de la constitution radiculaire des nerfs du plexus cervical.

1o Plexus cervical superficiel (fibres sensitives).

La branche mastoïdienne contient des fibres sensitives provenant.	De la 1re cervicale = C_1; C_2; C_3.
Branche auriculaire	C_1; C_2; C_3.
Branche cervicale transverse	C_2; C_3.
Nerfs sus-claviculaires. { Ram. sus-acromiaux.	C_3; C_4.
— sus-claviculaires moyens.	C_4.
— sus-sternaux.	C_4.

2o Plexus cervical profond.

A. — Nerfs musculaires.

a. — FIBRES SENSITIVES

N. phrénique. . . . . C_4.

b. FIBRES MOTRICES

Nerf du Petit droit antérieur . . . . . C_1.	N. du Droit latéral. . . . . C_1.
N. du Grand droit antérieur . . . . $\begin{cases} C_1; \\ C_2. \end{cases}$	N. du Long du cou . . . . $\begin{cases} C_2; \\ C_3; \\ C_4. \end{cases}$
N. du Sterno-mastoïdien . . . . . . $\begin{cases} C_2; \\ C_3. \end{cases}$	
N. du Scalène $\begin{cases} \text{Antérieur.} \\ \text{Moyen} \end{cases}$ . . . . . . $\begin{cases} C_3; \\ C_4. \\ C_3. \end{cases}$	N. du Trapèze. . . . . C_3.
	N. de l'Angulaire . . . . $\begin{cases} C_3; \\ C_4. \end{cases}$
Branche descendante interne. . . . $\begin{cases} C_2; \\ C_3. \end{cases}$	N. du Rhomboïde . . . . $\begin{cases} C_3; \\ C_4. \end{cases}$
Anse de l'hypoglosse. . . . . . . $\begin{cases} C_1; \\ C_2; \\ C_3. \end{cases}$	N. Phrénique . . . . $\begin{cases} C_3; \\ C_4; \\ C_5. \end{cases}$

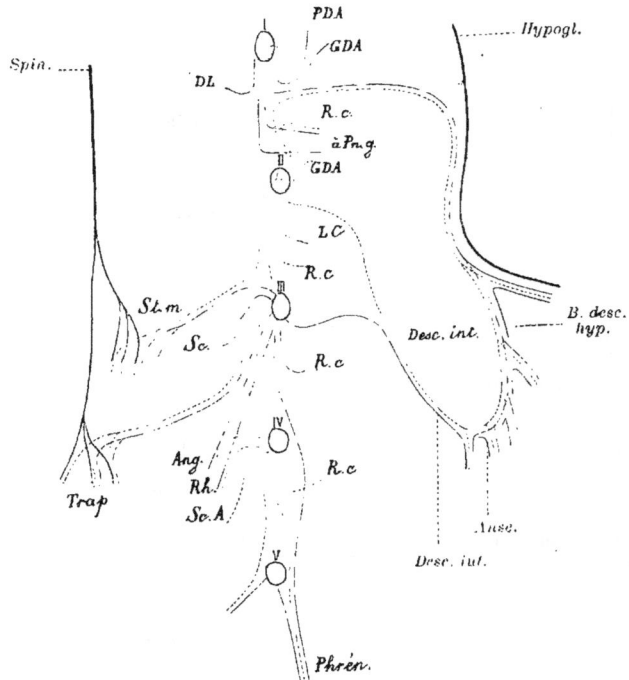

Fig. 551. — Constitution radiculaire des branches motrices
du plexus cervical. — Schéma.

B. — Branches anastomotiques.

Avec l'hypoglosse (fibres motrices) . . $\begin{cases} C_1; \\ C_2. \end{cases}$	Avec le pneumogastrique (mixtes?) . . . $\begin{cases} C_1; \\ C_2. \end{cases}$
Avec le spinal (fibres motrices) $\begin{cases} \text{Pour le trapèze. . .} \begin{cases} C_2; \\ C_3. \end{cases} \\ \text{Pour le sterno-mas-} \\ \text{toïdien. . . . . .} \begin{cases} C_2; \\ C_3. \end{cases} \end{cases}$	Avec le sympathique par les rameaux communicants (mixtes?) $\begin{cases} \text{Gangl. cerv. sup.} . . . \begin{cases} C_1; \\ C_2; \\ C_3. \end{cases} \\ \text{Gangl. moyen ou} \\ \text{cordon. . . . .} \begin{cases} C_4. \end{cases} \end{cases}$

VARIÉTÉS ET ANOMALIES DU PLEXUS CERVICAL

A. *Plexus cervical superficiel.* — 1° *Branche mastoïdienne.* — Le rameau antérieur peut se séparer de cette branche sous le sterno-mastoïdien qu'il traverse près de son bord postérieur pour aller, par un trajet ascendant, se distribuer à la peau de la région mastoïdienne ; on le désigne alors sous le nom de *petite branche mastoïdienne* ou de *petit nerf occipital externe.* — Turner a vu le rameau antérieur innerver la face crânienne du pavillon de l'oreille ; Quain affirme même l'existence constante d'un filet pour la partie interne du lobule, tandis que Cruveilhier le nie formellement. — La branche mastoïdienne peut provenir du grand nerf occipital (Valentin) ou même le remplacer ; dans ce cas les fibres de la 2° branche postérieure, qui est alors très grèle, passent par la branche antérieure. Il serait intéressant de rechercher si ce n'est précisément pas dans des anomalies semblables que l'origine de la branche mastoïdienne se fait au niveau de la 2° branche antérieure. — Nous avons vu, sur une femme de vingt-neuf ans, la branche mastoïdienne très flexueuse se porter en arrière sur le trapèze jusqu'à l'émergence du grand nerf occipital qui avait son calibre ordinaire ; il n'existait ni de rameau antérieur, ni de rameau postérieur, mais une série de petits filets qui se distribuaient à toute la région occipitale latérale et mastoïdienne. De plus, la petite branche mastoïdienne, issue de la 3° anse cervicale au-dessous de la branche cervicale transverse et à côté du nerf de l'angulaire, passait sur la branche externe du spinal, croisait l'origine de la branche mastoïdienne, et se plaçait au-dessus et en avant d'elle pour aboutir, en traversant le sterno-mastoïdien, à la partie antérieure de l'apophyse mastoïde.

2° *Branche auriculaire.* — Cette branche peut tirer son origine de la 3° et de la 4° branche antérieure (Henle) ; son rameau postérieur peut être remplacé par la branche mastoïdienne (Krause et Telgmann).

3° *Branche cervicale transverse.* — Il n'est pas rare de voir cette branche se diviser en ses deux rameaux à son origine ou contre le bord postérieur du sterno-mastoïdien ; alors le rameau supérieur passe au-dessous de la jugulaire externe, le rameau inférieur au-dessus, et le filet qui accompagne cette veine peut provenir indifféremment de l'un des deux rameaux. — Dans une observation de Cruveilhier, le filet de la jugulaire externe se détachait du rameau inférieur et parvenait le long du vaisseau veineux jusque dans la peau de la région sus-hyoïdienne. — Dans une observation de Chison (Th. d'Upsal), la division s'opérait au contact de la jugulaire externe que les deux rameaux embrassaient dans leur anse. — Nous avons pu voir dans un cas sensiblement analogue, la cervicale transverse se partager au contact de la jugulaire en deux rameaux dont l'inférieur passait sous la veine, tandis que le supérieur plus superficiel en était séparé par l'abouchement d'une grosse veine parotidienne. — D'après Schwalbe, la branche cervicale superficielle donne parfois un rameau que l'on décrit comme rameau dorsal et qui arrive jusqu'au bord externe du trapèze où il devient sous-cutané.

4° *Branche sus-claviculaire.* — Rameaux sus-claviculaires moyens. — Parmi les filets qui naissent de ces rameaux, il s'en rencontre souvent un et quelquefois deux qui traversent la clavicule dans un canal osseux situé à l'union du tiers interne et du tiers moyen de cet os (Bock, W. Grüber, Luschka, Turner, etc.). Dès 1827, Bock signalait des névralgies possibles de ce filet, dans le cas de lésion du nerf ou de rétrécissement du canal osseux à la suite d'une fracture de la clavicule. Cruveilhier a observé, dans la même région, un petit rameau nerveux passant dans une échancrure osseuse transformée en canal par un petit pont fibreux. Ainsi que le fait remarquer Gegenbaur, il s'agit dans tous les cas précédents de filets nerveux sous-cutanés emprisonnés par le processus de l'ossification dans la clavicule qui, on le sait, est un os d'origine dermique.

Comme on voit souvent quelques rameaux se détacher du tronc des nerfs sus-claviculaires, pour se rendre au trapèze, quelques auteurs (Henle, Schwalbe, etc.) considèrent ces nerfs comme des nerfs mixtes ; mais il importe de faire remarquer que les filets destinés au trapèze ont la même origine que la branche sus-claviculaire, et que l'on se trouve en présence de rameaux nerveux ayant emprunté sur une certaine étendue, assez faible d'ailleurs, le trajet d'un nerf voisin.

B. *Plexus cervical profond.* — A. **Branches internes.** — 1° *Nerf du petit droit antérieur.* — On le voit quelquefois naître par un tronc commun avec le nerf du droit latéral ; plus rarement, il tire son origine du nerf du grand droit antérieur.

2° *Nerf du grand droit antérieur.* — Valentin, d'après les descriptions de Bang, de Scarpa et de Bischoff, signale pour ce nerf deux rameaux distincts, dont l'un, le supérieur, est le nerf décrit par tous les auteurs, et l'autre, l'inférieur, se divise en deux branches l'une pour le grand droit, l'autre pour le long du cou ; ces deux rameaux ont leur origine au-dessus de celle des rameaux anastomotiques pour le pneumogastrique et pour le grand hypoglosse.

B. **Branches externes.** — 1° *Nerf du sterno-mastoïdien.* — Le rameau du sterno-mastoïdien est quelquefois double, et il n'est pas rare alors de voir un ramuscule, détaché de la branche mastoïdienne, aller se distribuer dans ce muscle en participant ou non à la formation de l'anse anastomotique avec le spinal. Ce rameau supplémentaire représente évidemment un paquet de fibres du nerf principal qui ont suivi sur une certaine longueur le trajet de la branche mastoïdienne dont l'origine se fait tout à côté de celle du nerf sterno-mastoïdien. — On peut donner une explication analogue de l'observation de Pye Smith, Howse et Davies Colley; ces auteurs ont vu le chef sternal du sterno-mastoïdien innervé par un petit filet provenant de l'anse de l'hypoglosse. Il faut voir là des fibres du 3° nerf cervical qui ne sont pas remontées dans l'anse de l'axis, selon leur trajet habituel, et qui ont alors emprunté la voie de la branche descendante interne.

2° *Nerf du trapèze.* — Dans certains cas, le nerf du trapèze se constitue par la réunion de deux rameaux émanés l'un de la 3° branche antérieure (Luschka) ou de la 3° anse cervicale, et l'autre de la 4°. Quelquefois le nerf du trapèze se forme par deux rameaux naissant isolément de la 4° paire cervicale. — On peut voir assez fréquemment un rameau émané de la 3° branche antérieure s'accoler au spinal, et s'unir à lui lorsqu'il sort de dessous le sterno-mastoïdien. — Henle signale une observation de Meckel dans laquelle le nerf du trapèze provenait en partie de la 5° branche antérieure et appartenait par elle au plexus brachial.

3° *Nerfs de l'angulaire et du rhomboïde.* — Ces nerfs peuvent dériver de la 5° branche antérieure et appartenir ainsi au plexus brachial (Sappey). — La coexistence pour chacun de ces muscles de deux nerfs émanés l'un du plexus cervical, l'autre du plexus brachial, paraît être la disposition la plus fréquente.

C. **Branches descendantes.** — 1° *Branche descendante interne.* — Nous avons observé un cas où la branche descendante de l'hypoglosse, relativement volumineuse et placée entre la carotide primitive et la jugulaire interne, s'anastomosait à angle aigu, un peu au-dessus du tendon de l'omo-hyoïdien, avec un filet très grêle représentant la descendante interne. Les deux rameaux, fusionnés en un tronc unique, passaient sous l'omo-hyoïdien et se divisaient presque aussitôt en leurs branches musculaires.

Anse de l'hypoglosse. — On s'est longtemps demandé quelle était la part contributive de l'hypoglosse et de la descendante interne dans cette anse. Déjà Volkmann et Longet avaient montré que l'excitation du nerf de la 12° paire est sans action sur les muscles innervés par l'anse de l'hypoglosse. Luschka, à la suite de nombreuses dissections sur l'homme, avait conclu que la branche descendante de l'hypoglosse représentait des fibres cervicales parvenues au nerf de la 12° paire par voie d'anastomose, et proposait, comme Andersch, de désigner cette branche descendante, sous le nom de *rameau descendant du cou.* Holl (1876) a repris cette étude et a établi d'une manière définitive : 1° que la branche descendante de l'hypoglosse contient des fibres cervicales qui passent dans le tronc de ce nerf au niveau de l'anastomose entre la 1re anse cervicale et le nerf de la 12° paire; 2° qu'aucune fibre de l'hypoglosse ne descend dans l'anse anastomotique; 3° que, bien au contraire, des fibres provenant des nerfs cervicaux passent par elle dans la région sus-hyoïdienne pour les muscles thyro- et génio-hyoïdien; ces dernières peuvent venir de l'anastomose supérieure ou de la descendante interne. L'observation clinique semble confirmer ces résultats si absolus qu'ils soient. On n'a jamais signalé de paralysie de l'hypoglosse ayant un retentissement sur les muscles innervés par l'anse; au contraire, il paraît certain (Volkmann) que quelques fibres cervicales innervent les muscles de la langue, à cause des désordres de la parole qui accompagnent constamment les lésions de la partie supérieure de la moelle cervicale.

2° *Nerf phrénique.* — Origines. — La racine secondaire émanée du 3° nerf cervical peut ne pas se rendre directement dans le tronc du phrénique et emprunter la voie de la descendante interne et de l'anse de l'hypoglosse (Bock, Luschka); elle descend alors dans la région sous-hyoïdienne, passe en avant de la veine sous-clavière, et ne rejoint le tronc principal qu'au niveau de la première côte. C'est probablement une ou plusieurs particularités de ce genre qu'a observées Valentin et qu'il a généralisées en décrivant une anastomose entre le phrénique et la branche descendante interne (anastomose dite de Valentin), connue d'ailleurs d'Andersch et de Ludwig.— Parmi les cas rares de racines supplémentaires on peut citer ceux dans lesquels un filet excessivement fin, provenant de la 6° cervicale, traverse le scalène antérieur, et va s'unir au phrénique au moment où ce nerf pénètre dans la cavité thoracique.

Anastomoses. — La plupart des anses anastomotiques décrites par les anciens anatomistes entre le phrénique et la plupart des nerfs ou plexus voisins (plexus cardiaque, thymique(?), œsophagien) sont contestées par Bock, Cruveilhier, Arnold, Luschka et Sappey. — Haller admettait une anastomose entre l'anse de l'hypoglosse et le phrénique, Wrisberg l'a constaté 5 fois sur 37 sujets; nous venons de voir ce qu'elle représente.—Blandin a également signalé une anse d'union entre le phrénique et la branche externe du spinal à la région moyenne du cou. — Valentin paraît avoir exagéré un peu le nombre des anastomoses entre le phrénique et tous les nerfs voisins, anastomoses que Sappey, qui les a minutieusement recherchées, n'a jamais retrouvées. Sappey s'explique d'ailleurs les erreurs de Valentin, en admettant que celui-ci a pris pour rameaux nerveux les nombreuses et fines branches artérielles de la musculo-phrénique, erreurs faciles à commettre avec le procédé de macération des pièces dans les acides. — Parmi les multiples anastomoses décrites par Valentin, il en est une dont l'importance est très grande au point de vue phylogénique. Cette anastomose, exceptionnelle chez l'homme, unit le phrénique au pneumogastrique, et on peut voir quelquefois ces deux nerfs, surtout du côté gauche, échanger quelques filets d'union. — Dans la série des mammifères, le phrénique et le vague, en règle générale d'après Rouget, constituent à l'extrémité inférieure de l'œsophage une anse connue sous le nom d'*anse de cardia*. Chez quelques insectivores et en particulier chez l'écureuil, le phrénique est en partie soudé au pneumogastrique, ce qui atteste l'une des origines primitives du phrénique qui, chez les oiseaux, se forme aux dépens du sympathique et du vague (Voy. Thébault, Th. Sc. Paris, 1896).

Fibres sensitives. — Les fibres sensitives du phrénique jouent un grand rôle dans la symptomatologie clinique. Nous avons signalé la douleur de l'épaule irradiée vers le coude dans la péricardite ; nous dirons quelques mots de l'explication qui peut être donnée de la douleur de l'épaule droite et du rire sardonique si fréquent au cours des affections du foie et en particulier des périhépatites. D'après l'opinion généralement adoptée, l'excitation des rameaux sensitifs du phrénique se transmet vers l'origine de ce nerf à la 4e cervicale et au segment médullaire correspondant d'où naissent aussi les nerfs sus-claviculaires et quelques fibres du nerf circonflexe. La racine secondaire issue de la 3e cervicale pourrait expliquer le rire sardonique, si l'on admet avec Luschka que le peaucier reçoit par les rameaux cutanés de la cervicale transverse des fibres venant de la 3e branche antérieure. Le hoquet dans la pleurésie diaphragmatique est également un phénomène réflexe, dont l'arc complet intéresse uniquement le phrénique : filets sensitifs sous-pleuraux, neurones médullaires et filets musculaires diaphragmatiques. — Le phrénique peut être lésé par des processus tuberculeux qui s'étendent du poumon au péricarde ; dans une observation de Luschka, des tubercules crétacés s'étaient étendus à la plèvre médiastine et avaient enserré le phrénique dans une sorte de virole dont il ne put être séparé. Comme les faits d'adhérences pleurales ou d'invasion de la plèvre par les formations de tubercules sont loin d'être rares, Luschka conseille rechercher de soigneusement les troubles produits dans le domaine de ce nerf par les maladies du poumon, de la plèvre ou du péricarde.

Parcours et distribution. — Les anomalies de rapport sont rares. Cruveilhier et Quain ont signalé chacun un cas dans lequel le phrénique passait en avant de la veine sous-clavière. — Dans une observation de Wrisberg, le nerf était englobé dans la paroi antérieure de la veine ; Longet et W. Grüber l'ont vu perforer cette même veine, le nerf n'était séparé du courant sanguin que par l'endothélium vasculaire. — L'absence totale du phrénique n'a pas encore été rencontrée ; toutefois, Cruveilhier a vu, sur un individu, le phrénique gauche réduit à un filet excessivement grêle, tandis que le phrénique droit très volumineux fournissait à peu près toutes les branches diaphragmatiques.

Phrénique accessoire. — On désigne ainsi une disposition, assez fréquente, due à ce que la racine secondaire venue de la 5e cervicale, au lieu de se porter directement sur le phrénique, rejoint le tronc de ce nerf à une distance plus ou moins grande, dans la cavité thoracique (Turner, *J. of Anat.*, 1871 et 1874 ; Cunningham, *id.*, 1872). Une observation de Larkins (Accessory phrenic Nerve, *J. of. Anat.*, 1889, p. 340) est typique à ce sujet. Le phrénique ordinaire naissait des 3e et 4e branches cervicales, l'accessoire de la 5e, et se plaçait à 7 ou 8 millimètres en dedans de lui ; tous deux avaient un trajet parallèle dans les régions cervicale et thoracique supérieure. Entre la plèvre et le péricarde leur direction devenait convergente et les deux nerfs se fusionnaient immédiatement avant d'atteindre le diaphragme et de se diviser en rameaux terminaux ; les filets péricardiques et pleuraux provenaient du phrénique accessoire qui était placé un peu en avant de l'autre. — Sur un sujet d'une de nos salles de dissection, nous avons observé les particularités suivantes. Le phrénique droit était formé par une grosse racine issue de la 4e cervicale à laquelle venait se joindre un fin ramuscule émané de la 3e cervicale. Le trajet du nerf était normal, mais il recevait dans sa portion thoracique deux rameaux secondaires. L'un, analogue à un phrénique accessoire, tirait son origine de la 5e cervicale, longeait le bord externe du scalène antérieur et venait se placer superficiellement derrière la veine jugulaire externe. Il cheminait le long de celle-ci vers l'origine qu'il croisait en avant pour se fusionner contre le tronc veineux brachio-céphalique droit avec le phrénique, constituant avec lui une anse nerveuse qui embrassait la veine sous-clavière. Le deuxième rameau se détachait de l'anse de l'hypoglosse ; il était uniquement formé, comme on pouvait le voir après dissociation, par des fibres de la branche descendante interne. Il descendait en avant de la veine jugulaire interne, du tronc veineux innominé, et de la veine cave supérieure pour se jeter sur le tronc du phrénique au côté droit du sac péricardique, auquel il abandonnait quelques filets. Du côté gauche, le phrénique avait trois racines venant des 3e, 4e et 5e branches cervicales, et présentait une disposition normale. Une autre particularité à signaler chez ce sujet, c'est que l'anse de l'hypoglosse envoyait des deux côtés quelques fins ramuscules au plexus cardiaque.

2° PLEXUS BRACHIAL

Définition, branches constituantes. — Le plexus brachial est constitué par l'union des branches antérieures des 5e, 6e, 7e et 8e nerfs cervicaux et du 1er nerf dorsal. L'épaisseur de ces branches nerveuses va en augmentant de la 5e à la 8e cervicale ; la 1re dorsale, dont une partie forme le 1er nerf intercostal, est la plus grêle. Le diamètre transversal de chacun de ces troncs radiculaires mesure, d'après les données de Valentin que nous avons reconnues exactes, dans la majorité des cas :

5e paire cervicale.	3,5 à 4 mill.
6e — —	4 à 5 mill.
7e — —	4,5 à 5 mill.
8e — —	5 mill. (4,5 mill. d'après Valentin).
1re — dorsale	3,3 à 3,7 mill.

Situation générale et forme. — Comme celles des 3e et 4e nerfs cervicaux, les branches antérieures des 5e, 6e et 7e nerfs du cou se placent dans la gouttière de l'apophyse transverse de la vertèbre correspondante, où elles se trouvent comprises entre les deux muscles intertransversaires antérieur et postérieur, qu'elles innervent, avant d'apparaître entre le scalène antérieur et le scalène moyen. Elles sont situées en arrière de l'artère vertébrale, qu'elles croisent à leur sortie du trou de conjugaison ; chacune d'elles envoie à ce niveau un ou deux filets (Valentin) très ténus qui s'unissent aux rameaux vasculaires du sympathique pour constituer autour de l'artère *le nerf vertébral*. La 8e cervicale et la 1re dorsale ont des rapports sensiblement différents, que nous étudierons plus loin.

La forme générale du plexus brachial est celle d'un triangle, dont la base répond à la colonne vertébrale de la 4e cervicale à la 1re dorsale, et dont le sommet, dirigé en bas et en dehors, est situé dans le creux de l'aisselle. Des deux côtés, le supérieur est le plus oblique ; aussi, dans la distension du plexus par traction sur le membre thoracique, ce sont les deux troncs radiculaires supérieurs, d'où le nerf circonflexe tire ses origines, qui sont le plus fortement étirés (Fieux, 1889 ; Charpy, 1897).

Rameaux musculaires. — Avant de constituer le plexus brachial, les troncs radiculaires fournissent quelques rameaux très grêles aux muscles avec lesquels ils sont en rapport. Nous venons de signaler les filets que chacun d'eux donne aux muscles intertransversaires ; de plus, des 5e et 6e cervicales se détachent de fins ramuscules pour les muscles longs du cou, scalène antérieur et scalène moyen. La 7e cervicale participe fréquemment à l'innervation du scalène antérieur ; les 7e, 8e cervicales et la 1re dorsale innervent les scalènes moyen et postérieur. Chaque tronc radiculaire envoie, en outre, à sa sortie de la gouttière de l'apophyse transverse, des rameaux communicants au grand sympathique.

Constitution du plexus brachial. — Le plexus brachial présente dans le mode d'union des troncs radiculaires qui le forment, un très grand nombre de variétés ; mais, à part quelques cas exceptionnels, on peut ramener sa constitution à un type schématique assez simple. La branche antérieure du 5e nerf cervical, dont la direction générale est descendante, s'anastomose à angle aigu avec celle du 6e nerf cervical, et de leur réunion résulte un tronc nerveux plus volumineux : le *tronc primaire supérieur* (Schwalbe). De même, les branches antérieures du 8e nerf cervical et du 1er dorsal se fusionnent vers l'union du tiers postérieur et du tiers moyen de la 1re côte en un nouveau cordon nerveux : le *tronc primaire inférieur*. Entre ces deux troncs primaires, la branche antérieure du 7e nerf cervical chemine horizontalement et reste indivise; on la désigne, par analogie, sous le nom de *tronc primaire moyen*.

Chacun des troncs primaires se divise bientôt en deux branches, l'une antérieure, l'autre postérieure qui, en se groupant deux à deux, vont former de nouveaux cordons nerveux appelés troncs secondaires. Le tronc primaire supérieur donne une branche antérieure qui s'unit à la division antérieure du tronc primaire moyen pour former le tronc secondaire supérieur ou externe (*fasciculus lateralis*, Anat. Nom.); les branches postérieures des trois troncs primaires se fusionnent en un cordon unique, le tronc secondaire moyen ou postérieur (*fasciculus posterior*, Anat. Nom.), qui se trouve dans un plan situé sensiblement en arrière des autres troncs secondaires. Enfin, il existe un troisième cordon, le tronc secondaire inférieur ou interne (*fasciculus medialis*, Anat. Nom.), qui représente uniquement la branche antérieure du tronc primaire inférieur.

C'est de l'extrémité externe des troncs secondaires que se détachent les nerfs destinés au membre supérieur, et que l'on considère comme branches terminales du plexus brachial. Le tronc secondaire supérieur donne naissance au nerf musculo-cutané et à une partie (branche externe) du médian. Le tronc inférieur fournit le nerf brachial cutané interne, le nerf cubital, et l'autre partie (branche interne) du médian. Quant au tronc moyen, il se divise à peu près au même niveau que les deux précédents, en deux gros nerfs : le radial et le circonflexe.

Rapports du plexus brachial. — Nous étudierons successivement : 1° les rapports des troncs radiculaires; 2° les rapports du plexus proprement dit.

1° *Rapports des troncs radiculaires*. — Les branches antérieures des 5e, 6e et 7e nerfs cervicaux, après avoir cheminé dans les gouttières des apophyses transverses entre les deux muscles intertransversaires, apparaissent entre le scalène antérieur et le scalène moyen, sur un plan plus antérieur que celles du 8e nerf cervical et du 1er dorsal. En effet, les deux premières vertèbres dorsales ont leurs apophyses transverses situées plus en arrière que celles des vertèbres cervicales, et de plus, ces branches nerveuses contractent avec les apophyses transverses des rapports moins immédiats. La 8e branche cervicale, aussitôt après sa sortie du trou de conjugaison, s'applique sur le col de la 1re côte et prend une direction oblique en avant et en dehors. Quant à la branche antérieure de la 1re paire dorsale, d'abord située au-dessous de la 1re côte, elle en contourne le col, passe au-dessus de cette côte vers son tiers postérieur, et sort ainsi de la cavité thoracique. Ces deux troncs nerveux affectent des relations importantes avec les gros vaisseaux de la base du cou et l'appareil suspenseur de la plèvre. La 8e branche cervicale, comprise entre le scalène moyen en arrière, et le muscle transverso-pleural ou le ligament qui le remplace en avant, repose sur la partie postéro-supérieure du dôme pleural; elle croise en dehors la bandelette interne du ligament costo-pleural (Voy. Splanch., p. 535 et fig. 250-51-52). La 1re branche dorsale se montre d'abord contre le col de la 1re côte, puis se dirige en avant et en dehors entre les deux faisceaux du ligament costo-pleural; l'épanouissement des fibres tendineuses du muscle transverso-pleural sur le sommet de la plèvre la sépare de l'artère sous-clavière. Certaines collatérales de ce vaisseau contractent avec les troncs radiculaires inférieurs du plexus des rapports un peu différents. La vertébrale et la cervicale profonde passent toutes deux en avant de la 8e branche cervicale, puis la cervicale profonde s'insinue entre la 7e et la 8e cervicale, tandis que la vertébrale continue son trajet ascendant en avant des autres branches antérieures; l'intercostale supérieure descend en avant de la 1re paire dorsale. Le ganglion cervical inférieur du sympathique, accolé au col de la 1re côte, est le plus souvent placé dans l'angle de réunion des deux cordons radiculaires inférieurs, et le tronc artériel thyro-bicervico-scapulaire avec ses veines satellites, situé un peu plus en dehors, répond exactement à ce point de réunion complètement caché d'ailleurs par le scalène antérieur.

La fusion des 5e et 6e nerfs cervicaux en tronc primaire supérieur s'effectue sur le scalène moyen à une distance un peu variable du bord externe du scalène antérieur, mais toujours en dehors de ce muscle; c'est là un repère précieux pour l'exploration clinique, et il est connu depuis une vingtaine d'années sous le nom de *point d'Erb*. (Voy. fig. 545). Sur le vivant, il correspond à la hauteur du tubercule de l'apophyse transverse de la 6e vertèbre cervicale (tubercule de Chassaignac), et se trouve un peu en dehors du bord externe du sterno-mastoïdien, à 1 ou 2 centimètres au-dessus de la clavicule.

2° *Rapports du plexus proprement dit.* — Nous les étudierons : a) dans la région de la base du cou; b) dans le creux de l'aisselle,

a) *Région de la base du cou.* — Le plexus brachial, compris entre les scalènes antérieur et moyen, est solidement appliqué contre ce dernier muscle par une forte lame fibreuse dépendant de l'aponévrose cervicale profonde. A cause de l'obliquité considérable des troncs primaires supérieur et moyen, et de la direction à peu près horizontale du tronc inférieur, le plexus se trouve, en quelque sorte, ramassé dans la partie inféro-externe du creux sus-claviculaire. La clavicule établit du reste une division artificielle du plexus, auquel C. Krause distinguait une partie sus- et une partie sous-claviculaire. Au point de vue topographique, la portion sus-claviculaire peut être limitée à un triangle dont la base repose sur la clavicule depuis le chef externe du sterno-mastoïdien jusqu'au tiers interne de la ligne d'insertion du trapèze à la clavicule; le sommet de ce triangle se trouve à 3 centimètres au-dessus de l'insertion tendineuse du sterno-mastoïdien à cet os. Cette partie du plexus, appliquée contre le scalène moyen, répond en avant : au bord externe du sterno-mastoïdien, à la portion de l'aponévrose moyenne qui unit ce muscle au bord antérieur du trapèze, et aux insertions inférieures et internes de ce dernier muscle à la clavicule. L'omo-hyoïdien passe comme une sangle sur le plexus à la hauteur de la 7e paire cervicale, et les troncs primaires ne se trouvent séparés de l'aponévrose moyenne que par du tissu cellulaire lâche, riche en pelotons adipeux et en ganglions lymphatiques. Ce tissu celluleux, au sein duquel rampent les branches sus-claviculaires moyennes du plexus cervical superficiel, comble la fosse sus-claviculaire. Plus superficiellement, on rencontre l'aponévrose superficielle, les fibres inférieures du peaucier le tissu sous-cutané et la peau.

La veine jugulaire externe, près de son abouchement dans la veine sous-clavière, croise le tronc primaire inférieur tout près de sa bifurcation ; l'artère cervicale transverse superficielle, après s'être détachée de la cervicale ascendante, passe successivement en avant des 7e, 6e et 5e paires cervicales, tandis que l'artère scapulaire postérieure s'insinue entre les troncs primaires, en avant des troncs inférieur et postérieur et en arrière des 5e et 6e nerfs cervicaux. L'artère sous-clavière se place au-dessous des troncs primaires supérieur et moyen et en avant du tronc inférieur ; les nerfs phrénique, pneumo-gastrique et sympathique sont situés en dedans et en avant des branches cervicales.

b) Région du creux axillaire. — La réunion des troncs radiculaires en troncs primaires s'effectue toujours dans le triangle sus-claviculaire et nous ne trouvons au-dessous de la clavicule que les troncs secondaires et l'origine des nerfs du membre supérieur.

Au sommet du creux de l'aisselle, — le plexus brachial correspond à la fosse sous-claviculaire. Les troncs nerveux reposent en dedans sur les premières digitations du grand dentelé dans une étendue variable selon que le bras est rapproché ou éloigné du thorax. Quand le bras s'applique contre la poitrine, les cordons nerveux sont en relation avec la paroi thoracique de la 1re à la 3e côte ; quand, au contraire, le membre supérieur est en abduction, ces cordons ne répondent plus qu'à la 1re côte et au 1er espace intercostal. Le plexus est appliqué en arrière contre le scalène moyen, et le tronc inférieur croise l'insertion tendineuse de ce muscle à la 1re côte ; en avant, il est séparé de la clavicule par le muscle sous-clavier et par l'aponévrose clavi-pectorale. Le sous-clavier forme là un coussinet de protection aux nerfs et aux autres organes du creux sous-claviculaire, dans les cas de fracture de la clavicule.

Au milieu de la cavité axillaire, — le plexus s'accole en arrière au muscle sous-scapulaire dont le tendon sépare les cordons nerveux de l'articulation scapulo-humérale. La division des troncs secondaires en nerfs du membre supérieur, se fait au niveau de la tête humérale ; ce rapport explique aisément les paralysies d'origine traumatique consécutives aux luxations scapulo-humérales.

A la base de l'aisselle, — les nerfs du membre supérieur, sauf le circonflexe, sont appliqués contre les tendons du grand dorsal et du grand rond. En dedans, le plexus et ses branches terminales se mettent en rapport avec le grand dentelé, et, lorsque le bras s'écarte du thorax, ils répondent à l'interstice cellulaire qui sépare ce muscle du sous-scapulaire. En avant, le plexus est recouvert successivement par l'aponévrose clavi-pectorale, le petit et le grand pectoral, et la peau ; en dehors, il plonge dans le tissu cellulo-graisseux de la base de l'aisselle, et il se met en relation avec le ligament suspenseur de l'aisselle et avec les ganglions auxquels aboutissent les lymphatiques du membre supérieur.

L'artère axillaire, dans presque toute l'étendue de son trajet, est comprise entre les troncs brachiaux secondaires. Dans l'espace clavi-pectoral, les cordons nerveux se placent en arrière et un peu au-dessus de l'artère qui les sépare ainsi de la veine, tandis que cette dernière, à son origine c'est-à-dire vers la base de l'aisselle, est située au-dessous du tronc secondaire inférieur; en ce point, la racine interne du médian est interposée entre les deux vaisseaux sanguins. Tout à fait à la base du creux axillaire, lorsque les nerfs du membre supérieur sont nettement distincts, ils affectent avec l'artère les rapports suivants : le musculo-cutané est situé au-dessus et en dehors d'elle, le médian en avant, le radial et le circonflexe en arrière, le cubital et le brachial cutané interne en dedans et un peu au-dessous, entre l'artère et la veine.

Certaines des collatérales de l'artère axillaire croisent dans l'aisselle les troncs secondaires. L'acromio-thoracique leur est d'abord parallèle, puis sa branche acromiale se dirige en dehors, tandis que sa branche thoracique passe

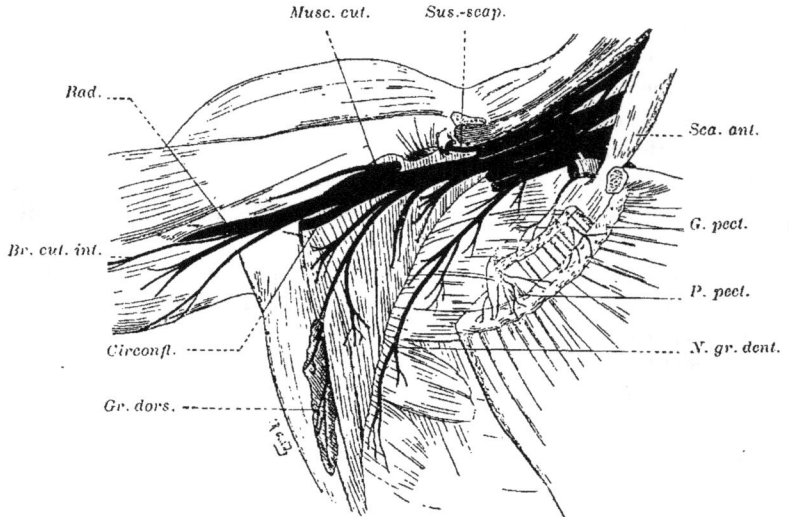

Fig. 552. — Plexus brachial. — D'après Hirschfeld (simplifié).
Branches collatérales.

en avant et en dedans d'eux. La mammaire externe se dispose en avant du tronc inférieur ou de la racine externe du médian, tandis que la sous-scapulaire, qui descend en arrière et un peu en dedans, fait un angle très aigu avec ce même tronc, tout près de l'origine du cubital et du brachial cutané interne.

Anastomoses. — Le plexus brachial s'anastomose :

a). Avec le plexus cervical par deux ordres de rameaux : 1° par la branche d'union de la 4e et de la 5e paire cervicale; 2° par les filets qui unissent la 5e et la 6e cervicale avec le nerf phrénique.

b). Avec les nerfs dorsaux. — La 1re paire dorsale participe d'une manière constante à la formation du plexus brachial. — D'après Cunningham (*J. of Anat.*, 1877), il n'est pas rare de voir le 2e nerf thoracique lui fournir également un rameau anastomotique qui est d'autant plus développé que le tronc radiculaire fourni par le 1er dorsal est plus grêle.

La participation du 2e nerf thoracique à la constitution du plexus brachial est la règle chez certains mammifères, le dauphin par exemple, et on peut observer assez souvent chez l'homme une disposition analogue, ainsi que Cunningham l'a constaté dans 27 cas sur 37 dissections En général la branche d'union passe sur le col de la 2ᵉ côte en dehors de l'artère intercostale supérieure et se porte vers le tronc radiculaire fourni par le 1ᵉʳ nerf dorsal, parfois elle se divise en deux filets, un pour le rameau brachial du 1ᵉʳ dorsal, l'autre pour son rameau intercostal ; dans la majorité des cas, cette branche anastomotique reçoit un filet du sympathique. Nous verrons ultérieurement que la perforante latérale du 2ᵉ nerf intercostal s'unit avec l'accessoire du brachial cutané interne. Il y a, sans doute, une relation intime entre l'existence de l'anastomose du 2ᵉ intercostal avec le 1ᵉʳ et le volume de la branche d'union que la perforante latérale du 2ᵉ intercostal envoie à l'accessoire du brachial cutané interne. Ce détail, laissé de côté par Cunningham, mériterait d'être étudié; les quelques observations que nous avons pu faire à ce sujet ne nous permettent pas de donner une affirmation catégorique.

c) Avec le grand sympathique. — Nous avons signalé plus haut les rameaux communicants entre les troncs radiculaires et le grand sympathique. Rappelons que ceux des 5ᵉ et 6ᵉ paires cervicales se portent vers le ganglion cervical moyen, quand il existe, et que ceux des 8ᵉ cervicale et 1ʳᵉ dorsale aboutissent toujours au ganglion cervical inférieur; le rameau communicant de la 7ᵉ cervicale, ainsi qu'un filet très grêle de la 6ᵉ, s'ajoutent aux petits rameaux émanés du ganglion cervical inférieur pour former le nerf vertébral.

Variétés du plexus brachial. — Les variétés morphologiques du plexus brachial sont nombreuses; nous énumérerons seulement les plus importantes. — Une partie du plexus peut être comprise entre les deux scalènes, tandis que l'autre passe en avant du scalène antérieur ou traverse ce muscle (Demarquay, *Soc. Anat.*, 1844). — Tous les troncs radiculaires, et les nerfs périphériques qui s'en détachent, peuvent être situés au-dessous de l'artère axillaire qui se trouve alors complètement libre dans tout son parcours (Luther Holden). — Kaufmann (*Die Varietaten des Plexus Brachialis.* Giessen, 1864) a signalé un cas dans lequel le tronc primaire antérieur résultait de l'union des 5ᵉ et 6ᵉ nerfs cervicaux et d'une partie du 7ᵉ; le restant de ce 7ᵉ nerf, le 8ᵉ cervical et le 1ᵉʳ dorsal étaient fusionnés en un seul cordon d'où naissaient les nerfs correspondants au tronc primaire postérieur et au tronc supérieur. — Dans un autre cas du même auteur, le 7ᵉ nerf cervical ne se divisait pas, mais recevait un rameau du 2ᵉ nerf dorsal; il donnait deux cordons qui allaient s'unir aux 5ᵉ et 6ᵉ nerfs cervicaux pour former un tronc postérieur et un tronc antérieur. Du tronc postérieur se détachaient les nerfs circonflexe, radial, brachial cutané interne et son accessoire, ainsi qu'un gros cordon qui se portait vers le tronc antérieur d'où provenaient le musculo-cutané, le médian et le cubital. — Dans une autre observation enfin, les deux racines du médian au lieu d'embrasser l'axillaire se rejoignaient en avant de l'humérale profonde. — Le 7ᵉ nerf cervical peut fournir une branche à chacun des troncs primaires. — Turner a vu le tronc primaire postérieur naître des 6ᵉ, 7ᵉ et 8ᵉ nerfs cervicaux et dans un cas se former aux dépens des 7ᵉ et 8ᵉ cervicaux. — Dans une préparation provenant d'une de nos salles de dissection, les troncs primaires étaient tous très courts et situés au-dessous de l'artère sous-clavière. Il en était de même du tronc secondaire inférieur et du tronc secondaire postérieur, qui, aussitôt après leur formation, se résolvaient en branches périphériques placées derrière l'artère axillaire; au contraire le tronc secondaire supérieur exceptionnellement long, perforait le coraco-brachial et donnait successivement : la branche sensitive du musculo-cutané, sa branche musculaire, et la racine externe du médian. Celle-ci croisait l'artère humérale en passant en arrière d'elle et s'unissait à la branche interne vers le tiers supérieur du bras, juste au-dessous du confluent des deux veines humérales et de la veine basilique qui répondait aux derniers faisceaux d'insertion du coraco-brachial. Cette disposition particulière n'existait que du côté droit,

MODE DE DISTRIBUTION DU PLEXUS BRACHIAL

Les nerfs du plexus brachial se distribuent aux muscles de la ceinture scapulaire, à certains muscles du tronc en relation avec la fonction respiratoire, et aux territoires musculaires et cutanés du membre thoracique. Les classiques français (Cruveilhier, Sappey) les divisent en branches collatérales et en branches terminales, classification tout aussi artificielle que celle de C. Krause en nerfs qui ont leur origine au-dessus ou au-dessous de la clavicule, et que celle de Henle en nerfs longs et courts. D'ailleurs, ainsi que le fait justement remarquer Schwalbe, ces divisions ne sont même pas pratiques, et, sans nous attarder à en montrer les inconvénients, nous les laisserons de côté. Il est plus rationnel de s'appuyer sur les données solides de l'anatomie comparée, et d'utiliser la classification établie par Fürbringer (Morph. Jahrbuch., Bd. IV, 1879) à la suite de ses consciencieuses recherches sur les plexus des amphibiens, des reptiles et des oiseaux.

Les nerfs du plexus brachial, d'après leur origine et d'après leur distribution, sont disposés suivant quatre couches en allant du côté dorsal au côté ventral.

Les nerfs de la 1re couche (couche dorsale) vont aux muscles dorsaux de la ceinture scapulaire et fournissent quelques rameaux à l'articulation scapulo-humérale.

Les nerfs de la 2e couche se rendent dans le membre supérieur au côté de l'extension.

Les nerfs de la 3e couche se distribuent dans le membre supérieur au côté de la flexion.

Les nerfs de la 4e couche (couche ventrale ou antérieure) aboutissent aux muscles antérieurs de la ceinture scapulaire et donnent quelques filets à la partie correspondante de l'articulation scapulo-humérale.

En nous appuyant sur ces données, et en rapprochant les nerfs de la 1re et de la 4e couche d'une part, et ceux de la 2e et de la 3e d'autre part, nous rangerons les nerfs émanés du plexus brachial en deux groupes principaux :

1° *Les nerfs destinés à la ceinture scapulaire;*

2° *Les nerfs destinés au membre supérieur.*

1° NERFS DE LA CEINTURE SCAPULAIRE
BRANCHES COLLATÉRALES DU PLEXUS BRACHIAL

Tous ces nerfs sont moteurs, et, suivant qu'ils se distribuent aux muscles de la face postérieure ou dorsale ou bien à ceux de la face antérieure ou ventrale de la ceinture scapulaire et de l'articulation scapulo-humérale, on les divise en :

a) Branches postérieures ou nerfs musculaires de la région dorsale de la ceinture scapulaire.

b) Branches antérieures ou nerfs musculaires de la région ventrale de la ceinture scapulaire.

a) BRANCHES POSTÉRIEURES OU NERFS MUSCULAIRES DE LA RÉGION DORSALE DE LA CEINTURE SCAPULAIRE

Ces nerfs sont au nombre de sept, et se rangent, d'après leur origine, en deux sous-groupes :

I. Les nerfs qui naissent de la face postérieure des troncs radiculaires et que l'on réunit sous le nom de nerfs thoraciques postérieurs. Ce sont : 1° Le nerf de l'angulaire et du rhomboïde ; 2° le nerf du grand dentelé.

II. Les nerfs qui se détachent de la face postérieure du plexus (troncs primaires ou secondaires) et qui par suite sont plus externes et reçoivent des fibres d'un plus grand nombre de racines. Ils sont au nombre de cinq : 1° le nerf supérieur du sous-scapulaire; 2° le nerf inférieur du sous-scapulaire; 3° le nerf du grand rond ; 4° le nerf du grand dorsal ; 5° le nerf axillaire ou circonflexe.

I. NERFS THORACIQUES POSTÉRIEURS

Ces nerfs proviennent de la face postérieure des troncs radiculaires des 5e, 6e et 7e paires cervicales. Ils passent entre les scalènes, contournent le scalène moyen, qu'ils traversent et se dirigent en arrière. Comme, pendant la plus grande partie de leur trajet, ils sont appliqués contre la paroi postérieure du thorax, on leur a donné le nom de nerfs thoraciques postérieurs.

1° NERF DE L'ANGULAIRE ET DU RHOMBOÏDE (Cruveilhier, Sappey).

Syn. : Nerf dorsal de l'omoplate, Bock, Henle, Schwalbe, Anat. Nom. ;
nerf thoracique postérieur, Krause,

Le nerf de l'angulaire et du rhomboïde est, en général, constitué par un tronc unique dont la division peut être précoce, ou s'effectuer assez loin de son origine. La disposition dans laquelle il existerait deux nerfs distincts, quoiqu'elle ait été considérée comme la règle par Sappey, est loin d'être la plus fréquente. Le nerf de l'angulaire et du rhomboïde naît aussi souvent du plexus cervical que du plexus brachial (Cruveilhier), et il n'est pas rare de voir chacun de ces muscles recevoir une double branche nerveuse, l'une émanée de la 4e et l'autre de la 5e cervicale.

Lorsque le nerf de l'angulaire et du rhomboïde provient du plexus brachial, il se détache du 5e tronc radiculaire avec la racine supérieure du nerf du grand dentelé. Il se dirige alors en arrière en perforant le scalène moyen, ou en restant, dans l'intervalle des scalènes, appliqué contre la face postérieure du plexus ; il parvient ainsi, au-dessus de l'omoplate, directement en avant de l'angulaire auquel il donne un rameau spécial. Il est d'abord parallèle au bord supérieur du scapulum, puis au niveau de son angle supéro-interne, il est rejoint par l'artère scapulaire postérieure avec laquelle il descend le long du bord spinal, appliqué contre la face antérieure du rhomboïde dans lequel il se distribue. Ses ramifications terminales peuvent être suivies jusqu'au bord inférieur du muscle.

Variétés. — Le rameau de l'angulaire traverse parfois ce muscle, et va se terminer dans la partie supérieure du rhomboïde ; de même, le rameau du rhomboïde perfore dans certains cas le muscle petit rhomboïde, et se distribue par un ou deux filets à la partie correspondante du trapèze. — Rielander a vu 4 fois sur 10, une branche spéciale de ce nerf aboutir à la digitation la plus élevée du petit dentelé postérieur et supérieur. — D'après Valentin, il fournirait un fin rameau à la digitation supérieure du grand dentelé. Cette disposition s'explique facilement par la communauté d'origine du nerf de l'angulaire et du rhomboïde avec la racine supérieure du nerf du grand dentelé ; ce sont alors quelques fibres aberrantes du nerf du grand dentelé qui ont emprunté le trajet du nerf dorsal de l'omoplate.

2° NERF DU GRAND DENTELÉ (Cruveilhier, Sappey).

Syn. : Nerf respiratoire externe, Ch. Bell ; nerf long thoracique ou postérieur,
classiques étrangers ; n. thoracalis longus, Anat. Nom.

Le nerf du grand dentelé se constitue par deux ou trois racines qui naissent de la face postérieure des troncs radiculaires, immédiatement après leur sortie de la gouttière des apophyses transverses. En général, il provient de deux racines issues des 5e et 6e paires cervicales qui perforent immédiatement le scalène moyen. Lorsque ce nerf a une troisième racine, elle se détache de la 7e branche cervicale et parvient, entre le scalène moyen en arrière, le plexus et l'artère sous-clavière en avant, jusqu'au niveau de la 1re côte, où elle s'unit aux deux autres racines. Le nerf, ainsi formé, descend le long de la ligne axillaire sur la face externe du muscle grand dentelé. Il apparaît nettement au sein du tissu cellulaire qui facilite le glissement de l'omoplate sur la paroi thoracique ; aussi, ses rapports avec le muscle sous-scapulaire varient-ils avec la position du membre supérieur. Lorsque le bras est en adduction, le nerf répond à la face antérieure du sous-scapulaire, tandis que ce muscle peut, dans les mouvements d'extension et de flexion du bras, venir se placer presque devant lui.

Appliqué sur le grand dentelé de la 1re à la 9e côte, le nerf fournit un rameau à chacune des digitations du muscle; l'artère thoracique inférieure et ses deux veines satellites se placent en dehors et un peu en arrière de lui à partir de la 2e côte, et l'accompagnent jusqu'à la hauteur de la 8e ou de la 9e. Il n'est pas rare de voir le filet nerveux destiné à la 1re digitation du grand dentelé naître isolément de la 1re racine du nerf, et avoir un trajet distinct en dedans de celui-ci; quelquefois même la racine émanée de la 5e cervicale se rend en totalité dans la 1re digitation du muscle, sans contracter aucune relation avec les deux autres. Le rameau de la première est toujours plus considérable que ceux des autres digitations, dont le volume est du reste sensiblement moindre que celui de la première.

Variétés. — Lucas a vu, sur trois sujets, le nerf du grand dentelé recevoir une quatrième racine de la 8e paire cervicale.

II. NERFS ÉMANÉS DE LA FACE POSTÉRIEURE DU PLEXUS BRACHIAL

Ces nerfs ont leur origine en dehors des précédents : ils se détachent, à la face postérieure du plexus, soit des troncs primaires, soit de leurs branches de division postérieures, ou bien encore du tronc secondaire postérieur. On en compte cinq : 1° le nerf supérieur du sous-scapulaire; 2° le nerf inférieur du sous-scapulaire; 3° le nerf du grand rond; 4° le nerf du grand dorsal; 5° le nerf circonflexe. Les classiques étrangers (Quain, Henle, Schwalbe, etc.) réunissent les quatre premiers sous la dénomination commune de nerfs sous-scapulaires; nous les décrirons séparément, car, s'ils naissent parfois d'un tronc commun, ils sont le plus souvent distincts.

1° BRANCHE SUPÉRIEURE DU SOUS-SCAPULAIRE (Cruveilhier, Sappey).
Syn. : Nerf sous-scapulaire supérieur, auteurs étrangers.

Ce nerf est représenté par un rameau assez grêle qui naît du tronc primaire supérieur ou plus rarement des 5e et 6e cervicales un peu en dehors des origines du nerf du grand dentelé. D'après Schwalbe, il proviendrait du cordon formé par l'union des branches postérieures des troncs primaires supérieur et moyen, ou bien du tronc secondaire postérieur. Son trajet vertical et descendant est très court; il pénètre, en effet, dans la partie supérieure du muscle sous-scapulaire un peu au-dessous des insertions de l'angulaire à l'omoplate, et ses ramifications terminales ne dépassent guère le tiers supérieur du sous-scapulaire. D'après Valentin, ce nerf, après avoir fourni quelques fins rameaux superficiels, s'enfoncerait jusqu'à la surface osseuse, et se distribuerait à la partie profonde du muscle. Il est quelquefois formé de deux filets distincts qui abordent alors le sous-scapulaire à des niveaux différents.

2° BRANCHE INFÉRIEURE DU SOUS-SCAPULAIRE (Cruveilhier, Sappey).
Syn. : Nerf sous-scapulaire moyen, auteurs étrangers; nerf sous-scapulaire inférieur,
Bock, Valentin.

Le nerf inférieur du sous-scapulaire se détache tantôt du tronc secondaire postérieur, tantôt du nerf circonflexe, le plus souvent d'un tronc qui lui est commun avec le nerf du grand rond. Tandis que toutes les branches précédemment décrites naissent du plexus brachial au-dessus de la clavicule, le nerf

férieur du sous-scapulaire a toujours son origine au-dessous de cet os. Il
hemine parallèlement à la branche supérieure, en arrière du plexus, et aboutit
la partie moyenne du sous-scapulaire; là, il s'enfonce dans la profondeur
u muscle pour se distribuer à sa partie inférieure. Il n'est pas rare de voir
branche inférieure du sous-scapulaire fournir quelques filets au muscle grand
ond, ce qui s'explique facilement par la communauté d'origine de cette branche
vec le nerf du grand rond.

3· NERF DU GRAND ROND (Cruveilhier, Sappey).

Syn. : Nerf sous-scapulaire moyen, auteurs allemands; nerf sous-scapulaire inférieur,
Bock, Valentin, Quain.

L'origine de ce nerf est très variable; nous venons de voir que souvent elle
e confond avec celle de la branche inférieure du sous-scapulaire, disposition
ui, depuis Bock, est considérée comme la règle par les auteurs allemands.
antôt le nerf du grand rond naît des 5e et 6e paires cervicales ou du tronc
rimaire supérieur, plus fréquemment il se détache des branches postérieures
es troncs primaires supérieur et moyen, et renferme alors des fibres émanées
u 6e et du 7e nerf cervical (Allen Thomson). On l'a vu également provenir
ar une seule racine de la 5e, de la 6e, ou de la 7e branche cervicale, du tronc
econdaire postérieur ou même du nerf axillaire. Quoi qu'il en soit, le nerf du
grand rond croise d'abord obliquement la face postérieure du plexus brachial,
uis la face antérieure du muscle sous-scapulaire dont il contourne le bord
xterne, pour venir se terminer dans le grand rond près de son insertion à
omoplate. Un peu avant sa pénétration dans le corps charnu du muscle, il
asse derrière les vaisseaux sous-scapulaires, puis se divise en trois ou quatre
ilets qui s'étalent sur la face antérieure du grand rond; un ou deux filets présentent un trajet récurrent vers son insertion humérale. Lorsqu'il passe en avant
du sous-scapulaire il fournit quelques fins rameaux qui se perdent dans les
faisceaux inférieurs et externes de ce muscle.

4· NERF DU GRAND DORSAL (Cruveilhier, Sappey).

Syn. : Nerf sous-scapulaire inférieur ou long, Henle, Schwalbe; nerf sous-scapulaire
moyen ou thoraco-dorsal, Quain; nerf marginal de l'omoplate, Bock, Valentin.

Sensiblement supérieur comme volume aux branches précédentes, le nerf
du grand dorsal provient du tronc secondaire postérieur ou même du nerf
circonflexe, mais on peut aussi le voir naître du tronc primaire moyen et
recevoir en outre des fibres des 6e et 8e nerfs cervicaux; lorsque la 5e paire
cervicale lui donne un filet, ce qui est fort rare, ce filet est toujours très grêle.
Il descend alors parallèlement au nerf du grand dentelé et au bord spinal de
l'omoplate dans le tissu cellulaire qui sépare le sous-scapulaire du grand dentelé. Il aborde le grand dorsal près du bord axillaire de l'omoplate en passant
devant les vaisseaux sous-scapulaires, de sorte que ceux-ci se trouvent compris
entre le nerf du grand rond en dedans et celui du grand dorsal en dehors.
Quelquefois le nerf du grand dorsal chemine directement en avant du paquet
vasculaire. On le voit finalement s'épanouir sur le grand dorsal, et il est possible
de suivre quelques-uns de ses filets jusqu'à la partie inférieure de ce muscle
(Cruveilhier, Henle). D'après Valentin, le nerf du grand dorsal fournirait
quelques fins ramuscules à la partie moyenne et inférieure du grand dentelé.

Syn. : Nerf scapulo-huméral, Bock, Valentin; n. axillaris, Anat. Nom.

Le nerf axillaire se détache du tronc secondaire postérieur un peu en dehors des nerfs du sous-scapulaire. A cause de son diamètre relativement considérable, il peut en imposer pour une branche de bifurcation de ce tronc secondaire dont l'autre branche est représentée par le nerf radial; aussi certains auteurs, Sappey entre autres, le décrivent-ils comme une branche terminale du plexus brachial. Mais les relations qu'il contracte uniquement avec les muscles et les téguments de la ceinture scapulaire ne nous permettent pas de partager cette manière de voir.

A son origine, qui répond à la partie moyenne du triangle sous-claviculaire (point d'excitation électrique), il est situé sur le muscle sous-scapulaire, en arrière de l'artère axillaire et un peu au-dessus du nerf radial. Il se porte alors en dehors et en bas vers le bord axillaire de l'omoplate, croise obliquement le tendon de la longue portion du triceps, et contourne le col chirurgical de l'humérus en compagnie de l'artère circonflexe postérieure avec laquelle il passe dans le trou carré de Velpeau, c'est-à-dire dans l'espace quadrilatère limité en haut par le bord inférieur du petit rond, en bas par le bord supérieur du grand rond, en dedans par la longue portion du triceps et en dehors par le col de l'humérus. Le nerf axillaire parvient ainsi à la face postérieure du deltoïde après avoir décrit autour de l'humérus et directement au-dessus des insertions supérieures du vaste externe, un peu plus d'une demi-circonférence à concavité dirigée en haut et en avant. Dans ce trajet, l'artère circonflexe postérieure est située directement au-dessus de lui, mais elle est moins rapprochée que le nerf de la surface osseuse. Lorsque le circonflexe arrive au contact du deltoïde, une lame aponévrotique très dense le maintient appliqué à la face profonde de ce muscle, et le sépare ainsi de la capsule articulaire de l'épaule. Ce dernier rapport peut expliquer la paralysie du deltoïde et l'anesthésie du moignon de l'épaule consécutives à la lésion du nerf dans les luxations en bas de l'humérus (Cruveilhier) ou dans les variétés intracoracoïdienne et sous-claviculaire (Th. Anger).

Dans son parcours, le nerf axillaire donne un certain nombre de branches, ce sont :

1° Quelques rameaux très grêles pour l'artère axillaire (Valentin).

2° Des nerfs articulaires signalés par Valentin et bien décrits par Rüdinger. D'après cet auteur, deux filets principaux se distribuent à la partie antérieure de la capsule articulaire de l'épaule. Le premier se détache du nerf axillaire au voisinage de son origine, traverse le tissu cellulo-graisseux de l'aisselle, croise le bord inférieur du tendon du sous-scapulaire et aboutit à la face antérieure de la capsule. Le second naît du nerf circonflexe au point où celui-ci embrasse le col de l'humérus, et se perd, après un faible trajet ascendant, dans la partie inféro-interne de l'articulation.

3° Un filet musculaire pour le sous-scapulaire, qui a son origine entre les deux nerfs articulaires, et le plus souvent au point où le circonflexe croise le tendon de ce muscle. Ce filet présente, en général, un trajet récurrent et se rend aux fibres externes et inférieures du sous-scapulaire (Valentin).

4° *Le nerf du petit rond.* — Ce nerf se sépare du nerf axillaire lorsque celui-ci contourne le tendon du sous-scapulaire pour pénétrer dans le trou carré. Là, tandis que le circonflexe se dirige en dehors, le nerf du petit rond se tourne en dedans et embrasse dans une courbe à concavité interne et inférieure le bord externe du muscle petit rond, à la face postérieure duquel il se distribue en un grand nombre de filets.

5° *Le nerf cutané de l'épaule* qui, dans la majorité des cas, naît au même point que le précédent, et souvent du même tronc que lui. D'abord dirigé obliquement en bas et en dehors, il émerge entre le bord postérieur du deltoïde et la longue portion du triceps. Il perce alors l'aponévrose, et se distribue en trois ordres de rameaux ascendants, horizontaux et descendants; les premiers se rendent à la peau qui recouvre le deltoïde, les derniers se répandent

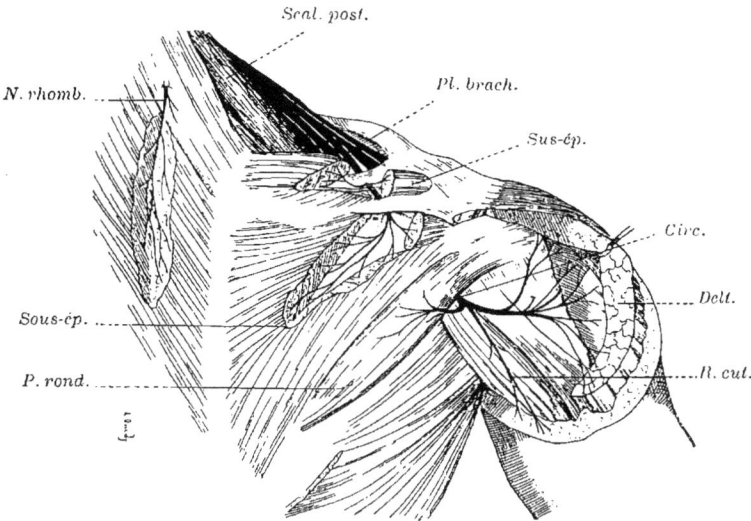

FIG. 553. — Nerf circonflexe et nerf sus-scapulaire. — D'après Hirschfeld.

dans les téguments de la moitié postérieure du bras (N. cutané externe du bras, Anat. Nom.). D'après Valentin, les rameaux descendants proviendraient d'un tronc unique qui innerverait la surface cutanée de la région postérieure du bras, jusqu'au niveau du coude. Le nerf cutané de l'épaule est une branche particulière du circonflexe, il ne doit pas être confondu avec les filets sensitifs qui perforent le deltoïde et qui aboutissent à la peau du moignon de l'épaule.

6° *Rameaux deltoïdiens.* — Les rameaux deltoïdiens représentent les branches terminales du circonflexe; ils commencent à s'en séparer dès que ce nerf a contourné le col chirurgical de l'humérus. On distingue des rameaux ascendants au nombre de deux qui paraissent continuer le trajet du circonflexe et des rameaux descendants que l'on peut suivre jusqu'aux insertions humérales du deltoïde (Cruveilhier). Certains filets traversent le muscle, et vont se ramifier dans la peau du moignon de l'épaule. Valentin a signalé de fins ramuscules qui pénètrent dans la tête humérale en compagnie des vaisseaux nourriciers. Enfin, d'après Rauber, au moment où le nerf circonflexe croise la direction de la coulisse bicipitale, il envoie un filet qui remonte le long du tendon de la longue portion du biceps jusqu'à l'articulation scapulo-humérale où il se termine en envoyant quelques filets osseux ou périostiques à la tête de l'humérus. Dans son parcours, il donne quelques fins ramuscules à la gaîne tendineuse du biceps.

Variétés. — Le nerf axillaire peut traverser le muscle sous-scapulaire (Macalister); il peut innerver le sous-épineux et la longue portion du triceps. — Dans un cas de Turner, il donnait le nerf du grand rond.

b). — BRANCHES ANTÉRIEURES OU NERFS MUSCULAIRES DE LA RÉGION
VENTRALE DE LA CEINTURE SCAPULAIRE.

Ces branches, au nombre de quatre, se disposent en deux couches : — I. L'une constituée par un seul nerf détaché du tronc primaire supérieur, le nerf sus-scapulaire ; — II. L'autre formée par les nerfs venant de la face antérieure du plexus brachial, et que l'on réunit sous le nom de nerfs thoraciques antérieurs. Ce qui différencie ces derniers du nerf sus-scapulaire, c'est que, nés de la partie antérieure du plexus brachial, ils se distribuent à des muscles de la portion ventrale de la ceinture scapulaire, tandis que le nerf sus-scapulaire est destiné à des masses musculaires de la région dorsale. Mais il ne faut pas oublier que nous sommes en présence d'une disposition acquise complexe, puisque le membre supérieur a été primitivement ventral.

I. NERF DÉTACHÉ DU TRONC PRIMAIRE SUPÉRIEUR.

NERF SUS-SCAPULAIRE.

Syn. : Nerf supra-scapulaire, auteurs étrangers, Anat. Nom.

Le nerf sus-scapulaire tire son origine du tronc primaire supérieur, mais l'excitation électrique et les paralysies radiculaires montrent que la plupart de ses fibres viennent du 5e nerf cervical, et qu'une faible partie lui arrive du 4e, par l'anastomose du plexus cervical avec le plexus brachial. En général, le nerf sus-scapulaire est une des branches collatérales les plus volumineuses, il apparaît dans le triangle sus-claviculaire en avant du plexus dont il contourne la partie supérieure, et passe aussitôt sur le scalène moyen auquel il fournit un rameau. Il s'enfonce alors sous le bord externe du trapèze, et accompagne le ventre postérieur de l'omo-hyoïdien jusqu'à son insertion au scapulum. Dans ce trajet, le nerf sus-scapulaire répond en avant aux cordons nerveux du plexus brachial, et en arrière au corps charnu de l'omo-hyoïdien ; l'artère et les veines sus-scapulaires sont placées en dehors de lui. Le trapèze recouvre tous ces organes jusqu'au niveau de l'échancrure coracoïdienne ; là, le nerf se sépare des vaisseaux, et passe dans l'échancrure convertie en trou par un petit ligament au-dessus duquel chemine le paquet vasculaire. Parvenu ainsi dans la fosse sus-épineuse, le nerf se rapproche de nouveau de l'artère sus-scapulaire et de ses veines satellites qui se trouvent alors au-dessus et en dehors de lui, puis il se dirige, revêtu par le corps charnu du sus-épineux, vers le col de l'omoplate. Il contourne alors le bord concave de l'épine contre laquelle il est maintenu par une solide bandelette fibreuse (Cruveilhier), et arrive enfin dans la fosse sous-épineuse où il se divise en ses branches terminales.

Ses rameaux les plus importants naissent sur la face postérieure de l'omoplate. Dès qu'il a franchi l'échancrure coracoïdienne, le nerf sus-scapulaire donne en dehors une fine branche qui gagne l'apophyse coracoïde. Cette branche coracoïdienne, après avoir fourni quelques filets très grêles au muscle sus-épineux, envoie le long de l'apophyse coracoïde un petit rameau qui se termine dans les ligaments coraco-claviculaires, et elle aboutit finalement, en longeant la partie supérieure du col de l'omoplate, à la région postéro-supérieure de l'articulation scapulo-humérale. Rüdinger décrit, en outre, un fin ramuscule qui se rend à la portion inférieure de l'articulation acromio-claviculaire. Dans son parcours à travers la fosse sus-épineuse, le nerf sus-scapulaire abandonne de nombreux filets musculaires, et quelques filets osseux qui s'insinuent sous le périoste et qui pénètrent dans la substance osseuse par les nombreux trous dont est creusée la base de l'épine de l'omoplate. Au point où il passe de la fosse sus-épineuse dans la fosse sous-épineuse, le nerf sus-scapulaire fournit un ou deux rameaux articulaires qui vont innerver la partie postéro-inférieure de la capsule articulaire de l'épaule. Enfin, dans la fosse sous-épineuse, il se divise en un grand nombre de filets musculaires et de filets ostéo-périostiques.

D'après Swan, le nerf sus-scapulaire donne quelques rameaux au petit rond; ces rameaux, formellement niés par Bock et par Valentin, n'ont été retrouvés par aucun observateur, de même que les prétendus filets destinés au muscle sous-scapulaire.

II. NERFS DÉTACHÉS DE LA FACE ANTÉRIEURE DU PLEXUS BRACHIAL, NERFS THORACIQUES ANTÉRIEURS, INFÉRIEURS OU VENTRAUX.

Bien que quelques auteurs (Henle, Schwalbe) réservent le nom de nerfs thoraciques antérieurs à ceux qui innervent le grand et le petit pectoral, nous décrirons sous ce titre : 1° le nerf du muscle sous-clavier; 2° le nerf du grand pectoral; 3° le nerf du petit pectoral.

1° NERF DU MUSCLE SOUS-CLAVIER.

Syn. : Nerf thoracique supérieur, Valentin; n. sub-clavius, Anat. Nom.

Le nerf du muscle sous-clavier est la plus grêle des collatérales du plexus brachial. Il naît ordinairement de la branche antérieure du tronc primaire supérieur, toujours en dehors du nerf sus-scapulaire; ses fibres radiculaires proviennent des 5e et 6e nerfs cervicaux. Il descend sur la face antérieure du scalène antérieur, en avant du plexus, et en dehors du phrénique; il se divise bientôt en deux rameaux, l'un musculaire ou externe, l'autre anastomotique ou interne.

Le rameau musculaire passe tantôt en avant et un peu au-dessus de la veine sous-clavière, tantôt, au contraire, il chemine en arrière et forme une anse qui supporte ce vaisseau, avant de pénétrer dans la partie moyenne du muscle sous-clavier. Le rameau anastomotique se porte en dedans vers le phrénique avec lequel il a été décrit (Voy. p. 980). D'après Henle, ce rameau anastomotique donnerait un filet très grêle qui irait s'unir au nerf thoracique antérieur. Turner a vu, dans quelques cas, un petit ramuscule du nerf du sous-clavier innerver le chef claviculaire du sterno-mastoïdien.

2° NERF DU GRAND PECTORAL OU NERF GRAND THORACIQUE (Sappey).

Syn. : Nerf thoracique antérieur, Cruveilhier; nerf thoracique externe, Hyrtl.

Le nerf du grand pectoral tire son origine, derrière la clavicule, du tronc brachial secondaire supérieur; ses fibres constitutives lui sont fournies par les 5e, 6e et 7e nerfs cervicaux. Il descend d'abord verticalement devant l'artère axillaire entre ce vaisseau et la veine homonyme, puis, parvenu dans le creux sous-claviculaire, il se divise en deux branches, l'une antérieure ou musculaire, et l'autre postérieure ou anastomotique qui se porte vers le nerf du petit pectoral. — La description que Cruveilhier et Schwalbe donnent de ce nerf, dans la première partie de son trajet, est sensiblement différente. D'après ces auteurs, il naîtrait plus en dehors et plus en avant que nous l'avons indiqué, son tronc principal passerait entre les vaisseaux axillaires en arrière, et le muscle sous-clavier en avant, et ce serait seulement son rameau postérieur qui s'insinuerait entre l'artère et la veine axillaires.

La branche musculaire s'épanouit à la face profonde du grand pectoral en 7 ou 8 rameaux qui se perdent dans le corps charnu du muscle; quelques-uns le perforent, et se rendent à la peau de la région antérieure de la poitrine (Meckel, Arnold). Luschka décrit quelques filets qui vont innerver les faisceaux claviculaires les plus internes du deltoïde; ces filets, retrouvés par Turner, sont formellement niés par Henle. Bock et Valentin ont en outre signalé un petit rameau qui se rendrait à l'articulation acromo-claviculaire; ce rameau doit être rare, car il est passé sous silence par Rüdinger. C'est peut-être un filet analogue qu'a observé Cruveilhier, mais, pour cet auteur, il longe la clavicule et va se perdre dans les insertions sternales supérieures du grand pectoral.

Le nerf du grand pectoral innerve, quand il existe, le 4e pectoral ou l'arc axillaire (Birmingham). On trouve quelquefois chez l'homme un fin filet qui se perd dans le pannicule adipeux de l'aisselle, ce filet n'est autre que le nerf du 4e pectoral ou de l'arc axillaire représenté uniquement par le tissu cellulaire de la base de l'aisselle (Voy. *Myologie*, p. 499).

3e NERF DU PETIT PECTORAL OU PETIT NERF THORACIQUE (Sappey).

Syn. : Branche thoracique postérieure, Cruveilhier; nerf thoracique postérieur ou inférieur Valentin; nerf thoracique interne, Hyrtl.

Le nerf du petit pectoral se détache du tronc secondaire inférieur, et reçoit ses fibres radiculaires des 7e et 8e branches cervicales et de la 1re dorsale. Il passe d'abord en arrière de l'artère axillaire, puis il s'insinue entre ce vaisseau et sa veine satellite, et s'unit alors au rameau du grand nerf thoracique, de façon à former avec lui une anse dont la concavité supporte l'artère axillaire. De cette arcade anastomotique se détachent un certain nombre de branches musculaires. Les unes descendent entre le petit et le grand pectoral dans lequel elles se distribuent jusque vers ses insertions inférieures (Cruveilhier); les autres passent sous le petit pectoral qu'elles innervent. Quelques-uns des filets destinés à ce dernier muscle le traversent parfois pour aboutir au grand pectoral. Les rameaux nerveux du petit pectoral contractent des rapports intimes avec une branche de l'artère thoracique inférieure. Cette artère descend au côté externe du nerf, et envoie vers le petit pectoral une grosse branche musculaire qui passe entre les mailles du lacis nerveux d'où naissent les nerfs du petit pectoral, tandis que la veine comitante reste toujours plus en dehors. Valentin a signalé des rameaux du nerf du petit pectoral qui traversent le grand pectoral, et vont se terminer dans la peau de la région mammaire; ces filets cutanés font très souvent défaut, ce qui explique que la plupart des classiques les passent sous silence.

2° NERFS DU MEMBRE SUPÉRIEUR,
BRANCHES TERMINALES DU PLEXUS BRACHIAL

Syn. : Nerfs du bras (Armnerven), Valentin, Schwalbe; branches terminales du plexus brachial, auteurs français, Cruveilhier, Sappey, etc.; une partie des nerfs sous-claviculaires,
C. Krause, Quain; nerfs longs du plexus brachial, Henle.

Dans la classification deFürbringer que nous avons adoptée, les nerfs du
membre supérieur se divisent en deux groupes : les *nerfs brachiaux antérieurs*
et les *nerfs brachiaux postérieurs*. Ils sont tous caractérisés par ce fait qu'ils
se détachent de l'extrémité externe des troncs secondaires, et qu'ils vont, à des
niveaux variables, se perdre dans le membre supérieur. Leur disposition sur
deux plans, l'un antérieur, l'autre postérieur, déjà indiquée pour les troncs
secondaires, s'accentue dans leur trajet et dans leur distribution, dès le segment
supérieur du membre thoracique. En effet, les nerfs issus des troncs secondaires
antérieurs (supérieur et inférieur) se rendent aux muscles et aux téguments
situés du côté de la flexion, tandis que la peau et les masses musculaires placés
du côté de l'extension reçoivent leurs fibres nerveuses d'un nerf unique qui
représente la terminaison du tronc secondaire postérieur. Toutefois, si la limite
entre les nerfs destinés aux muscles de la flexion, et ceux qui se rendent aux
muscles de l'extension, est nettement marquée, elle l'est beaucoup moins en
ce qui concerne l'innervation cutanée, et l'on voit les branches sensitives des
nerfs antérieurs empiéter de chaque côté sur les territoires postérieurs, de sorte
que seule la peau de la région dorsale médiane est tributaire du nerf postérieur. La prédominance des fléchisseurs sur les extenseurs a provoqué à un
moment donné une différenciation plus avancée dans les nerfs qui leur trans-
mettaient l'excitation des centres. Aussi, tandis qu'il n'existait qu'un tronc
postérieur unique, il se formait deux nerfs antérieurs, l'un réunissant toutes
les fibres destinées aux muscles du côté radial qui sont homodynames, et l'autre
groupant les fibres motrices des muscles du côté cubital. On conçoit donc facilement qu'il y ait eu primitivement un tronc unique pour la face antérieure de
même que pour la face postérieure. C'est ce que montrent certaines anomalies
régressives ainsi que des considérations d'anatomie comparée ; le médian et le
cubital sont fusionnés au bras en un seul tronc, chez les ruminants et chez les
carnassiers. Avec les fonctions multiples du membre supérieur une différenciation plus grande s'est établie d'abord entre les muscles, puis entre les nerfs.
L'extension et la supination sont restées sous la dépendance du nerf postérieur ;
la flexion avec inclinaison de la main, la pronation, l'opposition exigeant
l'action d'un nombre considérable de muscles, ont eu pour conséquence le groupement des fibres nerveuses en plusieurs cordons distincts constituant les nerfs
de la couche antérieure. Cette division n'a, d'ailleurs, rien d'arbitraire, car s'il
est vrai que chaque racine se distribue à un territoire musculaire ou cutané
déterminé, il ne faut pas oublier que chaque nerf périphérique reçoit des fibres
de plusieurs racines. Ces fibres de leur côté ont leur origine dans des groupes
cellulaires qui ont chacun la valeur d'un centre fonctionnel, tout en restant
cependant solidaires les uns des autres, mais dont l'excitation simultanée
donne naissance à un mouvement toujours complexe. A mesure que les fonctions deviennent plus nombreuses, elles se pénètrent les unes les autres.

D'après Collins, les groupes originaires des nerfs du plexus brachial sont au nombre de trois, compris entre le 4ᵉ segment cervical et le 1ᵉʳ segment dorsal. Les groupes cellulaires supérieurs innervent les muscles de la racine du membre, les groupes inférieurs ceux de l'extrémité. Le noyau des fléchisseurs est externe et inférieur par rapport à celui des extenseurs qui est le plus rapproché de la ligne médiane; les groupes cellulaires qui agissent sur les muscles dorsaux sont internes et ventraux dans la corne antérieure. G. Marinesco a pu tout récemment constater l'existence d'un noyau distinct pour le radial et d'un noyau commun pour le médian et le cubital.

Nous allons étudier successivement les nerfs du membre supérieur, d'abord ceux qui constituent le groupe antérieur, nerfs brachiaux antérieurs ou ventraux, puis ceux du groupe postérieur réduits à un seul tronc, le radial.

I. NERFS BRACHIAUX ANTÉRIEURS OU VENTRAUX.

Les nerfs brachiaux antérieurs sont au nombre de cinq; on les désigne, de haut en bas sous les noms de :

1° *Nerf musculo-cutané;*
2° *Nerf médian;*
3° *Nerf cubital;*
4° *Nerf brachial cutané interne;*
5° *Nerf accessoire du brachial cutané interne.*

Contrairement à la plupart des auteurs français, mais à l'exemple de Cruveilhier et des classiques étrangers, nous croyons préférable de ne pas séparer le brachial cutané interne de son accessoire, et de décrire ce dernier comme une branche terminale du plexus brachial. La seule raison qui puisse permettre de le ranger parmi les branches collatérales, c'est son volume peu considérable; mais sa distribution aux téguments du bras, et les relations qu'il affecte avec le brachial cutané interne dont il paraît n'être souvent qu'un rameau, sont des raisons autrement importantes pour le réunir aux nerfs du membre supérieur.

Parmi les nerfs brachiaux antérieurs, le premier naît du tronc secondaire supérieur, les trois derniers du tronc secondaire inférieur; quant au médian, il procède à la fois de ces deux troncs, et se constitue par une racine dite externe ou supérieure provenant du tronc supérieur, et par une racine interne ou inférieure issue du tronc inférieur. Les trois premiers sont des nerfs mixtes, les deux autres sont exclusivement sensitifs; le médian et le cubital se prolongent jusqu'à l'extrémité distale du membre supérieur, le musculo-cutané et le brachial cutané interne dépassent très rarement la racine de la main; quant à l'accessoire du brachial cutané, son territoire de distribution reste toujours limité au segment supérieur du membre thoracique. L'innervation motrice du musculo-cutané ne s'étend pas au delà du bras, et sa distribution sensitive se limite à l'avant-bras, tandis que le médian et le cubital innervent les muscles de l'avant-bras et de la main, mais ils recueillent seulement les impressions sensitives des territoires cutanés de la main.

1° NERF MUSCULO-CUTANÉ.

Syn. : Nerf musculo-cutané, Cruveilhier, Sappey, Quain ; nerf perforant de Cassérius,
Luschka ; nerf brachial cutané externe, Bock, Langenbeck, Valentin ; nerf radio-cutané,
Camper; grand rameau du médian, Wrisberg, Arnold ; nerf cutané latéral, Henle ; N. mus-
culo-cutaneus, Anat. Nom.

Origine. — Le nerf musculo-cutané représente, avec la racine externe du
médian, la bifurcation du tronc secondaire supérieur. Les fibres qui le constituent, proviennent presque en totalité des 5e et 6e paires cervicales, elles
s'adjoignent souvent quelques fibres de la 7e, qui forment pour la plupart un
nerf, fréquemment distinct, destiné au muscle coraco-brachial. On remarque, en
général, une proportion inverse entre le volume du musculo-cutané et celui de
la branche externe du médian ; nous insisterons sur cette relation à propos de
l'anastomose brachiale de ces deux nerfs. Le musculo-cutané présente un diamètre sensiblement inférieur à celui de la branche externe du médian, à
laquelle il reste quelquefois accolé sur une étendue variable; ces faits qui sont
loin d'être rares, justifient le nom de grand rameau du médian donné par
Wrisberg et par Arnold au musculo-cutané.

Trajet et rapports. — Placé à son origine au-dessus et en dehors du
médian et de l'artère axillaire, le musculo-cutané croise d'abord le tendon du
muscle sous-scapulaire, puis il côtoie le bord interne du coraco-brachial jusque
vers sa partie moyenne, au niveau de laquelle il change brusquement de
direction pour se porter obliquement en dehors. Il traverse alors le coraco-
brachial (ce qui lui a valu le nom de *nerf perforant de Cassérius*) par un canal
musculaire de 2 à 3 centimètres |de long dont l'orifice interne ou supérieur se
trouve sur le même plan que le bord inférieur du grand pectoral, et dont l'ouverture externe ou inférieure est située entre les fibres d'insertion du coraco-
brachial et du brachial antérieur. Le musculo-cutané, conservant toujours sa
direction oblique, chemine d'abord entre le brachial antérieur d'une part, et la
courte portion ainsi que le corps du biceps d'autre part, pour apparaître dans
la gouttière bicipitale externe entre le long supinateur et l'extrémité inférieure
du biceps. Jusque-là le nerf est situé dans les couches profondes du bras et ne
donne que des branches musculaires ; c'est seulement vers le pli du coude, un
peu au-dessus ou à la hauteur de l'épicondyle, qu'il perfore l'aponévrose brachiale
pour devenir sous-cutané. Son point d'émergence hors du fascia, et c'est là qu'il
est le plus facilement excitable, est situé directement en dedans de la médiane
céphalique tout près du confluent de ce vaisseau avec le tronc principal des
veines radiales. C'est contre le bord interne de la médiane céphalique que le
musculo-cutané se divise, sous un angle très aigu, en ses deux branches terminales destinées au revêtement cutané de la région antéro-interne de l'avant-bras
et du poignet.

Distribution. — Le nerf musculo-cutané fournit successivement :

1° Des branches collatérales, motrices pour la plupart;

2° Des branches terminales exclusivement sensitives ;

3° Des branches anastomotiques avec les nerfs voisins.

1° **Branches collatérales**. — Ces branches naissent du musculo-cutané
depuis son origine jusqu'au tiers inférieur du bras ; elles sont au nombre de

cinq dont l'une est vaso-motrice, dont trois sont motrices et innervent les muscles fléchisseurs du bras sur le thorax, et dont la cinquième est articulaire. Ce sont de haut en bas :

a) Le nerf diaphysaire de l'humérus ;

b) Les deux nerfs du coraco-brachial ;

c) Les nerfs du biceps ;

d) Les nerfs du brachial antérieur ;

e) Le nerf articulaire antérieur du coude.

a) **Nerf diaphysaire de l'humérus** Henle. — Ce nerf représente, chez l'adulte, la première collatérale du musculo-cutané ; c'est surtout un nerf vaso-moteur qui contient aussi quelques fibres sensitives pour le périoste et pour la substance osseuse de l'humérus. Son origine se fait à un niveau variable entre le point où le musculo-cutané se détache du tronc secondaire et le point où il perfore le coraco-brachial ; d'après Rauber, il naît vers l'extrémité inférieure de l'artère axillaire. Il s'applique d'abord contre ce vaisseau, puis contre l'humérale jusqu'à la naissance de la collatérale externe qu'il accompagne, dans la gouttière de torsion, et parvient ainsi au niveau du trou nourricier dans lequel il s'engage avec les vaisseaux diaphysaires. Après avoir fourni quelques filets très grêles au périoste, il se distribue au tissu compact et à la moelle de la diaphyse humérale. Dans son trajet le long des vaisseaux, il fournit de très fins ramuscules qui se perdent dans les parois artérielles.

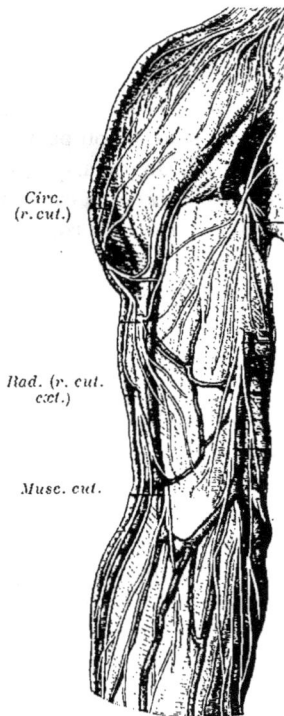

Fig. 554. — Nerfs cutanés de l'épaule et du bras. — D'après Sappey.

Face antérieure.

Ce petit nerf, connu de Klint et de Valentin, a été bien décrit par Rauber puis par Henle, qui a proposé de l'appeler nerf diaphysaire de l'humérus.

b) **Nerfs du coraco-brachial.** — Dans la plupart des cas, le coraco-brachial reçoit deux rameaux distincts venus du musculo-cutané (Cruveilhier). Un premier rameau, formé par des fibres venant de la 7e cervicale, est parfois décrit comme une branche spéciale du plexus brachial, et se détache alors du tronc secondaire supérieur ; s'il est souvent fusionné chez l'adulte avec le musculo-cutané, il en est toujours distinct chez l'enfant (Herringham). Ce rameau nerveux, dans certains cas, provient du musculo-cutané près de son origine, et affecte les mêmes rapports que lui ; il se distribue au tiers supérieur du coraco-brachial, et envoie quelques filets à la courte portion du biceps. Un second rameau, qui peut être quelquefois double ou triple, abandonne le tronc du musculo-cutané lors de son passage à travers le coraco-brachial (Luschka), et se rend à la partie moyenne et inférieure du muscle. D'après Cruveilhier, ce rameau inférieur, après avoir fourni quelques filets musculaires, viendrait s'accoler de nouveau au musculo-cutané.

c) **Nerfs du biceps.** — Les nerfs destinés au biceps viennent tantôt d'un tronc commun qui se sépare du musculo-cutané à sa sortie du coraco-brachial (Cruveilhier, Henle, Schwalbe), tantôt d'une série de rameaux distincts qui naissent de ce nerf pendant son trajet entre le brachial antérieur et le biceps. Lorsqu'il existe un tronc unique, celui-ci se divise bientôt en deux rameaux secondaires qui abordent le muscle par sa face profonde ou par l'intervalle compris entre ses deux chefs ; le rameau interne, plus grêle, se perd dans la courte portion, et le rameau externe, plus considérable, pénètre dans la longue portion du biceps. La différence de volume entre ces deux nerfs résulte probablement de ce que la courte portion reçoit quelques filets du rameau inférieur du coraco-brachial. Lorsque les nerfs du biceps tirent leur origine d'une série de petits troncs distincts, ceux-ci se portent directement en avant, et ce sont toujours les filets les plus élevés et les plus internes qui se rendent à la courte portion du muscle.

d) **Nerfs du brachial antérieur.** — Les nerfs du brachial antérieur naissent, en général, d'un tronc unique qui abandonne le musculo-cutané à la partie moyenne du bras. Le musculo-cutané, dont le diamètre est réduit de moitié par l'émission des nerfs précédents, n'a guère plus que le quart ou le cinquième de son volume primitif lorsqu'il a donné les rameaux du brachial antérieur. L'un de ces rameaux se détache toujours isolément du musculo-cutané, et aboutit à la portion inférieure du brachial antérieur (Henle), aussi Testut a-t-il proposé de l'appeler *long filet du brachial antérieur.* Tous les filets nerveux du brachial antérieur abordent ce muscle par sa face antérieure, sur laquelle ils forment souvent un petit plexus. D'après Luschka, il existerait, pour le brachial antérieur, un rameau principal situé au tiers inférieur du bras, près du bord externe du biceps, où il peut être facilement excité par une électrode.

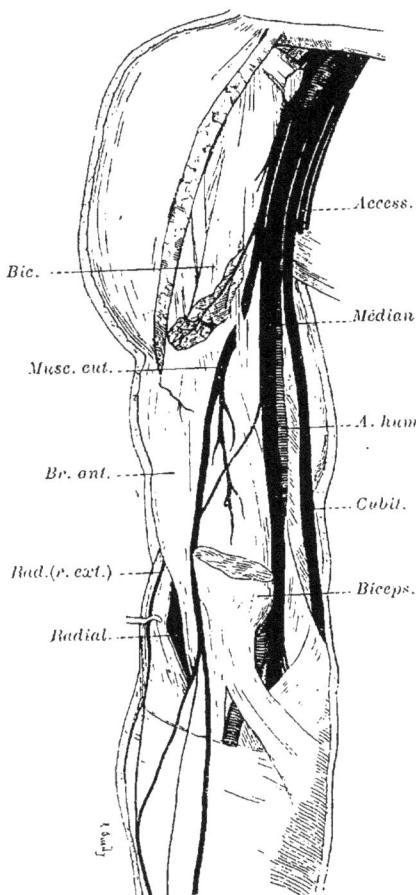

Fig. 555. — Nerfs profonds du bras. D'après Hirschfeld modifié.
Région antérieure.

e) **Nerf articulaire antérieur du coude.** — Parmi les rameaux nerveux issus du musculo-cutané, il en est un particulièrement remarquable, qui naît, soit isolément, soit de l'un des troncs précédents, et qui se porte en dedans vers la gaîne des vaisseaux du bras. Après avoir côtoyé sur une faible étendue le bord interne du brachial antérieur, il s'applique contre l'artère humérale qu'il accompagne jusqu'à l'origine de la collatérale interne inférieure, puis il s'accole à celle-ci, se dirige en dehors sous le brachial antérieur, et va se distribuer au ligament antérieur de l'articulation du coude. C'est le filet articulaire antérieur de Rüdinger que Cruveilhier a vu provenir d'un des rameaux du biceps. Dans ce cas il traverse la courte portion du biceps, se place sur son bord interne, et gagne, en longeant le paquet vasculo-nerveux du bras, la face antérieure de l'articulation du coude.

2° **Branches terminales.** — Après avoir perforé l'aponévrose brachiale, le musculo-cutané n'est plus représenté que par une branche cutanée superficielle (rameau cutané externe de l'avant-bras, Anat. Nom.). Celle-ci, après avoir donné quelques fins ramuscules à la peau de la région externe du pli du coude, côtoie, sur la moitié de sa longueur, le bord interne de la médiane céphalique, et se partage en deux rameaux destinés à recueillir les impressions sensitives de la région externe de l'avant-bras. Ces deux rameaux divergent à angle aigu, et croisent la veine médiane céphalique; l'un, dit rameau externe, superficiel ou postérieur, passe en avant de la médiane céphalique, tandis que l'autre, appelé rameau interne, profond ou antérieur, vient se placer dans l'angle que fait cette veine avec le vaisseau anastomotique entre le système veineux superficiel de l'avant-bras et le système profond. Des rapports précédents résulte l'indication de pratiquer la phlébotomie sur la médiane céphalique près de son confluent avec la veine radiale principale, où le risque est moins grand de léser les filets nerveux du musculo-cutané.

a) **Rameau antérieur ou interne** (Rameau palmaire, Valentin et classiques allemands). — C'est presque toujours le plus volumineux; placé tout d'abord sous le fascia superficialis, il envoie de distance en distance des filets sensitifs à la peau de la région antéro-externe de l'avant-bras. Vers le milieu de son parcours, il devient tout à fait superficiel et se place dans un dédoublement du fascia superficialis, au côté interne de la veine médiane ou de la plus interne des veines radiales, qu'il accompagne jusqu'au poignet. En général, la plus grosse division du rameau interne s'accole à la veine radiale principale, et lui donne de fines fibrilles vaso-motrices. Dans tout son trajet à l'avant-bras, le rameau antérieur émet d'une part des filets internes qui gagnent la ligne médiane pour s'anastomoser au-dessus du réseau veineux médian avec les ramuscules les plus externes du nerf brachial cutané interne, et d'autre part, quelques filets externes qui s'unissent, à la région postéro-externe, avec des filets analogues venus du rameau postérieur du musculo-cutané. Au niveau de l'articulation radio-carpienne, le rameau antérieur croise l'origine des veines radiales et va se perdre dans les téguments de l'éminence thénar, après avoir reçu, à une distance variable de l'interligne articulaire, un filet anastomotique de la collatérale externe du pouce venue du radial. Ce rameau, constant d'après Morestin, viendrait souvent du radial (Lejars), mais, dans certains cas, il paraît exclusivement formé par le musculo-cutané. Suivant Cruveilhier, le rameau antérieur donne un fin ramuscule vasculaire qui s'accole à l'artère radiale sur le côté externe du carpe. Ce ramuscule passe d'abord sous les tendons du court extenseur et du long abducteur, puis longe en dedans le nerf collatéral dorsal externe du pouce et aboutit à la peau de la région externe de l'éminence thénar; on peut le suivre jusqu'à la base de la première phalange du pouce. D'après Valentin, Hirschfeld et Testut, ce petit rameau vasculaire est destiné à l'articulation du poignet.

b) **Rameau postérieur ou externe.** — Plus grêle que l'antérieur, le rameau postérieur ne tarde pas à se subdiviser en deux rameaux secondaires fréquemment anastomosés, et dont les mailles s'entrelacent avec celles du plexus veineux superficiel ; le réseau nerveux est tantôt au-dessus, tantôt au-dessous du lacis veineux. Le rameau postérieur, ou sa division principale, reçoit, tout près de son origine, une fine anastomose qui lui vient du rameau externe du nerf radial.

Des deux branches de division du rameau postérieur, l'une suit le bord externe de l'avant-bras en dehors de la veine radiale principale, et envoie des filets anastomotiques vers le rameau antérieur du musculo-cutané, tandis que l'autre, devenue franchement postérieure dès le tiers supérieur de l'avant-bras, reçoit du rameau externe du radial de fins ramuscules d'union. Ces deux branches descendent en s'épuisant vers la région du poignet, et la plus volumineuse s'anastomose, à la hauteur de l'apophyse styloïde du radius, avec un filet provenant de la branche antérieure du radial (Valentin). D'après Morestin, on rencontrerait plus fréquemment des anastomoses terminales à la face dorsale du carpe, et de préférence sur le premier métacarpien. Les dernières ramifications du musculo-cutané, devenues excessivement grêles, se placent dans un plan plus superficiel que celles du radial, et aboutissent aux téguments qui recouvrent la région postéro-externe du carpe.

Cette disposition est considérée comme normale par le plus grand nombre des classiques ; néanmoins quelques-uns avaient signalé une autre distribution assez fréquente. Chassaignac et Valentin avaient vu le rameau postérieur atteindre l'extrémité inférieure du 1er espace interosseux, et Luschka avait constaté que ce même rameau fournissait une collatérale dorsale pour le pouce. W. Gruber et Giura (1885), de leur côté, avaient observé des cas dans lesquels la presque totalité des nerfs du dos de la main et les collatéraux du 4e espace interosseux provenaient du musculo-cutané. La question a été reprise en novembre 1896 par Morestin. Sur les 35 mains disséquées par cet auteur, le musculo-cutané, dans le tiers des cas, ne dépassait pas les plis de flexion du pouce et la tabatière anatomique. Une disposition signalée par Hédon (1889) se rencontrait assez souvent : le rameau postérieur du musculo-cutané, plus volumineux dans de pareils cas que l'antérieur, se distribue au 1er espace interosseux et à la face dorsale du 1er métacarpien ; ses filets se placent au-dessus de ceux du radial, et se perdent à la face profonde du derme. Morestin a pu les suivre jusqu'au niveau du premier pli interdigital. Ainsi que l'avait remarqué Hédon, le musculo-cutané participe à peu près constamment (sauf 1 fois sur 15) à l'innervation du pouce.

3° **Branches anastomotiques.** — Nous décrirons successivement les anastomoses du musculo-cutané : *a)* avec le médian ; *b)* avec le radial ; *c)* avec le cubital ; *d)* avec le brachial cutané interne.

a) **Avec le médian.** — A la partie moyenne du bras, le musculo-cutané s'anastomose avec le médian. Parmi les nombreux travaux qui ont trait à cette branche d'union, nous nous bornerons à résumer les plus récents et ceux qui portent sur le plus grand nombre d'observations.

D'après Testut (1883), l'anastomose n'est pas constante ; elle ne se rencontre qu'une fois sur trois en moyenne, et se fait au milieu du bras, un peu au-dessous du point où le musculo-cutané sort du coraco-brachial. Sur 105 observations, Testut a rencontré presque toujours une branche se portant obliquement du musculo-cutané vers le médian ; 2 fois seulement le filet d'union allait du médian vers le musculo-cutané. — Villar (1888) arrive également à cette conclusion : que l'anastomose du médian au musculo-cutané est rare, et que celle du musculo-cutané au médian est la règle. La forme de cette anastomose est essentiellement variable : rectiligne, ansiforme, plexiforme, etc. ; elle peut traverser le coraco-brachial par un canal musculaire spécial, branché sur celui du musculo-cutané et se fusionner ave le médian au tiers supérieur du bras (Hyrtl, Testut, Villar). — D'après Gegenbaur, au contraire, le médian envoyait une anastomose vers le musculo-cutané 28 fois sur 41 cas, et sur ce nombre, elle se trouvait 5 fois double et 2 fois plexiforme ; Debierre l'a vue triple 2 fois sur 50 sujets. Le rameau anastomotique atteint le médian 30 fois sur 190 avant que ce nerf ait croisé l'artère humérale. — D'après Becco (1897) l'anastomose du musculo-cutané et du médian ne se rencontre que dans la proportion de 29 pour 100 ; elle est plus fréquente à gauche qu'à droite et chez l'homme que chez la femme. Elle existe rarement des deux côtés : environ 1,5 fois sur 100.

Cette anastomose peut être interprétée de la façon suivante. Le médian par sa racine externe reçoit du tronc secondaire supérieur des fibres venant des 5e, 6e et 7e cervicales ; lorsque tous les éléments destinés au médian ne passent pas par la racine externe, ils se rendent à ce cordon nerveux par l'anastomose qui l'unit au musculo-cutané. Si, au contraire, un certain nombre de fibres des 5e et 6e cervicales destinées aux muscles fléchisseurs de l'avant-bras sur le bras ont emprunté le trajet du médian, elles reviennent au musculo-cutané par l'anastomose entre ces deux nerfs. Certains faits justifient cette manière de voir; entre autres, il nous a paru que l'anastomose est d'autant plus forte que la racine externe du médian est plus faible et inversement. Cette anastomose représenterait, en définitive, une partie du plexus qui compléterait la distribution des fibres radiculaires entre le médian et le musculo-cutané, et confirmerait l'existence primitive d'un cordon nerveux unique, destiné aux muscles fléchisseurs.

A la main, lorsqu'il existe un filet thénarien du musculo-cutané, il s'unit en dedans au rameau cutané palmaire du médian.

b) **Avec le radial.** — Au pli du coude, le musculo-cutané, devenu superficiel, reçoit un filet émané du rameau cutané externe du radial ; ce filet longe la gouttière bicipitale externe, et s'unit au rameau postérieur de la branche terminale. — Au niveau du poignet, le rameau antérieur et quelquefois le rameau postérieur reçoivent aussi quelques filets détachés de la branche antérieure du radial, au moment où celle-ci perfore l'aponévrose antibrachiale. Cette anastomose est souvent plexiforme ; elle passe sur l'artère radiale dont elle est séparée par le ligament annulaire du carpe. Une autre anastomose peut se faire à la face dorsale du poignet, entre le rameau postérieur du musculo-cutané et quelques filets de la branche antérieure du radial ; on se trouve alors en présence d'anastomoses terminales (Morestin). — A la main, lorsque le musculo-cutané donne un filet thénarien, celui-ci s'unit avec la collatérale dorsale externe du pouce fournie par le radial. De plus, Hédon et Morestin ont noté de nombreuses anastomoses entre les collatérales dorsales du 1er espace interosseux branches du radial, et la branche postérieure du musculo-cutané, lorsqu'elle atteint le 1er pli digito-palmaire.

c) **Avec le cubital.** — D'après Hédon (Voy. page 1050 et fig. 564), le rameau postérieur du musculo-cutané s'unit sur la face dorsale de la main et au niveau des articulations du carpe, avec quelques fins rameaux de la branche postérieure du cubital.

d) **Avec le brachial cutané interne.** — Ce sont des anastomoses terminales qui se font à la face antérieure de l'avant-bras, entre les filets cutanés du rameau antérieur du musculo-cutané et ceux de la branche antérieure du brachial cutané interne.

En résumé, le musculo-cutané est le nerf de la flexion, avec un léger degré de supination, de l'avant-bras sur le bras ; il recueille, en outre, les impressions sensitives de la portion radiale de l'avant-bras et du poignet.

Tableau de la distribution du nerf musculo-cutané.

1° *Branches collatérales*
- Nerf diaphysaire de l'humérus.
- Nerfs supérieur et inférieur du coraco-brachial.
- Nerfs du biceps.
- Nerfs du brachial antérieur
- Nerf articulaire antérieur du coude.

2° *Branches terminales* {	Rameau antérieur de l'avant-bras.	
	Rameau postérieur —	

3° *Branches anastomo- tiques. . . . .* {	Avec le médian	{ Au bras. A la main.
	Avec le radial	{ Au pli du coude. Au poignet. A la main.
	Avec le cubital.	A la main.
	Avec le brachial cutané interne.	A l'avant-bras.

2° NERF MÉDIAN.

Syn. : Nerf médio-digital des anciens anatomistes, Valentin; Mittelarmnerven, Henle. Schwalbe, etc.; Nervus medianus, Anat. Nom.

Origine et constitution. — Le nerf médian naît du plexus brachial par une double racine. L'une, supérieure ou externe, se détache du tronc secondaire supérieur au même point que le nerf musculo-cutané : elle contient des fibres issues des 6ᵉ et 7ᵉ paires cervicales; l'autre, inférieure ou interne, vient du tronc secondaire inférieur, après que celui-ci a donné le nerf cubital : elle est constituée par les fibres de la 8ᵉ cervicale et de la 1ʳᵉ dorsale. Ces deux racines ont rarement le même volume; d'après la plupart des classiques, c'est la racine externe qui est la plus considérable; d'après Luschka, au contraire, la racine interne l'emporte toujours sur l'externe. Cette dernière opinion s'accorde avec nos propres observations; nous ferons remarquer toutefois que le diamètre de la racine externe varie en raison inverse de l'épaisseur de l'anastomose qui réunit le musculo-cutané au médian (Voy. page 1014). Quoi qu'il en soit, ces deux racines convergent l'une vers l'autre, et viennent se fusionner au-devant de l'artère axillaire en un tronc unique, le nerf médian, qui est creusé à sa face postérieure d'une gouttière dans laquelle se loge le vaisseau artériel. Souvent, dès son origine, le nerf se trouve placé directement en dehors de l'axillaire, de sorte que la racine interne, oblique de haut en bas et de dedans en dehors, croise seule l'artère primitivement située au-dessus et en arrière d'elle. En outre, cette racine interne, au moment où elle se détache du cubital, répond à la face postérieure de la veine basilique, tandis que la racine externe ou, dans certains cas, la portion initiale du médian est séparée du musculo-cutané par le tronc commun des veines circonflexes et humérales.

Trajet. — Le nerf médian parcourt d'abord le creux de l'aisselle, puis descend le long du bord interne du bras jusqu'à la face antérieure du coude; il chemine ensuite, suivant l'axe médian de l'avant-bras (d'où son nom), entre les muscles superficiels et profonds. Devenu sous-aponévrotique au niveau du poignet, il se place dans le canal radio-carpien, entre les tendons fléchisseurs, et se divise sous l'aponévrose palmaire en ses branches terminales.

Rapports. — Nous étudierons successivement ses rapports : 1° dans le creux de l'aisselle; 2° au bras; 3° au pli du coude; 4° à l'avant-bras; 5° au poignet; 6° à la main.

1° *Dans le creux axillaire.* — A son origine le médian correspond à la partie inférieure de l'articulation scapulo-humérale, dont il est séparé par le tendon du muscle sous-scapulaire. Il passe presque aussitôt avec le paquet vasculo-nerveux de l'aisselle sur le repli falciforme de l'aponévrose brachiale (Voy. Myologie, page 161) et présente alors les rapports suivants. Accolé au bord interne du coraco-brachial, le médian répond en avant au tendon du grand pectoral, tandis que l'artère axillaire, qui se trouve sur un plan postérieur et interne par rapport au nerf (Voy. Angéiol., page 725), s'interpose entre lui et le tendon du grand dorsal. Les nerfs du membre supérieur se disposent de la façon suivante par rapport au médian. Le musculo-cutané, ainsi que nous l'avons vu, est séparé de la racine externe par le tronc commun des veines circonflexes et humérales ; le cubital, d'abord parallèle au médian, se place en dedans de lui, et se trouve recouvert en partie par la veine basilique. Le circonflexe et le radial, primitivement situés en arrière, sont séparés du médian par l'artère axillaire, mais bientôt le radial lui devient parallèle et se place en dehors ; souvent l'artère circonflexe antérieure croise la face antérieure du radial et s'insinue entre ce nerf et le médian.

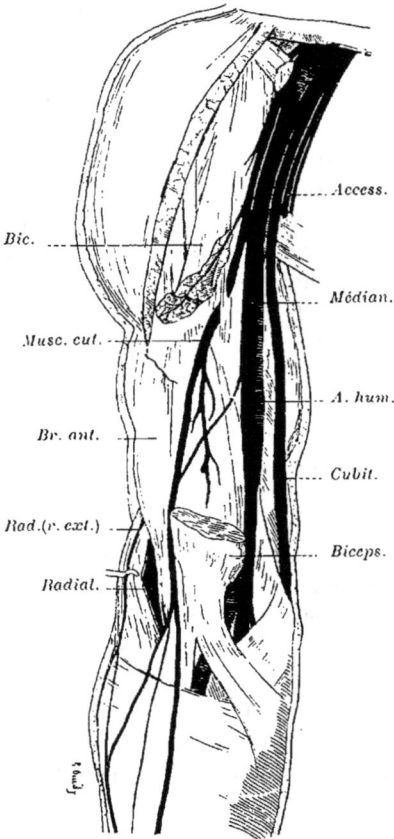

Fig. 556. — Nerfs profonds du bras. D'après Hirschfeld modifié. Région antérieure.

2° Au bras. — Parvenu à la partie supéro-interne du bras, le médian, placé sous l'aponévrose brachiale, s'applique contre la cloison intermusculaire interne, le long de laquelle il descend jusqu'au pli du coude. Dans ce trajet il est contenu dans une gaine fibreuse qui lui est commune avec l'artère et les veines humérales. Cette gaine constitue ce que Cruveilhier appelle le canal brachial ; les organes du paquet vasculo-nerveux qui le traversent sont séparés les uns des autres par des cloisons fibreuses bien décrites par Bize (Th. Toulouse, 1895). Le médian chemine dans ce canal, le long de la gouttière bicipitale interne, recouvert, chez les sujets bien musclés, par le bord interne du biceps ; il repose en partie sur le brachial antérieur. Sa direction est à peu près rectiligne jusqu'au pli du coude, et il est facile de le mettre en évidence sous la peau en écartant fortement le membre supérieur de la paroi thoracique : il apparaît alors sous la forme d'une corde sous-aponévrotique qui tend fortement les téguments depuis la base de l'aisselle jusqu'à l'épitrochlée.

Les rapports que le médian affecte avec l'artère humérale sont importants au point de vue de la ligature de ce vaisseau. Le nerf, d'abord placé en dehors de l'axillaire, puis de l'humérale au tiers supérieur du bras, vers le tiers moyen croise cette dernière sous un angle très aigu, passe sur sa face antérieure, s'accole à elle jusqu'à 3 centimètres du pli du coude et se dispose alors en dedans de l'artère. C'est dans cette dernière partie que le nerf est le plus facilement excitable (Luschka). Au voisinage de l'épitrochlée où le nerf et l'artère sont séparés par la plus grande distance, celle-ci n'excède pas 4 millimètres (Cruveilhier, Henle). Cruveilhier insiste sur ce fait que, si, au niveau du point de croisement du vaisseau et du nerf, celui-ci se place, en général, au-devant de l'artère, ce n'est pas là une règle absolue, et le cordon nerveux est parfois situé en arrière du vaisseau artériel. Il existe d'ailleurs de nombreuses variations suivant les sujets, et Poirier a montré que les rapports du médian avec l'artère axillaire et l'artère humérale dépendent de la position qu'occupe le bras (Voy. Angéiol. page 725). Nous avons vu que le musculo-cutané envoyait très souvent au médian une branche anastomotique. Les relations de cette branche avec l'humérale changent suivant le point où le nerf croise l'artère ; si le rameau d'union n'aborde le médian qu'au-dessous du point de croisement, il passe sur la face antérieure du vaisseau.

Au bras, les nerfs du membre supérieur sont assez éloignés du médian ; le brachial cutané interne et le cubital ont seuls des rapports avec lui. Le brachial cutané interne longe le médian en dedans ; il en est d'abord séparé par la veine basilique, puis, lorsqu'il devient sous-cutané et qu'il se place au côté externe de la veine, l'aponévrose brachiale s'interpose entre lui et le médian. Le cubital, d'abord placé en dedans du médian, ne tarde pas à lui devenir postérieur ; et, lorsqu'il a perforé la cloison intermusculaire interne, les deux cordons nerveux sont séparés par cette cloison et par l'artère humérale ou par la veine humérale interne. A mesure que le cubital se rapproche du coude, il s'enfonce davantage dans le vaste interne, et s'éloigne de plus en plus du nerf médian.

3º *Au niveau du pli du coude.* — Parvenu à la hauteur de l'épitrochlée, le médian s'incline en dedans, et s'applique sur le tendon du brachial antérieur qui le sépare de l'articulation huméro-cubitale ; l'artère humérale située en dehors, s'interpose entre ce nerf et le bord interne du tendon du biceps. En dedans le médian répond au tendon épitrochléen du rond pronateur, tandis qu'en avant l'expansion aponévrotique du biceps se place entre lui et la veine médiane basilique qu'accompagnent les branches de division du brachial cutané interne. Le médian devient alors profond, il s'engage entre les deux chefs du rond pronateur, et repose sur le chef coronoïdien qui le sépare de l'origine de l'artère cubitale. Presque aussitôt il s'engage dans le trou ovalaire limité par les chefs cubital et radial du fléchisseur superficiel, et gagne ainsi la région médiane de l'avant-bras où il justifie son nom.

4º *A l'avant-bras.* — Dès qu'il s'est placé sous le fléchisseur superficiel, le médian passe en avant de l'artère et des veines cubitales qui le croisent obliquement de dehors en dedans et de haut en bas ; au voisinage du point de contact entre le nerf et les vaisseaux, on voit presque toujours une petite artériole se détacher soit de la cubitale, ou du tronc des interosseuses, et s'accoler au cordon nerveux : c'est *l'artère du nerf médian.* Ce nerf descend alors dans la gaîne du fléchisseur superficiel, et répond à l'intervalle celluleux compris entre le fléchisseur profond et le fléchisseur propre du pouce. Vers le quart inférieur de l'avant-bras, au moment où le fléchisseur sublime n'est plus représenté que par ses tendons, le médian, devenu superficiel, apparaît entre le tendon fléchisseur de l'index en dedans et le tendon du grand palmaire en dehors, recouvert seulement par le tendon du palmaire grêle, par l'aponévrose antibrachiale, et par la peau.

5° *Au poignet*. — Le médian passe sous le ligament annulaire du carpe, repose sur le fléchisseur superficiel de l'index et se trouve placé entre le tendon du grand palmaire en dehors et celui du fléchisseur superficiel du médius en dedans ; le tendon du petit palmaire s'étale au-devant de lui. C'est à ce niveau, répondant au pli de flexion supérieur du poignet, que se trouve un des points les plus favorables à son excitation électrique. Dans la moitié inférieure du poignet, le médian s'enfonce dans le canal radio-carpien dont il occupe la loge la plus antérieure. Il est aplati, et se trouve immédiatement en avant de la synoviale des fléchisseurs; lorsqu'il existe deux synoviales palmaires distinctes, ce qui est le cas le plus fréquent, il est situé dans le sillon qui les sépare. En général, la paroi antérieure des synoviales tendineuses est sensiblement épaissie, et forme au médian une gaîne fibreuse unie au ligament annulaire par des tractus conjonctifs, de telle sorte que le nerf ne participe pas aux mouvements des tendons et ne peut, par suite, subir aucun tiraillement dans les mouvements de flexion ou d'extension brusque du poignet.

6° *A la région palmaire*, le médian répond à la partie initiale du pli d'opposition du pouce ; dès sa sortie du canal radio-carpien et quelquefois même à son intérieur, il se divise en deux troncs principaux compris entre la synoviale radiale en arrière et l'aponévrose palmaire en avant. Le nerf est alors appliqué contre les tendons du fléchisseur profond, et se trouve un peu en dehors des tendons du fléchisseur superficiel. Ses deux branches terminales se subdivisent à leur tour, et seules les ramifications de la branche interne se mettent en rapport avec l'arcade palmaire superficielle ; ce n'est donc qu'une partie du médian qui est recouverte par cette arcade, et non la portion palmaire tout entière ainsi que l'indique Sappey.

Distribution. — Le médian présente à étudier :

1° Des branches collatérales ;

2° Des branches terminales ;

3° Des branches anastomotiques.

1° Branches collatérales. — Ces branches, à l'exception d'une seule de nature sensitive, sont motrices ou vaso-motrices, et se distribuent principalement aux muscles de l'avant-bras. Cependant, on rencontre au bras, en outre de l'anastomose avec le musculo-cutané, quelques filets nerveux destinés à l'artère humérale (Valentin), et un petit rameau articulaire pour le coude (Rüdinger). Ce dernier abandonne le médian vers la portion moyenne du bras, et pénètre dans la gaîne de l'artère humérale qu'il accompagne jusqu'à la hauteur de l'épitrochlée. Là, il se subdivise en deux filets secondaires, l'un qui perfore la cloison intermusculaire interne avec un petit rameau artériel, et l'autre qui passe sous le brachial antérieur. Tous deux aboutissent à la partie antérieure et interne de la capsule articulaire.

Le médian innerve tous les muscles de la face antérieure de l'avant-bras, sauf le cubital antérieur et les deux faisceaux internes du fléchisseur profond ; il est à remarquer que toutes ces branches motrices se détachent du nerf dans la région du coude (Cruveilhier). Nous les rangerons en trois groupes d'après leur origine et d'après leur mode de distribution : *a*) le premier groupe est constitué par un petit tronc nerveux qui se rend au rond pronateur; *b*) le deuxième comprend les nerfs destinés aux muscles de la couche superficielle ; *c*) le troisième est formé par ceux qui aboutissent à la couche profonde; enfin *d*) nous décrirons le rameau palmaire cutané, branche sensitive qui naît du médian à la partie inférieure de l'avant-bras et qui se distribue à la peau de la paume de la main.

a) **Nerf ou rameau supérieur du rond pronateur** (Cruveilhier). — Ce nerf se sépare du médian à la hauteur de l'épitrochlée, un peu avant que le médian s'engage sous l'expansion aponévrotique du biceps (Valentin). Il descend sur le tendon du brachial antérieur, au côté interne du médian, accolé à la veine anastomotique qui passe avec ce nerf à travers le rond pronateur. Le rameau supérieur du rond pronateur aborde le faisceau épitrochléen de ce muscle par son côté externe; lorsqu'il est double, ce qui se présente assez fréquemment, un de ses filets pénètre directement entre les fibres musculaires, tandis que l'autre suit le bord externe ou supérieur du muscle jusqu'à son insertion au radius, en lui envoyant de distance en distance de fins ramuscules. De ce dernier filet, partent fréquemment un ou deux petits cordons très ténus, qui s'accolent d'abord à l'artère humérale, puis s'insinuent entre les deux branches de bifurcation de ce vaisseau, et vont finalement se distribuer à la face antérieure de l'articulation du coude (Cruveilhier). D'après Rüdinger, ces filets s'unissent avec d'autres venus du radial, et se perdent dans la partie antéro-externe de la capsule articulaire.

b) **Nerfs destinés aux muscles superficiels de l'avant-bras.** — Entre les deux chefs d'insertion du rond pronateur ou sous l'arcade tendineuse qui les réunit, le médian donne en dedans un tronc nerveux assez volumineux destiné aux muscles de la couche superficielle. Ce tronc, tantôt unique, tantôt double, est rarement divisé en un plus grand nombre de filets à son origine; les rameaux qui en naissent, se dirigent en dedans entre le rond pronateur et le fléchisseur superficiel, et remontent vers l'épitrochlée près de laquelle ils se perdent dans chacune des portions du tendon des muscles épitrochléens (Cruveilhier). Il existe, en général, des rameaux distincts pour le rond pronateur (rameau inférieur), pour le fléchisseur superficiel, pour le grand palmaire et pour le petit palmaire (celui-ci, d'après Poirier, traverse le grand palmaire). Le rameau du fléchisseur superficiel est souvent divisé en une série de filets qui abordent le muscle au voisinage de ses insertions coronoïdiennes et épitrochléennes; on compte, alors, un filet pour chaque faisceau musculaire. D'ailleurs, le fléchisseur superficiel reçoit d'autres rameaux du médian, quelques-uns naissent dans l'intervalle compris entre son insertion à l'apophyse coronoïde et son insertion au radius; ils se portent en dehors vers la portion radiale du muscle. Enfin, tandis que le médian chemine dans la gaine du fléchisseur sublime, il lui fournit quelques fins ramuscules; l'un d'eux, toujours distinct, est destiné au fléchisseur de l'index. On voit par ces détails que la règle, établie par Cruveilhier, d'après laquelle les nerfs musculaires abandonnent le médian au voisinage du coude, est loin d'être absolue.

c) **Nerfs destinés aux muscles profonds de l'avant-bras.** — Ces nerfs naissent du médian entre les insertions du rond pronateur et celles du fléchisseur superficiel, ou sous l'arcade aponévrotique de ce dernier, tantôt d'un tronc commun, tantôt isolément. En général, on distingue un rameau externe qui va se perdre dans le fléchisseur propre du pouce, un rameau interne qui se subdivise en deux filets destinés aux deux chefs externes du fléchisseur profond, et un tronc médian plus volumineux : le nerf interosseux antérieur. Ces différents rameaux croisent la portion oblique de l'artère cubitale près de son origine, et lui fournissent quelques minces filets.

Nerf interosseux antérieur. — Syn. : Rameau profond ou interne du médian, Valentin; nerf interosseux palmaire, nerf du carré pronateur. — Le nerf interosseux chemine au côté externe de l'artère interosseuse antérieure, dans l'interstice celluleux compris entre le fléchisseur propre du pouce et le fléchisseur profond des doigts. Dès son origine, il envoie un filet à l'artère récurrente cubitale antérieure (Valentin), et un petit rameau qui s'insinue entre le tendon du brachial antérieur et celui du biceps, pour aboutir aux ligaments de l'articulation du coude voisins de la tête du radius (Rüdinger). Pendant son trajet entre les muscles de la couche profonde, le nerf interosseux leur envoie de distance en distance de minces filets qui pénètrent à angle aigu dans leur corps charnu ; ceux qui sont destinés au fléchisseur profond des doigts croisent la face antérieure de l'artère interosseuse. En outre, certains ramuscules se détachent du nerf interosseux antérieur et vont se perdre en arrière sur la membrane interosseuse et sur le périoste qui recouvre la face antérieure des deux os de l'avant-bras. Rauber a constaté sur ces filets périostiques l'existence de nombreux corpuscules de Pacini.

Le nerf interosseux, parvenu au niveau du carré pronateur, gagne la face postérieure de ce muscle auquel il envoie de nombreux filets qui se disposent régulièrement de chaque côté de la ligne médiane. Réduit dès lors à un rameau très grêle, ce nerf s'applique sur la face antérieure du carpe, et va donner des filets aux articulations du poignet et de la première rangée du carpe (Hirschfeld, Sappey, Rüdinger); l'un de ces filets aboutit constamment, d'après Rüdinger, à l'articulation radio-cubitale inférieure. Selon Schwalbe, on peut voir assez souvent toutes les branches musculaires de l'avant-bras tirer leur origine d'un tronc unique, distinct au niveau du pli du coude, et dont le nerf interosseux représenterait la branche terminale; ce tronc pourrait alors être désigné sous le nom de *nerf médian profond*.

D'après Rauber, il existe un nerf (*nerf du ligament interosseux*) qui s'insinue d'abord entre le fléchisseur propre du pouce et le ligament interosseux. Après avoir donné le nerf nourricier du radius et quelques filets périostiques, il se subdivise en une branche radiale et en une branche cubitale. Chacune de ces branches longe la crête interosseuse de l'os correspondant jusqu'au bord supérieur du muscle carré pronateur, contre lequel elles s'unissent aux rameaux terminaux du nerf destiné à ce muscle. La branche cubitale fournit le nerf nourricier du cubitus et, dans certains cas, la branche radiale le nerf nourricier du radius.

d) **Branche palmaire cutanée.** — Syn. : Nerf palmaire cutané long, Valentin; nerf cutané palmaire de l'avant-bras, Arnold. — Cette branche naît à une distance variable (2 à 3 centimètres) au-dessus de l'articulation du poignet, vers l'union des 3/4 supérieurs et du 1/4 inférieur de l'avant-bras (Cruveilhier). Elle longe le côté externe du médian et sort de l'aponévrose un peu au-dessus du poignet, quelquefois même au niveau du pli supérieur de flexion, entre le petit tendon du palmaire en dedans et celui du grand palmaire en dehors. Fréquemment on la voit se diviser alors en deux rameaux, l'un externe, l'autre interne. Le rameau externe, plus grêle, croise la direction du tendon du grand palmaire, et va se perdre dans la peau de l'éminence thénar, en s'anastomosant avec un filet thénarien du radial (Lejars), ou en s'unissant aux rameaux terminaux du musculo-cutané (Mores-tin). Le rameau interne, plus volumineux, passe en avant du ligament annulaire du carpe, parvient en côtoyant le tendon du palmaire grêle sur l'aponévrose palmaire, et se distribue aux téguments du creux de la main ; ses dernières ramifications atteignent quelquefois le pli moyen, mais ne dépassent jamais le pli inférieur de la main.

2° Branches terminales. — Ces branches sont destinées, au point de vue fonctionnel, aux muscles de l'éminence thénar, le court adducteur du pouce excepté ; elles assurent en outre l'innervation sensitive de la partie inférieure de la main et des doigts depuis le pouce jusqu'à la moitié interne de l'annulaire. Elles naissent de la bifurcation du médian en deux troncs : l'un externe ou radial, l'autre interne ou cubital, entre lesquels passent presque toujours l'anastomose de l'artère radio-palmaire avec l'arcade palmaire superficielle.

A. Tronc externe ou radial (Schwalbe). — C'est le plus volumineux des deux. Il est situé en dehors du 1er lombrical et de l'arcade superficielle, et se divise presque aussitôt en deux sortes de branches : 1° des branches musculaires ; 2° des branches sensitives.

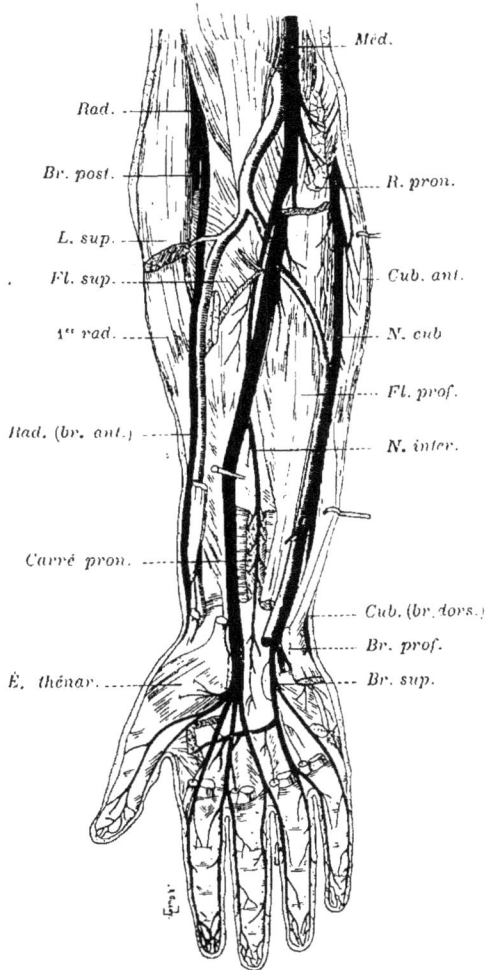

FIG. 557. — Nerfs profonds de l'avant-bras et nerfs de la main. — D'après Hirschfeld.

1° Branches musculaires. — En général au nombre de trois, ces branches se rendent aux muscles de l'éminence thénar. Elles naissent parfois d'un tronc commun qui se caractérise par son trajet récurrent, et qui décrit, en traversant les insertions superficielles du court fléchisseur, une courbe à concavité supérieure (Cruveilhier). Que cette branche soit unique, double ou triple, elle fournit :

a) **Le nerf du court abducteur du pouce** qui s'insinue entre le chef externe du court fléchisseur et le court abducteur, et qui aborde ce dernier muscle par sa partie postéro-interne.

b) **Le nerf de l'opposant** qui, tantôt distinct, tantôt uni au précédent, s'en sépare lorsque le nerf du court abducteur pénètre à la face postérieure de ce dernier; il s'engage dans l'opposant par son bord interne.

c) **Le nerf du court fléchisseur,** qui, presque toujours isolé du précédent, descend en dedans du court fléchisseur dans lequel il s'enfonce vers sa portion moyenne. Nous avons souvent vu ce nerf se bifurquer en deux rameaux destinés aux deux chefs du court fléchisseur; d'après Henle et d'après Schwalbe, le chef externe de ce muscle reçoit seul son innervation du médian, tandis que le chef interne est innervé par la branche profonde du cubital.

2° **Branches sensitives.** — Ces branches sont au nombre de deux : l'une externe, nerf collatéral externe du pouce, l'autre interne, premier nerf digital commun; celui-ci se subdivise à son tour en nerf collatéral interne du pouce et en nerf collatéral externe de l'index. Dans certains cas les deux collatéraux du pouce proviennent d'un tronc commun, tandis que le collatéral externe de l'index naît isolément.

a) **Nerf collatéral palmaire externe du pouce** (Cruveilhier). — *Syn.* : Nerf radial palmaire du pouce, Henle, Schwalbe, Anat. Nom. — Ce nerf passe d'abord en dedans des muscles de l'éminence thénar, puis il croise l'articulation métacarpo-phalangienne du pouce, et se porte obliquement en dehors. Il descend alors le long du tendon fléchisseur propre du pouce jusqu'à l'extrémité de la phalange unguéale, où il se divise en deux rameaux. L'un, palmaire, s'unit par des anses multiples avec le collatéral interne; l'autre dorsal, plus grêle, va se distribuer dans le derme sous-unguéal (Cruveilhier), où il s'anastomose par ses dernières ramifications avec le collatéral dorsal externe issu du radial. Dans tout son trajet, le collatéral externe fournit des filets à la peau de la région antéro-externe du pouce; d'après Henle il donne aussi un fin rameau pour le muscle court abducteur.

b) **Nerf digital commun du 1ᵉʳ espace.** — C'est un petit tronc nerveux qui se divise en collatéral interne du pouce et en collatéral externe de l'index; en général il est très court, et ses deux branches, désignées dans l'Anat. Nom. sous le nom de nerfs digitaux palmaires propres, peuvent naître isolément :

α) *Nerf collatéral interne du pouce.* — Nerf cubital palmaire du pouce. — Le collatéral interne du pouce descend dans le premier espace interosseux, en avant du court adducteur, et contre le bord interne du tendon fléchisseur propre du pouce; il est situé en avant et un peu en dehors de l'artère collatérale externe. Il se comporte sur le côté interne du pouce comme le précédent sur son côté externe; il envoie en outre, au niveau du premier espace interosseux, quelques fins filets qui vont innerver les téguments de la partie externe et de la partie palmaire du pli interdigital correspondant. D'après Cruveilhier, lorsque ce nerf passe sur le court adducteur il lui envoie un petit rameau.

β) *Nerf collatéral palmaire externe de l'index.* — Nerf radial palmaire de l'index. — Ce nerf se sépare du précédent à la partie supérieure du 1ᵉʳ espace interosseux, qu'il parcourt en avant du court adducteur, en dedans de l'artère collatérale externe de l'index, et au côté interne du 1ᵉʳ lombrical auquel il fournit un filet spécial. Parvenu à la hauteur de l'articulation métacarpo-phalangienne, le nerf collatéral externe de l'index passe en avant du tendon du lombrical, et pénètre dans le doigt en passant sous le ligament palmaire interdigital. Il chemine, dès lors, en avant et un peu en dehors de l'artère digitale qu'il accompagne jusqu'à la pulpe de l'index, en donnant sur son trajet une série de petits filets cutanés. Le collatéral externe de l'index et, dans certains cas, le premier nerf digital commun envoient à la peau de la paume de la main de fins ramuscules qui se portent directement en avant, traversent l'aponévrose palmaire par de petites fentes ménagées entre les fibres verticales, et se perdent dans les téguments du creux de la main en dedans du pli d'opposition du pouce. Le point d'émergence de ces ramuscules répond à peu près au pli moyen. De petits filets analogues se séparent d'ailleurs de chacun des nerfs collatéraux, au voisinage du point où ceux-ci sortent de dessous l'aponévrose palmaire, et se distribuent dans les téguments du talon des doigts.

A la base de la 1re phalange, chaque nerf collatéral palmaire émet un rameau très important : *le rameau dorsal de la 2e phalange*. Celui-ci passe, en dehors de l'artère collatérale, sous une petite arcade fibreuse bien décrite par Hédon et par Morestin, et parvient à la face dorsale de la 2e phalange, où il s'unit au collatéral dorsal par de fines anastomoses terminales ; il ne se jette jamais sur ce collatéral, comme le croyait Cruveilhier. Enfin, au niveau de la base de la 2e phalange, le collatéral palmaire donne un second rameau, *le rameau dorsal de la 3e phalange*, qui aboutit à la face dorsale de la 3e phalange où il se comporte comme le précédent. Dans tout leur trajet, le collatéral palmaire et ses rameaux dorsaux portent des corpuscules de Pacini, groupés en bouquets au voisinage des articulations.

B. Tronc interne ou cubital (Schwalbe). — Ce tronc se partage en trois rameaux dont deux volumineux se subdivisent à leur tour en nerfs collatéraux des doigts, tandis que le troisième, beaucoup plus grêle, forme une arcade anastomotique avec un filet venu de la branche superficielle du cubital. Les deux premiers portent le nom de nerfs digitaux palmaires communs (Anat. Nom.), et sont destinés au 2e et au 3e espace interosseux (Voy. page 1049, la terminologie employée pour compter ces nerfs). Nous allons examiner successivement chacun des nerfs digitaux provenant du tronc interne ; quant à l'anastomose avec le cubital elle sera étudiée en même temps que les branches anastomotiques. Parmi les filets sensitifs fournis par le tronc interne, ceux qui aboutissent au creux de la main en traversant l'aponévrose palmaire proviennent des nerfs digitaux communs, ceux qui innervent le talon des doigts se détachent des nerfs collatéraux.

Le nerf digital palmaire commun du 2e espace interosseux parcourt cet espace dans toute son étendue ; arrivé au-dessus de l'articulation métacarpo-phalangienne, il se divise contre les fibres transversales de l'aponévrose palmaire en nerf collatéral palmaire interne de l'index et en nerf collatéral externe du médius. Le nerf digital palmaire commun du 3e espace donne les collatéraux interne du médius et externe de l'annulaire. Le nerf digital commun du 2e espace fournit toujours un rameau pour le 2e lombrical, mais il est rare que le nerf du 3e lombrical provienne du médian.

Comme les nerfs digitaux et les nerfs collatéraux se comportent pour tous les doigts d'une manière identique, nous n'insisterons pas sur leur description qui a été faite à propos du collatéral externe de l'index ; nous nous bornerons à signaler les relations que les nerfs digitaux affectent avec les artères à la paume de la main. L'arcade palmaire superficielle les croise en avant, tandis que les artères digitales se placent au-dessous et en dehors des nerfs qui deviennent ainsi superficiels.

Lorsque les nerfs changent de position par rapport aux artères, ils présentent souvent une sorte de boutonnière elliptique dans laquelle passe le vaisseau. Ces anses nerveuses en partie figurées par Rüdinger, signalées par Tenchini et par Henle, ont été bien étudiées par Hartmann (Soc. anat., 1888). Elles peuvent siéger sur les nerfs digitaux au niveau de l'arcade palmaire, ou bien au niveau des artères digitales. Elles figurent alors des ellipses très allongées, et embrassent quelquefois l'arcade palmaire et les artères digitales à leur origine, ainsi que leurs veines satellites. De chacune des anses, partent de fins filets vasculaires qui se portent sur les artères digitales. Une disposition analogue s'observe sur les nerfs digitaux issus du cubital.

3° Branches anastomotiques. — Le médian s'anastomose : *a*) avec le musculo-cutané; *b*) avec le radial; *c*) avec le cubital.

a) **Avec le musculo-cutané** (Voy. page 1013).

b) **Avec le radial**. — Nous avons signalé (page 1021) les anastomoses terminales du médian avec le rameau thénarien du radial (Lejars), mais il existe, en outre, des anastomoses de même ordre à la face dorsale des doigts entre les rameaux dorsaux des collatéraux fournis par le médian et les collatéraux dorsaux venus du radial.

c) **Avec le cubital**. — Ces anastomoses s'observent : α) au bras; β) à l'avant-bras; γ) à la main.

α) *Au bras*. — Villar (Soc. anat., 1888) a signalé, à la partie moyenne du bras, entre le cubital et le médian, un rameau d'union en forme de V ou d'X qui passe derrière l'artère humérale.

β) *A l'avant-bras*. — Il existe, entre le médian et le cubital, à la partie supérieure de l'avant-bras, une anastomose dont la première description paraît remonter à Martin (Leipzig, 1781) et que l'on rencontre dans une proportion variable suivant les auteurs : 8 fois sur 10 d'après Verchère; 4 fois sur 5 d'après Brun et Tuffier; 28 fois sur 125 d'après W. Grüber; 19 fois sur 62 d'après Curtis. En général, l'anastomose se fait par un mince filet qui passe, en avant du fléchisseur profond, sous le cubital antérieur et sous le fléchisseur superficiel; elle est tantôt oblique, tantôt transversale, quelquefois en forme d'arc (Curtis); elle peut être simple, double, triple ou plexiforme (Debierre). D'après Chaput, elle réunirait le plus souvent le rameau musculaire supérieur des muscles épitrochléens au tronc du cubital; cet auteur a vu, dans un cas, un filet aller du médian au cubital, et un second filet présenter une direction contraire. Fréquemment, le rameau anastomotique suit le trajet de l'artère cubitale et se porte du médian au cubital. Une pareille disposition est la règle chez le singe (Hepburn), ainsi que chez les mammifères inférieurs (Bardeleben); elle paraît destinée à rendre solidaire l'une de l'autre la double innervation du fléchisseur profond par le médian et par le cubital.

γ) *A la main*. — Le rameau palmaire cutané du médian et le rameau similaire du cubital, s'unissent au creux de la main par des anastomoses terminales. De plus, les filets terminaux des collatéraux du 3e espace s'anastomosent de la même manière avec les ramifications terminales du cubital à la face dorsale du médius et de l'annulaire. Mais les anastomoses les plus importantes se font à la face palmaire de la main, l'une entre la branche dite anastomotique émanée du tronc interne du médian et un rameau similaire issu du nerf digital commun du 4e espace fourni par le cubital; l'autre, moins fréquente, se fait entre les nerfs venus du médian et du cubital et destinés à l'innervation du chef interne du court fléchisseur du pouce. Nous désignerons la première, à cause de sa situation et de la branche superficielle du cubital qui y participe, sous le nom d'anastomose superficielle, et la seconde pour des raisons analogues sous le nom d'anastomose profonde.

1° Anastomose superficielle. — La forme, le volume et la direction de cette anastomose sont variables; elle va tantôt du médian au cubital, tantôt en sens inverse. En général, elle unit le nerf digital du 3e à celui du 4e espace interosseux, ou quelquefois le collatéral interne du médius au collatéral externe de l'annulaire. Le filet anastomotique se place, soit au-dessus, soit au-dessous de l'arcade palmaire, et nous avons vu parfois, dans les cas d'anastomose double, ces deux ramuscules embrasser dans une boutonnière elliptique le vaisseau artériel. Arloing et Tripier (1869) ont décrit des filets naissant de cette anastomose et qui descendent le long des artères digitales pour aller innerver la peau du talon des doigts. — 2° Anastomose profonde. — Récemment étudiée par Riche (1896) et par Cannieu (1896), cette anastomose est formée par un filet détaché du rameau que la branche profonde du cubital fournit au chef interne du court fléchisseur. Ce filet croise le tendon du long fléchisseur du pouce, et s'unit au rameau que le médian envoie au chef externe du court fléchisseur. Peut-être, comme semble le croire Cannieu, n'y a-t-il là qu'un simple accolement d'un filet du cubital avec le rameau du médian destiné au chef externe du court fléchisseur; cette anastomose ne serait donc qu'un cas particulier de l'innervation du court fléchisseur du pouce par le cubital.

En résumé le médian est le nerf sensitif de la partie externe et moyenne du creux de la main, de la face palmaire des trois premiers doigts, de la moitié externe du 4e, et de la face dorsale des 2e et 3e phalanges de ces mêmes doigts. Il est le nerf moteur de tous les muscles pronateurs et fléchisseurs de la main et des doigts, ainsi que des muscles de l'éminence thénar à l'exception du court adducteur. L'excitation de son tronc provoque la pronation et la flexion de la main, la flexion des doigts, complète pour l'index et le médius, incomplète pour l'annulaire et le petit doigt, et l'opposition du pouce avec flexion de la phalange (Féré).

Tableau de la distribution du nerf médian.

1° Branches collatérales.
- Filets pour l'artère humérale.
- Filets pour l'articulation du coude.
- Nerf supérieur du rond pronateur.
- Nerfs pour les muscles superficiels de l'avant-bras..
  - Rond pronateur.
  - Grand palmaire.
  - Petit palmaire.
  - Fléchis. superfic.
- Nerfs pour les muscles profonds de l'avant-bras.
  - Fléchis. propre du pouce.
  - Les deux chefs externes du fléchis. prof.
  - Nerf interos. ant.
    - N. du ligam. interosseux.
      - N. diaph. du radius.
      - N. diaph. du cubitus.
    - N. du carré pronateur.
    - Filets pour les fléchis.
- Branche palmaire cutanée.

2° *Branches terminales*...

- Tronc externe ou radial..
  - Br. musculair. { Nerf du court abducteur. / N. de l'opposant. / N. du court fléchisseur.
  - Br. sensitives. { Nerf collatéral ext. du pouce. / Nerf digital commun du 1ᵉʳ espace. { Col. int. du pouce. / Col. ext. de l'index.
- Tronc interne ou cubital..
  - Br. sensitives. { Nerf digital commun du 2ᵉ espace. { Col. int. de l'index. / Col. ext. du médius. } Nerf digital commun du 3ᵉ espace. { Col. int. du médius. / Col. ext. de l'annul.
  - Br. anastomotique avec le cubital.

3° *Branches anastomotiques.*

- Avec le musculo-cutané..... { Au bras. / A la main.
- Avec le radial......... A la main.
- Avec le cubital......... { Au bras. / A l'avant-bras. / A la main... { Anast. superf. / Anast. profond.

3° NERF CUBITAL

Syn. : Nerf cubito-digital des anciens anatomistes, Valentin; nervus ulnaris, auteurs étrangers, Anat. Nom.

Origine et Constitution. — Le nerf cubital se détache, avec la racine interne du médian, du tronc secondaire inférieur un peu après l'origine du brachial cutané interne et de son accessoire. Les fibres qui prennent part à sa constitution proviennent de la 8ᵉ paire cervicale et de la 1ʳᵉ dorsale; de plus, le cubital reçoit fréquemment du tronc secondaire supérieur un petit faisceau supplémentaire qui passe sous la racine interne du médian, et qui lui apporte des fibres du 7ᵉ nerf cervical.

Trajet. — Après avoir traversé la base du creux axillaire, le nerf cubital se place dans la loge antérieure du bras, puis il perfore la cloison intermusculaire interne contre laquelle il descend jusqu'à la gouttière épitrochléenne de l'humérus. Il revient ensuite à la face antérieure et interne de l'avant-bras, et longe le muscle cubital antérieur jusqu'à son insertion au pisiforme contre lequel il se divise en ses branches terminales,

Rapports. — Nous décrirons les rapports du cubital : 1° à la base du creux de l'aisselle; 2° au bras; 3° au niveau du coude; 4° à l'avant-bras; 5° au poignet et à la main.

1° *A la base du creux axillaire.* — Dès son origine, le nerf cubital se trouve placé en dedans du médian, en dedans et un peu en arrière de l'artère axillaire, en arrière de la veine basilique, et en dehors du brachial cutané interne. Il fait partie du paquet vasculo-nerveux de l'aisselle avec lequel il passe sur le repli falciforme de l'aponévrose brachiale. Dans cette portion de son trajet, il répond en avant au tendon du grand pectoral, en arrière successivement au tendon du sous-scapulaire qui le sépare de l'articulation de l'épaule, et aux tendons du grand dorsal et du grand rond. Il chemine en compagnie du médian, du brachial cutané interne et de l'artère axillaire; les vaisseaux et les nerfs sous-scapulaires passent en arrière de lui, et croisent sa direction.

2° *Au bras.* — A la partie supérieure du bras, le cubital descend avec le paquet vasculo-nerveux en avant de la cloison intermusculaire interne, contre laquelle il est appliqué ; il longe l'artère humérale et constitue un point de repère important pour la ligature de ce vaisseau (Cruveilhier). L'artère se trouve interposée entre le médian en dehors et le cubital en dedans (Voy. fig. 555), de sorte que pour trouver l'humérale dans la moitié supérieure du bras il suffit d'écarter les deux nerfs l'un de l'autre. Dans cette même région, le cubital est d'abord situé au côté externe, puis en arrière de la veine basilique ; le brachial cutané interne qui était primitivement en dedans du nerf, passe sur la veine basilique, et à sa sortie de l'aponévrose brachiale se trouve plus externe que le cubital. A l'union du tiers moyen et du tiers inférieur du bras, le cubital se détache à angle aigu du paquet vasculo-nerveux, perfore la cloison intermusculaire interne qui dès lors le sépare du médian et des vaisseaux huméraux, et s'enfonce entre les fibres du vaste interne pour gagner la région postérieure du coude. Dans tout ce trajet, le cubital est facilement excitable, à travers la peau, par les courants électriques.

3° *Dans la région du coude.* — Les luxations relativement fréquentes du cubital au niveau de la gouttière épitrochléenne ont amené les anatomistes à étudier d'une façon toute particulière les rapports de ce nerf au niveau du coude ; les principales recherches ont été bien résumées par Drouard (Th. Paris, 1896).

A 3 centimètres au-dessus de l'épitrochlée, le cubital appartient à la loge postérieure du bras, et gagne, à travers les fibres musculaires du vaste interne, la gouttière épitrochléo-olécrânienne. Cette gouttière est précédée par une petite rainure que l'on peut apercevoir sur l'extrémité inférieure de l'humérus, et il n'est pas rare de voir la pointe de l'épitrochlée présenter un petit bec recourbé en arrière qui paraît destiné à retenir le nerf. Entre ce dernier et la surface osseuse, se trouve un périoste assez épais recouvert par les faisceaux fibreux du ligament latéral interne de l'articulation. La gouttière épitrochléenne est transformée en un canal ostéo-fibreux par les insertions des aponévroses brachiale et antibrachiale aux deux saillies qui la limitent. En outre, on peut détacher de ces deux aponévroses un faisceau de fibres transversales qui les renforce et qui s'étend du bec de l'olécrâne à la pointe de l'épitrochlée. Cette bandelette transversale représente les restes du muscle épitrochléo-cubital des mammifères, disparu chez l'homme (Ledouble, Testut). La gouttière possède une longueur plus considérable dans l'extension que dans la flexion pendant laquelle elle s'accroît au contraire en largeur, par suite du léger déplacement en dehors de l'olécrâne. Le nerf cubital se trouve placé au sein du tissu cellulaire lâche qui remplit le canal ostéo-fibreux ; Gegenbaur (Anat. hum., p. 1054) a signalé dans ce tissu la présence d'une bourse séreuse qui sépare le nerf du ligament latéral interne de l'articulation, et qui paraît déterminée par le déplacement du nerf dans les mouvements de flexion et d'extension de l'avant-bras. Le cubital, dans cette partie de son trajet, n'est séparé de la peau que par l'aponévrose sur laquelle viennent s'étaler la branche épitrochléenne du brachial cutané interne, et les affluents de la veine basilique ; c'est ce qui explique que, dans cette région, le nerf soit fréquemment soumis à des traumatismes (choc contre l'angle d'une porte, etc.). A sa sortie de la gouttière épitrochléo-olécrânienne, le nerf cubital passe entre les deux chefs d'insertion du muscle cubital antérieur réunis par une forte lame fibreuse, dépendance de

l'aponévrose antibrachiale, et, tout en conservant son contact avec le squelette, il contourne le cubitus pour gagner la région antérieure de l'avant-bras,
où il n'est séparé de l'apophyse coronoïde que par quelques fibres du fléchisseur superficiel. Dans son parcours au coude, le cubital est accompagné par
l'artère collatérale interne qui a perforé avec lui la cloison intermusculaire, et
qui est placée en avant du nerf (Voy. Arthrolog., 2ᵐᵉ édit. p. 645, fig. 655). Enfin
la récurrente cubitale postérieure s'accole au cubital, près de l'apophyse coronoïde, et remonte en dehors de lui jusque vers le bec de l'olécrâne où elle
s'anastomose avec la collatérale interne

4° *A l'avant-bras*. — Le nerf cubital gagne la face antérieure de l'avant-
bras en contournant la tête du cubitus sous le chef épitrochléen du cubital
antérieur, et vient se placer, en dehors du corps de ce muscle, sur le fléchisseur
profond et sous la couche superficielle des muscles épitrochléens. Il descend
ensuite le long du bord externe du cubital antérieur, en avant du fléchisseur
profond dans la gaîne duquel il est contenu; le tendon du fléchisseur superficiel de l'annulaire est directement en dehors de lui (Luschka). Le rapport le
plus important est celui que le nerf affecte avec les vaisseaux : au tiers supérieur de l'avant-bras, l'artère cubitale et ses deux veines satellites cheminent
obliquement entre le fléchisseur superficiel et le fléchisseur profond; ce n'est
qu'au tiers moyen, lorsque la direction de l'artère est devenue rectiligne, que
les vaisseaux viennent se disposer en dehors du nerf pour atteindre avec lui
la région du poignet. Dès que le nerf se met en rapport avec les vaisseaux,
il leur fournit des filets vaso-moteurs.

5° *Au poignet et à la main*. — Le cubital aborde la région du poignet et de
la main par un canal spécial, distinct du canal radio-carpien. Ce canal est
formé aux dépens du ligament annulaire du carpe, et se trouve limité en
dedans par le pisiforme, en dehors par l'apophyse unciforme de l'os crochu,
en arrière par le ligament radio-carpien (lig. palmaire propre), et en avant
par une expansion de l'aponévrose palmaire (lig. palmaire commun) qui se
fixe sur le pisiforme et sur l'extrémité inférieure du tendon du cubital antérieur; en ce point le muscle palmaire cutané recouvre le nerf et le sépare de
la peau. Pour certains auteurs, ce canal est constitué par un dédoublement
du ligament annulaire, et correspond aux fibres d'insertion de ce ligament sur
les deux os. Le nerf s'engage à son intérieur avec les vaisseaux cubitaux qui
restent en dehors de lui; tous ces organes sont enveloppés par une synoviale
distincte de la grande synoviale cubitale (Cruveilhier). Situé à la partie interne
et profonde du canal, le cubital est soustrait aux pressions qui peuvent s'exercer
sur la base de l'éminence thénar; on a vu (Angéiol., p. 747) qu'il existait,
sous la forme d'une gaîne fibro-séreuse, une disposition spéciale destinée à
protéger les vaisseaux. C'est à l'intérieur de cette gaîne, ou aussitôt après sa
sortie, que le nerf cubital se divise en ses deux branches terminales.

Distribution. — Nous décrirons au cubital :

1° des branches collatérales;

2° des branches terminales;

3° des branches anastomotiques.

1° Branches collatérales. — Ces branches se distribuent au bras, à l'avant bras et à la main, mais comme celles qui se ramifient à la main naissent à l'avant-bras, nous étudierons les collatérales : a) au bras; b) à l'avant-bras et à la main.

a) Au bras. — Le cubital ne donne aucune branche importante au bras, et c'est une erreur, déjà signalée par Cruveilhier, que de décrire comme venant du cubital un rameau pour le vaste externe. Il est facile, en effet, de se rendre compte qu'il s'agit d'un filet du radial accolé au nerf cubital (Voy. page 1042). Valentin décrit un fin ramuscule qui naît du cubital, un peu au-dessus du coude, contre la cloison intermusculaire interne dans laquelle il se perd. Enfin, lorsque le cubital abandonne l'artère humérale et pénètre dans le vaste interne, il émet un filet articulaire qui descend derrière la cloison intermusculaire interne, passe sous le tendon du vaste interne et parvient à la partie postéro-interne de l'articulation du coude; les dernières ramifications de ce filet articulaire aboutissent au faisceau postérieur du ligament latéral interne (Rüdinger).

b) A l'avant-bras et à la main. — Dans cette partie de son trajet, le cubital fournit trois sortes de rameaux : α) des rameaux musculaires; β) des rameaux articulaires; γ) des rameaux sensitifs; de plus, nous avons signalé quelques filets vaso-moteurs se rendant à l'artère cubitale.

α) *Rameaux musculaires.* — Ces rameaux sont destinés au cubital antérieur et aux deux faisceaux internes du fléchisseur profond. Les rameaux du cubital antérieur sont multiples; on peut d'abord observer quelques fins filets qui se séparent du nerf entre les deux chefs d'insertion de ce muscle à la partie supérieure duquel ils se distribuent. Un rameau plus considérable naît au tiers supérieur de l'avant-bras soit directement du cubital, soit d'un tronc commun avec la branche du fléchisseur profond; il descend le long de la face externe de ce dernier muscle jusque vers son tendon. Les filets destinés au fléchisseur profond sont au nombre de deux; ils se détachent du nerf cubital dès que celui-ci est parvenu à la région antérieure de l'avant-bras, ils se dirigent directement en arrière, et se perdent sur la face antérieure des deux chefs internes de ce muscle.

β) *Rameaux articulaires.* — Dans la gouttière épitrochléenne ou sous le chef épitrochléen du cubital antérieur, le nerf cubital émet en dehors deux petits filets qui vont s'étaler sur la capsule articulaire du coude au voisinage de l'olécrâne (Cruveilhier, Rüdinger).

γ) *Rameaux sensitifs.* — Les rameaux sensitifs sont au nombre de deux : 1° le rameau de l'artère cubitale; 2° la branche cutanée dorsale de la main.

1° Rameau de l'artère cubitale. — *Syn.* : Rameau de l'artère cubitale, Cruveilhier; R. long palmaire cubital, Bock; R. long palmaire, Arnold; R. palmaire cubital, Henle, Schwalbe; R. antérieur cutané, Luschka; filet anastomotique, Sappey; R. cutané palmaire, Anat. Nom. — Ce rameau naît au tiers moyen de l'avant-bras, un peu au-dessus de l'origine de la branche cutanée dorsale. Très long et très grêle, il se porte vers l'artère cubitale qu'il accompagne jusqu'au creux de la main; on peut encore l'apercevoir au commencement de l'arcade palmaire superficielle, près de laquelle il s'anastomose avec un des deux nerfs digitaux internes, ou avec un filet vaso-moteur venu d'une des branches terminales du cubital. Il envoie, tout le long de l'artère, de fins ramuscules qui se rendent à ses parois; c'est donc un nerf essentiellement vaso-moteur. Mais, dans la plupart des cas, un filet

cutané assez volumineux se détache du rameau principal près de son origine,
et se perd en fines ramifications dans la peau du tiers inférieur de l'avant-bras
et de l'éminence hypothénar. Ce filet cutané peut perforer l'aponévrose à un
niveau très variable. Lorsqu'il devient sous-cutané au poignet, on peut constater, un peu au-dessus, l'exis-
tence de fines fibrilles qui perforent l'aponévrose antibrachiale
pour aboutir à la peau. Ces fines
fibrilles, ou quelquefois un filet
plus volumineux (filet anastomotique de Cruveilhier), s'anastomosent près du poignet avec une
branche du brachial cutané interne.
Le filet cutané peut manquer, ou
naître directement du cubital,
mais le plus souvent, il se détache
du rameau de l'artère cubitale qui,
lui, est remarquable par sa con-
stance, ainsi que le fait observer
Henle. Aussi y a-t-il lieu de décrire
ce dernier comme le rameau principal duquel émane le filet cutané.

2° **Branche cutanée dorsale de
la main.** — *Syn.* : Branche cutanée
dorsale de la main, Cruveilhier, Sap-
dey ; nerf cubito-dorsal de la main, Valentin ; rameau dorsal de la main, Anat.
Nom. — Cette branche est la plus
considérable des collatérales du cubital, et il n'est pas rare de voir
son volume l'emporter sur celui de
la partie persistante du tronc, dont
elle paraît être alors la branche
terminale. De nature sensitive, elle
se sépare du nerf cubital vers le
tiers inférieur de l'avant-bras au
même niveau que le rameau précédent ou un peu au-dessus. Elle
se porte aussitôt en dedans sous
le tendon du cubital antérieur le

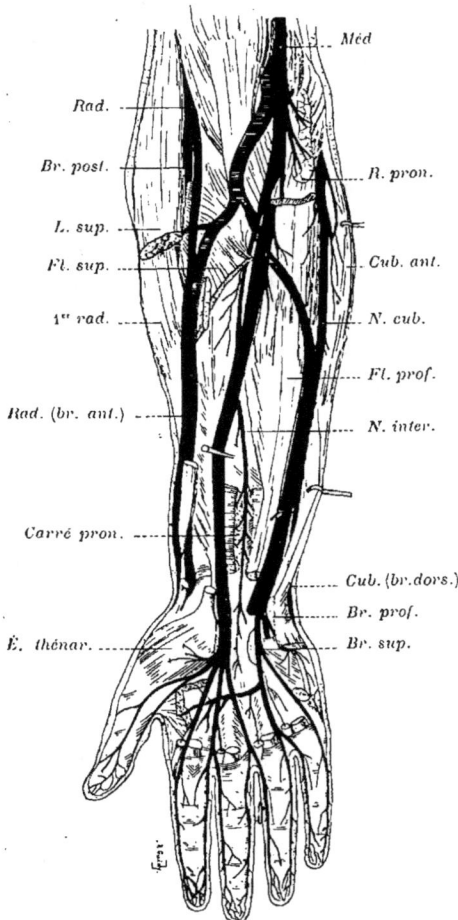

Fig. 558. — Nerfs profonds de l'avant-bras et nerfs
de la main. — D'après Hirschfeld.

long duquel elle descend, en s'accolant au bord antérieur, puis à la face interne
du cubitus. Arrivée à la région dorsale de l'avant-bras, elle perfore l'aponévrose
directement au-dessus de la tête du cubitus, entre le tendon du cubital postérieur et celui de l'extenseur du petit doigt (Luschka). D'après Valentin, avant
de traverser l'aponévrose, elle envoie un ou deux filets au cubital antérieur
au point où elle croise ce muscle, et quelques fins ramuscules aux ligaments
dorsaux des articulations du carpe. Devenue sous-cutanée, la branche dorsale

descend verticalement sur la partie postérieure de l'apophyse styloïde du cubitus, contre le bord interne du tendon du cubital postérieur dont la sépare le ligament annulaire du carpe. C'est vers la pointe de l'apophyse styloïde, qu'elle commence à donner ses rameaux cutanés qui rampent sur l'aponévrose, au-dessous des nombreuses veines de la face dorsale de la main. La branche cutanée dorsale se subdivise d'abord en deux branches secondaires : l'une interne, grêle, forme le nerf collatéral interne du petit doigt, l'autre externe, plus volumineuse, paraît continuer le tronc principal et ne tarde pas à fournir toute une série de fins rameaux secondaires. Parmi ceux-ci, les-uns se dirigent en dehors ou présentent un trajet récurrent, et vont s'unir à la hauteur de l'articulation du poignet avec des filets venus de la branche externe du radial, tandis que d'autres, à direction descendante, s'anastomosent dans la région dorsale du métacarpe avec les filets terminaux internes de la branche antérieure de ce même nerf. Sensiblement diminuée par le départ de ces filets anastomotiques, la branche externe se bifurque près de l'extrémité supérieure du 4ᵉ métacarpien en deux rameaux secondaires, les nerfs digitaux dorsaux communs du 4ᵉ et du 3ᵉ espace interosseux, qui, au niveau du pli interdigital, se subdivisent à leur tour en nerfs collatéraux des doigts. Le nerf du 4ᵉ espace donne le collatéral externe du petit doigt et le collatéral interne de l'annulaire, celui du 3ᵉ fournit les collatéraux externe de l'annulaire et interne du médius. Il est à remarquer que les collatéraux dorsaux du petit doigt arrivent jusqu'à l'extrémité de la phalange unguéale, tandis que ceux des autres doigts s'épuisent vers la base de la 1ʳᵉ phalange. (Voy. Nerfs des doigts, p. 1048). Tout le long de leur trajet, les nerfs digitaux et les nerfs collatéraux fournissent au-dessus des veinules digitales de fins filets cutanés qui constituent des arcades à concavité supérieure auxquelles sont appendus quelques corpuscules de Pacini (Rauber); certains de ces filets aboutissent aux articulations voisines (Valentin).

2° **Branches terminales**. — Nerf cubito-palmaire, Valentin. — Nous avons vu que le cubital se divisait à l'intérieur de la gaîne aponévrotique formée par le ligament annulaire du carpe en deux branches terminales : *a*) l'une interne et superficielle; *b*) l'autre externe et profonde.

a) **Branche palmaire superficielle**. — Nerf cubito-palmaire superficiel, Valentin; rameau superficiel, Anat. Nom. — C'est surtout une branche sensitive; cependant, dès son origine, elle fournit en dedans un petit rameau destiné au muscle palmaire cutané. Ce rameau musculaire passe sous le court fléchisseur du petit doigt auquel il abandonne parfois un filet (Cruveilhier), il traverse ensuite les fibres de ce muscle, puis perfore l'aponévrose palmaire, et se perd dans le muscle palmaire cutané. Bock l'a vu donner le nerf du 4ᵉ lombrical. Presqu'au même niveau, la branche superficielle envoie un filet anastomotique au médian (Voy. p. 1025) et se divise en deux rameaux secondaires : α) l'un interne; β) l'autre externe.

α) *Le rameau interne* descend contre le bord externe du court abducteur du petit doigt, en avant des tendons fléchisseurs et en dedans de l'artère collatérale interne. A la hauteur du pli digital interne, il se place en avant de l'artère, côtoie le bord interne du petit doigt, et mérite alors seulement le nom de colla téral interne du petit doigt. D'après Cruveilhier, c'est le rameau interne qui donne le nerf du palmaire cutané.

β) *Le rameau externe*, plus volumineux, longe le côté interne de l'artère cubitale et de l'arcade palmaire superficielle, puis croise l'artère digitale du 4ᵉ espace, se place en dehors et au-dessus d'elle, et émerge sous la partie inférieure de l'aponévrose palmaire en donnant le collatéral externe du petit doigt et le collatéral interne de l'annulaire. — Dans leur trajet, les rameaux externe et interne sont recouverts par l'aponévrose palmaire, par le muscle palmaire cutané et par la peau. C'est directement au-dessous du bord inférieur du palmaire cutané qu'on voit naître, de chacun des deux rameaux de la branche superficielle du cubital, de petits filets qui traversent l'aponévrose palmaire par de petites fentes comprises entre les fibres verticales. Ces filets se distribuent à la peau du creux de la main jusqu'au talon des doigts dont les téguments reçoivent également de fines fibrilles détachées des nerfs collatéraux à leur émergence au-dessous de l'aponévrose palmaire. D'après Schwalbe, les collatéraux palmaires du cubital diffèrent des collatéraux dorsaux par leur volume, par leur distribution jusqu'à l'extrémité des doigts, et par la présence sur leur trajet de nombreux corpuscules de Pacini.

b) **Branche palmaire profonde.** — Nerf cubito-palmaire profond, Valentin ; rameau profond, Anat. Nom. — Cette branche exclusivement motrice est destinée aux muscles profonds de la paume de la main. Aussitôt après s'être séparée de la branche superficielle, elle passe au-dessous et en arrière d'elle entre le pisiforme et l'apophyse unciforme de l'os crochu, se réfléchit de dedans en dehors dans une rainure de cette apophyse (Anderson) qu'elle embrasse dans sa concavité, et traverse les insertions du court abducteur et du court fléchisseur du petit doigt. L'artère cubito-palmaire, d'abord située en avant, puis en dedans de cette branche nerveuse, l'accompagne dans la profondeur. Au commencement de sa courbe, et avant de s'enfoncer sous l'aponévrose profonde, la branche palmaire du cubital émet par sa convexité de petits rameaux destinés aux trois muscles de l'éminence hypothénar, et qui abordent ces muscles vers leur partie moyenne. En général, le rameau du court abducteur se sépare de la branche profonde, avant qu'elle ait pénétré dans le creux de la main ; le filet du court fléchisseur, qui naît aussitôt après, est souvent double. Dès qu'elle est parvenue sous l'aponévrose profonde, la branche du cubital accentue sa courbe dont la concavité regarde en haut et un peu en dehors, et qui répond à la base des métacarpiens. Elle croise en avant l'arcade palmaire profonde, le muscle interosseux du 2ᵉ espace, et se termine dans le court adducteur du pouce. Ce rameau de l'adducteur du pouce peut être suivi jusque dans le chef interne du court fléchisseur qu'il paraît innerver d'une façon constante (Swan, 1830 ; Flemming, 1885 ; Brooks, etc.) et dans l'intérieur duquel il s'anastomose avec le médian (Spourgitis, Cannieu, voy. p. 1025). L'innervation du chef interne du court fléchisseur par le cubital paraît rationnelle, si on admet que ce chef musculaire représente le 1ᵉʳ interosseux palmaire ; on verra plus loin que tous les muscles interosseux sont innervés par le cubital.

La branche profonde émet, dans son parcours, trois ordres de rameaux : 1° *des rameaux ascendants* qui se distribuent aux ligaments antérieurs des articulations du carpe ; 2° *des rameaux postérieurs ou perforants* (Rauber) qui accompagnent les artères perforantes supérieures, et s'unissent à la face dorsale du carpe avec les dernières ramifications du nerf interosseux postérieur, branche du radial. Cruveilhier avait signalé ces filets nerveux avant Rauber, mais il les considérait comme provenant des interosseux dorsaux. 3° *des rameaux descendants ou interosseux.* Ceux-ci sont les plus importants par leur volume et par leur fonction ; ils descendent avec l'artère interosseuse dans l'espace intermétacarpien, et innervent d'abord le muscle interosseux palmaire, puis ils s'insinuent dans l'interstice celluleux qui sépare ce dernier de l'interosseux dorsal aux deux chefs duquel ils fournissent un filet spécial. Les rameaux du 4e et du 3e espace donnent chacun en avant un filet nerveux qui traverse l'aponévrose profonde, et se rend au 4e et au 3e lombrical ; ces deux nerfs naissent parfois directement de la branche profonde (Voy. Nerfs de la main, p. 1048). Le rameau interosseux du 1er espace dérive du même tronc que le nerf de l'adducteur et que le filet du chef interne du court fléchisseur du pouce ; ces trois rameaux représentent l'épanouissement terminal de la branche profonde.

3° **Branches anastomotiques.** — Le cubital ne présente aucune anastomose au bras. Il s'unit à l'avant-bras et à la main : 1° avec le médian ; 2° avec le brachial cutané interne ; 3° avec le radial.

1° **Avec le médian.** — Il existe deux anastomoses entre le cubital et le médian, l'une à la partie supérieure de l'avant-bras, l'autre au creux de la main ; elles ont été décrites avec le médian (Voy. p. 1025).

2° **Avec le brachial cutané interne.** — Au tiers inférieur de l'avant-bras, le filet cutané du cubital s'unit, sur l'aponévrose et près de l'origine des veines cubitales, avec les dernières ramifications du brachial cutané interne. Lorsque la branche épitrochléenne du brachial cutané interne descend jusqu'au poignet, elle présente à ce niveau quelques anastomoses terminales avec la branche dorsale du cubital.

3° **Avec le radial.** — Ces anastomoses, qui se font à la face dorsale de la main, sont de deux ordres. Les filets supérieurs et externes du cubital s'unissent aux filets terminaux du rameau cutané externe du radial ; tandis que les filets inférieurs ou descendants s'anastomosent avec des ramuscules analogues de la branche antérieure du radial (Voy. p. 1046). D'autre part, le nerf interosseux postérieur s'anastomose avec les rameaux perforants de la branche profonde du cubital.

Le nerf cubital présente dans sa distribution une grande analogie avec le médian, ce qui plaide en faveur de l'existence d'un tronc primitif unique. Les deux nerfs ne fournissent aucun rameau au bras, ils innervent en commun tous les muscles de la face antérieure de l'avant-bras et de la main, et recueillent les impressions sensitives de la face palmaire de la main et de tous les doigts.

L'excitation du cubital détermine une flexion légère du poignet sur l'avant-bras avec adduction de la main, la flexion des deux derniers doigts avec extension de la dernière phalange, et adduction du pouce (griffe du cubital). Les troubles de la sensibilité se localisent au côté interne de la main et sont peu marqués.

Tableau de la distribution du nerf cubital.

1° Branches collatérales.
- Filet articulaire pour le coude (au bras).
- Rameaux musculaires. { Pour les 2 chefs internes du fléchisseur profond / Pour le cubital antérieur.
- Rameaux articulaires pour le coude.
- Rameaux sensitifs.
  - R. de l'artère cubitale..... { Filet palmaire cutané. / Filet anast. avec le brachial cutané interne.
  - Branche cutanée dorsale....
    - R. interne. Col. dors. interne du petit doigt.
    - R. externe. { Nerfs digitaux dorsaux. { 4° esp. { Col. ext. pet. doigt. / Col. int. annul. } 3° esp. { Col. ext. annul. / Col. int. médius. }
    - Filets anast. avec le radial.

2° Branches terminales.
- Branche palmaire superficielle..
  - R. interne...... Col. palm. int. du petit doigt.
  - R. ext. { Nerf digital du 4° espace. { Col. ext. du petit doigt. / Col. int. de l'annulaire.
  - Filets anast. pour le médian.
- Branche palmaire profonde....
  - Rameaux ascendants ou articulaires.
  - Rameaux postérieurs ou perforants.
  - R. descendants. { Nerfs des interosseux palmaires. / Nerfs des interosseux dorsaux. / Nerf du court abducteur. / Nerf du court fléchisseur. }

3° Branches anastomotiques.
- 1° avec le médian. { A l'avant-bras. / A la main. }
- 2° Avec le brachial cutané interne.... Au poignet.
- 3° Avec le radial.. { A la face dorsale de la main. / Entre les rameaux perforants de la branche palmaire profonde et le nerf interosseux postérieur. }

4° NERF BRACHIAL CUTANÉ INTERNE

Syn. : Nerf brachial cutané interne, Cruveilhier, Quain, Sappey; grand nerf cutané, Wrisberg, Luschka ; nerf cutané interne, Meckel ; nerf brachial cutané moyen, Valentin. Henle, Schwalbe ; nerf cutané interne de l'avant-bras, Anat. Nom.

Origine. — Le brachial cutané interne naît du tronc secondaire inférieur, un peu en dedans de l'origine du cubital et de la racine interne du médian. Ses fibres constitutives émanent de la 8° cervicale et de la 1re dorsale ; c'est un nerf exclusivement sensitif, aussi son volume est-il inférieur à celui des nerfs mixtes du plexus brachial.

Trajet et Rapports. — A son origine, le brachial cutané interne est caché par l'artère sous-clavière ; il repose sur le faisceau supérieur du grand dentelé, en arrière et au-dessous du nerf cubital. Il affecte les mêmes rapports que le cubital vis-à-vis de l'artère axillaire jusqu'au point où celle-ci vient se placer entre les deux racines du médian ; alors le brachial cutané s'éloigne d'elle, et répond en avant à la veine axillaire. Avec le paquet vasculo-nerveux, il croise en passant en avant d'eux le nerf et les vaisseaux sous-scapulaires, puis il descend dans la région interne du bras en dedans du médian, en avant du cubital, et se dispose en avant et un peu en dehors de la veine basilique ; les veines humérales, avant de se réunir avec la basilique, passent en écharpe sur sa face antérieure. Presqu'aussitôt, le brachial cutané devient le satellite de la veine basilique dans la gaîne de laquelle il est contenu, croise avec elle le tendon du grand dorsal, et s'applique contre l'aponévrose brachiale qu'il traverse par un orifice qui lui est commun avec la veine. Cet orifice se trouve tantôt à la partie moyenne, tantôt à la partie inférieure du bras, et suivant la hauteur à laquelle il se rencontre, le tronc du nerf apparaît simple ou divisé en deux branches. Devenu sus-aponévrotique, le brachial cutané interne se loge dans la gouttière bicipitale interne, et se divise en ses branches terminales ; d'après Hirschfeld , il reçoit presque toujours, avant sa division, une anastomose des branches perforantes des 2ᵉ et 3ᵉ nerfs intercostaux.

Distribution. — Le brachial cutané interne présente à considérer :

1° Des branches collatérales ;
2° des branches terminales ;
3° des branches anastomotiques.

1° Branches collatérales. — Depuis son origine jusqu'à sa division, le brachial cutané interne donne un ou deux filets sensitifs destinés à la peau de la partie antérieure du bras. Ces deux filets se détachent du nerf à la base du creux de l'aisselle ou vers la partie supérieure du bras; ils percent aussitôt l'aponévrose, et aboutissent aux téguments qui recouvrent le bord interne du biceps. Le filet principal (*rameau cutané du bras*, Arnold) est déjà distinct sous le tendon du grand pectoral, et

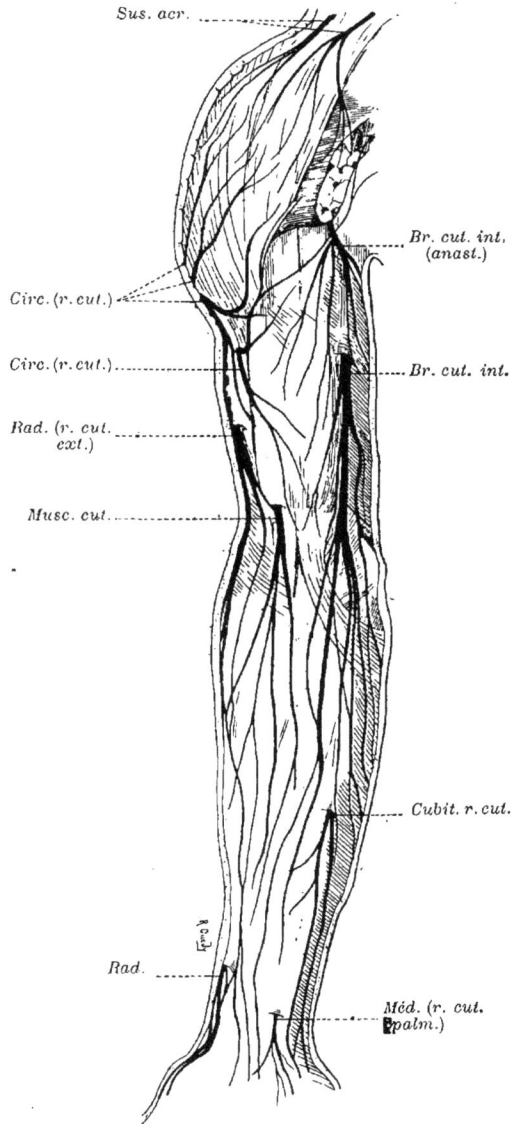

Fig. 559. — Nerfs superficiels du membre supérieur. D'après deux figures de Sappey.
Face antérieure.

peut être suivi jusqu'au pli du coude; il s'unit par des anastomoses terminales, en dehors avec le rameau externe du radial et le rameau cutané de l'épaule, branche du circonflexe, et en dedans avec l'accessoire du brachial cutané interne. Valentin mentionne un petit nerf destiné au biceps et au coraco-brachial qui paraît n'avoir été rencontré par aucun autre observateur.

2° Branches terminales. — Ces branches sont au nombre de deux, et se séparent l'une de l'autre à angle très aigu; on les désigne, d'après leur distribution, sous le nom de : *a*) branche antérieure, et *b*) branche postérieure.

a) **Branche antérieure.** — *Syn.* : Rameau cutané palmaire, Wrisberg ; R. palmaire de l'avant-bras, Arnold ; R. externe, antérieur ou cubital, Cruveilhier; Rameau palmaire, Anat. Nom. — La branche antérieure se place au côté externe de la veine basilique le long de laquelle elle descend jusqu'à l'origine de ce vaisseau. Alors elle se divise en deux rameaux, séparés du médian par l'expansion aponévrotique du biceps. L'un, externe, passe sur la médiane basilique, et longe le côté externe de la veine médiane, on l'appelle parfois filet médian ; l'autre, interne, passe sous la médiane basilique, près de son confluent avec la veine cubitale principale. Ce dernier rameau constitue la branche la plus volumineuse du brachial cutané interne, elle s'accole toujours à la plus grosse veine cubitale dans la gaîne de laquelle elle descend jusqu'au poignet en émettant dans tout son parcours de fins filets cutanés ; elle chemine tantôt en dehors, tantôt en dedans, quelquefois en avant du vaisseau veineux. Les filets nerveux qui passent sur la médiane basilique peuvent être blessés dans la saignée, et c'est une raison, en outre du voisinage immédiat de l'artère humérale, qui doit engager à ne pas pratiquer la phlébotomie sur ce vaisseau. Les deux rameaux principaux de la branche antérieure s'envoient de multiples anastomoses, et forment un riche réseau nerveux superficiel, situé tout entier au-dessus des anastomoses veineuses, entre le tissu cellulaire sous-cutané et le fascia superficialis. Les filets détachés du rameau externe et en particulier le filet accolé à la veine médiane, s'unissent vers la partie moyenne de l'avant-bras par des anses transversales avec les rameaux les plus internes du musculo-cutané. De son côté, le rameau interne s'anastomose toujours avec le filet cutané du cubital au poignet ou vers le tiers inférieur de l'avant-bras ; on observe, en outre, quelques anastomoses terminales entre ces deux filets nerveux à la base de l'éminence hypothénar. Lorsque le filet de la veine médiane est très développé et atteint la paume de la main, on le voit s'unir dans la région du poignet avec le rameau palmaire cutané du médian. Enfin, Valentin prétend que certains ramuscules de la branche antérieure gagnent le bord externe du poignet, où ils s'unissent aux dernières ramifications du rameau antérieur du radial.

b) **Branche postérieure.** — *Syn.* : Rameau cutané cubital, Wrisberg; R. cubital de l'avant-bras, Arnold ; R. dorsal de l'avant-bras, Luschka ; R. interne postérieur ou épitrochléen, Cruveilhier; R. cubital, Anat. Nom. — La façon dont se comporte cette branche, sensiblement plus grêle que la précédente, paraît dépendre du volume de l'accessoire du brachial cutané interne. Dans la généralité des cas, peu après son origine, la branche postérieure se dirige en dedans, croise la veine basilique, et arrive directement au-dessus de l'épitrochlée. Après avoir contourné le bord interne du bras, elle descend derrière cette saillie osseuse, et se distribue à la face dorsale et interne de l'avant-bras, vers la partie inférieure duquel elle s'épuise. La branche postérieure s'anastomose à peu près constamment, un peu au-dessus de l'épitrochlée, avec une branche de l'accessoire du brachial cutané interne. D'après Henle, les filets inférieurs de la branche postérieure, après s'être accolés en partie à la branche cutanée dorsale du cubital, iraient se perdre dans la région postérieure du poignet ; d'après Schwalbe, au contraire, ils ne dépasseraient jamais l'extrémité inférieure de l'avant-bras. La disposition que nous avons le plus fréquemment rencontrée est celle figurée par Hirschfeld : la branche postérieure du brachial cutané interne ne dépasse guère le milieu de la face dorsale de l'avant-bras, dont la portion inférieure est innervée par les filets internes de la branche antérieure de ce nerf. Quelquefois même, la branche postérieure s'arrête vers le tiers supérieur de l'avant-bras ; elle est, dans ce cas, suppléée par quelques filets de l'accessoire, qui descendent jusque vers le poignet. Cruveilhier et Féré font passer, en règle générale, la branche postérieure au-dessous et en avant de l'épitrochlée ; elle croise alors le cubitus un peu au-dessous de l'olécrâne. Valentin a vu la branche postérieure envoyer en arrière et en dehors, à la hauteur de l'articulation du coude, quelques filets qui s'unissent en anse à des filets analogues venus du radial, constituant ainsi *l'anse cubitale cutanée superficielle.* Enfin, Cruveilhier a décrit un filet articulaire qui, d'abord sus-aponévrotique, traverse le fascia au voisinage de l'épitrochlée, et se perd dans les ligaments internes de l'articulation du coude.

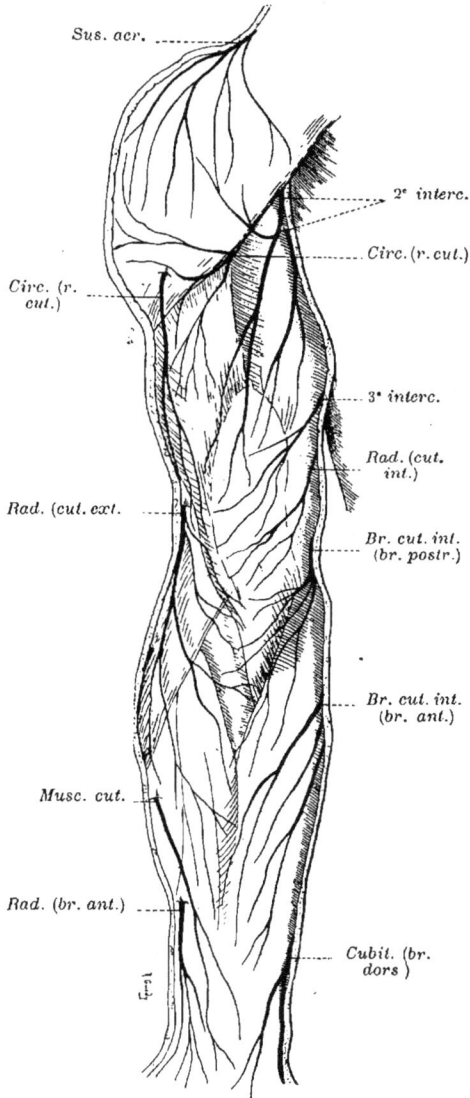

Fig. 560. — Nerfs superficiels du membre supérieur. D'après deux figures de Sappey. Face postérieure.

3° **Branches anastomotiques.** — Le brachial cutané interne s'anastomose avec le nerf circonflexe et avec tous les nerfs superficiels du membre supérieur.

1° **Avec le circonflexe.** — Quelques filets du rameau cutané du bras s'unissent avec le rameau cutané de l'épaule, dans la partie supéro-externe du bras.

2° **Avec le radial.** — *a*) De petits filets, venus du rameau cutané du bras, vont s'anastomoser avec les divisions antérieures du rameau externe du radial, vers la partie moyenne et inférieure du bras. — *b*) Les ramuscules externes de la branche postérieure présentent à la face dorsale de l'avant-bras des anastomoses terminales avec des filets du rameau externe du radial.

3° **Avec le musculo-cutané.** — Nous avons vu que le filet médian de la branche antérieure s'unissait à la face antérieure de l'avant-bras, avec le rameau antérieur du musculo-cutané.

4° **Avec le médian.** — Nous avons également signalé quelques cas dans lesquels les filets inférieurs de la branche antérieure du brachial cutané interne allaient contracter des anastomoses terminales avec le rameau palmaire cutané du médian.

5° **Avec le cubital.** — A la base de l'éminence hypothénar, on rencontre quelques anastomoses terminales entre la branche antérieure du brachial cutané, et le rameau palmaire cutané du cubital; mais l'anastomose la plus importante se fait entre l'extrémité inférieure de la branche postérieure du brachial cutané interne, et un rameau de la branche dorsale du cubital.

6° **Avec l'accessoire.** — D'une manière constante, il existe un ou deux filets anastomotiques entre l'accessoire et la branche postérieure du brachial cutané interne au voisinage de l'épitrochlée ou de l'olécrane. Cette anastomose contient les fibres venant des 2° et 3° perforantes intercostales; elle permet d'expliquer les irradiations douloureuses vers le membre supérieur, dans les pleurésies chroniques, et dans les affections de la mamelle, en particulier dans les cancers du sein.

Tableau de la distribution du nerf brachial cutané interne.

1° *Branches collatérales.* . . Filets cutanés du bras. . . . . . Rameau cutané du bras.

2° *Branches terminales.* . .
{ Branche antérieure. { R. externe. . Filet médian.
{ R. interne.
{ Branche postérieure.

3° *Branches anastomotiques.*
{ Avec le circonflexe. . { Entre le R. cutané du bras et le R. cut. de l'épaule.
{ Avec le radial. . { Entre le R. cutané du bras et le R. ext. du rad. { Entre le R. externe de la branche antérieure et le R. ant. du rad.
{ Avec le musculo-cutané : à la face ant. de l'avant-bras.
{ Avec le médian. Entre la br. ant. et le R. palmaire cutané.
{ Avec le cubital. { Entre la br. ant. et le R. palmaire cutané. { Entre la br. post. et la B. cut. dorsale.
{ Avec l'accessoire : au niveau du bras ou au coude.

5° NERF ACCESSOIRE DU BRACHIAL CUTANÉ INTERNE

Syn. : Petit nerf cutané interne, Wrisberg, Bock, Luschka; nerf cutané interne ou cubito-cutané, Valentin; nerf accessoire de Wrisberg, Quain; nerf accessoire du brachial cutané interne, Cruveilhier, Sappey; nerf cutané interne du bras, Anat. Nom.

Souvent considéré comme une branche collatérale du plexus brachial, ce nerf, de nature exclusivement sensitive, paraît n'être, dans certains cas, qu'un rameau du brachial cutané, avec lequel il était décrit par les anciens anatomistes (sauf Meckel et Valentin). Cruveilhier a proposé de lui donner le nom d'accessoire du brachial cutané interne.

Origine. — Le nerf accessoire du brachial cutané interne vient du tronc secondaire inférieur, et les fibres qui le constituent appartiennent à la 1ʳᵉ dorsale. Dans la plupart des cas, son volume est très réduit, et il paraît y avoir une suppléance très nette entre lui et la perforante latérale du 2ᵉ nerf intercostal. Ce fait indique, quand l'accessoire est plus volumineux que d'habitude, qu'il reçoit des fibres de la 2ᵉ dorsale par l'anastomose entre les deux premières paires thoraciques (Cunningham).

Trajet et rapports. — C'est la branche la plus inférieure du plexus brachial; elle repose directement sur le faisceau supérieur du grand dentelé. D'abord placée au côté postérieur et interne de l'artère, puis de la veine axillaire, elle passe en avant du sous-scapulaire, croise le tendon du grand dorsal, et vient s'appliquer au côté interne de la veine basilique; elle perfore l'aponévrose brachiale dans son tiers supérieur et interne. Vers la base du creux de l'aisselle, avant de devenir sous-cutané, l'accessoire du brachial cutané reçoit une anastomose de la perforante latérale du 2ᵉ nerf intercostal que Hyrtl, à cause de sa distribution spéciale, appelle *nerf intercosto-huméral*.

Distribution. — En général l'accessoire est formé par deux rameaux distincts (Cruveilhier) qui restent parfois unis jusqu'au-dessous de l'anastomose avec le nerf intercosto-huméral. Ces deux rameaux sont l'un interne, l'autre externe; ils se perdent dans les téguments de la région interne du bras. Les filets du rameau externe s'unissent avec ceux du rameau cutané du bras, branche du brachial cutané interne; ceux du rameau interne, souvent plus volumineux parce que ce rameau reçoit seul l'anastomose du 2ᵉ intercostal, descendent vers l'épitrochlée pour se fusionner, en avant, avec le rameau épitrochléen du brachial cutané interne, en arrière, avec les dernières divisions du rameau interne du radial. On peut suivre les ramifications terminales de l'accessoire jusqu'au niveau de l'olécrâne. Vers la base de l'aisselle, alors qu'il est encore sous-aponévrotique, l'accessoire émet dans le tissu cellulo-adipeux de cette région quelques fins ramuscules, parmi lesquels un filet, souvent plus considérable que les autres, contourne le tendon du grand dorsal, et remonte vers la région scapulaire (Henle).

Anastomoses. — Nous avons signalé les anastomoses de l'accessoire avec les filets terminaux du rameau interne du radial et avec la branche épitrochléenne du brachial cutané interne; la plus importante est celle que l'accessoire échange avec le nerf intercosto-huméral. Elle se fait à la partie moyenne de l'aisselle, tantôt à angle aigu, tantôt en anse; dans certains cas cependant, les deux nerfs poursuivent leur chemin avec leurs branches de distribution propre. Nous reviendrons sur cette anastomose en étudiant les perforantes des nerfs intercostaux.

II. NERFS BRACHIAUX POSTÉRIEURS OU DORSAUX

Les nerfs brachiaux postérieurs sont représentés par un seul cordon nerveux, le radial, qui tire son origine du tronc secondaire postérieur; il se distribue aux muscles extenseurs du membre supérieur et aux territoires cutanés qui recouvrent ces muscles à la région dorsale du bras, de l'avant-bras et de la main.

NERF RADIAL

Syn. : Nerf musculo-spiral des auteurs anglais ; nerf radio-digital des anciens anatomistes, Valentin ; Speichennerve des Allemands ; nervus radialis, Anat. Nom.

Origine. — Le nerf radial est le prolongement du tronc secondaire inférieur ; il reçoit des fibres des 6e, 7e et 8e paires cervicales et de la 1re dorsale. C'est, avec le médian, la branche la plus considérable du plexus brachial, et il n'est pas rare de voir son diamètre l'emporter. sur celui de ce dernier nerf ; le circonflexe, qui se détache du tronc postérieur en même temps que lui, paraît, en général, être une de ses branches.

Trajet. — Le nerf radial traverse le creux axillaire avec les organes du paquet vasculo-nerveux ; mais, dès la partie supérieure du bras, il s'enfonce dans la région dorsale, vers la face postérieure de l'humérus qu'il contourne pour venir, au niveau du pli du coude, se placer au fond du sillon bicipital externe. Parvenu contre la tête du radius, il se divise en deux branches terminales ; l'une postérieure, qui se distribue aux muscles de la région dorsale de l'avant-bras, l'autre antérieure, qui descend le long du bord interne de l'avant-bras, pour aller innerver les téguments de la région dorsale et externe de la main.

Rapports. — Nous décrirons les rapports du nerf radial : 1o dans le creux de l'aisselle ; 2o au bras ; 3o au niveau du coude.

1o *Dans le creux axillaire.* — Dès son origine, le radial se porte en bas, en dehors et en arrière ; il chemine ainsi, à la partie postérieure du paquet vasculonerveux sur les tendons du sous-scapulaire et du grand dorsal, et passe devant le nerf et les vaisseaux sous-scapulaires. A la base de l'aisselle, il se trouve compris entre le tendon du grand dorsal en arrière, les insertions inférieures du coraco-brachial en dehors, et la courte portion du biceps en avant. Dans le paquet vasculo-nerveux, il est d'abord situé au-dessus, puis en arrière de l'artère axillaire, et enfin il lui devient externe, dès que cette artère a fourni la circonflexe postérieure, en avant et au-dessus de laquelle le nerf radial vient se placer. Le musculo-cutané descend au-dessus et en avant du radial, le cubital au-dessous et en dedans, presque sur le même plan, tandis que le médian en reste séparé par l'artère axillaire ; le nerf circonflexe longe son bord supérieur jusqu'au point où il pénètre avec les vaisseaux homonymes dans le trou carré. Le nerf radial commence à donner quelques branches collatérales sur le tendon du grand dorsal.

2o *Au bras.* — Dès qu'il a cessé d'être en contact avec le tendon du grand dorsal, le nerf change brusquement de direction et se porte en dehors et en arrière. Après avoir perforé la cloison intermusculaire interne, il croise la longue portion du triceps, s'insinue entre elle et les fibres supérieures d'insertion du vaste interne, et vient s'appliquer contre la face postérieure de l'humérus, dans l'intervalle limité par les trois chefs du triceps. Il décrit alors autour de la diaphyse humérale un demi-tour de spire ou plus exactement d'hélice, qui l'amène sur le bord externe de l'humérus ; cette disposition lui a valu, de la part des auteurs anglais, le nom de musculo-spiral. On dit, dans les traités classiques, que le radial contourne l'humérus, en passant dans la gouttière de torsion, ce fait n'est pas absolument exact. En effet, Farabeuf (1886) a montré que la gouttière dite de torsion représente une simple dépression creusée au-dessous des insertions du deltoïde et que le radial passe dans un sillon fruste situé au-dessous de cette dépression sous-deltoïdienne (Voy. Ostéol., page 147, B). Dans cette partie de son trajet le nerf peut être englobé par un cal consécutif à une fracture de l'humérus (cas d'Ollier, etc.). On sait d'autre part que, pendant la contraction musculaire du triceps, le radial peut se déplacer de 3 à 4 millimètres, ce qui suffit pour éviter la compression du nerf entre le muscle et l'os. Lorsque ce déplacement devient impossible, la compression peut se produire, ainsi que l'a montré Gérulanos (1897), et on peut observer alors des paralysies radiales consécutives.

Le radial, après avoir contourné l'humérus, et perforé la cloison intermusculaire externe, apparaît à l'union du tiers moyen et du tiers inférieur du bras, sur la face externe de l'os, dans le fond de la gouttière bicipitale; il est appliqué contre les fibres d'insertion du brachial antérieur, entre le long supinateur en dehors et le biceps en dedans. Dans son trajet spiral, le nerf est accompagné par une branche de l'artère humérale, la collatérale externe, qui, près de son origine, croise la face antérieure du radial pour venir s'accoler à son bord

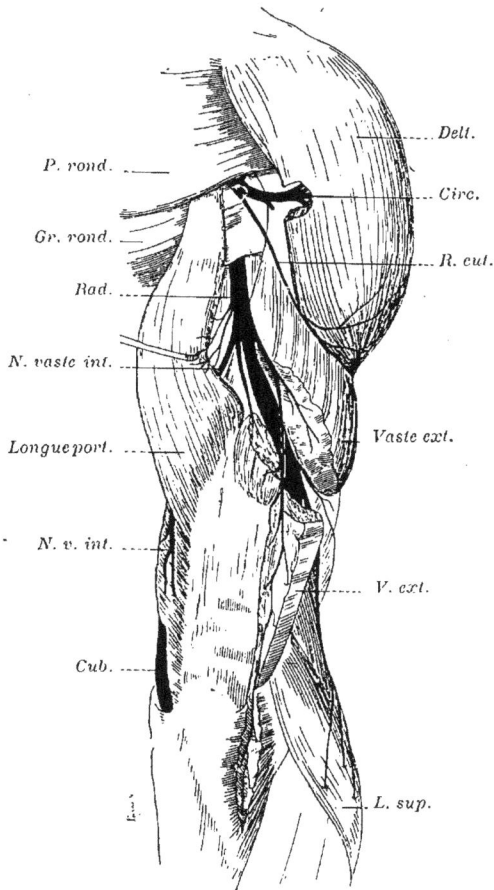

FIG. 561. — Nerf radial à la face postérieure du bras. D'après Hirschfeld.

externe. Derrière l'humérus, la collatérale externe est placée en dehors et au-dessus du nerf, et elle s'unit, dans la gouttière bicipitale, avec la récurrente radiale antérieure, qui remonte en avant et en dehors du radial. Dans la généralité des cas, la courbe du nerf est parallèle à celle de l'artère et de ses veines satellites et située un peu au-dessous et en dedans; plus rarement le nerf descend en dehors et au-dessous de l'artère, quelquefois enfin les deux courbes se croisent à angle aigu et le nerf, primitivement externe par rapport aux vaisseaux, leur devient interne.

3° *Dans la région du coude.* — Le radial chemine en compagnie de la récurrente radiale antérieure, entre le long supinateur et le tendon du biceps, séparé de l'articulation huméro-radiale par les fibres du brachial antérieur. Sa division

en deux branches terminales s'opère soit au-dessus, soit au niveau de l'inter
ligne articulaire, quelquefois encore contre la tête du radius ; la récurrente
radiale antérieure passe fréquemment dans l'angle de bifurcation du nerf.

Distribution. — Le radial présente à étudier :

1° Des branches collatérales ;

2° Des branches terminales ;

3° Des branches anastomotiques.

1° Branches collatérales. — Ce sont les rameaux moteurs, sensitifs ou
articulaires qui naissent du radial : *a*) à la base du creux axillaire ; *b*) dans
le trajet de ce nerf au bras ; *c*) dans la région du coude.

a) *A la base du creux axillaire*, ou lorsqu'il passe sur le tendon du grand
dorsal, le radial envoie trois rameaux principaux : α) l'un est sensitif, et aboutit
aux téguments de la région supéro-interne du bras, c'est le rameau cutané
interne ; les deux autres sont moteurs et vont innerver deux des chefs du triceps ; ce sont : β) le rameau de la longue portion ; γ) les rameaux du vaste interne.

α) **Rameau cutané interne**. — Bock, Cruveilhier, Sappey. — *Syn.* : R. cutané
interne du bras, Arnold ; R. cutané postérieur et supérieur, Henle, Schwalbe ; R. cutané
postérieur interne, C. Krause ; R. cutané dorsal du bras, Anat. Nom. — Ce rameau nerveux se détache du radial, tantôt isolément, tantôt avec les nerfs musculaires
du triceps ; il contourne de dedans en dehors la longue portion du triceps et
perfore l'aponévrose brachiale au voisinage de l'union des trois chefs de ce
muscle. Il se distribue à la peau de la partie moyenne du bras, en dedans des
filets de l'accessoire et de l'intercosto-huméral et au-dessous du rameau cutané
de l'épaule, avec lequel il s'anastomose ; on peut suivre ses dernières ramifications jusque vers l'olécrâne. Il innerve donc les téguments qui revêtent le
vaste interne et la longue portion du triceps.

β) **Rameau de la longue portion du triceps**. — R. du long anconé, Henle,
Schwalbe. — Ce rameau descend sur le bord interne de la longue portion du
triceps, et se divise en un certain nombre de filets qui pénètrent dans la portion
charnue du muscle vers sa partie moyenne, et dont on peut suivre certains
jusqu'au tendon olécrânien ; ces divers filets peuvent avoir une origine distincte
sur le tronc du radial. Cruveilhier signale parmi eux un petit rameau spécial
qui naît souvent isolément, et qui se caractérise par son trajet récurrent ; il
remonte jusqu'aux insertions scapulaires du triceps et fournit quelques fibres
à l'articulation de l'épaule.

γ) **Rameaux du vaste interne**. — R. de l'anconé interne, Henle, Schwalbe. —
Ces rameaux sont multiples ; les uns, supérieurs, pénètrent directement dans le
vaste interne ; les autres, inférieurs, ne s'enfoncent dans le muscle qu'après un
trajet superficiel assez long. L'un de ces derniers, signalé depuis longtemps,
descend jusqu'au voisinage de l'articulation du coude (Cruveilhier) ; il a été désigné par C. Krause sous le nom de *rameau collatéral cubital* du nerf radial,
et il peut en imposer, au premier abord, pour une anastomose entre le radial
et le cubital. En effet, dès son origine, il longe la face interne de la longue
portion du triceps, puis il se porte en dedans et en arrière vers le cubital, à
la gaîne connective duquel il s'accole pour traverser la cloison intermusculaire interne ; il se perd ensuite dans la partie inférieure du vaste interne. Cer-

tains filets de ce rameau collatéral cubital accompagnent l'artère collatérale interne, et aboutissent à la région interne de l'articulation du coude (Arnold).

b) Dans la région du bras. — Dans son parcours autour de l'humérus, le radial donne trois ordres de rameaux : α) des rameaux musculaires, destinés au vaste externe ; β) quelques filets périostiques ; γ) un rameau sensitif, le rameau cutané externe, qui se porte à la région dorsale de l'avant-bras.

α) **Rameaux du vaste externe.** — Ces rameaux, au nombre de deux, naissent du radial à l'origine du canal musculo-spiral. L'un, supérieur, se perd dans les insertions du vaste externe qui limitent en haut ce canal. L'autre, inférieur, est un long filet nerveux qui descend d'abord entre le vaste externe et la longue portion du triceps ; il s'enfonce ensuite entre les fibres musculaires qui se fixent au tendon olécrânien, leur donne quelques fins ramuscules, puis il passe sur le bord externe de l'olécrâne et se terminent dans l'anconé. On le désigne, en général, sous le nom de *rameau du vaste externe et de l'anconé.*

β) **Filets périostiques.** — Rauber a signalé quelques filets qui se détachent du radial autour de la diaphyse humérale, et se distribuent au périoste. Dans quelques cas assez rares, le radial fournit un nerf diaphysaire de l'humérus.

γ) **Rameau cutané externe** (Klint, Cruveilhier). — *Syn.* : R. cutané externe de l'avant-bras, Valentin, Krause ; nerf cutané externe et supérieur, Bock ; nerf cutané postérieur et inférieur, Henle, Schwalbe ; nerf cutané dorsal de l'avant-bras, Anat. Nom. — Le rameau cutané externe du radial se sépare de ce nerf lorsqu'il contourne le bord externe de l'humérus, ou même dans la partie supérieure de la gouttière bicipitale externe. Il perfore l'aponévrose un peu au-dessus de l'épicondyle, en dehors de la veine céphalique, et se divise en deux groupes de filets cutanés. Les uns, antérieurs, presque transversaux, se portent sur le bord externe du bras, où ils s'unissent aux filets descendants du nerf cutané de l'épaule. Les autres, postérieurs et descendants, longent d'abord la veine radiale superficielle, et se distribuent à la face postérieure de l'avant-bras entre les territoires du musculo-cutané et du brachial cutané interne ; leurs ramifications terminales peuvent être suivies jusqu'au poignet, où elles s'anastomosent avec les filets supérieurs et internes de la branche dorsale du cubital et avec les filets supérieurs et externes de la branche antérieure du radial. Le rameau cutané externe recueille donc les impressions sensitives de la région inféro-externe du bras, ainsi que de la partie médiane et postérieure de l'avant-bras et du poignet.

c) Dans la région du coude. — A l'extrémité inférieure de la gouttière bicipitale, le radial donne encore trois ou quatre rameaux, musculaires et articulaires. Les premiers descendent parallèlement au tronc du radial ou à sa branche antérieure et aboutissent, l'un au long supinateur qu'il aborde par sa face interne, l'autre au premier radial externe. Quant aux filets articulaires, ils proviennent soit du radial, soit plus fréquemment d'un des rameaux musculaires, et se répandent dans les ligaments antéro-externes de l'articulation du coude, où on peut les suivre jusque vers la tête du radius (Rüdinger). Dans certains cas, rares d'ailleurs, le radial fournit encore dans cette région un petit filet nerveux pour le brachial antérieur.

2° **Branches terminales.** — Des deux branches terminales du radial, l'une postérieure est motrice, l'autre antérieure est sensitive.

a) **Branche postérieure** (Sappey). — *Syn.* : Branche profonde ou musculaire Cruveilhier : nerf interosseux postérieur, Quain et auteurs anglais ; rameau profond, Anat. Nom.
— La branche postérieure du radial, d'abord située au côté externe du tendon du biceps, ne tarde pas à s'enfoncer dans le court supinateur à la face profonde duquel elle se place pour contourner en spirale le col du radius. Elle sort ensuite du court supinateur près de son bord inférieur, et parvient à la région postérieure de l'avant-bras entre la couche musculaire superficielle et la couche profonde. En général, elle s'épanouit presque aussitôt en une série de rameaux secondaires dont l'un (*nerf interosseux postérieur*), plus volumineux que les autres, peut être considéré comme sa continuation. Avant de pénétrer dans le court supinateur, la branche postérieure donne un filet nerveux qui aboutit au deuxième radial externe. Dans son trajet sous le court supinateur elle lui fournit deux ou trois filets moteurs. La branche postérieure innerve tous les muscles de la région dorsale de l'avant-bras, sauf l'anconé (Voy. p. 1043) ; elle émet : 1° en dedans, des rameaux destinés aux muscles de la couche superficielle ou postérieure et désignés sous le nom de *rameaux postérieurs*, 2° en avant, deux séries de rameaux descendants destinés aux muscles de la couche profonde et réunis sous le nom de *rameaux antérieurs*.

1° Les rameaux postérieurs comprennent : *a)* un rameau pour le cubital postérieur qui croise en avant l'extenseur commun des doigts ; *b)* un rameau qui passe sur la face antérieure de l'extenseur commun auquel il se distribue, et qui donne presque constamment un fin filet pour l'extenseur propre du petit doigt. Le rameau de l'extenseur commun est souvent double, et les filets supérieurs qui en naissent sont caractérisés par leur trajet récurrent (Cruveilhier). — 2° Les rameaux antérieurs les plus externes innervent le long abducteur et le court extenseur du pouce, tandis que les plus internes se perdent à la face postérieure du long extenseur du pouce et de l'extenseur propre de l'index. D'après Schwalbe, le nerf de l'extenseur propre de l'index se détache du nerf interosseux postérieur au tiers inférieur de l'avant-bras.

Nerf interosseux postérieur. — Le nerf interosseux postérieur est d'abord placé entre le long extenseur en dedans, le long abducteur et le court extenseur du pouce en dehors ; puis, à l'union du tiers moyen et du tiers inférieur de l'avant-bras (Schwalbe), il devient plus profond et s'applique contre le ligament interosseux. Cruveilhier appelle nerf interosseux le tronc commun du nerf que nous décrivons sous ce nom et des rameaux qui aboutissent aux muscles de la couche profonde ; il importe donc de faire remarquer que le nerf interosseux mérite seulement cette appellation lorsqu'il s'applique contre la membrane interosseuse et qu'il descend en dehors des vaisseaux interosseux. Vers la région du poignet, il passe sur l'extrémité inférieure du radius en cheminant dans la gouttière de l'extenseur commun. A ce niveau il présente une série de petites nodosités (Cruveilhier, Hirschfeld), ou bien il s'aplatit (Henle) avant de fournir ses filets terminaux aux articulations de la face dorsale du carpe. Dans son trajet, le nerf interosseux émet une série de fins ramuscules qui se distribuent les uns au périoste du radius et du cubitus (Rüdinger), les autres aux fibres ligamenteuses de la membrane interosseuse ; parmi ces derniers, il en est un qui accompagne l'artère interosseuse postérieure, traverse avec elle l'orifice inférieur du ligament interosseux et vient s'anastomoser avec un filet du nerf interosseux antérieur, branche du médian. Les filets terminaux du nerf interosseux postérieur ont été suivis au delà des articulations du carpe par Rauber qui leur a donné le nom de nerfs interosseux dorsaux. Cet auteur les a vus descendre sur la face dorsale des espaces intermétacarpiens à la base desquels ils s'unissent aux rameaux perforants de la branche profonde du cubital (Voy. p. 1033), et parvenir ensuite jusqu'aux articulations métacarpo-phalangiennes qu'ils innervent. Certains filets se perdent dans les téguments de l'espace interdigital ou s'anastomosent avec les rameaux digitaux dorsaux du radial et du cubital. Le nerf interosseux postérieur fournit donc tous les nerfs articulaires ou interosseux de la face dorsale de la main et de la base des doigts. L'interosseux dorsal du 1ᵉʳ espace, plus volumineux que les autres, se divise en sept branches : deux vont en arrière, l'une à l'artère interosseuse correspondante, l'autre aux ligaments dorsaux du carpe ; deux autres sont destinées aux ligaments articulaires de la base du pouce et de l'index, la cinquième se distribue au périoste du 1ᵉʳ métacarpien, la sixième s'unit au collatéral externe de l'index, la dernière enfin s'unit à la branche profonde du cubital et innerve l'articulation trapézo-métacarpienne.

2° **Branche antérieure** (Cruveilhier, Sappey). — *Syn.* : Nerf radio-dorsal, Valentin ; branche superficielle ou externe, Henle, Schwalbe ; nerf radial, Quain et auteurs anglais ; rameau superficiel, Anat. Nom. — Bien que, d'après Valentin, la branche antérieure du radial puisse fournir le nerf du 2ᵉ radial et même des deux radiaux, la plupart des classiques sont d'accord pour la considérer comme exclusivement sensitive. D'abord placée entre le tendon du biceps en dedans, la masse charnue du long supinateur et du 1ᵉʳ radial en dehors, le court supinateur en arrière, cette branche chemine avec l'artère récurrente radiale antérieure à son côté postéro-interne jusqu'au point où le tendon du biceps se porte sur la tubérosité du radius. Elle descend alors en dehors de l'artère radiale et de ses deux veines satellites, en avant du court supinateur, du rond pronateur et du chef externe du fléchisseur superficiel, et en arrière du long supinateur. Le nerf et les vaisseaux sont enfermés dans une gaîne distincte de celle du long supinateur. Vers le tiers inférieur de l'avant-bras, lorsque les fibres tendineuses remplacent le corps charnu du long supinateur, le nerf se sépare des vaisseaux pour se porter en dehors et en arrière, d'abord dessous, puis derrière le tendon de ce muscle ; il perfore alors l'aponévrose, reçoit une anastomose du musculo-cutané et devient sous-cutané. La branche antérieure du radial parvient ainsi à la face dorsale du poignet où le ligament annulaire du carpe la sépare du tendon du long supinateur en dehors, et de celui du 1ᵉʳ radial en dedans. Avant de croiser l'apophyse styloïde du radius (5 centimètres au-dessus d'après Cruveilhier), elle se divise en ses rameaux terminaux qui passent sous les arcades veineuses dorsales du carpe et qui vont se distribuer aux téguments de la région dorsale et externe de la main et des doigts.

Dans son trajet à l'avant-bras, la branche antérieure, à part quelques fins filets destinés à l'artère radiale, n'émet aucune collatérale ; ses rameaux terminaux sont au nombre de trois : *a*) un externe ; *b*) un moyen ; *c*) un interne.

a) *Rameau externe*, Cruveilhier, Henle. — Rameau palmaire, Klint ; R. antérieur, Bock ; R. marginal, Arnold, Schwalbe. — Ce rameau, le plus grêle des trois, descend le long de l'apophyse styloïde du radius et atteint l'articulation trapézo-métacarpienne près de laquelle il donne deux rameaux secondaires. L'un, externe et antérieur, se distribue à la peau de l'éminence thénar (rameau thénarien de Lejars), et fournit parfois un filet au court abducteur du pouce (Valentin, Lejars); l'autre, interne et postérieur, suit le bord externe du pouce jusqu'à l'extrémité de la phalange unguéale, c'est le collatéral dorsal externe du pouce.

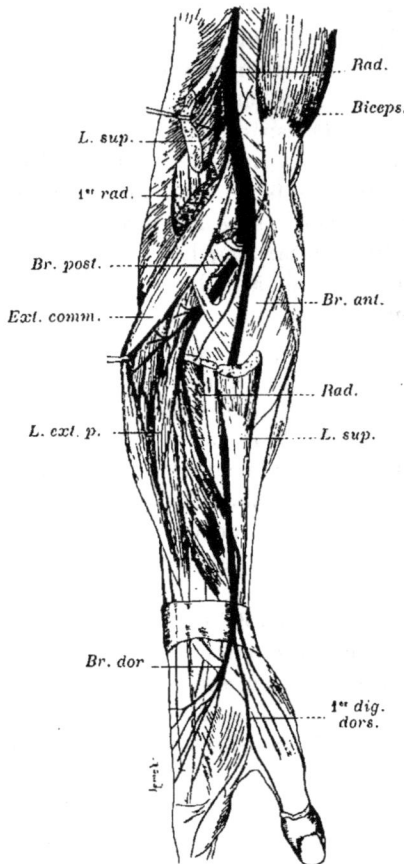

FIG. 562. — Nerf radial à l'avant-bras et à la main. — D'après Hirschfeld.

b) *Rameau moyen.* — Rameaux dorsal, interne, cubital ou postérieur des auteurs. — Le rameau moyen croise les tendons du long abducteur et du court extenseur du pouce, puis il se subdivise en deux rameaux secondaires. L'externe représente le nerf digital dorsal du 1er espace et fournit le collatéral interne du pouce et le collatéral externe de l'index; l'interne est le nerf digital dorsal du 2e espace qui donne le collatéral interne de l'index et le collatéral externe du médius. A l'exception de ceux du pouce, les collatéraux dorsaux émanés du radial ne dépassent jamais la première phalange des doigts (Voy. p. 1050).

c) *Rameau interne* ou *anastomotique.* — Souvent double, ce rameau se divise en filets cutanés pour la région dorsale du carpe et du métacarpe, et en filets anastomotiques qui vont s'unir aux ramifications les plus externes du cubital.

3° **Branches anastomotiques.** — Le tronc du radial ne présente pas d'anastomose directe avec les autres nerfs du plexus brachial; c'est, en effet, un nerf anatomiquement et fonctionnellement distinct de ceux du membre supérieur. Nous avons vu (Voy. p. 1042) ce qu'il fallait penser de la fausse anastomose du radial et du cubital; l'observation de Villar est unique et on ne saurait en tirer argument. Quant aux anastomoses terminales entre les branches sensitives du radial et des autres nerfs cutanés du bras, elles sont évidemment la conséquence, d'après la loi de Sherrington, de l'innervation des territoires cutanés par plusieurs racines consécutives. Nous nous bornerons à les rappeler très rapidement.

a) *Au bras*, le rameau cutané interne du radial s'unit avec les filets terminaux du brachial cutané interne et du rameau cutané de l'épaule, branche circonflexe. Le rameau cutané externe du radial présente de même un filet d'union avec la branche sensitive du musculo-cutané au point où celle-ci devient sous-aponévrotique; ce filet anastomotique passe tantôt au-dessus, tantôt au-dessous de la veine céphalique.

b) A la face dorsale de l'avant-bras, le rameau cutané externe du radial présente des anastomoses terminales avec la branche postérieure du brachial cutané interne et avec celle du musculo-cutané. Les derniers filets du rameau cutané externe aboutissent au poignet où ils s'unissent aux ramuscules terminaux du cubital et de la branche antérieure du radial. Nous rappellerons encore le filet d'union de cette branche antérieure avec le musculo-cutané dans la région externe du poignet.

c) A la main, la branche antérieure du radial s'anastomose par son rameau interne avec le rameau externe du cubital; à la face dorsale des doigts cette même branche s'unit par ses collatéraux dorsaux avec les rameaux dorsaux des collatéraux palmaires du médian.

En résumé, le radial est un nerf mixte; au point de vue moteur : c'est le nerf de l'extension, au point de vue sensitif : il innerve la partie postéro-interne du bras, la région médiane postérieure de l'avant-bras et du poignet, ainsi que la moitié externe de la face dorsale de la main et des doigts, sauf les deux dernières phalanges de l'index et du médius. Son excitation produit l'extension et la supination de l'avant-bras, l'extension du poignet et de la première phalange des doigts dont les deux autres restent fléchies; le pouce prend une position intermédiaire entre l'abduction et l'adduction. La paralysie du radial amène l'abolition de ces mouvements, et s'accompagne de troubles de la sensibilité dans les territoires cutanés correspondants, comme le montrent les nombreuses observations de Paulet, d'Arloing et Tripier, de Lannelongue, de Féré, etc.

Tableau de la distribution du nerf radial.

1° *Branches collatérales*
- A la base du creux axillaire
  - Sensitive . . . Rameau cutané interne.
  - Motrices . . .
    - R. de la longue portion du triceps.
    - R. du vaste interne. | Filets articulaires.
- Au bras
  - Sensitive . . . Rameau cutané externe.
  - Périostiques pour la diaphyse humérale.
  - Motrice . . . . R. du vaste externe. | Filets p. l'anconé.
- Au coude
  - Motrices . . .
    - R. du long supinateur.
    - R. du 1er radial externe.
  - Filets articulaires.

2° *Branches terminales*
- Branche postérieure
  - R. postérieurs.
    - R. du cubital postérieur.
    - R. de l'extenseur commun des doigts.
    - R. de l'extenseur propre du petit doigt.
  - R. antérieurs.
    - R. du long extenseur du pouce.
    - R. de l'extenseur propre de l'index.
    - R. du long abducteur du pouce.
    - R. du court extenseur du pouce.
  - Nerf interosseux postérieur.
    - N. du ligament interosseux.
    - Nerfs interosseux dorsaux.
    - Filets articulaires du carpe,
- Branche antérieure
  - R. externe.
    - Filet thénarien.
    - Nerf collat. dorsal externe du pouce.
  - R. moyen.
    - Nerf digital du 1er espace.
      - Col. int. du pouce.
      - Col. ext. de l'index.
    - Nerf digital du 2e espace.
      - Col. int. de l'index.
      - Col. ext. du médius.
  - R. interne ou anastomotique avec le cubital.

3° *Branches anastomotiques.* (Anastomoses terminales).	Au bras. . . .	R. cut. int.	Avec le rameau cutané de l'épaule, Avec le brachial cutané interne.
		R. cut. ext. : avec le musculo-cutané.	
	A l'avant-bras.	Ram. cutané externe.	Avec la branche post. du brachial cutané int. Avec la branche post. du musculo-cutané. Avec la branche dorsale du cubital. Avec la branche antérieure du radial.
	A la main. . .	Branche antérieure.	Avec la branche dorsale du cubital. Collat. dors. avec les collat. palm. du médian.

NERFS DE LA MAIN ET DES DOIGTS

A. *Innervation des lombricaux*, — Parmi les nerfs destinés aux muscles de la main, ceux des lombricaux présentent seuls quelques particularités intéressantes, et ont fait l'objet d'un travail spécial de Brooks (*Variations in the nerves-supply of the lumbrical muscles in the hand and foot*, Journ. of Anat. and Phys., 1887). Les observations de cet auteur ont porté sur 90 mains, et l'ont amené à conclure qu'originairement les lombricaux sont innervés par le nerf superficiel et que ce nerf se trouve graduellement déplacé par le nerf profond.

Sur 21 cas :

9 fois le 1er et le 2e étaient innervés par le médian, le 3e et le 4e par la branche profonde du cubital.

7 fois le 1er et le 2e étaient innervés par le médian, le 3e par le médian et par la branche profonde du cubital, le 4e par la branche profonde du cubital.

2 fois le 1er, le 2e et le 3e étaient innervés par le médian, le 4e par la branche superficielle du cubital.

1 fois le 1er, le 2e et le 3e étaient innervés par le médian, le 4e par la branche profonde du cubital.

1 fois le 1er et le 2e étaient innervés par le médian, le 3e par le médian et par la branche profonde du cubital, le 4e par les deux branches du cubital.

1 fois le 1er était innervé par le médian, le 2e et le 3e par le médian et par la branche profonde du cubital, le 4e par la branche superficielle du cubital.

Dans deux cas de Wilson, le 1er et le 3e lombrical étaient innervés par un rameau du cubital associé au médian, le 2e par le médian et le 4e par le cubital.

Enfin Russel arrive à cette conclusion qu'il y a concordance entre l'innervation des lombricaux et celle des chefs du fléchisseur profond auquel ces muscles sont attachés.

B. *Innervation des doigts.* — La description des nerfs du membre supérieur montre que les téguments de chaque doigt reçoivent des filets sensitifs de quatre nerfs dits collatéraux dont deux plus volumineux sont placés à la face palmaire (nerfs collatéraux palmaires), et deux plus grêles situés à la face dorsale (nerfs collatéraux dorsaux). A l'exception des deux collatéraux internes du petit doigt et des deux collatéraux externes du pouce, ces nerfs proviennent de la division des troncs désignés sous le nom de nerfs digitaux; aussi, pour établir l'homologie entre les nerfs digitaux et les nerfs collatéraux, C. Krause propose-t-il de désigner les collatéraux extrêmes sous le nom de 1er et 6e nerfs digitaux. Nous donnons cette classification, classique à l'étranger, avec la concordance des termes que nous avons employés.

Nerfs sensitifs de la paume de la main et des doigts. Classification de C. Krause.

1° Classification de C. Krause.   2° Classification adoptée.

Pouce .	Côté ext.	N. dig. com. I	N. dig. prop. rad. du p⁰⁰.	Collatéral externe du pouce.
	Côté int.	N. digit.	— cub. du pouce	N. du 1ᵉʳ esp. Col. int. du pouce.
Index .	— ext.	com. II.	— rad. de l'index	interosseux. Col. ext. de l'index.
	— int.	N. digit.	— cub. de —	N. du 2ᵉ esp. Col. int. de l'index.
Médius	— ext.	com. III.	— rad. du médius	Col. ext. du médius.
	— int.	N. digit.	— cub. du —	N. du 3ᵉ esp. Col. int. du médius.
Annu-	— ext.	com. IV.	— rad. de l'annᵉ.	Col. ext. de l'annul.
laire	— int.	N. digit.	— cub. du —	N. du 4ᵉ esp. Col. int. de l'annul.
Petit	— ext.	com. V.	— rad. du p.doigt	Col. ext. du p. doigt.
doigt	— int.	N. digit. com. VI.	— cub. du —	Collatéral externe du petit doigt.

(Médian / Cubital)

Nerfs dorsaux.

Pouce .	Côté ext.	N. digit. com. I.	N. digit. propre rad. du pouce.	Radial. Muscul.-cut.	Collat. ext. du pouce.
	— int.	N. digit. com. II.	N. dig. p. cub. du pouce — rad. de l'index	N. du 1ᵉʳ esp.	Col. int. du pouce. Col. ext. de l'index.
Index .	— ext.				
	— int.	N. digit.	— cub. de —	N. du 2ᵉ esp.	Col. int. de l'index.
Médius	— ext.	com. III.	— rad. du médius		Col. ext. du médius.
	— int.	N. digit.	— cub. du —	N. du 3ᵉ esp.	Col. int. du médius.
Annu-	— ext.	com. IV.	— rad. de l'annu.		Col. ext. de l'annul.
laire	— int.	N. digit.	— cub. de —	N. du 4ᵉ esp.	Col. int. de l'annul.
Petit	— ext.	com. V.	— rad. du p. doigt		Col. ext. du p. doigt.
doigt	— int.	N. digit. com. VI.	N. digit. prop. cub. du petit doigt.		Col. int. du petit doigt,

(Radial / Cubital)

Les nerfs collatéraux palmaires s'envoient des anastomoses ainsi que les nerfs dorsaux, et, comme les premiers se trouvent en arrière des artères collatérales, leurs filets d'union croisent les vaisseaux. De plus, les filets anastomotiques des nerfs dorsaux se placent au-dessous du réseau veineux des doigts; enfin, on voit sur les côtés des doigts, quelques fins ramuscules se porter des nerfs palmaires vers les nerfs dorsaux.

Les nerfs collatéraux des doigts se caractérisent par la richesse des terminaisons nerveuses tactiles parmi lesquelles les corpuscules de Vater ou de Pacini ont attiré tout d'abord l'attention des anatomistes, tant à cause de leur nombre que de leur volume. En moyenne on en trouve entre 250 et 350 pour chaque main, quelques auteurs en ont compté jusqu'à 600. D'après Herbst il en existe 65 au pouce et 95 à l'index; dans la figure empruntée à Henle et représentant les nerfs collatéraux du médius, il y en a exactement 74.

La distribution des nerfs collatéraux des doigts, par rapport à leur tronc d'origine, est indiquée de la façon suivante par les classiques. A la face palmaire, le médian fournit sept collatéraux depuis le collatéral externe du pouce jusqu'au collatéral externe de l'annulaire, les trois collatéraux restants proviennent du

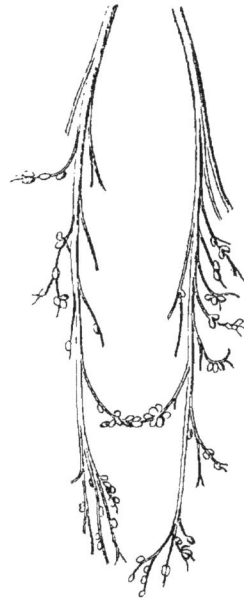

FIG. 563. — Corpuscules de Pacini du médius. — D'après Henle et Kölliker.

cubital ; à la face dorsale, le radial et le cubital se distribuent par moitié l'innervation des téguments de la main et des doigts. D'après Morestin cette dernière disposition n'existerait guère que dans la moitié des cas. En effet, les recherches de Zander (1888), de Brooks (1889) et de Hédon (1889), tendent à montrer que le radial est le nerf dorsal cutané prédominant. La distribution par moitié est spéciale à l'homme et aux primates et ne souffre que de rares exceptions. Dans la série des mammifères, et spécialement chez les carnassiers, comme l'ont bien vu Zander et Hédon, et comme le décrivent les anatomistes vétérinaires, le radial a souvent une disposition symétrique de celle du médian (chat); chez quelques types, comme le chien par exemple, le cubital ne fournit que le collatéral interne du petit doigt. Les anomalies dans lesquelles le radial donne un nombre de collatéraux égal à celui des collatéraux provenant du médian, représentent donc un retour à un mode primitif de distribution. Il est rare d'ailleurs, chez l'homme, que le cubital prédomine sur le radial à la face dorsale de la main et des doigts.

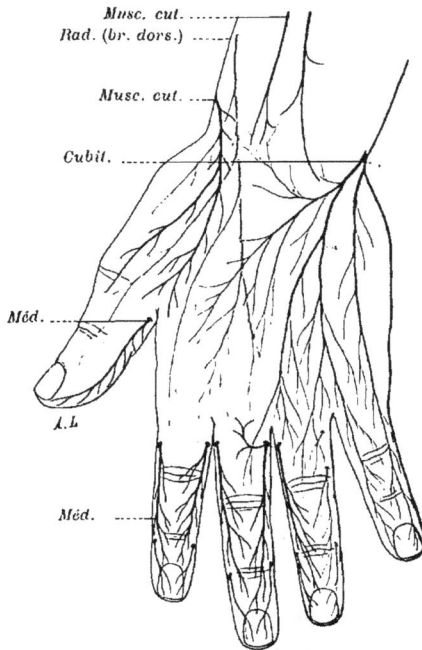

Fig. 564. — Nerfs cutanés du dos de la main et des doigts. — D'après Hédon.

Les collatéraux dorsaux diffèrent des collatéraux palmaires par plusieurs caractères particuliers. En règle générale, ces derniers sont les plus volumineux; en effet, le territoire de distribution des nerfs palmaires est plus considérable que celui des nerfs dorsaux puisque non seulement ils fournissent les filets destinés aux bords des doigts, mais que, à l'exception des doigts extrêmes, les collatéraux palmaires donnent deux rameaux destinés aux téguments de la face dorsale des 2e et 3e phalanges. Remarquons du reste en passant, que les doigts extrêmes prennent moins de part que les autres à la fonction du toucher. C'est sur la distribution spéciale du médian que Létiévant (1873) a surtout insisté dans ses études sur les sections nerveuses. Cet auteur avait remarqué qu'après la section de ce nerf, l'anesthésie s'étendait aux 2e et 3e phalanges de l'index et du médius, « résultat tout à fait en rapport avec les enseignements de certains anatomistes ». La façon dont se comporte le médian à la face dorsale des doigts n'avait cependant pas échappé à l'observation des anatomistes de la première moitié de ce siècle, ainsi qu'en témoignent la description et les remarquables planches de Swan. (Névrologie, traduction de Chassaignac, 1838, Pl. 21, 22 et 23.) En outre, Cruveilhier avait vu les rameaux dorsaux de la 2e phalange se détacher du médian sur les côtés de la 1re, et Hirschfeld les avait figurés dans son atlas, Henle avait aussi disséqué les deux rameaux destinés à la 3e phalange. Depuis, l'étude de la distribution du médian à la face dorsale des doigts a fait l'objet d'une série de mémoires dont les plus importants sont ceux de Richelot (1875), de Zander (1883), de Hédon (1889) et de Morestin (1896-1897). D'après les conclusions de ces auteurs, il est actuellement admis que, pour l'index et pour l'annulaire, le collatéral dorsal peut, dans certains cas, atteindre l'extrémité de la phalange unguéale (Morestin), mais que, le plus souvent, il ne dépasse pas l'articulation de la 1re phalange avec la 2e; si, quelquefois, ce nerf se prolonge dans le territoire cutané qui revêt la 2e phalange, il est très grêle et toujours secondé par un rameau palmaire. Brooks prétend même que pour l'annulaire, les collatéraux dorsaux ne vont jamais au delà de l'articulation métacarpo-phalangienne. Pour le médius, les collatéraux dorsaux atteignent le tégument qui revêt la 1re phalange, mais n'arrivent jamais à l'articulation de la 1re avec la 2e. D'autre part, il existe une particularité intéressante signalée par Morestin : les collatéraux dorsaux donnent quelques filets qui descendent le long de la commissure interdigitale et arrivent à la face palmaire; l'innervation du talon des doigts, dans sa partie inférieure, est donc, jusqu'à un certain point tributaire des nerfs dorsaux.

La distribution des collatéraux palmaires à la face dorsale des doigts, a été bien étudiée par Morestin. En général, les collatéraux palmaires émettent trois rameaux principaux. Le premier, accompagné par une artériole et une veinule, se détache à la hauteur de l'articulation métacarpo-phalangienne, se porte en bas et en arrière en passant à travers une petite bandelette fibreuse transversale qui va de l'articulation au pli interdigital, et qui divise le doigt en deux loges, l'une antérieure, l'autre postérieure. Le second présente une disposition analogue; quant au troisième, il chemine dans un canal ostéo-fibreux sur les côtés de la phalangette, et aboutit dans la région dorsale au niveau de la matrice de l'ongle où il se divise en filets sous-unguéaux. Tous les nerfs collatéraux d'un même doigt sont remarquables par leurs riches anastomoses en réseau dans le tissu cellulaire sous-cutané, et même dans le derme.

C'est probablement dans la richesse de ces anastomoses ou dans quelques cas de distribution anormale, si fréquents pour les nerfs dorsaux, que réside la cause de ces retours, en quelque sorte instantanés, de la sensibilité à la suite de sutures nerveuses. Arloing et Tripier (1869) ont, du reste, montré que la section d'un seul collatéral, chez le chien, n'amenait aucun trouble dans la sensibilité et que, pour obtenir une anesthésie complète il fallait couper les *quatre* collatéraux; de tels faits concordent d'ailleurs parfaitement avec les recherches récentes de Sherrington, sur la section des racines rachidiennes (Voy. p. 940). Quant à la sensibilité dite récurrente (Arloing et Tripier), elle est, peut-être, due à ce que chaque tronc nerveux contient des fibres de plusieurs racines, et, à ce que les fibres sensitives répandues dans tout territoire cutané terminal reviennent aux centres par des voies différentes. C'est ainsi, par exemple, que les excitations périphériques portées sur le médius peuvent gagner les centres médullaires, toujours par les mêmes racines rachidiennes. mais en passant soit par le radial, soit par le cubital, soit enfin par le médian. Nous savons, en effet, que seules l'origine et la terminaison des fibres nerveuses sont fixes, et que leur trajet est variable. La présence de fibres non dégénérées dans le bout périphérique d'un nerf sectionné n'est pas davantage un argument probant, ces fibres pouvant être vaso-motrices ou pouvant appartenir à telle autre variété dont le neurone est situé à la périphérie. Aussi, sans nier d'une façon absolue l'existence des fibres récurrentes, nous croyons qu'elles sont inutiles pour expliquer les phénomènes du retour de la sensibilité, après la section des troncs nerveux.

DISTRIBUTION GÉNÉRALE DES NERFS DU PLEXUS BRACHIAL

Le plexus brachial fournit deux sortes de nerfs : 1° des nerfs moteurs destinés les uns aux muscles volontaires, les autres aux parois des vaisseaux ; 2° des nerfs sensitifs qui proviennent soit de la peau, soit du système squelettique (os ou articulations). Nous rappellerons rapidement l'origine et la distribution de chacune de ces variétés de nerfs.

1° **Nerfs moteurs.** — a) *Nerfs des muscles striés.* — Dans la région de la ceinture scapulaire, il existe un nerf pour chaque muscle, et, à l'exception du circonflexe, ces nerfs sont exclusivement moteurs. Le nerf axillaire est le nerf du muscle extenseur ou abducteur du bras, d'autres nerfs se rendent à des muscles fléchisseurs parmi lesquels le grand pectoral qui est en même temps adducteur, quelques-uns enfin comme les nerfs des muscles s'insérant aux tubérosités de l'humérus, agissent sur les muscles adducteurs et rotateurs du membre supérieur. Dans le membre supérieur, la disposition des territoires musculaires est très simple : la région dorsale du bras, la région dorsale et la région externe de l'avant-bras dépendent d'un seul nerf, le radial qui commande à la fois aux mouvements d'extension et de supination. Les territoires antérieurs, composés de muscles fléchisseurs et pronateurs, sont innervés par trois troncs nerveux : le musculo-cutané, le médian et le cubital, qui, nettement, distincts chez l'homme, sont fusionnés en partie ou en totalité chez certains mammifères (ruminants, rongeurs, etc.). Les fonctions auxquelles répondent ces nerfs sont d'ailleurs solidaires les unes des autres chez la plupart des mammifères, et c'est seulement chez l'homme que, certaines d'entre elles (opposition du pouce, flexion de la main sur le bord radial ou cubital, etc.) ayant acquis une importance plus considérable, il s'est produit une différenciation plus complète dans les voies de conduction, indice d'une séparation plus complète aussi dans les groupes cellulaires de la moelle, que l'expérimentation et la pathologie commencent à démontrer.

b) *Nerfs vaso-moteurs.* — Nous avons eu l'occasion de signaler à plusieurs reprises l'existence d'un certain nombre de filets nerveux qui se portent sur les parois des artères, autour desquelles ils forment de riches plexus dont se détachent les nerfs vaso-moteurs proprement dits. Il est démontré, par l'expérimentation, que les actions vaso-motrices sont sous la dépendance du système sympathique, mais on ne peut constater la présence de filets sympathiques distincts qu'à la racine du membre, puisque partout ailleurs les nerfs vaso-moteurs sont intimement fusionnés avec les nerfs mixtes ou avec leurs branches de division. Les fibres constitutives des nerfs vaso-moteurs proviennent, par l'intermédiaire des rameaux communicants, de la moelle épinière dans laquelle l'existence des centres vaso-constricteurs ou vaso-dilatateurs n'est plus contestée aujourd'hui. En outre, dans l'état actuel de nos connaissances, il est nécessaire d'admettre que les nerfs vaso-moteurs sont des nerfs mixtes contenant à la fois des fibres motrices et des fibres sensitives. En effet, la méthode au bleu de méthylène a montré qu'il y avait au contact de l'endothélium vasculaire des terminaisons que nous devons considérer comme étant de nature sensitive (Voy. Généralités sur le système grand sympathique).

2° **Nerfs sensitifs.** — Ce sont manifestement les plus étendus, et peut-être les plus nombreux, puis-qu'ils doivent renseigner les centres sur l'état de nos organes et du monde extérieur. Nous ne re-tiendrons que les deux catégories les plus im-portantes au point de vue pratique : *a)* les nerfs cutanés ; *b)* les nerfs arti-culaires.

a) Nerfs cutanés. — La racine du membre supérieur est innervée au point de vue sensitif, en avant par les nerfs sus-claviculaires, en ar-rière par les branches postérieures des nerfs cer-vicaux et dorsaux ; une seule branche de la cein-ture scapulaire, le circon-flexe, se ramifie dans la peau du moignon de l'é-paule. Quant aux tégu-ments du membre supé-rieur ils sont tributaires des nerfs longs du plexus brachial. Toutefois la ré-gion interne et supérieure du bras, et la base du creux de l'aisselle, reçoi-vent des fibres sensitives de la perforante latérale du 2e et quelquefois du 3e nerf intercostal. Nous n'entrerons pas dans la

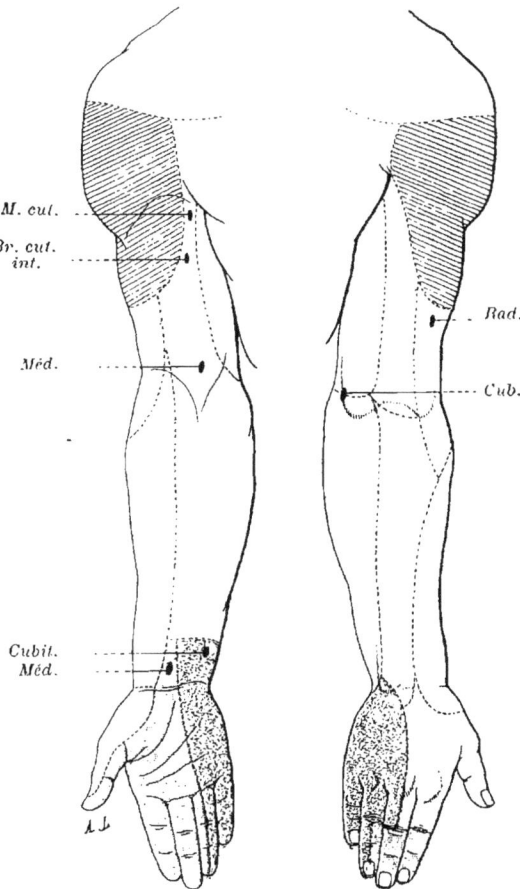

Fig. 565. — Territoires cutanés du membre supérieur.
Schéma.

A gauche la face antérieure, à droite la face postérieure.

Les hachures grises indiquent le territoire du nerf circonflexe, la teinte plate grise celui du médian, le rouge celui du radial, le bleu celui du cubital. — Les territoires du musculo-cutané, du brachial cutané interne et de son accessoire sont réservés en blanc. — Les points en noir représentent les lieux d'élection pour l'excitation électrique.

description des zones cutanées dont il est très facile de se rendre compte en examinant les figures 565 et 567, dont la première représente la partie con-tributive de chaque nerf et la seconde celle de chaque racine rachidienne dans l'innervation sensitive du membre supérieur. Nous insisterons, néanmoins, sur ce fait 'que les territoires empiètent les uns sur les autres, et que chacun d'eux reçoit ses fibres de plusieurs racines parmi lesquelles existe peut-être une racine prédominante; ces particularités ont été négligées pour ne pas trop compliquer le dessin. On verra que les territoires les plus rapprochés du tronc sont innervés par les racines les plus élevées du plexus, et que les plus éloignés. des centres sont tributaires des racines les moins élevées : le bord radial correspond au côté proximal et aux racines les plus supérieures (Voy. Généralités, p. 943). Ainsi l'épaule, racine du membre, est innervée par les rameaux sus-scapulaires du plexus cervical dont les fibres radiculaires passent par les 3ᵉ et 4ᵉ paires cervicales C_3 et C_4, et par le circonflexe C_5 et C_6; le bord externe ou proximal du bras reçoit son innervation sensitive de plusieurs nerfs

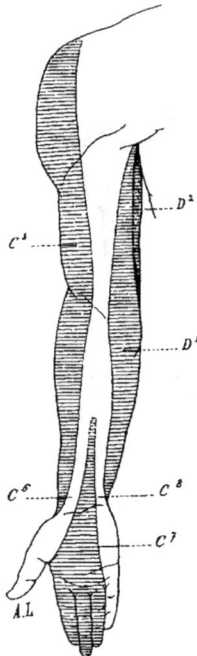

Fig. 566. — Distribution des racines rachidiennes à la face antérieure du membre supérieur. — D'après Thorburn.
Figure schématique montrant le parallélisme des champs radiculaires.

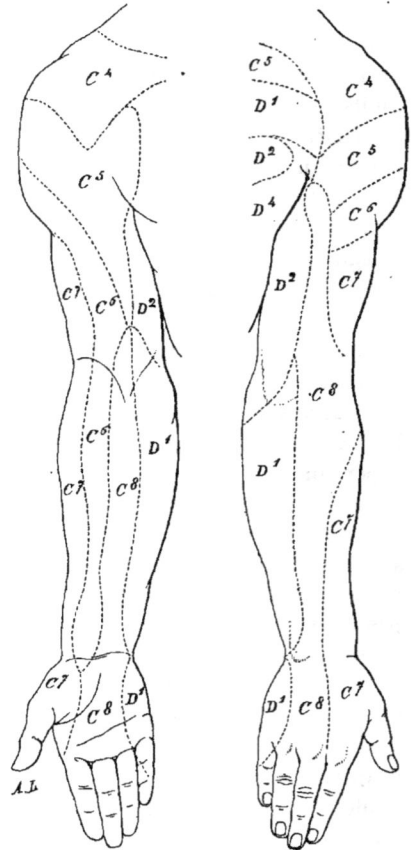

Fig. 567. — Distribution radiculaire des nerfs du plexus brachial au membre supérieur. — Schéma d'après les données de Head, de Thorburn, de Starr, etc.

dont les racines viennent de C_6, C_7 et C_8, tandis que sur le bord interne ou distal se répandent les filets du brachial cutané interne et de son accessoire, C_8, D_1. A l'avant-bras le bord radial ou proximal est innervé par le musculocutané C_5 et C_6; la face postérieure par le radial C_6, C_7, C_8; le bord cubital ou distal par le brachial cutané C_8, D_1. La main reçoit à la face dorsale des filets du radial C_6 et C_7, et du cubital C_8; à la face palmaire des rameaux du médian C_7, C_8, D_1 et du cubital C_8 et D_1. Le membre supérieur peut donc être considéré, au point de vue de la distribution sensitive, comme formant un champ continu dont la main représenterait la partie moyenne, puisque cette dernière est innervée surtout par C_6, C_7 et C_8 intermédiaires entre C_4 et

C_5 qui fournissent à la partie externe ou proximale et D_1 et D_2 qui se distribuent à la région interne ou distale de la racine du membre. C'est ce que montre très bien la figure 566 empruntée à Thorburn.

b) Nerfs articulaires. — A cause de leur importance pratique dans les affections articulaires, nous croyons devoir présenter, sous forme de tableau, une vue d'ensemble des nerfs articulaires.

1° ARTICULATION DE L'ÉPAULE

Région postérieure. . . . .   Nerf sus-scapulaire.
—   antérieure. . . . .   Nerf circonflexe.

2° ARTICULATION DU COUDE

Région antéro-externe. .	Partie supérieure.	Filet du nerf du brachial antér.	Musculo-cut.
	— moyenne. .	— — du long supinateur.	Radial.
	— inférieure .	— d'un rameau accessoire .	Radial.
Région antéro-interne. .	Partie supérieure.	Filet distinct du	Médian.
	— inférieure .	— du nerf du rond pronat. .	Médian.
Région postéro-externe.	Partie supérieure.	Filet d'un ram. du vaste ext..	Radial.
	— inférieure .	— distinct du.	Cubital.
Région postéro-interne. .	Partie supérieure.	Filet distinct du	Cubital.
	— inférieure .	— distinct du	Cubital.

3° ARTICULATIONS DU POIGNET

Région antérieure. . . .   Filets du nerf interosseux antérieur. . . . . . .   Médian.
—   postérieure. . . .   —   —   postérieur. . . . . . .   Radial.

4° ARTICULATIONS DU CARPE

Région antérieure. . . .   Filets de la branche profonde du . . . .   Cubital.
—   postérieure. . . .   —   du nerf interosseux postérieur. . . . . . .   Radial.

5° ARTICULATIONS DES DOIGTS

A. — Articulations métacarpo-phalangiennes.

Région antérieure. . . .	Filets des collatéraux palmaires des doigts.
	Rameaux de la branche profonde du cubital.
— postérieure . . .	Filets des collatéraux dorsaux des doigts.
	Nerfs interosseux dorsaux du radial.

B. — Articulations de la 1re et de la 2e phalange.

Région antérieure. . . .   Filets des collatéraux palmaires.
—   postérieure . . .   — des collatéraux dorsaux et palmaires.

C. — Articulations de la 2e et de la 3e phalange.

Région antérieure. . . .   Filets des collatéraux palmaires.
—   postérieure . . .   — des rameaux dorsaux des collatéraux palmaires, sauf pour les deux doigts extrêmes.

Remarque. — En général, les articulations reçoivent l'innervation des mêmes troncs que les muscles qui les font mouvoir; les nerfs articulaires sont plus nombreux et plus forts du côté de la flexion que du côté de l'extension.

Constitution radiculaire des nerfs du plexus brachial.

Dans les schémas qui ont trait à la constitution radiculaire du plexus brachial, et dans les tableaux que nous allons présenter sur ce sujet, nous nous proposons surtout d'établir une moyenne entre des résultats, quelquefois très différents, auxquels des observateurs du plus grand mérite sont parvenus par des méthodes diverses. Si nous avons tenu grand compte des données acquises, grâce à l'étude macroscopique des plexus par les anatomistes du commencement de ce siècle, Sœmmering, Scarpa, Kronenberg, etc., confirmées depuis par les minutieuses .dissections d'Herringham (1886), nous n'avons pas négligé les conclusions que l'expérimentation, entre les mains de Ferrier et Yeo, de Forgues, de Russel, de Sherrington, etc., a permis de formuler. Mais nous nous sommes surtout attachés, pour trancher les discordances de détails, aux résultats obtenus chez l'homme par la méthode anatomo-clinique. Aussi ce sont les nombreuses observations de l'école de la Salpêtrière, de Gowers, de Head, de Thorburn, d'Edinger, d'Allen Starr, etc., que nous avons essayé de schématiser et de synthétiser pour arriver à la constitution radiculaire du plexus brachial, tant au point de vue des fibres sensitives que des fibres motrices.

Comme pour le plexus cervical nous donnerons deux tableaux, l'un établissant la distribution de chaque racine dans les différents nerfs, l'autre indiquant la constitution radiculaire de chaque nerf. Lorsqu'une racine n'est pas signalée comme constante par tous les auteurs que nous avons consultés, nous avons fait suivre son indication d'un point d'interrogation. Les schémas 568-569 permettront de se rendre compte très rapidement de la distribution des racines rachidiennes et du mode de constitution du plexus brachial.

Tableau de la distribution des racines rachidiennes du plexus brachial entre les différents nerfs de ce plexus.

RACINES	FONCTIONS	INNERVATION MOTRICE	INNERVATION SENSITIVE	RÉFLEXES
V⁰ cervicale.	Fixation de l'omoplate.	Nerf de l'angulaire. — du rhomboïde. — du grand dentelé. — du sous-clavier.	Côté dorsal de l'épaule et du bras (circonflexe).	Réfl. scapulaire et réfl. tendineux correspondant.
	Élévation, flexion du bras.	Nerf sus-scapulaire. — sous-scapulaire. — du grand pectoral. — circonflexe. — du coraco-brachial.	Côté externe du bras (radial).	
	Extension, pronation de l'av.-bras. Extension du poignet et des 1res phalanges.	Nerf musculo-cutané. Biceps. . . . . Nerf radial. . . . . { Triceps. ? / Extenseurs.	Côté externe de l'avant-bras (musculo-cutané).	
VI⁰ cervicale.	Adduction et rétraction du bras.	Nerf du sous-clavier. — du grand dentelé. — du grand pectoral. — du grand dorsal. — du grand rond. — sous-scapulaire. — circonflexe. Deltoïde port. clavic.	Côté externe de l'avant-bras (musculo-cutané).	R. tendineux du bras et de l'avant-bras.
	Extension et pronation du bras.	Nerf musculo-cut. . { Biceps . . . . / Coraco-brachial. / Brachial antér. . Nerf radial. . . . . Triceps		R. tendineux du poignet.
	Flexion du poignet.	Nerf médian. . . . { Pronateurs . . . / Fléchisseurs . .	Dos de la main (côté ext.)	

RACINES	FONCTIONS	INNERVATION MOTRICE	INNERVATION SENSITIVE	REFLEXES
VIIe cervicale.	Adduction et rotation en dehors de l'épaule.	Nerf du grand dentelé. — du petit pectoral. — du grand pectoral. — du grand dorsal. — du grand rond. — du sous-scapulaire. — circonflexe. Deltoïde port. clav. — musculo-cutané. Coraco-brachial.	Côté radial de la main et des doigts.	Coup sur la paume de la main amène la contraction des doigts. Réflexe palmaire.
	Flexion du poignet et des doigts (2e phalange).	Nerf médian. . . . { Gr. et P. Palm. Fléch. des doigts. Lombric. I et II. Nerf radial. . . . . Radiaux. Nerf cubital . . . . { Cubitaux, Fléchis. profond. Lombr. III et IV.		
VIIIe cervicale.	Flexion des doigts et du pouce (fermer le poing).	Nerf médian. . . . { Fléchisseurs des doigts et du pouce . . . . G. et P. Palmaires Muscles de l'émin. thénar.	Ligne médiane partiellement par radial, médian, cubital, brachial cutané interne.	Réflexe de la pulpe des doigts.
	Flexion du poignet. Pronation et extension du carpe.	Nerf radial. . . . { Radiaux . . . . Extenseurs . . . Nerf cubital . . . . { Fléchisseur prof. Cubital antér. . . Interosseux. . .		
Ire dorsale.	Flexion des doigts et adduction du pouce.	Nerf radial. . . . { Extenseurs de la main (2e phal.) Nerf médian. . . . { Fléchisseurs. . . Muscles de l'émin. thénar. Lombric. I et II. Nerf cubital . . . { Fléchisseur prof. Muscles de l'hypothénar . . . Lombric. III-IV. Interosseux. . .	Territoire cubital par cubital, brachial cutané interne et son accessoire.	Réflexe de la pulpe des doigts.

Tableau de la constitution radiculaire des nerfs du plexus brachial.

1° Fibres sensitives.

Nerf circonflexe . . . } C₄
(R. cutané de l'épaule). } C₅

Nerf musculo-cutané. { C₅? C₆. R. cutané. C₇.

Nerf médian. . . . . { R. palmaire cut. C₆? Collat. du pouce et de l'index. } C₇. R. palmaire cut. et collatéraux du médius et de l'annulaire. } C₈.

Nerf radial . { R. interne. { C₅? C₆. Branche antérieure. C₇. R. externe et interne. C₈. Collat. dorsaux du pouce et de l'index. } D₁?

Nerf cubital. { Collat. dorsal du médius. } C₈. Collatér. de l'annulaire. Collat. du petit doigt. } D₁.

Nerf brachial cutané int. } Branche antérieure et postérieure. } D₁.

N. accessoire du brachial cutané int. { R. supérieur et antérieur du bras. } D₁. Nerf intercosto-huméral. D₂.

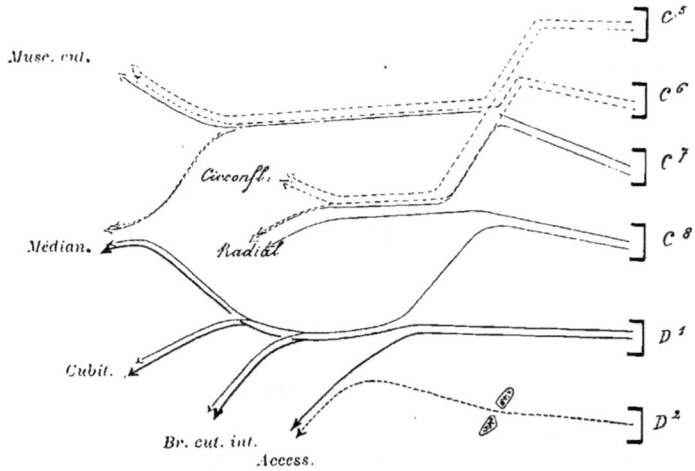

Fig. 568. — Constitution radiculaire des nerfs du plexus brachial (fibres sensitives). Schéma.

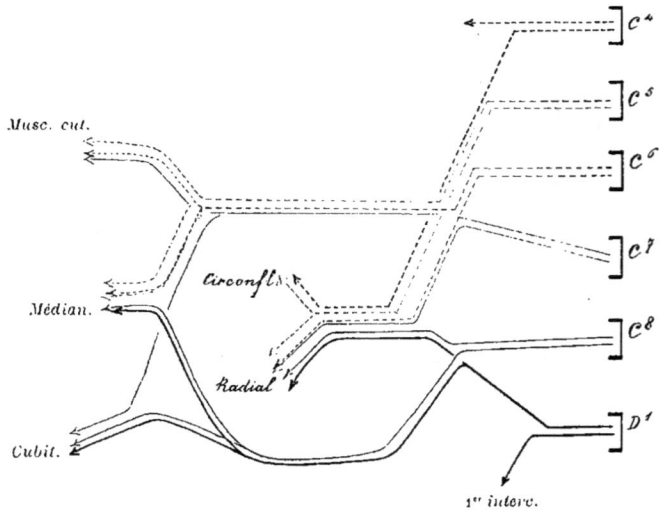

Fig. 569. — Constitution radiculaire des nerfs du plexus brachial (fibres motrices). Schéma.

Les branches collatérales du plexus ne sont pas représentées.

2° *Fibres motrices.*

A. — Nerfs de la ceinture scapulaire.

Nerf de l'angulaire. $\begin{cases} C_4. \\ C_5. \end{cases}$

— du rhomboïde. $\begin{cases} C_4. \\ C_5. \end{cases}$

— sus-scapulaire. $\begin{cases} C_5. \\ C_6. \end{cases}$

— du grand dentelé $\begin{cases} C_5. \\ C_6. \\ C_7. \end{cases}$

— du sous-clavier. $\begin{cases} C_5. \\ C_6. \end{cases}$

— sous-scapulaire $\begin{cases} C_5. \\ C_6. \\ C_7. \end{cases}$

Nerf du grand pectoral . . . . $\begin{cases} \text{Portion claviculaire.} & C_5. \\ \text{Portion sternale.} & \begin{cases} C_6. \\ C_7. \end{cases} \end{cases}$

— du petit pectoral. . . . $\begin{cases} C_6. \\ C_7. \end{cases}$

— du grand rond .. .. . . $\begin{cases} C_6. \\ C_7. \end{cases}$

— du grand dorsal. . . . . $\begin{cases} C_6. \\ C_7. \end{cases}$

— circonflexe . $\begin{cases} \text{Deltoïde.} \cdot \begin{cases} \text{Chef scapulaire.} & C_5. \\ \text{Chef claviculaire.} & \begin{cases} C_6. \\ C_7. \end{cases} \end{cases} \\ \text{Petit rond} \begin{cases} C_4. \\ C_5. \end{cases} \end{cases}$

B. — Nerfs du membre supérieur.

Nerf musculo-cutané . . . $\begin{cases} \text{Biceps et brachial} \\ \text{antérieur.} \\ \text{Coraco-brachial.} \end{cases} \begin{cases} C_5. \\ C_6. \\ C_7. \end{cases}$

Nerf médian . $\begin{cases} \text{Pronateurs.} & C_6. \\ \text{Palmaires.} & C_7. \\ \text{Fléchisseurs et muscles du thénar.} \end{cases} C_8. \\ \begin{cases} \text{Lombricaux.} \\ \text{Carré pronateur.} \end{cases} D_1?$

Nerf cubital. $\begin{cases} \text{Fléchiss. prof. chefs internes} \\ \text{Cubital antérieur.} \end{cases} C_8. \\ \begin{cases} \text{Lombricaux, Interosseux.} \\ \text{Muscles de l'hypothénar.} \end{cases} D_1.$

Nerf radial . $\begin{cases} \text{Long et court supinateurs. } C_5? \\ \begin{cases} \text{Long supinateur.} \\ \text{Cubital postérieur.} \end{cases} C_6. \\ \begin{cases} \text{Vastes interne et externe.} \\ \text{Cubital postérieur.} \end{cases} C_7. \\ \begin{cases} \text{Vaste interne. Longue portion. Radiaux.} \end{cases} C_8. \\ \text{Extenseurs des doigts.} \quad D_1. \end{cases}$

La paralysie du type Erb porte sur C_5 et C_6, et atteint le deltoïde, le coraco-brachial, le biceps et le long supinateur.

VARIÉTÉS ET ANOMALIES DES NERFS DU MEMBRE SUPÉRIEUR

1° **Nerf musculo-cutané.** — 1° *Anomalies de rapport.* Le musculo-cutané peut ne pas perforer le coraco-brachial; il descend alors le long du bord interne de ce muscle (1 fois sur 10, W. Grüber). — Dans quelques cas fort rares, il traverse le coraco-brachial et la partie supérieure du brachial antérieur; quelquefois il passe au travers du coraco-brachial et de la courte portion du biceps. — Lorsqu'il existe un faisceau supplémentaire pour le biceps, le nerf passe tantôt en avant, tantôt en arrière de lui, pour gagner le sillon bicipital externe (Calori); quelquefois enfin, il perfore ce faisceau (W. Grüber). — 2° *Anomalies de l'anastomose* avec le médian. Cette anastomose peut traverser le coraco-brachial (Hyrtl, Testut, Villar) ou le brachial antérieur (Pye-Smith, Howse, Davies). — Turner a vu un cordon assez volumineux se séparer du musculo-cutané, se diviser en deux rameaux secondaires dont l'un s'anastomosait avec le médian et dont l'autre revenait un peu plus loin vers le tronc du musculo-cutané. — Le point d'union de l'anastomose avec le médian est variable. On a vu celle-ci ne rejoindre le médian qu'à l'avant-bras; dans un cas particulier, le rameau anastomotique passait dans l'angle de la bifurcation de l'artère humérale, puis rejoignait le médian entre les deux chefs d'insertion du rond pronateur. — 3° *Anomalies de distribution.* La plus grande partie a trait à des faits de suppléance entre le médian et le musculo-cutané. — Le tronc secondaire supérieur peut traverser le coraco-brachial, et se diviser en nerf musculo-cutané et en nerf médian vers la partie moyenne du bras. — Il peut n'y avoir qu'un seul cordon nerveux qui innerve tous les muscles fléchisseurs du bras, et donne la branche cutanée du musculo-cutané (Gegenbaur). — Dans un cas de Hyrtl, le musculo-cutané, relativement grêle, ne fournissait que les filets moteurs, tandis que la branche cutanée provenait du médian. — Cruveilhier a observé un cas de fusion des deux cordons nerveux, le tronc commun donnait successivement les nerfs du coraco-brachial, ceux du biceps et un tronc d'où émanaient les nerfs du brachial antérieur et la branche cutanée. — Dans un cas de Gidon, le musculo-cutané était représenté par deux branches qui naissaient séparément du plexus brachial, l'une était le nerf du coraco-brachial, et l'autre se fusionnait avec le tronc du médian duquel émanait successivement le nerf du biceps et un cordon nerveux qui donnait le nerf du brachial antérieur et la branche cutanée. — Ces différentes anomalies peuvent être considérées comme régressives, et ont une grande importance au point de vue de l'anatomie comparée. Nous rappellerons, en effet, que le médian et le musculo-cutané constituent un tronc unique chez les ruminants. — Le musculo-cutané très volumineux peut remplacer le médian ; Hyrtl a vu le musculo-cutané, après avoir fourni ses filets habituels ainsi que le nerf du rond pronateur, se fusionner avec un fin ramuscule qui représentait le médian. — Dans des cas analogues, il donnait le nerf interosseux, et tous les nerfs de la main et des doigts qui naissent habituellement du médian. — Hepburn a observé un cas d'absence du radial qui était suppléé à la main par le musculo-cutané. — Nous avons rencontré sur un des sujets de nos salles de dissections une disposition analogue : le musculo-cutané, après avoir reçu à la face dorsale du poignet une anastomose du rameau dorsal du radial, passait au-dessus de ce nerf, et donnait les collatéraux dorsaux du pouce et le collatéral externe de l'index. — H. Wirchow et T. Kölliker ont vu le musculo-cutané s'étendre à la face dorsale de la main sur le territoire de distribution du cubital, et fournir les collatéraux dorsaux de l'annulaire et le collatéral externe du petit doigt. — W. Grüber et Giuria ont observé chacun un sujet sur lequel le musculo-cutané innervait le dos de la main jusqu'au 4e espace interosseux, suppléant ainsi le radial en totalité, et une partie du cubital. — L'absence totale du musculo-cutané a été signalée par Dumas (1862); le médian le suppléait entièrement dans son innervation motrice et sensitive.

   2° **Nerf médian**. — 1° *Anomalies d'origine*. Le médian procède tantôt des 5e, 6e, 7e et 8e paires cervicales, tantôt des 5e, 6e, 7e cervicales et 1re dorsale, ou des 5e, 7e cervicales et 1re dorsale, ou encore des 7e, 8e cervicales et 1re dorsale. On peut se reporter pour les variations d'origine au tableau donné par Féré (*Anat. du système nerveux*, 1891, 2e édit., p. 521).— Le médian peut naître à un niveau très variable du plexus brachial. Ses racines se réunissent parfois au milieu du bras ou seulement au pli du coude (Testut); elles embrassent dans certains cas l'artère et la veine axillaires (Calori). Quelquefois la racine externe passe sous l'artère en dedans de laquelle elle s'unit à la racine interne (Turner). — 2° *Anomalies de rapports*. Sur 100 bras examinés par W. Grüber, le médian passait 20 fois sous l'artère humérale, 8 fois il lui était parallèle (5 fois en dedans et 3 fois en dehors). — Le médian, au lieu de passer entre les deux chefs du rond pronateur, le perfore dans sa partie moyenne (W. Grüber).—Williams a vu le médian se diviser au niveau de la tête du radius, puis se reconstituer au poignet, en formant une grande boutonnière elliptique qui enlaçait un faisceau accessoire du fléchisseur propre du pouce. — Des boutonnières nerveuses placées sur le tronc du médian et traversées par l'humérale et ses branches ont été décrites par Dubreuil (1847) et, depuis, par Testut et par Mauclaire. — M. Duval et Deville ont vu le médian non accompagné de l'artère humérale passer dans un canal osseux ou ostéo-fibreux au niveau de l'épitrochlée. Cette disposition rappelle celle qui est la règle chez les grimpeurs ; elle représente une disposition atavique (Ruge, *Morphol. Jahrbuch*, t. IX). — 3° *Anomalies des anastomoses*. Celles qui ont trait au musculo-cutané ont été décrites avec ce nerf. — Dans deux cas de Jeans, l'anastomose du médian et du cubital passait sur la couche superficielle des muscles au pli du coude. — 4° *Anomalies de distribution*. Le rameau cutané palmaire peut faire défaut, ou provenir de la branche antérieure du radial. — Mauclaire (1896) a vu le médian se bifurquer à l'avant-bras en ses branches terminales, dont l'externe innervait le pouce (au point de vue moteur et sensitif), et donnait la collatérale externe de l'index. — W. Grüber a également observé un cas de division précoce à l'avant-bras : les collatéraux des 3e et 4e doigts perforaient le fléchisseur superficiel, et descendaient sous l'aponévrose antibrachiale et sous l'aponévrose palmaire. Il existe une observation analogue de Testut. — Cruveilhier a vu le nerf interosseux antérieur traverser le ligament interosseux, puis revenir à la face antérieure, après un court trajet à la face dorsale de l'avant-bras.— Klint, dans deux cas, a pu voir l'interosseux postérieur, branche du radial, perforer le ligament interosseux, et venir s'anastomoser avec l'interosseux antérieur. Il existe deux observations analogues de Rauber et Martin. — Dans un cas de R. Wirchow, le nerf digital commun du 3e espace naissait au-dessous de l'épitrochlée et restait superficiel dans tout son trajet.— L'adducteur du pouce peut être innervé par le médian (Froment). — Le 1er interosseux palmaire reçoit souvent un filet du médian (Voy. Myologie, p. 158).

   3° **Nerf cubital**. — 1° *Anomalies d'origine*. Le cubital peut naître des 5e, 6e, 7e, 8e cervicales et 1re dorsale ou des 5e, 6e, 7e et 8e cervicales, ou seulement des 7e et 8e cervicales; il reçoit quelquefois un filet de la racine externe du médian (A. Thomson, Quain). — 2° *Anomalies de rapports*. W. Grüber, Zuckerkandl (1880), ont vu le cubital passer en avant de l'épitrochlée.—D'après W. Krause, la branche cutanée dorsale peut passer sous l'apophyse styloïde du cubitus, au lieu de contourner la tête de cet os. — 3° *Anomalies d'anastomoses.* C. Krause a observé un cas dans lequel un rameau anastomotique se séparait du cubital à 6 centimètres au-dessus de l'épitrochlée, et se portait vers le brachial cutané interne en formant une anse à concavité supérieure. — Turner a vu un rameau cutané du cubital naître sur le tendon du grand dorsal et s'unir au brachial cutané interne. — Dans un cas de Flesch, les branches internes dorsale et palmaire du petit doigt s'anastomosaient. — Sur un sujet provenant de nos salles de dissection la branche dorsale du cubital, au voisinage de sa division en nerfs digitaux dorsaux, envoyait une grosse anastomose qui contournait le bord cubital de la main et gagnait la face palmaire. Elle croisait alors en X la direction des fibres musculaires de l'éminence hypothénar, et venait, à la base de la 1re phalange du petit doigt, s'unir au collatéral palmaire interne dont elle fournissait au moins les deux tiers des fibres. — 4° *Anomalies de distribution.* Le cubital donne parfois le brachial cutané interne ou son accessoire (Hildebrandt, Valentin). — Cruveilhier et W. Krause ont vu un long filet très grêle se détacher du cubital au tiers inférieur du bras, et rester isolé dans la gaine de ce nerf jusqu'à l'extrémité inférieure de l'avant-bras. — Clason a observé un cas d'innervation du triceps par le cubital ; ce nerf donnait un filet pour la longue portion, un second pour le vaste externe et deux fins ramuscules pour le vaste interne. — Dans un cas de Turner, le cubital n'innervait ni le cubital antérieur, ni le fléchisseur profond, mais le fléchisseur superficiel (les fibres radiculaires venaient probablement dans ce cas des 8e cervicale et 1re dorsale). — Testut a observé un cas dans lequel le cubital fournissait à l'avant-bras une branche très grêle qui se divisait à la main en quatre rameaux : un pour le médian, un second pour la branche superficielle du cubital, et les deux autres pour les deux lombricaux internes. — Lorsqu'il existe un muscle épitrochléo-olécrânien il est innervé par le cubital (W. Grüber). — La branche cutanée dorsale se présente parfois avec un volume inverse de celle du radial qu'elle supplée alors. Dans un cas d'absence du radial (Hepburn), elle donnait tous les nerfs du dos de la main, et dans un cas analogue, Zander l'a suivie jusqu'à la première phalange du pouce. — La branche cutanée dorsale peut naître dans la gouttière épitrochléenne (W. Grüber). — La division prématurée de la branche palmaire superficielle n'est pas rare (Pye-Smith et Philips). — Turner a vu les collatéraux de l'annulaire naître à l'avant-bras, se placer sous la peau et descendre ainsi jusqu'à la main. — Le rameau palmaire cutané peut donner exceptionnellement les collatéraux de l'annulaire et celui du médius (Henle).

4° **Nerf brachial cutané interne.** — 1° *Anomalies d'origine.* Il peut naître par deux racines des 7e, 8e cervicales et 1re dorsale (Valentin), ou des 7e, 8e cervicales (G. Elliot, Smith). — 2° *Anomalies d'anastomoses.* Valentin et Longet ont vu le brachial cutané interne échanger un filet anastomotique avec le nerf du grand pectoral dans un cas où les deux nerfs se croisaient. — 3° *Anomalies de rapports.* Le brachial cutané interne traverse quelquefois la veine axillaire ou un de ses affluents (Deville, *Soc. anat.,* 1849). — Les relations entre les branches terminales du nerf et les vaisseaux veineux du coude sont très variables. Dans un cas de Curnow, le brachial cutané ne devenait sus-aponévrotique qu'au pli du coude ; les filets qu'il fournissait au bras provenaient d'un réseau formé par les nerfs thoraciques. — 4° *Anomalies de distribution.* Le brachial cutané interne peut donner naissance à son accessoire ou le suppléer (Hildebrandt). — Dans un cas de G. Thane la branche postérieure très volumineuse arrivait à la main et remplaçait la branche dorsale du cubital qui faisait défaut. C'étaient évidemment des fibres de la 8e cervicale destinées au cubital qui avaient emprunté le trajet du brachial cutané interne.

5° **Nerf accessoire du brachial cutané interne.** — 1° *Anomalies d'anastomoses.* Il n'est pas rare de voir le rameau postérieur de ce nerf recevoir dans l'aisselle une double anastomose du 2e et du 3e nerf intercostal. — Nous avons vu dans un cas l'accessoire de volume à peu près normal, recevoir directement au-dessus de l'olécrâne une anastomose à peu près égale comme dimension à son rameau postérieur et provenant du brachial cutané interne. Le tronc nerveux qui en résultait se distribuait à la face postéro-interne de l'avant-bras jusqu'au tiers inférieur. L'anastomose contenait des fibres du brachial cutané interne qui gagnaient, par l'intermédiaire du rameau postérieur de l'accessoire, leur territoire normal. — 2° *Anomalies de distribution.* Dans certains cas le nerf intercosto-huméral très volumineux supplée l'accessoire très grêle ou absent ; il reçoit alors du tronc secondaire inférieur une fine anastomose. — Lorsque, dans ces cas de suppléance, l'accessoire persiste, il paraît représenter une branche très réduite du plexus, destinée à remplacer le premier nerf intercostal qui fait défaut.

6° **Nerf radial.** — 1° *Anomalies d'origine.* Le radial peut naître de toutes les racines cervicales ; de la 8e cervicale et de la 1re dorsale ; de la 5e et de la 8e, de la 6e et de la 8e, de la 5e et de la 7e, de la 7e et de la 8e cervicale. — 2° *Anomalies de rapport.* Le radial peut passer avec le circonflexe dans l'espace quadrilatère voisin du col chirurgical de l'humérus (*Guy's Hosp. Rep.*). — Le rameau cutané externe peut se trouver sous la veine céphalique ou même en dedans d'elle (Krais). — L'interosseux postérieur peut passer sur le court supinateur (Luschka, Krause). — 3° *Variétés de distribution*. Nous avons signalé les cas d'absence de la branche antérieure du radial (Hepburn), à propos du cubital ou du musculo-cutané qui la suppléent. — Krause a vu le nerf récurrent de la longue portion du triceps arriver à la capsule articulaire de l'épaule. — Dans une observation de W. Grüber, la branche antérieure se divisait en deux rameaux dont l'externe représentait la branche normale, et dont l'interne perforait le long supinateur qu'il innervait ; ce rameau interne allait se réunir à l'externe lorsque ce dernier contournait l'extrémité inférieure du radius pour devenir dorsale. — Le nerf de l'anconé provient de celui du vaste interne (Henle) ou de la branche postérieure (Luschka). Krause estime que ce muscle possède, en général, cette double innervation. — Turner a vu le nerf interosseux postérieur donner les collatéraux dorsaux des 2ᵉ et 3ᵉ doigts ; c'est la disposition normale chez l'orang, le chimpanzé, le gibbon (Westling, Höfer, Hepburn). — D'ailleurs l'innervation de la face dorsale des doigts est très variable et il n'est pas rare de voir le radial présenter une disposition symétrique du médian à la face palmaire, ce qui paraît la règle chez les mammifères.

B. BRANCHES ANTÉRIEURES DES NERFS THORACIQUES

NERFS INTERCOSTAUX

Considérations générales. — Nous avons vu que les branches antérieures des nerfs thoraciques, réunies avec les branches postérieures, pouvaient donner une idée assez juste d'un nerf segmentaire. Il est du reste facile de se rendre compte que le volume d'un nerf thoracique, dont le territoire de distribution est moindre que celui d'un nerf segmentaire, doit être sensiblement réduit par rapport au volume de ce dernier. En effet, les deux branches (antérieure et postérieure) d'un nerf thoracique ne représentent qu'une partie du nerf segmentaire originel, puisqu'elles se bornent à fournir l'innervation musculaire et sensitive aux parois du tronc. Dans l'ensemble, ainsi que le fait remarquer Gegenbaur, les nerfs thoraciques sont aidés dans leurs fonctions par un nerf crânien, le pneumogastrique, et par des nerfs cervicaux, puisque les organes viscéraux et les muscles d'attache du membre supérieur au thorax sont soustraits à leur action. Les nerfs thoraciques innervent donc, par leurs branches postérieures que nous connaissons déjà, les muscles des gouttières vertébrales et la peau qui les recouvre ; par leurs branches antérieures, les muscles des parois antéro-latérales du thorax et de l'abdomen avec les téguments correspondants. La situation que la plupart des branches antérieures occupent entre deux côtes consécutives les a fait désigner sous le nom général de nerfs intercostaux. On compte 12 paires de nerfs intercostaux, mais cette appellation ne peut guère s'appliquer raisonnablement qu'aux onze premières. La douzième, placée au-dessous de la 12ᵉ côte, n'est pas comprise dans un espace intercostal ; elle est donc plus exactement sous-costale, ce qui est d'ailleurs la situation vraie de la plupart des autres paires. La position particulière de ce 12ᵉ nerf et l'analogie frappante qu'il présente avec les deux premières branches des nerfs lombaires l'avaient fait considérer par Haller comme le 1ᵉʳ nerf lombaire.

Nous connaissons la manière dont se comportent les nerfs dorsaux et leurs branches postérieures ; il nous reste à étudier leurs branches antérieures. Nous passerons d'abord en revue leurs caractères communs, puis nous examinerons les particularités qui caractérisent chacune d'elles.

I° CARACTÈRES COMMUNS AUX NERFS INTERCOSTAUX

Les nerfs intercostaux sont des nerfs mixtes : ils fournissent des filets moteurs à la musculature profonde du thorax et de l'abdomen (y compris les petits dentelés supérieurs et inférieurs), et des fibres sensitives aux régions tégumentaires correspondantes. Il est difficile de donner une description schématique et typique d'un nerf intercostal, car le territoire de distribution des trois premiers est sensiblement modifié par la présence du membre supérieur ; de plus, la disposition des intercostaux varie suivant les régions de la poitrine où on les envisage, et ces variations paraissent liées en partie à la forme et au mode d'agencement des côtes. On sait en effet que les sept premières côtes atteignent seules la ligne médiane, tandis que les cinq dernières se portent vers les côtes supérieures ou restent flottantes. Aussi, les six premiers nerfs méritent seuls le noms d'intercostaux dans toute l'étendue de leur trajet, tandis que les autres ne justifient cette appellation que dans une partie seulement de leur parcours. Les 7e, 8e et 9e nerfs croisent la face postérieure du cartilage de la côte située au-dessous d'eux, avant d'aborder la musculature profonde de l'abdomen, les 10e, 11e et 12e au contraire pénètrent directement dans les parois abdominales. En outre, tandis que les six premiers nerfs peuvent être considérés comme ayant une direction à peu près horizontale, les autres sont fortement obliques en bas et en avant dès le 7e, de sorte que les deux derniers intercostaux vont se ramifier dans la région sous-ombilicale.

Dans leur ensemble, les nerfs intercostaux innervent la musculature profonde du tronc, et la moitié supérieure des muscles de l'abdomen, c'est-à-dire qu'ils fournissent des filets moteurs aux muscles intercostaux internes et externes, aux sur-costaux, aux sous-costaux, aux deux petits dentelés postérieurs (supérieur et inférieur), aux trois muscles larges de l'abdomen, au grand droit et au pyramidal ; de plus les cinq ou six derniers participent à l'innervation du diaphragme. Les téguments correspondants ont leur innervation sensitive assurée par l'intermédiaire de branches dites *cutanées* ou *perforantes* qui s'insinuent entre les diverses masses musculaires ; et, comme ces branches se disposent en deux rangées régulières disposées, l'une suivant la ligne axillaire, l'autre dans le voisinage de la ligne médiane, on désigne les premières sous le nom de *branches perforantes latérales* ou *externes*, et les autres sous celui de *branches perforantes antérieures* ou *internes*. Chaque nerf intercostal émet donc deux collatérales sensitives : la perforante latérale, plus volumineuse, et la perforante antérieure, plus grêle ; toutefois, cette disposition n'est pas constante pour tous les nerfs intercostaux. La perforante latérale manque pour certains, ou bien ne se distribue pas à la peau du thorax ; la perforante antérieure, quoique plus constante, peut aussi faire défaut (1er intercostal), elle devient double à partir du 7e nerf.

Les principales variations des nerfs intercostaux étant connues, nous allons aborder la description générale d'un nerf typique (pris entre le 3e et le 7e).

Description générale d'un nerf intercostal. — Nous étudierons *a)* l'origine et le trajet ; *b)* la distribution périphérique du nerf typique.

A. *Origine et trajet.* — Dès que le nerf thoracique a croisé la base de l'apophyse articulaire supérieure de la vertèbre correspondante, sa branche antérieure se sépare de la branche postérieure, prend un aspect rubané, et aborde l'espace intercostal le plus souvent dans son milieu. Le nerf intercostal passe d'abord sur le ligament costo-transversaire supérieur et antérieur, puis se place à la face interne du muscle intercostal externe ; il répond en dedans au fascia endothoracique et au feuillet pariétal de la plèvre sous lequel il fait une légère saillie. Ce rapport explique les irradiations douloureuses vers les rameaux perforants, et les éruptions de zona que l'on rencontre au cours des affections de la plèvre (Luschka).

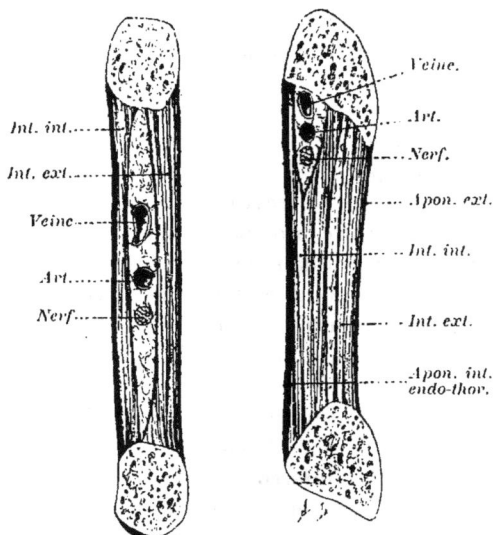

Fig. 370. — Rapports d'un nerf intercostal. — D'après Poirier.

Le nerf continue son trajet jusqu'à l'angle postérieur de la côte ; parvenu au point où apparaissent les fibres de l'intercostal interne, il s'insinue entre ce muscle et l'intercostal externe, et prend alors une position particulière sur laquelle Souligoux (Th. Paris, 1894) paraît avoir le premier attiré l'attention. D'après cet auteur (Voy. Myologie, p. 529), dans toute l'étendue de la gouttière costale, les fibres supérieures d'insertion de l'intercostal interne se dédoublent pour se fixer, partie à la lèvre externe, partie à la lèvre interne de cette gouttière. C'est dans l'interstice musculaire formé par cette double insertion, et directement sous la gouttière costale que cheminent le nerf et les vaisseaux intercostaux. Une telle disposition se maintient tout le long de la gouttière, c'est-à-dire jusqu'au niveau de l'angle antérieur de la côte où le nerf présente les rapports décrits par tous les classiques, et se trouve placé entre l'intercostal interne en dedans, et l'intercostal externe en dehors. La description donnée par Souligoux, si elle n'est pas absolument la règle, se vérifiait dans la majorité des cas qu'il nous a été donné d'observer.

Dans la partie antérieure ou terminale de son trajet, le nerf occupe à peu près le milieu de l'espace intercostal, compris entre les deux muscles jusqu'au point où cessent les fibres de l'intercostal externe. Dès lors, il se trouve placé à la surface de l'intercostal interne qui, au voisinage du sternum, le sépare des vaisseaux mammaires internes ; les fibres aponévrotiques qui continuent l'intercostal externe le recouvrent en avant.

Nous avons vu que le nerf cheminait en compagnie des vaisseaux intercostaux. Dans toute l'étendue de l'espace intercostal les rapports qu'affectent ces organes entre eux sont les mêmes : le nerf est toujours situé au-dessous de l'artère, qui est sous-jacente à la veine, et enveloppée dans la même gaîne vasculaire. Ce sont les vaisseaux qui, vers le milieu de la côte, occupent la gouttière costale avec laquelle le nerf ne présente plus alors que des rapports éloignés.

B. Distribution. — Dans son trajet, le nerf intercostal donne : 1° des branches musculaires; 2° des branches cutanées; 3° des branches anastomotiques.

1° Branches musculaires. — Chacun des nerfs intercostaux fournit des branches à la musculature profonde du tronc; mais le mode de distribution varie suivant que l'on examine les nerfs des sept premiers ou des cinq derniers espaces intercostaux.

a) Nerfs des sept premiers espaces intercostaux. — Tout le long de l'espace intercostal, le tronc du nerf donne à angle aigu une série de petits filets qui se rendent dans les muscles sous-costaux et dans les intercostaux interne et externe. Assez souvent, un rameau un peu plus volumineux se détache du nerf intercostal vers le quart postérieur de l'espace correspondant, accompagne l'artère intercostale inférieure, donne quelques branches secondaires, et vient, après un trajet de longueur variable, se réunir au tronc originel; on le désigne sous le nom de *rameau inférieur* (Henle, Schwalbe).

Parmi les filets musculaires, quelques-uns perforent l'intercostal interne, et se perdent dans les muscles de l'espace situé au-dessous. A l'origine de l'espace intercostal, contre le ligament costo-transversaire, le nerf envoie un filet qui traverse le muscle intercostal externe, et qui se perd à la face profonde du muscle sur-costal. Tout près de l'angle postérieur de la côte, les nerfs des 1er, 2e, 3e et 4e espaces intercostaux envoient chacun un petit rameau nerveux pour chacune des digitations du petit dentelé postérieur et supérieur. Ce rameau se dirige vers la région postérieure du tronc, croise le bord externe du muscle sacro-lombaire, et aboutit à la face antérieure ou profonde des digitations du petit dentelé postérieur et supérieur (Rielander). Rappelons que, d'après cet auteur, il existe fréquemment un petit nerf distinct issu du plexus brachial et destiné à ce même muscle; ajoutons encore que le 1er nerf thoracique fournit au sacro-lombaire un petit filet tantôt distinct, tantôt issu du rameau du petit dentelé.

Arrivé à la partie antérieure de l'espace intercostal, chaque nerf, depuis le 3e jusqu'au 6e, donne encore un rameau musculaire qui perfore le muscle intercostal, pour aboutir au faisceau correspondant du triangulaire du sternum qu'il aborde par son côté externe. Enfin, les 5e, 6e et 7e nerfs intercostaux émettent à peu près au même niveau des filets antérieurs qui se rendent aux faisceaux supérieurs du grand droit; le 7e intercostal envoie fréquemment aussi un fin ramuscule au transverse de l'abdomen.

b) Nerfs des cinq derniers espaces intercostaux. — Dans l'espace intercostal, la disposition générale et la distribution des cinq derniers nerfs intercostaux, à l'exception toutefois du 12e, est la même que celle des sept premiers; ils innervent l'intercostal externe, l'intercostal interne, le sous-costal et le sur-costal. En outre, les 9e, 10e et 11e nerfs envoient en arrière un petit filet qui contourne le bord externe du sacro-lombaire et qui aboutit à la face profonde du petit dentelé postérieur et inférieur (Rielander). Mais la différence essentielle entre les nerfs des cinq derniers et ceux des sept premiers espaces intercostaux résulte de la présence du diaphragme; elle se manifeste par l'existence de petits rameaux nerveux qui se dirigent en dedans dans la portion

costale de ce muscle. Les filets diaphragmatiques des nerfs intercostaux paraissent avoir été signalés pour la première fois par Baur (1818) qui les a suivis
dans la portion sternale du diaphragme. D'après Valentin, les sept derniers
nerfs intercostaux envoient dans la partie charnue du diaphragme de fins
ramuscules au voisinage du point où ils perforent ce muscle. Pour Luschka,
ce sont les cinq et plus rarement les six derniers intercostaux qui fournissent
des filets diaphragmatiques; ceux-ci perforent les intercostaux internes, et
s'enfoncent dans les insertions costales du diaphragme avec les branches de
l'artère musculo-phrénique. Pansini (1892) les considère comme prenant
part à la constitution des plexus diaphragmatiques. Cavalié (*J. de l'Anat.*,
1895 et Th. de Toulouse, 1898) a repris cette étude chez l'homme, et l'a com-
plétée par des recherches d'anatomie comparée. Il conclut que, chez l'homme,
les six derniers nerfs intercostaux donnent seuls des filets diaphragmatiques,
dont le territoire de distribution est d'ailleurs assez restreint. Toutefois, il a
observé expérimentalement, chez divers animaux, des phénomènes de suppléance très nets du phrénique par les filets diaphragmatiques des nerfs intercostaux.

Lorsque les cinq derniers nerfs intercostaux ont parcouru tout l'espace
correspondant, ils abordent la paroi abdominale entre le petit oblique et le
transverse, dans l'interstice celluleux desquels ils cheminent en donnant à angle
aigu de fins ramuscules destinés à ces deux muscles. Quelques filets traversent
le petit oblique pour se rendre au grand oblique. Parvenus contre la gaîne du
grand droit, les intercostaux la perforent par de petites boutonnières spéciales,
et se placent à la face postérieure du muscle qu'ils innervent par plusieurs filets
ascendants et descendants. Le pyramidal, lorsqu'il est bien développé, reçoit
quelques fins filets provenant du 12e nerf intercostal.

Les branches musculaires comprennent en outre des rameaux moteurs,
quelques fibres sensitives en relation avec la sensibilité musculaire; de plus,
elles envoient à la plèvre pariétale directement, ou à travers l'intercostal interne,
des filets sensitifs, bien décrits par Baur; certains peuvent être suivis jusqu'à la
plèvre médiastine.

2° **Branches cutanées**. — Chaque nerf intercostal donne : *a*) à la partie
moyenne de son trajet, une branche cutanée, dite perforante latérale; *b*) à la
partie antérieure de l'espace intercostal, une seconde branche de même nature,
la perforante antérieure.

a) *Branche perforante latérale* (rameau cutané latéral, Anat. Nom.). —
La branche perforante latérale se détache à angle aigu du tronc de l'intercostal,
un peu en avant de l'angle postérieur de la côte. Son volume est au moins
égal et souvent supérieur à celui du nerf qui continue à cheminer dans
l'espace correspondant; aussi la plupart des classiques admettent, en ce point,
une division du nerf intercostal en deux rameaux : l'un externe ou cutané,
l'autre interne ou musculo-cutané. Les rapports de ce dernier, identiques à ceux
du tronc originel qu'il continue comme direction, ne nous permettent pas
d'adopter cette manière de voir.

Dès son origine, la branche perforante se tourne brusquement en dehors,
passe sous le rebord costal, traverse l'intercostal interne près de ses insertions
supérieures et vient émerger à peu près à égale distance de la ligne axillaire

et de la ligne mamelonnaire (Schwalbe). Après un court trajet entre la face antérieure de l'intercostal externe et la face profonde du grand dentelé, la perforante latérale vient sortir au voisinage des insertions antérieures du grand dentelé pour les sept premières paires intercostales, et entre les insertions du grand dorsal et du grand oblique pour les cinq dernières. L'émergence des perforantes ne se fait pas sur une ligne droite, mais suivant une courbe à concavité dirigée en arrière, et dont le sommet répond à la sixième perforante latérale. Il n'existe en général que onze perforantes latérales, car celle du premier espace fait constamment défaut; on la considère comme représentée par les fibres radiculaires du premier nerf dorsal qui participent à la constitution du plexus brachial.

Aussitôt après son émergence et assez souvent sous le grand dentelé ou sous le grand oblique, chaque perforante latérale se divise en deux rameaux secondaires, l'un antérieur, l'autre postérieur. Chacun de ces rameaux traverse le fascia superficialis, et se distribue en une série de filets sensitifs dans la peau de la région latérale du tronc et de l'abdomen. Les rameaux postérieurs des perforantes latérales du 3e au 7e nerf intercostal croisent la direction du grand dentelé et embrassent dans leur concavité le bord antérieur du grand dorsal, tandis que les rameaux antérieurs de ces mêmes nerfs contournent le bord externe du grand pectoral. Les rameaux antérieurs, surtout chez la femme, fournissent à la fois des filets cutanés à la région mammaire, et de petites branches destinées à la partie externe de la mamelle. Celles-ci abordent la glande par sa partie profonde et parviennent jusqu'à sa surface; quelques-unes peuvent être suivies sur les canaux galactophores le long desquels elles se ramifient. Il faut cependant faire exception pour les filets de la 6e perforante latérale qui rampent sur la portion convexe de la mamelle, et arrivent au contact du mamelon qu'ils innervent avant de s'enfoncer dans la profondeur de la glande (Eckhard). Parmi les rameaux postérieurs des sept premières perforantes latérales, certains ont une distribution particulière : le rameau de la 2e, et quelquefois celui de la 3e, s'anastomosent avec l'accessoire du brachial cutané interne pour devenir le nerf intercosto-huméral (Voy. p. 1039), ceux des 3e, 4e, 5e et 6e présentent un trajet sensiblement ascendant, et vont innerver les téguments de la région externe de l'omoplate.

Les perforantes latérales de la 7e à la 11e fournissent les fibres sensitives à la région latérale de l'abdomen ; leurs rameaux antérieurs arrivent jusqu'à la gaine du grand droit. Dans leur ensemble, elles sont fortement obliques vers la partie inférieure du tronc; d'après Griffith et Olivier, l'émergence de la 7e perforante se fait sur le plan horizontal passant par l'épine de la 12e vertèbre dorsale, et le territoire de distribution de la 10e répond à la région située immédiatement au-dessous de l'ombilic. Les deux rameaux de la 12e perforante deviennent sous-cutanés directement au-dessus de la crête iliaque, et les filets de distribution du rameau antérieur vont se perdre dans les téguments de la partie antéro-latérale de la fesse ; quelques-uns sont encore visibles sur la saillie du grand trochanter. Il importe cependant de remarquer que l'étendue du territoire cutané du 12e intercostal et celle du 1er nerf lombaire varient en raison inverse. Comme les six premières perforantes latérales sont plus spécialement destinées à la poitrine on les désigne parfois sous le nom de nerfs cutanés latéraux de la poitrine, ou de nerfs pectoraux latéraux ; les six dernières, à cause de leur distribution, s'appellent alors nerfs cutanés latéraux de l'abdomen ou nerfs abdominaux latéraux.

b) *Branche perforante antérieure.* (Rameau cutané antérieur, Anat. Nom.),

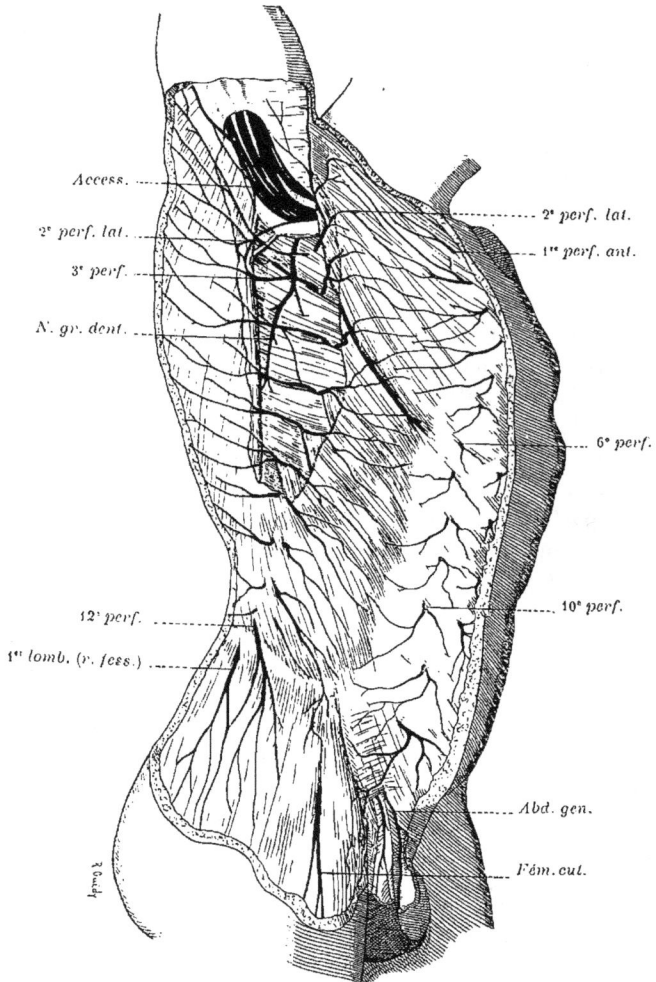

Fig. 571. — Nerfs intercostaux. — D'après Hirschfeld.
Branches cutanées.

— La perforante antérieure représente les filets sensitifs terminaux du nerf intercostal. Cela est surtout net pour les 3e, 4e, 5e et 6e espaces où l'on voit ce nerf se diviser en deux branches, une postérieure motrice qui se rend au triangulaire du sternum, et une antérieure sensitive qui aboutit à la peau : c'est la perforante antérieure. Celle-ci, d'abord située sous la bandelette aponévrotique qui continue l'intercostal externe, la traverse et se place à la face profonde du grand pectoral qu'elle perfore près de ses insertions sternales. A la surface antérieure de ce muscle, la perforante antérieure, comme la perforante latérale, se divise en deux rameaux : l'un interne très grêle, l'autre externe plus volumineux.

Par analogie avec la terminologie employée pour les perforantes latérales, on appelle les perforantes antérieures des six premiers intercostaux : nerfs cutanés antérieurs de la poitrine, tandis que les six dernières prennent le nom de nerfs cutanés antérieurs de l'abdomen. Les nerfs cutanés antérieurs de la poitrine présentent cette seule particularité intéressante, que les rameaux externes des 2e, 3e et 4e se rendent à la peau de la région interne de la mamelle. Les perforantes antérieures de l'abdomen sont souvent au nombre de deux pour chaque nerf. Dans ce cas, le nerf intercostal fournit un premier rameau lorsqu'il pénètre dans la gaine du muscle droit : c'est le rameau externe de la perforante antérieure, puis continuant son trajet sous le grand droit, il vient en donner un second contre la ligne blanche : c'est le rameau interne de la perforante antérieure.

3° **Branches anastomotiques.** — Il existe une anastomose régulière et constante entre chaque nerf intercostal et la chaîne du sympathique thoracique ; elle se fait par l'intermédiaire de deux et quelquefois de quatre rameaux communicants (Voy. Sympathique). Ces filets nerveux abandonnent le nerf intercostal dès son origine, et se dirigent obliquement en dedans, l'un en haut, l'autre en bas vers chacun des ganglions voisins ; dans certains cas, au lieu de se porter vers le ganglion, ils se fusionnent avec le cordon du sympathique.

Il n'est pas rare de voir un nerf intercostal s'unir avec le nerf voisin. L'anastomose entre le 8e cervical et le 1er dorsal, ainsi que celle entre le 12e nerf dorsal et le 1er lombaire, sont constantes ; cette dernière paraît manquer quelquefois, parce qu'elle se fait dans le muscle carré des lombes (Henle). Une branche d'union entre le 1er et le 2e intercostal serait la règle d'après Cuningham (*Journ. of Anat.*, 1878) ; quant aux autres anastomoses entre les nerfs intercostaux elles sont très discutées. Admises comme constantes par Bock et par Rüdinger, elles seraient exceptionnelles pour Henle ; C. Krause les croit surtout fréquentes entre le 4e et le 5e, et entre le 5e et le 6e. En général, la branche d'union se détache du tronc nerveux avant qu'il ait pénétré sous l'intercostal interne, croise la face interne de la côte inférieure, au-dessous de laquelle elle s'unit au nerf de l'espace sous-jacent ; parfois, elle est plus antérieure, et perfore le muscle intercostal interne. Dans tous les cas, elle apparaît nettement sous le feuillet pariétal de la plèvre au sein du tissu cellulaire formant le fascia endothoracique.

2° CARACTÈRES PROPRES A CHACUN DES NERFS INTERCOSTAUX

1er *Nerf intercostal*. — La branche antérieure du 1er nerf dorsal, après avoir fourni deux filets au sympathique, envoie en dehors une grosse partie de ses fibres qui passe sur le col de la 1re côte, et participe à la formation du plexus brachial. Le restant de cette branche passe alors sous ou derrière la 1re côte (Henle), et devient le 1er nerf intercostal. D'après Cruveilhier, il croise

obliquement la 1re côte d'arrière en avant, pour atteindre le 1er espace intercostal au niveau de l'union de la côte avec son cartilage; il n'est donc réellement intercostal que dans la dernière partie de son parcours. Il se distingue
surtout, d'après la plupart des auteurs, par l'absence de perforante latérale;
néanmoins, Valentin 'décrit comme telle un fin filet qui va s'unir à la perforante latérale du 2e intercostal, et se porte avec elle vers la peau de la région
axillaire. Lorsque le premier intercostal présente réellement une perforante
latérale, ce qui est fort rare, elle ne se divise jamais en deux rameaux, et
n'aboutit pas directement à la peau.

2e **Nerf intercostal.** — Ce nerf accomplit une partie de son trajet derrière la 2e côte (Cruveilhier, Henle), et ne présente les rapports des intercostaux qu'au point où il donne sa perforante latérale. La disposition de celle-ci
est caractéristique; en effet, elle ne se divise pas en rameaux antérieur et
postérieur, mais elle reste formée par un tronc unique (nerf cutané postérieur, interne et supérieur du bras des anciens anatomistes). Cette branche
se dirige en dehors et en arrière vers le creux axillaire qu'elle traverse vers sa
base, pour aller se fusionner avec l'accessoire du brachial cutané interne, et
constituer le nerf intercosto-huméral de Hyrtl (Voy. page 1039). Nous rappellerons que, d'après Cunningham, l'anastomose du 1er et du 2e intercostal,
vers leur origine, est très fréquente chez l'homme. Les recherches récentes
d'Adolphi (*Anat. Anz.*, 1898) montrent que « le plexus brachial est plus développé que de coutume du côté proximal (c'est-à-dire vers la région cervicale)
lorsque le deuxième nerf thoracique est destiné en totalité au thorax ». En
d'autres termes, lorsque le 2e nerf intercostal se distribue au thorax, la quantité des fibres fournie par la 4e cervicale au plexus brachial est plus considérable.

3e **Nerf intercostal.** — La seule particularité qu'il présente résulte de la
distribution de sa perforante latérale. Celle-ci se divise nettement en deux
rameaux; l'antérieur se dirige vers la peau de la région externe de la mamelle,
tandis que le postérieur participe fréquemment à l'innervation du membre
supérieur. En général, ce rameau postérieur croise le bord externe du grand
dorsal contre lequel il se réfléchit pour aboutir à la peau de la région postéro-
externe de l'omoplate et supéro-interne du bras. D'après Valentin, le rameau
postérieur ou une de ses subdivisions s'anastomoserait presque toujours avec la
perforante du 2e intercostal et contribuerait à former le nerf intercostal-huméral.

4e et 5e **Nerfs intercostaux.** — Ce sont les types de la description générale; comme détails intéressants, nous signalerons le mode de distribution de
leurs perforantes latérales dont les rameaux antérieurs fournissent des filets
à la glande mammaire et au tégument qui la recouvre, tandis que les rameaux
postérieurs se perdent dans la peau qui revêt la partie externe de l'omoplate.

6e **et** 7e **Nerfs intercostaux.** — La branche terminale de ces nerfs croise
le cartilage costal correspondant, puis donne deux ordres de filets moteurs, les
uns destinés au triangulaire du sternum, les autres au grand et au petit oblique,
ainsi qu'au grand droit de l'abdomen. Nous rappellerons aussi qu'à partir du
6e intercostal, il existe deux perforantes antérieures.

8e, 9e, 10e **et** 11e **Nerfs intercostaux.** — A sa sortie de l'espace intercostal, chaque nerf thoracique devient abdominal, et chemine entre les muscles

de la paroi ventrale analogues aux intercostaux, c'est dire qu'il se trouve placé entre le petit et le grand oblique. La perforante antérieure externe naît tantôt en dehors, tantôt en dedans de la gaine du grand droit.

12e Nerf intercostal. — *Syn.* : Nerf sous-costal; 1er nerf lombaire de Haller. — Aussitôt après son origine, ce nerf se place sur les insertions costales du carré des lombes; il traverse ensuite l'aponévrose du transverse, et se divise en deux rameaux, l'un abdominal, l'autre fessier. Le rameau abdominal chemine d'abord entre le transverse et le petit oblique, puis entre ce dernier et le grand oblique, jusqu'à la gaine du muscle grand droit contre laquelle il se comporte comme les autres intercostaux; d'après la statistique de la Société anatomique de Londres publiée en 1891 par Thomson, ce rameau innervait 7 fois, sur 8 cas observés, le muscle pyramidal. Le rameau fessier, essentiellement cutané, perfore successivement le petit et le grand oblique près de la crête iliaque, et se distribue à la peau de la région fessière jusque vers le grand trochanter. Bock lui avait donné le nom de rameau cutané supérieur et antérieur de la fesse.

Bibliographie. — A propos des nerfs intercostaux, voir : Koilbrugge. *Die Homotypie des Halses und Rumpfes, Eine vergleichende Untersuchung der Hals- und Brustnerven und ihrer Muskeln.* Archiv. für Anatomie, 1898, Heft II und III.

Variétés et anomalies. — Les rameaux postérieurs des perforantes latérales peuvent faire défaut (Dixon). — La perforante antérieure du 1er intercostal manque quelquefois, (Valentin). — Schwan et Flesch ont observé un filet musculaire du 2e intercostal pour le grand pectoral. Brooks a vu également un fin rameuscule de ce nerf se perdre à la face profonde du petit pectoral. — La perforante latérale du 12e intercostal est fournie par le 1er nerf lombaire (Griffith, 1891); dans certains cas, elle est très grêle et ne dépasse guère la crête iliaque. — Cruveilhier a rencontré sur un sujet présentant une 13e côte, un 13e nerf intercostal participant de la distribution du 12e et du 1er lombaire. Il donnait un rameau fessier et un mince filet iléo-scrotal; une fine anastomose l'unissait au 1er lombaire. Les nerfs lombaires étaient, dans ce cas, réduits à quatre.

Distribution cutanée des nerfs intercostaux. — C'est sur les nerfs intercostaux qu'ont principalement porté les recherches destinées à limiter les champs segmentaires de l'innervation sensitive. Nous avons vu que, d'après les recherches expérimentales de Sherrington, chaque territoire était tributaire de trois racines consécutives. Tout récemment, Mertens (*Anat. Anz.* 1898) a pu suivre par des dissections minutieuses les terminaisons ultimes des perforantes latérales, et aboutir à des conclusions identiques. Cet auteur a principalement étudié les 4e et 5e nerfs intercostaux : le territoire d'innervation du 4e nerf commençait avec le 3e espace, et finissait avec le 6e, celui du 5e s'étendait de la 3e à la 7e côte; la peau de la région comprise entre la 4e et la 6e côte avait, pour nerfs sensitifs principaux, le 4e et le 5e intercostal.

Head, à la suite de nombreuses recherches cliniques, est parvenu à établir les limites des champs segmentaires sur la poitrine et sur l'abdomen. Nous allons exposer les résultats obtenus par cet auteur, qui diffèrent peu dans l'ensemble de ceux auxquels ont abouti Thorburn, Mackensie, Allen Starr, etc., et qui s'appuient, en outre, sur un nombre considérable d'observations. Il est certain qu'une étude plus complète des troubles de la sensibilité au cours des affections médullaires ou des traumatismes de la colonne vertébrale amènera quelques modifications dans les « zones » de Head, mais elles présentent actuellement un caractère scientifique tel qu'on doit les considérer comme suffisamment exactes. Il ne faut pas oublier d'ailleurs que ces champs segmentaires ne représentent pas les zones de distribution des nerfs cutanés, mais qu'ils sont l'expression du type métamérique de la substance grise de la moelle. Les champs segmentaires ont été déterminés à la suite de troubles trophiques (zona), ou d'après les irradiations douloureuses consécutives à des lésions d'organes ; ils ne paraissent pas empiéter les uns sur les autres comme les territoires de la sensibilité tactile qui se recouvrent et se pénètrent, si bien que la section d'une racine rachidienne paraît sans effet (Sherrington.) Il n'existe pas, enfin, une concordance absolue entre ces champs segmentaires, et la distribution du nerf intercostal de même ordre ; ainsi le territoire du 3e segment dorsal (D_3) paraît plutôt répondre à la distribution du 2e nerf intercostal. Ces réserves étant faites, nous allons énumérer les zones de distribution sensitives d'après Head.

La 1re zone, dite *dorso-cubitale* (D_1), correspond en arrière à la 1re vertèbre dorsale, et en avant au 2e espace intercostal. Dans le membre supérieur, elle s'étend sur la moitié cubitale de l'avant-bras et de la main jusqu'à la racine du petit doigt.

La 2e zone, *scapulo-brachiale* (D_2), répond à la 2e vertèbre dorsale, à la fosse sus-épineuse, et à la partie externe du 3e espace intercostal. Dans le membre supérieur, elle est représentée par la partie postéro-interne du bras.

La 3e zone, *dorso-axillaire* (D_3), commence à l'apophyse épineuse de la 3e vertèbre dorsale, et se continue sur l'épine de l'omoplate et sur la région antéro-externe du bras. Sur la face antérieure du thorax, elle se manifeste par une bande qui occupe la portion interne du 3e espace intercostal.

La 4e zone, *scapulo-axillaire* (D_4), s'étale entre les deux omoplates vers l'apophyse épineuse de la 4e dorsale. Elle répond à l'angle inférieur du scapulum, et atteint latéralement la base du creux axillaire, pour venir s'étendre en avant dans le 4e espace intercostal au-dessus du mamelon.

La 5e zone, *sous-scapulo-sous-mammaire* (D_5), est figurée par une bande étendue depuis la 5e vertèbre dorsale jusqu'au-dessous du mamelon, dans les 5e et 6e espaces intercostaux.

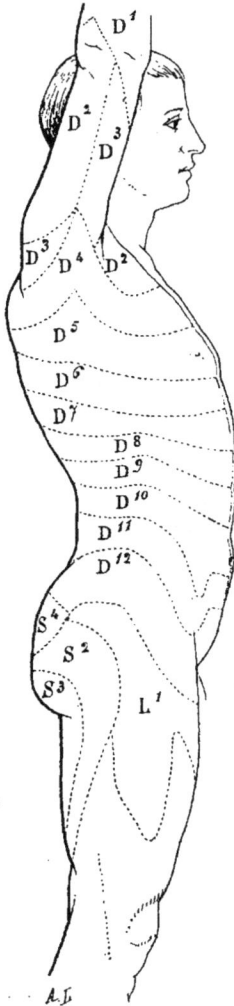

Fig. 572. — Champs cutanés segmentaires des nerfs du tronc. — D'après Head.

La 6e zone, *sous-scapulo-sous-xiphoïdien* (D_6), a la forme d'une ceinture assez régulière qui va de la 6e vertèbre dorsale à l'angle xiphoïdien.

La 7e zone, *épigastrique* (D_7), a son origine dans l'espace compris entre la 7e et la 9e apophyse épineuse, elle s'étend transversalement à 5 centimètres au-dessous de l'angle inférieur de l'omoplate, et se termine, en recouvrant le 8e espace intercostal, à deux travers de doigt au-dessous de l'appendice xiphoïde.

La 8e zone, *supra-ombilicale* (D$_8$), commence dans l'intervalle qui sépare la 9e apophyse épineuse de la 11e, longe la 9e côte, et aboutit en avant contre l'ombilic.

La 9e zone, *sous-ombilicale* (D$_9$), répond à la 11e et 12e vertèbre dorsale, passe sur la 12e côte, et finit inférieurement à 2 centimètres au-dessous de l'ombilic.

La 10e zone, *sacro-iliaque* (D$_{10}$), est une des plus larges; elle correspond aux 3 premières vertèbres lombaires, croise la crête iliaque, et s'étale dans la région sous-ombilicale au-dessous de la précédente.

La 11e zone, *sacro-fémorale* (D$_{11}$), commence à la 4e vertèbre lombaire, longe la crête iliaque, et vient se terminer sur la ligne blanche, en côtoyant l'arcade crurale.

La 12e zone, *glutéo-fémorale* (D$_{12}$), répond à toute la crête sacrée, à la partie du territoire de la fesse située au-dessus du grand trochanter, à la région inguinale, et s'étale sur la ligne médiane, vers le pubis et au-dessus de la verge.

Ces deux derniers champs représentent le territoire de distribution anatomique du 12e nerf intercostal et des deux premiers nerfs lombaires; c'est d'ailleurs ce qui résulte des observations de Thorburn relatives à des traumatismes de la portion dorso-lombaire de la colonne vertébrale.

A cette description schématisée dans la figure 572, nous croyons utile d'ajouter, au point de vue pratique, le tableau dressé par Head « des zones ou points de l'action viscérale ». Ce tableau représente les nerfs segmentaires suivant lesquels se font les irradiations douloureuses au cours des diverses affections des viscères thoraciques et abdominaux. Les fibres sensitives des organes internes pénètrent en effet dans la moelle par l'intermédiaire des rameaux communicants et des racines postérieures; ce sont probablement les fibres nerveuses des racines postérieures que Kölliker a vu se continuer directement avec les filets viscéraux du sympathique (Voy. Généralités sur le sympathique). Ces fibres portent les irritations douloureuses dans le segment correspondant de la moelle, d'où elles s'irradient dans les nerfs périphériques tributaires de ce segment. C'est ce fait que met en évidence l'hypothèse formulée par Ross : « La douleur, dans les cas de lésions des viscères, est rapportée aux parties innervées par les fibres somatiques sensitives ayant leur origine dans les nerfs qui contiennent les fibres sensitives des organes viscéraux malades, la diffusion de la douleur se faisant dans le segment correspondant de la substance grise de la moelle » (Ross, d'après G. Thane). Chacun sait, en effet, que le point de côté de la pneumonie est une irradiation douloureuse localisée dans le 4e et 5e espace intercostal, et qu'il résulte de l'excitation des nerfs du poumon par le processus inflammatoire.

Quoique, parmi les organes thoraciques et abdominaux, certains soient en relation par leurs nerfs avec les paires lombaires et sacrées, nous n'avons pas cru devoir les séparer de ceux qui sont tributaires des paires dorsales, et nous avons reproduit sous forme de tableau les relations établies par Head entre les viscères et les nerfs segmentaires du tronc.

Tableau indiquant les relations qui existent entre les viscères thoraciques et abdominaux, les segments médullaires, et les nerfs périphériques du tronc (d'après Head).

Les points d'interrogation qui suivent les indications de certaines paires nerveuses signifient que les irradiations douloureuses ne se font pas d'une façon constante dans leur champ de distribution.

ORGANES	PAIRES NERVEUSES SUIVANT LESQUELLES SE FONT LES IRRADIATIONS DOULOUREUSES PARIÉTALES DANS LES LÉSIONS VISCÉRALES	REMARQUES
Cœur et aorte.	D_1. D_2. D_3. D_4.	Dans l'angine de poitrine, les réflexes douloureux s'étendent d'une part dans le bras, suivant les territoires de distribution de D_1, de D_2 et de D_3, et d'autre part dans la région thoracique suivant les segments D_5, D_6, D_7, D_8 et D_9.
Poumons.	D_1. D_2. D_3. D_4. D_5.	Le point de côté de la pneumonie est plus spécialement localisé dans les 4e et 5e espaces intercostaux ; accessoirement les irradiations douloureuses peuvent s'étendre dans les champs segmentaires D_6 et D_7.
Œsophage	D_5. D_6. D_7. D_8.	
Estomac. { Région cardiaque. . . . / Région pylorique. . . .	D_6. D_7. D_8. D_9.	Point xiphoïdien et point rachidien dans l'ulcère de l'estomac.
Intestin grêle et gros intestin . . .	D_9. D_{10}. D_{11}. D_{12}?	Douleurs dorso-lombaires dans le cancer de l'intestin ou du mésentère.
Rectum.	S_2. S_3. S_4.	
Foie	D_8. D_9. D_{10}?	
Vésicule biliaire	D_5? D_6. D_7. D_8. D_9. D_{10}?	Les irradiations douloureuses, dans les cas de calculs biliaires, se font surtout dans les 8e et 9e espaces intercostaux, plus rarement dans les 9e et 10e.
Rein et bassinet	D_{10}? D_{11}. D_{12}.	Douleurs en ceinture dans le cancer du rein.
Uretère.	D_{11}. D_{12}. L_1.	Douleurs en ceinture et irradiations vers les nerfs du plexus lombaire dans les coliques néphrétiques.
Vessie. . { Tunique musculeuse . . / Tunique muqueuse . . .	D_{11}. D_{12}. L_1. — S_2. S_5. S_4.	Douleurs dorso-lombaires dans les cystites. — Douleurs consécutives aux irritations par les corps étrangers (calculs, etc.).

Utérus.. { Corps . . . . $\begin{matrix} D_{10}. \\ D_{11}. \\ D_{12}. \\ L_1. \end{matrix}$ } Douleurs dorso-lombaires des parturientes.

Col. . . . . $\begin{matrix} S_2. \\ S_3. \\ S_4. \end{matrix}$ } Douleurs produites par les inflammations et les néoplasmes du col.

Testicule ou ovaire . . . . D_{10} { Douleurs dorso-lombaires dans les néoplasmes ou dans la tuberculose des glandes génitales. Irradiations douloureuses en ceinture dans les kystes de l'ovaire.

Épididyme . . . . $\begin{matrix} D_{11}. \\ D_{12}. \\ L_1. \end{matrix}$ } Douleurs dorso-lombaires dans l'orchi-épididymite ou dans les salpingites suppurées.

Trompe de Fallope . . . . .

Prostate . . . . $\begin{matrix} D_{11}. \\ D_{12}. \\ L_1. \end{matrix}$ et $\begin{matrix} L_5? \\ S_1? \\ S_2. \\ S_3. \end{matrix}$

Plèvres et péritoine.. . . . . { Les irradiations douloureuses se localisent suivant le trajet des nerfs périphériques, et sont associées à la souffrance profonde, mais seulement au niveau des points affectés.

C. — PLEXUS LOMBO-SACRÉ

Considérations générales. — Les branches antérieures des nerfs lombaires, au nombre de cinq, se séparent des branches postérieures, la première entre la 1re et la 2e vertèbre lombaire et la cinquième entre la 5e lombaire et le sacrum. Chacune d'elles s'unit par une anse verticale avec la branche située au-dessous, de sorte qu'au sens strict du mot il n'y a pas un entrelacement de fibres nerveuses comme dans le plexus brachial, mais plutôt une participation de deux ou trois racines à la constitution de chaque nerf périphérique. L'usage a cependant prévalu de désigner sous le nom de *plexus lombaire* l'ensemble des anses formées par les anastomoses des branches antérieures des nerfs lombaires. Mais il importe de remarquer que seules les quatre premières branches antérieures prennent part à la formation de ce plexus, la 5e avec la grosse anastomose qu'elle reçoit de la 4e va s'unir aux branches antérieures des nerfs sacrés pour constituer *le plexus sacré*. Les deux plexus lombaire et sacré se trouvent donc intimement unis l'un à l'autre par suite de la présence de fibres émanées des 4e et 5e branches lombaires dans les nerfs périphériques qu'ils forment. En outre, le mode de distribution de ces nerfs au membre inférieur atteste également l'union primitive de ces deux plexus. Aussi quelques anatomistes ont-ils une tendance à les réunir en un plexus unique, le *plexus lombo-sacré*, dont la plupart des branches sont destinées à l'innervation du membre inférieur, et que l'on peut alors comparer plus facilement avec le plexus brachial. Les rameaux détachés des deux premières paires lombaires marquent d'ailleurs la transition entre les nerfs de la région thoracique dont ils ont conservé le type segmentaire, et les nerfs des membres où ce type est très difficile à déceler. Par contre, les dernières branches sacrées, par leur mode d'agencement et leur distribution à la région coccygienne ou caudale et aux organes génitaux, méritent d'être séparées du plexus sacré pour constituer *le plexus honteux*. Néanmoins, pour ne pas rompre d'une façon absolue avec la tradition classique, nous continuerons à décrire un plexus lombaire, et un plexus sacré dont le plexus honteux sera une annexe. Nous croyons toutefois utile de faire précéder cette description de quelques considérations générales que les recherches d'anatomie comparée relatives au plexus lombo-sacré ont suggérées à Jhering, à Paterson, à Eisler, à Bolk, etc.

Dans sa partie destinée au membre inférieur, que l'on pourrait désigner sous le nom de *plexus crural* (G. Thane), le plexus lombo-sacré est constitué par les branches antérieures des quatre derniers nerfs lombaires et des trois premiers sacrés. Il peut, dans son ensemble, être assimilé au plexus brachial, mais il présente ce caractère particulier que tous les nerfs qui en émanent n'affectent pas des relations identiques avec l'articulation du membre inférieur de la ceinture pelvienne. En effet, tandis que tous les nerfs du plexus brachial passent sous la clavicule en avant de l'articulation scapulo-humérale, les nerfs du plexus crural sont, au contraire, divisés, à leur pénétration dans le membre inférieur, en trois groupes : l'un (n. fémoro-cutané et n. crural) passe en avant de l'articulation coxo-fémorale, le second (n. obturateur) en dedans, et le troisième (n. sciatique) en arrière. Ce sont les nerfs de distribution « prézonale, diazonale et métazonale » de Fürbringer.

Lorsqu'on examine le plexus lombo-sacré dans la série des mammifères, on constate qu'il présente de nombreuses variations non seulement dans les espèces, mais encore chez les individus ; il existe cependant un repère précieux, signalé par Jhering (1878), qui résulte de la disposition particulière et constante de la 4ᵉ branche lombaire et qui donne la clef de la constitution du plexus dans tous les cas. La 4ᵉ paire lombaire, qui émerge le plus souvent entre la 4ᵉ et la 5ᵉ vertèbre des lombes, se divise toujours en trois rameaux, l'un pour le nerf obturateur, le second pour le nerf crural, et le troisième pour le nerf sciatique. A cause de cette trifurcation caractéristique et constante, Jhering a proposé de lui donner le nom de *nerf en fourche* (*nervus furcalis*). La 4ᵉ branche lombaire ou nerf en fourche entre donc, mais suivant des proportions variables, dans la constitution des deux plexus lombaire et sacré qu'elle unit l'un à l'autre. D'après Eisler, la proportion des fibres fournies par le nerf en fourche au plexus sacré est toujours inférieure à la moitié, elle peut osciller entre $\frac{1}{20}$ et $\frac{9}{20}$. Comme le remarque G. Thane, lorsque la part contributive de la 4ᵉ lombaire à la formation du plexus sacré est considérable, il est facile de se rendre compte qu'elle reçoit un fort rameau anastomotique de la 3ᵉ lombaire ; si, au contraire, la quantité des fibres passant de la 4ᵉ lombaire dans le plexus sacré est minime, on peut voir un assez fort rameau de la 5ᵉ contribuer à la formation du plexus lombaire, et entrer, en particulier, dans la constitution des nerfs obturateur et crural. Les deux dispositions que nous venons d'indiquer entraînent l'existence de deux nerfs en fourche formés aux dépens de la 3ᵉ et de la 4ᵉ, ainsi que de la 4ᵉ et de la 5ᵉ lombaire. Dans ce dernier cas, la 4ᵉ lombaire peut se diviser en deux rameaux seulement, et il n'existe alors qu'un seul nerf en fourche représenté par la 5ᵉ lombaire (Eisler). Donc la position du nerf en fourche change suivant son mode de constitution, et elle amène des variations dans l'origine des nerfs du plexus lombaire. Mais comme cette origine est fixe par rapport au nerf en fourche, il en résulte ou bien que les nerfs périphériques dérivent d'un nerf spinal d'ordre plus ou moins élevé, ou bien qu'ils tirent une quantité plus ou moins considérable de fibres d'un nerf spinal déterminé suivant la position de ce nerf rachidien par rapport au nerf en fourche. Dans ces conditions, en négligeant les formes intermédiaires, il y a lieu de considérer, avec Eisler, Langley et Sherrington, deux variétés principales dans la constitution et dans l'origine des nerfs du plexus lombaire, entre lesquelles se trouverait un type moyen représentant la disposition dite normale. Au point de vue de l'anatomie comparée, la première variété, dans laquelle le nerf en fourche provient des 3e et 4e branches lombaires, prend le nom de forme haute et répond aux espèces dont la colonne lombaire n'a qu'un nombre restreint de vertèbres lombaires, tandis que la seconde variété dans laquelle le nerf en fourche se détache des 4e et 5e lombaires est la forme basse et se rencontre dans les espèces dont le nombre de vertèbres lombaires est augmenté.

Dans le tableau suivant, dressé par G. Thane d'après les données de Eisler, nous nous bornerons à signaler les variations des nerfs du plexus lombaire, nous réservant d'étudier celles qui intéressent le plexus sacré dans les considérations générales dont nous ferons précéder l'étude de ce plexus. Le premier chiffre indique une quantité de fibres plus considérables que le second et ainsi de suite; les nombres entre parenthèses répondent à des variations rares.

	FORME HAUTE	FORME NORMALE	FORME BASSE
Fémoro-cutané. . .	L_2, (L_1).	L_2, L_3.	L_3, L_2.
Obturateur.	L_3, L_2, L_1, [tr. rare L_3, L_2, L_1].	L_3, L_4, L_2.	L_4, L_3, L_5, L_2.
Crural.	L_3, L_2, L_4, L_1 (D_{12}).	L_4, L_3, L_2, L_1	L_4, L_5, L_3, L_2.
Nerf en fourche . .	L_3, L_4, ou lorsque la portion destinée au plexus sacré est considérable, L_4.	L_4.	L_4, L_5, ou lorsque la portion destinée au plexus sacré est minime, L_5.

Bibliographie. — V. Jehring. Das peripherische Nervensystem der Wirbelthiere als Grundlage für die Kenntniss der Regionenbildung der Wirbelsäule. Leipzig, 1878. — Eisler, Der Plexus lumbosacralis des Menschen. Halle, 1892. — Paterson. The Origin and Distribution of the Nerves to the Lower Limb. Journ. of Anatomy, T. XXVIII, 1893. — Bolk. Beziehungen zwischen Skelet, Muskulatur und Nerven der Extremitäten, dargelegt am Beckengürtel, an dessen Muskulatur, sowie am Plexus lumbo-sacralis. Morph. Jahrbuch, 1894.

Après ces considérations générales sur le plexus lombo-sacré, nous allons étudier successivement :

1° *Le plexus lombaire;*
2° *Le plexus sacré.*

1° PLEXUS LOMBAIRE

Syn. : Plexus lombo-abdominal, Bichat; plexus crural, Meckel.

Définition, origine. — Le plexus lombaire est formé par l'ensemble des anses anastomotiques que s'envoient les branches antérieures des trois premiers nerfs lombaires, et par une partie de la quatrième. Le restant de cette dernière branche, uni à la cinquième, prend le nom de nerf ou de tronc lombo-sacré (Bichat), et se porte vers le plexus sacré. Il n'est pas rare de voir un rameau du 12e nerf intercostal se fusionner avec le 1er nerf lombaire, et participer ainsi à la formation du plexus lombaire; ce rameau anastomotique est appelé, par analogie, nerf dorso-lombaire.

Constitution. — Les quatre premières branches antérieures des nerfs lombaires entrant seules dans la constitution du plexus, nous nous occuperons uniquement d'elles, réservant pour le plexus sacré l'étude de la cinquième.

La 1ʳᵉ branche lombaire, la plus grêle de toutes, a un diamètre moyen de 2 mil-limètres et demi. Peu après sa sortie du trou de conjugaison, elle reçoit l'anasto-mose du 12ᵉ nerf intercostal, et se divise en trois cordons nerveux : deux de ceux-ci se portent en dehors et légèrement en bas, ce sont les nerfs grand et petit abdomino-génitaux ; le troisième s'applique contre le corps de la 1ʳᵉ ver-tèbre lombaire et va s'unir avec la 2ᵉ branche antérieure pour former la 1ʳᵉ anse lombaire. C'est de la branche originelle ou de l'arcade anastomotique que par-tent les deux rameaux communicants qui se rendent au 1ᵉʳ ganglion lom-baire du sympathique.

La 2ᵉ branche lombaire, d'une épaisseur moyenne de 4 millimètres, reçoit à 1 millimètre environ du trou de conjugaison l'anastomose de la 1ʳᵉ lombaire. Elle fournit comme celle-ci, deux branches périphériques, les nerfs fémoro-cu-tané et génito-crural, et un rameau anastomotique pour la 3ᵉ lombaire. Ce ra-meau, obliquement dirigé en dehors, forme la 2ᵉ anse lombaire, dont se détache en avant un filet particulier, qui représente la racine supérieure du nerf obtu-rateur. Les rameaux communicants procèdent tantôt de la 2ᵉ branche, tantôt de la 2ᵉ anse lombaire.

La 3ᵉ branche lombaire, dont le diamètre atteint 4 millimètres, présente à sa sortie du trou de conjugaison une direction moins oblique que les deux précé-dentes ; elle s'unit après un trajet de quelques millimètres au rameau anasto-motique de la 2ᵉ. Après avoir donné deux rameaux communicants au sympa-thique, et la racine moyenne du nerf obturateur, elle va, par la plus grosse partie de ses fibres (3ᵉ anse lombaire), se jeter dans le tronc du crural.

La 4ᵉ branche lombaire, de dimension à peu près égale à celle de la 3ᵉ, fournit d'abord deux rameaux communicants au ganglion voisin du sympathique, puis, après un parcours de 20 à 25 millimètres, elle se subdivise en trois troncs secondaires ; c'est le nerf en fourche de Jhering. Le premier cordon se porte vers le crural, le second forme la racine inférieure du nerf obturateur, et le troisième (4ᵉ anse lombaire) s'unit à la 5ᵉ branche lombaire, pour se jeter dans le tronc du sciatique.

Ainsi se trouve constitué le plexus lombaire par l'union des quatre branches antérieures correspondantes. Celles-ci se caractérisent par leur direction de plus en plus oblique en bas et en dehors, et par leur augmentation constante de vo-lume de la 1ʳᵉ à la 4ᵉ. Il y a loin, comme on voit, de cette disposition très simple aux entrelacements si compliqués du plexus brachial. Dans son ensemble le plexus lombaire peut être comparé à une formation triangulaire dont la base répondrait à la colonne vertébrale, et dont le sommet serait représenté par le nerf crural (Valentin, Cruveilhier, etc.).

Situation et rapports. — Les branches lombaires antérieures, leurs anses anastomotiques et l'origine des nerfs périphériques du plexus se trouvent situés sur les côtés des corps vertébraux, en avant des apophyses transverses, entre les chefs externe et interne du psoas (Henle) ; elles affectent donc avec les organes contenus dans la cavité abdominale les mêmes rapports que ce muscle. Les ra-meaux communicants que les nerfs lombaires envoient au sympathique, se pla-cent régulièrement dans la partie excavée du corps des vertèbres, entre les arcades d'insertion du psoas. Les nerfs périphériques émergent soit le long du

bord externe de ce muscle en avant du carré des lombes, soit sur la face antérieure du psoas; ils sont recouverts à leur origine apparente par le feuillet pariétal du péritoine.

La situation du plexus entre les fibres du psoas suffit à expliquer les douleurs irradiées aux parois de l'abdomen et à la face antérieure de la cuisse, dans la
psoïtis ou dans les épanchements sanguins consécutifs aux déchirures musculaires
du psoas qui figurent peut-être dans la pathogénie du tour de reins (Féré, *Soc.
Biol.*, 1887).

Anastomoses. — Nous rappellerons ici les principales anastomoses du
plexus lombaire, que nous avons déjà eu l'occasion de signaler au cours des
description précédentes :

1° *Avec le 12e intercostal* : nerf dorso-lombaire.

2° *Avec la 5e paire lombaire*, et par suite avec le plexus sacré : tronc ou nerf
lombo-sacré.

3° *Avec le grand sympathique* par l'intermédiaire des rameaux communicants issus des 1re, 2e, 3e et 4e branches lombaires. Ces rameaux sont plus longs
que ceux des autres nerfs rachidiens, à cause de la position des ganglions sympathiques sur la partie antérieure des corps vertébraux.

Distribution. — Le mode de groupement des nerfs périphériques du plexus
lombaire varie presque avec chaque auteur.

Les classiques français, depuis Bichat, ont adopté la division en branches
collatérales et en branches terminales, division qui répond à peu près à la
classification de Henle en branches longues et courtes. Schwalbe, d'après les
données de Fürbringer, considère comme branches courtes les filets nerveux
destinés au psoas et au carré des lombes, tandis que tous les autres nerfs
représentent les branches longues. Celles-ci se subdivisent en trois groupes,
suivant leur point d'origine au niveau du plexus : *a*) le premier groupe ne comprend que le crural qui, par sa situation, a la valeur d'une branche terminale; *b*) le second est formé par les nerfs qui se détachent de la face antérieure
du plexus : nerfs génito-crural et obturateur; et *c*) le troisième groupe contient
les nerfs qui naissent de la face postérieure du plexus : les nerfs grand et petit
abdomino-génital et le fémoro-cutané. Mais, si l'on fait abstraction du mode
d'origine de ces nerfs, pour ne tenir compte que de leur territoire de distribution, on voit que trois d'entre eux : nerfs crural, obturateur et fémoro-cutané, aboutissent au membre inférieur; les trois autres : nerfs abdomino-génitaux et génito-crural vont, par la totalité ou par la partie la plus considérable
de leurs branches, innerver le territoire inférieur de l'abdomen, et la région
superficielle et externe des organes génitaux. D'où la subdivision proposée par
Schwalbe des branches longues en branches abdominales et branches crurales.
Parmi les branches abdominales, les deux nerfs abdomino-génitaux, malgré les
nombreuses variations qu'ils comportent, peuvent facilement se ramener au
type des nerfs intercostaux (Meyer, M. Holl). Ils cheminent, en effet, entre le
petit et le grand oblique, muscles assimilables le premier à un intercostal
interne et le second à un intercostal externe; de plus, ils émettent, comme les
nerfs intercostaux, une perforante latérale et une perforante antérieure. Le
génito-crural s'éloigne beaucoup plus que les précédents du type intercostal,

une portion de ses fibres sensitives a été détournée, en effet, pour l'innervation de la région supéro-interne de la cuisse et de la partie externe des organes génitaux. Mais l'analogie entre les abdomino-génitaux et le génito-crural devient manifeste par l'examen des faits de suppléance réciproque entre les rameaux génitaux de ces nerfs.

Quoi qu'il en soit de ces diverses manières de classer les nerfs du plexus lombaire, nous conserverons la vieille division de Bichat, qui nous paraît la plus commode au point de vue pratique et nous étudierons successivement : I° les branches collatérales, et II° les branches terminales.

I° BRANCHES COLLATÉRALES

Elles sont de deux ordres : A des branches courtes ; B des branches longues.

A. BRANCHES COURTES

Dans ce groupe se rangent les rameaux nerveux qui se rendent aux muscles carré des lombes, grand et petit psoas (Schwalbe).

1° *Nerfs du carré des lombes*. — Ces nerfs se détachent de la partie postérieure du plexus, et se portent en dehors et en arrière sur la face antérieure du muscle carré des lombes en perforant les fibres supérieures du psoas. Leurs filets proviennent de la 1re paire ou de la 1re anse lombaire, mais il n'est pas rare de voir un rameau distinct naître du 12e intercostal ou du nerf dorso-lombaire.

2° *Nerfs du psoas*. — Au nombre de deux ou trois, les nerfs du psoas tirent leur origine de la 2e et de la 3e anse lombaire, et vont se perdre presque aussitôt dans les fibres musculaires du grand psoas. Le nerf issu de la 3e anse lombaire, ou plus souvent de la racine du crural qui s'en détache, apparaît en général à la face antérieure du psoas sur laquelle il descend, avant de pénétrer de nouveau dans la masse charnue du muscle.

3° *Nerfs du petit psoas*. — Les filets moteurs du petit psoas proviennent des nerfs supérieurs du grand psoas ; ils perforent ce dernier et pénètrent dans le petit psoas par sa face postérieure ou par son bord interne.

B. BRANCHES LONGUES

Les branches collatérales longues du plexus lombaire sont sujettes à des variations multiples qui, ainsi que l'a établi Schmidt (1794), ont leur cause dans la division précoce ou tardive des troncs dont elles tirent leur origine. Pour Schmidt, le type régulier est représenté par quatre branches : le nerf ilio-hypogastrique, le nerf ilio-inguinal, le nerf lombo-inguinal et le nerf spermatique externe. Quelques années plus tard, Bichat divisait les collatérales du plexus lombaire en trois branches externes ou musculo-cutanées (supérieure, moyenne et inférieure) et en une branche interne ou génito-crurale ; parmi les branches musculo-cutanées, la supérieure recevait peu après de Chaussier le nom d'ilio-scrotale, et l'inférieure celui d'inguino-scrotale. Enfin, Cruveilhier a désigné les quatre collatérales longues sous les noms de grande et petite abdomino-génitales et d'inguinales externe et interne. La différence essentielle entre les diverses classifications des auteurs français et celle de Schmidt, c'est que le nerf génito-crural de Bichat correspond aux nerfs lombo-inguinal et spermatique externe de Schmidt.

Pour expliquer les variétés des branches issues des deux premiers nerfs lombaires dont l'analogie avec les intercostaux est frappante, Holl (1880) a établi le schéma suivant. Le 1er nerf lombaire envoie un rameau perforant vers la crête iliaque et vers la fesse, et se continue par un tronc qui se subdivise en deux branches : l'une supérieure, plus volumineuse ou grande abdomino-génitale; l'autre inférieure, plus grêle ou petite abdomino-génitale. Le 2e nerf lombaire, dont la perforante latérale est représentée par le fémoro-cutané, se subdivise également en deux rameaux que l'on peut assimiler à la perforante antérieure, ce sont les deux branches du génito-crural (n. lombo-inguinal et spermatique externe). L'usage, auquel nous nous conformons d'ailleurs, a prévalu parmi les classiques français de considérer au plexus lombaire quatre branches collatérales : 1° le nerf grand abdomino-génital; 2° le nerf petit abdomino-génital; 3° le nerf fémoro-cutané; 4° le nerf génito-crural. Le fémoro-cutané seul est exclusivement sensitif, les trois autres sont des nerfs mixtes.

1· GRAND NERF ABDOMINO-GÉNITAL

Syn. : Premier nerf lombaire des anciens anatomistes; nerf ilio-hypogastrique, Schmidt, classiques allemands et anglais, Anat. Nom.; branche musculo-cutanée supérieure, Bichat; branche ilio-scrotale, Chaussier; grande branche abdominale, Cruveilhier; grande branche ou grand nerf abdomino-scrotal, Hirschfeld; branche abdomino-génitale supérieure, Sappey.

Situation et rapports. — Le grand nerf abdomino-génital dont le diamètre moyen est de 2 millimètres (Luschka), continue la direction de la 1re paire lombaire, et chemine en dehors et en bas parallèlement au nerf 12e intercostal avec lequel on peut le confondre. Compris à son origine entre les fibres du psoas, il croise l'apophyse transverse de la 2e vertèbre lombaire, puis, dès qu'il est parvenu au bord externe du psoas, il se dispose en dehors de l'apophyse transverse de la 3e lombaire. Situé dès lors dans le tissu graisseux sous-péritonéal qui recouvre la face antérieure du carré des lombes, il répond en avant au tiers inférieur du bassinet et du rein. Ce rapport explique les douleurs en ceinture et les irradiations vers le scrotum au cours des affections du rein et de l'uretère (cancer, abcès périnéphrétiques, gravelle, etc.). Le grand abdomino-génital apparaît ensuite, sous le bord convexe du rein, contre le bord externe du carré des lombes; il se trouve alors placé en avant du tendon d'origine du transverse de l'abdomen, sous le mésocôlon ascendant (ou descendant) dont il croise la direction. Après avoir parcouru sous l'aponévrose du transverse une longueur de 3 à 4 centimètres, il la perfore et apparaît au voisinage de la crête iliaque (1 à 2 centimètres), entre le transverse et le petit oblique.

Distribution. — En général, après avoir fourni un rameau perforant, le grand abdomino-génital se divise en deux branches vers le milieu de la crête iliaque, mais il n'est pas rare de voir la division s'opérer, dès que le nerf a traversé l'aponévrose du transverse et quelquefois même avant. Les deux branches cheminent d'abord côte à côte, puis elles se séparent : l'une, la plus grêle, continue son trajet entre le transverse et le petit oblique, c'est la branche abdominale; l'autre, plus volumineuse, perfore le petit oblique à 3 ou 4 centimètres de la fente du transverse et à 6 ou 7 centimètres du carré des lombes, à peu près vers le milieu de la crête iliaque, c'est la branche génitale qui gagne, entre les deux obliques, la région du canal inguinal. Nous allons examiner successivement: 1° le rameau perforant; 2° la branche abdominale; 3° la branche génitale.

1° **Rameau perforant** (rameau externe de Schmidt, branche cutanée fessière, Cruveilhier). — Ce rameau se détache du grand abdomino-génital, dès que ce nerf s'est placé entre le transverse et le petit oblique : il traverse presque aussitôt le petit, puis le grand oblique, et apparaît sur la crête iliaque entre les insertions de ce dernier et celles du grand fessier, pour aller se perdre dans la peau de la fesse. Le volume du rameau perforant varie en sens inverse de celui de la perforante latérale du 12ᵉ intercostal. Lorsque le rameau perforant est bien développé, il fournit deux filets distincts : l'un, postérieur, descend le long du bord externe du grand fessier jusqu'au grand trochanter, et se distribue à la peau de la partie moyenne de la fesse ; l'autre antérieur envoie ses ramifications terminales dans la portion des téguments de la fesse qui recouvrent le muscle tenseur du fascia lata, et s'anastomose avec les filets postérieurs du fémorocutané. Dans les cas de division précoce du grand abdomino-génital, le rameau perforant dérive tantôt de la branche abdominale, tantôt de la branche génitale.

2° **Branche abdominale.** — Contrairement à l'opinion de Sappey, nous avons toujours vu cette branche plus grêle que la branche génitale. Elle chemine d'abord entre le transverse et le petit oblique, puis, à la hauteur de l'orifice interne du canal inguinal, elle s'insinue entre les deux obliques. Parvenue contre la gaine du grand droit, elle la perfore et se divise en deux rameaux qui se comportent comme les deux perforantes antérieures des intercostaux. L'un, *rameau perforant* de Sappey, traverse près de son bord externe la gaine du grand droit pour se distribuer à la peau ; l'autre, *rameau musculo-cutané* de Sappey, passe en arrière du grand droit, contourne son bord interne, perfore l'aponévrose près de la ligne blanche et devient sous-cutané. Durant tout son trajet entre les muscles larges de l'abdomen, la branche abdominale leur donne de petits rameaux moteurs ; en outre, elle reçoit fréquemment soit entre le transverse et le petit oblique, soit entre celui-ci et le grand oblique une anastomose du 12ᵉ nerf intercostal (Cruveilhier). Lorsqu'il existe un muscle pyramidal, le rameau musculo-cutané atteint sa portion supérieure et l'innerve.

3° **Branche génitale.** — Pour les classiques allemands, cette branche n'est pas constante. Henle la considère comme exceptionnelle, et Schwalbe la décrit, sous le nom de rameau inguinal du nerf ilio-hypogastrique, comme résultant de la fusion des deux abdomino-génitaux. Pour Cruveilhier et pour Sappey, elle existe dans presque tous les cas, et reçoit, après avoir traversé le petit oblique, au niveau de l'épine iliaque antéro-supérieure, soit une anastomose, soit la totalité des fibres du nerf petit abdomino-génital. La branche génitale descend alors parallèlement à l'arcade crurale, à une distance de 1,5 ou 2 centimètres, contre la partie supérieure du cordon spermatique qu'elle accompagne jusqu'à l'orifice inguinal externe. Là, elle se divise en deux ordres de filets : a) des filets pubiens qui se dirigent transversalement en dedans vers la peau du pubis ; b) des filets inguinaux qui se portent verticalement en bas et en dehors vers les téguments internes du pli de l'aine. Ces filets procèdent parfois de deux rameaux déjà distincts à l'intérieur du canal inguinal dont ils perforent exceptionnellement le pilier externe.

2ᵉ PETIT NERF ABDOMINO-GÉNITAL

Syn. : Deuxième branche du 1ᵉʳ nerf lombaire des anciens anatomistes; nerf ilio-inguinal, Schmidt, classiques allemands et anglais, Anat. Nom.; branche musculo-cutanée moyenne.

Bichat, Chaussier; petite branche abdominale, Cruveilhier; petite branche abdomino-scrotale ou génitale, Hirschfeld; branche abdomino-génitale inférieure, Sappey.

Situation, rapports, distribution. — Le petit nerf abdomino-génital naît du 1er nerf ou de la 1re anse lombaire (de la 1re anse ou du 2e nerf, Henle), au-dessous du grand abdomino-génital auquel son trajet est parallèle. Son diamètre (1 millimètre et demi d'après Luschka), est toujours inférieur à celui du nerf précédent avec lequel il s'anastomose d'une manière à peu près constante. Les deux nerfs procèdent parfois d'un même tronc désigné par Schwalbe sous le nom de nerf lombo-inguinal. La disposition générale et les rapports du petit nerf abdomino-génital sont sensiblement les mêmes que ceux du grand, c'est-à-dire qu'après avoir traversé le psoas, il se place à la face antérieure du carré des lombes, en arrière du rein pour cheminer ensuite contre l'aponévrose du transverse, sous le feuillet pariétal du péritoine et sous le mésocôlon. Il parvient ainsi au-dessus de la crête iliaque, et perfore l'aponévrose du transverse un peu en avant et au-dessous (15 millimètres à 2 centimètres) du grand abdomino-génital. Le petit abdomino-génital, après un trajet de quelques centimètres entre le transverse et le petit oblique, arrive au niveau de l'épine iliaque antéro-supérieure, et se divise en deux rameaux. L'un, très grêle, continue son parcours entre le transverse et le petit oblique auxquels il se distribue; il s'épuise, en général, avant d'atteindre le grand droit, qu'il innerve dans quelques cas, par de très fins ramuscules (Cruveilhier). L'autre, plus volumineux, s'unit par une anastomose transversale

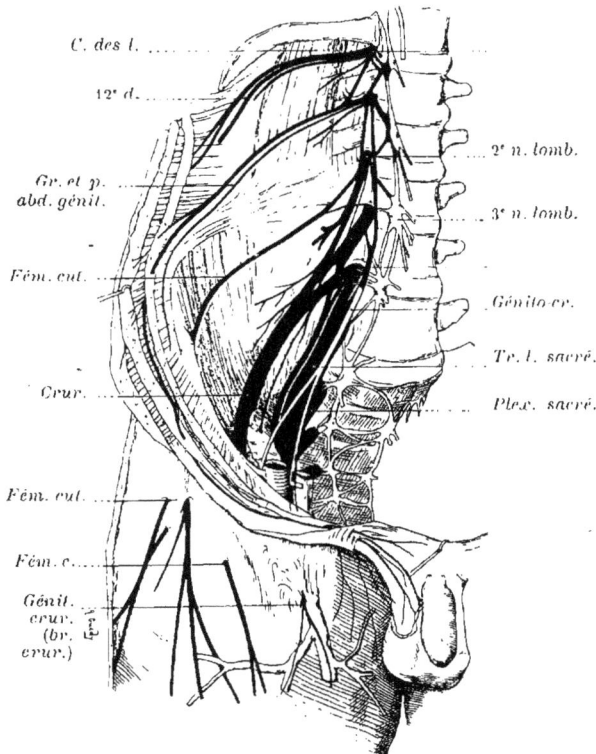

Fig. 573. — Plexus lombaire. — D'après Hirschfeld.

avec la branche génitale du grand abdomino-génital, et vient se placer contre le bord inférieur des deux muscles internes de la paroi abdominale à la partie supérieure du cordon spermatique. Ce rameau, que l'on peut appeler *rameau génital*, se place au côté externe du canal déférent, qu'il accompagne dans le canal inguinal, et parvient avec lui jusqu'à l'orifice externe de ce canal en dehors duquel il donne ses branches terminales; il n'est pas rare de le voir traverser le pilier externe de cet orifice. Les dimensions de ce rameau génital, fréquemment fusionné avec la branche génitale du grand abdomino-génital, sont des plus variables; lorsque les deux rameaux génitaux des deux nerfs abdomino-génitaux existent simultanément, ils échangent toujours une anastomose. Leur diamètre est en raison inverse l'un de l'autre, et le nerf le plus volumineux sort seul de l'orifice externe. Le rameau génital du petit abdomino-génital, qui représente la perforante antérieure des intercostaux, se divise ordinairement en deux ordres de filets : les uns externes ou descendants se perdent dans la région supéro-interne du pli de l'aine au voisinage de l'épine pubienne; les autres internes et transversaux décrits par C. Krause, niés par Voigt et par Henle, se distribuent à la partie inférieure du mont de Vénus, et vont se terminer dans la portion antéro-supérieure du scrotum ou des grandes lèvres (N. scrotales s. labiales anteriores, Anat. Nom.).

3ᵉ NERF GÉNITO-CRURAL

Syn. : Nerf génito-crural, Bichat; Rameau sus-pubien, Chaussier; nerf honteux externe, [Meckel; branche inguinale interne, Cruveilhier; nerf génito-fémoral, Anat. Nom.

Origine. — Le nerf génito-crural tire son origine principale du 2ᵉ nerf lombaire, et reçoit une racine accessoire de la 2ᵉ anse lombaire; lorsque ces deux racines sont réunies, le diamètre du nerf atteint 2 millimètres et demi (Luschka).

Situation et rapports. — Contrairement aux deux nerfs précédents, le génito-crural se dirige en avant à travers les fibres du psoas, ou entre le corps de la 3ᵉ vertèbre lombaire et l'arcade musculaire qui s'insère sur elle. Il apparaît ensuite à la face antérieure du psoas, le plus souvent au niveau du disque intervertébral qui réunit la 3ᵉ à la 4ᵉ vertèbre lombaire, plus rarement à la hauteur de l'une ou de l'autre de ces vertèbres. Fréquemment divisé dès son origine, ce nerf descend sous le feuillet pariétal du péritoine, en avant et parallèlement aux fibres musculaires du psoas, en arrière de l'uretère et au côté externe de l'artère iliaque primitive; les vaisseaux spermatiques sont, en général, placés en dehors de lui. A la hauteur de la crête iliaque, le nerf se dirige en dehors, croise à angle aigu la face postérieure de l'artère spermatique et de l'uretère qui lui devient interne; il parvient ainsi dans la fosse iliaque où il chemine en arrière de l'iléon (ou de l'S iliaque) et en dehors des vaisseaux iliaques externes auxquels il donne un petit filet vaso-moteur. Il atteint alors, en avant du muscle iliaque, l'épine iliaque antéro-supérieure près de laquelle il perfore l'aponévrose du transverse. Dans tout son trajet, le génito-crural est contenu dans un dédoublement de la gaine du psoas et de l'iliaque, et séparé du péritoine pariétal par le tissu cellulaire sous-péritonéal.

Distribution. — D'après la plupart des auteurs français, la division du génito-crural en deux branches n'a lieu qu'au voisinage de l'arcade fémorale, mais il n'est pas rare, comme l'avait déjà remarqué Cruveilhier, d'observer une bifurcation du nerf à son émergence du psoas, ou même dans la masse charnue de ce muscle. C'est cette division précoce qui a été considérée comme la règle par les classiques allemands depuis Schmidt; pour Luschka cependant, ce n'est qu'après avoir croisé l'uretère que le génito-crural donne ses deux branches terminales. Lorsque ces deux branches sont distinctes dès l'origine du nerf, l'interne sort entre le psoas et la 3ᵉ vertèbre lombaire, et l'externe passe par une fente située à la face antérieure ou sur le bord externe de ce muscle. Quoi qu'il en soit de cette division précoce ou tardive, le nerf génito-crural donne deux branches : l'une externe ou crurale, l'autre interne ou génitale.

1° **Branche externe ou crurale.** — *Syn.* : Nerf lombo-inguinal, Schmidt, Anat. Nom.; rameau fémoral ou cutané, Cruveilhier. — Cette branche longe en dehors l'iliaque externe, et fournit quelques rameaux moteurs aux muscles transverse et iliaque (Cruveilhier); elle croise ensuite l'artère circonflexe iliaque à son origine, et s'engage sous l'arcade de Fallope avec les vaisseaux fémoraux. D'abord située dans l'angle formé par la bandelette iléo-pectinée avec le ligament de Poupart, la branche crurale pénètre dans la gaîne des vaisseaux, se place en avant de l'artère, traverse un des orifices du fascia cribriformis, et devient superficielle. C'est à cause de ce trajet particulier que Cruveilhier proposait de lui donner le nom de rameau de l'anneau crural. Ses filets terminaux se distribuent à la peau qui recouvre la fosse ovale, et la portion terminale de la saphène interne, et s'unissent fréquemment avec les rameaux cutanés supérieurs du nerf crural; on peut les suivre, dans certains cas, jusqu'au milieu de la cuisse. Nous considérons comme une variété la division de la branche crurale en deux rameaux secondaires que Valentin décrit comme normale.

2° **Branche interne ou génitale.** — *Syn.* : Nerf spermatique externe, Schmidt, Anat. Nom.; rameau honteux externe proprement dit, Meckel; rameau scrotal, Cruveilhier; rameau inguinal, Hirschfeld; rameau génital, Sappey. — Lorsque cette branche est distincte de la précédente dès son origine, elle descend contre le bord interne du psoas, en dedans de l'uretère et des vaisseaux spermatiques qui la croisent pour lui devenir internes : l'uretère vers la partie postérieure du détroit supérieur, les vaisseaux spermatiques près de l'orifice interne du canal inguinal.

La branche génitale fournit à l'artère iliaque externe un petit filet que l'on peut suivre sur la fémorale; il serait constant d'après Luschka, et W. Krause aurait constaté sur son trajet 2 ou 3 corpuscules de Pacini, situés de préférence dans l'angle de bifurcation de ce vaisseau en fémorale superficielle et en fémorale profonde. Arrivée contre la paroi abdominale, cette branche se recourbe en dedans vers l'orifice inguinal interne dans lequel elle pénètre avec le canal déférent et avec les autres éléments du cordon, croisant avec eux l'artère épigastrique. Cruveilhier signale en ce point l'existence de quelques fins ramuscules pour les muscles transverse et petit oblique.

Dans le canal inguinal, la branche génitale chemine à la partie la plus déclive, en dedans et en arrière du canal déférent (ou du ligament rond). Elle s'unit à peu près constamment avec le nerf petit abdomino-génital, et il n'est pas rare de voir ces deux rameaux nerveux former un plexus à grandes mailles (Henle), duquel se détachent de petits filets destinés au crémaster et au canal déférent, et aboutissant, d'après Krause, au plexus spermatique. Les nerfs crémastériens procèdent assez souvent d'un tronc unique, distinct dès la partie supérieure du canal inguinal.

La branche génitale se continue par un rameau scrotal (ou labial), qui est placé, suivant Cruveilhier, sous le cordon spermatique, et qui sort par l'orifice externe en dehors des autres éléments du cordon, pour s'épanouir dans la peau du scrotum (ou de la grande lèvre). Henle a vu certains filets de ce rameau scrotal se mettre en rapport avec les éléments musculaires du dartos; d'autres filets se perdent à la face interne de la cuisse tout près du pli génito-crural. Schmidt a signalé des anastomoses terminales entre le génito-crural et les filets périnéaux du nerf honteux interne. Le volume de la branche génitale est en proportion inverse de celui des rameaux génitaux des deux nerfs abdomino-génitaux, et en particulier du petit, qu'elle supplée fréquemment.

L'innervation du crémaster et du scrotum par le génito-crural explique la rétraction du testicule et les douleurs dans la région des bourses, au cours des coliques néphrétiques et des affections du rein et de l'uretère.

4° NERF FÉMORO-CUTANÉ.

Syn. : Nerf fémoral cutané antéro-externe. Schmidt, Bock, Langenbeck ; branche musculo-cutanée inférieure, Bichat ; branche inguino-cutanée, Chaussier ; branche inguinale externe, Cruveilhier ; branche fémorale cutanée externe, Hirschfeld ; branche inguino-cutanée externe, Sappey ; nerf cutané externe de la cuisse. Anat. Nom.

Origine. — Le nerf fémoro-cutané provient de la 2e anse lombaire, tantôt près du 2e, et tantôt près du 3e nerf lombaire ; il a parfois deux racines distinctes. C'est un nerf exclusivement sensitif dont le diamètre moyen est de 2 milli-mètres (Luschka).

Situation et rapports. — Le nerf fémoro-cutané apparaît au bord externe du psoas, passe en diagonale sur la partie inférieure et interne du carré des lombes, et parvient ainsi contre la crête iliaque, d'où il se dirige directement en dehors et en bas vers l'épine antéro-supérieure, en traversant la partie moyenne de la fosse iliaque. Dans la partie interne de son trajet, il répond, en avant, du côté droit, à l'iléon et au cæcum, du côté gauche, à l'S iliaque, et peut être intéressé dans les lésions de ces viscères (Luschka); dans la partie externe de son parcours, il est contenu dans un dédoublement de la gaîne du muscle iliaque, et il est revêtu par le feuillet pariétal du péritoine. Avant de péné-trer dans l'échancrure innominée qui sépare les deux épines iliaques anté-rieures, il reçoit une anastomose du petit abdomino-génital ou du génito-crural (Valentin), puis il croise l'artère circonflexe iliaque située en avant de lui, et passe enfin sous l'arcade fémorale. Parvenu ainsi à la région supéro-ex-terne de la cuisse, il s'aplatit, et se place dans un dédoublement de l'aponévrose fémorale, en avant et un peu en dedans du couturier.

Distribution. — Le fémoro-cutané se divise, entre les deux épines iliaques antérieures ou à la partie supérieure de la cuisse en deux et le plus souvent en trois branches : l'une se dirige en arrière vers la fesse, c'est la branche fes-sière ; les deux autres se distribuent à la partie antérieure de la cuisse, ce sont les branches antérieures ou fémorales.

1° **Branche fessière** (rameau postérieur ou fessier, Cruveilhier). — D'abord contenue dans une gaîne que lui forme l'aponévrose fémorale, elle perfore cette dernière à 2 ou 3 centimètres au-dessous de l'épine iliaque antéro-supérieure, et devient sous-cutanée. Elle contourne alors le tenseur du fascia lata, descend obliquement en bas et en dehors vers le grand trochanter, et s'épuise en rameaux cutanés dans la région supéro-externe de la fesse. Cette branche peut être suppléée par le génito-crural ; son volume est toujours inverse de celui du rameau fessier fourni par le grand abdomino-génital.

2° **Branches fémorales**. — Le plus souvent elles sont au nombre de deux, l'une externe, l'autre interne. La branche externe traverse le fascia lata, en dehors du couturier, à 5 ou 6 centimètres au-dessous de l'épine iliaque antéro-supérieure, et se fragmente en rameaux secondaires que l'on peut suivre dans les téguments de la région externe de la cuisse jusqu'au-dessus du condyle externe. La branche interne est contenue dans une gaîne aponévrotique jusque vers le milieu de la cuisse ; elle devient alors sous-cutanée et donne deux rameaux secondaires, l'un qui descend dans la région antéro-externe de la cuisse jusqu'au genou, en s'unissant, dans son trajet, avec les filets de la branche externe, l'autre qui longe le bord externe du droit antérieur, et atteint avec lui la partie supéro-externe de la rotule, près de laquelle il envoie de distance en distance des anastomoses terminales au musculo-cutané externe, branche du crural.

2° BRANCHES TERMINALES

Les branches terminales du plexus lombaire sont au nombre de deux : 1° le nerf crural ; 2° le nerf obturateur.

1° NERF CRURAL.

Syn. : Nerf crural antérieur, Bock, Langenbeck ; nerf fémoral, Anat. Nom.

Origine. — Le nerf crural naît par trois racines : les deux principales se détachent de la 3e et de la 4e paire lombaire ; l'autre, plus grêle et moins constante, se détache de la 2e lombaire, et renferme quelques fibres nerveuses qui, par l'intermédiaire de la 1re anse, viennent du premier nerf lombaire. Le crural est le plus volumineux des nerfs du plexus lombaire (5 mill., Luschka) ; il contient la presque totalité des fibres de la 3e et de la 4e lombaire.

Situation et rapports. — La réunion des racines du nerf crural se fait vers la partie supéro-interne de la crête iliaque contre les insertions postérieures du muscle iliaque. Le nerf apparaît bientôt sous le bord externe du psoas, descend obliquement dans la fosse iliaque, de dedans en dehors et d'arrière en avant, le long de la gouttière creusée entre le psoas et l'iliaque, et atteint l'arcade fémorale, en dehors des vaisseaux iliaques externes dont il reste séparé par le tendon du psoas. Dans ce trajet, le crural, placé sous l'aponévrose du psoas-iliaque, est revêtu par le feuillet pariétal du péritoine ; il répond, du côté droit, à l'extrémité inférieure du cœcum, et, du côté gauche, à l'S iliaque. Il chemine en avant des rameaux que l'artère iliaque externe fournit au muscle iliaque, et croise, en passant en arrière d'elle, l'artère circonflexe iliaque près de son origine. Au niveau de l'arcade fémorale, le nerf crural, qui s'est légèrement aplati, semble se diriger un peu en dehors, et s'applique en avant et en dedans du tendon du psoas iliaque ; il n'est plus séparé des vaisseaux fémoraux que par la bandelette iléo-pectinée. C'est sous l'arcade fémorale ou un peu au-dessous d'elle, très rarement au-dessus, que le nerf crural se divise en une série de branches « qui rayonnent à partir du tronc à la manière d'une patte d'oie » (Cruveilhier).

Distribution. — A l'intérieur de la cavité pelvienne, le crural fournit quelques branches collatérales destinées au psoas-iliaque, au pectiné et à l'artère fémorale ; il se divise, sous l'arcade de Fallope, en ses branches terminales.

1° **Branches collatérales.** — Ces branches forment deux groupes, l'un externe, l'autre interne.

A) Branches externes. — Leur nombre varie de deux à quatre. Ce sont de petites branches nerveuses, qui pénètrent dans le muscle iliaque, après avoir rampé à sa surface sur une étendue variable; elles affectent souvent une disposition plexiforme (Sappey). Parmi ces branches, l'inférieure croise la face antérieure du muscle iliaque, avant d'y pénétrer par son bord interne (Cruveilhier).

B) Branches internes. — Elles se rendent : au psoas, à l'artère fémorale et au pectiné.

a) **Nerf du psoas.** — Ce nerf pénètre dans le muscle par sa face postérieure ou par son bord externe qu'il longe, dans certains cas, jusqu'au niveau de l'arcade de Fallope.

b) **Rameau de l'artère fémorale** (Schwalbe). — Le rameau de l'artère fémorale se sépare du crural près du ligament de Poupart, et se dirige en dedans vers la gaîne des vaisseaux fémoraux qu'il aborde dès son origine. Il descend alors en avant de l'artère, jusque vers le milieu de la cuisse, et donne de fins filets qui se portent soit en avant, soit en arrière des vaisseaux. Quelques-uns vont s'accoler à la fémorale profonde; Rauber les a vus se perdre sur la diaphyse fémorale, et Bock a pu suivre l'un d'eux jusqu'au trou nourricier du fémur.

c) **Nerf du pectiné.** — Le nerf du pectiné, toujours distinct des filets musculaires que le musculo-cutané interne envoie au pectiné, naît du crural directement au-dessus de l'arcade de Fallope, et se dirige en bas et en dedans. Il passe d'abord sous les vaisseaux fémoraux, puis vient se diviser en un nombre variable de filets très grêles qui abordent le pectiné par sa face antérieure. D'après Valentin, les dernières ramifications du nerf du pectiné s'unissent avec les filets que le nerf obturateur donne à ce muscle.

2° **Branches terminales.** — En général les branches terminales du crural procèdent de deux troncs. Aussi, quelques classiques étrangers (Henle, Schwalbe, etc.) décrivent un tronc antérieur plus grêle sous le nom de rameau terminal antérieur, et un tronc postérieur un peu plus volumineux sous le nom de rameau terminal postérieur; les branches de ces deux troncs répondent assez bien à la division en quatre groupes de nerfs établie par Sappey. Comme le mode de classification en rameaux musculaires et rameaux cutanés créé par Bichat, et adopté par His dans la Nomenclature Anatomique est un peu trop artificiel, et ne correspond pas à la majorité des cas, nous nous en tiendrons aux subdivisions établies par Sappey, et nous décrirons successivement : 1° Le nerf musculo-cutané externe; 2° le nerf musculo-cutané interne; 3° le nerf du quadriceps fémoral; 4° le nerf saphène interne.

1° Nerf musculo-cutané externe.

Syn. : Nerf fémoral cutané antérieur moyen et externe, Valentin; branche musculo-cutanée fémorale, Cruveilhier; branche fémoro-cutanée moyenne, Luschka; nerfs cutanés antérieurs ou moyens, Quain, Schwalbe; grande branche musculo-cutanée ou nerf musculo-cutané externe, Sappey.

Ainsi que son nom l'indique, ce nerf fournit deux ordres de rameaux, les uns musculaires destinés au couturier, les autres cutanés pour la région antérieure de la cuisse; il représente la branche de division superficielle la plus externe du nerf crural, et se trouve placé entre le tendon du psoas en arrière et le couturier en avant.

Les **rameaux musculaires** proviennent presque toujours d'un tronc unique qui est la branche de bifurcation la plus élevée du musculo-cutané externe ; ils abordent le couturier dans son quart supérieur, et pénètrent dans ce muscle par sa face postérieure. Quelques-uns (rameaux courts) s'enfoncent aussitôt dans la masse musculaire, d'autres (rameaux longs) parcourent un trajet de longueur variable dans la gaîne du couturier, avant de s'engager dans son épaisseur ; on peut en suivre un ou deux jusqu'à la partie moyenne de la cuisse. D'après Sappey, le filet supérieur se recourbe en anse, prend une direction récurrente, et aborde le couturier près de son insertion à l'épine iliaque antéro-supérieure.

Les **rameaux cutanés**, au nombre de trois, sont connus depuis Cruveilhier sous le nom de perforant supérieur, de perforant inférieur, et de nerf accessoire du saphène interne. Souvent, en effet, les deux premiers perforent le couturier avant de devenir sous-cutanés, mais il n'est pas rare de voir ces rameaux contourner ce muscle au lieu de le traverser.

a) Rameau perforant cutané supérieur, Cruveilhier. — (Rameau cutané externe, Sappey). — Ce rameau naît parfois du même tronc que les filets musculaires. Il traverse le couturier dans son tiers supérieur, puis se dirige en bas suivant un trajet parallèle à celui du fémoro-cutané avec lequel il s'anastomose ; il envoie également un petit filet qui s'unit avec les ramifications terminales de la branche crurale du génito-crural. Le perforant supérieur ne traverse pas l'aponévrose fémorale, aussitôt après avoir perforé le couturier, mais, ainsi que le fait remarquer Cruveilhier, il s'insinue dans un dédouble-

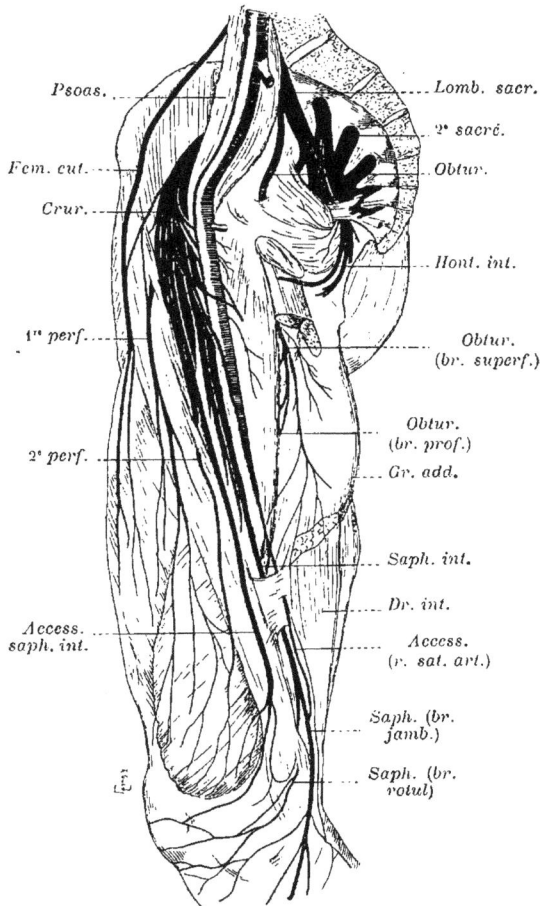

Fig. 574. — Nerf crural et nerf obturateur. D'après Hirschfeld.

ment du fascia lata qui lui constitue une gaîne, de laquelle émergent de distance en distance des filets cutanés internes et externes destinés à la peau qui recouvre le muscle droit antérieur. Vers la partie moyenne de la cuisse, le perforant supérieur se bifurque, et l'on peut suivre les ramifications terminales qui partent de cette bifurcation jusqu'à la partie supérieure de la rotule.

b) Rameau perforant cutané inférieur, Cruveilhier. — (Rameau cutané moyen, Sappey). — Le perforant inférieur se sépare du précédent à une distance variable selon les sujets ; il suit le bord interne du couturier dans la gaine duquel il est renfermé, et passe ensuite sur la face postérieure de ce muscle dont il traverse la masse charnue vers la partie moyenne de la cuisse. Situé alors sous l'aponévrose fémorale, il descend dans une gaine qui lui est propre jusqu'à la hauteur du condyle interne. Là, il perfore le fascia lata, et se réfléchit en dehors, en décrivant une courbe à concavité supérieure ; ses filets terminaux se perdent vers la partie supéro-interne de la rotule, entre la peau et la bourse séreuse sous-cutanée. Le perforant inférieur s'anastomose en dedans avec la branche rotulienne du nerf saphène interne, et en dehors avec les dernières ramifications du perforant supérieur. Il n'est pas rare de rencontrer un filet nerveux issu du perforant inférieur qui descend dans la gaine du couturier jusqu'à la hauteur du condyle interne où il échange une anastomose avec l'accessoire du saphène interne ; ce filet traverse alors l'aponévrose, et va se distribuer au côté interne du genou, en s'unissant aux filets supérieurs du rameau rotulien du saphène interne (Cruveilhier). Nous avons vu assez souvent le perforant inférieur, contrairement aux observations de Schwalbe, fournir dans son trajet quelques fins ramuscules au couturier ; il est possible toutefois que ce soient là des filets de sensibilité musculaire et non des rameaux moteurs.

c) Rameau accessoire du saphène interne (Cruveilhier). — C'est le rameau interne du musculo-cutané externe ; peu après son origine, il se divise en deux rameaux secondaires. L'un, le supérieur, se comporte comme un perforant ; après avoir longé, jusque vers la partie moyenne de la cuisse, le bord interne du couturier, il devient superficiel, et s'accole à la veine saphène interne qu'il accompagne jusqu'au niveau du condyle interne où il s'unit au saphène interne. On pourrait le désigner sous le nom de *rameau satellite de la veine saphène interne.* L'autre, que Cruveilhier appelle *rameau satellite de l'artère fémorale,* reste en dehors de la gaine du couturier, croise la direction des branches profondes du crural, se place vers le tiers inférieur de l'artère fémorale en avant, puis en dedans de ce vaisseau, et parvient ainsi dans le canal de Hunter. Il sort bientôt de ce canal, et son émergence constitue l'un des repères pour la ligature de la fémorale (Voy. fig. 574). Dès lors il descend en dedans du tendon du 3me adducteur, pour former, à la face interne du genou et en arrière du saphène interne, un plexus auquel prennent part des filets du saphène interne et de l'obturateur. Les dernières ramifications de ce plexus aboutissent à la partie postéro-supérieure de la jambe (Cruveilhier).

La description des rameaux du musculo-cutané varie sensiblement avec les auteurs ; nous nous en sommes tenu surtout aux données de Cruveilhier qui nous ont paru répondre à la majorité des cas. Parmi les auteurs étrangers, Arnold, et après lui C. Krause et Hyrtl, ont compris dans le même sens que Cruveilhier l'accessoire du saphène externe qu'ils désignent sous le nom de nerf saphène supérieur ou de petit saphène.

2° *Nerf musculo-cutané interne,* Sappey.

Syn. : Petite branche de la gaine des vaisseaux fémoraux, Cruveilhier.

Ce nerf, constitué par l'ensemble des filets internes et supérieurs du crural, naît fréquemment d'un tronc unique, qui, d'après Cruveilhier, peut venir du plexus lombaire, comme nerf isolé. Parmi les filets du musculo-cutané interne, les uns passent en avant, les autres en arrière des vaisseaux fémoraux. On trouve, en général, deux petits rameaux qui ont une disposition spéciale, l'un croise la face antérieure de l'artère, l'autre sa face postérieure, et s'insinue entre l'artère et la veine pour revenir se fusionner avec le premier (Voy. fig. 574). Le tronc qui résulte de leur réunion s'accole à la veine saphène interne, traverse avec elle le trou ovale, et accompagne cette veine jusque vers la partie moyenne de la cuisse, où il se résout en arborisations terminales qui s'unissent aux filets cutanés du nerf obturateur. Ainsi que son nom l'indique, le nerf musculo-cutané interne donne des rameaux cutanés et des rameaux musculaires. Parmi les rameaux cutanés, les uns vont directement à la peau, les autres contournent l'artère et la veine fémorales profondes, et s'anastomosent avec des filets du musculo-cutané externe et du saphène interne, pour aboutir aux territoires sensitifs de ces nerfs. Les rameaux musculaires au nombre de deux ou trois, passent sous les vaisseaux fémoraux; ils sont destinés au pectiné, et au moyen adducteur qu'ils abordent par leur face antérieure.

3° *Nerf du quadriceps fémoral*, Schwalbe.

Syn. : Rameaux musculaires externes, Bichat; nerf du triceps, Cruveilhier, Sappey, etc.

Pour la plupart des classiques étrangers, le nerf du quadriceps est un rameau du saphène interne avec lequel il constitue le rameau terminal postérieur du crural; Schwalbe le considère comme le prolongement de ce dernier. De toutes les branches du crural, c'est celle qui est située le plus profondément. Tantôt les rameaux musculaires qui le constituent procèdent d'un tronc unique, tantôt ils sont isolés; dans tous les cas, ils se séparent les uns des autres à angle aigu et dans l'ordre suivant :

a) Rameau du droit antérieur.
b) Rameau du vaste externe.
c) Rameau du vaste interne.
d) Rameau du crural.

a) *Rameau du droit antérieur*. — Un peu avant de pénétrer dans la face postérieure de ce muscle contre lequel il se trouve appliqué, ce rameau se divise en trois rameaux secondaires. Le rameau supérieur se caractérise par son trajet récurrent, il peut être suivi jusqu'aux insertions iliaques du droit antérieur, et il envoie souvent en dehors un petit filet au muscle tenseur du fascia lata (Sappey). Le rameau moyen se perd directement en dehors dans le corps charnu du muscle. Enfin, l'inférieur se fragmente en une série de fins ramuscules qui descendent dans la gaîne du droit antérieur dans lequel ils s'enfoncent à des niveaux variables à partir du tiers moyen; quelques-uns sont encore visibles un peu au-dessus du tendon rotulien. — Tout près de son origine, le rameau supérieur du droit antérieur fournit un petit filet articulaire qui s'insinue entre ce muscle et le tendon du psoas. Après s'être uni à un autre filet un peu plus gros venu du rameau du vaste externe, il suit le trajet des vaisseaux circonflexes externes, il va participer à la formation d'un petit plexus dont les branches sont destinées à la région antérieure de l'articulation coxo-fémorale (Rüdinger).

b) *Rameau du vaste externe*. — Celui-ci se divise bientôt en trois ou quatre rameaux secondaires, situés sous le couturier, et qui accompagnent les branches de l'artère grande musculaire, au-dessous desquelles ils se placent avant de s'enfoncer dans le vaste externe. Parmi ces rameaux, il en est un et quelquefois deux qui traversent d'avant en arrière le vaste externe pour aboutir au muscle crural. La disposition des rameaux du vaste externe rappelle assez bien celle des nerfs du droit antérieur; on rencontre à peu près constamment un rameau récurrent qui se rend aux insertions supérieures du muscle, et qui fournit, en outre, d'après Cruveilhier, un nerf cutané pour la région supéro-externe de la cuisse. Le rameau moyen gagne la portion externe et médiane du muscle; quant au rameau inférieur, il descend d'abord entre le vaste externe, et le vaste interne auquel il fournit parfois un mince filet, puis il se dirige en dehors, et aboutit à la partie moyenne et inférieure du vaste externe. Le rameau récurrent donne un petit filet articulaire pour la hanche; ce dernier naît près de l'origine de la circonflexe externe qu'il accompagne, et nous avons vu qu'avec un filet analogue fourni par le rameau du droit antérieur, il prenait part à la formation d'un petit plexus articulaire.

c) *Rameau du vaste interne.* — Le rameau du vaste interne naît souvent d'un tronc commun avec le nerf saphène interne ou avec son accessoire; il descend ensuite verticalement le long de l'artère fémorale, et vient se placer dans le tendon commun aux deux vastes qui le sépare alors des vaisseaux. Quelquefois, le rameau du vaste interne accompagne l'artère fémorale jusqu'au canal de Hunter, et c'est seulement près de l'orifice supérieur de ce canal qu'il s'enfonce dans le muscle.

Dans la première partie de son trajet le rameau du vaste interne envoie en dedans deux ou trois filets qui s'insinuent sous les vaisseaux fémoraux, et qui aboutissent au chef supérieur du vaste interne. De même, lorsqu'il est devenu parallèle à l'artère, ce nerf envoie encore trois ou quatre filets qui s'étalent sur la surface antérieure du muscle; enfin le gros filet inférieur qui continue le rameau initial, d'abord situé en dehors de l'artère, s'en éloigne, pénètre dans le vaste interne très fréquemment avec la branche profonde de la grande anastomotique, et se ramifie entre les fibres musculaires jusque vers la rotule. Quelques petits nerfs articulaires se détachent de ce filet à des niveaux variables, rampent en arrière des insertions rotuliennes du vaste interne, et se rendent dans la capsule articulaire du genou (Rüdinger). Cruveilhier a minutieusement décrit le nerf articulaire principal fourni par le rameau du vaste interne : ce nerf descend le long de l'aponévrose de contention du muscle jusqu'à la hauteur de l'articulation, puis se réfléchit d'arrière et en avant, et se divise en deux branches secondaires. L'une gagne la partie antérieure de l'articulation, et se perd dans la masse graisseuse située derrière le tendon rotulien; l'autre va s'épuiser dans le périoste de la rotule.

d) *Rameaux du crural.* — Le muscle crural reçoit trois sortes de rameaux; un supérieur, un moyen et un inférieur. 1° Le rameau supérieur, très court, aboutit directement à sa partie antéro-supérieure. 2° Le rameau moyen, le plus volumineux, vient du nerf du vaste interne, dont il représente, d'après Cruveilhier, une branche de division. Il perfore le vaste interne non loin du tendon d'insertion du crural au fémur, aborde ce muscle par son côté interne, et donne toujours un fin ramuscule pour le muscle sous-crural, lorsque ce dernier

est distinct du crural. Le rameau moyen fournit aussi quelques filets périostiques à la partie inférieure du fémur, l'un d'eux a reçu de Rauber le nom
de nerf épiphysaire inférieur du fémur. Les ramifications terminales du rameau
moyen parviennent jusqu'à l'articulation du genou, et on peut encore apercevoir quelques fibrilles sur le cul-de-sac sous-tricipital. 3° Le rameau inférieur ou
externe provient, en général, du nerf du vaste externe; d'un volume à peu près
égal au précédent, il se distribue à la partie externe du crural. Rauber a pu le
suivre jusqu'à l'articulation du genou.

4° *Nerf saphène interne.*

Syn. : Nerf fémoral cutané interne, Bock, Valentin ; nerf saphène, Anat. Nom.

Le saphène interne représente la branche la plus longue du nerf crural
dont il paraît être la continuation; il s'étend depuis le pli de l'aine jusqu'au
bord interne du pied. Son nom lui vient des rapports qu'il affecte avec la veine
saphène interne, mais il ne s'accole à cette veine qu'au niveau du genou;
pendant son trajet à la cuisse, il est satellite de l'artère fémorale.

Rapports. — Le nerf saphène interne se détache parfois d'un tronc commun avec le nerf du quadriceps fémoral. Il est, à son origine, la branche la
plus profonde et la plus interne du crural, presque aussitôt le musculo-cutané
interne le croise en passant en avant de lui. Tout d'abord situé en dehors de
la gaine des vaisseaux fémoraux dont le sépare la bandelette iléo-pectinée, le
saphène interne descend parallèlement à l'artère fémorale, et passe directement
en avant des collatérales externes fournies par ce vaisseau (circonflexe externe,
grande musculaire). Arrivé au tiers moyen de la cuisse, il se dirige en dedans,
pénètre dans la gaine des vaisseaux, et vient se placer directement en avant de
l'artère dans la loge de laquelle il est contenu.

Lorsque les vaisseaux pénètrent dans le canal de Hunter, le saphène interne
se place un peu en dedans de l'artère, de telle sorte qu'il décrit, dans son
ensemble, une hélice très allongée autour de la fémorale (Voy. Angéiologie,
page 819, fig. 444). Dans tout ce trajet, le saphène interne reste l'organe le
plus superficiel du paquet vasculo-nerveux; il se trouve placé en dehors et un
peu en arrière de son accessoire qui le croise vers la pointe du triangle de
Scarpa (Voy. fig, 574). En avant, les rapports du saphène sont des plus simples, il est recouvert par le fascia cribriformis dans le triangle de Scarpa,
plus bas il est caché par le couturier.

. Le saphène interne ne parcourt pas toute l'étendue du canal de Hunter en
compagnie des vaisseaux fémoraux. Bien que Luschka prétende que le nerf
perfore la paroi antérieure du canal, lorsque l'artère fémorale passe dans l'anneau du 3ᵉ adducteur et devient poplitée, c'est le plus souvent après un
parcours maximum de 4 à 5 centimètres que le nerf sort du canal par un
petit orifice ménagé dans sa paroi antérieure, contre le tendon du grand adducteur. Dans la généralité des cas, le saphène interne apparaît en dehors de
l'artère grande anastomotique et de ses deux veines comitantes : aussi, est-il
un guide précieux pour la ligature de l'artère fémorale dans le canal de
Hunter. Peu après sa sortie de ce canal, le saphène interne se dirige en dehors
et en arrière; il croise le tendon du 3ᵉ adducteur, et descend derrière lui jusqu'à la face postérieure du condyle interne. Les divers changements de situa-

tion du nerf modifient ses rapports avec le couturier ; tout d'abord situé sur son bord antérieur ou interne, il chemine ensuite au-dessous de lui, et vient au niveau de l'interligne articulaire du genou s'insinuer entre le tendon de ce muscle et celui du droit interne. C'est alors qu'il devient superficiel ; après avoir perforé l'aponévrose jambière contre la tubérosité interne du tibia, il se place sous la peau contre la veine saphène interne, et se divise en ses deux branches terminales. Quelquefois la division se fait sous le fascia à un niveau variable entre les tendons du couturier et du droit interne.

Distribution. — Le nerf saphène interne présente à étudier des branches collatérales, des branches terminales et des branches anastomotiques.

A. **Branches collatérales.** — {Ces branches, toutes situées à la cuisse, sont au nombre de trois. Elles ont été désignées par Cruveilhier sous le nom de rameau cutané fémoral, de rameau cutané tibial et de rameau articulaire ; Valentin les a groupées en un seul tronc appelé branche interne qu'il considère comme s'anastomosant régulièrement avec la branche terminale du nerf obturateur. Nous nous en tiendrons à la division de Cruveilhier.

1° **Rameau cutané fémoral.** — Ce rameau naît à la partie moyenne de la cuisse, se dirige en bas et en arrière entre le couturier et le droit interne, et se distribue à la région postéro-interne de la cuisse et du genou, où il s'unit avec des filets de la branche jambière du saphène interne.

2° **Rameau cutané tibial.** — Celui-ci, qui est parfois une division du précédent, se détache très souvent du saphène tout près du point où ce nerf pénètre dans le canal du 3ᵉ adducteur. Il descend d'abord entre le couturier et le droit interne, contourne le tendon de ce muscle en passant derrière lui, et aboutit par ses dernières arborisations à la peau de la région interne du mollet.

3° **Rameau articulaire.** — D'après Cruveilhier, le rameau articulaire se sépare du saphène interne dans le canal de Hunter, et gagne l'articulation en longeant la cloison intermusculaire interne. Pour Rüdinger, il naît à un niveau sensiblement inférieur, le plus souvent lorsque le saphène croise l'interligne articulaire ; il se dirige alors d'arrière en avant, et après un court trajet (1 centimètre à 1 centimètre et demi) il se perd dans la capsule articulaire tout autour du ligament latéral interne. Ce rameau manque, lorsque le filet articulaire du vaste interne est bien développé.

B. **Branches terminales.** — Elles sont au nombre de deux : 1° une antérieure, branche rotulienne ou réfléchie ; 2° l'autre inférieure ou branche jambière.

1° **Branche rotulienne ou antérieure.** (Cruveilhier). — *Syn.* : Branche transversale, Sappey ; rameau patellaire, Schwalbe ; ramus infrapatellaris, Anat. Nom. — La branche antérieure se sépare de la branche inférieure, tantôt au niveau du condyle interne du fémur, tantôt contre la tubérosité interne du tibia. D'après Cruveilhier, peu après son origine, elle perfore le couturier, constituant ainsi un troisième rameau perforant. Il est évident qu'une pareille disposition ne s'observe que si la branche rotulienne naît au-dessus de l'interligne articulaire ; dans le cas contraire, elle contourne le tendon du couturier. Quoi qu'il en soit, la branche rotulienne sort bientôt de l'aponévrose (Voy. fig. 575) ; elle se dirige alors vers la face antérieure du genou, en décrivant une courbe dont la concavité regarde en avant et en haut, et dont l'extrémité répond à la partie inférieure de la rotule. La direction de cette courbe est parallèle à celle décrite par le tendon du couturier (Sappey). Les ramifications terminales de cette branche aboutissent à la peau qui recouvre la partie inférieure et externe de la rotule et le tendon rotulien. Dans son parcours, elle envoie des filets ascendants qui vont se perdre dans les téguments situés sur la rotule, où ils s'unissent avec les rameaux inférieurs du musculo-cutané externe, et des filets descendants qui se distribuent à la partie inférieure du genou. Parmi ces derniers quelques-uns croisent la crête du tibia, et parviennent jusqu'à la région supéro-externe.

2° **Branche jambière ou inférieure.** — *Syn.* : Branche postérieure ou directe, Cruveilhier; branche verticale ou jambière, Sappey; branche externe, Valentin; rameaux cutanés internes de la jambe, Henle, Schwalbe, Anat. Nom. — La branche jambière continue la direction descendante du saphène interne; d'abord placée sur le tendon du droit interne, puis entre ce tendon et celui du couturier qu'elle croise d'arrière en avant, elle décrit, sous l'aponévrose du genou, et autour du condyle interne, une courbe concentrique à celle de la veine saphène interne, et comprise en dedans de cette dernière (Voy. Angéiologie, p. 1040). La branche jambière émerge de l'aponévrose jambière au niveau de la tubérosité interne du tibia ou un peu au-dessous; devenue sous-cutanée, elle se place tantôt directement en avant de la veine (Cruveilhier, Sappey), tantôt en arrière (Hirschfeld), tantôt enfin à côté et un peu en arrière (Charpy). En ce point, la veine et ses affluents sous-cutanés cheminent toujours dans un plan un peu plus superficiel que le nerf et ses ramifications. La branche jambière descend alors le long de la saphène interne soit en avant, soit en arrière; mais, dès le milieu de la jambe,

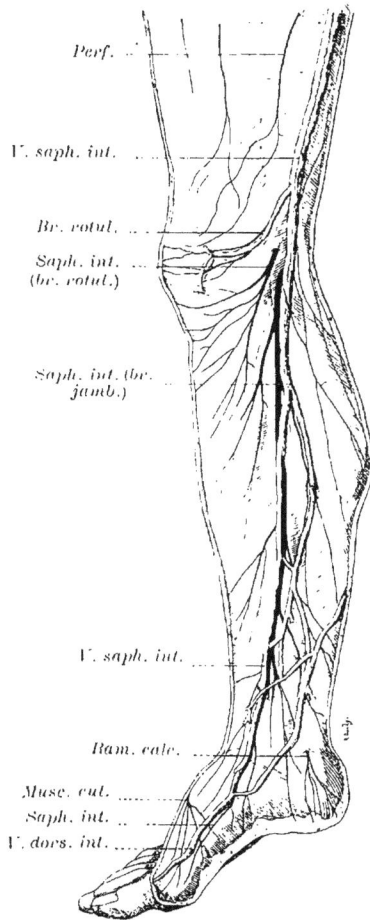

Fig. 575. — Nerf saphène interne.
D'après Hirschfeld.

il existe toujours derrière la veine un gros filet nerveux qui représente le tronc principal de la branche jambière ou sa subdivision la plus importante. En effet, dans la généralité des cas, la branche jambière se scinde toujours en deux rameaux secondaires à l'union du tiers moyen et du tiers inférieur de la jambe. Le *rameau antérieur*, le plus volumineux, chemine à côté de la veine sur la face interne du tibia, croise avec elle la malléole interne, et va s'épuiser sur le bord interne du pied en une série de filets cutanés qui atteignent, mais qui dépassent rarement, la base du premier métatarsien. Dans la région du tarse, ce rameau reçoit une anastomose du musculo-cutané, branche du scia-tique poplité externe; cette anastomose, quelquefois double, traverse en sangle ｌe dos du pied. Le *rameau postérieur* descend à 2 ou 3 centimètres en arrière du bord interne du tibia, et se distribue dans la peau qui recouvre la malléole interne. Il existe souvent un rapport inverse entre ces deux rameaux, l'antérieur est parfois plus grêle, et se termine vers la malléole, tandis que le postérieur vient s'accoler à la veine qu'il accompagne sur le bord interne du pied. Dans leur trajet, ces deux rameaux, de même que la branche jambière, envoient de petits filets en avant et en arrière. Les filets antérieurs suivent une direction oblique ou ansiforme, analogue à celle de la branche rotulienne, et innervent la peau de la région interne de la jambe; les autres vont se distribuer à la partie postéro-interne du mollet où ils s'unissent au rameau tibial du saphène externe.

C. **Branches anastomotiques**. — Indépendamment des anastomoses ter-minales, la branche anastomotique la plus importante est celle que l'on rencontre entre le saphène interne et le nerf obturateur, tantôt à la partie supérieure, tan-tôt à la partie moyenne de la cuisse. Dans le premier cas, le rameau venant de l'obturateur se détache de la branche superficielle de ce nerf, se porte, de dedans en dehors et de haut en bas, dans l'angle de bifurcation de l'artère fémo-rale, et va s'unir avec le saphène interne assez près de son origine; dans le second, le filet anastomotique passe en avant des adducteurs, et vient s'accoler au saphène interne, lorsque celui-ci pénètre dans le canal de Hunter.

En résumé, le nerf crural, par ses branches motrices, est le nerf de la flexion de la cuisse sur le bassin (psoas-iliaque) et de l'extension de la jambe sur la cuisse (quadriceps fémoral); par ses branches cutanées, il donne la sensibilité à la région antérieure de la cuisse, et au côté interne de la jambe et du pied. La paralysie de ce nerf entraîne une gêne considérable dans la loco-motion et dans la station debout.

2ᵉ NERF OBTURATEUR.

Syn. : Nerf crural postérieur ou interne, Schmidt, Bock, etc.; nerf obturateur ou sous-pubien, Valentin.

Origine. — Le nerf obturateur tire son origine du plexus lombaire par trois racines qui proviennent de la 2ᵉ anse et des 3ᵉ et 4ᵉ nerfs lombaires. Ces trois racines se réunissent en un tronc commun, situé en avant du plexus entre les fibres du psoas.

Situation et rapports. — Le nerf obturateur descend, en dedans du crural et en dehors du tronc lombo-sacré dont il est séparé par une grosse veine, vers l'articulation sacro-iliaque qu'il croise en passant en avant d'elle. Dès lors, son trajet jusque-là vertical, devient oblique en avant, en dehors et en bas, et le nerf gagne d'abord le détroit supérieur, puis la paroi latérale du bassin, en se disposant au-dessous puis en dedans du bord interne du psoas. Dans sa portion pelvienne, le nerf obturateur croise l'angle de bifurcation des vaisseaux iliaques primitifs, et quelquefois l'origine des vaisseaux hypogastriques qui se trouvent en avant de lui; il se dirige ensuite en avant, et reste parallèle à la crête du détroit supérieur jusqu'à la gouttière sous-pubienne.

Les rapports du nerf obturateur, dans cette partie de son trajet, diffèrent un peu chez l'homme et chez la femme. Chez l'homme, l'uretère croise le nerf devant les vaisseaux hypogastriques; l'artère ombilicale, un peu avant de se réfléchir contre la paroi latérale de la vessie, fait avec lui un angle très aigu (Voy. Angéiol., page 783, fig. 432), tandis que l'artère et les veines obturatrices cheminent au-dessus de lui. Ces vaisseaux demeurent cependant à une certaine distance du nerf jusqu'à l'ouverture de la gouttière sous-pubienne au niveau de laquelle tous ces organes s'accolent les uns aux autres. Chez la femme, l'uretère passe très rarement en avant du nerf obturateur dont les rapports, très intéressants au niveau de la fossette ovarique, ont été précisés tout récemment par Waldeyer (J. of Anat., 1898). Tantôt le nerf est placé au-dessus de l'artère ombilicale, tantôt au-dessous, mais il est toujours plus rapproché de la surface osseuse que du vaisseau, et il se trouve constamment au-dessus de l'artère obturatrice; dans tous les cas, il apparaît nettement à la partie supérieure de la fossette ovarique. Chez la nullipare où les rapports normaux sont plus nets, il est perpendiculaire à l'ovaire qui est vertical, et répond à la face postérieure de cet organe; les vaisseaux utéro-ovariens sont situés en avant de lui. Après avoir croisé l'insertion du ligament large, il gagne la gouttière sous-pubienne.

Dans son trajet pelvien, le nerf obturateur, chez l'homme ainsi que chez la femme, est recouvert par l'aponévrose périnéale supérieure et par le péritoine pariétal. A sa sortie du canal obturateur ou dans ce canal, le nerf, placé au-devant et en dehors des vaisseaux, se bifurque en ses branches terminales; la division s'opère quelquefois, mais très rarement, dans la cavité pelvienne.

Distribution. — A l'intérieur du bassin, le nerf obturateur n'émet aucune branche collatérale, et n'innerve jamais, ainsi que le prétend Valentin, le muscle obturateur interne. A sa sortie du canal sous-pubien, il fournit une collatérale à l'obturateur externe, et se divise en deux branches terminales.

A. Branche collatérale (branche de l'obturateur externe). — Cette branche, quelquefois double, se sépare du tronc de l'obturateur dans le canal sous-pubien, se dirige en dehors, passe sous l'artère obturatrice, et se divise en deux rameaux secondaires. L'un, le plus volumineux, s'insinue sous le bord supérieur de l'obturateur externe, et se ramifie entre sa face postérieure et la membrane obturatrice; l'autre s'étale sur la face antérieure du muscle, et envoie plusieurs filets qui pénètrent de distance en distance dans sa profondeur.

B. Branches terminales. — Elles sont au nombre de deux : une superficielle, l'autre profonde.

1° Branche superficielle. — Syn. : Branche antérieure supérieure ou cutanée, Valentin; branche superficielle, Henle; rameau sous-pectinéal, Cruveilhier; rameau antérieur, Schwalbe, Anat. Nom. — D'abord placée sous le pectiné et devant l'obturateur externe, la branche superficielle passe en avant du petit adducteur, puis elle s'insinue entre ce dernier et le moyen adducteur. C'est entre ces deux muscles qu'elle se divise en quatre rameaux dont trois moteurs sont destinés aux deux premiers adducteurs et au droit interne, et dont le quatrième est cutané.

a) Rameau du droit interne. — Ce rameau, le plus interne parmi les nerfs musculaires, s'insinue d'abord entre le pectiné en avant et le petit adducteur en arrière, puis entre le moyen et le grand adducteur, pour gagner la face externe du droit interne, contre laquelle il se divise en une série de filets presque tous descendants. Sappey a signalé un fin ramuscule, recourbé en anse, qui, par un trajet récurrent, va se distribuer dans le droit interne tout près de son insertion pubienne.

b) Rameau du moyen adducteur. — Il accompagne le précédent jusqu'à la face profonde du moyen adducteur dans lequel il se perd ; assez souvent il fournit un petit filet qui pénètre dans ce muscle par son bord supérieur.

c) Rameau du petit adducteur. — Situé un peu en dehors du nerf du moyen adducteur, le rameau du petit adducteur, après avoir croisé le bord supérieur de ce muscle, vient s'étaler à sa face antérieure en une série de petits filets qui s'enfoncent aussitôt dans la profondeur.

d) Rameau cutané. — L'origine du rameau cutané est assez variable. Pour quelques auteurs étrangers, et pour Schwalbe en particulier, il se détache du nerf du droit interne ; d'après Cruveilhier et les classiques français, il naît, en général, du nerf du moyen adducteur ; enfin, suivant Henle, il provient tantôt de l'un, tantôt de l'autre de ces deux nerfs. Il faut tout d'abord remarquer que, si ce rameau cutané ne vient pas d'une manière constante du nerf du droit interne, ce nerf donne souvent, comme nous avons pu le constater, quelques filets grêles qui aboutissent aux téguments de la région supéro-interne de la cuisse. Lorsqu'il se sépare du nerf du moyen adducteur,

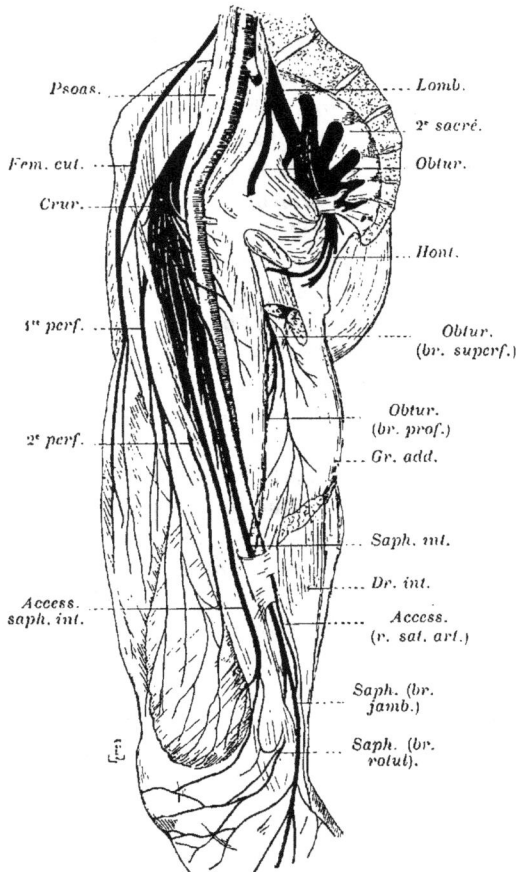

Fig. 576. — Nerf crural et nerf obturateur. D'après Hirschfeld.

le rameau cutané passe tantôt en avant, tantôt en arrière de ce muscle qu'il perfore quelquefois, et se distribue dans la même région. Quelques-uns de ces filets cutanés s'unissent par des anastomoses terminales avec le saphène interne ou avec son accessoire. Nous rappellerons encore l'existence d'une anastomose qui va du nerf obturateur vers le saphène interne. Cette anastomose, qui se détache presque toujours du rameau cutané au voisinage de son origine, passe entre les deux branches de bifurcation de l'artère fémorale, et va s'accoler au saphène interne lorsqu'il descend le long de la fémorale superficielle ; elle apporte au saphène interne des fibres des 3e et 4e lombaires qui ont emprunté le trajet du nerf obturateur. Enfin, Cruveilhier a signalé un filet articulaire émané du rameau cutané, qui arrive jusqu'à l'articulation du genou, et qui se perd au voisinage du ligament latéral interne.

2° **Branche profonde.** — *Syn.* : Rameau postérieur, Valentin, Schwalbe, Anat. Nom. — Placée entre le pectiné et l'obturateur externe qu'elle perfore dans certains cas, la branche profonde, souvent volumineuse, s'insinue entre le petit et le grand adducteur à la face antérieure duquel elle s'étale en trois rameaux principaux. Le premier, à trajet récurrent, remonte vers la partie supérieure du grand adducteur, le second accompagne l'artère musculaire issue de la fémorale profonde, et aboutit à sa partie moyenne, le troisième descend vers la partie tendineuse du muscle, et peut être facilement suivi jusqu'au canal de Hunter. La branche profonde fournit presque toujours un ou deux rameaux à la portion interne de l'articulation coxo-fémorale, et un fin ramuscule au muscle petit adducteur, lorsqu'elle descend en arrière de lui.

Le nerf obturateur, en outre de ceux que nous venons d'énumérer, émet encore les rameaux suivants qui viennent tantôt de la branche superficielle, tantôt de la branche profonde :

1° Un petit filet inconstant destiné au muscle pectiné, et qui se détache de la branche superficielle ou du tronc de l'obturateur.

2° Un filet décrit par Hyrtl comme une ramification de la branche profonde qui accompagne l'artère poplitée, et qui se rend à la partie postérieure de l'articulation du genou.

3° Un filet qui s'accole à l'artère nourricière du fémur, et qui pénètre avec elle dans le trou diaphysaire de cet os (Rauber).

Le nerf obturateur est essentiellement le nerf de l'adduction de la cuisse ; étant donné sa situation dans le bassin, il est fréquemment le siège de névralgies au cours de la grossesse. La paralysie produite par la compression de la tête fœtale ou par une hernie étranglée (Féré) amène une gêne notable dans la rotation externe de la cuisse, et dans sa flexion sur le bassin; l'adduction devient très difficile, quelquefois même impossible.

Nerf obturateur accessoire. — Depuis Schmidt, on a souvent signalé l'existence d'un nerf obturateur accessoire. Ce nerf naît avec l'obturateur des 3e et 4e paires lombaires, traverse le psoas dans sa portion inférieure, et chemine, le long de la paroi pelvienne, sous l'aponévrose périnéale supérieure, entre le bord interne du psoas, et le nerf obturateur au-dessus duquel il se trouve placé. Parvenu au niveau de la gouttière sous-pubienne, il s'écarte de l'obturateur pour passer sur la branche horizontale du pubis au voisinage de l'éminence iléo-pectinée, puis il s'enfonce sous le muscle pectiné et se comporte d'une façon différente suivant les auteurs. D'après Schmidt, il se divise alors en deux ou trois branches, dont l'une s'unit au tronc de l'obturateur et les deux autres se perdent dans le pectiné et dans le tissu graisseux qui entoure l'articulation coxo-fémorale. Cruveilhier, ayant surtout en vue les rameaux articulaires, a proposé d'appeler ce nerf : accessoire de l'articulation coxo-fémorale; dans un cas qu'il a observé, la branche anastomotique, au lieu de se porter vers l'obturateur, allait s'unir au saphène interne. D'après Hyrtl, l'anastomose se fait avec le génito-crural. On a vu, dans certains cas, le nerf accessoire donner des filets à l'obturateur externe, au droit interne et aux adducteurs; exceptionnellement il peut fournir un filet cutané.

L'existence de ce nerf est variable; pour Cruveilhier, on le rencontrerait très souvent; Henle l'a trouvé 4 fois sur 10 sujets, Hyrtl 3 fois sur 40 cas, et Eisler dans la proportion de 29 our 100.

Tronc ou nerf lombo-sacré. — Quelques classiques décrivent le tronc lombo-sacré avec le plexus lombaire; mais comme il participe uniquement à la formation du plexus sacré, nous l'étudierons seulement avec ce dernier.

Distribution sensitive du plexus lombaire.

Nous avons signalé, à propos des nerfs intercostaux, la distribution cutanée

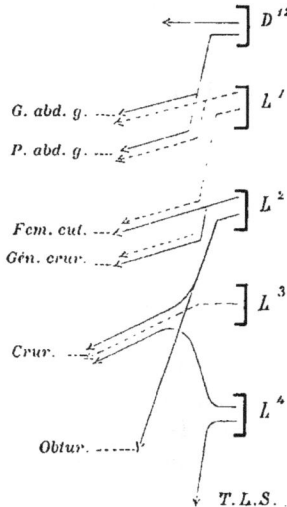

FIG. 577. — Constitution radiculaire des branches sensitives du plexus lombaire. — Schéma.

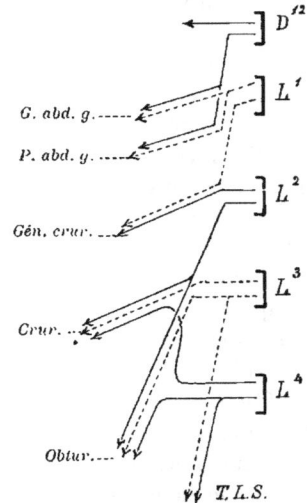

FIG. 578. — Constitution radiculaire des branches motrices du plexus lombaire. — Schéma.

des deux premiers nerfs lombaires à la paroi abdominale. Nous croyons devoir reporter à la suite du plexus sacré, l'étude de la distribution sensitive des nerfs du plexus lombaire; nous y trouvons l'avantage de pouvoir présenter en un chapitre d'ensemble les territoires cutanés du membre inférieur.

Nerfs articulaires. — De même nous préférons donner un résumé de la distribution des nerfs articulaires à la suite du plexus sacré, puisque les articulations de la hanche et du genou reçoivent à la fois leur innervation du plexus lombaire et du plexus sacré.

Tableau de la distribution du plexus lombaire.

```
                    ⎧ Courtes . ⎧ Nerfs du carré des lombes.
                    ⎪           ⎨ Nerfs du grand psoas.
                    ⎪           ⎩ Nerfs du petit psoas.
                    ⎪
                    ⎪           ⎧           ⎧ Rameau perforant.
          Bran-     ⎪           ⎪  Grand    ⎪ Branche abdo- ⎧ Rameau perforant.
          ches      ⎪           ⎪  nerf     ⎨   minale. . . ⎨ Rameau musculo-cutané.
          collaté-  ⎨           ⎪ abdomino- ⎪ Branche géni- ⎧ Filets inguinaux.
          rales.    ⎪           ⎪  génital. ⎩   tale. . . . ⎩ Filets pubiens.
                    ⎪           ⎪           ⎧ Rameau abdo-  ⎧ Filets pour le grand droit.
                    ⎪           ⎪  Petit    ⎪   minal. . . .⎨ Filets cutanés,
                    ⎪           ⎪  nerf     ⎨               ⎧ Filets inguinaux.
                    ⎪           ⎪ abdomino- ⎪ Rameau géni-  ⎨ Filets pour le scrotum (ou pour
                    ⎪ Longues.  ⎨  génital. ⎩   tal . . . .⎩   les grandes lèvres).
                    ⎪           ⎪           ⎧ Branche cru-  ⎧ Filets pour les muscles iliaque
                    ⎪           ⎪           ⎪   rale. . . . ⎨   et transverse.
                    ⎪           ⎪           ⎪               ⎩ Filets cruraux.
                    ⎪           ⎪  Nerf     ⎪               ⎧ Filet de l'artère iliaque externe.
                    ⎪           ⎪ génito-   ⎨               ⎪ Filets musculaires pour le trans-
                    ⎪           ⎪  crural.  ⎪               ⎪   verse et le petit oblique.
                    ⎪           ⎪           ⎪ Branche géni- ⎨ Filets ou nerfs crémastériens.
                    ⎪           ⎪           ⎪   tale. . . . ⎪ Filets du canal déférent.
                    ⎪           ⎪           ⎩               ⎪ Rameau scrotal (ou de la grande
                    ⎪           ⎪                           ⎩   lèvre).
                    ⎪           ⎪  Nerf     ⎧ Branche fessière.
                    ⎪           ⎩ fémoro-   ⎨ Branche fémo- ⎧ Rameau externe.
                    ⎪             cutané.   ⎩   rale. . . . ⎩ Rameau interne.
Plexus              ⎨
lombaire.           ⎪                     ⎧ Externes. Rameau pour l'iliaque.
                    ⎪   Branches collatéra⎨          ⎧ Rameaux pour le psoas.
                    ⎪   les . . . . . .   ⎩ Internes.⎨ Rameau pour le pectiné.
                    ⎪                                ⎩ Filet pour l'artère fémorale.
                    ⎪
                    ⎪           ⎧           ⎧      ⎧ R. perf. sup.
                    ⎪           ⎪  Nerf     ⎪ Ram. ⎨ R. perf. inf.
                    ⎪           ⎪ musculo-  ⎨ cut. ⎨ R. acc. du ⎧ F. sat. de l'art. fém.
                    ⎪           ⎪ cutané    ⎪      ⎩ saph. int. ⎩ F. sat. de la v. s. int.
                    ⎪           ⎪ externe.  ⎪ Rameaux    ⎧ Courts. ⎧ Pour le coutu-
                    ⎪           ⎪           ⎩ musculaires.⎩ Longs. ⎩   rier.
                    ⎪           ⎪           ⎧ Rameaux cutanés.
                    ⎪           ⎪  Nerf     ⎪
                    ⎪           ⎪ musculo-  ⎨
                    ⎪           ⎪ cutané    ⎪ Rameaux    ⎧ Pour le pectiné.
                    ⎪           ⎪ interne.  ⎩ musculaires.⎩ Pour le moyen adduct.
            Nerf    ⎪ Bran-     ⎪           ⎧ Rameau     ⎧ Filet pour le tenseur
            crural. ⎨ ches      ⎨           ⎪ du droit an⎨   du fascia lata.
                    ⎪ termi-    ⎪           ⎪   térieur. ⎩ Filet articulaire.
                    ⎪ nales.    ⎪  Nerf     ⎪ R. du vaste⎧ Filet articulaire pour la
                    ⎪           ⎪   u       ⎨   externe. ⎩   hanche.
                    ⎪           ⎪ quadriceps⎪ R. du vaste⎧ Filet articulaire pour le
                    ⎪           ⎪ fémoral.  ⎪   interne. ⎩   genou.
                    ⎪           ⎪           ⎪            ⎧ Nerf épiphys. du fémur.
                    ⎪           ⎪           ⎩ R. du crural.⎨ Filets articulaires (cul-
                    ⎪           ⎪                         ⎩   de-sac sous-tricipital).
                    ⎪           ⎪           ⎧ Branches   ⎧ R. cutané fémoral.
          Bran-     ⎪           ⎪           ⎪ collatérales.⎨ R. cutané tibial.
          ches      ⎨           ⎪           ⎪            ⎩ R. articulaire.
          termi-    ⎪           ⎪  Nerf     ⎨
          nales.    ⎪           ⎪ saphène   ⎪ Branches   ⎧ Branche rotulienne.
                    ⎪           ⎩ interne.  ⎨ terminales.⎨ Br. jambière. ⎧ Filet ant.
                    ⎪                       ⎩            ⎩               ⎩ Filet post.
                    ⎩ Br. anastomotiques : avec l'obturateur.
```

Plexus lombaire. (Suite)
— Branches terminales. (Suite)
  — Nerf obturateur.
    — Branches collatérales. . Pour l'obturateur externe.
    — Branches terminales.
      — Branche superficielle.
        — R. du droit interne.
        — R. du moyen adducteur.
        — R. du petit adducteur.
        — R. cutané.
      — Branche profonde.
        — R. pour le grand adducteur.
        — R. p. le petit adducteur (inconstant).
      — Filets inconstants qui naissent tantôt de la branche superficielle, tantôt de la profonde.
        — Filet du pectiné.
        — Filet articulaire pour la région postérieure du genou.
        — Filet diaphysaire du fémur.
  — Nerf obturateur accessoire (inconstant)........
    — Branche anast. pour le n. obturateur.
    — Branches articulaires pour la hanche.

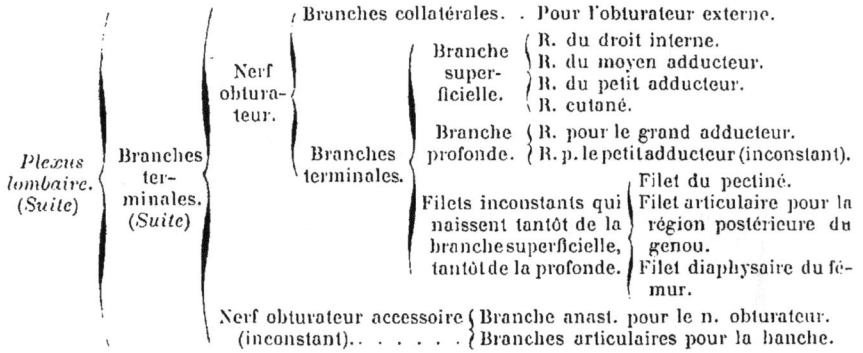

Tableau de la distribution des racines rachidiennes du plexus lombaire entre les différents nerfs de ce plexus,

RACINES.	FONCTIONS.	INNERVATION MOTRICE.	INNERVATION SENSITIVE.	RÉFLEXES
1re lombaire.	Fonctions des muscles de l'abdomen : expiration etc.	Muscles de l'abdomen par : Nerf grand abdomino-génital. Nerf petit abdomino-génital. Nerf génito-crural. Psoas-iliaque par nerf crural ?	Scrotum (grandes lèvres) par : Nerf grand abdomino-génital. Nerf petit abdomino-génital. Nerf génito-crural.	
2e lombaire.	Id. et Flexion de la cuisse sur le bassin. Contraction du crémaster.	Mêmes nerfs, en outre. Nerfs crémastériens du génito-crural. Nerf crural. . . { Carré des lombes, Psoas-iliaque. Pectiné. Couturier. Nerf obturateur. { Pectiné. Moyen adducteur.	Aine par les précédents et par nerf fémoro-cutané. Pli de l'aine. Côté externe de la hanche et de la cuisse. . par nerf fémoro-cutané et nerf crural.	Réflexe crémastérien.
3e lombaire.	Extension de la jambe sur la cuisse. Adduction de la cuisse.	Nerf crural. . . { Psoas-iliaque. Pectiné. Couturier. Quadriceps fémoral. Nerf obturateur. { Droit interne. Obturateur externe. Petit adducteur. Grand adducteur.	Côté antérieur de la cuisse . . . Côté interne de la cuisse . . .	Réflexe rotulien.
4e lombaire.	Extension du genou. Adduction de la cuisse.	Nerf crural. . .	Quadriceps fémoral. Nerf obturateur. { Droit interne. Petit adducteur. Grand adducteur.	Côté interne de la jambe jusqu'au pied par saphène interne. . . .	

Tableau de la constitution radiculaire des nerfs du plexus lombaire.

	FIBRES SENSITIVES	FIBRES MOTRICES
Nerf grand abdomino-génital . .	L_1.	L_1.
— petit abdomino-génital. . .	L_1.	L_1.
— fémoro-cutané.	$\begin{cases} L_1. \\ L_2. \end{cases}$	
— génito-crural.	$\begin{cases} L_1. \\ L_2. \end{cases}$	$L_1.$ $L_2.$
— crural.	$\begin{cases} L_2. \\ L_3. \\ L_4. \end{cases}$	$\begin{cases} L_2. \\ L_3. \\ L_4. \end{cases} \begin{cases} \text{Carré des lombes.} \\ \text{Psoas iliaque.} \\ \text{Pectiné, couturier.} \\ \text{Quadriceps fémoral.} \end{cases}$
— obturateur	L_2.	$\begin{cases} L_2. \\ L_3. \\ L_4. \end{cases} \begin{array}{l} \text{Moyen adducteur.} \\ \text{Obturateur externe. Droit interne.} \\ \text{Petit et grand adducteur.} \end{array}$

VARIÉTÉS ET ANOMALIES DU PLEXUS LOMBAIRE

1° *Grand nerf abdomino-génital.* — Nous rappellerons que la branche génitale considérée comme constante par les classiques français depuis Bichat, est une exception pour Valentin, Quain, Henle, etc. Henle signale l'existence d'un nerf spécial pour le transverse, qui chemine sous le péritoine, et s'enfonce dans ce muscle près de ses insertions à la crête iliaque. — Très rarement, le grand abdomino-génital provient (en totalité ou en partie) du 12e intercostal. — Les deux nerfs abdomino-génitaux dérivent quelquefois d'un tronc unique; cette disposition est regardée comme la règle par Schwalbe qui désigne ce tronc sous le nom de nerf lombo-inguinal. — D'après les statistiques de la Société anatomique de Grande-Bretagne et d'Irlande (Thomson, 1891), il existait deux fois, sur 7 cas observés, une branche d'union entre le 12e nerf intercostal et le 1er lombaire. Dans 13 cas, le grand nerf abdomino-génital était suppléé en partie par le rameau abdominal du 12e intercostal. Dans un cas, un filet de la branche abdominale innervait le muscle pyramidal, et dans un autre cette branche abdominale envoyait un rameau au petit psoas.

2° *Petit nerf abdomino-génital.* — Ce nerf peut donner sur la crête iliaque un petit rameau qui se distribue à la peau recouvrant l'épine antéro-supérieure; il représente la perforante latérale des intercostaux. — Griffin a vu la branche génitale du génito-crural, et plus rarement le fémoro-cutané remplacer dans une partie de son trajet le petit abdomino-génital. — Dans certains cas, le rameau génital fournit un filet au canal déférent (Henle). — Voigt a observé un rameau qui passait sur l'arcade crurale, descendait à la partie antérieure de la cuisse sur une longueur de 14 centimètres, embrassait la veine saphène interne par sa partie profonde, et décrivait un arc à concavité supérieure pour venir finalement s'épuiser dans les téguments du mont de Vénus. — Dans deux cas, le petit abdomino-génital manquait, et était remplacé une fois par le 12e nerf intercostal, une autre fois par le génito-crural. Sur deux sujets il suppléait le grand abdomino-génital qui faisait défaut. (Statis. de la Soc. Anat. de Londres.)

3° *Nerf génito-crural.* — La branche génitale peut se détacher isolément du 1er nerf lombaire. — La division de la branche crurale en deux rameaux est décrite comme la règle par Valentin. Le rameau interne suit le trajet de la branche génitale proprement dite; quant au rameau externe, il va s'anastomoser vers l'épine iliaque antéro-supérieure avec le fémoro-cutané. — Il est évident que certaines fibres du 2e nerf lombaire, destinées au fémoro-cutané, peuvent emprunter le parcours du génito-crural qui fournit alors par sa branche crurale le rameau fessier du fémoro-cutané (cas de Cruveilhier et de Sappey). Ce rameau fessier passe sous le fémoro-cutané au niveau de l'arcade crurale, sort en dehors de lui, et, après avoir contourné le tenseur du fascia lata, va se distribuer à la peau. — D'autre part, le génito-crural peut contenir des fibres du nerf crural, et fournir les rameaux cutanés antérieurs de la cuisse jusqu'au genou (Schmidt, Langenbeck, etc.). — Enfin, la branche crurale renferme des fibres du 1er nerf lombaire destinées au petit abdomino-génital (Schwalbe); elle présente alors un rameau externe qui répond à la branche crurale proprement dite et un rameau interne qui passe sous l'arcade fémorale, la contourne, et se perd vers la région de l'orifice inguinal externe, dans les muscles et dans les téguments. D'après Henle, on rencontre assez souvent un filet de la branche crurale qui pénètre dans le canal inguinal où il s'unit à la branche génitale; dans un cas analogue, nous avons vu ce filet rester distinct jusqu'à la peau de la grande lèvre dans laquelle il se terminait. — Luschka a rencontré à plusieurs reprises de fines fibres arciformes unissant le génito-crural aux rameaux des abdomino-génitaux qui sortent par l'orifice externe du canal inguinal.

4° **Nerf fémoro-cutané.** — Dans un cas de Schmidt, le fémoro-cutané donnait un rameau à l'artère crurale. Sur 33 observations du même auteur, il était deux fois fusionné avec le nerf crural dont il se séparait au-dessous de l'arcade fémorale. — Griffin l'a vu manquer une fois; il était alors remplacé par le génito-crural. — Testut a observé une suppléance partielle du nerf faite par le grand abdomino-génital pour la branche fessière, et par le génito-crural pour la branche fémorale.

5° **Nerf crural.** — A. **Tronc et branches collatérales.** — 1° *Variétés d'origine.* Dans les formes hautes du plexus, le crural peut recevoir des fibres du 12e dorsal; dans les formes basses, de la 5e lombaire; dans chacun de ces cas la racine opposée est très grêle. — 2° *Variétés de rapport.* Dans un cas de Dubreuil, le crural passait entre l'artère et la veine fémorales. — 3° *Variétés de distribution.* Valentin a signalé un nerf « fémoral cutané antérieur et externe propre » qui naît du crural dans la fosse iliaque, sort du bassin sous l'extrémité externe de l'arcade crurale, et va s'anastomoser avec la branche fessière du fémoro-cutané avec laquelle il se distribue à la peau de la fesse. — Henle a vu quelques filets nerveux se détacher du crural à l'intérieur du bassin pour aller s'unir aux filets cutanés que ce nerf fournit à la cuisse. — D'après Luschka, le crural donne un petit rameau au tenseur du fascia lata. Nous avons vu, dans un cas, ce rameau quitter le crural un peu avant sa division, croiser la face antérieure du psoas, puis passer entre le droit antérieur et le couturier sous le fémoro-cutané, et aboutir au bord antérieur du tenseur du fascia lata.

B. **Branches terminales.** — La plupart des branches cutanées peuvent provenir d'un tronc unique qui naît assez haut dans le bassin. — Le crural peut fournir le fémoro-cutané. — *Accessoire du saphène interne.* Nous avons vu, dans un cas, ce rameau nerveux, issu d'une des branches profondes du crural, longer les vaisseaux en dehors, et rester sous le couturier jusqu'à l'orifice supérieur du canal de Hunter; là, au lieu de pénétrer dans ce canal il se dirigeait en dehors, pour aller se distribuer à la peau du genou entre les filets terminaux du 1er et du 2e perforant. — Valentin a décrit une anse nerveuse, formée par les nerfs cutanés de la cuisse issus du crural, et située en avant de la rotule. De cette anse, se détachent en dedans, et surtout en dehors, de fins filets dont les ramifications ultimes viennent constituer des plexus, dits plexus rotuliens superficiels. Ces plexus sont très nets à la partie inférieure de la rotule et sur les côtés de l'articulation du genou. — *Musculo-cutané interne.* Le nerf du pectiné provient souvent de ce nerf (Arnold). — A. Thomson a vu une branche du musculo-cutané interne s'unir avec la branche superficielle de l'obturateur en un plexus qui donnait les nerfs des adducteurs. — *Saphène interne.* H. Meyer a observé un sujet sur lequel ce nerf s'arrêtait au genou, et était suppléé à la jambe par un rameau du sciatique poplité interne. — La branche rotulienne provenait dans un cas du rameau du vaste interne (*Guy's Hosp. Report*). — Le saphène interne fournit quelquefois le collatéral interne du gros orteil (Longet, etc.). — Hyrtl a vu le saphène interne accompagner l'artère fémorale dans le creux poplité, puis revenir entre le vaste interne et le grand adducteur qu'il perforait pour reprendre sa place ordinaire.

6° **Nerf obturateur.** — Le nombre des variations présentées par le nerf obturateur est considérable, et il est souvent difficile dans son mode de division et de distribution de reconnaître la disposition qui répond à la normale; aussi avons-nous été obligé de signaler les variantes principales au cours de la description du nerf. Ajoutons quelques particularités très rares. — C. Krause, à la suite de Valentin, décrit un rameau pour l'obturateur interne. Sans croire à une erreur d'observation de la part de ces auteurs, nous insisterons sur ce fait qu'un pareil rameau est exceptionnel. — D'après Henle, le rameau anastomotique avec le saphène interne donnerait des filets qui se porteraient sur les artères fémorale et poplitée. — Hepburn a vu le nerf obturateur traverser le canal de Hunter, devenir sous-cutané après avoir croisé l'artère fémorale, puis le bord postérieur du couturier, et se distribuer à la peau de la région supéro-interne du mollet. — Enfin, Eisler a signalé, dans quelques cas, l'existence de filets périostiques pour le pubis nés du nerf obturateur au voisinage de la gouttière sous-pubienne.

2° PLEXUS SACRÉ

Avant d'aborder l'étude du plexus sacré, nous examinerons les branches antérieures des nerfs sacrés et le tronc lombo-sacré.

A. *Branches antérieures des nerfs sacrés.* — Les branches antérieures des nerfs sacrés sont au nombre de cinq ; les quatre premières quittent le canal rachidien par les trous sacrés antérieurs, la cinquième sort par l'extrémité inférieure du canal sacré entre le sacrum et le coccyx. On désigne parfois le nerf coccygien sous le nom de sixième branche sacrée; mais comme ce nerf prend part à la formation du plexus coccygien, il sera décrit avec ce dernier. Ces branches diminuent très rapidement de volume de la 1re à la 5e ; de même que toutes les paires rachidiennes, elles envoient un ou deux rameaux communicants aux ganglions sympathiques voisins. Nous allons examiner successivement les rapports et les particularités que présente chacune de ces branches.

La première branche sacrée, d'un diamètre moyen de 7 à 8 millimètres, se dispose, à son émergence du sacrum, dans la gouttière qui continue en dehors le trou sacré antérieur correspondant. Elle se porte ainsi obliquement en dehors et en bas, et croise, accolée au bord supérieur du muscle pyramidal, l'articulation sacro-iliaque à 2 centimètres environ au-dessous du détroit supérieur. A son origine, elle envoie au sympathique deux rameaux communicants entre lesquels passe souvent une branche de l'artère sacrée moyenne, ou bien la première collatérale de l'artère sacrée latérale supérieure. Après avoir reçu le tronc lombo-sacré, elle s'unit à la deuxième branche sacrée tout près du sommet de la grande échancrure sciatique. L'artère et les veines fessières se placent dans l'angle formé par la réunion du tronc lombo-sacré et de la première branche sacrée; tandis que l'artère sacrée latérale supérieure, l'artère ischiatique et leurs veines satellites croisent presque à angle droit la face antérieure de la première paire sacrée, et que les vaisseaux honteux internes descendent obliquement en avant de son extrémité externe (Voy. Angéiol., p. 783 et suiv., fig. 432).

La deuxième branche sacrée, à peine inférieure comme volume à la précédente, puisqu'elle mesure de 6 à 7 millimètres d'épaisseur, apparaît, à sa sortie du trou sacré, dans l'intervalle des deux faisceaux d'insertion supérieurs du pyramidal. Après avoir donné ses filets d'union au deuxième ganglion sacré, elle se dirige en dehors et un peu en avant, vers la partie antérieure de la grande échancrure sciatique, en suivant la face pelvienne du muscle pyramidal. L'artère sacrée latérale inférieure naît contre le bord supérieur de cette deuxième branche, et les vaisseaux ischiatiques cheminent en avant d'elle. Chez l'homme, et dans la série des vertébrés, la 2e sacrée se bifurque à sa partie externe en deux cordons secondaires qui se portent : le supérieur vers la 1re, et l'inférieur vers la 3e paire sacrée; cette disposition particulière et constante lui a fait donner par Jhering le nom de *nerf bijumeau.*

La troisième branche sacrée, à peu près horizontale, après avoir fourni ses rameaux au ganglion correspondant du sympathique, longe le bord inférieur du pyramidal, et va s'unir à la 2e sacrée directement au-dessus et en dedans de l'épine sciatique et du petit ligament sacro-sciatique. Son volume atteint à peine la moitié de celui de la branche précédente; il mesure en moyenne 3 millimètres et demi. La plus grosse partie des fibres musculaires du pyramidal la sépare de la 2e sacrée, et c'est dans l'angle de réunion de ces deux branches que passent les vaisseaux ischiatiques (Voy. Angéiol., fig. 432). D'après Arnould (Th. Bord. 1892), l'artère sacrée latérale, probablement l'inférieure, se détache de l'hypogastrique entre la 2ᵉ et la 3ᵉ sacrée. On observe très fréquemment entre ces deux dernières paires rachidiennes une arcade nerveuse verticale qui passe en avant du muscle pyramidal, entre les artères sacrée latérale et ischiatique; de cette arcade, naissent les nerfs du pyramidal.

La quatrième branche sacrée, située horizontalement au-dessous du pyramidal, repose sur le bord supérieur du muscle ischio-coccygien; elle est reçue dans une gouttière formée par l'aponévrose pelvienne au point où cette dernière s'écarte du grand ligament sacro-sciatique, et se porte vers le bord supérieur du petit ligament (Morestin). Aussitôt après sa sortie du trou sacré la quatrième branche envoie une forte anastomose à la cinquième. Dans la généralité des cas, elle se divise en trois cordons dont l'un s'unit à la 3ᵉ, l'autre à la 5ᵉ sacrée, et dont le troisième (rameau coccygien, Cruveilhier; rameau perforant cutané, Anat. Nom.) traverse le grand ligament sacro-sciatique. Le diamètre moyen de la 4ᵉ sacrée est de 2 millimètres et demi.

La cinquième branche sacrée provient de la division du nerf rachidien correspondant, au moment où celui-ci passe en dedans du ligament sacro-coccygien latéral. D'un diamètre qui ne dépasse guère 1 millimètre, cette branche se bifurque bientôt en un rameau ascendant qui va se fusionner avec la 4ᵉ sacrée, et en un rameau descendant qui s'unit au nerf coccygien; ces deux rameaux s'appliquent contre la partie supéro-interne du muscle ischio-coccygien.

B. *Tronc lombo-sacré*. — Nous avons vu que la 4ᵉ lombaire (nerf en fourche) donnait un cordon assez volumineux qui, uni à la 5ᵉ, forme le tronc lombo-sacré. Celui-ci recouvert à son origine par les vaisseaux hypogastriques (Voy. Angéiol., fig. 432), descend d'abord contre l'aile latérale du sacrum sur laquelle il laisse une empreinte très nette, entre le nerf obturateur au-dessus et la 1ʳᵉ sacrée ainsi que la digitation supérieure du pyramidal au-dessous. Il croise ensuite la crête du détroit supérieur, atteint le rebord saillant de l'articulation sacro-iliaque à 1 centimètre et demi au-dessous de la ligne innominée, et s'unit avec la 1ʳᵉ branche sacrée, à la partie supérieure de l'échancrure sciatique; son diamètre moyen est de 7 à 8 millimètres. Entre les deux racines du tronc lombo-sacré, passe la branche iliaque de l'artère iléo-lombaire, ainsi que ses deux veines satellites (Morestin); dans l'angle de réunion du tronc lombo-sacré et de la 1ʳᵉ branche sacrée, se trouvent les vaisseaux fessiers : l'artère fessière embrasse souvent dans une courbe à concavité antérieure et externe l'extrémité inférieure du tronc lombo-sacré. Pour les auteurs qui séparent le plexus sacré du plexus lombaire, le tronc lombo-sacré a la valeur d'une anastomose entre ces deux plexus ; dans un seul cas, observé par Henle, le tronc lombo-sacré faisait défaut.

Les branches antérieures des nerfs sacrés, réunies au tronc lombo-sacré, constituent le plexus sacré proprement dit, et représentent la portion du plexus lombo-sacré destiné à l'innervation du membre inférieur et de la région ano-génitale. Toutefois, il est assez rationnel de séparer du plexus sacré les nerfs qui se rendent aux muscles et aux téguments des organes génitaux, et de les décrire sous le nom de plexus honteux (plexus pudendus, Anat. Nom.). Nous examinerons donc séparément : 1° le *plexus sacré ou ischiatique* ; 2° le *plexus honteux ou génital*.

1° *Plexus sacré.*

Syn. : Plexus sacré, Bichat, Cruveilhier, Sappey, Anat. Nom.; plexus ischiatique, anat. all.

Considérations générales. — Le plexus sacré proprement dit résulte de la fusion du tronc lombo-sacré avec les trois premières sacrées; mais, ainsi que l'a montré Jhering, la 5e lombaire et la 1re sacrée envoient seules la totalité de leurs fibres dans le plexus. En effet la 2e branche sacrée, par sa branche inférieure, s'unit avec un rameau de la 3e, et constitue avec la 4e le plexus honteux. La participation constante de la 2e sacrée à la formation de deux plexus différents lui a valu le nom de *nerf bijumeau* (Jhering). Le plexus sacré résulte donc de la réunion d'une partie des fibres de la 4e lombaire, de la totalité des 5e lombaire et 1re sacrée, et de la plus grosse partie des fibres des 2e et 3e sacrées. La division de la 3e sacrée en deux branches, dont l'une aboutit au plexus sacré, et l'autre au plexus honteux, pourrait en imposer pour un nouveau nerf bijumeau. Mais Jhering fait très justement remarquer que chez l'homme la participation de la 3e sacrée à la formation du plexus sacré est mise en doute par un grand nombre d'anatomistes. En effet, s'il est vrai que souvent cette branche envoie des fibres au plexus sacré, souvent aussi ces fibres font défaut, et ce dernier cas paraît être la règle dans la série des vertébrés. La 2e sacrée mérite donc seule le nom de nerf bijumeau; si, chez l'homme, le plexus sacré reçoit des fibres de la 3e sacrée, c'est là une disposition acquise toute particulière résultant probablement de l'atrophie de la région caudale. Primitivement, et comme cela se constate chez presque tous les mammifères (à l'exception de quelques rongeurs et des cynocéphales), la limite inférieure des racines du plexus lombo-sacré, c'est-à-dire des nerfs destinés au membre inférieur, est marquée par la 2e sacrée.

Dans son ensemble, le plexus sacré a la forme d'un triangle rectangle dont le tronc lombo-sacré figure l'hypoténuse, et la 3e sacrée un des côtés de l'angle droit, l'autre côté étant représenté par une ligne conventionnelle qui unit les émergences des branches antérieures de la 4e lombaire à la 3e sacrée. Le sommet, résultant de la fusion de tous les troncs nerveux du plexus répond à la partie antérieure de la grande échancrure sciatique; de ce sommet se détache un nerf volumineux, le grand nerf sciatique, qui s'enfonce dans la région fessière profonde. La division ultérieure de ce nerf en deux cordons : sciatique poplité externe et sciatique poplité interne, paraît être la règle, et c'est seulement dans le cinquième ou dans le sixième des cas (Paterson, Eisler) que ces deux nerfs naissent isolément du plexus, et laissent voir nettement leur constitution radiculaire. Alors le plexus sacré paraît formé d'une portion ventrale, d'où naît le sciatique poplité interne par la réunion des divisions ventrales du tronc lombo-sacré et des trois premières sacrées, et d'une portion dorsale d'où procède le sciatique poplité externe qui résulte de la fusion des portions dorsales du tronc lombo-sacré et des deux premières sacrées.

Situation et rapports. — Le plexus sacré se trouve compris dans la partie postéro-interne de l'excavation pelvienne,; il est appliqué contre la face antérieure du pyramidal qu'il déborde en haut par le tronc lombo-sacré, et en bas par l'anastomose des 2e et 3e avec la 4e branche sacrée. Entre le plexus et le muscle, se trouvent l'artère et la veine ischiatique, l'artère et la veine honteuse interne; le bord inférieur du plexus longe la portion supérieure du muscle ischio-coccygien.

La face antérieure du plexus sacré est recouverte par une forte lame fibreuse qui s'insère en dedans aux trous sacrés, et qui s'étend en dehors jusqu'au bord antérieur de la grande échancrure sciatique (Morestin); elle fait partie de l'aponévrose pelvienne, et sépare les cordons nerveux des vaisseaux hypogastriques, du rectum et du sympathique pelvien. Cette lame aponévrotique est

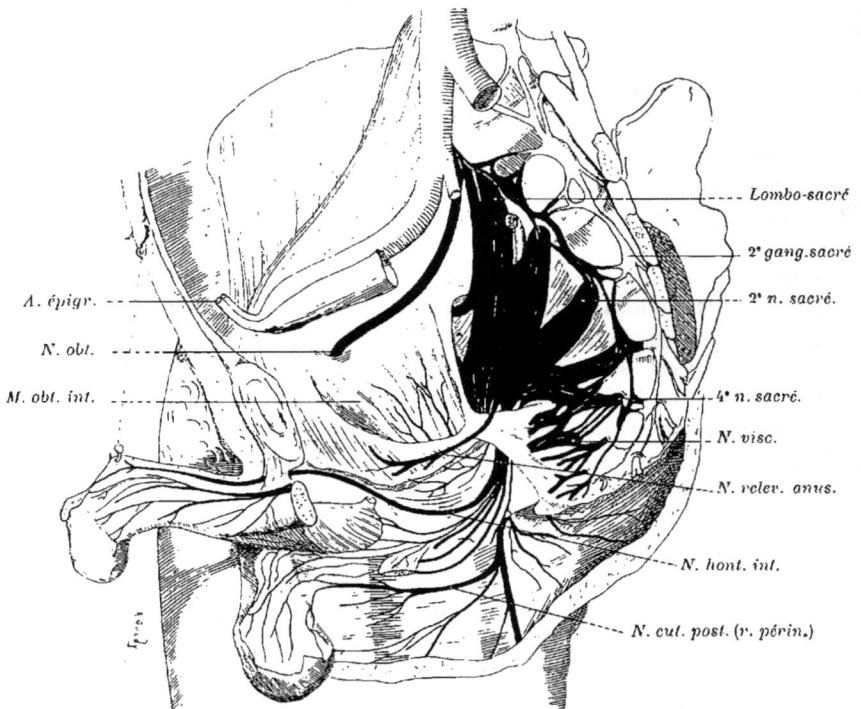

FIG. 579. — Plexus sacré. — D'après Hirschfeld.
Branches collatérales.

doublée en dedans par le feuillet pariétal du péritoine pelvien, de sorte que le plexus sacré répond : chez l'homme, à la face latérale du rectum et aux anses de l'intestin grêle qui s'insinuent entre la dernière portion du gros intestin et la vessie; chez la femme, à la cavité rétro-utérine et aux organes qu'elle contient.

Le sommet du plexus, difficile d'ailleurs à délimiter du sciatique qui le continue, se trouve placé contre la face antérieure de la grande échancrure sciatique, en avant et un peu au-dessous du point où le muscle pyramidal sort de la cavité pelvienne; il repose sur la face supérieure du petit ligament sacro-sciatique, et répond en avant au bord postérieur du muscle obturateur interne, à la partie supérieure de l'ischio-coccygien, et aux fibres postérieures de l'arc tendineux sur lequel s'insère le releveur de l'anus. Chez l'homme, le fascia ombilico-prévésical passe devant le sommet du plexus sacré pour se porter sur l'épine sciatique, tandis que, chez la femme, ce sommet se trouve à la hauteur du pli de Douglas, directement en arrière de l'insertion pelvienne du ligament large.

Anastomoses. — Nous rappellerons que le plexus sacré s'unit :

1º Avec le plexus lombaire, par l'intermédiaire du tronc lombo-sacré ;

2º Avec le plexus honteux, au moyen des branches de division des 2e et 3e sacrées ;

3º Avec le grand sympathique, par les rameaux communicants qui se rendent de chacune des branches constitutives du plexus aux ganglions sacrés.

Distribution. — Les divisions des branches nerveuses issues du plexus sacré en collatérales et terminales, en longues et courtes, ou en nerfs qui tirent leur origine du plexus ou des racines, sont trop artificielles; aussi croyons-nous devoir établir deux catégories, suivant que ces nerfs sont destinés : *a*) à la ceinture pelvienne, ou *b*) au membre inférieur. Ce mode de groupement concorde avec les données de l'anatomie comparée, et il a l'avantage de rappeler celui que nous avons adopté pour le plexus brachial.

A. — NERFS DE LA CEINTURE PELVIENNE

Ces nerfs, tous destinés à des muscles, sont au nombre de cinq, deux ont leur origine en avant et trois en arrière du plexus; pour maintenir l'analogie avec ceux de la ceinture scapulaire, nous les grouperons en : I. Nerfs antérieurs, et II. Nerfs postérieurs de la ceinture pelvienne.

I. — NERFS ANTÉRIEURS DE LA CEINTURE PELVIENNE

Ce sont des branches musculaires qui vont innerver : 1º l'obturateur interne ; 2º les muscles pelvi-trochantériens. Elles naissent de la face antérieure du plexus, et sortent directement du bassin par la grande échancrure sciatique.

1º **Nerf de l'obturateur interne**. — Ce nerf tire son origine de la face antérieure du tronc lombo-sacré et de la 1re sacrée, et descend jusque vers l'épine sciatique qu'il contourne pour passer de la cavité pelvienne dans l'espace pelvi-rectal inférieur. Contre l'épine sciatique, il se trouve placé en bas et en dehors par rapport aux vaisseaux honteux internes, et il repose sur les fibres les plus élevées du jumeau supérieur (Morestin). L'organe le plus rapproché de lui est la veine honteuse dont il reste séparé par un mince feuillet aponévrotique.

Parvenu dans l'espace pelvi-rectal inférieur, le nerf de l'obturateur interne, dès qu'il arrive au contact du muscle auquel il est destiné, s'applique sur sa face interne entre le corps charnu et l'aponévrose de contention, et se divise en deux ordres de branches : les unes se distribuent à la partie inférieure du muscle, les autres remontent par un trajet récurrent sous l'arc tendineux du releveur de l'anus, et peuvent être suivies jusqu'à la hauteur du détroit supérieur. D'après Quain, le nerf de l'obturateur interne fournit au jumeau supérieur un rameau qui se détache de ce nerf au point où il contourne l'épine sciatique.

2º **Nerfs des muscles pelvi-trochantériens**. (Nerf du carré fémoral,

Quain). — Il existe fréquemment deux nerfs distincts : l'un innervant le jumeau supérieur, l'autre le jumeau inférieur et le carré crural.

a) **Nerf du jumeau supérieur**. — Ce petit nerf se détache de la face antérieure du plexus, tout près de son extrémité externe, et descend verticalement entre l'épine sciatique et le jumeau supérieur qu'il aborde par sa face profonde, ou par son bord supérieur, toujours très près de l'insertion ischiatique. Dans certains cas, il provient du même tronc que le nerf du carré fémoral et du jumeau inférieur.

b) **Nerf du jumeau inférieur et du carré crural**. — Issu de la face antérieure du plexus sacré, à la limite de celui-ci et du sciatique, ce nerf reçoit ses fibres de la 5e lombaire et de la 1re sacrée. Il sort presque aussitôt du bassin par la grande échancrure, un peu en avant et au-dessus de l'épine sciatique, et s'insinue entre la surface osseuse de l'iléon et les muscles pelvi-trochantériens. Au point où il croise le jumeau inférieur, il lui envoie en dedans un assez fort filet qui se distribue aux insertions ischiatiques de ce muscle, puis il va se terminer dans le carré crural qu'il aborde par sa face profonde. A sa sortie du bassin, le nerf du carré crural et du jumeau inférieur est séparé du sciatique par les muscles pelvi-trochantériens et surtout par le carré crural. D'après Morestin, le nerf descend à la face postérieure de l'articulation de la hanche ou dans une rainure comprise entre le sourcil cotyloïdien et l'ischion ; une branche de l'artère honteuse interne l'accompagne.

Indépendamment des rameaux musculaires que nous avons décrits, ce nerf donne encore quelques rameaux périostiques et osseux qui se dirigent vers la tubérosité de l'ischion, et des rameaux articulaires qui se perdent dans la partie postéro-interne, ou zone orbiculaire de l'articulation coxo-fémorale.

II. — NERFS POSTÉRIEURS DE LA CEINTURE PELVIENNE

Ces nerfs, de nature musculaire, sont au nombre de trois : 1° les nerfs du pyramidal ; 2° le nerf fessier supérieur ; 3° le nerf fessier inférieur.

1° *Nerfs du pyramidal*. — Diversement décrits par les auteurs, ces nerfs se présentent souvent comme dérivant d'une anse anastomotique qui unit la face postérieure de la 1re à celle de la 2e sacrée (Paterson, Eisler, G. Thane). L'anse est placée en avant de l'aponévrose de contention que les filets nerveux perforent pour aborder le muscle par sa face antérieure. Cruveilhier décrit un seul rameau émané de la 3e sacrée, qui se porte directement dans le pyramidal, tout près de la grande échancrure sciatique. D'après les anatomistes du commencement du siècle (Weber, Hildebrandt, Valentin) et d'après Henle, le pyramidal reçoit directement un rameau nerveux de chacune des trois premières sacrées. Schwalbe a vu des filets naître de la 2e et de la 3e sacrée, et un petit rameau, qu'il regarde comme constant, provenir du nerf fessier supérieur. Dans certains cas, les nerfs du pyramidal sortent du bassin accolés à la face antérieure du muscle, et ne pénètrent à son intérieur qu'au dehors de la cavité pelvienne.

2° *Nerf fessier supérieur*. — *Syn.* : N. musculaire supérieur; nervus gluteus superior, Anat. Nom.

***Origine*.** — Le nerf fessier supérieur naît le plus souvent par deux racines (Eisler): l'une, la supérieure, se détache de la face postérieure du tronc lombo-sacré; l'autre, l'inférieure, provient de la partie dorsale de la 1re sacrée. D'après

Henle et d'après Schwalbe, cette dernière tirerait ses fibres de la 1re et de la 2e paire sacrée; une pareille disposition est assez rare. Les deux racines s'unissent un peu au-dessous du tronc lombo-sacré en un cordon qui occupe la partie la plus élevée de la grande échancrure sciatique. Les vaisseaux fessiers, après avoir longé la racine supérieure, viennent se placer en dedans, au-dessus et un peu en arrière du nerf, dans le voisinage de la symphyse sacro-iliaque (Voy. Angéiol., p. 798).

Trajet, rapports et distribution. — Le nerf fessier supérieur quitte la cavité pelvienne au-dessus du bord supérieur du pyramidal et quelquefois un

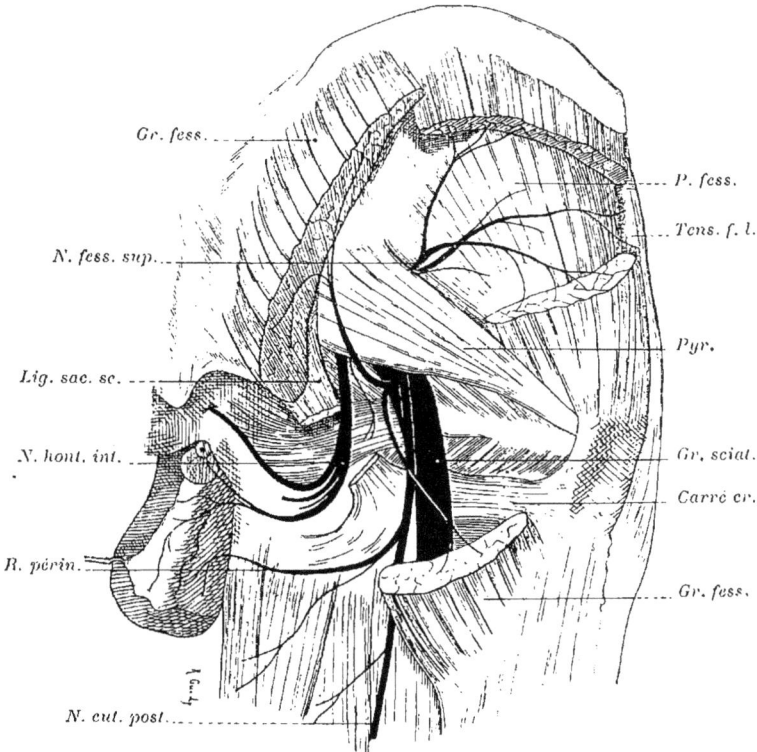

FIG. 580. — Nerfs de la région fessière. — D'après Hirschfeld simplifié.

peu en avant (Cruveilhier); il se réfléchit alors contre le bord de l'échancrure sciatique, pour se diriger d'arrière en avant, et de dedans en dehors, dans la région fessière profonde, où il chemine entre le petit et le moyen fessier. C'est à un niveau variable entre ces deux muscles qu'il se divise en ses deux branches terminales, l'une supérieure ou ascendante, et l'autre inférieure ou descendante; en outre d'après Valentin et d'après Henle, il donne souvent à sa sortie du bassin un filet moteur au pyramidal.

1° *Branche supérieure ou ascendante* (Cruveilhier). — Cette branche est la plus faible des deux; elle se place sous le moyen fessier, et côtoie, par un trajet ascendant et curviligne, les insertions du petit fessier à la ligne demi-circulaire inférieure. Elle est accompagnée dans tout son parcours par un rameau de l'artère fessière et par deux veines satellites; en général, les vaisseaux se disposent au-dessous du nerf. La distribution de cette branche ascendante varierait suivant les auteurs; ainsi, pour Cruveilhier, elle donnerait des rameaux uniquement au petit fessier; pour Schwalbe, elle n'innerverait que le moyen fessier, tandis que d'après Sappey elle enverrait des filets aux deux muscles. Ce dernier mode d'innervation, décrit également par Morestin, paraît être le plus fréquent.

2° *Branche inférieure ou descendante* (Cruveilhier). — Plus volumineuse que la précédente, la branche inférieure a une direction à peu près horizontale. Située entre le moyen et le petit fessier, elle chemine au-dessus de l'artère et des veines fessières, et répond à la partie moyenne du petit fessier; d'après Sappey elle se trouve à égale distance de la ligne courbe inférieure et du grand trochanter. Parvenue au bord externe du petit fessier, la branche inférieure traverse la gaîne du tenseur du fascia lata, et se termine dans ce muscle. Tout le long de son trajet, elle fournit des filets moteurs en dedans et en bas au petit fessier, en dehors et en avant au moyen fessier. Cruveilhier prétend qu'avant de pénétrer dans le tenseur du fascia lata, la branche inférieure envoie constamment un rameau qui contourne le petit fessier, et qui se distribue à sa face antérieure ou profonde.

3° **Nerf fessier inférieur.** — *Syn.* : Une partie du petit sciatique de Boyer; branche fessière inférieure, Bichat; nerf vasculaire inférieur, nervus gluteus inferior, Anat. Nom.

Contrairement à la description de Bichat, devenue classique en France, les anatomistes étrangers décrivent isolément le nerf fessier inférieur et le nerf cutané postérieur de la cuisse, séparant ainsi les deux branches principales du petit sciatique. Les recherches récentes de Paterson et d'Eisler semblent confirmer cette manière de voir, car, dans la majorité des cas, non seulement ces deux nerfs sont isolés, mais encore ils n'ont pas la même origine radiculaire. La plus grosse partie des fibres du nerf fessier inférieur provient, en effet, de la 5e lombaire et de la 1re sacrée, tandis que le nerf cutané postérieur de la cuisse est surtout constitué par des fibres de la 2e sacrée. Nous ajouterons encore que le nerf fessier inférieur, essentiellement moteur, est destiné à la musculature de la ceinture pelvienne, alors que le nerf cutané postérieur est affecté à la sensibilité de la face postérieure du membre inférieur.

Le nerf fessier inférieur naît de la face postérieure du tronc lombo-sacré, de la 1re sacrée, et quelquefois, mais plus rarement, de la 2e sacrée. Il se place ensuite en avant du pyramidal, entre ce muscle et le grand nerf sciatique, et apparaît dans la région fessière profonde, en dehors de l'artère et des veines ischiatiques. Dans la plupart des cas, il se divise en deux séries de rameaux : les uns, internes, aboutissent par un trajet récurrent à la face postérieure ou superficielle du grand fessier et atteignent ses insertions au sacrum; les autres, externes, descendent vers le tendon de ce muscle, et l'on peut voir certains filets arriver jusqu'à la bifurcation externe et supérieure de la ligne âpre. D'après Henle, le nerf fessier inférieur donne quelques fins rameaux au muscle obturateur interne. Rüdinger a décrit des filets articulaires pour la partie postérieure de l'articulation coxo-fémorale (Voy. p. Nerfs articulaires du membre inférieur).

B. — NERFS DU MEMBRE INFÉRIEUR

Ces nerfs sont au nombre de deux : 1° l'un est sensitif, c'est le nerf cutané postérieur de la cuisse; 2° l'autre, mixte, c'est le grand nerf sciatique.

1° NERF CUTANÉ POSTÉRIEUR DE LA CUISSE

Syn. : Nerf cutané postérieur commun, Bock; n. cutané moyen, Meckel; grand nerf cutané postérieur, Weber, Hildebrandt; branche cutanée du petit sciatique, Cruveilhier; nervus cutaneus posterior femoris, Anat. Nom.

Origine. — Le nerf cutané postérieur de la cuisse tire son origine de la face postérieure du plexus sacré par deux ou trois racines qui naissent des 1re, 2e et 3e sacrées. La racine principale se détache de la 2e sacrée, elle est constante, tandis que les deux autres, en général très grêles, font parfois défaut; quelquefois, une racine accessoire provient du tronc lombo-sacré ou de la 4e sacrée.

Trajet et rapports. — D'abord situé en arrière du plexus sacré et en avant du pyramidal, le nerf cutané postérieur de la cuisse sort du bassin sous le bord inférieur de ce muscle avec le grand nerf sciatique. Il apparaît dans la région fessière profonde derrière le sciatique qui le sépare des muscles pelvi-trochantériens; les vaisseaux ischiatiques l'accompagnent en dedans, et le nerf fessier inférieur chemine en dehors. Le nerf cutané postérieur descend ensuite verticalement vers la région postérieure de la cuisse, recouvert par le grand fessier jusqu'au niveau du pli fessier; il se trouve à peu près à égale distance entre le bord interne du grand trochanter, et la tubérosité de l'ischion.

A la cuisse, après avoir croisé le tendon ischiatique du biceps, le nerf cutané postérieur vient se placer dans l'interstice celluleux qui sépare le biceps du demi-tendineux, et parvient, sous l'aponévrose fémorale postérieure, jusqu'au creux poplité. Il n'est pas rare de voir cette aponévrose se dédoubler au contact du nerf et lui former une gaîne complète. Vers la partie moyenne du losange poplité, le nerf cutané postérieur se divise en deux branches terminales : l'une, superficielle, devient sous-cutanée, et descend jusqu'à la partie moyenne du mollet; l'autre, sous-aponévrotique, chemine d'abord en dehors de la veine saphène externe dans la gaîne de laquelle elle se trouve contenue, puis s'anastomose finalement avec le nerf saphène externe ou avec son accessoire, à un niveau variable sur la face postérieure du mollet.

Distribution. — Dans tout son parcours, le nerf cutané postérieur de la cuisse émet une série de rameaux secondaires qui peuvent être rangés en trois groupes : 1° les uns, destinés aux téguments de la partie inférieure de la fesse, sont dits rameaux fessiers; 2° d'autres, rameaux génitaux, vont innerver la peau de la région périnéo-scrotale; 3° enfin, dans toute l'étendue de la face postérieure de la cuisse, naissent des rameaux fémoro-poplités.

1° *Rameaux fessiers*. — *Syn.* : Rameaux cutanés inférieurs de la fesse, Bock; rameaux fessiers inférieurs; nervi clunium inferiores, Anat. Nom. — Les rameaux fessiers se détachent du nerf en avant de la face antérieure du grand fessier, à la hauteur du grand trochanter; au nombre de deux ou trois, ils descendent jusqu'au bord inférieur du muscle contre lequel ils se réfléchissent, pour aller se distribuer, par un trajet récurrent, à la peau qui recouvre la région du grand trochanter. Leurs filets terminaux sont limités à la région externe de la fesse, et ce n'est qu'exceptionnellement qu'ils empiètent sur sa partie inféro-interne. Quelquefois, ces rameaux naissent d'un tronc commun désigné par Cruveilhier sous le nom de *rameau fessier cutané*.

2° *Rameaux périnéaux ou génitaux*. — *Syn.* : Rameaux sciatiques, Bichat;

rameau cutané circonflexe de la cuisse, Meyer; nerf honteux long inférieur, Henle; rameau cutané du périnée, Schwalbe; rameau scrotal, Cruveilhier; branche génitale, Sappey.

— En général, au nombre de deux les rameaux périnéaux se séparent du nerf cutané postérieur à peu près au même niveau que les rameaux fessiers. Tout d'abord dirigés en dedans, ils cheminent sous le grand fessier jusqu'au voisinage de la tubérosité ischiatique contre laquelle ils se réfléchissent. Dès lors ils suivent, d'abord sur le grand adducteur, puis sur le droit interne, un trajet antéro-postérieur légèrement ascendant, « parallèle à distance à la branche ascendante de l'ischion » (Cruveilhier). Dans cette dernière partie de leur parcours, ils sont sous-cutanés, et parcourent la région périnéale tout près du pli génito-crural, où ils présentent des anastomoses terminales avec la branche périnéale superficielle du nerf honteux interne, située plus profondément (Sappey). Ils s'épanouissent en deux séries de filets, les uns, peu importants, se perdent dans la peau du périnée, les autres, plus nombreux, sont destinés au scrotum ou à la grande lèvre. Les filets scrotaux, d'après Cruveilhier, seraient au nombre de deux, l'un externe qui aboutit à la partie inférieure et externe des bourses, l'autre interne qui contourne le scrotum, et vient se ramifier dans la peau de la face inférieure de la verge. Valentin prétend que ces filets peuvent être suivis chez la femme jusqu'à la peau du mont de Vénus.

3° *Rameaux fémoro-poplités* ou rameaux cutanés postérieurs de la cuisse. — Ceux-ci naissent à angle aigu, et à des hauteurs variables, du nerf cutané postérieur de la cuisse, et se dirigent tantôt en dedans, tantôt en dehors; les filets internes sont les plus nombreux et les plus forts. Après un court trajet descendant, au-dessous de l'aponévrose, ils la perforent et vont se répandre dans les téguments voisins. On peut voir fréquemment ces rameaux décrire des anses sous le fascia lata.

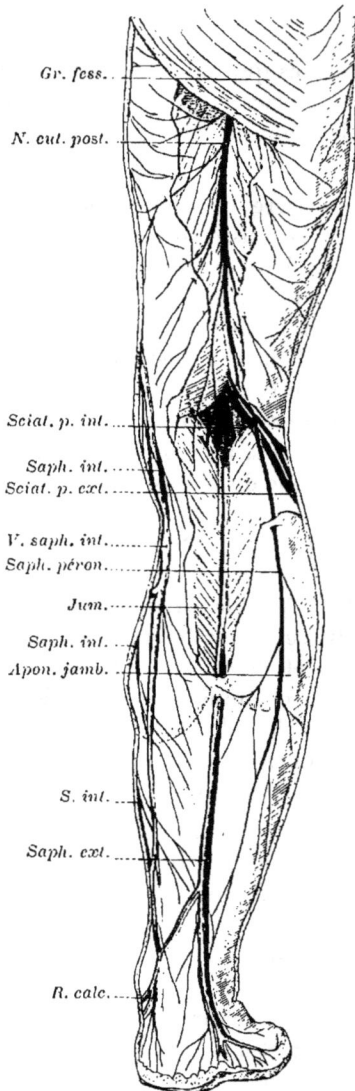

Fig. 581. — Nerfs superficiels du membre inférieur. — D'après deux dessins de Hirschfeld.
Face postérieure.

2' GRAND NERF SCIATIQUE

Syn. : Nerf fémoro-poplité, Chaussier; N. ischiadicus, Anat. Nom.

Le grand nerf sciatique est le plus volumineux et le plus long des nerfs du corps humain; il mesure en largeur de 12 à 14 millimètres et en épaisseur de 4 ou 5 millimètres. Étendu de la fesse à l'extrémité antérieure des orteils, sa longueur dépasse celle du membre inférieur de toute l'étendue du pied. C'est un nerf mixte destiné à l'innervation musculaire de la partie postérieure de la cuisse, et à l'innervation musculaire et sensitive de la jambe et du pied à l'exception du territoire cutané du saphène interne. Il représente « le plexus sacré condensé en un cordon nerveux » (Cruveilhier).

Origine. — Le grand nerf sciatique tire son origine des 4e et 5e lombaires par l'intermédiaire du tronc lombo-sacré, des 1re, 2e et 3e sacrées; il reçoit aussi quelques fibres de la 4e sacrée par l'anastomose qui unit cette dernière à la 3e. La répartition des fibres dans le tronc du nerf ne se fait pas également pour toutes ces racines. Les recherches de Paterson et d'Eisler ont permis d'établir la constitution radiculaire des nerfs du plexus lombo-sacré, et en particulier du sciatique d'après la quantité de fibres que chaque racine envoie aux nerfs de ce plexus dans les formes hautes et basses (Voy. page 1076). Dans les cas relativement fréquents de division précoce du sciatique, il est, en effet, facile de connaître exactement la part contributive de chaque racine. La branche de division externe, sciatique poplité externe destiné au côté antérieur (préaxial) du membre, d'après la loi de Sherrington, se constitue avec les racines les plus élevées du plexus. On verra du reste plus loin que, quand les deux nerfs poplités sont distincts à leur origine (1 fois sur 5 ou 6 cas, Eisler), le sciatique poplité externe sort toujours du bassin à un niveau plus élevé que l'interne. D'ailleurs, la soudure des deux nerfs est une disposition récemment acquise; dans l'état primitif, le sciatique poplité externe destiné à la *région ventrale* (préaxiale) du membre inférieur tire ses fibres des *branches de division dorsales* du tronc lombo-sacré et des deux premières sacrées, tandis que le sciatique poplité interne qui innerve la *région dorsale* (postaxiale) naît de la *portion ventrale* du tronc lombo-sacré et des trois premières sacrées. Ces faits paraissent entièrement contradictoires avec les lois générales de la distribution nerveuse dans les membres; mais il importe de remarquer que la disposition telle qu'elle existe chez l'adulte, apparaît tardivement. En effet, au cours du développement ontogénique, le membre inférieur décrit un angle de rotation de 90 degrés qui éloigne du champ préaxial de l'adulte les territoires qui s'y trouvaient chez le fœtus. Il résulte de ce fait que le sciatique poplité externe (primitivement dorsal ou postaxial) tire ses origines de la partie dorsale du plexus, et au-dessus de celles du sciatique poplité interne, qui naît à un niveau inférieur et dans la région ventrale. Voici, d'après Eisler, la constitution radiculaire des deux sciatiques dans les formes hautes et basses du plexus lombo-sacré.

	FORME HAUTE	NORMALE	FORME BASSE
Sciatique poplité externe (région dorsale)	L_5, L_4, S_1 (L_3).	L_5, S_1 L_4, S_2.	S_1, S_2, L_4 (L_5).
Sciatique poplité interne (région ventrale) . . .	S_1, L_5, L_4, S_2 (S_3).	S_1, L_5, S_2 (S_3).	S_2, S_1, L_5, S_3 (S_4).

Les chiffres sont disposés d'après la quantité décroissante des fibres que reçoit chaque nerf, les parenthèses indiquent que les racines correspondantes sont inconstantes ou rares.

Trajet et rapports. — Le grand nerf sciatique, émanant du plexus sacré, présente les mêmes rapports que celui-ci dans la cavité pelvienne; aussi les paralysies du sciatique consécutives aux accouchements laborieux, les névralgies sciatiques dans les cancers du rectum ou de l'utérus, s'expliquent par la compression du plexus ou des racines du nerf. Le grand nerf sciatique commence à la grande échancrure sciatique; de là, il descend à la face postérieure de la fesse, puis de la cuisse, jusqu'à la partie supérieure du creux poplité où il se divise en ses deux branches terminales : le sciatique poplité externe et le sciatique poplité interne qui, comme lui, sont des nerfs mixtes. Nous aurons donc à étudier les rapports du grand nerf sciatique : 1° à sa sortie du bassin; 2° à la région fessière; 3° à la face postérieure de la cuisse.

1° *A la sortie du bassin*. — Le sciatique quitte la cavité pelvienne à la partie inférieure de la grande échancrure; à son émergence, il se présente sous une forme rubanée et repose sur l'épine sciatique dont le séparent les insertions du jumeau supérieur et du petit ligament sacro-sciatique. Il aborde la région fessière profonde au-dessous du pyramidal, au-dessus du jumeau supérieur, en dehors des vaisseaux honteux internes et de l'artère ischiatique (Voy. Angéiol., page 801), et en dedans du nerf fessier inférieur; le nerf cutané postérieur de la cuisse se place entre lui et le bord inférieur du pyramidal.

2° *A la région fessière*. — Le sciatique descend alors verticalement dans la gouttière comprise entre la saillie postérieure du grand trochanter, et la tubérosité ischiatique (point trochantérien de la névralgie). La position exacte du nerf par rapport à ces deux saillies osseuses varie avec les auteurs. D'après Henle, d'après Schwalbe et d'après la plupart des classiques étrangers, il occuperait exactement le fond de cette gouttière, à égale distance du trochanter et de l'ischion. Sappey l'a trouvé plus rapproché de la tubérosité ischiatique que du grand trochanter, lorsque le membre inférieur occupe la position intermédiaire entre la rotation interne et la rotation externe. Il est évident que les rapports du sciatique avec les surfaces osseuses se modifient avec les déplacements de la cuisse sur le bassin, mais la position indiquée par Sappey est exacte, comme nous avons pu nous en rendre compte à maintes reprises. Cruveilhier a, du reste, donné un repère précis sur le squelette : le nerf longe le côté externe de la tubérosité ischiatique qui le protège dans les chutes sur le siège, et répond à la rainure nettement accusée qui sépare cette saillie du rebord cotyloïdien. A la fesse, le sciatique repose par sa face antérieure sur les deux jumeaux, sur le tendon de l'obturateur interne, et sur le carré crural dont il croise à angle droit la direction des fibres. Il longe en dehors l'artère ischiatique qui lui envoie de distance en distance de petites artérioles ou quelquefois une branche plus volumineuse désignée sous le nom d'artère du nerf sciatique. En arrière il est recouvert par la moitié inférieure du grand fessier, dont il est séparé par le nerf cutané postérieur de la cuisse. Le nerf sciatique, qui se présentait à sa sortie du bassin sous l'aspect d'une lame aplatie, a pris une forme nettement cylindrique à la partie inférieure de la fesse.

3° *A la région postérieure de la cuisse*. — En passant de la région fessière dans la région postérieure de la cuisse, le sciatique se dirige un peu en dehors. Il occupe alors exactement le milieu du pli fessier où il est relativement superficiel, et répond à l'espace compris entre le bord externe du biceps et le bord interne du tendon du grand fessier : c'est le point le plus facile à atteindre pour l'excitation électrique.

D'abord situé en arrière de la partie supérieure du grand adducteur, et en dehors du tendon ischiatique du biceps, le nerf sciatique se place en avant de

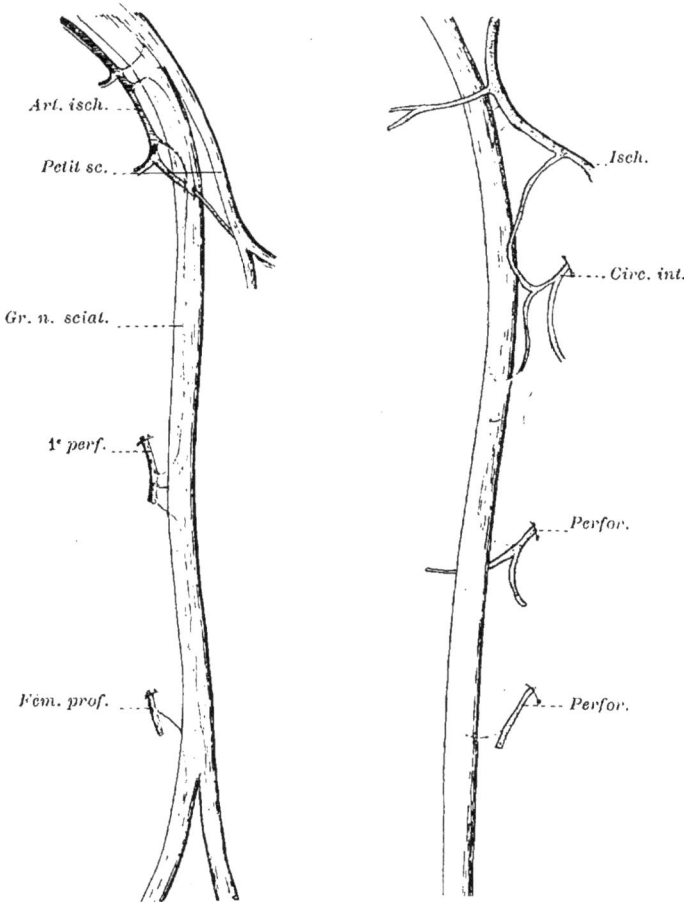

Art. isch.

Petit sc.

Gr. n. sciat.

1ᵉ perf.

Fém. prof.

Isch.

Circ. int.

Perfor.

Perfor.

Fig. 582. — Artères et veines du nerf sciatique.
D'après une injection sur un enfant.

ce tendon, et correspond dès lors à la ligne âpre du fémur dont il est séparé en dedans par les insertions du grand adducteur, et en dehors par celles du vaste externe d'abord et de la courte portion du biceps ensuite. Il descend ainsi dans l'angle dièdre formé par ces divers muscles, recouvert par la longue portion du biceps qui le croise de dedans en dehors, et atteint l'extrémité supérieure du losange poplité où il apparaît entre le tendon inférieur du biceps en dehors, et celui du demi-tendineux en dedans; en arrière, il est caché par le bord externe du demi-membraneux. C'est, en général, dans l'angle formé par le biceps et par le demi-tendineux, alors qu'il n'est plus séparé de la peau que par quelques pelotons adipeux et par l'aponévrose fémorale, qu'il se divise en ses deux branches terminales. Dans la dernière partie de son trajet, le sciatique est souvent accompagné par des veines qui peuvent être variqueuses et devenir la cause de névralgies rebelles, et par un rameau artériel quelquefois volumineux, l'artère du nerf sciatique que Hyrtl a vu s'anastomoser avec la poplitée. Lorsque l'artère ischiatique est très grêle, le nerf reçoit quelques artérioles venues des perforantes de la fémorale profonde et qui s'anastomosent en anse sur le bord interne du nerf (Voy. fig. 382).

Distribution. — Nous venons de voir que le sciatique se divise en ses deux branches terminales à la partie supérieure du losange poplité. Dans 15 à 20 pour 100 des cas (Eisler), cette division existe dès l'origine; alors le sciatique poplité externe passe entre les deux chefs principaux du pyramidal, tandis que le poplité interne apparaît au-dessous de ce muscle. On peut voir quelquefois les deux nerfs perforer isolément le pyramidal, et cheminer indépendamment l'un de l'autre, ou s'unir sur une certaine étendue pour se séparer ensuite à un niveau variable suivant les sujets. Sans nous occuper davantage des observations ayant trait à la division précoce du sciatique dont les plus intéressantes ont été rappelées et groupées par Mouret (*Montp. méd.*, 1893) à propos de quelques faits personnels, nous ferons observer que dans de pareils cas toutes les collatérales, sauf le nerf de la courte portion du biceps et un petit filet articulaire, proviennent du sciatique poplité interne, qui est presque toujours la plus volumineuse des deux branches nerveuses à leur sortie du bassin.

Ces faits étant connus, nous allons étudier successivement : *a*) les branches collatérales, et *b*) les branches terminales du grand nerf sciatique.

A. **Branches collatérales.** — Ces branches, destinées aux muscles de la face postérieure de la cuisse, sont au nombre de six : 1° le nerf supérieur du demi-tendineux; 2° le nerf de la longue portion du biceps; 3° le nerf inférieur du demi-tendineux; 4° le nerf du demi-membraneux et du grand adducteur; 5° le nerf de la courte portion du biceps; 6° le rameau articulaire du genou. Parmi ces nerfs, les quatre premiers sont fournis par le sciatique poplité interne, et les deux autres par le poplité externe, comme on le voit dans les cas de division précoce du sciatique.

1° **Nerf supérieur du demi-tendineux.** — Aussitôt après avoir croisé la tubérosité ischiatique, et avant de s'enfoncer sous le tendon du biceps, le nerf sciatique donne un rameau assez court qui se dirige en dedans, et s'enfonce dans le tendon commun du demi-tendineux et du biceps qu'il aborde par sa face antérieure. Certains filets nerveux sont encore visibles vers l'extrémité inférieure du demi-tendineux. Le nerf du demi-tendineux fournit souvent un filet, en général très grêle, pour la longue portion du biceps, dans la partie supérieure de laquelle il se perd; dans quelques cas, ce filet peut être assez volumineux et représenter le nerf principal de ce muscle.

2° **Nerf de la longue portion du biceps.** — Ce nerf se détache du sciatique dans l'angle de séparation des tendons ischiatiques du biceps et du demi-tendineux; quelquefois il naît immédiatement au-dessous du précédent. Il descend en bas et en dehors par rapport au tronc du sciatique, et aborde la longue portion du biceps vers le milieu de sa face antérieure ou profonde. A l'intérieur du muscle, le nerf se subdivise en rameaux descendants, et en rameaux ascendants qui remontent jusque vers les insertions ischiatiques. Le volume de ces derniers varie en raison inverse de celui des filets fournis par le nerf supérieur du demi-tendineux.

3° **Nerf inférieur du demi-tendineux.** — Le plus souvent isolé, le nerf inférieur du demi-tendineux provient quelquefois d'un tronc commun avec le nerf de la longue portion du biceps ou avec celui du demi-membraneux. Il se dirige en bas et en dedans dans l'interstice qui sépare le demi-membraneux du demi-tendineux, et aborde ce dernier muscle en son milieu par sa face profonde ou par son bord externe. Il donne des rameaux récurrents très grêles, la partie supérieure du demi-tendineux étant innervée, comme nous l'avons vu, par un rameau spécial.

4° **Nerf du demi-membraneux et du grand adducteur.** — La manière dont se comporte ce nerf est essentiellement variable, et il est difficile de savoir quelle est la disposition normale. Tantôt, en effet, il existe deux nerfs destinés au demi-membraneux, et une branche distincte pour le grand adducteur ; tantôt le nerf supérieur du demi-membraneux donne un rameau au grand adducteur ; tantôt enfin, et cela paraît être le cas le plus fréquent, on trouve un tronc unique d'où partent une branche pour le grand adducteur et un ou deux rameaux pour le demi-membraneux.

Le nerf du demi-membraneux descend directement en bas et un peu en dehors et s'enfonce

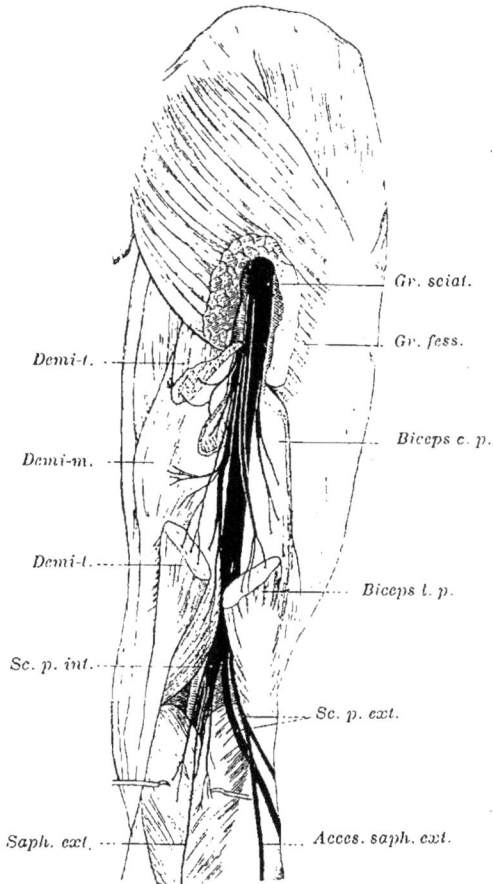

Fig. 583. — Nerf sciatique à la cuisse.
D'après Sappey modifié.

dans ce muscle à sa partie moyenne ; lorsqu'il existe deux rameaux distincts, ils s'anastomosent presque toujours et chacun d'eux pénètre séparément dans le muscle par sa face interne. Le rameau du grand adducteur aborde ce muscle dans son tiers supérieur et tout près de ses insertions à la ligne âpre, quelquefois cependant il chemine de dehors en dedans entre le demi-tendineux et le grand adducteur, et vient s'étaler à la face postérieure de ce dernier.

D'après Cruveilhier, les quatre ou cinq nerfs précédents naissent toujours de la partie supérieure du sciatique entre le carré crural et le tendon ischiatique du biceps, souvent même par un tronc commun.

5° **Nerf de la courte portion du biceps.** — L'origine du nerf de la courte portion est essentiellement variable. Ce nerf peut naître du sciatique sous le grand fessier, sous la longue portion du biceps, ou enfin vers la partie moyenne de la cuisse, lorsque le sciatique croise les insertions de la courte portion du biceps. Il se porte en dehors, et s'étale à la face postérieure de ce muscle, où on peut le suivre jusqu'à l'union de ses deux chefs.

6° **Nerf articulaire supérieur du genou.** — Signalé tout d'abord par Cruveilhier, ce nerf est décrit par les auteurs étrangers, et par Henle en particulier, sous le nom de nerf articulaire supérieur du genou, par opposition à un rameau articulaire inférieur que nous verrons se détacher du sciatique poplité interne. Ces deux nerfs existent concurremment, et il n'y a pas là une variation d'origine comme l'avait pensé Cruveilhier. Le nerf articulaire supérieur du genou naît tantôt isolément, tantôt du nerf de la courte portion du biceps. Il descend le long du bord interne de cette courte portion, passe devant le sciatique poplité externe, et gagne, au milieu du tissu graisseux du creux poplité, la face postéro-externe de l'articulation du genou. Dès qu'il atteint le condyle externe, il le contourne, s'insinue sous le tendon du biceps, et s'étale sur la face externe de la capsule articulaire. Quelques filets se distribuent au ligament latéral externe, d'autres peuvent être suivis jusqu'à la rotule.

Le nerf sciatique fournit encore vers le tiers supérieur de la cuisse un petit nerf osseux, découvert par Beck en 1846 sur le dromadaire, et retrouvé depuis chez l'homme. Enfin, lorsque le nerf cutané postérieur de la cuisse est très grêle, et s'épuise à la partie supérieure du losange poplité, le grand nerf sciatique donne un rameau cutané, nerf cutané postérieur moyen de la cuisse (Henle), qui traverse l'aponévrose et va innerver les téguments de la région postérieure de la jambe.

B) **Branches terminales.** — Des deux branches de division du grand nerf sciatique, l'une est destinée aux muscles et à la peau de la région antérieure et externe de la jambe et de la face dorsale du pied, c'est le sciatique poplité externe; l'autre continue la direction du nerf primitif et se distribue à la partie postérieure de la jambe et à la face plantaire du pied, c'est le sciatique poplité interne.

Nous étudierons donc successivement et comme nerfs distincts : 1° le nerf sciatique poplité externe; 2° le nerf sciatique poplité interne.

1° *Nerf sciatique poplité externe.*

Syn. : Nerf péronier, Bock, Valentin, Henle, Schwalbe; nerf poplité externe, Quain; nerf sciatique poplité externe, Cruveilhier, Sappey et auteurs français; nervus peroneus communis, Anat. Nom.

Le nerf sciatique poplité externe, branche de bifurcation externe du grand nerf sciatique, se présente toujours avec un volume un peu moindre que celui du sciatique poplité interne.

Trajet et rapports. — Déjà isolé à la partie supérieure du creux poplité, ce nerf gagne directement la région externe et inférieure du genou; il côtoie le bord interne du biceps et s'accole à la face postérieure du jumeau externe qu'il contourne pour arriver en arrière de la tête du péroné. Il s'enroule alors autour du col de cet os, et parvient ainsi à la face externe de la jambe. Derrière la tête du péroné, il est séparé de la surface osseuse par l'insertion supérieure du soléaire, tandis que sur le col il est directement appliqué contre le périoste; c'est le point péronier de la névralgie sciatique, et c'est à ce niveau qu'il peut être emprisonné par le cal dans les fractures de la tête du péroné. A la région externe de la jambe, le sciatique poplité externe chemine entre les insertions supérieures du long péronier latéral, dans un canal musculo-fibreux à l'intérieur duquel il se divise en ses deux branches terminales.

Distribution. — Le sciatique poplité externe donne quatre branches collatérales et deux branches terminales, que nous allons examiner successivement.

A) **Branches collatérales.** — Ce sont de haut en bas : 1° le rameau articulaire du genou ; 2° le nerf saphène péronier; 3° la branche cutanée péronière ; 4° les rameaux musculaires du jambier antérieur.

1° **Rameau articulaire du genou.** — *Syn.* : Nerf articulaire d'Arnold ; rameau articulaire inférieur du genou, Henle. — Ce rameau, toujours distinct de celui qui vient du grand nerf sciatique, a son origine vers la partie moyenne du losange poplité, et se porte vers les vaisseaux articulaires supérieurs externes pour passer avec eux entre le jumeau externe et le tendon du biceps. Parvenu au niveau de l'interligne articulaire, il se divise en deux rameaux secondaires qui accompagnent les branches de division de l'artère articulaire. L'un de ces rameaux se distribue à la région antéro-externe de la capsule, l'autre fournit des filets descendants qui vont se terminer à la partie postéro-externe de l'articulation. Le rameau articulaire du genou donne encore un filet, constant d'après Rüdinger, qui descend en arrière du ligament latéral externe, et va s'épanouir à la partie postérieure de l'articulation péronéo-tibiale supérieure.

2° **Nerf saphène péronier,** Cruveilhier. — *Syn.* : Nerf accessoire du saphène externe, Sappey; nerf cutané péronier postérieur moyen, Bock, Valentin; racine externe du saphène externe, Hirschfeld; nerf communicant péronier, Henle; branche antérieure du nerf cutané postérieur externe de la jambe, Schwalbe ; ramus anastomoticus peroneus, Anat. Nom. — La disposition et le volume du saphène péronier dépendent du mode de distribution du saphène externe (Voy. page 1132). En général, le volume du saphène péronier est inférieur à celui du saphène externe, d'où le nom d'accessoire du saphène externe que lui a donné Sappey, mais il n'est pas rare de trouver un accessoire égal ou d'un diamètre supérieur à celui du saphène; aussi la dénomination de saphène péronier pour l'accessoire et de saphène tibial pour le saphène externe adoptée par Cruveilhier est-elle préférable. C'est d'ailleurs dans ce sens qu'a été établie la terminologie employée par les auteurs étrangers, et par l'Anatomische Nomenclatur.

Le nerf saphène péronier se détache du sciatique poplité externe à la partie supérieure du creux poplité, et descend parallèlement au sciatique poplité interne, entre l'aponévrose jambière et le muscle jumeau externe. Vers la partie moyenne du mollet, il se place en dehors d'un des affluents du saphène externe, passe au-dessous de cette veinule avec laquelle il traverse l'aponévrose. Le point où le saphène péronier devient sous-cutané varie avec les sujets; le plus souvent il répond à la région inférieure du mollet, lorsque les fibres tendineuses font suite au corps charnu du triceps sural. Dans son trajet sous-aponévrotique, le nerf émet quelques filets qui se distribuent à la peau de la région externe du mollet; leur nombre et leur épaisseur dépendent de l'étendue du territoire de distribution de la branche cutanée péronière. Après avoir perforé l'aponévrose, le saphène péronier se dirige un peu obliquement en dedans, et va s'unir au saphène externe à la hauteur de la malléole externe, contre le bord correspondant du tendon d'Achille. L'union se fait assez souvent par deux ou trois anses anastomotiques qui embrassent la veine saphène externe, ou quelques-unes de ses branches constituantes.

Dans quelques cas, assez rares d'ailleurs, l'anastomose entre le saphène et son accessoire n'existe pas; c'est là une disposition favorable pour étudier la distribution particulière de chacun d'eux. Le saphène péronier fournit alors des rameaux cutanés (rameaux calcanéens de Cruveilhier), qui vont se distribuer à la peau de la région externe du calcanéum; parmi eux, se trouve un filet spécial qui passe sous les arcades veineuses de la saphène externe, et se perd dans les téguments qui recouvrent la face postérieure du talon. Cruveilhier décrit encore un rameau malléolaire qui passe sur la malléole externe, et s'unit, en avant du cou-de-pied, avec le filet de la branche externe du musculo-cutané de la jambe.

3° **Branche cutanée péronière.** — *Syn.* : Nerf cutané postérieur externe, Valentin; branche antérieure du cutané postérieur externe de la jambe, Schwalbe; nerf cutané externe de la jambe, Luschka. — Cette branche naît du sciatique poplité externe, un peu au-dessous du nerf précédent, quelquefois par un tronc commun avec lui (nervi cutanæi suræ laterales, Anat. Nom). A son origine, elle répond à la partie postérieure du condyle externe dont la sépare le corps charnu du jumeau correspondant; elle perfore presque aussitôt l'aponévrose poplitée, et se divise en deux ordres de rameaux, les uns supérieurs, les autres inférieurs.

a) Rameaux supérieurs. — Au nombre de deux ou trois, ils proviennent souvent d'un tronc commun, croisent au-dessus de l'aponévrose le sciatique poplité externe et le tendon du biceps, et décrivent, à la hauteur de l'interligne articulaire ou un peu au-dessus, des anses à concavité supérieure. Les filets les plus élevés s'unissent aux ramifications terminales du fémoro-cutané, et se distribuent à la peau qui recouvre l'aileron externe de la rotule; les filets inférieurs se perdent dans les téguments de la région supéro-externe de la jambe, certains peuvent être suivis jusqu'auprès du tubercule de Gerdy.

b) Rameaux inférieurs. — Ceux-ci descendent vers la partie antéro-externe de la jambe en avant du péroné, en s'entrelaçant avec les veines superficielles. Ils fournissent en arrière quelques filets qui se perdent dans la peau de la région externe et moyenne du creux poplité. Un ou deux ramuscules inférieurs peuvent atteindre la malléole externe, et s'anastomoser avec le saphène externe ou son accessoire; les filets cutanés qu'ils fournissent sont toujours situés dans un plan plus superficiel que les mailles du réseau veineux sous-cutané.

Henle et Schwalbe décrivent la branche cutanée péronière comme une branche antérieure du saphène péronier.

4° **Rameaux musculaires** (Anat. Nom.). — *Syn.* : Nerfs du jambier antérieur;

branches musculaires ou récurrentes, Cruveilhier; nerf supérieur du jambier antérieur, Schwalbe. — Les rameaux musculaires, le plus souvent au nombre de deux, sont destinés au muscle jambier antérieur; ils se séparent du sciatique poplité externe au niveau du col du péroné, et, en général, avant sa division en branches terminales. D'abord situés entre les fibres d'insertion du long péronier latéral, ils se dirigent ensuite en avant, traversent la cloison aponévrotique qui sépare les muscles de la région externe de ceux de la loge antérieure de la jambe, et contournent la face postérieure de l'extenseur commun des orteils, pour venir s'appliquer contre le ligament interosseux. Ils se placent alors un peu au-dessus de l'orifice par lequel passent les vaisseaux tibiaux antérieurs, et se perdent entre les fibres d'insertion du jambier antérieur au tubercule de Gerdy. Le filet le plus élevé, sensiblement ascendant, croise l'articulation péronéo-tibiale supérieure, à la face antérieure de laquelle il donne un petit nerf articulaire (Cruveilhier). Quelques filets émanés du rameau supérieur et du rameau inférieur se distribuent à la partie la plus élevée du ligament interosseux. Comme, dans certains cas, les rameaux musculaires naissent du tibial antérieur près de son origine, quelques auteurs (Henle, Schwalbe) les décrivent comme des collatérales de ce nerf.

B) **Branches terminales.** — Elles sont au nombre de deux :
1° Le nerf musculo-cutané; 2° le nerf tibial antérieur.

1° NERF MUSCULO-CUTANÉ (Cruveilhier, Sappey, etc.).

Syn. : Nerf cutané antérieur; nerf cutané dorsal moyen du pied, Valentin; nerf péronier externe, Sœmmering; nerf cutané commun dorsal du pied; nerf cutané du péroné; nerf péronier superficiel, Luschka, Henle, Schwalbe, Anat. Nom.

Le nerf musculo-cutané représente la branche de bifurcation externe du sciatique poplité externe; il est destiné à l'innervation motrice des muscles péroniers, et à l'innervation sensitive de la région dorsale du pied et des orteils.

Trajet et rapports. — Le nerf musculo-cutané se sépare à angle aigu du tibial antérieur au niveau du col du péroné, au milieu des insertions supérieures du muscle long péronier latéral. Son trajet, d'abord oblique en avant, devient vertical, aussitôt que le nerf a traversé la cloison aponévrotique qui sépare les muscles de la région externe de ceux de la région antérieure de la jambe. Le nerf chemine dans un canal musculo-fibreux, d'abord entre l'extenseur commun et le long péronier latéral, puis entre ce dernier et le court péronier. Il descend ensuite dans l'interstice celluleux compris entre le court péronier et l'extenseur commun à la face antéro-externe duquel il apparaît pour devenir sous-aponévrotique; il traverse presque aussitôt l'aponévrose, et commence son trajet sous-cutané. Le point de perforation se trouve le plus souvent vers le tiers inférieur de la jambe; quoique assez variable comme situation. il siège toujours au-dessus de l'interligne tibio-tarsien. C'est quelquefois sous l'aponévrose, mais le plus souvent sous là peau que le nerf musculo-cutané se divise en ses deux branches terminales.

Distribution. — Avant sa bifurcation, le nerf musculo-cutané fournit des rameaux moteurs destinés aux muscles péroniers et quelques filets cutanés; nous lui décrirons donc des branches collatérales et des branches terminales.

a) **Branches collatérales.** — Ce sont, d'après leur origine : 1° les nerfs du long péronier latéral ; 2° le nerf du court péronier latéral ; 3° les filets cutanés.

1° **Nerfs du long péronier latéral.** — Ces nerfs sont, en général, au nombre de deux. L'un, supérieur, naît quelquefois du sciatique poplité externe et le plus souvent du musculo-cutané, mais toujours avant que ce nerf ait pénétré dans le canal musculo-fibreux ; il se dirige en bas et en dehors, et s'enfonce dans la partie supérieure du long péronier latéral. L'autre, inférieur, plus volumineux, se détache du musculo-cutané à la sortie du canal du long péronier, et au niveau des fibres d'insertion les plus élevées du court péronier latéral ; il se place à la face interne du long péronier sur laquelle il descend, on peut le suivre entre les fibres charnues de ce muscle jusque vers son tendon.

2° **Nerf du court péronier latéral.** — Ce nerf s'isole du musculo-cutané à l'intérieur ou à la sortie du canal du long péronier latéral. Il s'engage alors dans l'interstice des deux péroniers, et envoie, de distance en distance jusque vers son tendon, des filets qui s'étalent à la face externe du court péronier. Ce nerf provient quelquefois d'un tronc qui lui est commun avec le rameau inférieur du nerf du long péronier, lequel est alors très grêle, et, dans ce cas, le nerf du court péronier envoie des filets à la face interne du long péronier latéral.

3° **Filets cutanés.** — Ils naissent toujours du musculo-cutané, lorsque ce nerf a perforé l'aponévrose de la jambe. Cruveilhier distingue un filet malléolaire qui s'unit à un rameau homonyme du saphène péronier, et qui se distribue avec lui à la peau qui recouvre la malléole externe ; ces rameaux nerveux varient en raison inverse l'un de l'autre, et se suppléent fréquemment.

b) **Branches terminales.** — Les deux branches terminales sont l'une interne, l'autre externe : on les désigne sous le nom de nerf cutané dorsal interne, et de nerf cutané dorsal moyen du pied (Anat. Nom.).

1° **Nerf cutané dorsal interne du pied.** — *Syn.* : N. pédieux antérieur ; n. péronier interne. — C'est la plus volumineuse des deux branches de bifurcation du nerf musculo-cutané. Elle se dirige en dedans vers le bord interne du pied et, après avoir croisé le ligament annulaire du tarse, elle prend une direction à peu près parallèle au tendon de l'extenseur propre du gros orteil, dont elle n'est séparée que par l'aponévrose superficielle du dos du pied. Le nerf cutané dorsal interne émet une série de fines branches secondaires qui s'entrelacent avec les veines superficielles ; dans la région du cou-de-pied, les veines sont plus superficielles que les nerfs, c'est le contraire qui a lieu vers les orteils. Ce nerf donne trois branches principales destinées à l'innervation cutanée des orteils : la première, ou la plus externe, naît vers le bord inférieur du ligament annulaire du tarse ; la deuxième, ou moyenne, se détache un peu plus bas, et répond au faisceau interne du pédieux ; la troisième, ou la plus interne, représente la continuation du nerf. La branche externe croise le tendon extenseur du 2e orteil, se place sur l'aponévrose dans la gouttière déterminée au niveau du 2e espace intermétatarsien par la saillie des tendons extenseurs du 2e et du 3e orteil, et donne les collatéraux externe du 2e et interne du 3e orteil. La branche moyenne chemine sous la peau dans l'intervalle correspondant au 1er espace intermétatarsien, c'est à proprement parler le 1er nerf interosseux dorsal qui, arrivé à l'extrémité antérieure de l'espace, se divise en deux rameaux très grêles ; ceux-ci sont toujours renforcés par les branches terminales du nerf tibial antérieur (Voy. page 1017), et constituent alors le collatéral externe du gros orteil, et le collatéral interne du 2e orteil. La branche interne ne se divise pas, et va former le collatéral interne du gros orteil.

Les ramifications terminales du nerf cutané dorsal interne du pied s'unissent entre elles par des filets anastomotiques ; de plus, la branche externe s'anastomose avec un filet du nerf cutané dorsal externe, la branche moyenne reçoit les deux rameaux provenant de la bifurcation du tibial antérieur, et la branche interne s'adjoint souvent quelques filets terminaux du saphène interne. On rencontre à peu près constamment sur le trajet des branches terminales des nerfs du pied ou sur les collatéraux des renflements nevrilématiques connus depuis longtemps sous le nom de ganglions illusoires (Valentin). Les collatéraux des orteils seront étudiés dans un chapitre d'ensemble (Voy. page 1143).

2° **Nerf cutané dorsal moyen ou intermédiaire**, Anat. Nom. — *Syn.* Nerf cutané moyen du dos du pied ; nerf péronier externe. — Ce nerf, plus grêle que le précédent, croise de dehors en dedans la direction de l'extenseur commun des orteils, et vient se placer entre les saillies des tendons extenseurs du 3e et du 4e orteil. dans la dépression sus-aponévrotique qui répond au 3e espace interosseux. Parvenu à l'extrémité antérieure de cet espace, le nerf cutané dorsal moyen du pied, après avoir reçu un filet anastomotique du saphène externe, se divise en collatéral externe du 3e, et en collatéral interne du 4e orteil.

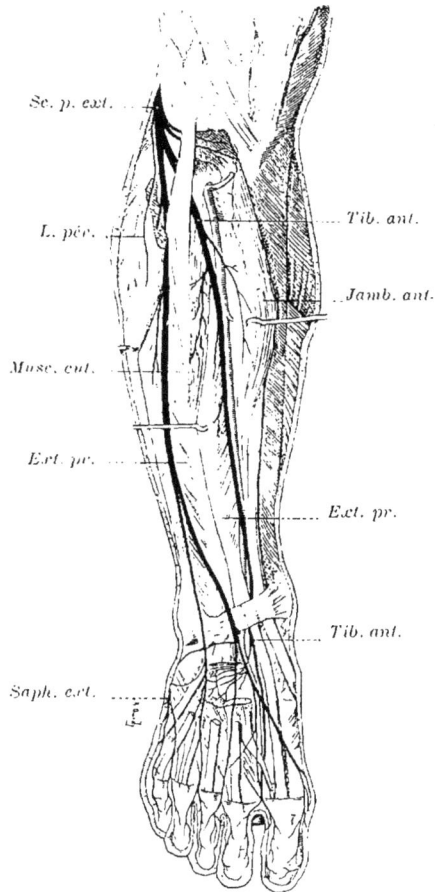

Fig. 584. — Nerf musculo-cutané et nerf tibial antérieur. — D'après Hirschfeld.

Les rapports réciproques des nerfs cutanés dorsaux interne et moyen varient avec les sujets. Souvent c'est le nerf interne qui fournit cinq collatéraux et le nerf moyen deux seulement ; dans d'autres cas, au contraire, le nerf interne se divise en trois collatéraux, les quatre autres provenant du nerf moyen. Ce dernier peut même s'étendre vers la région externe et envoyer les collatéraux externe du 4e et interne du 5e. Une pareille disposition serait la règle d'après les statistiques des auteurs anglais. Quelle que soit la distribution des nerfs dorsaux du pied et des orteils, ils présentent souvent des anses nerveuses qui enlacent les veines superficielles ; ces anses ont été bien figurées par Hirschfeld.

Le musculo-cutané est surtout le nerf moteur des muscles péroniers, sa paralysie entraîne une variété particulière de pied plat connue sous le nom de pied plat paralytique qui résulte de l'impotence fonctionnelle du long péronier latéral (Duchenne de Boulogne).

2° NERF TIBIAL ANTÉRIEUR

Syn. : Nerf tibial antérieur, Langenbeck ; rameaux musculaires du nerf péronier, Valentin ; nerf musculo-cutané antérieur du péronier ; nerf tibial antérieur ou interosseux, Cruveilhier ; branche terminale interne du sciatique poplité externe ou tibiale antérieure, Sappey ; nerf péronier profond, Luschka, Henle, Schwalbe, Anat. Nom.

Le nerf tibial antérieur, branche de bifurcation interne du sciatique poplité externe, est surtout un nerf moteur pour les muscles de la région antérieure de la jambe et pour le pédieux ; il fournit seulement deux filets pour la peau du 1er espace interdigital.

Trajet et rapports. — Le nerf tibial antérieur se sépare du musculo-cutané au milieu des insertions supérieures du long péronier latéral, entre lesquelles il chemine jusqu'à la cloison aponévrotique qui sépare ce muscle de l'extenseur commun. Il s'accole alors au côté externe des vaisseaux tibiaux antérieurs, et descend d'abord entre l'extenseur commun et le jambier antérieur, puis entre ce dernier et l'extenseur propre du gros orteil. Situé tout au fond de l'intervalle qui sépare ces muscles, et au voisinage du ligament interosseux, le nerf affecte avec les vaisseaux des rapports différents suivant le point où on l'envisage : tout d'abord placé en dehors d'eux il les croise à angle très aigu en passant en avant, et vient s'appliquer à leur côté interne près du point où les fibres tendineuses remplacent le corps charnu des muscles antérieurs de la jambe. Le nerf reste d'ailleurs toujours plus superficiel que les vaisseaux qui se trouvent directement appliqués contre le ligament interosseux (Voy. Angéiol., page 883).

Arrivé sous le ligament annulaire du tarse, le tibial antérieur s'insinue sous le tendon de l'extenseur du gros orteil, et apparaît à la face dorsale du pied, entre le bord externe du tendon correspondant et le bord interne du pédieux ; les vaisseaux, qui se trouvent un peu en dehors du nerf, cheminent sous le bord interne de ce muscle. La division du nerf tibial antérieur s'opère en général sous le ligament annulaire, un peu au-dessous de l'interligne tibio-tarsien.

Distribution. — Le tibial antérieur émet, dans son trajet à la jambe, un certain nombre de branches collatérales, avant de se diviser en ses deux branches terminales.

a) **Branches collatérales.** — Elles sont au nombre de six à sept, parmi lesquelles quatre musculaires, un rameau articulaire et des filets vasculaires.

1° **Nerf supérieur du jambier antérieur.** — Il se détache, en général, du tibial antérieur au moment où ce nerf passe sous l'extenseur commun ; il croise fréquemment en avant l'artère tibiale antérieure, et se perd dans le corps charnu du jambier antérieur au-dessous des filets que ce muscle reçoit du sciatique poplité externe.

2° **Nerf de l'extenseur commun des orteils.** — Ce nerf naît à peu près au même niveau que le précédent, et se dirige en bas et en dedans, pour s'enfoncer, après un trajet très court, dans l'extenseur commun des orteils. Il est presque toujours caché par les fibres de l'extenseur qu'il faut dissocier pour l'apercevoir.

3° **Nerf inférieur du jambier antérieur.** — Il se sépare du tibial antérieur dans l'interstice compris entre le jambier antérieur et l'extenseur propre du gros orteil, et passe en avant des vaisseaux tibiaux pour aboutir à la partie moyenne du muscle auquel il est destiné.

4° **Nerf de l'extenseur propre du gros orteil.** — Celui-ci tire son origine du tibial antérieur, après que ce nerf s'est mis en rapport avec la face interne de l'extenseur propre; il descend le long de ce muscle jusqu'à sa partie moyenne, où il se divise en filets supérieurs ou récurrents, et en filets inférieurs ou descendants.

5° **Rameau articulaire.** — Le tibial antérieur fournit, vers l'extrémité inférieure de la jambe, un rameau pour la face antérieure de l'articulation tibiotarsienne; souvent très court, celui-ci n'apparaît nettement que lorsqu'on a sectionné le ligament annulaire antérieur du tarse.

6° **Filets vasculaires.** — Dans tout son trajet, le nerf tibial antérieur envoie de distance en distance de fins ramuscules vasculaires, en général au nombre de trois, qui se perdent dans les parois de l'artère et des veines tibiales antérieures.

b) **Branches terminales.** — Les deux branches de bifurcation du tibial antérieur. l'une interne, l'autre externe, sont profondes et recouvertes par deux aponévroses, l'aponévrose dorsale superficielle, et l'aponévrose profonde qui les fixent à la face supérieure du tarse (Sappey).

1° **Branche interne.** — *Syn.* : rameau profond interne du dos du pied, Cruveilhier; nerf profond du dos du pied, Sappey; nerfs digitaux dorsaux externe du gros orteil et interne du 2ᵉ, Anat. Nom. — Plus volumineuse que l'externe, la branche interne représente la continuation du nerf tibial antérieur; d'abord placée en dedans des vaisseaux pédieux, entre le tendon extenseur du gros orteil, et le bord interne du muscle pédieux, elle s'insinue sous ce muscle, aborde le premier espace intermétatarsien, et le parcourt jusqu'à son extrémité antérieure. Là, elle apparaît entre le tendon extenseur du 2ᵉ orteil, et le tendon du pédieux qui se jette sur l'extenseur propre du gros orteil et se comporte de façon un peu différente suivant les sujets. Si les collatéraux dorsaux du 1ᵉʳ espace fournis par le musculo-cutané font défaut, elle supplée entièrement ce nerf; le plus souvent, la branche interne se divise en deux rameaux secondaires qui perforent séparément l'aponévrose, et vont se fusionner avec les collatéraux dorsaux du musculo-cutané destinés au premier espace interdigital. Les collatéraux venus du tibial antérieur donnent quelques filets très grêles aux articulations phalangiennes du 1ᵉʳ et du 2ᵉ orteil. Cruveilhier et Rüdinger ont décrit, en outre, un ou deux petits rameaux pour le 1ᵉʳ muscle interosseux dorsal; d'après Ruge, ces rameaux ne pénètrent pas dans la substance du muscle, mais s'insinuent entre ses deux chefs, pour aller se distribuer à la face interne et externe des articulations métatarso-phalangiennes voisines.

2° **Branche externe**. — *Syn*. : rameau profond externe du dos du pied, Cruveilhier; rameaux musculaires, Anat. Nom. — Cette branche, dont l'origine se trouve un peu au-dessous du ligament annulaire antérieur du tarse, passe sous l'artère pédieuse, plus rarement au-dessus de ce vaisseau, et va s'accoler à l'artère dorsale du tarse avec laquelle elle s'enfonce sous le pédieux. Après avoir fourni quelques filets moteurs à ce muscle, elle envoie au-dessous de lui, dans les 2e, 3e et 4e espaces intermétatarsiens, de fins ramuscules qui s'appliquent contre le squelette (Cruveilhier), et se comportent comme le nerf interosseux dorsal du 1er espace. On les désigne, depuis Rüdinger, sous le nom de 2e, 3e et 4e nerfs interosseux dorsaux; ils fournissent de fins filets aux articulations tarso-métatarsiennes, métatarso-phalangiennes et à celles des orteils (Rüdinger), mais ils n'innervent pas, comme on l'a prétendu, les muscles interosseux. D'après Cunningham, le nerf du 2e espace enverrait cependant un filet au 2e interosseux dorsal, mais il ne faut voir là qu'un nerf de la sensibilité musculaire ou, à la rigueur, quelques fibres de la 2e sacrée ayant emprunté le trajet du sciatique poplité externe.

Le sciatique poplité externe, dont nous venons d'étudier successivement toutes les branches, commande aux mouvements de redressement du pied dans la marche. Sa paralysie amène, indépendamment du pied plat (voir Musculocutané), une démarche particulière; le malade steppe, c'est-à-dire que son pied ne quitte jamais le sol, le talon seul est relevé, mais la pointe frotte toujours à terre. Les paralysies du sciatique poplité externe, consécutives aux accouchements laborieux, ne reconnaissent pas pour cause unique la compression du tronc lombo-sacré, puisque le sciatique poplité externe reçoit également des fibres de la 1re et de la 2e sacrée. Arnould (Th. de Bordeaux, 1892), partant du fait qu'à leur origine des plexus les nerfs de l'extension sont postérieurs par rapport aux nerfs de la flexion, fait remarquer que les fibres destinées aux muscles extenseurs se trouvent au contact des surfaces osseuses du pelvis, et par suite plus exposées à la compression et à l'écrasement.

2° *Nerf tibial antérieur*.

Syn. : Nerf tibial postérieur, Langenbeck; nerf poplité ou poplité interne, Bock, etc; nerf sciatique poplité interne, Cruveilhier, Sappey; nerf tibial, Henle, Schwalbe; nervus tibialis, Anat. Nom.

Le nerf sciatique poplité interne, plus volumineux (quelquefois le double) que le sciatique poplité externe, paraît, par sa direction, continuer le grand nerf sciatique; il se distribue à la musculature de la face postérieure de la jambe et de la région plantaire, ainsi qu'aux téguments de la plante du pied et des orteils.

Situation et rapports. — Le nerf sciatique poplité interne parcourt la grande diagonale du losange poplité. Il apparaît à l'angle supérieur de celui-ci, entre le bord interne du biceps et le bord externe du demi-membraneux, sur un plan un peu plus antérieur (plus profond) que le sciatique poplité externe. Parvenu à l'angle inférieur, il s'enfonce entre les deux jumeaux, et passe sous l'arcade aponévrotique du soléaire, immédiatement en avant des vaisseaux tibio-péroniers. Dans le tiers supérieur de ce trajet, le nerf est sous-aponévrotique, et situé en dehors des vaisseaux dont il reste séparé par une couche graisseuse assez épaisse; ce n'est que vers le tiers moyen du creux poplité, entre les deux jumeaux, qu'il vient s'accoler aux vaisseaux pour former le paquet vasculo-nerveux. Dans la moitié supérieure du losange poplité, les organes sont disposés de la superficie vers la profondeur, de la façon suivante : directement au-dessous de l'aponévrose, on rencontre le nerf sur la ligne médiane, en avant et un peu en dedans se trouve la veine, qui recouvre en partie l'artère plus interne et plus profonde (Voy. Angéiol., page 829); dans le segment inférieur du losange, la position respective du nerf et des vaisseaux s'est conservée, mais la veine, un peu déjetée en dedans, cache complètement l'artère. Ainsi, dans tout le creux poplité, le nerf reste toujours l'organe le plus externe du paquet vasculo-nerveux, d'où l'indication de porter le nerf en dehors pour découvrir l'artère (Cruveilhier). La veine saphène interne, comprise dans un dédoublement de l'aponévrose, se place, avec sa crosse, en dedans du sciatique poplité interne ; les ganglions lymphatiques poplités sont également situés en dedans, mais plus profondément que le nerf. Lorsque la jambe est en extension, le sciatique poplité interne donne l'impression d'une corde fortement tendue sous la peau, et appliquée contre l'aponévrose ; tandis que, dans la flexion, le nerf s'éloigne sensiblement du fascia, et devient plus difficile à percevoir.

Distribution. — Le nerf sciatique poplité interne prend le nom de nerf tibial postérieur aussitôt après avoir franchi l'anneau du soléaire; nous considérerons donc le tibial postérieur comme la branche

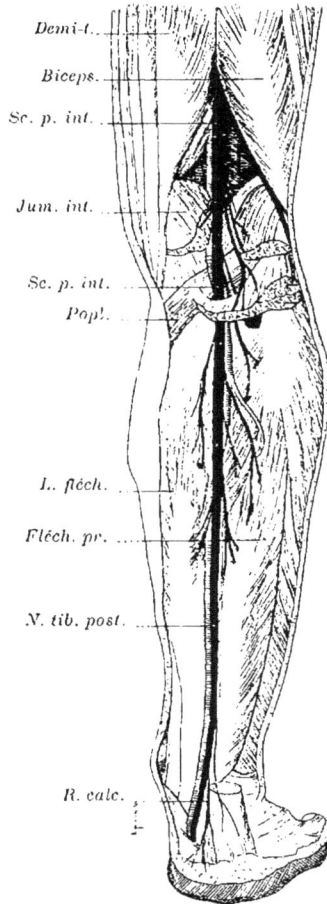

Fig. 585. — Nerf sciatique poplité interne et nerf tibial postérieur. — D'après Sappey.

terminale, et nous décrirons comme collatérales toutes les branches qui naissent du sciatique poplité interne dans le creux poplité.

A. **Branches collatérales**. — Elles se laissent classer en trois groupes d'après leur nature : 1° branches musculaires; 2° branches articulaires; 3° branche sensitive ou nerf saphène externe.

1° *Branches musculaires*. — Au nombre de cinq, ces branches sont destinées aux muscles de la région poplitée et du mollet; ce sont :

a) **Nerf du jumeau interne.** — Il se détache souvent à la partie supérieure du creux poplité d'un tronc qui lui est commun avec le saphène externe; puis, il se porte en dedans, croise en avant les vaisseaux poplités, et vient se placer au-dessus et un peu en arrière de l'artère jumelle interne avec laquelle il s'enfonce sous le tendon du jumeau correspondant. Tantôt le nerf pénètre immédiatement dans le muscle, tantôt il chemine sur une certaine étendue entre celui-ci et le ligament postérieur de l'articulation du genou.

b) **Nerf du jumeau externe.** — Celui-ci a fréquemment une origine commune avec le nerf du soléaire, et se sépare du sciatique poplité interne un peu au-dessous de l'angle de bifurcation du grand nerf sciatique. Il vient s'accoler à la face postérieure des vaisseaux jumeaux externes avec lesquels il s'insinue entre le tendon réfléchi du demi-membraneux, et la face antérieure du jumeau externe qu'il aborde parfois par son bord interne.

c) **Nerf du soléaire.** — Qu'il provienne d'un tronc commun avec le précédent ou qu'il se détache isolément du poplité interne, ce nerf, le plus volumineux des rameaux musculaires, se dispose en dedans de l'artère jumelle externe, et descend verticalement en arrière du muscle poplité, et en avant du jumeau externe. Il croise la face postérieure du plantaire grêle au moment où celui-ci devient tendineux, puis il se perd dans la partie supérieure et postérieure du soléaire.

d) **Nerf du plantaire grêle.** — Il est en général très grêle, et naît tantôt isolément de la face antérieure du sciatique poplité interne, tantôt d'un tronc qui fournit les nerfs du jumeau externe et du soléaire. C'est souvent la dernière branche collatérale du sciatique poplité interne; il se dirige en dehors et en bas, s'insinue entre le poplité et le plantaire grêle, et aborde ce dernier par son bord interne ou par sa face antérieure.

e) **Nerf du poplité.** — Ce nerf, relativement volumineux, se sépare du sciatique poplité interne entre les deux jumeaux, à la hauteur de l'interligne articulaire du genou. Il se dirige en avant et en dehors vers la face postérieure du muscle poplité, et après avoir croisé la face antérieure du plantaire grêle, il donne trois ordres de rameaux : les uns musculaires, les autres vasculaires et d'autres enfin destinés au ligament interosseux.

α) *Rameaux musculaires.* — Ils proviennent du nerf, lorsque celui-ci descend contre la face postérieure du muscle poplité. Les uns se dirigent par un trajet récurrent vers ses insertions condyliennes, les autres naissent au niveau du bord inférieur du muscle poplité, lorsque le nerf du poplité qui descend sur le bord externe du tronc tibio-péronier a croisé l'artère tibiale antérieure. Ces derniers rameaux contournent le muscle poplité, et s'étalent sur sa face antérieure; quelques-uns de ces filets aboutissent à la face postérieure de l'articulation péronéo-tibiale supérieure.

δ) *Rameaux vasculaires.* — Ils se distribuent aux branches de bifurcation de l'artère poplitée. Les filets de la tibiale antérieure viennent souvent des rameaux musculaires inférieurs, ou de la partie supérieure du nerf interosseux; ceux de la tibiale postérieure et de la péronière se détachent du nerf du poplité, lorsqu'il passe dans l'angle de division du tronc tibio-péronier. Ces derniers tirent leur origine, tantôt des branches musculaires, tantôt du nerf interosseux tout près de sa naissance (Halberstma, 1847).

γ) *Rameau du ligament interosseux*; nerf interosseux de la jambe, Anat. Nom. — C'est le plus volumineux des rameaux fournis par le nerf du muscle poplité; tout d'abord décrit par Fischer (1791), il a été bien étudié, au point de vue de sa distribution, par Halberstma (1847). Dès son origine, il accompagne l'artère tibiale antérieure, et passe avec elle par l'orifice supérieur du ligament interosseux entre les deux lames duquel il descend jusqu'à son extrémité inférieure. Là, il apparaît à l'orifice inférieur du ligament, au côté interne de l'artère péronière antérieure, et s'unit à un filet du nerf périostique du péroné, branche du tibial postérieur (Voy. page 1135). Les ramifications terminales du nerf interosseux se perdent dans le périoste de la partie inférieure et postérieure du tibia; à ce niveau, Halberstma aurait rencontré 1 fois sur 14 un petit renflement ganglionnaire. Avant de s'enfoncer dans la membrane interosseuse, le nerf interosseux fournit quelques filets à la région postérieure de l'articulation péronéo-tibiale supérieure; nous avons vu qu'il fournit souvent des ramuscules vasculaires aux artères tibiales antérieure et postérieure (Halberstma). D'après Rauber, le nerf interosseux émet un filet périostique supérieur pour le tibia; ce filet naît avant que le tronc originel aie traversé le ligament interosseux, il longe le bord intérieur du muscle poplité, et s'étale sur le périoste du tibia en une série de fines fibrilles auxquelles sont appendus de nombreux corpuscules de Pacini. Le filet périostique donne toujours le nerf diaphysaire du tibia qui pénètre avec les vaisseaux dans le trou nourricier de cet os; Schwalbe considère ce nerf diaphysaire comme un rameau distinct du nerf du muscle poplité qu'il désigne sous le nom de nerf osseux du tibia.

2° **Branches articulaires.** — Ces branches, groupées par Cruveilhier sous le nom de nerf articulaire postérieur du genou, sont le plus souvent au nombre de trois; elles ont été bien étudiées par Rüdinger. Deux d'entre elles, dites branches articulaires supérieures, naissent dans la moitié supérieure du losange poplité; elles se portent directement en avant sur les vaisseaux articulaires supérieurs autour desquels elles forment un réseau assez riche appelé plexus poplité. De ce dernier, partent quelques filets vasculaires qui se portent sur l'artère poplitée et sur ses branches articulaires. Les plus volumineux accompagnent l'articulaire moyenne, et aboutissent aux ligaments croisés, d'autres pénètrent dans l'articulation avec l'artère articulaire supérieure et interne. d'autres enfin s'insinuent entre la veine poplitée et la veine saphène externe, reçoivent une fine anastomose du nerf sciatique poplité externe, et vont se perdre dans le ligament poplité. La branche articulaire inférieure naît tantôt du nerf du plantaire grêle, tantôt de celui du muscle poplité, ou même des deux à la fois; elle se dirige en bas et en dedans contre le tendon postérieur du demi-membraneux, et envoie ses ramifications terminales à la partie interne et inférieure de l'articulation du genou.

3° **Branches sensitives.** — On la désigne sous le nom de nerf saphène externe ou tibial.

NERF SAPHÈNE EXTERNE OU TIBIAL

Syn. : Nerf saphène tibial, Cruveilhier. Sappey; nerf communicant tibial, Bock, Langenbeck, Henle; nerf cutané long de la jambe et du pied, Valentin; nerf externe ou tibial du pied; nerf saphène inférieur; nerf sural, Schwalbe; nerf cutané interne de la jambe, Anat. Nom.

Le nerf saphène externe est destiné à l'innervation des téguments qui recouvrent la face postéro-externe de la jambe, et le bord interne du pied.

Origine, trajet et rapports. — Le saphène externe se détache du sciatique poplité interne à la partie supérieure ou moyenne du creux poplité, assez souvent même au tiers inférieur de la cuisse (Henle), et se dirige directement en bas dans l'intervalle compris entre les deux jumeaux; quelquefois, il naît d'un tronc commun avec le nerf du jumeau interne. Dans la première partie de son trajet qui répond à la région poplitée, il se trouve placé en arrière du sciatique poplité interne, entre les nerfs et les vaisseaux jumeaux, et en avant de l'aponévrose poplitée. La crosse de la saphène externe passe en dedans de lui, et la veine n'a de rapports directs avec le nerf qu'en ce point; dans tout le reste du creux poplité, elle est plus superficielle que lui (Voy. Angéiol., page 1046). Dans le segment supérieur de la jambe, ces deux organes s'accolent l'un à l'autre, et dans son trajet sous-aponévrotique le nerf est d'abord situé en dedans, puis directement en avant de la veine, au côté externe de laquelle il apparaît à la partie inférieure du mollet. Dans toute l'étendue de cette région, le nerf chemine dans un canal fibreux à section triangulaire, distinct de celui de la veine qui est situé plus profondément; il est souvent accompagné par une fine artériole émanée de la jumelle interne. Devenu sous-aponévrotique, le saphène externe descend parallèlement au tendon d'Achille, et en

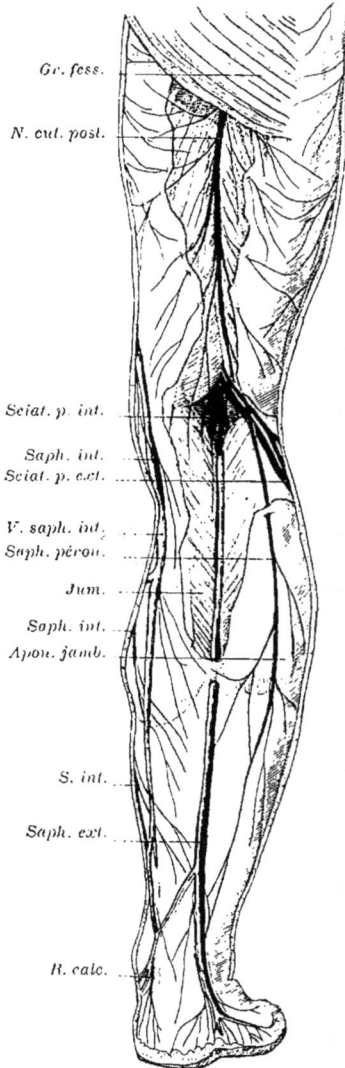

Fig. 586. — Nerf saphène tibial et nerf saphène péronier. — D'après deux dessins de Hirschfeld.

Gr. fess.
N. cut. post.
Sciat. p. int.
Saph. int.
Sciat. p. ext.
V. saph. int.
Saph. péron.
Jum.
Saph. int.
Apon. jamb.
S. int.
Saph. ext.
R. calc.

dehors de la veine saphène, jusque vers la pointe de la malléole externe; mais il reste toujours plus profond que la veine saphène dont les affluents passent au-dessus de lui, quelques-unes de ces véinules sont parfois embrassées par des ellipses nerveuses. C'est vers le tiers inférieur, plus rarement vers le tiers moyen de la jambe, que le saphène externe s'anastomose avec son accessoire ; cette anastomose, parfois double, est toujours assez importante pour que le volume du nerf paraisse sensiblement augmenté. Parvenu derrière la malléole externe, le nerf saphène externe décrit une courbe concentrique à celle de la veine, et placée dans la concavité de cette dernière. La courbe du nerf est distante de la pointe de la malléole de 1 centimètre à 1 centimètre et demi ; elle en est séparée par les tendons et les gaines synoviales des deux muscles péroniers latéraux.

Distribution. — Le nerf saphène externe ne donne pas de filets sensitifs à la jambe, et c'est seulement vers la malléole qu'il envoie quelques rameaux cutanés, les nerfs calcanéens externes. Ceux-ci enlacent dans leurs anses la courbe du saphène externe, et se distribuent à la peau qui revêt la partie externe du calcanéum ; quelques-uns se réfléchissent jusque dans la région plantaire. Arrivé au bord externe du pied, le saphène externe fournit quelques filets malléoaires, quelques ramuscules à la peau du bord externe et du dos du pied, et une anastomose oblique ou ansiforme qui passe sous la veine dorsale externe, et s'unit à la branche externe du musculo-cutané. Au voisinage de la tubérosité du 5e métatarsien, il se divise en ses deux branches terminales : l'une externe, plus grêle, devient le collatéral externe du petit orteil, l'autre interne, plus volumineuse, se subdivise à son tour à l'extrémité antérieure du 4e espace interosseux en collatéral interne du petit, et en collatéral externe du 4e orteil. Tandis que la branche externe chemine parallèlement au bord du pied, l'interne se dirige obliquement sur sa face dorsale, croise le tendon du péronier antérieur, le pédieux, et l'extenseur du petit orteil dont elle reste cependant séparée par l'aponévrose. C'est souvent la branche interne qui fournit l'anastomose avec le musculo-cutané, dans la région malléolaire.

D'après Rüdinger, au niveau du cou-de-pied, le nerf saphène externe donne quelques filets articulaires : en général, deux sont destinés à la partie externe de la capsule tibio-tarsienne, et un troisième aboutit au ligament antérieur de cette articulation ainsi qu'à l'appareil ligamenteux qui occupe le sinus du tarse. Ces nerfs articulaires, primitivement superficiels, traversent successivement le ligament annulaire, puis l'aponévrose du dos du pied ; ils embrassent souvent la malléole externe dans une anse à concavité supérieure.

B. **Branche terminale**. — La branche terminale du sciatique poplité interne porte le nom de nerf tibial postérieur.

NERF TIBIAL POSTÉRIEUR

Syn. : Nerf tibial postérieur des classiques français ; nerf tibial des auteurs étrangers : nervus tibialis, Anat Nom.

Le nerf tibial postérieur est la continuation plutôt que la terminaison du sciatique poplité externe ; il commence à l'arcade du soléaire, et se divise dans la gouttière rétro-calcanéenne en deux branches : le nerf plantaire interne et le nerf plantaire externe.

Situation et rapports. — Le nerf tibial postérieur, dès qu'il s'est placé en avant de la masse charnue du soléaire, répond par sa face antérieure au tronc

1134   LES NERFS.

veineux tibio-péronier qui le sépare des faisceaux inférieurs du muscle poplité ; les vaisseaux tibiaux antérieurs passent un peu en dehors de lui. Sa direction générale est légèrement oblique en dedans, de sorte qu'à la partie supérieure du mollet, il correspond au milieu du soléaire, tandis qu'à la partie inférieure il est situé sur le bord interne du tendon d'Achille. Il est logé en avant, dans l'interstice celluleux compris d'abord entre le jambier postérieur et le fléchisseur commun des orteils, puis entre celui-ci et le fléchisseur propre. Vers le point de bifurcation du tronc tibio-péronier, il croise les vaisseaux péroniers qui gagnent la région externe de la jambe, et vient se placer au côté interne et un peu en arrière de l'artère et des veines tibiales postérieures. Les rapports du tibial postérieur sont les mêmes, depuis l'anneau du soléaire, jusqu'à la malléole interne ; le nerf et les vaisseaux sont fixés contre la couche musculaire profonde par l'aponévrose profonde ou rétrosoléaire, qui sépare le paquet vasculo-nerveux d'abord du soléaire, puis du tendon d'Achille et de l'aponévrose jambière. Dans la région du cou-de-pied, le nerf est le plus postérieur des organes qui cheminent dans la gouttière rétro-malléolaire. Il se trouve à peu près à égale distance entre le bord postérieur de la malléole interne et le bord interne du tendon d'Achille, en arrière et un peu en dedans du tendon du fléchisseur propre du gros orteil ; le tendon du fléchisseur commun reste plus externe, c'est-à-dire plus profond. Les vaisseaux tibiaux postérieurs conservent leur situation vis-à-vis du nerf, et restent en avant et en dedans ; l'artère est donc plus superficielle que le nerf. Un double feuillet aponévrotique est interposé entre la peau et le paquet vasculo-nerveux : c'est d'abord l'aponévrose superficielle de la jambe renforcée par quelques fibres du ligament annulaire du tarse, puis l'aponévrose profonde ; nerfs et vaisseaux sont d'ailleurs contenus dans une gaîne conjonctive commune, dépendance de cette aponévrose profonde.

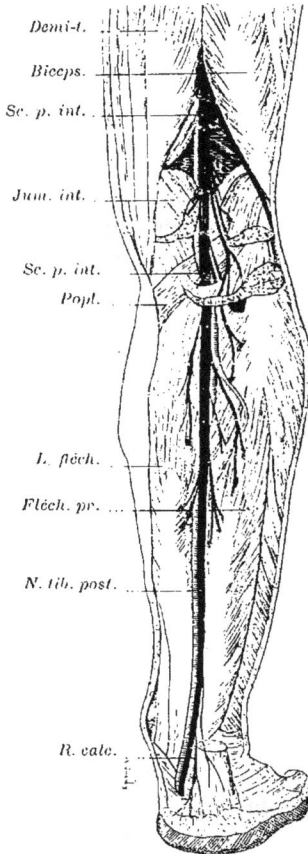

Demi-t.
Biceps.
Sc. p. int.
Jum. int.
Sc. p. int.
Popl.
L. fléch.
Fléch. pr.
N. tib. post.
R. calc.

FIG. 587. — Nerf sciatique poplité interne et nerf tibial postérieur. — D'après Sappey.

Distribution. — Avant de se diviser en ses deux branches terminales, le nerf tibial postérieur donne à la jambe un certain nombre de collatérales :

A. **Branches collatérales.** — On peut les grouper : 1° en branches musculaires ; 2° en branches vasculaires ; 3° en branches articulaires ; 4° en branches sensitives.

1° *Branches musculaires.* — Au nombre de trois, elles sont destinées aux muscles de la région postérieure et profonde de la jambe; ce sont : *a*) le nerf du jambier postérieur; *b*) le nerf du fléchisseur propre du gros orteil; *c*) le nerf du fléchisseur commun des orteils.

a) **Nerf du jambier postérieur.** — Ce nerf, quelquefois double, naît du tibial postérieur un peu au-dessous de l'anneau du soléaire, et se porte derrière le jambier postérieur, en croisant tout près de leur origine les vaisseaux péroniers. Il pénètre dans le muscle à sa partie moyenne, mais on peut suivre certains filets jusqu'au niveau du tendon. Très souvent, il existe un tronc commun qui donne le nerf du jambier postérieur, et un rameau pour la portion inférieure du soléaire. Le nerf du jambier postérieur fournit, en règle générale, le *filet périostique du péroné* (Rauber); celui-ci descend sur le périoste de la face interne du péroné, entre les insertions du jambier et celles du fléchisseur propre du gros orteil, et se termine à la partie postérieure de la malléole externe. Dans le tiers supérieur de son parcours, il donne le nerf diaphysaire du péroné qui pénètre dans cet os avec les vaisseaux nourriciers; il émet aussi de fins filets périostiques auxquels sont appendus quelques corpuscules de Pacini. Le nerf du jambier postérieur accompagne les vaisseaux péroniers, et envoie à l'artère quelques filets vaso-moteurs.

b) **Nerf du fléchisseur propre du gros orteil.** — Tantôt distinct, tantôt issu du même tronc que le précédent, ce nerf accompagne d'abord l'artère péronière, puis aborde le fléchisseur propre du gros orteil par sa face antérieure. Nous avons constaté, contrairement à l'opinion de Cruveilhier, qu'il reste dans la majeure partie de son trajet en dehors de l'aponévrose du jambier postérieur, à l'intérieur de laquelle cheminent les vaisseaux péroniers et leur nerf satellite. Quelquefois, un second rameau, plus grêle, va s'étaler derrière le muscle fléchisseur dans lequel il s'enfonce par le bord interne.

c) **Nerf du fléchisseur commun des orteils.** — Il se dirige obliquement en dedans, en avant et en bas, croise les vaisseaux tibiaux postérieurs, en passant derrière eux, et pénètre à la face postérieure du fléchisseur commun. Souvent, on trouve deux nerfs distincts pour ce muscle : l'un se rend à sa partie supérieure avant l'apparition du tendon médian, l'autre aboutit vers le milieu de sa face postérieure.

2° *Branches vasculaires.* — Les vaisseaux de la loge postérieure de la jambe reçoivent leurs nerfs vaso-moteurs du tibial postérieur ou de ses branches collatérales. A la partie moyenne de la jambe, les vaisseaux tibiaux sont innervés par quelques fins ramuscules provenant du tibial postérieur, mais la branche vasculaire la plus importante est fournie par ce nerf un peu au-dessus de la malléole interne; relativement volumineuse, elle longe sur une étendue variable la gaîne des vaisseaux avant d'aller se perdre dans les parois artérielles. Quant aux vaisseaux péroniers, leur filet vaso-moteur provient, comme nous l'avons vu, du nerf du jambier postérieur.

3° *Branches articulaires.* — Tout près de sa division en nerfs plantaires, le tibial postérieur émet une, et quelquefois deux petites branches qui se portent en avant, croisent la face externe du paquet vasculo-nerveux, et s'insinuent entre les tendons du fléchisseur commun et du jambier postérieur, pour aboutir à la partie interne de la capsule tibio-tarsienne. Quelques filets pénètrent entre les deux lames du ligament deltoïdien, tandis que d'autres rampent à la surface de la lame superficielle de ce ligament (Rüdinger).

4° **Branches cutanées.** — Elles sont au nombre de deux : le rameau sus-malléolaire interne, et le nerf calcanéen interne.

a) **Rameau sus-malléolaire interne.** — Rameau cutané sus-malléolaire, Sappey. — En général très grêle, ce rameau perfore l'aponévrose du cou-de-pied un peu au-dessus de la malléole interne, et se perd dans les téguments qui recouvrent cette dernière; il est souvent uni au saphène interne par un filet distinct, ou par de fines anastomoses terminales. Il provient parfois du nerf calcanéen interne.

b) **Nerf calcanéen interne,** Cruveilhier. — *Syn.* : Branche cutanée plantaire, Sappey; nerf cutané plantaire propre, Valentin, Henle; rameau cutané plantaire, Schwalbe; rameaux calcanéens internes, Anat. Nom. — Le nerf calcanéen interne est l'homologue du rameau palmaire cutané du médian à la main; il se détache du tibial postérieur vers le tiers inférieur de la jambe, et contourne presque aussitôt le tendon d'Achille sur la face postérieure duquel il descend. Le point où il traverse l'aponévrose varie avec les sujets, il se trouve le plus souvent vers le milieu de la hauteur du tendon d'Achille (Valentin). Dans tous les cas, il est sous-cutané au niveau de la saillie du talon; là il se divise en une série de filets qui se distribuent à la peau de la portion postérieure du talon, et dont la plupart peuvent être suivis jusqu'à la face plantaire du pied. Quelquefois, ces derniers naissent d'un tronc commun (*rameau plantaire*) plus volumineux et plus interne que les autres qui passe devant la tubérosité interne du calcanéum, et qui se distribue à tous les téguments internes du talon. Sappey a vu le rameau plantaire, très développé, cheminer sur le bord interne du pied, et atteindre la partie moyenne du métatarse. Les filets externes du nerf calcanéen vont s'unir par des anastomoses terminales avec des fins ramuscules issus du saphène externe, tandis que les filets plantaires se fusionnent, d'une manière analogue, avec quelques fins rameaux du nerf plantaire externe vers la partie moyenne de la plante du pied.

B. **Branches terminales.** — La division du tibial postérieur en nerf plantaire interne et en nerf plantaire externe, s'opère au-dessous de la malléole interne, ou de la grande apophyse du calcanéum, plus rarement au-dessus de la malléole.

1° *Nerf plantaire interne.*

Syn. : Nervus plantaris medialis, Anat. Nom.

Le plantaire interne représente la branche antérieure de bifurcation du tibial postérieur; c'est, en général, la plus volumineuse.

Trajet et rapports. — A son origine, ce nerf se trouve dans la gouttière rétro-calcanéenne, directement au-dessus du court abducteur du gros orteil, et répond à la face postérieure des vaisseaux tibiaux postérieurs qui le croisent à angle aigu; la gaine celluleuse contenant les vaisseaux et les nerfs est nettement isolée des coulisses tendineuses qui sont placées en avant. Tous ces organes conservent une direction descendante jusqu'au point où ils prennent contact avec l'adducteur du pouce; ils se réfléchissent alors de haut en bas, et un peu de dedans en dehors pour devenir horizontaux et se porter vers les

insertions postérieures du court fléchisseur qu'ils traversent. Dès lors, le plantaire interne abandonne le canal fibreux rétro-calcanéen, et chemine sous les
tendons fléchisseurs entre le court fléchisseur du gros orteil en dedans, et le
faisceau interne du court fléchisseur plantaire en dehors ; l'artère plantaire
interne et ses veines satellites, situées plus superficiellement, croisent le nerf.
puis longent son côté interne, tandis que les vaisseaux plantaires externes
passent dans l'angle de séparation des deux nerfs plantaires. Le plantaire
interne parcourt la région moyenne de la plante du pied accolé à la gaîne du
court fléchisseur ; vers la base des métatarsiens, il se divise en deux branches
terminales après avoir fourni
une anastomose au plantaire
externe.

Distribution. — La distribution du plantaire interne
rappelle, dans son ensemble,
celle du médian à la main.
Nous lui décrirons des branches collatérales et des branches terminales.

A. Branches collatérales.
— Elles sont de trois ordres :
1° des branches cutanées ;
2° des branches musculaires ;
3° des branches articulaires.

1° *Branches cutanées.* —
Les plus importantes naissent
aussitôt que le plantaire interne a passé sous l'abducteur
du gros orteil : elles sont connues sous le nom de *nerfs cutanés plantaires.* Ces nerfs
s'insinuent entre le court fléchisseur du gros orteil et le

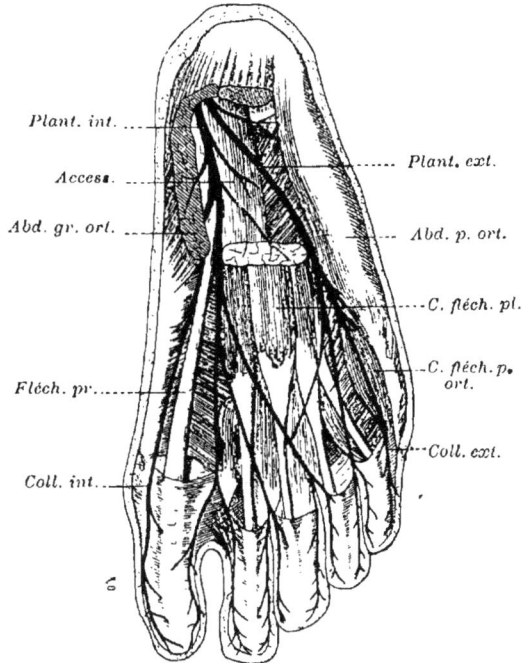

Fig. 588. — Nerfs plantaires. — D'après Sappey.
Région superficielle

court fléchisseur plantaire, perforent l'aponévrose et se dirigent les uns en
avant, les autres en arrière ; ces derniers, par leurs ramifications terminales,
s'unissent aux filets calcanéens du nerf tibial postérieur. Cruveilhier décrit un
petit nerf calcanéen cutané qui croise les vaisseaux tibiaux postérieurs dans la
gouttière calcanéenne, et se perd dans les téguments qui recouvrent la partie
interne du calcanéum.

2° *Branches musculaires.* — Elles sont destinées aux muscles de la région
interne du pied qui agissent sur le gros orteil, ce sont :

a) **Nerf du court abducteur du gros orteil.** — Le nerf du court abducteur
naît du plantaire interne lorsque celui-ci passe entre le court abducteur et le
court fléchisseur ; il est, en général, formé par trois ou quatre filets qui abordent
par sa face supérieure le muscle auquel ils sont destinés.

b) **Nerf du court fléchisseur du gros orteil.** — Ce nerf se détache un peu en

avant du précédent, se porte en dedans et un peu en haut, croise la face inférieure du long fléchisseur propre, et s'enfonce entre le court abducteur et le
court fléchisseur dans lequel il pénètre par son bord interne.

c) **Nerf du court fléchisseur commun des orteils.** — Il se sépare du plantaire
interne un peu après sa sortie du canal calcanéen, et se dirige, au-dessous de
l'accessoire du long fléchisseur, en dehors et en avant vers la face supérieure
ou profonde du court fléchisseur commun, sur laquelle il se divise en une
série de filets terminaux que l'on peut suivre vers chacune des divisions de ce
muscle.

d) **Nerf de l'accessoire du long fléchisseur commun.** — Celui-ci naît à la
même hauteur que le précédent, quelquefois même un peu en arrière de lui,
puis il se porte à la face inférieure de l'accessoire du long fléchisseur dans
lequel il se perd non loin de ses insertions calcanéennes.

3° *Branches articulaires.* — Le nerf plantaire interne, à la hauteur de
l'apophyse interne du calcanéum, envoie dans la région profonde de la plante
du pied un rameau articulaire qui s'insinue entre les tendons des muscles
profonds, et fournit deux ordres de filets secondaires. Les uns, postérieurs,
aboutissent aux ligaments de la face inférieure de l'articulation astragalo-sca-
phoïdienne; les autres, antérieurs, se distribuent, les plus internes à l'articulation du scaphoïde avec le 1er cunéiforme, les plus externes, très grêles et
très difficiles à mettre en évidence, à celle du scaphoïde avec le 2e cunéiforme.

B. **Branches terminales.** — Elles sont l'une interne, l'autre externe.

La **branche interne**, qui forme le collatéral interne du gros orteil, se sépare
du plantaire interne entre les deux chefs du court fléchisseur du gros orteil dont
elle innerve le chef externe. Elle chemine ensuite en dedans du fléchisseur
propre du gros orteil, passe sous l'adducteur oblique, et apparaît sous l'aponévrose plantaire, entre le court adducteur et le tendon du long fléchisseur,
à la hauteur de la tête du 1er métatarsien. Au niveau de l'articulation méta-
tarso-phalangienne, la branche interne est située dans le sillon limité par les
deux os sésamoïdes, et va se distribuer au côté interne du gros orteil où elle
fournit un assez gros filet plantaire, et un filet dorsal ou unguéal, plus grêle,
pour la peau de la région dorsale de la phalange unguéale (Cruveilhier).

La **branche externe**, plus volumineuse, passe sous le tendon du long fléchisseur commun, longe le bord externe du fléchisseur propre du gros orteil et
du tendon interne du fléchisseur commun ; elle repose sur le court fléchisseur
plantaire. Parvenu à l'extrémité postérieure du 1er espace interosseux avec
l'artère et les veines plantaires internes qu'il accompagne jusque-là, le nerf se
divise en trois rameaux, connus sous le nom de nerfs plantaires communs des
doigts, tandis que les vaisseaux s'enfoncent sous la voûte du pied. Le nerf digital plantaire commun du 1er espace, passe sous les interosseux, entre le tendon
du long fléchisseur du gros orteil et ceux du fléchisseur commun et du court
fléchisseur du 2e orteil, et atteint ainsi l'extrémité antérieure du 1er espace. Au
niveau des articulations métatarso-phalangiennes, le nerf plantaire commun
du 1er espace s'engage sous une arcade qui lui est commune avec les vaisseaux et donne ses deux rameaux terminaux : le collatéral externe du gros
orteil, et le collatéral interne du 2e orteil, dont la distribution terminale est

identique à celle du collatéral interne du gros orteil. Les nerfs digitaux plantaires communs des 2ᵉ et 3ᵉ espaces se dirigent en dehors, passent entre les tendons du long et du court fléchisseur plantaire, et atteignent l'extrémité antérieure de l'espace interosseux où ils se divisent en collatéraux au niveau des fibres transversales de l'aponévrose plantaire. Avant leur division, ils émettent, ainsi que le nerf du 1ᵉʳ espace, de fins filets qui traversent l'aponévrose, et vont se perdre dans la peau de la plante du pied. Le nerf digital plantaire commun du 2ᵉ espace fournit les collatéraux externe du 2ᵉ et interne du 3ᵉ orteil; le nerf du 3ᵉ espace, les collatéraux externe du 3ᵉ et interne du 4ᵉ orteil. Tous ces collatéraux ont une disposition analogue, et restent plus profonds que les vaisseaux.

Les nerfs digitaux du 1ᵉʳ et du 2ᵉ espace donnent chacun vers le milieu de leur trajet un filet qui se dirige en haut et en avant vers le 1ᵉʳ et le 2ᵉ muscle lombrical. Le nerf du 3ᵉ espace envoie au nerf plantaire externe une anastomose qui longe le bord externe du court fléchisseur, et qui s'insinue entre ce muscle et son accessoire.

A la hauteur de chaque articulation les nerfs digitaux ou collatéraux envoient quelques fins rameaux articulaires.

2⁾ Nerf plantaire externe.

Syn. : Nervus plantaris lateralis. Anat. Nom.

Le nerf plantaire externe est la branche externe de bifurcation du nerf tibial postérieur.

Trajet et rapports. — A sa sortie de la gouttière calcanéenne, le plantaire externe se place en arrière des vaisseaux tibiaux postérieurs, atteint la plante du pied, en passant sur l'abducteur du gros orteil, puis se dirige obliquement en dehors vers le tubercule du 5ᵉ métatarsien. D'abord situé entre le court fléchisseur plantaire et son accessoire, il apparaît à la région externe du pied, en dehors de ce dernier muscle; les vaisseaux plantaires externes d'abord situés en dedans du nerf, le croisent en passant au-dessus de lui, et lui deviennent externes. Au niveau de l'interligne tarso-métatarsien, les vaisseaux abandonnent le nerf pour s'enfoncer vers le squelette; dès lors le plantaire externe chemine, jusqu'à la base du 4ᵉ espace intermétatarsien où il se divise en ses deux branches terminales, entre le court fléchisseur plantaire et l'accessoire du long fléchisseur en dedans, et le court fléchisseur du petit orteil en dehors.

Distribution. — La distribution du nerf plantaire externe rappelle celle du cubital à la main. Nous lui décrirons des branches collatérales et des branches terminales.

A. **Branches collatérales.** — Elles sont au nombre de deux, et sont destinées aux muscles abducteur et court fléchisseur du petit du orteil.

1° **Nerf de l'abducteur du petit orteil.** — C'est un rameau nerveux assez considérable qui passe sous l'accessoire du long fléchisseur directement en avant de la tubérosité interne du calcanéum, et qui aboutit par un trajet transversal aux insertions postérieures de l'abducteur. Dans quelques cas, le nerf aborde le muscle à sa partie moyenne, et envoie quelques filets récurrents vers ses insertions postérieures.

2° **Nerf du court fléchisseur du petit orteil**. — Ce nerf naît du plantaire externe, généralement au point où celui-ci croise l'artère plantaire externe; il se dirige en avant sous la face intérieure de l'accessoire du court fléchisseur plantaire, et donne un rameau à chacun des chefs du court fléchisseur du petit orteil. Il n'est pas rare de voir un deuxième nerf se détacher du plantaire externe un peu en arrière du précédent, et se perdre vers les insertions postérieures de l'accessoire du long fléchisseur commun.

B. **Branches terminales**. — Des deux branches terminales, l'une est superficielle et l'autre profonde.

1° **Branche superficielle**. — Elle longe le bord interne du court fléchisseur du petit orteil, et se subdivise à son tour en deux rameaux secondaires externe et interne. Avant sa division, elle envoie en dedans un rameau anastomotique vers le 3° nerf digital du plantaire interne, et en dehors des filets destinés au court fléchisseur et à l'opposant du petit orteil. C'est le plus souvent à la hauteur de l'interligne articulaire du cuboïde avec les 4° et 5° métatarsiens que naissent, directement au-dessous de l'aponévrose plantaire superficielle, les rameaux externe et interne. Le rameau externe donne souvent des nerfs moteurs aux muscles du petit orteil, passe dans le 4° espace sous le court fléchisseur et sous le court abducteur, pour atteindre la région externe de l'articulation métacarpo-phalangienne, où il prend le nom de collatéral externe du 5° orteil. Le rameau interne chemine dans le 4° espace interosseux, en dehors du tendon du court fléchisseur

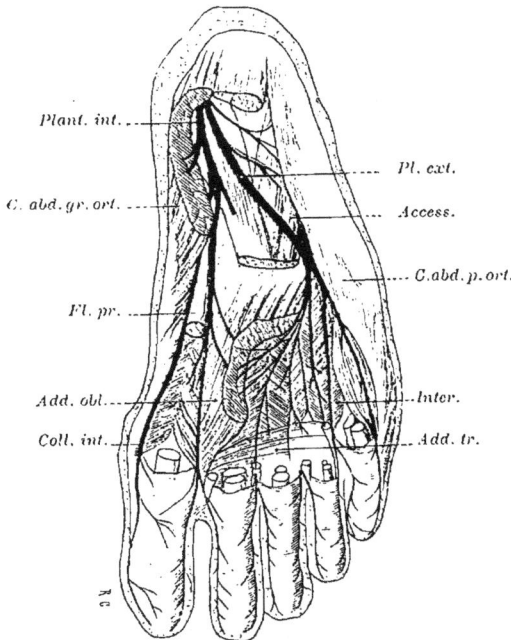

Fig. 589. — Nerfs plantaires. — D'après Sappey.
Région profonde.

du petit orteil, jusqu'au pli interdigital interne. Là, il apparaît entre l'aponévrose plantaire et la peau, et donne les collatéraux interne du 5° et externe du 4° orteil.

2° **Branche profonde**. — La branche profonde, après s'être séparée de la précédente contre le bord externe de l'accessoire du long fléchisseur, s'enfonce dans la région plantaire profonde, et contourne l'accessoire pour venir se placer à la face supérieure de ce muscle. Les vaisseaux plantaires externes accompagnent dans son trajet la branche profonde, tout en restant plus superficiels qu'elle. Comme eux, cette branche décrit une courbe à concavité postérieure et interne, et chemine entre l'adducteur oblique sur lequel elle repose, et les muscles interosseux qui la séparent du squelette. De la courbe nerveuse, partent deux ordres de rameaux : les uns, issus de la concavité se dirigent en arrière, et aboutissent, par un trajet récurrent, aux articulations tarso-méta-tarsiennes et intermétatarsiennes; les autres, détachés de la convexité, four-nissent les nerfs interosseux des 2e, 3e et 4e espaces. Tous ces nerfs ont une disposition identique, ils vont d'arrière en avant en compagnie des artères interosseuses plantaires, et s'épuisent dans les articulations métatarso-pha-langiennes. De la convexité de l'arcade émanent en avant et en bas les nerfs des deux lombricaux externes; celui du 3e lombrical prend son origine sous l'adducteur oblique, s'insinue entre les fibres de l'adducteur transverse, et aboutit finalement au côté interne ou à la face supérieure du muscle. L'arcade nerveuse du plantaire externe se termine par trois rameaux : l'un situé en avant et un peu en dehors, est destiné à l'adducteur transverse; l'autre, en dedans et en arrière du précédent, constitue le nerf de l'adducteur oblique; le troisième ou le plus externe, représente le nerf interosseux du 1er espace.

Le plantaire externe innerve, par sa branche profonde, tous les interosseux plantaires et dorsaux. L'innervation des muscles interosseux du 1er espace par le plantaire interne (Cruveilhier), si elle existe, est excessivement rare; les filets qui viennent à ce niveau du plantaire interne sont des filets articulaires, comme l'ont montré Rüdinger et Ruge. Signalons enfin l'opinion de Henle, pour lequel le plantaire externe se comporterait exactement comme le cubital à la main, et donnerait un fin ramuscule au chef externe du court fléchisseur du gros orteil.

Tableau de la distribution du Plexus sacré.

	Nerfs de la ceinture pelvienne.	Nerfs antérieurs.	Nerf de l'obturateur interne.		
			Nerfs des muscles pelvi-trochantériens.	N. du jumeau supérieur. N. du carré crural et du jumeau inférieur.	
		Nerfs postérieurs.	Nerf du pyramidal.		
			Nerf fessier supérieur. . . .	Br. ascendante. Br. descendante.	
			Nerf fessier inférieur.		
Plexus sacré. Nerfs du membre inférieur.	Grand nerf sciatique.	Nerf cutané postérieur de la cuisse.	R. fessiers. R. périnéaux. R. fémoro-poplités.		
		Branches collatérales. . . .	N. supérieur du demi-tendineux et du biceps. N. de la longue portion du biceps. N. inférieur du demi-tendineux. N. du demi-membraneux et du grand adducteur. N. de la courte portion du biceps. N. articulaire du genou.		
	Branches terminales.	Nerf sciatique poplité ext.	Br. collatérales.	R. articulaire du genou. Nerf saphène péronier.	
				Branche cutanée péronière.	R. supérieurs. R. inférieurs.
				R. musculaires pour le jambier antérieur.	
		Br. termin.	Nerf musculo-cutané.	Br. collatérales.	N. du long péronier latéral. N. du court péronier latéral. Filets cutanés.

Plexus sacré (suite).
Nerfs du membre inférieur.
Grand nerf sciatique.
Branches terminales.

Nerf sciatique poplité externe.

Branches terminales

Nerf musculo-cutané. (Suite) — Br. terminales.

N. cutané dorsal interne du pied.
- Br. int. : Collat. int. du gros orteil.
- Br. moyenne ou interos. du 1er esp. { Col. ext. du gr. — Col. int. du 2e —
- Br. ext. ou interos. { Col. ext. du 2e — du 2e espace. { Col. int. du 3e —

N. cutané dorsal externe du pied.
- Br. interosseuse du 3e espace. . . . { Col. ext. du 3e — Col. int. du 4e —
- Anast. avec le saphène externe.

Nerf tibial antérieur

Branches collatérales.
- N. sup. du jambier antérieur.
- N. de l'extenseur commun des orteils.
- N. inf. du jambier antérieur.
- N. de l'extenseur propre du gros orteil.
- R. articulaires.
- R. vasculaires.

Br. terminales.
- Branche externe { Nerfs du muscle pédieux. Ram. interosseux dorsaux du . . . . . . { 2e espace. 3e — 4e —
- Br. int. ou ram. inter. du 1er du { Coll. prof. { ext. du gros orteil. int. du 2e —

Nerf sciatique poplité interne.

Branches collatérales.

Br. musculaires.
- N. du jumeau interne.
- N. du jumeau externe.
- N. du soléaire.
- N. du plantaire grêle.
- N. du poplité. { R. musculaires. R. vasculaires. N. du lig. interos. { Filets périostiques et nerf diaphys. du tibia.

Br. articulaires. . . . R. articul. post. du genou.

Br. sensitive ou nerf saphène externe.
- Branches collatérales. { Filets malléolaires. Filets articulaires. Anast. avec le musculo-cutané.
- Branches terminales. { Interne. { Collat. ext. du 4e orteil. Collat. int. du 5e — Externe : Col. ext. du 5e orteil.

Br. musculaires.
- Nerf du jambier postérieur . . { Filets périostiques et nerf diaphysaire } du péroné.
- N. du fléchisseur propre du gros orteil.
- N. du fléchisseur commun des orteils.

Br. vasculaires.
Br. articulaires pour l'articul. tibio-tarsienne.

Br. cutanées. { R. sus-malléolaire interne. N. calcanéen interne.

Branche terminale ou nerf tibial postérieur.

Branches terminales.

Nerf plantaire interne.

Br. collatéral.
- R. cutanés ou nerfs cutanés plantaires.
- R. articulaires pour le tarse.
- R. musculaires. { N. du court abduct. du gr. orteil. N. du court fléchisseur propre. N. du court fléchisseur plant. N. de l'accessoire du long fléch.

Br. terminales.
- Int. { N. du chef ext. du court fléch. du gr. orteil. N. du 1er et du 2e lombric. Collatéral interne du gros orteil.
- Ext. { N. interos. plant. du 1er espace . . . { Col. ext. du gr. ort. Col. int. du 2e orteil — N. interos. plant. du 2e espace . . . . { Col. ext. du 2e — Col. int. du 3e — N. interos. plant. du 3e espace . . . . { Col. ext. du 3e — Col. int. du 4e —

Plexus sacré (suite). — Nerfs du membre inférieur. — Grand nerf sciatique. — Branches terminales. — Nerf sciatique poplité interne. — Branches term. ou nerf tibial post. — Branches terminales. — Nerf plant. externe.

- Br. collat. { N. de l'adducteur du petit orteil. / N. du court fléchisseur du petit orteil.
- Br. terminales.
  - Superficielle.
    - Filets pour l'opposant du petit orteil.
    - Anast. pour le plant. interne.
    - N. interos. plant. du 4e esp. { Col. ext. du 4e ort. / Col. int. du 5e — / Col. ext. du 5e —
  - Profonde.
    - R. articulaires pour le tarse et le métatarse.
    - R. interosseux profond des 2e, 3e et 4e espaces.
    - Nerfs du 3e et du 4e lombrical.
    - Br. terminale. { N. interos. profond du 1er espace. / N. de l'adducteur oblique. / N. de l'adducteur transverse.

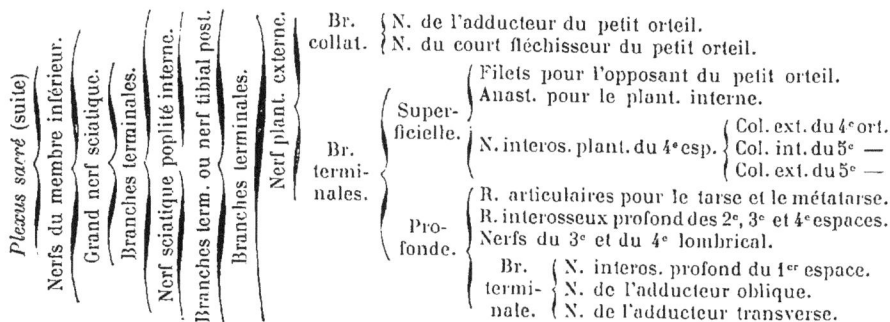

NERFS DU PIED ET DES ORTEILS

A. _Innervation des lombricaux_. — Russel a montré qu'à la main il y a concordance entre l'innervation des lombricaux et celle du chef du fléchisseur profond auquel ces muscles sont attachés. Nous savons en outre, d'après les recherches de Brooks, que les nerfs superficiels qui primitivement innervaient les lombricaux par leur face superficielle, sont graduellement déplacés par les nerfs profonds. Ces deux lois, vérifiées pour la main, paraissent s'appliquer également au pied, à en juger par les dissections de Brooks. Sur 10 sujets :

9 fois le 1er lombrical était innervé par le plantaire interne, le 2e, le 3e et le 4e par la branche profonde du plantaire externe ;

1 fois, le 1er et le 2e lombrical avaient une innervation superficielle fournie par le plantaire interne, et une innervation profonde tributaire de la branche profonde du plantaire externe, le 3e et le 4e lombrical recevaient leur filet moteur de la branche profonde du plantaire externe.

B. _Innervation des doigts_. — Les nerfs de la face dorsale et de la face plantaire du pied se comportent d'une manière générale comme ceux de la main. Comme différence essentielle, nous signalerons tout d'abord ce fait, pour la face dorsale, qu'à la main la distribution se fait par moitié entre le radial et le cubital, tandis qu'au pied, le musculo-cutané prédomine toujours sur le saphène externe ; en outre le saphène interne fournit quelquefois le collatéral interne du gros orteil. Les nerfs du pied, et en particulier les nerfs dorsaux, présentent très souvent des renflements névrilématiques qui sont rares à la main ; en revanche, les corpuscules de Pacini sont moins abondants sur le trajet des nerfs du pied, et se trouvent de préférence dans le tissu sous-cutané du talon, du bord externe du pied et dans l'espace interdigital (Herbst).

Moins longs que ceux des doigts, les nerfs collatéraux des orteils diffèrent des premiers par leur mode de distribution. Comme l'ont très bien vu Cruveilhier, Hirschfeld et quelques autres, les collatéraux dorsaux parviennent jusqu'à la base de la phalange unguéale dont l'innervation est assurée par un filet dorsal émané du collatéral plantaire correspondant. Le filet dorsal passe sur le côté de l'articulation de la phalangine avec la phalangette ; il est sous-aponévrotique, et va s'étaler au-dessous de l'ongle, en s'unissant par ses ramifications terminales avec celles du filet plantaire fourni par le collatéral plantaire. Les nerfs digitaux plantaires fournissent, entre le talon et la saillie des têtes métatarsiennes, un certain nombre de filets cutanés qui perforent l'aponévrose plantaire, et se distribuent à la peau du creux du pied, d'une manière sensiblement analogue à celle que nous avons décrite au creux de la main.

La division des nerfs digitaux plantaires communs en collatéraux des orteils, s'effectue à la partie antérieure de l'aponévrose plantaire, en des points où celle-ci présente des fibres transversales qui rappellent le ligament palmaire interdigital. Les collatéraux, dès leur origine, se placent entre les gaines synoviales des tendons dont ils sont séparés par un prolongement vertical de l'aponévrose plantaire, de sorte qu'il existe à la plante du pied, comme au creux de la main, alternativement une première loge contenant les tendons des fléchisseurs entourés de leur synoviale, et une deuxième dans laquelle se trouvent, profondément, les interosseux et les lombricaux, et plus superficiellement les vaisseaux et le nerf collatéral. L'artère et les deux veines cachent souvent le nerf qui est appliqué contre les muscles. Le long des orteils, les collatéraux sont plus rapprochés de la surface cutanée que les branches artérielles.

Nous résumerons par le tableau suivant le mode de distribution des nerfs sensitifs du pied, tel que l'indiquent la plupart des auteurs classiques.

Tableau de l'innervation sensitive du pied.

NERFS DIGITAUX DORSAUX		NERFS DIGITAUX PLANTAIRES	
1er orteil. { N. col. int. { N. col. ext.	N. musculo-cutané (et n. saph. int.?) N. musculo-cutané et n. tibial antérieur.	N. digital plantaire int. (col. int.) du gros orteil.	Nerf plantaire interne.
2e — { N. col. int. { N. col. ext.	N. musculo-cutané.	Nerf digital plantaire { N. col. ext. com. du 1er espace. { N. col. int.	
3e — { N. col. int. { N. col. ext.	N. musc. cut. (br. ext.)	Nerf digital plantaire { N. col. ext. com. du 2e espace. . { N. col. int.	
4e — { N. col. int. { N. col. ext.	Nerf saphène externe.	Nerf digital plantaire { N. col. ext. com. du 3e espace. . { N. col. int.	
5e — { N. col. int. { N. col. ext.		Nerf digital plantaire \ N. col. ext. com. du 4e espace. . { N. col. int. N. dig. pl. (col. ext.) du petit orteil.	Nerf plantaire externe.

D'après les statistiques de la Société anatomique de Grande-Bretagne et d'Irlande publiées en 1891 par Thomson, le mode de distribution des nerfs digitaux dorsaux, indiqué dans le tableau précédent, ne serait pas la règle. En effet, sur 229 pieds examinés, il était possible de relever douze modes différents d'innervation. Dans 55 pour 100 des cas, c'est-à-dire normalement, le nerf saphène externe ne fournissait que le collatéral externe du petit doigt, le tibial antérieur se distribuait au premier espace interosseux, et le musculo-cutané donnait tous les autres collatéraux. Dans 24 pour 100 des autres cas, le saphène externe innervait la face dorsale des trois doigts externes. Les observations que nous avons faites sur ce point confirment cette statistique, et nous avons vu sur environ 70 à 75 pour 100 des sujets examinés dans nos salles de dissection, le nerf saphène externe fournir uniquement le collatéral externe du petit orteil.

DISTRIBUTION GÉNÉRALE DES NERFS DU MEMBRE INFÉRIEUR

Les tableaux récapitulatifs et les dessins qui les accompagnent feront mieux connaître qu'une longue description, la distribution sensitive du membre inférieur. Quant à l'innervation motrice, elle se résume ainsi : les extenseurs de la cuisse sur le bassin et de la jambe sur la cuisse sont innervés par le plexus lombaire ; les fléchisseurs de la cuisse sur le bassin, par les branches collatérales du plexus sacré ; ceux de la jambe sur la cuisse, par le grand nerf sciatique ; les extenseurs et les abducteurs du pied reçoivent leurs nerfs du sciatique poplité externe, les fléchisseurs et les adducteurs du poplité interne.

Nous croyons cependant devoir présenter une étude synthétique des nerfs articulaires, à cause de l'utilité pratique que présente la connaissance des nerfs de la hanche et du genou.

Nerfs articulaires du membre inférieur. — 1° *Articulation coxo-fémorale.* — Les nerfs articulaires de la hanche émanent de quatre sources diffé-

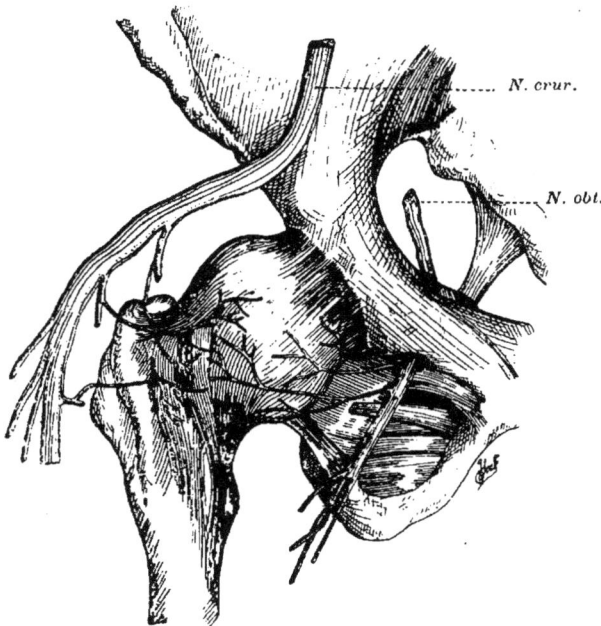

FIG. 590. — Nerfs articulaires de la hanche. — D'après Rüdinger.
Face antérieure.

rentes : le crural, l'obturateur, le sciatique et le nerf fessier inférieur. Le crural envoie plusieurs filets à la partie antérieure et externe de l'articulation, et en particulier au ligament de Bertin (ligament en Y de Bigelow). L'obturateur se distribue à la portion inférieure et interne de la capsule ; le sciatique et quelques fins ramuscules du nerf fessier inférieur vont s'étaler sur la zone orbiculaire, et sur la région postérieure de l'articulation. Le trajet de ces différents filets a été décrit au fur et à mesure, et il nous paraît inutile d'y revenir.

Nous rappellerons que, d'après Rüdinger, la douleur du genou, au cours de la coxalgie ou des affections articulaires de la hanche, résulte d'irradiations douloureuses transmises par les filets du crural vers les centres médullaires, et réfléchies par eux dans la direction des rameaux cutanés du crural. Chandelux (1886) a fait remarquer que la partie antéro-interne de l'articulation recevait quelques filets du nerf du pectiné, ce qui explique la douleur provoquée dans la coxalgie par un léger degré de rotation externe. La présence à la région postérieure de la capsule de nerfs articulaires, ayant leur origine dans le plexus sacré, permet de comprendre les irradiations douloureuses dans le domaine des nerfs sensitifs, émanés de ce plexus et consécutives à une pression directe exercée sur la tête du fémur au-dessous de l'arcade de Fallope. Duzéa (1886) a observé, de son côté, que la douleur, au début de la coxalgie, siège tantôt en avant, tantôt en arrière, et qu'elle résulte évidemment de la localisation prédominante des lésions initiales dans l'une ou l'autre de ces portions de la capsule articulaire. Comme conséquence, la déviation par contracture réflexe se fera, lorsque la lésion siège en avant, avec flexion de la cuisse sur le bassin, adduction et rotation en dedans; cette position écarte la tête fémorale de la partie antérieure du sourcil cotyloïdien. Si, au contraire les lésions sont plus accusées en arrière, il se produira de la flexion avec adduction et rotation en dehors, c'est-à-dire que la tête du fémur s'éloignera de la région postérieure de la capsule (Voy. Arthrol., 2e éd.).

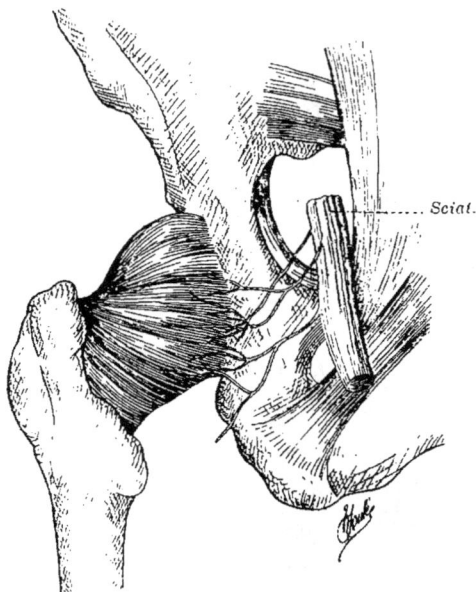

Fig. 591. — Nerfs articulaires de la hanche. D'après Rüdinger. Face postérieure.

2° *Articulation du genou.* — Les nerfs de la partie postérieure de la capsule se détachent, pour la portion interne, du sciatique poplité interne, et, pour la portion externe, du poplité externe. Les filets articulaires de la face antérieure proviennent du crural, et sont fournis en dehors par le rameau du vaste externe, en dedans par celui du vaste interne; en outre, le saphène interne envoie fréquemment quelques fins ramuscules au ligament latéral interne.

3° *Articulation tibio-tarsienne.* — Les nerfs articulaires émanent du tibial postérieur, du saphène externe et du tibial antérieur. Le tibial postérieur donne ses filets au ligament pectiné, le tibial antérieur au ligament antérieur; quant au saphène externe, il fournit deux rameaux, l'un destiné à la partie postéro-externe de l'articulation, et en particulier au ligament péronéo-astragalien postérieur, l'autre à la partie antéro-externe (ligaments péronéo-calcanéen et péronéo-astragalien antérieur).

4° *Articulation du pied.* — En ce qui concerne les articulations du tarse, les rameaux articulaires destinés à la face dorsale se détachent de la branche profonde du tibial antérieur; à la face plantaire, les filets des articulations externes émanent du plantaire externe, et ceux des articulations internes du plantaire interne. Les articulations tarso-métatarsiennes et métatarso-phalangiennes sont innervées, à la face dorsale, par les filets interosseux du tibial antérieur, et à la face plantaire par ceux du plantaire externe. Quant aux articulations des phalanges, elles tirent leurs nerfs des collatéraux des doigts, c'est-à-dire que chaque articulation reçoit des filets de quatre sources différentes.

COMPARAISON DES NERFS DU MEMBRE SUPÉRIEUR AVEC CEUX DU MEMBRE INFÉRIEUR

Le développement des membres se fait, comme on le sait, aux dépens d'un certain nombre de métamères, et l'observation des faits embryologiques a montré de plus que les membres subissent autour de leur axe médian une rotation de 90 degrés en dehors pour le membre supérieur, et de 90 degrés en dedans pour le membre inférieur. Dès lors, il est devenu possible d'établir l'homologie des nerfs du membre thoracique avec ceux du membre abdominal; toutefois, il faut tenir beaucoup plus compte de l'innervation motrice que de l'innervation sensitive. En effet l'homologie et l'homodynamie des muscles facilite la comparaison des nerfs qui leur sont destinés; lorsqu'il s'agit, au centraire, de comparer les territoires cutanés, l'assimilation devient des plus difficiles. Aussi, dans le tableau suivant emprunté à Eisler, a-t-on essayé de rapprocher les nerfs affectés aux ceintures scapulaire et pelvienne, et les nerfs des membres non seulement d'après leur mode de distribution, mais encore d'après leur mode d'origine au niveau des plexus.

Homologies probables des nerfs des membres suivant les données d'Eisler (d'après G. D. Thane).

1º Nerfs dorsaux.

A. — Nerfs des ceintures scapulaire et pelvienne.

MEMBRE SUPÉRIEUR	MEMBRE INFÉRIEUR
N. du rhomboïde.	
N. du grand dentelé.	
N. sus-scapulaire	Branches du crural pour le muscle iliaque.
N. sous-scapulaire. . . . . }	N. fessier supérieur.
N. circonflexe (fibres motrices). . . . . }	N. du pyramidal.
	N. fessier inférieur.
N. circonflexe (fibres sensitives).	N. cutané postérieur de la cuisse (branches fessières, et femoro-poplitées supérieures).
	N. perforant cutané.

B. — Nerfs des membres.

Rameaux cutanés du bras.	N. fémoro-cutané.
	N. crural (moins le musculo-cutané interne et le saphène interne).
N. radial. Tronc à la partie inférieure du bras . .	N. sciatique poplité externe.
Branche antérieure.	N. musculo-cutané.
— postérieure	N. tibial antérieur.

2º Nerfs ventraux.

A. — Nerfs des ceintures scapulaire et pelvienne.

N. du sous-clavier . . . . }	N. obturateur.
N. thoracique antérieur. . . . . }	N. du carré crural.
N. du coraco-brachial. . . . . }	N. de l'obturateur interne.

B. — Nerfs des membres.

N. musculo-{ Branches musculaires	Branches du sciat. (popl. int.) à la cuisse.
cutané . . { Branches cutanées	Rameau cutané de l'obturateur.
N. médian . }	Sciatique popl. interne } { N. plantaire int.
N. cubital. . }	et nerf tibial postér. } { N. plantaire ext.
N. brachial cutané interne et son accessoire. . . .	Branches internes du nerf cutané postérieur de la cuisse.
N. intercosto-huméral.	

En tenant compte de ce fait que la 5e paire cervicale répond à la 2e et à la 3e lombaire réunies, et la 1re dorsale à la 2e sacrée, il devient possible d'établir les homologies des racines cervicales et dorsales avec les racines lombosacrées.

VARIÉTÉS ET ANOMALIES DU PLEXUS SACRÉ

Nerfs de la ceinture pelvienne. — 1° *Nerf du carré crural et du jumeau inférieur.* — Dans un cas de Wilson (*J. of. Anat.*), ce nerf, après avoir donné ses branches ordinaires pour le jumeau supérieur, pour l'articulation de la hanche, et pour le carré crural, descendait entre l'obturateur externe et la portion du grand adducteur qui croise la surface antérieure de ce dernier muscle qu'il innervait. Les rameaux fournis par l'obturateur et le sciatique existaient, comme à l'ordinaire. Une telle disposition se rencontre chez quelques mammifères. — 2° *Nerf fessier supérieur.* — Longet a vu ce nerf se diviser en trois branches à sa sortie de la grande échancrure sciatique. — D'après Bock, le nerf fessier supérieur enverrait des filets au muscle grand fessier. et il serait possible de le suivre jusqu'à la peau (Valentin). — Dans certains cas, le nerf fessier supérieur s'unit par un rameau profond au grand sciatique, ou au nerf fessier inférieur, quelquefois aux deux (Weber-Hildebrandt). — 3° *Nerf fessier inférieur.* — Les rameaux récurrents et les rameaux inférieurs viennent parfois isolément des troncs originaires (lombo-sacré et 1re sacrée). — Valentin a vu le nerf fessier inférieur traverser le pyramidal, et s'unir au nerf fessier supérieur. D'après le même auteur, les filets du grand fessier parviennent à travers les fibres de ce muscle jusqu'à la peau.

1° *Nerfs du membre inférieur.* — *Nerf cutané postérieur de la cuisse.* — Lorsque ce nerf fait défaut, il peut être suppléé par le fémoro-cutané (Weber-Hildebrandt). — Il s'unit au nerf fessier supérieur et forme alors le petit sciatique de Boyer. — A la région moyenne de la cuisse, une anastomose fréquente s'établit entre ce nerf et le grand nerf sciatique ; elle est considérée comme la règle par C. Krause. — G. Thane l'a vu s'arrêter à la hauteur du creux poplité, et être remplacé par une branche du sciatique poplité externe. — Si le grand nerf sciatique est divisé dès son origine, le cutané postérieur sort de la cavité pelvienne avec le sciatique poplité externe. — Quelquefois, le rameau périnéal traverse le grand ligament sacro-sciatique. — Nous avons observé un cas de duplicité du nerf cutané postérieur de la cuisse ; il existait une branche externe qui fournissait les rameaux fessiers inférieurs et descendait sous l'aponévrose fémorale jusqu'au creux poplité où elle s'accolait à la veine saphène externe, et une branche interne d'où naissaient le rameau périnéal et des filets cutanés pour la face interne de la cuisse jusqu'au niveau du genou ; le grand nerf sciatique était normal.

2° **Grand nerf sciatique.** — *Anomalies de position.* — Pour les anomalies de position du grand nerf sciatique par rapport au muscle pyramidal, dont nous avons d'ailleurs parlé brièvement au cours de notre description, voir Ledouble, *Anomalies musculaires*, t. II, p. 228. — Dans les statistiques de la Société anatomique de Londres (69 sujets observés) le sciatique passait sous le pyramidal dans la proportion de 86 pour 100, le sciatique poplité externe perforait ce muscle dans 12 pour 100 des cas ; et le sciatique traversait en totalité le pyramidal environ 2,2 fois sur 100 (Parsons et Keith). — Branches collatérales : *Nerf cutané postérieur moyen de la cuisse.* Ce nerf peut tirer son origine du grand nerf sciatique (Meckel), du poplité externe (C. Krause, Schwalbe) ou du poplité interne (Henle). Nous avons eu l'occasion d'observer une disposition assez simple, signalée par Valentin comme constante : un filet nerveux abandonne le grand nerf sciatique, lorsque celui-ci s'enfonce sous le biceps, et vient s'unir au nerf cutané postérieur, avant que celui-ci ne devienne sous-cutané. Lorsque le nerf cutané postérieur est très grêle, le rameau anastomotique, après avoir traversé l'aponévrose, se dirige vers la partie moyenne du mollet, et envoie des filets à la région postéro-interne de la jambe. On peut souvent suivre les dernières ramifications de ce nerf jusqu'à la partie postérieure du tendon d'Achille, et dans la peau qui recouvre la partie postérieure de la malléole interne.

Nerf saphène péronier. — Quelquefois très volumineux, ce nerf se charge de la distribution terminale du saphène externe au pied (Weber-Hildebrandt). — Dans un cas de Langenbeck, il descendait jusqu'au bord externe du pied, tandis que le saphène externe se divisait en deux branches dont l'une se perdait dans le tissu graisseux rétro-malléolaire, et dont l'autre allait s'unir au tibial postérieur avant la division de ce dernier en nerfs plantaires. — Sur un sujet que nous avons disséqué, il existait à la région moyenne du mollet trois nerfs cutanés : l'un résultait de l'anastomose du nerf cutané postérieur de la cuisse avec un filet venu du grand nerf sciatique, et se distribuait à la région postéro-interne de la jambe jusqu'au calcanéum ; les deux autres, à peu près de même dimension et plus volumineux que le précédent, se plaçaient sur l'aponévrose en dehors de la saphène externe.

Ils descendaient dans la gaîne de ce vaisseau entre les deux jumeaux, puis le long du bord externe du tendon d'Achille, et parvenaient ainsi sous la malléole externe. Là, ils passaient sous la veine, envoyaient chacun une anastomose au musculo-cutané, et se fusionnait vers la base des métatarsiens en un tronc qui présentait la distribution classique du saphène externe.

Nerf musculo-cutané. — Cruveilhier a vu la bifurcation du musculo-cutané se faire à sa sortie de l'aponévrose jambière, puis les deux branches se fusionner à la hauteur de l'articulation tibio-tarsienne en un tronc qui se subdivisait de nouveau quelques centimètres plus bas. — Les collatéraux du 1er espace interosseux peuvent faire défaut; ils sont alors suppléés par les rameaux terminaux du tibial antérieur. Il existe, en général, une sorte de balancement entre la distribution terminale du musculo-cutané et du saphène externe; les territoires sensitifs de ces deux nerfs empiètent souvent l'un sur l'autre. — Dans un cas observé par Charpy, le musculo-cutané recevait une anastomose volumineuse du tibial antérieur, et fournissait tous les collatéraux des orteils, sauf le collatéral externe du petit orteil qui venait du saphène externe; dans un autre cas, la disposition était analogue, sauf pour le collatéral externe du gros orteil qui provenait du tibial antérieur. — Bryce (1897) a observé dans la proportion de 4 fois sur 100 une disposition qui est la règle chez les carnassiers et les rongeurs : le nerf du court péronier latéral, très développé, sort de ce muscle vers le tiers inférieur de la jambe, et va innerver le 4e péronier (Voy. péroniers accessoires. Myol. p. 253).

Nerf tibial antérieur. — Les rapports de ce nerf avec l'artère tibiale antérieure sont variables; tantôt le nerf passe sous les vaisseaux, tantôt il reste en dehors d'eux (1 pour 100 des cas, Marcellin Duval. — Voy. Angéiol. p. 835). — Dans un cas de Turner, une branche du tibial antérieur traversait le long péronier latéral vers le tiers inférieur de la jambe, et sortait entre la malléole externe et l'aponévrose du cou-de-pied, pour s'unir au musculo-cutané. — Les rameaux digitaux peuvent manquer, mais le fait est très rare. — Le tibial antérieur peut parfois suppléer le musculo-cutané ou le saphène externe pour l'innervation sensitive des orteils : Roberts (1867) a observé un sujet chez lequel le tibial innervait tous les orteils, sauf le 1er et la moitié interne du 2e, qui recevaient leurs collatéraux du musculo-cutané. — Sur les deux pieds d'un même sujet, Charpy a vu le collatéral interne du gros orteil venir du musculo-cutané, et le collatéral externe résulter de la réunion du musculo-cutané avec un filet du tibial antérieur. A la partie moyenne du pied, le tibial antérieur perforait l'aponévrose, et, après avoir reçu une branche anastomotique du musculo-cutané, il donnait les collatéraux interne du 2e, externe et interne du 3e; les autres se détachaient du musculo-cutané à l'exception du collatéral interne du petit orteil qui émanait du saphène externe. — Sur un autre sujet, le tibial antérieur fournissait les trois premiers collatéraux dorsaux, le musculo-cutané les six suivants, et le saphène externe le dernier (Charpy).

Nerf saphène externe. — Dans un cas de Gidon, le sciatique poplité interne recevait du poplité externe une anastomose qui, après s'être accolée à lui sur une longueur de quelques centimètres donnait naissance au saphène externe. — Une des anomalies les plus fréquentes de ce nerf, c'est l'augmentation de son teritoire sensitif sur le dos du pied, où il innerve parfois les 5e, 4e et la moitié du 3e orteil, et même les trois orteils externes (cas de Pye-Smith). — Il est au contraire exceptionnel de le voir s'arrêter au bord externe du pied, et être suppléé entièrement par le musculo-cutané comme nerf collatéral des orteils; une variation que l'on voit cependant assez souvent, c'est l'absence de la branche interne qui est remplacée par la branche externe du musculo-cutané; alors l'anastomose entre ces deux nerfs fait défaut ou est très grêle. — Dans un cas de Charpy, le musculo-cutané donnait les trois premiers collatéraux avec les anastomoses du tibial antérieur pour les 2e et 3e; le saphène externe fournissait les collatéraux externes des 3e, 4e et 5e orteils; les collatéraux internes des 4e et 5e provenaient du plantaire externe dont la branche profonde perforait les espaces interosseux correspondants, pour venir se distribuer entre les ramifications du saphène externe. — Dans toutes ces observations, il s'agit de fibres de la 1re sacrée destinées au musculo-cutané qui ont emprunté le trajet du sciatique poplité interne.

Nerf tibial postérieur. — Dans les cas de division précoce du tibial postérieur, le nerf calcanéen interne se détache du plantaire externe.

Nerfs plantaires. — Dans un cas de Charpy les deux nerfs plantaires volumineux étaient isolés à l'origine du tendon d'Achille, et l'artère tibiale postérieure apparaissait entre eux; le plantaire interne cheminait en avant des vaisseaux. — 1° Nerf plantaire interne. — Dans une observation de Henle, le nerf de l'abducteur du gros orteil, distinct dès le milieu de la jambe, se dirigeait en dedans du plantaire interne, vers le creux du pied, et se divisait en un filet pour l'abducteur et un filet anastomotique pour le plantaire interne. — Le plantaire interne envoie quelquefois de petits rameaux à l'accessoire du court fléchisseur. — 2° Nerf plantaire externe. — Le nerf interosseux du 4e espace provient exceptionnellement de la branche superficielle. — Le plantaire externe peut passer en avant et au-dessous de l'adducteur transverse du gros orteil, puis revenir en arrière, et se replacer au-dessus de ce muscle où il reprend son trajet ordinaire. — Le plantaire externe par sa branche profonde peut innerver la région interdigitale des trois orteils externes (Voy. Saphène externe, cas de Charpy).

2° *Plexus génital ou honteux.*

Syn. : Plexus pudendus. Anat. Nom.

Origine, situation et rapports. — Le plexus honteux est formé par l'ensemble des nerfs destinés aux organes génitaux, et à la partie des organes digestifs situés dans le voisinage de la région périnéale. Les nerfs qui le constituent sont placés en arrière de la racine du membre inférieur; ils proviennent des 3ᵉ et 4ᵉ paires sacrées. Après que la branche antérieure de la 3ᵉ sacrée a fourni un cordon nerveux anastomotique pour le plexus sacré, elle s'unit avec la 4ᵉ sacrée, et leur réunion affecte une disposition plexiforme très nette (Schwalbe). Placé en dedans du grand ligament sacro-sciatique, le plexus honteux ainsi formé répond à la face interne des fibres postérieures du releveur de l'anus et de l'ischio-coccygien; sa face antérieure est croisée par les vaisseaux sacrés latéraux qui descendent contre les troncs radiculaires constitutifs. Ce plexus est en rapport en dehors avec la partie postérieure et supérieure de l'espace pelvi-rectal supérieur, tandis qu'en dedans il reste séparé de l'ampoule rectale par le cul-de-sac de Douglas, et par le tissu cellulaire lâche péri-rectal. Les nerfs qui en émanent, sont recouverts par l'aponévrose périnéale supérieure et par le péritoine pariétal du petit bassin; ils naissent presque tous à la hauteur des plis de Douglas.

Le plexus honteux s'unit au plexus sacré par l'anastomose de la 4ᵉ avec la 3ᵉ sacrée; par son filet d'union avec la 5ᵉ sacrée, il participe à la formation du plexus sacro-coccygien. Il donne des branches viscérales et pariétales destinées à l'extrémité inférieure du tronc, aux viscères du petit bassin, et aux organes génitaux.

Distribution. — Nous décrirons successivement, comme branches collatérales, les nerfs musculaires, les nerfs viscéraux et les nerfs sensitifs, et comme branche terminale, le nerf honteux interne, le plus volumineux de ceux qui proviennent du plexus honteux.

A. **Branches collatérales.** — Elles se divisent, comme nous venons de l'indiquer en : 1° branches musculaires, 2° branches ou nerfs viscéraux, 3° branches sensitives ou mixtes.

1° *Branches musculaires.* — Au nombre de deux, ces branches vont innerver les muscles releveur de l'anus et ischio-coccygien.

a) **Nerf du releveur de l'anus.** — Le muscle releveur de l'anus reçoit toujours un certain nombre de filets moteurs issus de la 4ᵉ sacrée, soit directement, soit par l'intermédiaire des nerfs viscéraux. Parmi les filets directs, il en est un manifestement plus considérable que les autres qui se détache de la face antérieure du plexus sacré, soit au niveau de la 4ᵉ sacrée, soit à l'union de cette branche avec la 3ᵉ sacrée, ou même dans quelques cas de cette dernière (Morestin) : ce filet mérite le nom de nerf du releveur de l'anus. Il croise d'abord les fibres d'insertion de l'ischio-coccygien à l'épine sciatique, et chemine à la face interne du releveur de l'anus en longeant l'arc tendineux sur lequel s'insère ce muscle. Chez l'homme, il est très facile à suivre jusque vers les fibres les plus antérieures du releveur, au-dessous du fascia pelvien et sur les côtés de la prostate dont il reste séparé par les plexus veineux et l'aponévrose latérale. Chez la femme, il s'insinue, au-dessous de l'aponévrose périnéale supérieure, sur les côtés du vagin et de la vessie, et arrive ainsi jusqu'à l'extrémité antérieure du releveur de l'anus.

b) **Nerf de l'ischio-coccygien.** — Comme le précédent dont il n'est souvent qu'une branche, ce nerf tire son origine de la 4ᵉ sacrée, et se dirige en avant et un peu en bas contre la face interne ou antérieure de l'ischio-coccygien dans lequel il se perd presque aussitôt. Lorsqu'il naît par un tronc commun avec le nerf du releveur de l'anus, il descend verticalement sur la face antérieure de l'ischio-coccygien, dans lequel il pénètre vers sa partie moyenne; il se trouve ainsi placé entre ce muscle et les branches nerveuses issues du plexus honteux.

2° *Branches viscérales ou nerfs viscéraux.* — Au nombre de 4 à 6, ces nerfs se détachent de la face antérieure de la 3ᵉ, de la 4ᵉ, et quelquefois de la 5ᵉ sacrée, et se dirigent de bas en haut sur les côtés des viscères contenus dans le petit bassin. Chez l'homme, ils se rendent au rectum et à la vessie, et participent à la constitution des nerfs hémorrhoïdaux moyens et vésicaux inférieurs. Chez la femme, ils se distribuent au rectum, au vagin et à la vessie par l'intermédiaire des nerfs hémorrhoïdaux, vaginaux et vésicaux. Quelquefois, au lieu d'aboutir directement aux organes viscéraux, ils vont se jeter dans les plexus du sympathique, dérivés du plexus hypogastrique et annexés à ces organes. D'après J. Müller, et d'après Frankenhäuser, la 2ᵉ sacrée envoie quelques minces filets viscéraux qui, dans la généralité des cas, se rendent directement aux plexus sympathiques du petit bassin.

3° *Branches sensitives ou mixtes.* — Ces branches prennent le nom de nerf hémorrhoïdal ou anal (mixte), et de nerf perforant cutané.

a) **Nerf hémorrhoïdal ou anal.** — *Syn.* : Nerf hémorrhoïdal externe ou inférieur. — Le nerf hémorrhoïdal naît de la 3ᵉ et de la 4ᵉ sacrée, tantôt comme un nerf distinct, tantôt comme une branche de division du nerf honteux interne. Il passe avec ce dernier en arrière des vaisseaux honteux, entre le grand et le petit ligament sacro-sciatique, contourne l'épine sciatique, et pénètre en compagnie des vaisseaux hémorrhoïdaux inférieurs dans une gaîne spéciale dépendant de l'aponévrose de l'obturateur interne (Morestin). Le nerf hémorrhoïdal descend ainsi, dans le tissu graisseux du creux ischio-rectal, vers l'orifice anal, et reçoit, à une hauteur variable, un filet anastomotique de la branche superficielle du périnée. Parvenu au voisinage du sphincter anal, il se partage en trois ordres de rameaux : les uns, antérieurs, s'unissent aux filets nerveux superficiels de la région périnéale; d'autres, moyens, se distribuent à la peau de la marge et de l'orifice de l'anus; les troisièmes, postérieurs, paraissent surtout destinés au sphincter externe ou strié. Quelquefois, le nerf hémorrhoïdal est exclusivement sensitif, et mérite alors le nom de nerf cutané anal (Cruveilhier). C'est probablement dans des cas analogues, assez fréquents sans doute, que l'on rencontre un nerf spécial passé sous silence par les classiques : *le nerf sphinctérien accessoire* (Morestin). Ce nerf, issu de la 4ᵉ sacrée, descend à la face antérieure du sacrum, puis de l'articulation sacro-coccygienne, perfore les insertions postérieures de l'ischio-coccygien, et apparaît avec une artériole et une veinule vers la pointe du coccyx. Là, il se divise en petits filets destinés aux rudiments des muscles fléchisseurs du coccyx ; quelques-uns sont plus volumineux, et se distribuent à la partie postérieure du sphincter anal.

b) **Nerf perforant cutané.** — *Syn.* : Nerf perforant du grand ligament sacro-sciatique (Schwalbe). — Négligé par la plupart des classiques, le perforant cutané est décrit par Schwalbe comme une branche du nerf honteux interne ; cependant il est figuré dans l'atlas d'Hirschfeld, mais, ainsi que le fait remarquer Schwalbe, tous ceux qui lui ont emprunté ce dessin ont omis de mentionner le nerf qui paraît avoir été signalé pour la première fois par Voigt en 1864 dans ses *Beiträge zur Dermato-Neurologie*. Le perforant cutané se détache en général de la 3e et de la 4e sacrée, et quelquefois du nerf honteux interne ; il passe derrière l'épine sciatique, et sort du bassin tout à fait en dedans, dans l'angle des deux ligaments sacro-sciatiques. Parvenu à la partie inférieure du grand ligament, il le perfore, et vient se réfléchir contre le bord inférieur du grand fessier, d'une manière analogue aux filets récurrents du nerf cutané postérieur de la cuisse ; son territoire de distribution est représenté dans la figure 597. Eisler a rencontré ce nerf bien caractérisé 32 fois sur 34 cas observés ; il était uni au nerf honteux interne dans 3 cas seulement. Lorsqu'il fait défaut, le nerf cutané postérieur de la cuisse le supplée.

B. **Branche terminale.** — La branche terminale du plexus honteux porte le nom de nerf honteux interne.

NERF HONTEUX INTERNE

Syn. : Nerf spermatique interne, Bock ; nerf pudendo-hemorrhoïdal, Meckel, Henle, Schwalbe ; nerf honteux commun, Langenbeck, Luschka ; pudic-nerve, Quain ; nerf honteux interne, Cruveilhier, Sappey, etc. ; nervus pudendus, Anat. Nom.

Le nerf honteux interne est un nerf mixte affecté à l'innervation cutanée des organes génitaux et du périnée, à l'innervation motrice des muscles annexés à ces organes, et à la transmission des excitations en rapport avec le sens génital.

Origine. — Ce nerf tire son origine de la face antérieure du plexus génital par deux racines émanées de la 3e et de la 4e sacrée ; en outre, les anastomoses qu'il contracte avec le plexus ischiatique et avec le plexus coccygien lui apportent des fibres des 2e et 5e sacrées. Toutefois, celles qui proviennent de la 5e sacrée, bien que figurées et décrites par Henle, n'ont été retrouvées ni par Paterson, ni par Eisler.

Trajet et rapports. — Dès sa formation, le nerf honteux interne, qui longe le bord supérieur du muscle ischio-coccygien, sort de la cavité pelvienne en passant sous le bord inférieur du pyramidal ; il contourne ensuite l'épine sciatique, et s'engage entre le grand et le petit ligament sacro-sciatique. Derrière l'épine sciatique il est situé en dedans et en arrière de l'artère honteuse interne et à côté de ses veines satellites ; il répond à la pointe de cette épine et à l'origine du petit ligament sacro-sciatique, contre laquelle le nerf fessier inférieur et les vaisseaux ischiatiques croisent sa direction (Voy. Angéiol., p. 807, fig. 439). Il apparaît alors dans le creux ischio-rectal contre l'aponévrose de l'obturateur interne entre le nerf de l'obturateur interne situé en avant et en dehors de lui, et le nerf hémorrhoïdal qui descend en arrière et en dedans. La position du nerf honteux interne dans le creux ischio-rectal ne justifie pas la description des auteurs qui prétendent que ce nerf sort du bassin, pour y rentrer de nouveau après avoir contourné l'épine sciatique. Avant de s'engager avec les vaisseaux honteux dans la gaine triangulaire que lui forme l'aponévrose de l'obturateur interne à la région périnéale moyenne, le nerf honteux interne croise la face externe de l'artère honteuse et vient se placer en dehors et au-dessus

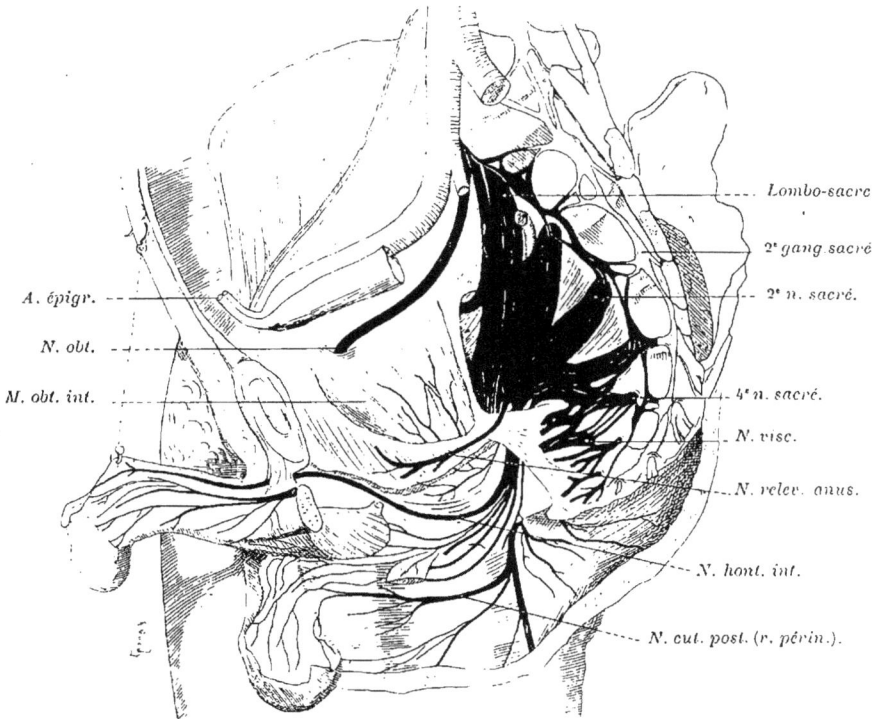

Fig. 592. — Plexus sacré. — D'après Hirschfeld.
Branches collatérales.

d'elle. C'est dans la gaine aponévrotique de l'obturateur interne et au niveau de la tubérosité ischiatique que le nerf honteux se divise en ses deux branches terminales : le nerf périnéal et le nerf dorsal de la verge.

Distribution. — Le nerf honteux interne n'émet aucune collatérale qui mérite d'être citée; nous nous bornerons donc à étudier ses deux branches de bifurcation : le nerf périnéal et le nerf dorsal de la verge.

1° **Nerf périnéal**. — *Syn.* : Branche inférieure ou périnéale, Cruveilhier, Sappey; nerf périnéal, Henle, Schwalbe; nervus perinei, Anat. Nom. — Le nerf périnéal représente la continuation du tronc du nerf honteux interne (Cruveilhier); placé d'abord au-dessus de l'artère honteuse interne, il pénètre avec elle dans le dédoublement de l'aponévrose de l'obturateur interne, et se dirige en avant et en haut.

Il décrit alors à la face interne de la tubérosité ischiatique une courbe à concavité supérieure et antérieure, et parvient ainsi derrière l'aponévrose moyenne
du périnée, contre laquelle il se divise en deux rameaux secondaires : le *rameau
superficiel* et le *rameau profond du périnée*.

Un peu avant sa division, le nerf périnéal émet un autre rameau considéré
par Cruveilhier, par Sappey, et par Henle comme une collatérale, et par
Schwalbe comme sa branche terminale; c'est le *rameau périnéal externe* de
Cruveilhier, ou fémoro-périnéal de Sappey. Après s'être détaché du nerf périnéal, ce rameau longe la face interne de la tubérosité ischiatique contre les
insertions du grand ligament sacro-sciatique qu'il perfore quelquefois (Cruveilhier), et chemine, parallèlement à la branche ascendante de l'ischion,

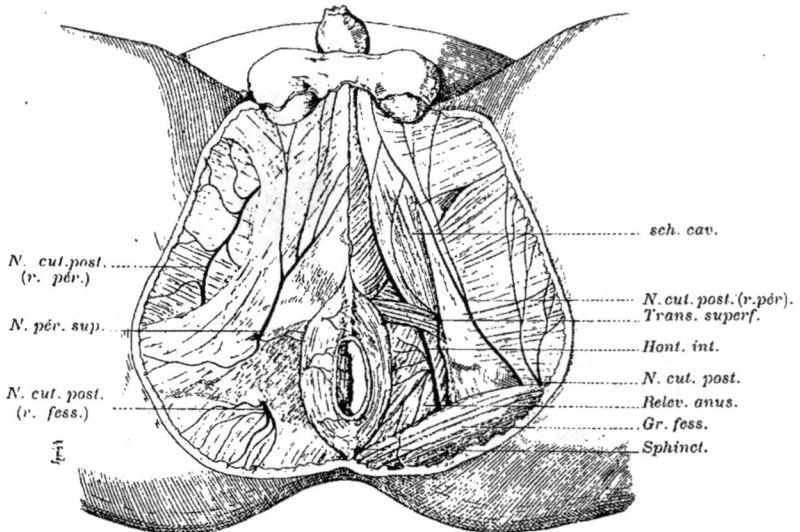

N. cut.post.
(r. pér.)

N. pér. sup.

N. cut. post.
(r. fess.)

sch. cav.

N. cut. post. (r.pér).
Trans. superf.

Hont. int.

N. cut. post.
Relev. anus.
Gr. fess.
Sphinct.

FIG. 593. — Nerfs du périnée chez l'homme. — D'après Paulet.

entre les insertions du transverse superficiel du périnée, et celles de l'ischio-
caverneux (ou de l'ischio-clitoridien). Il n'est pas rare d'ailleurs de voir le
rameau périnéal externe fournir en ce point un filet nerveux pour les muscles
des corps érectiles. Parvenu à la partie antérieure du triangle ischio-bulbaire,
le rameau périnéal externe perfore l'aponévrose périnéale superficielle, et se distribue à la peau de la région externe du périnée et du scrotum (ou des grandes
lèvres), en s'unissant par des anastomoses terminales avec le rameau superficiel du périnée en dedans et avec les filets périnéaux du nerf cutané postérieur
de la cuisse en dehors. D'après Cruveilhier, il donne deux filets antérieurs,
c'est-à-dire destinés à la partie antérieure du sphincter externe de l'anus.

Le *rameau superficiel du périnée* traverse l'aponévrose périnéale moyenne
contre son insertion à la branche ascendante de l'ischion, et chemine à côté de
l'artère périnéale superficielle en dehors et au-dessous de laquelle il se trouve
placé ; le nerf et ses branches de division se trouvent toujours dans un plan

plus superficiel que les ramifications vasculaires. Le rameau superficiel se dirige alors en dedans et en avant, passe sur le bord postérieur du muscle transverse superficiel, et perfore l'aponévrose périnéale inférieure. Entre cette aponévrose et le fascia superficialis, il répond au triangle ischio-bulbaire, et va se perdre dans la peau de la partie postérieure du scrotum (ou des grandes lèvres), après avoir reçu une anastomose à peu près constante du rameau périnéal externe. Tandis que, chez la femme, les filets terminaux du rameau superficiel du périnée ne dépassent pas la partie postéro-interne des grandes lèvres, chez l'homme certains d'entre eux sont très longs; ils cheminent entre l'aponévrose périnéale superficielle et la racine des bourses, pour aboutir aux téguments de la face inférieure de la verge. D'après Cruveilhier et d'après Hirschfeld, on pourrait en suivre quelques-uns jusqu'au frein du prépuce.

Le *rameau profond du périnée* (rameau bulbo-uréthral, Cruveilhier) est satellite de l'artère bulbaire en dehors de laquelle il se trouve placé; il perfore avec elle l'aponévrose périnéale moyenne, et apparaît sous l'ischio-caverneux dans le triangle ischio-bulbaire. Il traverse en diagonale ce triangle, et donne en dedans et en arrière des filets à la partie antérieure du sphincter anal et au transverse superficiel du périnée, en dehors et en avant de fins ramuscules à l'ischio-caverneux. Le rameau profond aborde ensuite le bulbe de l'urèthre par sa partie postérieure, innerve le muscle bulbo-caverneux, et s'enfonce à l'intérieur des corps caverneux (rameau bulbaire); il accompagne les divisions de l'artère caverneuse, et va se mettre en rapport avec les artères hélicines et avec les fibres lisses du tissu érectile. Les ramifications ultimes du rameau bulbaire s'unissent dans la région balanique en anastomoses terminales avec celles du nerf dorsal de la verge. Le rameau profond du nerf périnéal envoie toujours en avant un filet très long et très grêle (filet uréthral) qui chemine à la face inférieure du bulbe et du corps spongieux de l'urèthre jusqu'au niveau du gland; dans son trajet, il émet de fins ramuscules qui se distribuent au corps spongieux et à la muqueuse uréthrale (Cruveilhier, Rouget, 1854). Chez la femme, le rameau profond du périnée se place entre les muscles ischio-clitoridien et constricteur du vagin, qu'il innerve en même temps que le transverse superficiel du périnée; il se perd ensuite dans le bulbe du vagin. Quelques filets parviennent jusqu'à la gaine vasculaire, et même jusqu'à la muqueuse de la partie terminale de l'urèthre.

2° **Nerf dorsal de la verge ou du clitoris.** — *Syn.* : Branche profonde ou pénienne, Cruveilhier, Sappey; nervus dorsalis penis s. clitoridis, Anat. Nom. — Moins volumineux que le précédent, le nerf dorsal de la verge chemine le long de la branche ascendante de l'ischion et descendante du pubis avec les vaisseaux honteux internes; l'aponévrose périnéale moyenne, entre les deux lames de laquelle ces organes se trouvent souvent placés, les séparent de la racine du corps caverneux. Parvenu à 1 centimètre ou 1 centim. 5 au-dessous de la symphyse pubienne, il perfore cette aponévrose avec les vaisseaux, et se place en avant d'elle, sur le côté externe du ligament suspenseur de la verge (ou du clitoris). Pendant son parcours entre les deux feuillets de l'aponévrose moyenne, il envoie en dedans une série de filets moteurs au transverse profond du périnée, et au sphincter de l'urèthre. Devenu superficiel, le nerf dorsal se comporte d'une façon différente chez l'homme et chez la femme.

a) Chez l'homme, le nerf se dispose sur le dos de la verge dans un plan plus superficiel que l'artère, et donne deux rameaux principaux : l'un externe, l'autre interne. Le *rameau externe,* ou rameau *pénien cutané* (Cruveilhier), se sépare à angle aigu du rameau interne, et se porte sur les côtés de la verge où il se divise en une série de filets dirigés les uns en avant et en dedans, les autres en bas et en dehors. Les premiers s'accolent au fascia penis, et s'enfoncent dans le corps caverneux ou bien arrivent jusqu'au prépuce ; les autres se dis- tribuent à la peau de la partie latérale et inférieure de la verge, et s'unissent aux ramifications terminales du nerf périnéal. D'après Sappey, ces derniers filets affecteraient une disposition en arcade calquée sur celle des veines cir-

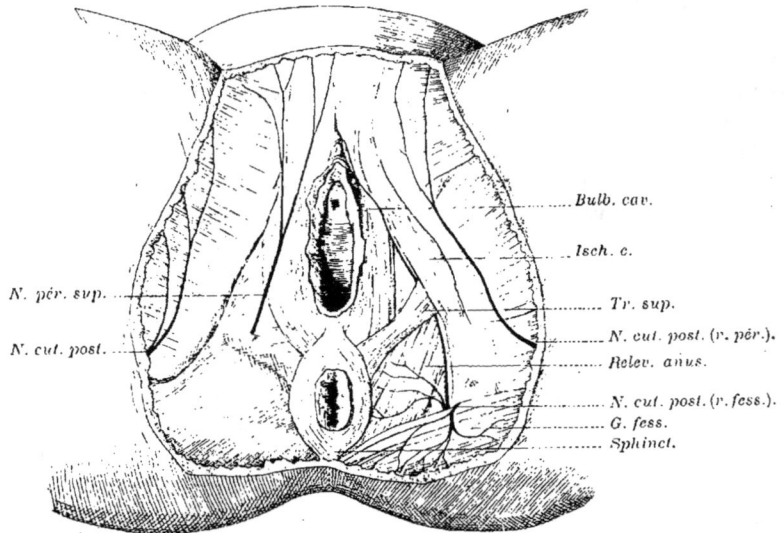

FIG. 594. — Nerfs du périnée chez la femme. — D'après Paulet.

conflexes. Le *rameau interne,* ou *rameau du gland* (Cruveilhier), chemine sous le fascia penis près de la ligne médiane, et en dehors de l'artère dorsale de la verge avec laquelle il atteint la base du gland. Là, il s'enfonce entre le tissu de cet organe et celui du corps spongieux, et va s'épanouir en un nombre considérable de filets très ténus qui aboutissent aux terminaisons nerveuses spéciales (corpuscules de la volupté) de la muqueuse balanique.

b) Chez la femme, le nerf dorsal du clitoris, assez grêle, passe sous la sym- physe pubienne au-dessus de la racine du clitoris, et en dehors du ligament sus- penseur de cet organe ; ses ramifications terminales se perdent dans la mu- queuse du clitoris et du capuchon clitoridien, ainsi que dans la partie supé- rieure des petites lèvres. Quelques filets peuvent être suivis jusqu'à la peau de la partie antérieure et interne des grandes lèvres.

D'après J. Müller, les rameaux du nerf dorsal de la verge (ou du clitoris) s'unissent au plexus caverneux du sympathique ; Langenbeck a décrit en outre des anastomoses entre les nerfs dorsaux des deux côtés, anastomoses mises en doute par la plupart des observateurs. Enfin, Schweiger-Seidel a trouvé dans le tissu cellulaire sous-cutané des corpuscules de Pacini annexés aux nerfs dorsaux ; Rauber en a compté une douzaine annexés au tronc du nerf dorsal du clitoris, 28 à la surface interne de la muqueuse préputiale, et 75 à 80 dans le tissu adipeux des grandes lèvres et du mont de Vénus.

Tableau de la distribution du Plexus honteux.

Plexus honteux.

Branches collatérales.
- Br. musculaires. { Nerf du releveur de l'anus. / Nerf de l'ischio-coccygien.
- Br. viscérales ou nerfs viscéraux pour { Vessie. / Rectum. } dans les deux sexes. / Vagin chez la femme.
- Br. sensitives et mixtes. { N. hémorrhoïdal. / N. sphinctérien. / N. perforant cutané.

Branche terminale : Nerf honteux interne.

Nerf périnéal.
- R. collatéral : n. périnéal externe.
- R. terminaux.
  - R. périnéal superf. { Filets cutanés courts et longs pour le scrotum et la verge (ou les grandes lèvres).
  - R. périnéal profond.
    - Filets musculaires pour le { Sphincter anal. / Transverse superf. / Ischio-caverneux. / Bulbo-caverneux.
    - Filets cutanés. { Scrotum (gr. lèvres). / Racine de la verge.

Nerf dorsal de la verge (ou du clitoris).
- R. collatéraux musculaires. { Transverse profond. / Sphincter uréthral.
- Rameaux terminaux.
  - R. externe. Téguments de la verge.
  - R. interne ou balanique. } Prépuce et gland.

VARIÉTÉS ET ANOMALIES DU PLEXUS HONTEUX

Nerf du releveur de l'anus. — Ce nerf peut contourner l'épine sciatique, et perforer à ce niveau les insertions de l'ischio-coccygien, pour regagner ensuite la face interne du muscle auquel il est destiné.

Nerf perforant cutané. — Le perforant cutané, au lieu de passer au travers du grand ligament sacro-sciatique, s'insinue parfois entre celui-ci et le petit ligament, ou bien passe sur le grand ligament et atteint le bord inférieur du grand fessier.

Nerf honteux interne. — Dans les formes hautes du plexus lombo-sacré, la 1re branche sacrée peut donner une racine au plexus génital et au nerf honteux interne (Eisler). — Les principales variations portent sur la distribution sensitive des nerfs du périnée, et il s'établit une sorte de balancement entre les filets périnéaux du nerf honteux interne, et du nerf cutané postérieur de la cuisse. — Le rameau périnéal externe et le rameau superficiel du périnée se suppléent fréquemment. — Dans certains cas, le nerf périnéal superficiel se sépare du tronc du nerf honteux interne derrière l'épine sciatique, et traverse près de l'ischion le grand ligament sacro-sciatique pour devenir aussitôt superficiel. — Cruveilhier a vu sur une femme le nerf honteux interne fournir uniquement le nerf dorsal du clitoris ; tous les rameaux périnéaux provenaient du nerf cutané postérieur de la cuisse.

Tableau de la distribution des racines rachidiennes entre les différents nerfs des plexus sacré, honteux et sacro-coccygien.

RACINES	FONCTIONS	INNERVATION MOTRICE	INNERVATION SENSITIVE	RÉFLEXES
4e lombaire. (tronc lombo-sacré)	Rotation interne du pied.	Nerf tibial antérieur (ram. du jamb. ant.).	Côté interne de la hanche. Côté interne de la cuisse par le saphène interne.	Réflexe fessier.
5e lombaire.	Rotation en dehors de la hanche. Flexion du genou et du pied. Extension des orteils. Action des péroniers.	Nerfs des muscles pelvi-trochantériens et fessiers. Grand nerf sciatique. Nerf tibial postérieur. Nerf tibial antérieur. Nerf musculo-cutané.	Côté externe de la jambe par la branche cutanée péronière et par le saphène externe. Dos du pied par le musculo-cutané.	Réflexe fessier. Clonus du pied.
1re sacrée. .	Action des péroniers. Flexion du pied. Action des muscles intrinsèques du pied.	Nerf musculo-cutané. Nerf tibial postérieur et nerfs plantaires.	Extrémité inférieure de la jambe. Face plantaire du pied.	Réflexe plantaire.
2e sacrée.. .	Mêmes fonctions.	Mêmes nerfs.	Région postérieure de la cuisse.	
3e sacrée . . 4e — . . 5e — . .	Action des muscles annexés aux organes génitaux. Releveur de l'anus,	Nerf honteux interne. Nerf du releveur de l'anus. Nerf sphinctérien.	Région de l'anus et du périnée. Organes génitaux.	Réflexe bulbo-caverneux.
Nerf coccygien.	Action des muscles insérés sur le coccyx.	Nerf ano-coccygien.	Peau de la région coccygienne.	

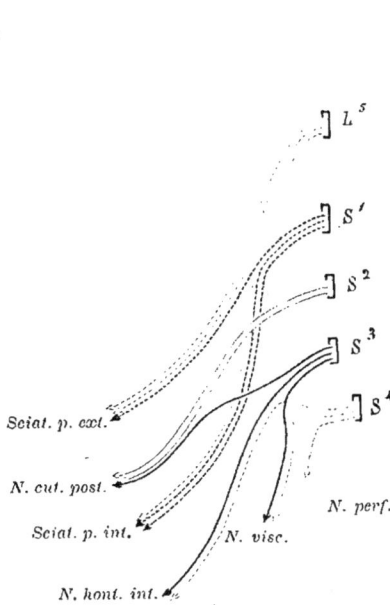

Fig. 595. — Constitution radiculaire des branches sensitives du plexus sacré et du plexus honteux. — Schéma.

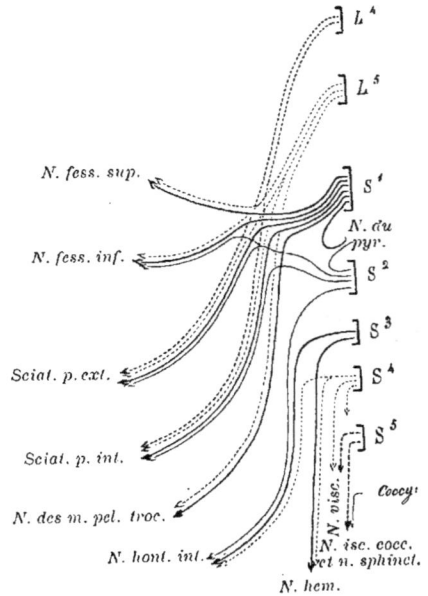

Fig. 596. — Constitution radiculaire des branches motrices du plexus sacré et du plexus honteux. — Schéma.

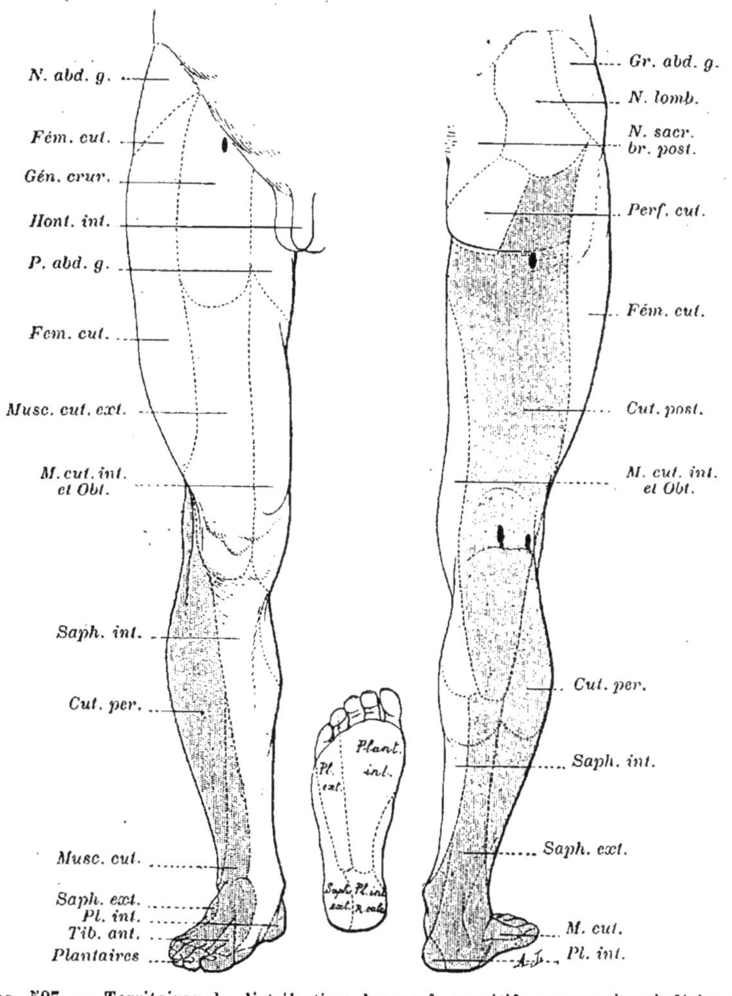

FIG. 597. — Territoires de distribution des nerfs sensitifs au membre inférieur.
Schéma.

Les points en noir indiquent les lieux d'élection pour l'excitation électrique des nerfs. Face antérieure : crural; face postérieure : en haut grand nerf sciatique, au milieu ses deux branches de division.

Tableau de la constitution radiculaire des nerfs des plexus sacré, honteux et sacro-coccygien.

A. PLEXUS SACRÉ

1° Fibres sensitives.

Sciatique poplité externe. {	Cutanée péronière. . . .	L_5.
	Saphène péronier.: . . .	$\begin{cases} L_5. \\ S_1. \end{cases}$
	Musculo-cutané	$\begin{cases} L_5. \\ S_1. \end{cases}$
	Tibial antérieur..	S_1.

Sciatique poplité interne. {	Saphène externe.	$\begin{cases} L_5. \\ S_1. \end{cases}$
	Tibial postérieur. (nerfs plantaires)	S_1.

Nerf cutané postérieur de la cuisse. $\begin{cases} S_2. \\ S_3. \end{cases}$

2° *Fibres motrices.*

Nerf fessier supérieur. . . . $\begin{cases} L_5. \\ S_1. \end{cases}$

Nerf fessier inférieur . . . . $\begin{cases} L_5. \\ S_1. \\ S_2. \end{cases}$

Nerf de l'obturateur interne. $\begin{cases} L_5. \\ S_1. \end{cases}$

Nerf du pyramidal.. . . . $\begin{cases} S_1. \\ S_2. \end{cases}$

Gr. nerf sciat. $\begin{cases} L_4. \\ L_5. \\ S_1. \\ S_2. \end{cases}$

Sciatique poplité externe. $\begin{cases}$ Tibial antérieur. $\begin{cases} L_4. \\ L_5. \end{cases}$ Musculo-cutané. $\begin{cases} L_5. \\ S_1. \end{cases} \end{cases}$

Sciatique poplité interne :
Tibial postérieur . . . . $\begin{cases} L_4. \\ L_5. \\ S_1. \\ S_2. \end{cases}$

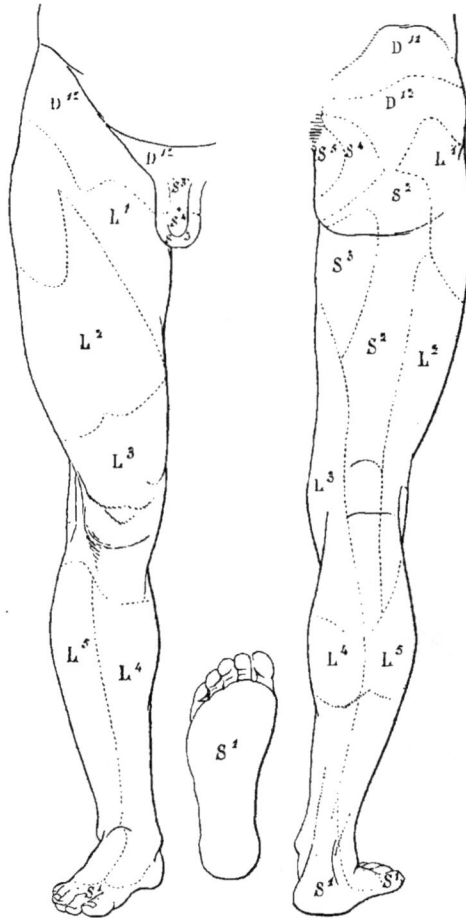

Fig. 598. — Distribution des racines sensitives du plexus lombo-sacré au membre inférieur. — Schéma.

.D'après les données des auteurs et en particulier de Head.

B. PLEXUS HONTEUX ET SACRO-COCCYGIEN

1° Fibres sensitives.

Nerf honteux interne. { Branches génitales . . . S_3. / Branches périnéales . . S_4.

Nerf perforant cutané. . . . S_4.

Rameaux cutanés de la région coccygienne . . . . . { S_5. Nerf coccygien.

2° Fibres motrices.

Nerf honteux interne. { Muscles des corps érectiles . . . . S_2. / Muscles du périnée . . . { S_3. S_4.

Nerf du releveur de l'anus. . { S_4. S_5.

Nerf hémorrhoïdal . . . . { S_3. S_4.

Nerf de l'ischio-coccygien . . { S_4 ! S_5. N. coccyg.

Nerf sphinctérien. . . . . . { S_5. N. coccyg.

PLEXUS SACRO-COCCYGIEN.

Constitution et rapports. — Le plexus sacro-coccygien résulte de l'anastomose de la 5ᵉ branche sacrée avec le nerf coccygien ; à cette anse se joint fréquemment un rameau d'union de la 4ᵉ à la 5ᵉ sacrée, qui établit une communication entre le plexus honteux et le plexus sacro-coccygien. Nous connaissons la situation et les rapports de la 5ᵉ sacrée (Voy. page 1106), nous rappellerons brièvement la disposition du nerf coccygien. Ce nerf, encore désigné sous le nom de 6ᵉ sacrée, a été décrit pour la première fois par Coopmans en 1789 ; on a depuis retrouvé dans le fil terminal, deux autres nerfs coccygiens qui ont été bien décrits par Rauber (1877), et par Tourneux (1892). L'existence d'un ganglion sur sa racine postérieure, ou sur son trajet intrarachidien, affirmée par Valentin et par Luschka, est mise en doute par la plupart des auteurs ; elle ne paraît pas être la règle.

L'émergence du nerf coccygien se fait à la face postérieure du coccyx par l'orifice inférieur du canal sacré. Le nerf passe ensuite d'avant en arrière, entre le ligament coccygien et les cornes du coccyx, dont il contourne le pédicule pour pénétrer dans le tissu adipeux qui entoure les insertions inférieures du grand ligament sacro-sciatique ; il s'unit alors à la 5ᵉ sacrée qui apparaît entre les fibres tendineuses de l'ischio-coccygien. Assez souvent, le nerf coccygien se divise en deux branches, l'une ascendante qui se porte vers la 5ᵉ sacrée, et l'autre descendante qui fournit aussitôt une série de fins ramuscules cutanés. Si l'on fait abstraction de l'anastomose entre la 4ᵉ et la 5ᵉ sacrée, on voit que le plexus sacro-coccygien est formé par une anse à concavité interne et postérieure placée sur les côtés du coccyx directement en avant des fibres postérieures de l'ischio- et de l'ano-coccygien. Le plexus s'unit avec l'extrémité inférieure du cordon du grand sympathique (Rauber).

Distribution. — Du plexus sacro-coccygien, se détachent plusieurs sortes de rameaux : les uns, rameaux viscéraux, se jettent dans le plexus hypogastrique ; les autres, rameaux cutanés, vont se terminer dans les téguments qui avoisinent la pointe du coccyx, où ils présentent des anastomoses terminales avec la branche postérieure du nerf coccygien ; d'autres enfin, rameaux mixtes, se fusionnent presque toujours en un tronc appelé nerf ano-coccygien. Ce dernier descend en avant et en bas sur la face antérieure de l'ischio-coccygien, fournit quelques filets à ce muscle, puis le perfore ou s'insinue entre lui et le releveur de l'anus, pour s'épanouir finalement dans la région cutanée située entre la pointe du coccyx et l'orifice anal. C. Krause considère comme formant le nerf ano-coccygien tous les filets qui naissent du plexus, pour aller innerver le muscle ischio-coccygien, la partie postérieure du releveur de l'anus, et la peau qui recouvre ces muscles. Testut décrit, sous le nom de rameau externe, un rameau terminal du nerf coccygien qui traverse le muscle ischio-coccygien, le ligament sacro-sciatique, et se termine entre les faisceaux inférieurs du grand fessier, « qui représentent probablement, mais à un état fort. rudimentaire, le muscle caudo-fémoral des mammifères à queue ». On voit encore quelques filets nerveux très grêles, issus du plexus sacro-coccygien, se perdre dans le tissu cellulaire situé en avant du coccyx et derrière le rectum, au milieu duquel on rencontre quelques fibres musculaires très pâles, vestiges des muscles rétracteurs et abaisseurs de la queue ; ces filets nerveux sont atrophiés comme tous les organes de la région caudale (Gegenbaur).

Vaisseaux des nerfs. — Nous n'avons pas cru utile, au cours de nos descriptions, de signaler les vaisseaux artériels et veineux propres à chaque nerf ; il n'existait pas d'ailleurs de travail d'ensemble sur ce sujet, avant le mémoire de K. Bartholdy (*Die Arterien der Nerven mit* 10 *Tafeln*) paru récemment dans le *Morph. Arbeiten* de Schwalbe (Bd VII) et que nous ne possédions pas lors de la rédaction de cet article. Ce mémoire contient en particulier deux tableaux indiquant les artères de chaque nerf et les nerfs de chaque artère ; mais ces tableaux sont trop étendus pour que nous puissions les reproduire ici.

Bibliographie. — On trouvera dans le *Lehrbuch für Neurologie* de Schwalbe, Erlangen 1880, toute la bibliographie antérieure à cette date. Quant aux publications postérieures, nous avons signalé au fur et à mesure les plus importantes et nous croyons inutile de les rappeler ici. Pour les notes concernant les anomalies, nous nous sommes bornés à indiquer la date après le nom de l'auteur. La plupart de ces notes sont consignées dans les bulletins des Sociétés anatomiques (Paris, Londres, etc.).

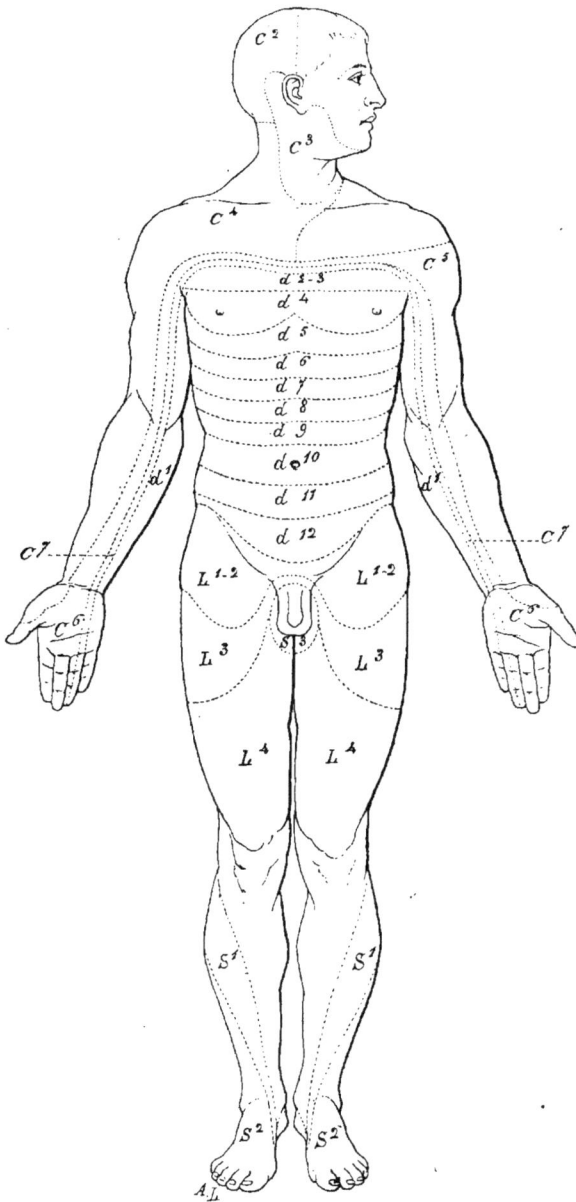

Fig. 599. — Territoires de distribution radiculaire
des nerfs rachidiens. — D'après Kocher.
Face antérieure.

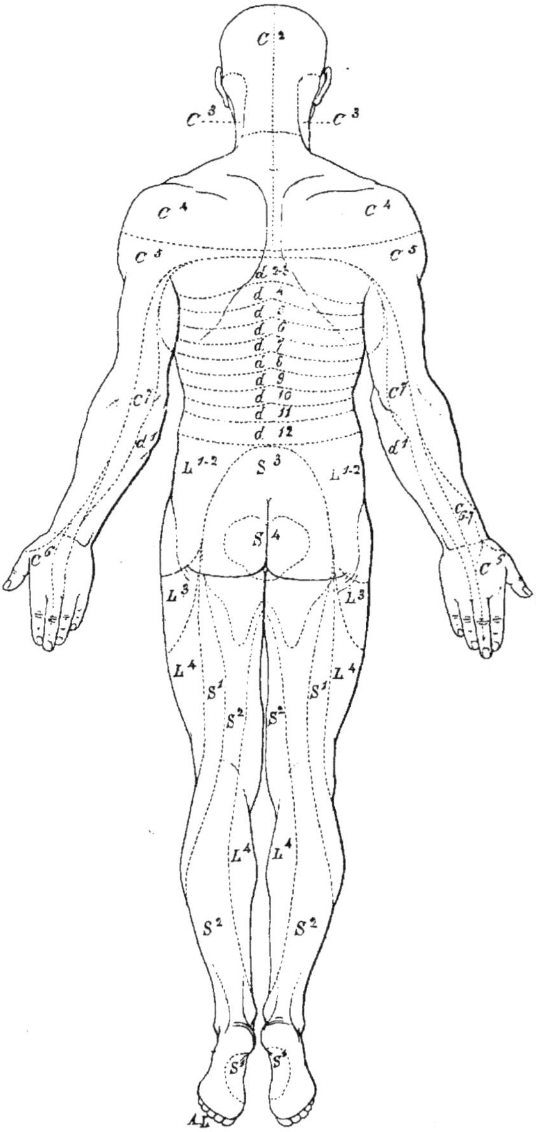

Fig. 600. — Territoires de distribution radiculaire
des nerfs rachidiens. — D'après Kocher.

Face postérieure.

Tableau de l'innervation motrice des nerfs rachidiens.

PAIRES RACHIDIENNES	BRANCHES ANTÉRIEURES		BRANCHES POSTÉRIEURES	
	NERFS	MUSCLES	NERFS	MUSCLES
1re cervicale.	Nerfs des. . .	Grand droit antérieur. Petit droit antérieur. Droit latéral.	Nerf sous-occipital.	Grand droit. Petit droit. Grand oblique de la nuque. Petit oblique.
	Anastomose avec l'hypoglosse.	Génio-hyoïdien et muscles de la région sous-hyoïdienne.	Grand nerf occipital.	Grand et petit complexus.
2e —	Nerfs des. . .	Grand droit antérieur. Long du cou. Sterno-mastoïdien.	Nerf sous-occipital.	Petit oblique de la nuque.
	Anastomose avec l'hypoglosse. .	Génio-hyoïdien et muscles de la région sous-hyoïdienne.	Grand nerf occipital.	Complexus. Splénius.
3e —	Nerfs des. . .	Grand droit antérieur, long du cou, scalène moyen, trapèze, angulaire et rhomboïde. Accessoirement : sterno-mastoïdien.	Grand nerf occipital?	Complexus, Splénius, Transversaire épineux du cou.
	Branche descendante interne.	Muscles de la région sous-hyoïdienne.	Branche postérieure.	Épiépineux. Intertransversaires.
	Phrénique . .	Diaphragme.		
4e —	Nerfs des. . .	Long du cou, trapèze, angulaire et rhomboïde, scalène moyen. Accessoirem. scalène antérieur.	—	Complexus, Splénius. Transversaire épineux du cou Épiépineux, Intertransvers.
	Phrénique . .	Diaphragme.		
5e —	Nerfs des. . .	Long du cou, scalènes, angulaire et rhomboïde, grand dentelé, sous-clavier, sous-scapulaire. . .	—	Transversaire épineux du cou. Intertransversaire et muscles des gouttières vertébrales.
	Sus-scapulaire	Sus et sous-épineux.		
	Circonflexe . .	Deltoïde, petit rond.		
	Musculo-cut. .	Biceps, brachial antérieur.		
	Access. { Radial. . .	Triceps? Extenseurs.		
	Phrénique.	Diaphragme.		
	Nerfs des. .	Gr. pectoral, gr. rond.		
6e —	Nerfs des. . .	Long du cou, scalènes. Sous-scapulaire, grand rond. Grand pectoral.	—	Muscles des gouttières vertébrales.
	Circonflexe . .	Deltoïde.		
	Musculo-cut. .	Biceps, brachial antérieur.		
	Médian. . . .	Rond pronateur, grand palmaire, Muscles de l'éminence thénar.		
	Radial	Triceps, long et court supinateurs..		
	Access. { Nerfs du. .	Sous-clavier.		
	Sus-scapul.	Sus et sous-épineux.		
	Circonflexe.	Petit rond.		

PAIRES RACHIDIENNES	BRANCHES ANTÉRIEURES		BRANCHES POSTÉRIEURES	
	NERFS	MUSCLES	NERFS	MUSCLES
7e cervicale.	Nerfs des . . .	Long du cou? Scalène moyen. Grand dorsal sous-scapulaire.	Branche posté-rieure.	Muscles des gouttières vertébrales.
	N. thoraciques.	Grand et petit pectoral.		
	Musculo-cut. .	Coraco-brachial.		
	Médian. . . .	Fléchisseur superficiel.		
	Radial	Triceps, anconé, radiaux. Cubital post., extenseur des doigts.		
	Cubital. . . .	Cubitaux, fléchis. profond. Lombricaux III et IV.		
	Accessoir { Nerfs des	Gr. dentelé, gr. rond.		
	Médian.	Fléchisseur profond, fléchisseur propre du pouce, carré pronateur, muscles de l'éminence thénar.		
8e —	Nerfs des. . .	Long du cou, grand dorsal.	—	—
	N. thoraciques.	Grand et petit pectoral.		
	Médian. . . .	Fléchis. des doigts, Lombric. I et II.		
	Radial	Triceps et anconé.		
	Cubital. . . .	Cubital antérieur, fléchis. profond. Muscles de l'éminence hypothénar. Adducteur du pouce, interosseux.		
1re dorsale .	N. thoraciques.	Grand et petit pectoral.	—	—
	Médian	Fléchis. des doigts, carré pronateur.		
	Cubital. . . .	Cubital antérieur. Lombric. III et IV.		
	1er nerf intercostal . .	Intercostaux, surcostaux. Dentelé postérieur et supérieur.		
2e —	2e —	Intercostaux, surcostaux Dentelé postérieur et supérieur. Acces. : Triangulaire du sternum.	—	—
3e — 4e —	3e — 4e —	Intercostaux, surcostaux. Dentelé postérieur et supérieur. Triangulaire du sternum.	—	—
5e — 6e —	5e — 6e —	Intercostaux, surcostaux, triangul. Grand droit et grand oblique de l'abdomen.	—	—
7e — 8e —	7e — 8e —	Intercostaux, surcostaux. Grand droit, grand et petit oblique, Transverse de l'abdomen.	—	—
9e — 10e — 11e —	9e — 10e — 11e —	Intercostaux, surcostaux. Gr. droit, gr. et petit oblique, transv. Petit dentelé postérieur et inférieur.	—	—
12e —	12e —	Grand droit, grand et petit oblique. Transverse, pyramidal. Access. Carré des lombes.	—	—
1re lombaire.	Nerf du	Carré des lombes.	—	—
	Grand et petit abdomino-génital. Génito-crural.	Grand droit, grand et petit oblique. Tranverse, pyramidal.		
	Acces. Crural.	Psoas iliaque.		
2e —	Grand et petit abdomino-génital. Génito-crural .	Grand droit, grand et petit oblique. Transverse, pyramidal. Crémaster.	—	—
	Nerf du	Psoas.		

PAIRES RACHIDIENNES	BRANCHES ANTÉRIEURES		BRANCHES POSTÉRIEURES	
	NERFS	MUSCLES	NERFS	MUSCLES
2e *lombaire.*	Crural	Pectiné, couturier.	Branche posté-rieure.	Muscles des gouttières vertébrales.
	Obturateur . .	Pectiné, moyen et petit adducteur, Droit interne.		
	Acces. Nerf du :	Carré des lombes.		
3e —	Crural	Psoas iliaque, couturier. Quadriceps, pectiné.	—	—
	Obturateur . .	Obturateur externe, droit interne, les trois adducteurs.		
4e —	Crural	Quadriceps.	—	—
	Obturateur . .	Obturateur externe, droit interne, Petit et grand adducteur.		
	Fessier supér.	Moyen et petit fessier. Tenseur du fascia lata.		
	Nerf du	Carré crural.		
	Gr. n. sciatique	Demi-membraneux.		
	Sciatique poplité ext.	Muscles de la région antéro-externe de la jambe, pédieux.		
	Access. { Crural. . .	Psoas iliaque.		
	Fessier inf.	Grand fessier.		
	Nerf de l'.	Obturateur interne.		
	Grand nerf sciatique.	Muscles de la région postér. de la cuisse.		
5e —	Nerfs des. . .	Carré crural, jumeaux. Obturateur interne.	—	—
	Fessier supér.	Moyen et petit fessier. Tenseur du fascia lata.		
	Fessier infér.	Grand fessier.		
	Grand nerf sciatique . . .	Grand adducteur. . . . . Muscles postérieurs de la cuisse.		
	Sciatique poplité externe et popl. interne	Muscles de la jambe (sauf le triceps sural), muscles internes de la plante du pied, pédieux	—	
	Access. { Crural. Quadriceps. . . . . Nerf du Pyramidal.			
1re *sacrée* . .	Nerfs des. . .	Obturateur interne, jumeaux . . . Carré crural, pyramidal.	—	—
	Fessier supér.	Moyen et petit fessier. . . . . . . Tenseur du fascia lata		
	Fessier infér.	Grand fessier		
	Gr. n. sciatique	Muscles postérieurs de la cuisse.		
	Sciatique popl. ext. et interne.	Muscles de la jambe et du pied .		
	Accessoirement Gr. n. sciatique	Grand adducteur.		
2e —	Nerfs des. . .	Pyramidal, obturateur interne.	—	—
	Fessier infér.	Grand fessier		
	Gr. n. sciatique	Biceps, demi-tendineux.		
	Sciatique poplité interne	Triceps sural . . . . Fléchisseur propre du gros orteil. . Muscles externes du pied	—	—
	Honteux intern.	Muscles du périnée		
	Acces-soir. { Fessier sup.	Moyen et petit fessier . . . . . . Tenseur du fascia lata.		

PAIRES RACHIDIENNES	BRANCHES ANTÉRIEURES		BRANCHES POSTÉRIEURES	
	NERFS	MUSCLES	NERFS	MUSCLES
2e sacrée . .	*Accessoirement* { Sciatique poplité ext.	Muscles de la région antér. de la jambe. . . . . / Péroniers	Branche posté-rieure.	Muscles des gouttières vertébrales.
	Sciatique poplité int.	Jambier postérieur. . . . . / Long fléchisseur commun des orteils.		
3e —	Gr. n. sciatique	Longue portion du biceps	—	—
	Honteux intern.	Muscles du périnée		
	Accessoir. { Nerfs du.	Pyramidal . . . . / Releveur de l'anus . . . . . / Ischio-coccygien..		
	Sciat.popl. interne.	Triceps sural. . . . . / Muscles de la plante du pied. .		
4e —	Honteux int..	Muscles du périnée.	—	—
	Nerfs des. . .	Releveur de l'anus. . . . . . . / Ischio-coccygien		
5e — N. coccygien	. . . . . .	Muscles coccygiens.	—	—

SYSTÈME NERVEUX GRAND SYMPATHIQUE

par **A. SOULIÉ.**

Syn. : Nerfs intercostaux, Willis et les anatomistes du xviie siècle; nerfs grands sympathiques, Winslow; nerf trisplanchnique, Chaussier; nerf ganglionnaire, Meckel; Systema
nervorum sympathicum, Anat. Nom.

CONSIDÉRATIONS GÉNÉRALES

Historique. L'existence sur les côtés de la colonne vertébrale d'une double chaîne
nerveuse ganglionnaire paraît avoir été observée depuis fort longtemps. Les anatomistes
de l'école d'Hippocrate, ayant surtout en vue le sympathique cervical, considéraient ce nerf
comme l'analogue du pneumogastrique; aussi Galien, et plus tard Vésale et ses élèves, l'ont-
ils décrit comme un nerf crânien issu du trijumeau ou du vague. Il fut définitivement
séparé du pneumogastrique par Ch. Estiennes, et c'est probablement à cause de ses relations
avec les nerfs thoraciques que, peu après, Riolan lui attribua, contrairement à ses prédécesseurs, une origine médullaire; ainsi s'explique la dénomination de nerfs intercostaux sous
laquelle la chaîne ganglionnaire est couramment désignée par les auteurs du xviie siècle.
Cependant Eustachi avait suivi le sympathique jusqu'à son union avec le moteur oculaire
commun ; mais c'est à Willis (1664) que revient le mérite d'en avoir fait un nerf distinct.
Willis remarque, en outre, que la participation du sympathique aux actes de la vie végétative est d'autant plus considérable que l'animal est plus élevé en organisation; le premier,
il s'élève contre l'idée courante jusqu'alors, que les ganglions servent à fixer les nerfs, et se
demande s'il n'y aurait pas lieu de considérer les ganglions comme de petits cerveaux. Au
xviiie siècle, Haller, par une étude minutieuse des rameaux communicants, établit les relations des ganglions sympathiques avec les nerfs rachidiens et crâniens, tandis qu'un méde-
cin de Namur, Petit, dans un mémoire demeuré célèbre (1727), montrait que la lésion du
grand sympathique amenait des troubles notables dans l'organe de la vision. Presque à la
même époque, Winslow substitue le nom de grands nerfs sympathiques à celui de nerfs
intercostaux « à cause de leurs communications très fréquentes avec la plupart des autres
nerfs principaux de tout le corps humain ». Winslow considère d'ailleurs les grands nerfs
sympathiques comme formant un système nerveux spécial; bien qu'il ait très exactement
suivi le sympathique cervical dans la cavité crânienne, et noté ses connexions avec les nerfs
crâniens, il est surtout frappé par la présence des ganglions « qu'on peut regarder comme
autant d'origines ou de germes dispersés de cette grande paire de nerfs sympathiques et par
conséquent comme autant de petits cerveaux ». C'est probablement imbu de ces idées que
Bichat, dans son *Anatomie générale*, oppose au système nerveux de la vie animale le
système nerveux de la vie végétative dont chaque ganglion représente une formation spéciale; l'ensemble est alors assimilable aux centres nerveux de la vie animale. C'est également sous cette influence, que Reil et Meckel faisaient du plexus cœliaque un organe central
et lui donnaient le nom de cerveau ventral. Pour J. Müller et les histologistes de son école,
tous les nerfs étant composés de fibres animales et végétatives, l'opposition établie entre le
sympathique et le système cérébro-spinal tend à s'atténuer, et Remak fonde la différence
entre les nerfs de ces deux systèmes uniquement sur la présence ou l'absence de la gaine
de myéline. En même temps, les recherches physiologiques de Stilling et de Henle démon-
traient les propriétés vaso-motrices du grand sympathique dont l'action sécrétoire sera
établie plus tard par Cl. Bernard et ses élèves. Nous ne rappellerons pas ici les nombreux
travaux de l'école anatomique et de l'école physiologique actuelle, et nous aborderons
directement l'étude du sympathique au cours de laquelle nous aurons maintes fois l'occasion de parler des découvertes récentes sur la structure et sur le fonctionnement du système
nerveux de la vie végétative.

Définition. — Le système nerveux grand sympathique est constitué par
deux longues chaînes ganglionnaires situées de chaque côté de la colonne vertébrale. Chacune d'elles est réunie aux nerfs crâniens et rachidiens par des filets
anastomotiques connus sous le nom de rameaux communicants. Du cordon

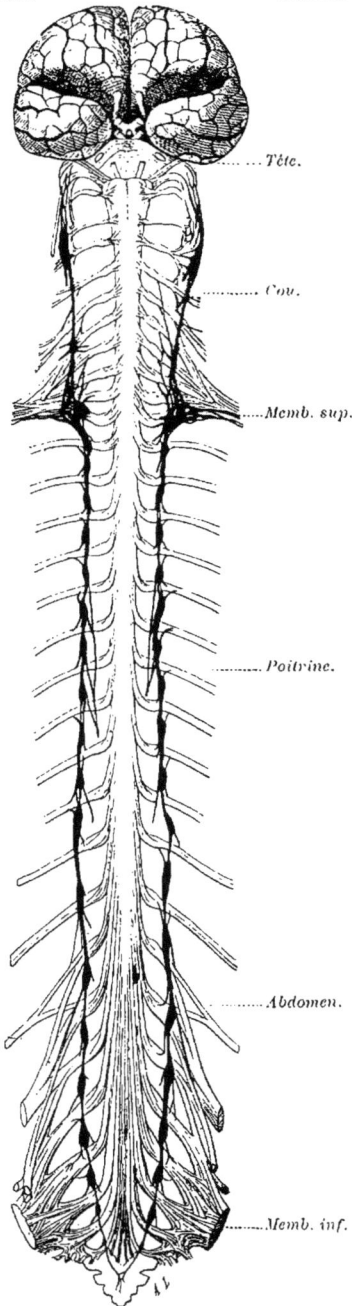

... *Tête.*

... *Cou.*

..... *Memb. sup.*

.... *Poitrine.*

...... *Abdomen.*

.... *Memb. inf.*

Fig. 601. — Système nerveux central. — L'encéphale, la moelle, le grand sympathique.

sympathique partent des nerfs périphériques destinés aux viscères, aux parois des vaisseaux, aux culs-de-sac glandulaires, et à la musculature lisse de tout l'organisme.

Division et distribution. — Le grand sympathique présente à considérer deux parties : 1° une partie centrale formée par la chaîne ganglionnaire et par les rameaux communicants ; 2° une partie périphérique représentée par l'ensemble des nerfs qui se détachent de la chaîne centrale. Nous allons examiner successivement chacune de ces parties :

1° *Partie centrale*. — Elle se subdiivse au point de vue descriptif en : A. Chaîne ou cordon du grand sympathique ; et en B. Rameaux communicants.

A. **Chaîne ou cordon du sympathique.** — *Syn.* : Chaîne ou cordon ganglionnaire ; chaîne principale des anciens anatomistes ; Grenzstrang des auteurs allemands ; troncs ou cordons limitrophes, Cruveilhier ; tronc ou partie centrale, Sappey ; Truncus sympathici, Anat. Nom.

a) **Situation**. — La double chaîne ganglionnaire du grand sympathique est située de chaque côté de la colonne vertébrale, depuis la base du crâne jusqu'au coccyx au-devant duquel elle se termine dans un ganglion unique, le ganglion coccygien. Elle envoie, d'autre part, par le canal carotidien à l'intérieur du crâne deux prolongements qui vont se mettre en rapport avec les ganglions nerveux annexés aux branches du trijumeau, et que l'on considère actuellement comme de nature sympathique.

b) **Forme**. — La disposition générale de la portion centrale du grand sympathique l'a fait assimiler par les classiques à une ellipse très allongée ouverte en haut et en avant (Sappey, Henle).

c) **Couleur**. — Le grand sympathique se distingue du système cérébro-spinal par sa coloration spéciale; tandis que les nerfs de la vie animale ont un aspect blanchâtre, dû à l'enveloppe de myéline qui entoure les fibres nerveuses, les nerfs de la vie organique sont caractérisés par leur coloration grise ou gris rougeâtre. Cette apparence résulte de l'absence de la gaine de myéline, et les fibres apparaissent alors pâles et ternes comme on peut les voir sur le cadavre; sur le vivant, la présence de nombreux capillaires sanguins leur donne une couleur gris rosé.

d) **Consistance.** — La consistance des nerfs sympathiques est inférieure à celle des nerfs cérébro-spinaux, dont les faisceaux sont enveloppés par une gaine lamelleuse qui augmente leur résistance. Au contraire les ganglions sympathiques ont une fermeté plus considérable que les nerfs, parce qu'ils sont enfermés dans une épaisse capsule fibreuse. En règle générale d'ailleurs, la dureté et la résistance des éléments caractéristiques du système nerveux est la même pour tous ces éléments et les différences observées proviennent surtout de la présence d'éléments étrangers.

Nous n'insisterons pas davantage sur les propriétés d'ordre physique ou chimique du système nerveux sympathique; elles ont été mises en parallèle avec celles des nerfs de la vie animale, au chapitre des généralités sur les nerfs.

e) **Constitution.** — Le cordon du grand sympathique, comme nous l'avons dit, ne présente pas un calibre uniforme dans toute son étendue, mais, suivant la comparaison classique, il ressemble, par suite des renflements ganglionnaires qui se rencontrent tout le long de son trajet, à un chapelet à grains irréguliers. Au point de vue de l'analyse anatomique, on peut donc le décomposer en deux parties : 1° les ganglions ; 2° les faisceaux de fibres nerveuses qui unissent ces renflements, et que l'on désigne sous le nom de cordons intermédiaires ou de connectifs.

1° *Ganglions.* — Les ganglions de la chaîne sympathique (*ganglions vertébraux ou latéraux*, Gaskell) sont placés en dedans de l'émergence des nerfs rachidiens, sur les côtés de la colonne vertébrale; ils affectent avec cette dernière des rapports variables suivant la région. Les ganglions de la région cervicale, contenus dans un dédoublement de l'aponévrose prévertébrale, répondent aux apophyses transverses des vertèbres du cou ; ceux de la région thoracique se trouvent sur les côtés du rachis, directement en avant de l'articulation de la tête de la côte avec les corps vertébraux, le plus souvent au niveau du disque intervertébral. Dans les régions lombaire et sacrée, on les rencontre dans l'intervalle compris entre les trous de conjugaison, et plus rarement à la hauteur de ceux ci. Enfin, il existe un ganglion coccygien unique placé sur la ligne médiane en avant de la première pièce du coccyx.

α) *Nombre.* — Les ganglions vertébraux du sympathique, annexés aux nerfs spinaux, et ayant par cela même un caractère métamérique indiscutable (Voy. page 939), devraient être en nombre égal à celui des pièces du squelette rachidien ; mais quelques-uns d'entre eux se sont fusionnés, et leur nombre se trouve par conséquent réduit. Dans la région cervicale, il n'existe que deux ou trois ganglions au lieu de huit; dans les régions lombaire et sacrée au lieu de cinq paires ganglionnaires pour chacune de ces régions, on n'en rencontre que quatre. Le résultat général est que le nombre des ganglions sympathiques est sensiblement inférieur à celui des pièces de la colonne vertébrale, et à celui des nerfs rachidiens, il varie entre 20 et 24 paires, auxquelles il faut ajouter le ganglion coccygien qui est impair et médian.

β) *Forme.* — La forme des ganglions centraux du sympathique est loin d'être identique : les plus volumineux sont fusiformes (ganglion cervical supérieur), d'autres sont étoilés, pyramidaux ou coniques, mais la plupart (ganglions dorsaux) sont ovoïdes.

γ) *Couleur et consistance.* — D'une coloration gris rougeâtre un peu plus accentuée que celle des nerfs sympathiques, les ganglions apparaissent quelquefois avec une teinte violacée ; cet aspect provient des nombreux sinus veineux que Ranvier a décrits à leur intérieur, et qu'il assimile aux sinus crâniens. L'existence d'une enveloppe fibreuse très résistante autour du ganglion, et la turgescence produite par l'accumulation du sang dans les sinus veineux, suffisent à expliquer la consistance particulièrement ferme qu'ils présentent, et qui l'emporte très sensiblement sur toutes les autres parties du système sympathique. Cette consistance paraît d'autant plus accusée que les ganglions sont plus volumineux, et celle du ganglion cervical supérieur, en particulier, rappelle la résistance que les nerfs rachidiens offrent au toucher.

δ) *Structure.* — Les ganglions centraux sont essentiellement constitués par un substratum névroglique dans lequel sont plongées les cellules et les fibres nerveuses. Sans revenir sur les fins détails de structure déjà étudiés (Voy. page 59), nous croyons utile de rappeler certains caractères des ganglions au point de vue histologique. Depuis Remak, on différenciait les cellules des ganglions sympathiques en disant qu'elles étaient toujours multipolaires, tandis que celles du système cérébro-spinal avait une forme très variable. Mais les observations faites avec la méthode de Golgi par Ramon y Cajal, par van Gehuchten, par Retzius et par Dogiel ont établi d'une façon définitive qu'il n'y avait aucune différence morphologique essentielle entre les éléments cellullaires sympathiques et cérébro-spinaux. Pour van Gehuchten, les neurones sympathiques présentent un assez grand nombre de prolongements protoplasmiques qui se terminent librement tout près de la cellule originelle, et un prolongement cylindraxile sans caractère particulier. Dogiel a tout récemment décrit deux sortes de cellules sympathiques. La cellule du premier type, la plus répandue, dont la forme et la grosseur sont très variables, est pourvue de prolongements protoplasmiques courts, épais, variqueux et ramifiés entre les éléments du ganglion ; le prolongement cylindraxile qui en émane, fin et lisse, présente d'abord l'aspect d'une fibre de Remak, mais ne tarde pas à s'entourer d'une gaine de myéline. Le second type, assez rare, est représenté par des cellules multipolaires, volumineuses par rapport aux précédentes ; les prolongements protoplasmiques en sont lisses et ramifiés, leur longueur en impose pour des cylindraxes, et ils prennent part à la formation des nerfs sympathiques ; le prolongement cylindraxile très fin aboutit à un autre ganglion. Dogiel estime que les éléments de la première variété sont des neurones moteurs, et ceux de la seconde des neurones sensitifs.

Les fibres nerveuses que l'on rencontre dans les ganglions sympathiques sont des fibres grises ou de Remak, et des fibres blanches ou à myéline. Il importe d'ailleurs de remarquer que la différence entre ces deux sortes d'éléments n'a rien d'absolu, puisqu'une fibre pâle peut s'entourer à un moment donné d'une gaîne de myéline et devenir une fibre blanche, comme l'ont observé Kölliker, Dogiel, etc. Rappelons enfin l'existence de fibres spirales autour des cellules, disposition qui paraît spéciale au système sympathique.

2° *Cordons intermédiaires ou connectifs.* — Ce sont, comme leur nom l'indique, les cordons qui unissent les ganglions de la chaîne sympathique. D'une couleur gris-rosé, ils sont le plus souvent simples; mais il n'est pas rare de rencontrer, principalement à la région dorsale, un double cordon d'union entre deux ganglions. Bien que formés surtout de fibres pâles, les connectifs contiennent des fibres à myéline. Parmi ces dernières, quelques-unes viennent des ganglions vertébraux, mais la plupart ont leur origine dans la moelle épinière, et passent dans les cordons intermédiaires, après avoir traversé un ou deux renflements ganglionnaires; ces fibres à myéline sont les plus petites de tout le système nerveux. C'est d'ailleurs sur la coupe des connectifs que l'on observe les variations les plus considérables dans le diamètre des fibres nerveuses qui peut osciller entre 2 et 10 μ.

B. **Rameaux communicants.** — Ce sont les filets nerveux qui unissent les centres cérébro-spinaux à la chaîne du sympathique; le plus souvent simples, quelquefois doubles ou triples, ils se portent vers elle, en général, au niveau des ganglions ou à l'union des ganglions avec les cordons intermédiaires. Les rameaux d'union entre les nerfs crâniens et le sympathique cervical ou encéphalique portent le nom d'anastomoses; celles-ci se font plus particulièrement entre la partie céphalique du sympathique et les Ve, IXe, X^e et XIe paires crâniennes. Le nom de branches afférentes, donné par quelques auteurs à l'ensemble des anastomoses et des rameaux communicants, ne paraît pas très bien choisi, car il préjuge de la direction des fibres, et par suite, il ne répond pas à l'expression exacte des faits physiologiques. Les rameaux communicants présentent parfois sur leur trajet de petits renflements ganglionnaires qu'il faut évidemment rattacher au ganglion vertébral; lorsque les rameaux communicants, au nombre de deux ou trois, forment de petits plexus, ces renflements ganglionnaires occupent de préférence les points nodaux du plexus.

Origine. — Le mode d'origine des rameaux communicants issus des nerfs crâniens n'est pas susceptible d'être ramené à une description schématique, comme on peut le faire pour les rameaux issus des nerfs rachidiens; il sera étudié avec les anastomoses des portions céphalique et cervicale du sympathique. Le rameau communicant se détache du nerf mixte aussitôt après sa formation, et quelquefois même de la racine antérieure. Ordinairement c'est un filet simple, parfois, il est double, et, dans ce cas, il est assez facile de suivre un des faisceaux de fibres vers la racine antérieure, l'autre vers la racine postérieure du nerf rachidien. Dans le cas d'une double origine, les deux faisceaux de fibres s'unissent au niveau du trou de conjugaison, et c'est toujours le faisceau né de la racine antérieure qui est le plus volumineux.

La double origine des rameaux communicants avait été observée par Valentin; de nombreux auteurs l'ont signalée depuis, et on a remarqué de plus que, parmi les fibres qui constituent ces rameaux, certaines prennent, en abordant le nerf mixte, une direction centripète, tandis que d'autres affectent un trajet récurrent dans le sens centrifuge. Luschka et Rüdinger ont attiré, à leur tour, l'attention sur cette particularité que le nerf *sinu-vertébral* reçoit constamment un filet du rameau communicant. Luschka considère, d'ailleurs, la duplicité d'origine du rameau communicant comme la règle, et s'appuyant sur les données expérimentales de Bidder et de Volkmann, il assigne à chacune de ses branches constitutives des fonctions différentes. Le faisceau d'union entre le ganglion vertébral et la racine antérieure des nerfs mixtes contient à peu près exclusivement des fibres cérébro-spinales, et se caractérise par sa coloration blanchâtre, tandis que le paquet de fibres, qui se porte du ganglion vers la racine postérieure ou vers le tronc du nerf mixte, présente un aspect gris terne et contient surtout des fibres sympathiques. Remak avait également été frappé par ces faits, et il désignait le premier groupe de fibres sous le nom de rameau communicant blanc, supérieur ou afférent (advehens), et le second sous la dénomination de rameau gris, inférieur ou efférent (revehens).

Les observations anatomiques, d'accord avec les résultats de l'expérimentation, ont montré qu'il y avait lieu de distinguer dans tout rameau communicant, même simple, deux faisceaux de fibres : le *faisceau ou rameau blanc*, et le *faisceau ou rameau gris*. L'examen histologique a permis à Rüdinger d'établir le rapport des fibres blanches et grises, qui est de 1 fibre à myéline pour 10 à 15 fibres pâles ; les premières sont, du reste, plus petites que dans le système cérébro-spinal.

Nous ferons enfin remarquer que, dans la région cervicale et, en général, dans toutes les régions où l'on constate une réduction dans le nombre des ganglions sympathiques, chacun d'eux reçoit presque toujours un nombre de rameaux communicants égal à celui des ganglions dont il représente la fusion.

2° *Partie périphérique*. — Elle comprend les nerfs qui se détachent du cordon du sympathique, et les ganglions que l'on rencontre en des points variables sur le trajet de ces nerfs.

Les nerfs périphériques ou branches efférentes du sympathique naissent de la chaîne au niveau des ganglions centraux, et vont se distribuer aux viscères, aux glandes, et à tous les muscles lisses de l'économie.

C'est une observation faite depuis fort longtemps que les nerfs de la vie organique cheminent le long des vaisseaux qui leur servent en quelque sorte de support. Nous ne faisons pas allusion aux fines ramifications vaso-motrices, mais à ces gros filets nerveux qui accompagnent la crosse de l'aorte, l'aorte abdominale, la carotide interne, etc.

Avant de se distribuer dans les organes, les nerfs sympathiques présentent fréquemment des ganglions désignés par Gaskell sous le nom de *ganglions prévertébraux ou collatéraux*, par opposition aux ganglions de la chaîne, qu'il appelle *vertébraux ou latéraux*. Ces ganglions collatéraux sont presque tous situés dans les cavités thoracique et abdominale, en avant de l'aorte, et, par suite, de la colonne vertébrale, d'où leur dénomination de prévertébraux.

Les ganglions collatéraux donnent naissance à des plexus d'où partent les nerfs qui aboutissent aux organes. Il importe cependant de remarquer que toutes les fibres émanées de la chaîne sympathique ne sont pas interrompues par leur passage à travers un ganglion vertébral, mais que certaines se rendent directement dans les organes. Les recherches contemporaines ont montré qu'il existe dans les parois des viscères de nombreux amas cellulaires connus sous le nom de *ganglions périphériques* avec lesquels les ramifications terminales des nerfs sympathiques viennent se mettre en relation. Ces ganglions périphériques sont parfois assez volumineux pour être disséqués, comme, par exemple, les ganglions du cœur de la grenouille ; le plus souvent, ils sont microscopiques, et formés d'un nombre relativement restreint de cellules. Dans certains cas même, ils ne sont représentés que par un ou deux éléments cellulaires situés aux nœuds des plexus ou des réseaux contenus dans les parois des viscères, ou dans les culs-de-sac des glandes. Ramon y Cajal les range en deux groupes : les *ganglions viscéraux proprement dits*, et les *ganglions interstitiels*; ceux-ci étant presque toujours monocellulaires.

Les nerfs périphériques sont caractérisés par leur coloration grise, et par les relations intimes qu'ils affectent avec les parois des vaisseaux sur lesquelles ils rampent, le plus souvent groupés en plexus. Ceux-ci sont tantôt formés par de grosses mailles dont la dissection est possible, sinon facile (plexus mésentériques), tantôt ils sont très fins, et ne peuvent être mis en évidence que par des artifices de préparation, ou même ne sont démontrables que par le microscope. Comme les rameaux communicants ou les connectifs, les nerfs périphériques sont surtout formés de fibres pâles entre lesquelles se rencontrent des fibres blanches ; ces fibres pâles sont les plus fines de l'économie.

Les extrémités terminales des nerfs périphériques sympathiques se mettent en relation avec le muscle cardiaque, avec des fibres musculaires lisses (vaisseaux, muscles redresseurs des poils, musculature intrinsèque de l'œil), avec des éléments glandulaires autour desquels elles s'épanouissent en boutons terminaux, avec des organes de sensibilité tactile (corpuscules de Pacini), ou enfin avec les cellules des membranes muqueuses.

Origine du sympathique. — L'étude embryologique du système nerveux sympathique est presque entièrement à faire, et c'est à peine si l'on connaît les faits essentiels de son développement. Les recherches d'Onodi (1886) sur les poissons, de Mathias Duval sur le poulet, et de His sur l'embryon humain, ont montré que les ganglions vertébraux naissent de la partie antérieure des ganglions spinaux, au moment où ceux-ci se séparent de la crête médullaire ectodermique. L'origine mésoblastique des ganglions périphériques, et même de tout le système sympathique était soutenue par Paterson (1888); mais, étant données les observations des auteurs précédents, il est probable que les éléments du sympathique comme tous les éléments nerveux reconnaissent une provenance ectodermique, et qu'ils ont été entraînés au cours du développement loin de leur lieu d'origine. Ce sont les quelques neuroblastes primitifs émigrés dans les organes qui par leur multiplication ont fourni les ganglions périphériques.

Le cordon du sympathique paraît être une formation secondaire ; Julin a constaté que chez le Petromyzon ce cordon fait défaut, et que les nerfs sympathiques se détachent des nerfs spinaux dont les racines restent séparées ; ces faits montrent aussi la dépendance du système sympathique vis-à-vis du système cérébro-spinal. Quant au mode de formation des nerfs périphériques, il est à peu près inconnu.

CONSTITUTION DU SYSTÈME SYMPATHIQUE.

Il importe de ne pas considérer le système nerveux grand sympathique comme une formation indépendante, et de ne l'opposer pas d'une manière absolue au système cérébro-spinal, ainsi que l'ont fait certains anatomistes interprétant mal les idées de Bichat. C'est, en effet, une notion, banale depuis Haller, que le sympathique a ses origines dans la moelle, et que, s'il renferme des éléments propres, ceux-ci sont en relation directe avec le système cérébro-spinal. Les physiologistes modernes ont poussé plus loin l'analyse, et se sont efforcés de montrer les relations du sympathique avec des segments médullaires déterminés. Bidder et Volkmann ont mis en évidence, chez la grenouille, l'existence de fibres centripètes et de fibres centrifuges dans les rameaux communicants; de plus, Cl. Bernard a démontré que, parmi les fibres centripètes, certaines passent dans les nerfs mixtes et ont une action vaso-motrice des plus nettes.

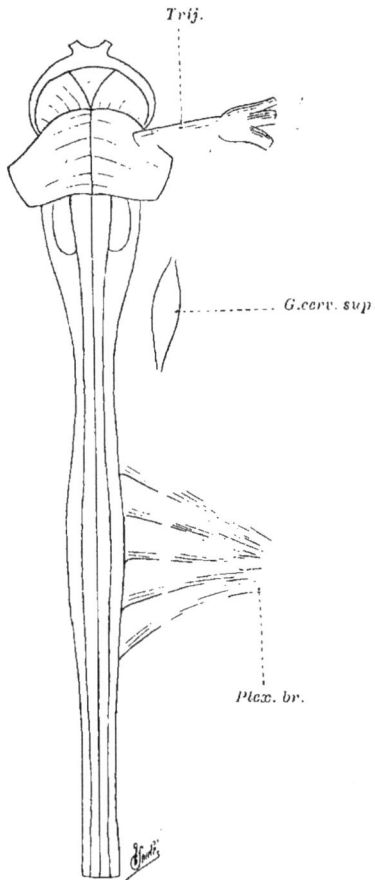

Les expériences de Dastre et de Morat ont prouvé que cette action vaso-motrice est double et se manifeste par le rétrécissement ou par l'augmentation de calibre des vaisseaux, et, en outre, que la vaso-constriction résulte de l'action directe des nerfs sur les parois vasculaires, tandis que la vaso-dilatation est la conséquence de l'action inhibitrice des vasomoteurs sur les ganglions qui donnent naissance aux filets constricteurs. Il est également acquis que les nerfs sympathiques agissent sur les sécrétions glandulaires, et qu'il existe aussi des fibres sympathiques transmettant aux centres nerveux les excitations portées sur les épithéliums des muqueuses.

Au point de vue fonctionnel, le système sympathique comprend donc trois ordres de fibres : 1° des fibres motrices dont l'action peut s'exercer sur les muscles viscéraux ou sur les muscles annexés aux poils : ce sont les *fibres motrices proprement dites*; sur les parois des vaisseaux : ce sont les *fibres vaso-motrices* avec leurs deux variétés, *fibres vaso-constrictrices et fibres d'arrêt*; enfin sur les éléments glandulaires dont elles activent ou ralentissent la sécrétion : ce sont les *fibres secrétoires*; 2° des fibres sensitives; 3° des fibres d'association entre les divers centres ganglionnaires, et dont la fonction n'est, à proprement parler, ni sensitive, ni motrice.

Fig. 602. — Les principaux nerfs vasomoteurs de la tête et du membre supérieur. — Figure schématique d'après les données des physiologistes, et en particulier de Morat.

Nous allons examiner successivement l'origine et le trajet de chacune de ces variétés de fibres.

1° **Fibres motrices.** — Nous les distinguerons, suivant qu'elles appartiennent à des neurones cérébraux-spinaux ou à des neurones sympathiques, en fibres cérébro-spinales et en fibres sympathiques.

*a) **Fibres cérébro-spinales.*** — Ces fibres ont leur cellule originelle dans les cornes antérieures de la moelle (groupe antéro-interne), et la plupart suivent le trajet des racines antérieures. Cependant Ramon y Cajal, Lenhossék, Kölliker et van Gehuchten ont observé, sur des coupes de moelle du poulet imprégnées par la méthode au chromate d'argent, des fibres centrifuges émanées des neurones de la base de la corne antérieure, et qui abandonnent la moelle par les racines postérieures. L'existence de ces fibres avait déjà été démontrée expérimentalement, d'abord par Stricker (1877), puis par Morat (1892). Quelle que soit leur origine, toutes les fibres motrices vont se terminer dans un ganglion vertébral, dans un ganglion périphérique ou dans un ganglion interstitiel; il ne paraît pas exister des fibres centrifuges allant directement de la moelle aux muscles ou aux organes glandulaires. Les fibres cérébro-spinales sont caractérisées par leur gaine de myéline; elles sont comprises à peu près exclusivement dans le rameau communicant blanc.

En règle générale, une fibre centrifuge née de la moelle atteint le ganglion sympathique vertébral, et se résout en arborisations terminales autour des cellules ganglionnaires, ou bien elle n'entre en relation avec ces dernières que par ses collatérales, et va s'épanouir en fibrilles terminales dans le ganglion sympathique périphérique. Dans le premier cas, les fibres centrifuges ne se mettent pas toujours en rapport avec le ganglion qui répond au rameau communicant par lequel elles quittent la moelle; elles prennent un trajet ascendant ou descendant et vont s'articuler avec les neurones du ganglion vertébral situé au-dessus, au-dessous, ou même beaucoup plus loin de leur point de pénétration dans le système sympathique. Dans le second cas, elles traversent un ou plusieurs ganglions vertébraux en émettant quelques collatérales, et vont se ramifier dans un ganglion périphérique.

Le trajet des fibres centrifuges n'a pas pu être suivi bien loin par la méthode au chromate d'argent, et la plupart des faits précédents s'appuient sur les données expérimentales de Langley et d'Anderson. Ces auteurs ont remarqué que la nicotine à faible dose paralyse les cellules nerveuses ganglionnaires. Si, après l'injection d'une petite quantité de cette substance, on excite les rameaux communicants, il ne se produit aucun phénomène de mouvement du côté des fibres lisses, et, en particulier, des muscles redresseurs des poils que ces auteurs ont choisi comme exemple, chez le chat. L'excitation des nerfs périphériques amène, au contraire, la contraction des muscles et le redressement des poils. Il résulte évidemment de ces expériences que les fibres motrices sympathiques subissent un relai au niveau du ganglion vertébral. Les recherches de Langley, d'Anderson et d'Apolant permettent donc d'établir que les centres cérébro-spinaux sont reliés aux organes périphériques par l'intermédiaire d'au moins un neurone sympathique. Il est donc permis de conclure, comme le fait remarquer van Gehuchten, que : 1° un neurone moteur de l'axe cérébro-spinal duquel émanent des fibres cérébro-spinales motrices (fibres **préganglionnaires** de Langley, fibres précellulaires ou motrices de 1er ordre de Kölliker) s'articule avec un neurone sympathique vertébral ou périphérique; 2° un neurone moteur sympathique qui donne naissance aux fibres sympathiques motrices (fibres postganglionnaires de Langley, fibres postcellulaires ou fibres motrices de 2e ordre de Kolliker) est situé dans le ganglion vertébral ou périphérique, et son prolongement cylindraxile va se terminer dans les muscles lisses des vaisseaux ou des viscères, ou dans les glandes. Toute action motrice sympathique suppose donc deux neurones.

Il se peut, toutefois, qu'il existe des fibres allant dans les organes périphériques sans présenter d'interruption, mais leur existence est plus que douteuse, et, d'ailleurs, elles pourraient se terminer dans les organes au contact de neurones isolés (ganglions interstitiels de Ramon y Cajal).

b) Fibres sympathiques. — Les fibres sympathiques motrices ont toutes leur origine dans les ganglions sympathiques; elles sont de deux ordres, et se répandent soit dans les nerfs cérébro-spinaux, soit dans les nerfs sympathiques. Celles qui prennent part à la constitution des nerfs périphériques cérébro-spinaux sont évidemment centrifuges; les autres proviennent des ganglions de la chaîne sympathique, aboutissent aux différents viscères, et agissent sur les fibres lisses ou sur les glandes des organes, Elles peuvent y arriver directement ou s'interrompre dans les ganglions périphériques, d'où naissent alors d'autres fibres qui ont même valeur et même action.

Bien que la question ne soit pas élucidée, il est infiniment probable que les fibres motrices, issues des ganglions vertébraux et se rendant directement aux organes viscéraux, envoient toujours au niveau des ganglions périphériques des collatérales qui vont s'articuler avec les neurones moteurs de ces ganglions. Les fibres sympathiques destinées aux parois vasculaires, aux glandes sudoripares, et aux muscles redresseurs des poils, ont d'abord un trajet centripète depuis le ganglion jusqu'au nerf spinal correspondant : ce sont elles qui forment la plus grosse partie du rameau communicant gris. Elles accompagnent ensuite le nerf rachidien jusqu'à son territoire terminal de distribution; quelques-unes abandonnent le tronc nerveux de distance en distance, et constituent les filets vasculaires des nerfs périphériques.

Il importe cependant de remarquer que la partie intradurale de la racine postérieure et la racine antérieure des nerfs spinaux ne renferment pas de fibres sympathiques, puisque celles-ci, pour atteindre les méninges et les vaisseaux intra-rachidiens, suivent le trajet du nerf sinu-vertical.

2° Fibres sensitives. — Les fibres sensitives ont leur terminaison dans des organes spéciaux annexés aux viscères, ou bien entre les cellules épithéliales des muqueuses; il existe très probablement des dispositions analogues au-dessous des cellules endothéliales des séreuses et de la tunique interne des vaisseaux. Mais la question est très vivement discutée de savoir où se trouvent les neurones originaires de ces fibres. Pour Kölliker, ils siègent dans les ganglions spinaux ou dans la moelle, et le système sympathique ne possède pas de fibres sensitives propres; Dogiel pense, au contraire, que les ganglions sympathiques renferment des neurones sensitifs. Dans l'hypothèse de Kölliker, une excitation portée sur la muqueuse intestinale, par exemple, parviendrait directement au ganglion spinal, où se trouvent les premiers neurones sensitifs; de là elle serait transmise à la moelle, qui, par les fibres motrices sympathiques, agirait sur les neurones moteurs (ou sécrétoires) des ganglions centraux ou des ganglions périphériques. D'après Dogiel, au contraire, le neurone sensitif, situé dans un ganglion sympathique périphérique, peut agir directement, par son prolongement cylindraxile ou par les collatérales de ce cylindraxe, sur les neurones moteurs des ganglions sympathiques centraux; dans ce cas, l'arc réflexe, plus simple, serait limité au système sympathique.

3° **Fibres d'association.** — Il existe, dans le cordon sympathique, un certain nombre de neurones dont le rôle est de servir de trait d'union entre les différents ganglions, et dont les cylindraxes constituent des fibres d'association. Les uns ont leur prolongement cylindraxile ascendant, les autres descendant; tous envoient des collatérales ou leurs arborisations terminales au contact de neurones dont les cylindraxes passent dans les nerfs périphériques du sympathique. Les fibres d'association mettent en relation un, deux et même un plus grand nombre de ganglions. Il reste encore à résoudre la question de savoir s'il existe des fibres d'association entre les ganglions centraux et les ganglions spinaux; nous avons figuré un neurone d'association en noir dans le ganglion moyen de notre schéma sur la constitution du sympathique. Les phénomènes d'association entre les deux cordons sympathiques se font par l'intermédiaire de l'axe médullaire, ou peut-être encore par les plexus médians et les ganglions qui leur sont annexés.

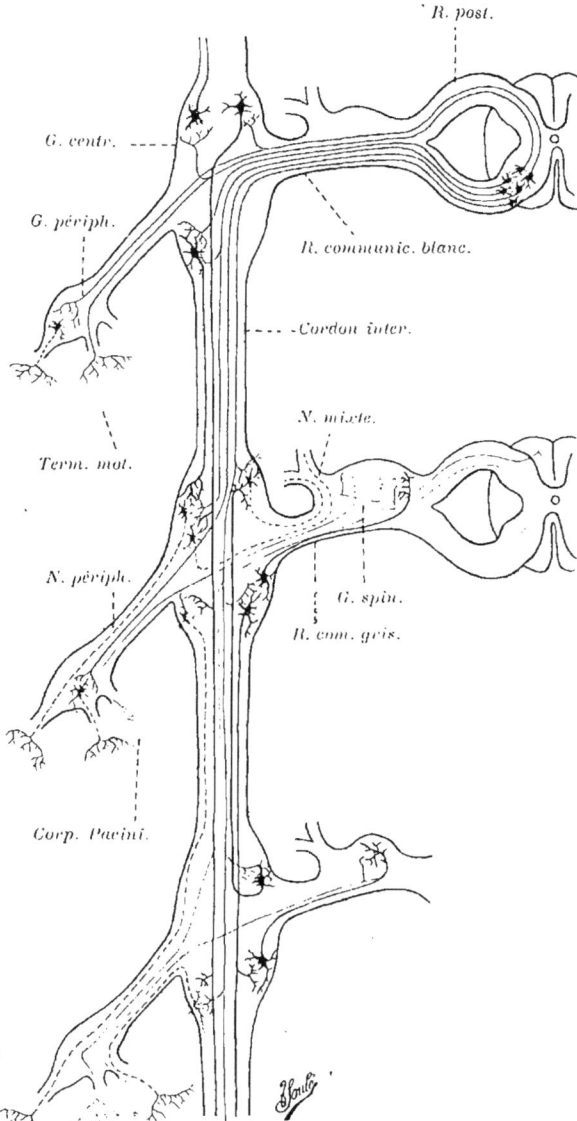

Fig. 603. — Constitution du grand sympathique.
Schéma.

Les fibres cérébro-spinales centrifuges sont représentées par des traits rouges pleins, les fibres sympathiques motrices ou sécrétoires en rouge pointillé, les fibres centripètes en bleu, et les fibres commissurales ou d'association en noir.

Composition et relations des diverses parties du grand sympathique.

Les faits qui précèdent nous permettent d'établir la composition et les relations probables de chacune des parties constitutives du système sympathique et d'exposer le schéma des réflexes dans cette partie du système nerveux (Voy. fig. 603).

1° *Rameaux communicants.* — Théoriquement chaque rameau communicant comprend : a) un rameau blanc, et b) un rameau gris.

a) *Rameau blanc.* Il ne contient que des fibres cérébro-spinales à direction centrifuge; elles sont motrices ou sécrétoires (fibres préganglionnaires, Langley). Ces fibres paraissent cheminer dans la racine antérieure, et probablement dans la racine postérieure des nerfs rachidiens; elles représentent les cylindraxes des neurones moteurs de la corne antérieure de la moelle, et vont s'articuler : avec les neurones du ganglion vertébral où aboutit le rameau communicant, avec ceux des ganglions vertébraux voisins ou encore des ganglions périphériques. Dans ces deux derniers cas, elles émettent très probablement des collatérales au niveau de chacun des ganglions qu'elles traversent. Nous avons figuré en rouge dans notre schéma ces fibres du rameau blanc.

b) *Rameau gris.* Il est essentiellement constitué par des fibres sympathiques de deux ordres : les unes centripètes, les autres centrifuges. Les fibres centripètes s'articulent avec les neurones des ganglions spinaux au niveau desquels Ramón y Cajal a observé des arborisations terminales; elles représenteraient donc les prolongements cylindraxiles de neurones sensitifs situés dans les ganglions périphériques (Dogiel). Dans l'hypothèse de Kölliker, les fibres centripètes ne seraient, au contraire, que les prolongements protoplasmiques des neurones des ganglions spinaux, dont les arborisations terminales se trouvent entre les cellules épithéliales des muqueuses ou dans les corpuscules de Pacini des viscères. C'est là une différence capitale entre les deux théories. Si en effet, le rameau gris contient des fibres sensitives, centripètes par rapport à l'axe cérébro-spinal, pour Dogiel leurs neurones sont situés dans les ganglions périphériques, et ces fibres ont la valeur de prolongements cylindraxiles; pour Kölliker, au contraire, leurs neurones originels se trouvant dans les ganglions spinaux, elles ont la signification de prolongements protoplasmiques. La théorie de Kölliker suppose un seul neurone sensitif, celle de Dogiel en exige deux, dont un périphérique. Nous avons tenu compte de ces deux hypothèses dans la construction de notre schéma (fig. 603).

Les fibres centrifuges forment la plus grosse partie du rameau gris; en apparence, elles sont centripètes, parce qu'elles semblent gagner l'axe médullaire, mais dès qu'elles ont atteint le tronc du nerf rachidien, elles se réfléchissent vers la périphérie, passent dans la branche antérieure et dans la branche postérieure de chacun des nerfs mixtes, et fournissent les filets vaso-moteurs de tous les nerfs spinaux et de quelques nerfs crâniens.

2° *Cordons intermédiaires.* — Ceux-ci comprennent des fibres cérébro-spinales, des fibres sympathiques, et des fibres d'association.

a) Les *fibres cérébro-spinales* sont centrifuges ou centripètes. Les premières passent d'un ganglion dans le ganglion placé soit au-dessus, soit au-dessous, pour se terminer au contact des neurones d'un de ces deux ganglions ou des neurones d'un ganglion périphérique. Les fibres centripètes traversent un ou plus rarement deux ganglions vertébraux, pour aboutir à des neurones du ganglion spinal dont elles représentent les prolongements protoplasmiques (Kölliker).

b) Les *fibres sympathiques* sont également centrifuges ou centripètes. Ces dernières traversent un ou deux ganglions vertébraux, avant de passer dans les nerfs périphériques; les premières présentent un trajet analogue, mais vont se terminer au contact des neurones du ganglion spinal, ce sont les prolongements cylindraxiles de neurones sensitifs périphériques (Dogiel).

c) Les *fibres d'associations* servent à peu près exclusivement de trait d'union entre plusieurs ganglions centraux.

3° *Nerfs périphériques.* — Ils sont composés par quelques fibres cérébro-spinales et surtout par des fibres sympathiques.

a) Les *fibres cérébro-spinales* représentent les prolongements cylindraxiles des cellules de la corne antérieure, et sont centrifuges; nous savons, de plus, que Kölliker admet des fibres cérébro-spinales centripètes.

b) Les *fibres sympathiques* sont les unes centrifuges, et répondent aux cylindraxes des neurones moteurs des ganglions vertébraux, les autres centripètes, et correspondent aux prolongements cylindraxiles des neurones sensitifs des ganglions périphériques (Dogiel).

De ce qui précède, il résulte que les réflexes sympathiques simples s'exercent entre un (Kölliker) ou deux (Dogiel) neurones sensitifs, un neurone moteur médullaire et un ou deux neurones moteurs sympathiques. La généralisation des réflexes s'explique par les neurones d'association de la chaîne sympathique, et par ceux de la moelle épinière.

Bibliographie. — Les recherches récentes sur la structure, la texture et la physiologie du grand sympathique sont indiquées dans le nouveau « Handbuch der Gewebelehre des Menschen » de Kolliker, en cours de publication.

DESCRIPTION ANATOMIQUE DU GRAND SYMPATHIQUE

L'usage est depuis longtemps établi de considérer au grand sympathique quatre portions distinctes en rapport avec les principales divisions de la colonne vertébrale, une portion cervicale, une portion thoracique, une portion abdominale ou lombaire, et une portion pelvienne ou sacrée. Quelques auteurs ajoutent même une portion céphalique par laquelle le système nerveux de la vie végétative est en relation avec les nerfs crâniens, mais on peut considérer celle-ci comme une subdivision du sympathique cervical. D'ailleurs, le véritable *sympathique céphalique*, par suite de ses connexions intimes avec le nerf trijumeau, a été étudié dans un paragraphe spécial annexé aux nerfs crâniens (Voy. page 759 et 907); nous n'aurons donc pas à y revenir. Enfin, à cause des relations étroites qu'affectent les portions thoracique et lombaire du sympathique dans leur distribution, nous croyons devoir les réunir dans une description commune. Nous examinerons donc successivement :

I. Le sympathique cervical ;

II. Le sympathique thoracique et lombaire ;

III. Le sympathique pelvien,

qui paraissent avoir chacun une allure caractéristique, et s'isolent presque naturellement l'un de l'autre.

Dans chacune de ces subdivisions, nous étudierons successivement : 1° la partie centrale, ganglions et cordons intermédiaires; 2° les rameaux communicants et les anastomoses du cordon sympathique avec les nerfs crâniens ou rachidiens; 3° les nerfs périphériques émanés de la chaîne ganglionnaire, et dont les grands plexus sont une dépendance. Comme la chaîne sympathique est symétrique des deux côtés du corps, nous nous bornerons à la décrire d'un seul côté, le côté droit de préférence, et nous n'entrerons dans le détail de la disposition qu'elle affecte du côté gauche, que s'il existe des particularités dignes d'être signalées.

Dans cette étude du système nerveux grand sympathique, nous ne ferons appel aux données de l'anatomie comparée et de l'embryologie qu'autant qu'elles seront susceptibles de jeter un jour nouveau sur les faits exposés; et nous n'aurons recours aux résultats de l'expérimentation, que s'ils ont été confirmés par plusieurs observateurs, et s'ils sont définitivement acquis à la science.

I. SYMPATHIQUE CERVICAL

Syn. : Pars cephalica et cervicalis sympathici, Anat. Nom.

Situation et rapports. — La portion cervicale du grand sympathique, comprise dans la région antérieure du cou, est prévertébrale ; elle est fixée à l'aponévrose cervicale profonde par une mince lame conjonctive, et quelquefois cette lame est assez dense pour simuler un dédoublement de l'aponévrose. Pour Drobnik (1887), le cordon du sympathique cervical et ses branches principales sont isolés, par un feuillet fibreux distinct, des formations voisines. Le sympathique cervical répond aux apophyses transverses des vertèbres du cou : placé en dedans des tubercules antérieurs de ces vertèbres, il est appliqué de haut en bas, d'abord sur la face antérieure du grand droit antérieur de la tête, puis dans la gouttière qui sépare ce muscle du long du cou, et enfin sur la face antérieure de ce dernier. Le paquet vasculo-nerveux du cou est situé en avant de lui : dans sa partie supérieure, la carotide interne chemine en avant et un peu en dedans, le pneumogastrique et la veine jugulaire en dehors; dans la région moyenne du cou, la carotide primitive et le pneumogastrique se placent en dedans, tandis que la jugulaire interne le recouvre. Enfin, vers le sommet du thorax, le sympathique se trouve directement en dehors des insertions inférieures du muscle long du cou, et s'écarte du paquet vasculo-nerveux, pour croiser la face postérieure de l'artère sous-clavière un peu en dedans de l'origine de la vertébrale.

Dans son ensemble, le grand sympathique ne présente pas à la région cervicale le caractère métamérique si net dans les autres régions. Il ne comprend en effet que deux ou trois ganglions au lieu de huit, mais si l'arrangement segmentaire est quelque peu masqué, nous verrons qu'il est cependant possible d'en retrouver des traces indiscutables.

1° CHAINE DU SYMPATHIQUE CERVICAL

La chaîne du sympathique cervical présente à étudier trois ganglions désignés sous les noms de ganglions cervicaux supérieur, moyen et inférieur, réunis entre eux par deux cordons intermédiaires. Bien que le ganglion moyen fasse souvent défaut, il est d'usage de considérer sa présence comme la règle, et de le décrire avec les deux autres. Contrairement à la description de quelques anatomistes, nous considérerons le sympathique comme ayant son origine au ganglion cervical supérieur; la portion intra-crânienne sera alors une dépendance périphérique de ce ganglion.

A. GANGLION CERVICAL SUPÉRIEUR

Syn. : Grand ganglion cervical; ganglion olivaire ou fusiforme; ganglion cervicale superius, Anat. Nom.

Situation, caractères extérieurs, dimensions. — Situé à la hauteur des apophyses transverses de la 2e et de la 3e vertèbre cervicale, le ganglion cervical supérieur est appliqué par une gaine lamelleuse contre l'aponévrose prévertébrale (ou compris dans un dédoublement de celle-ci). Sa couleur gris rougeâtre ou grise le rend difficile à différencier du ganglion plexiforme du pneumogastrique. De forme variable, allongé, ovalaire ou fusiforme, il mesure 20 à 25 millimètres de long, 5 à 8 millimètres de large, et 2 millimètres et demi d'épaisseur (Henle, Schwalbe). La longueur de 3 à 4 centimètres que lui attribue Luschka est tout à fait exceptionnelle. Dans la généralité des cas, il ne descend guère au-dessous de l'apophyse transverse de la 4e cervicale, mais on l'a vu parfois atteindre la 5e et même la 6e vertèbre cervicale (Cruveilhier). Sa limite supérieure paraît plus fixe, et son extrémité céphalique, effilée en pointe, reste à une distance moyenne de 20 à 25 millimètres de l'orifice inférieur du canal carotidien; on cite quelques exemples dans lesquels il se rapprochait jusqu'à 6 ou 7 millimètres de cet orifice (Cruveilhier).

La forme extérieure du ganglion présente quelques particularités intéressantes à signaler. Si le cordon intermédiaire qui l'unit au ganglion moyen (ou inférieur) est double, le ganglion est bifurqué en bas; il n'est pas rare d'ailleurs d'observer une disposition analogue à son pôle supérieur. Sa division en deux ganglions secondaires se rencontre quelquefois, et Lobstein en a figuré un cas devenu classique. La duplicité est un argument puissant en faveur de la multiplicité primitive des ganglions cervicaux, et de leur fusionnement secondaire; une observation de Neubauer sur ce sujet est très démonstrative. Cet auteur a

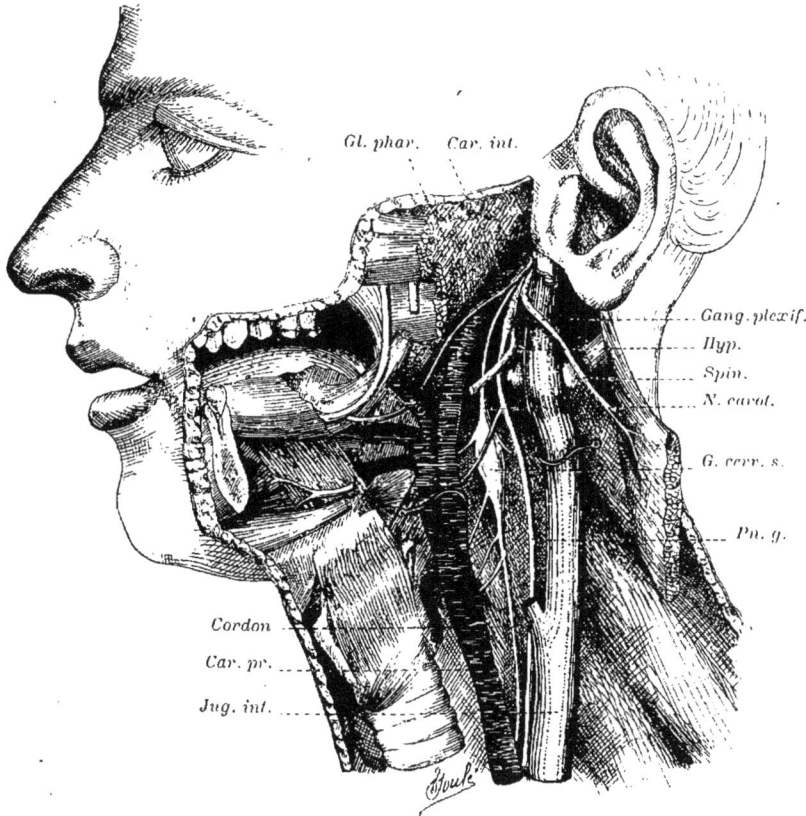

Fig. 604. — Ganglion cervical supérieur. — D'après une préparation de Buy.

vu le ganglion cervical supérieur, fusiforme dans son ensemble, présenter quatre renflements distincts superposés; à chacune de ces dilatations, aboutissait le rameau communicant issu des quatre premiers nerfs cervicaux.

Rapports. — Dans la majorité des cas, le ganglion cervical supérieur s'étend sur les côtés du pharynx entre la 1re et la 4e vertèbre cervicale; il répond, en arrière, au muscle grand droit antérieur dont le sépare l'aponévrose prévertébrale, et en avant, au paquet vasculo-nerveux du cou. La carotide interne monte au-devant de lui et le déborde un peu en dedans; la veine jugulaire interne qui descend d'abord en dehors, tend à s'accoler contre son côté externe. Parmi les nerfs crâniens, le glosso-pharyngien et l'hypoglosse, placés d'abord en dehors et un peu en arrière, croisent obliquement la partie supérieure du ganglion, au moment où ils s'insinuent entre la carotide et la jugulaire internes. Le pneumogastrique, dès sa sortie du crâne, se dirige vers la partie supéro-externe du ganglion cervical supérieur, le longe sur une faible étendue, puis se porte franchement en dedans, pour prendre part à la formation du paquet vasculonerveux du cou (Voy. fig. 604); l'extrémité inférieure du ganglion plexiforme correspond au tiers supérieur du ganglion cervical supérieur. Les deux premières anses cervicales et le nerf spinal (branche externe) se trouvent un peu en dehors de lui.

B. GANGLION CERVICAL MOYEN

Syn. : Ganglion cervicale medium, Anat. Nom.

Malgré l'opinion de Valentin qui le considère comme un renflement normal du cordon sympathique, ce ganglion fait souvent défaut; il est parfois rudimentaire. Dans les cas d'absence, il est suppléé, au point de vue de l'origine des nerfs périphériques, tantôt par le cordon, tantôt par les deux autres ganglions cervicaux. On l'a vu représenté par deux petits amas ganglionnaires, ce qui est un nouvel argument en faveur de la métamérie primitive du sympathique cervical.

En général assez grêle, le ganglion cervical moyen répond en arrière au muscle long du cou dont les insertions le séparent de la 5e et de la 6e vertèbre cervicale. Situé en arrière du paquet vasculo-nerveux du cou, il paraît être en rapport constant avec l'artère thyroïdienne inférieure, ce qui lui a valu de Haller le nom de ganglion thyroïdien. Il est, en effet, appliqué, quelquefois en avant, le plus souvent en arrière de la première courbure de cette artère, et se trouve ainsi immédiatement au-dessus du tubercule de Chassaignac (6e vertèbre cervicale). Cruveilhier prétend l'avoir fréquemment rencontré un peu plus haut, à 16 millimètres environ au-dessus de la thyroïdienne, ce qui tendrait à prouver que sa position varie avec les sujets; elle diffère parfois d'un côté à l'autre sur le même individu. Sa forme et ses dimensions sont également variables; il se présente le plus souvent sous un aspect arrondi ou ovalaire, et son plus grand diamètre n'excède guère 1 demi-centimètre. D'après Valentin, cependant, ses diamètres sont plus considérables, il mesure 2,5 à 3 millimètres en longueur, 3 à 4 en largeur, et 1,5 à 2 en épaisseur. Les figures classiques de Scarpa qui lui donne un volume à peu près égal à celui du ganglion supérieur, représentent, à n'en pas douter, des dispositions exceptionnelles. En règle générale, son volume est proportionnel au nombre des anastomoses qu'il reçoit, et au diamètre des nerfs périphériques qu'il émet.

C. GANGLION CERVICAL INFÉRIEUR

Syn. : Premier ganglion thoracique de Neubauer; ganglion vertébral d'Arnold; ganglion cervicale inferius, Anat. Nom.

Quelques auteurs désignent le ganglion cervical inférieur sous le nom de ganglion stellaire, par analogie sans doute. On sait, en effet, qu'il existe chez les carnassiers (chien et chat en particulier) un gros ganglion étoilé résultant de la fusion du dernier ganglion cervical avec les trois ou quatre premiers dorsaux. Ludwig et Thiry désignent, chez le lapin, sous le nom de ganglion stellaire, un ganglion cervical inférieur qui paraît répondre au ganglion cervical moyen de l'homme. C. Krause et de Cyon, chez le même animal, appellent ganglion stellaire le premier thoracique qui semble représenter le ganglion cervical inférieur de l'homme. La dénomination de premier ganglion thoracique (Neubauer) pourrait se justifier par la position qu'occupe le ganglion cervical inférieur sous le tubercule antérieur de la 7ᵉ cervicale, centre de la tête de la 1ʳᵉ côte. Il n'est pas rare, du reste, de le voir fusionné avec le 1ᵉʳ thoracique, ce qui paraît la règle chez un certain nombre de mammifères.

Situation, caractères extérieurs, dimensions. — De couleur grise ou grisrougeâtre, le ganglion cervical inférieur se présente avec une forme souvent irrégulière, quelquefois arrondie et plate, d'autres fois triangulaire ou étoilée. Il affecte fréquemment l'aspect d'une demi-lune dont la concavité regarde en haut et en avant, et embrasse l'artère sous-clavière soit en dehors, soit en dedans de l'origine de la vertébrale; dans quelques cas où cette apparence semilunaire est nettement marquée, la concavité s'applique sur le col de la 1ʳᵉ côte. En général le volume du ganglion cervical inférieur est intermédiaire entre celui du ganglion supérieur et celui du ganglion moyen; sa longueur moyenne est de 6,5 à 7 millimètres et demi, et sa largeur de 3,5 à 4 millimètres et demi.

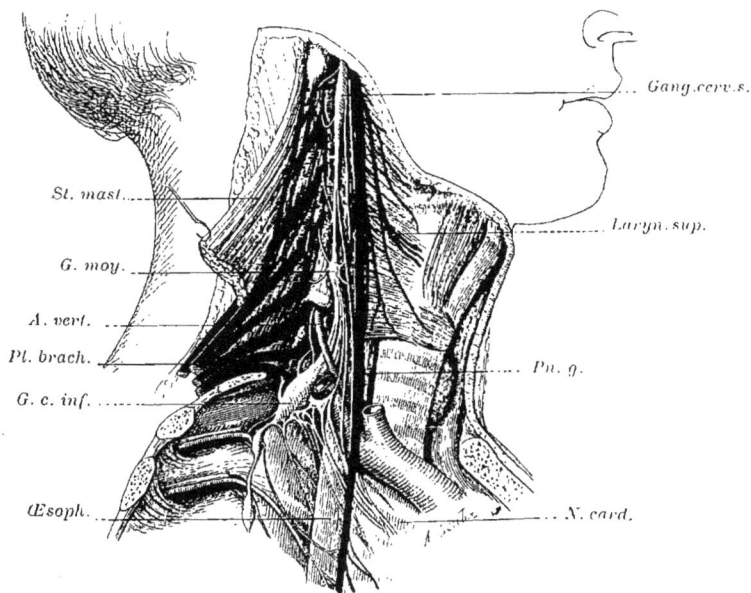

Fɪɢ. 605. — Sympathique cervical et origine des nerfs cardiaques. — D'après Sappey.

Rapports. — Le ganglion cervical inférieur, très profondément situé à la base du cou, s'appuie contre le tubercule antérieur de la 7ᵉ cervicale dont le séparent les insertions inférieures du muscle long du cou; il repose, d'après Henle, sur l'articulation de la tête de la 1ʳᵉ côte avec le corps de la 1ʳᵉ vertèbre dorsale. L'aponévrose prévertébrale, très amincie à son niveau, lui constitue une mince gaîne celluleuse. Il est à peu près entièrement caché par l'artère sous-clavière et par l'origine de la vertébrale qui le contourne en dedans et en haut, avant de s'enfoncer dans le trou transversaire de la 6ᵉ cervicale; le 1ᵉʳ nerf dorsal, au moment où il passe sur le col de la 1ʳᵉ côte, est immédiatement en dehors de lui. Les figures 250-51-52 du tome IV montrent sa situation sur le dôme pleural, et ses rapports avec l'appareil suspenseur de la plèvre. Le ganglion y apparaît sur la 1ʳᵉ côte en dehors du muscle long du cou, et en dedans du 8ᵉ nerf cervical;

il est logé dans une petite excavation creusée sur le sommet de la plèvre, entre le ligament vertébro-pleural d'une part, et le ligament costo-pleural ainsi que le muscle petit scalène d'autre part. L'artère intercostale supérieure et ses veines satellites cheminent à son côté externe, puis à sa partie inférieure (Voy. tome IV, page 527).

En outre des trois ganglions cervicaux, on rencontre parfois sur le cordon du sympathique cervical, au point d'arrivée des rameaux communicants, ou au point de départ des nerfs périphériques, de petits ganglions surnuméraires; ce sont les ganglions intermédiaires (Neubauer, Bock, etc.).

D. CORDON DU SYMPATHIQUE CERVICAL

En général, le cordon intermédiaire se présente sous l'aspect d'un petit tronc nerveux de 1 à 2 millimètres et demi de diamètre qui descend dans un dédoublement de l'aponévrose prévertébrale, en arrière de la carotide, et en avant, d'abord du grand droit, puis entre ce muscle et le long du cou sur le bord externe duquel il se place définitivement. Le plus souvent simple, le sympathique cervical est parfois constitué par deux cordons distincts juxtaposés. Lorsqu'il existe un ganglion cervical moyen, il interrompt la chaîne qui unit le ganglion supérieur à l'inférieur. S'il est rare de voir certains rameaux communicants se porter vers lui, il donne fréquemment naissance à quelques nerfs périphériques. D'après Valentin, il envoie constamment des anastomoses au récurrent, au phrénique et à la branche descendante de l'hypoglosse.

L'extrémité inférieure du sympathique cervical montre, en général, une particularité à la description de laquelle s'attachent la plupart des auteurs. Un ou plusieurs filets se séparent du cordon cervical ou du ganglion moyen un peu au-dessus de la sous-clavière, et passent en avant de cette artère pour venir se jeter dans le ganglion cervical inférieur, constituant ainsi une anse connue sous le nom d'anse de Vieussens (*ansa subclavia Vieussenii*, Anat. Nom.). Cette anse est située sur la sous-clavière, tantôt en dedans, tantôt en dehors, tantôt enfin contre l'artère vertébrale (Cruveilhier, Henle). Dans la planche XIII de la *Description anatomique des nerfs*, Vieussens a figuré cette anse nerveuse comme naissant un peu au-dessus du ganglion moyen, et croisant l'artère sous-clavière en dedans de l'origine de la vertébrale et du nerf cardiaque inférieur; elle aboutit au 1er ganglion thoracique, et émet un petit ramuscule qui se perd dans les parois de la jugulaire interne. Schwalbe interprète l'anse de Vieussens comme un dédoublement du cordon cervical dont le rameau le plus court et le plus fort reste postérieur, c'est-à-dire parcourt le trajet normal du sympathique.

2° BRANCHES ANASTOMOTIQUES ET RAMEAUX COMMUNICANTS

Nous connaissons la constitution et le rôle des rameaux communicants; or, comme les branches anastomotiques entre les nerfs crâniens et le sympathique contiennent également des fibres afférentes et efférentes, il nous a paru rationnel de les rapprocher sinon de les assimiler aux rameaux communicants. Nous allons étudier successivement : A. Les branches anastomotiques avec les nerfs crâniens ; B. les rameaux communicants.

A. BRANCHES ANASTOMOTIQUES AVEC LES NERFS CRANIENS

Ces branches unissent le sympathique : 1° au moteur oculaire externe; 2° au trijumeau; 3° au glosso-pharyngien; 4° au pneumo-gastrique; 5° au spinal; 6° au grand hypoglosse.

1° **Anastomose avec le moteur externe**. — Elle se fait par l'intermédiaire de deux filets issus du plexus caverneux avec lequel nous les étudierons.

2° **Anastomoses avec le trijumeau**. — Ces anastomoses sont multiples, et unissent le sympathique à chacune des branches du trijumeau soit directement, soit par l'intermédiaire des ganglions annexés à ces branches. L'union avec la branche ophtalmique est formée par trois ou quatre rameaux venant du plexus caverneux; le ganglion ophtalmique reçoit en outre une racine sympathique de même origine. Un filet sympathique connu sous le nom de filet carotidien du nerf vidien se rend au ganglion de Meckel annexé au nerf maxillaire supérieur, tandis que le ganglion otique, placé sur le trajet du nerf maxillaire inférieur, est uni au sympathique par plusieurs petits rameaux. Enfin, le plexus caverneux envoie presque constamment deux ou trois filets au ganglion de Gasser.

3° **Anastomoses avec le glosso-pharyngien.** — La première de ces anastomoses, considérée comme une branche efférente du ganglion cervical supérieur, pénètre dans le canal carotidien, et s'unit au rameau de Jacobson; l'autre est représentée par un filet unissant le ganglion d'Andersch au nerf carotidien émané du ganglion cervical supérieur.

4° **Anastomose avec le pneumogastrique.** — Trois ou quatre rameaux très grêles et très courts, à direction ascendante ou descendante, se portent, de dehors en dedans et d'arrière en avant, du ganglion cervical supérieur vers le ganglion plexiforme ou vers le tronc du pneumogastrique.

5° **Anastomose avec le spinal.** — Constante chez le cheval (Pieschel), cette anastomose manque souvent chez l'homme; elle passe derrière l'hypoglosse et se dirige du spinal vers le cordon du sympathique cervical, ou vers le rameau carotidien (Bourgery).

6° **Anastomose avec le grand hypoglosse.** — Elle se porte du ganglion cervical supérieur vers l'hypoglosse, au point où ce nerf contourne le ganglion; quelquefois, elle existe entre l'hypoglosse et le rameau carotidien. On observe toujours, entre le sympathique et le nerf de la 12e paire, un échange de fibres très net qui avait été bien vu par Valentin.

B. RAMEAUX COMMUNICANTS

Les rameaux communicants des huit paires cervicales se comportent d'une manière variable suivant les sujets; leur disposition et leur trajet dépendent du nombre des ganglions cervicaux. Ils naissent, soit des branches antérieures des nerfs cervicaux, soit des anses cervicales situées en dehors du cordon sympathique, et se dirigent d'arrière en avant, de dehors en dedans, et, suivant les cas, de haut en bas ou de bas en haut. Les relations suivantes, qu'ils affectent avec les ganglions sympathiques, peuvent être considérées comme la règle. Le ganglion cervical supérieur reçoit des quatre premières anses cervicales, ou des paires rachidiennes qui les forment quatre ou quelquefois cinq rameaux communicants, qui abordent le ganglion par sa face postérieure. Le premier a un trajet descendant, le second transversal, quant aux autres ils prennent une direction ascendante. Le ganglion moyen reçoit deux, et, lorsqu'il est très volumineux, trois rameaux communicants émanés des 5e, 6e et 7e paires cervicales; celui de la 5e est descendant, le ou les deux autres sont ascendants. Le ganglion inférieur est relié aux 7e et 8e nerfs cervicaux par deux rameaux descendants et au 1er nerf dorsal par un rameau ascendant.

En général, chaque rameau communicant abandonne le nerf rachidien au moment où il sort du trou de conjugaison, croise le muscle intertransversaire antérieur, et s'insinue sous l'aponévrose prévertébrale pour arriver à sa destination définitive. Les quatre premiers passent en avant du grand droit, les cinq autres en avant du long du cou. Le premier se détache de l'anse de l'atlas, ou quelquefois de l'anastomose entre le 1er nerf cervical et le grand hypoglosse; il descend sur la fac antérieure du grand droit, traverse l'aponévrose prévertébrale, et aborde le ganglion supérieur près de son extrémité céphalique. Le deuxième naît souvent de l'anse de l'axis, contourne successivement le premier muscle intertransversaire, le grand droit antérieur et le faisceau supérieur du long du cou ; le troisième tire son origine de la 3e anse cervicale et parfois du phrénique (Valentin, Henle), et présente une disposition analogue. Les autres n'offrent rien de particulier à signaler. Leur longueur dépend naturellement de leur direction ; aussi ceux qui proviennent des 2e, 7e et 8e nerfs cervicaux, et dont la direction est à peu près transversale, sont-ils les plus courts ; mais, lorsqu'il existe un ganglion moyen c'est le rameau émané du 6e cervical dont la longueur est la plus faible. Presque toujours, le rameau communicant est un filet unique, et lorsqu'il est double, ce qui est très rare dans la région cervicale, sa division ne correspond pas au rameau gris et au rameau blanc.

3e DISTRIBUTION PÉRIPHÉRIQUE DU SYMPATHIQUE CERVICAL

Les branches périphériques du sympathique cervical se détachent presque toutes de la chaîne au niveau des ganglions ; aussi, étudierons-nous successivement les branches fournies par chacun des ganglions cervicaux. Toutefois, nous ferons précéder cette étude de la description du rameau ou nerf carotidien que certains auteurs (Henle, Schwalbe) décrivent comme portion céphalique du sympathique, et que les classiques français considèrent comme un rameau intracrânien du ganglion cervical supérieur. Nous allons donc examiner : A. le rameau carotidien ; B. les branches émanées de chacun des ganglions cervicaux ; C. le plexus cardiaque formé en grande partie par les rameaux périphériques du sympathique cervical.

A. RAMEAU CAROTIDIEN OU SUPÉRIEUR (Cruveilhier, Sappey).

Syn. : Nerf carotidien interne, Meckel, Henle, Schwalbe;
nervus caroticus internus, Anat. Nom.

Le rameau carotidien, sensiblement plus volumineux qu'aucune autre branche du ganglion cervical supérieur, est de consistance gélatineuse. et d'une couleur gris rougeâtre; il a été longtemps considéré comme l'origine céphalique du grand sympathique. Au xviie siècle, Winslow se bornait à décrire les relations du nerf carotidien avec le moteur oculaire externe, et c'est vers 1750 que J. F. Meckel précisait ses rapports avec les principaux nerfs crâniens. Depuis, un grand nombre d'anatomistes ont apporté leur part contributive à l'étude de ce nerf dont le trajet et les ramifications sont aujourd'hui connus dans leurs moindres détails. D'après les idées actuellement admises, le nerf carotidien amène au ganglion cervical supérieur des fibres centrifuges provenant des nerfs crâniens avec lesquels il est en relation, et leur fournit des filets sympathiques; ces derniers sont plus particulièrement des fibres vaso-motrices pour les branches de l'artère carotide interne, et des fibres motrices destinées à la musculature intrinsèque de l'œil.

Situation et rapports. — Dès son origine, le nerf carotidien prend une direction ascendante, parallèle à la carotide interne derrière laquelle il se place, et chemine contre l'aponévrose prévertébrale qui le sépare du petit droit antérieur. L'artère pharyngienne inférieure monte à son côté interne, tandis que les nerfs mixtes qui sortent par le trou déchiré postérieur ainsi que la veine jugulaire interne se trouvent placés en dehors de lui. Il arrive alors contre la face postérieure de la carotide interne, à l'orifice inférieur du canal carotidien, au niveau duquel il se divise en deux rameaux : l'un externe et supérieur, l'autre interne et inférieur ; ces deux rameaux s'envoient à la périphérie de l'artère des anastomoses multiples dont l'ensemble constitue un riche plexus nerveux, le *plexus carotidien.* Du plexus ou de ses deux branches originelles, naissent une série de filets secondaires dont la plupart se portent vers les nerfs crâniens. Les anatomistes du commencement du siècle décrivaient au plexus carotidien deux ganglions, l'un inférieur, ganglion de Schmiedel, l'autre supérieur, ganglion de Laumonnier ; mais les dissections minutieuses d'Arnold et les nombreuses dissociations de Henle ont montré que c'étaient là des entrelacements de fibres, plus épais aux points nodaux, et que jamais on n'y rencontrait de cellules ganglionnaires.

La branche externe, la plus volumineuse, passe en arrière, puis au-dessus de la carotide interne, et fournit plus spécialement le filet anastomotique avec le rameau de Jacobson, et les racines sympathiques du ganglion otique et du ganglion de Meckel ; la branche interne paraît surtout participer à la formation du plexus carotidien. Nous allons passer en revue les rameaux qui proviennent de chacune de ces branches.

1° **Branche externe.** — Cette branche, avant de se perdre dans le plexus carotidien, donne quatre rameaux principaux, qui sont : *a*) le nerf carotidien ; *b*) le filet carotidien du nerf vidien ; *c*) le filet anastomotique avec le grand pétreux profond ; *d*) le filet innominé.

a) Nerf carotico-tympanique, ou filet anastomotique avec le rameau de Jacobson. — Bien décrit pour la première fois par Schmiedel, ce filet, très grêle, abandonne la branche externe au sommet du premier coude de la carotide ; il pénètre aussitôt dans le canal carotico-tympanique, qu'il parcourt dans toute sa longueur. Arrivé dans la cavité de l'oreille moyenne, au-dessous du promontoire, il s'anastomose avec le rameau de Jacobson (Voy. N. glosso-pharyngien). Au point où le nerf carotico-tympanique se sépare de la branche externe, on aperçoit un petit renflement désigné par Valentin sous le nom de ganglion carotidien inférieur ; celui-ci ne saurait être regardé comme un ganglion, puisque, de l'aveu même de cet auteur, il ne contient aucune cellule nerveuse.

b) Filet carotidien du nerf vidien (Sappey), ou filet anastomotique avec le ganglion sphéno-palatin. — C'est le rameau le plus volumineux qu'envoie la branche externe ; aussi fut-il considéré par J. F. Meckel qui l'a, le premier, signalé, comme l'origine céphalique du grand sympathique. Il naît, soit de la branche externe, soit du plexus carotidien, soit encore de la réunion des petits filets issus des branches externe et interne (Henle) à l'extrémité supérieure du canal carotidien, contre la deuxième courbure de la carotide interne. Il traverse aussitôt le tissu fibreux qui ferme le trou déchiré antérieur, et va s'unir à l'orifice postérieur du canal vidien avec le grand nerf pétreux superficiel (Voy. Facial) pour former le nerf vidien qui se porte vers l'angle postérieur du ganglion sphéno-palatin. D'après Arnold, chez le veau, ce filet donnerait, par l'intermédiaire du grand pétreux superficiel, quelques fibres au ganglion géniculé. Le ganglion de Meckel reçoit, indépendamment du filet carotidien, quelques fins ramuscules détachés du plexus carotidien (Randucio, 1863). Enfin le filet carotidien, selon Valentin, serait uni par un filet anastomotique à la branche interne et supérieure du rameau de Jacobson (plexus tympanique).

c) *Filet anastomotique* avec le grand nerf pétreux profond. — Décrit par Arnold, puis par Pieschel, ce filet quitte la branche externe ou le plexus carotidien entre l'orifice supérieur du canal carotidien, et la partie osseuse de la trompe d'Eustache. Il va s'unir au rameau profond du nerf vidien contre l'hiatus de Fallope ; la plupart des auteurs supposent qu'il fournit au facial des fibres sympathiques.

d) *Filet innominé.* — Celui-ci représente la continuation de la branche externe. En effet, le plexus carotidien paraît cesser à l'orifice intracrânien du canal carotidien et l'on ne retrouve plus au delà, sur la carotide, qu'un tout petit rameau qui passe dans la paroi du sinus caverneux d'où il envoie un ou plusieurs filets d'union au moteur oculaire externe. Ces filets, contrairement à l'opinion admise par la plupart des auteurs, renferment à la fois des fibres sympathiques pour le moteur oculaire commun, et des fibres issues de ce nerf pour le ganglion cervical supérieur. Après avoir fourni cette anastomose, le filet innominé s'étale sur la carotide interne, à l'intérieur du sinus caverneux, en une série de filaments plexiformes qui, avec l'adjonction de filets similaires émanés de la branche interne, forment le *plexus caverneux*.

2° **Branche interne.** — Moins volumineuse que l'externe, la branche interne se sépare du nerf carotidien à quelques millimètres au-dessus du ganglion cervical supérieur. D'abord dirigée en haut et en avant, elle vient bientôt s'accoler à la face interne de la carotide, un peu au-dessous de la première courbure de ce vaisseau, et tout près de son entrée dans le canal carotidien. Elle se résout presque aussitôt en une série de filets secondaires qui participent, avec les filets similaires de la branche externe, à la constitution du plexus carotidien. Au niveau de l'orifice supérieur du canal carotidien, la branche interne, comme l'externe, se reconstitue avant de pénétrer dans le sinus caverneux où elle forme, avec le filet innominé de la branche externe, le *plexus caverneux*; ce dernier fournit à son tour des plexus secondaires destinés aux collatérales de la carotide interne, et à l'artère ophtalmique. Le plexus caverneux, très fin et très délicat, est constitué par un réseau de minces filets mous, gris ou gris rougeâtre, entremêlés de vaisseaux, d'où le nom de plexus nervoso-artériel que lui a donné Walter ; il accompagne la carotide interne dans le sinus caverneux, et paraît sensiblement plus riche à la partie postérieure qu'à la partie antérieure. Les nœuds du réseau nerveux présentent de petits renflements, décrits parfois comme ganglions (ganglions caverneux de C. Krause), mais il ne faut voir là que des entrelacements de fibres totalement dépourvues de cellules nerveuses. Tandis que la branche externe forme surtout le plexus carotidien, c'est la branche interne qui constitue presque seule le plexus caverneux.

Les rameaux périphériques émanés de la branche interne ou du plexus caverneux sont au nombre de neuf; ce sont d'arrière en avant :

a) Les rameaux anastomotiques avec le moteur oculaire externe, — Ces rameaux naissent du plexus caverneux, et vont s'unir isolément, ou après s'être réunis en un tronc unique (Cruveilhier), avec le moteur oculaire externe, au point où ce nerf s'enfonce dans la paroi externe du sinus caverneux. Cruveilhier a compté, dans un cas, trois rameaux anastomotiques qui se fusionnaient en un ganglion, duquel provenaient les rameaux vasculaires (Voy. plus bas, *f*).

b) Le rameau anastomotique avec le moteur oculaire commun. — Situé au-dessus des précédents, et long à peine de quelques millimètres, il se détache de la partie antéro-externe du plexus caverneux, et se jette presque aussitôt dans la paroi du sinus sur le tronc du moteur commun, avant la subdivision de ce nerf et son passage à travers la fente sphénoïdale. Décrit tout d'abord par J. Cloquet et par Langenbeck, ce rameau a été retrouvé par la plupart des anatomistes; Rosenthal l'a vu naître des rameaux précédents.

c) Le rameau anastomotique avec le pathétique. — Ce rameau, observé par Pauli (1833) et par Bidder (1836), n'a pu être retrouvé par Luschka malgré de nombreuses et patientes recherches; il est très grêle, et fait assez souvent défaut.

d) Les rameaux anastomotiques avec le ganglion de Gasser ou avec le nerf ophtalmique. — Ces rameaux sont en nombre variable; ils se portent, les uns en dehors et en arrière vers la fossette de Meckel où ils abordent le ganglion par sa partie supérieure et antérieure, les autres en haut et en avant dans la paroi du sinus caverneux où ils s'unissent à l'ophtalmique. Les filets destinés à l'ophtalmique cheminent parallèlement au nerf moteur oculaire externe, et au-dessous de lui.

Une anastomose entre le plexus caverneux et le nerf trijumeau a été figurée par Langenbeck, observée par Cruveilhier et par Rosenthal (1878) chez l'homme, par Arnold chez le veau, et par Pieschel chez le cheval. On a également décrit des filets sympathiques qui se rendraient directement au nerf maxillaire supérieur (Laumonnier) et au nerf maxillaire inférieur (Schmiedel); ces filets sont niés par Sappey qui a vainement essayé de les retrouver. Il est cependant permis de supposer qu'ils sont représentés par certaines fibres qui passent du plexus caverneux dans le ganglion de Gasser. D'ailleurs, la présence de fibres sympathiques dans le trijumeau a été démontrée expérimentalement par Morat; chez certains mammifères, ces filets constituent un tronc assez volumineux, et renferment les fibres irido-dilatatrices, ainsi que les nerfs vasomoteurs et les nerfs secrétoires de la face.

e) Le rameau anastomotique avec le ganglion ophtalmique. — C'est la racine sympathique du ganglion ciliaire, et c'est par elle que passent les fibres iridodilatatrices (Balogh, 1861, et OEhl, 1862). Représenté le plus souvent par un filet unique qui chemine entre le moteur oculaire commun et l'ophtalmique de Willis, ce fin rameau, figuré par Bock et par Arnold, longe le côté externe du nerf optique, et aboutit au ganglion ophtalmique tantôt directement, tantôt en se fusionnant avec la racine sensitive qui provient du rameau nasal (Voy. Ophtalmique).

f) *Les rameaux vasculaires*. — Chacune des collatérales de la carotide interne reçoit du plexus caverneux un ou plusieurs filets qui forment autour d'elles de riches plexus aux mailles si ténues qu'elles ne sont parfois démontrables que par l'examen microscopique. Les plexus les plus volumineux accompagnent la cérébrale antérieure, la cérébrale moyenne (Arnold, Bourgery) et la communicante antérieure ; C. Krause a nettement observé le plexus de l'ophtalmique dont Sappey a pu suivre les ramifications le long des principales collatérales de cette artère.

g) *Les rameaux hypophysaires ou sus-sphénoïdaux* (Chaussier). — Tour à tour observés par Fontana, par Cloquet et par Bourgery, niés par Arnold et par Cruveilhier, ils ont été minutieusement décrits par Henle qui a pu les suivre sur des préparations microscopiques jusque dans le lobe antérieur de l'hypophyse. Nous rappellerons à ce propos que quelques auteurs ont considéré cet organe comme un ganglion sympathique, qu'ils appellent le *ganglion pituitaire*.

h) *Les rameaux sphénoïdaux* (Valentin). — D'après Valentin, on voit se détacher de la partie interne du plexus caverneux, quatre à six filets très grêles qui se dirigent en dedans ; les uns paraissent se terminer dans la dure-mère qui revêt le corps du sphénoïde, tandis que les autres traversent par de petits trous particuliers les parois osseuses et « parviennent vraisemblablement à la muqueuse du sinus sphénoïdal » (Valentin).

i) *Les rameaux de la gouttière basilaire*. — Au nombre de deux ou trois, ces rameaux naissent de la partie postéro-interne du plexus caverneux, se dirigent en arrière et en dedans vers le dos de la selle turcique, et se distribuent dans la dure-mère en formant des arcades transversales. Ils ont été signalés par Warenhapp en 1831, et minutieusement décrits par Hirschfeld (1845), sous le nom de filets méningiens.

Arnold avait observé des filets sympathiques destinés à la tente du cervelet qui forment de fins plexus avec des petits rameaux émanés du pathétique et du trijumeau. Ce sont les rameaux récurrents de la tente du cervelet dont les fibres sympathiques naissent tantôt de la branche interne, tantôt de la branche externe du nerf carotidien, tantôt des deux à la fois.

Les filets sympathiques intracrâniens, provenant de chaque côté du corps, s'anastomosent le long de la communicante antérieure, au niveau de l'hypophyse et dans le tissu dural de la gouttière basilaire ; cette dernière voie anastomotique est des plus importantes, car les filets qui accompagnent le tronc basilaire viennent également y aboutir.

B. BRANCHES DE DISTRIBUTION ÉMANÉES DES GANGLIONS SYMPATHIQUES CERVICAUX

Nous les grouperons d'après leur origine en : 1° branches émanées du ganglion cervical supérieur ; 2° branches émanées du ganglion cervical moyen ; 3° branches émanées du ganglion cervical inférieur.

1° Branches émanées du ganglion cervical supérieur. — Il est d'usage de regarder le ganglion cervical supérieur comme un centre duquel rayonnent dans tous les sens des branches nerveuses que l'on range, pour la commodité de la description, en six groupes : *a*) branches supérieures, ou anastomotiques avec les nerfs crâniens; *b*) branches externes, ou rameaux communicants des nerfs cervicaux; *c*) branche inférieure simple ou double représentée par le cordon du sympathique, *d*) branches antérieures, ou vasculaires; *e*) branches postérieures, ou musculaires et osseuses; *f*) branches internes, ou viscérales destinées aux organes du cou et au cœur.

a) **Branches supérieures ou anastomotiques avec les nerfs crâniens.** — Elles forment deux troncs principaux :

α) *Le nerf carotidien* que nous venons d'étudier (Voy. p. 1188);

β) *Le nerf jugulaire* qui résulte de la réunion des anastomoses entre le sympathique et les nerfs crâniens passant par le trou déchiré postérieur. Les descriptions de ces filets anastomotiques varient avec les auteurs, et Cruveilhier les range parmi les branches antérieures; pour cet anatomiste, et pour Henle, il existe deux ordres de filets anastomotiques. Les uns, faciles à voir, ont leur origine à la partie antéro-supérieure du ganglion cervical supérieur, et se portent vers le glosso-pharyngien, le pneumogastrique et le grand hypoglosse auxquels ils s'unissent à leur sortie du trou déchiré postérieur; ces filets naissent fréquemment du nerf carotidien. Les autres, très grêles et difficiles à disséquer, ont été réunis par Arnold sous le nom de nerf jugulaire. Ce nerf monte vers le trou déchiré postérieur, en passant derrière la carotide interne; à la base du crâne, il se bifurque en deux filets dont l'un se porte directement en arrière vers le ganglion d'Andersch du glosso-pharyngien, tandis que l'autre aboutit plus en dehors au ganglion jugulaire du pneumogastrique. Ce nerf jugulaire, de coloration grisâtre, paraît surtout constitué par des fibres sympathiques dont la majeure partie est destinée au glosso-pharyngien et au pneumogastrique.

b) *Branches externes* ou rameaux communicants. Elles ont été décrites page 1187.

c) *Branche inférieure.* — Elle est représentée par le cordon du sympathique cervical. L'usage de l'assimiler à une branche du ganglion supérieur nous paraît n'avoir plus sa raison d'être; elle a été étudiée avec la chaîne du sympathique cervical.

d) *Branches antérieures ou vasculaires.* — Les branches vasculaires sont constituées par un petit nombre (2 à 6) de filets gris qui naissent, en général, de la partie antéro-interne du ganglion supérieur, quelquefois d'un tronc commun avec les branches viscérales. Ces filets descendent ensuite soit isolément, soit fusionnés en deux ou trois troncs, soit encore anastomosés en plexus, jusque dans l'angle de bifurcation de la carotide primitive où, après avoir reçu un ou deux rameaux anastomotiques du glosso-pharyngien et du pneumogastrique (ou du laryngé supérieur), ils forment autour de l'origine des carotides interne et externe un très riche plexus nerveux, le *plexus intercarotidien* (Arnold). Ce plexus s'étale sur la portion initiale de la carotide externe, et reste particulièrement dense jusqu'à l'origine de l'artère occipitale (Schwalbe). On rencontre aux nœuds du réseau de petits renflements sur la nature desquels nous avons déjà eu l'occasion de nous expliquer; toutefois, dans l'angle même de division de la carotide primitive, et un peu en arrière, il existe, d'une manière à peu près constante, une petite masse gangliforme connue depuis

Mayer et Arnold sous le nom de *ganglion carotidien*. Quelques auteurs ont voulu lui attribuer un rôle particulier, et l'ont appelé glande carotidienne; mais il est admis aujourd'hui, par la grande majorité des anatomistes, que ce ganglion est constitué par un plexus vasculaire à mailles serrées et nombreuses entre lesquelles serpentent de nombreux nerfs. L'existence de cellules nerveuses dans ce prétendu ganglion, est loin d'être démontrée, et son origine mésodermique est un argument de plus contre leur existence. Le ganglion ne repose pas exactement dans l'angle de bifurcation de la carotide primitive, mais en est distant d'environ 5 à 7 millimètres. Sa longueur varie de 5 à 6 millimètres et sa plus grande largeur ne dépasse guère 4 millimètres; sa forme, en général ovoïde, se modifie avec les sujets, sa couleur est le plus souvent gris rougeâtre.

Le plexus inter-carotidien que quelques auteurs (Quain, Anat. Nom.) appellent encore plexus carotidien externe, envoie une série de plexus secondaires sur les collatérales de la carotide externe; les fibres constitutives de ces plexus sont la plupart vaso-motrices, mais quelques-unes sont très probablement sécrétoires.

Ces plexus sont :

1° Le *plexus thyroïdien supérieur* qui embrasse l'artère thyroïdienne supérieure et qui parvient le long de ce vaisseau jusqu'à l'extrémité supérieure du corps thyroïde dans lequel il pénètre en apportant à cet organe des ,filets vasculaires et sécrétoires; quelques rameaux arrivent au larynx en suivant les artères laryngées. On a décrit, sur le trajet du plexus thyroïdien, un ou plusieurs pseudo-ganglions thyroïdiens. Morat, qui s'est occupé tout récemment (1897) des relations du sympathique avec la glande thyroïde, a montré que l'excitation du sympathique cervical amène la vaso-constriction des vaisseaux du corps thyroïde, et que l'excitation du sympathique thoracique produisait leur vaso-dilatation par action inhibitrice'; les vaso-constricteurs accompagnent l'artère thyroïdienne supérieure, et les vaso-dilatateurs cheminent le long de la thyroïdienne inférieure.

2° Le *plexus de la carotide externe* entoure ce vaisseau jusqu'à sa division en branches terminales le long desquelles il se continue en plexus de la temporale superficielle et de la maxillaire interne. Les collatérales de ces dernières sont elles-mêmes pourvues de fins réseaux plexiformes, et celui de la méningée moyenne, particulièrement riche, donne à la dure-mère un rameaux bien étudiés par Jacques (*Journal de l'Anatomie*, 1893). On sait, depuis Arnold, que le plexus de la méningée moyenne envoie au ganglion otique des fibres constituant la racine sympathique (3° nerf pétreux des anciens anatomistes), et que ce ganglion reçoit également des fibres sympathiques par le plexus de l'artère tympanique. Le plexus de la maxillaire interne, au moment où cette artère contourne le col du condyle, s'unit au nerf auriculo-temporal par une ou deux fines anastomoses. Depuis Scarpa on décrit, sous le nom de *ganglion temporal*, à la face externe du plexus de la carotide externe, et tout près de l'origine de l'auriculaire postérieure, un petit renflement gangliforme de 1,5 à 2 millimètres de long auquel le rameau du facial destiné aux muscles styliens envoie un filet très grêle; Henle a émis l'opinion que ce ganglion jouait, par rapport à la glande parotide, le même rôle que le ganglion sous-maxillaire vis-à-vis de la glande du même nom.

3° Le *plexus lingual* entoure l'artère linguale et ses ramifications; près de l'origine de cette artère, Valentin a décrit un ganglion mou de 1,2 millimètre de diamètre, le ganglion lingual. Remak a observé sur toute l'étendue du plexus une série de petits renflements gangliformes.

4° Le *plexus facial* s'étend sur l'artère faciale, donne de fins ramuscules à la glande sous-maxillaire, et, par l'intermédiaire du plexus de la sous-mentale, il fournit la racine sympathique du ganglion sous-maxillaire. La plupart de ces filets sont des nerfs vaso-constricteurs ou des nerfs sécrétoires, comme l'ont montré les recherches de Cl. Bernard, de Vulpian, et de leurs élèves.

5° Le *plexus de la pharyngienne ascendante*, discuté par Sappey, a été minutieusement décrit par Valentin. D'après cet auteur, on rencontrerait toujours sur ce plexus à 1,5 ou 2 centimètres de l'origine de l'artère, un petit renflement ganglionnaire d'environ 2 millimètres : c'est le ganglion pharyngien.

6° Le *plexus de l'auriculaire postérieure* monte le long de cette artère et, d'après J.-F. Meckel, reçoit, un peu au-dessous de l'oreille, un filet anastomotique du facial.

7° Le *plexus de l'occipitale* peut être suivi sans trop de difficultés jusqu'au point où cette artère traverse l'aponévrose d'insertion du trapèze; dès lors, le microscope seul permet de constater l'existence de fines fibrilles nerveuses sur les nombreuses branches de division de ce vaisseau. Le plexus de l'occipitale et celui de la temporale superficielle, unis très probablement au niveau des anastomoses artérielles, fournissent, ainsi que l'a démontré Cl. Bernard sur le lapin, les vaso-moteurs de la paroi crânienne.

On considère actuellement le système vaso-moteur intracrânien comme provenant du plexus de la carotide interne, et le système extra-crânien comme dérivé des plexus de la carotide externe. Tous ces nerfs vaso-moteurs n'ont pas leur centre dans le ganglion cervical supérieur, mais dans la région inférieure de la moelle cervicale; c'est donc par les rameaux communicants des paires cervicales que passent les fibres médullaires ascendantes qui règlent la vascularisation de la tête.

e) Branches postérieures ou musculaires et osseuses. — Ces branches ont été bien décrites par Cruveilhier; elles se dirigent directement en arrière à travers l'aponévrose prévertébrale, et aboutissent aux muscles fléchisseurs de la tête, et aux ligaments et corps vertébraux des trois premières cervicales. Avec Cruveilhier, nous distinguerons des filets musculaires et des filets osseux :

1° *Les filets musculaires*, très fins, d'abord dirigés en dedans puis en arrière, vont se perdre dans les muscles grand droit antérieur et long du cou; ce sont plus probablement des nerfs vaso-moteurs ou en relation avec le sens musculaire que des filets moteurs véritables.

2° *Les filets osseux* passent souvent entre les fibres des muscles prévertébraux pour aboutir au ligament vertébral antérieur commun et au corps des vertèbres; ces filets, évidemment destinés aux vaisseaux de la substance osseuse, rappellent à la surface de la vertèbre la disposition du nerf sinu-vertébral dans le canal rachidien. D'après Cunningham (1873), ces branches osseuses n'auraient pas été signalées; cependant leur description est tout entière dans Cruveilhier. Valentin a décrit, en outre, quatre ou cinq filets qui se portent vers le nerf sous-occipital, avec lequel ils s'unissent à son émergence rachidienne; ce sont, sans doute, des filets vaso-moteurs.

f) Branches internes ou viscérales. — Elles sont destinées à certains organes du cou, et au cœur; obliques en bas et en dedans, elles s'étalent sur l'aponévrose prévertébrale derrière le pneumogastrique et la carotide interne. Toutes ces branches participent à la formation des plexus viscéraux du cou dérivés du nerf vague. Ce sont, de haut en bas :

α) *Les branches ou rameaux pharyngiens* dont le nombre est variable, et qui s'unissent à des filets du glosso-pharyngien et du pneumogastrique pour constituer le plexus pharyngien. D'après Henle et Schwalbe, de ces branches pharyngiennes se détachent quelques fins rameaux vasculaires pour le plexus de la carotide externe.

β) *Les branches ou rameaux laryngés* qui descendent derrière la carotide pour aller s'anastomoser avec des filets issus du laryngé supérieur et du laryngé externe, et former le riche *plexus laryngé* de Haller duquel émanent de fins ramuscules vasculaires pour l'œsophage et pour le corps thyroïde. Huguier a signalé un filet spécial provenant du plexus laryngé, qui s'unit au récurrent sur le bord inférieur du cartilage cricoïde.

γ) *Les branches ou rameaux œsophagiens*, en général très grêles, qui tirent fréquemment leur origine des rameaux laryngés, et plus rarement du ganglion cervical supérieur. Elles aboutissent au plexus du pneumogastrique vers la partie supérieure de l'œsophage.

δ) *Les branches ou rameaux cardiaques*, qui forment le nerf cardiaque supérieur. Elles seront étudiées ultérieurement avec tous les nerfs du sympathique qui prennent part à la constitution du plexus cardiaque.

2° **Branches de distribution du ganglion cervical moyen.** — Lorsque le ganglion cervical moyen est bien développé, il émet deux ordres de branches, les unes externes, les autres internes.

Les branches externes ne sont autre chose que les rameaux communicants des 4ᵉ et 5ᵉ nerfs cervicaux; d'après Cruveilhier, celui du 4ᵉ naît souvent de la racine du phrénique. En général, ces rameaux contournent les intertransversaires antérieurs, et passent en dehors de l'artère vertébrale; quelquefois, ils apparaissent entre les fibres les plus externes du long du cou.

Les branches internes se divisent en : *a*) filets vasculaires, *b*) filets anastomotiques, *c*) filet cardiaque ou grand nerf cardiaque de Scarpa.

a) *Les filets vasculaires* se perdent dans les parois de la carotide primitive, ou forment le long de la thyroïdienne inférieure un riche plexus, le *plexus thyroïdien*, auquel aboutissent d'autres filets détachés du ganglion cervical inférieur ou des nerfs cardiaques supérieur et moyen (Valentin, Henle, Schwalbe). Ce plexus présente souvent un petit ganglion, le *ganglion thyroïdien inférieur* d'Andersch; parfois, on y rencontre des renflements ganglionnaires multiples, ce sont les ganglions thyroïdiens inférieurs et postérieurs.

b) *Les filets anastomotiques* se portent directement en dedans dans l'angle formé par l'œsophage et par la trachée, et s'unissent au récurrent. Cunningham (*Journ. of Anat.*, 1873) a vu une anastomose s'établir entre le ganglion moyen et le phrénique, de laquelle partaient de fins ramuscules pour l'artère cervicale transverse.

c) *Le filet cardiaque* sera étudié avec les nerfs et le plexus cardiaque. Lorsque le ganglion moyen fait défaut, ce filet naît soit du ganglion supérieur, soit de l'inférieur, et le plus souvent du cordon intermédiaire:

3° **Branches de distribution du ganglion cervical inférieur.** — Nous les diviserons d'après leur direction, en quatre groupes : branches supérieures, externes, inférieures et internes.

a) **Branches supérieures ou vasculaires; nerf vertébral.** — Nous ne parlerons pas du cordon intermédiaire entre le ganglion inférieur et le ganglion moyen que nous avons déjà décrits; nous comprendrons sous ce titre uniquement les branches profondes de Sappey qui forment les plexus vasculaires des collatérales cervicales de l'artère sous-clavière. Nous savons que quelques filets issus du ganglion cervical inférieur participent à la formation du plexus de la thyroïdienne inférieure, mais le plus important des plexus vasculaires de la base du cou est celui de l'artère vertébrale qui affecte d'abord les allures d'un nerf, d'où le nom de *nerf vertébral* donné par Cruveilhier à l'ensemble de ce plexus. Les branches qui le constituent sont, en général, au nombre de trois; elles montent avec l'artère et les lacis veineux dans le canal intertransversaire, et s'adjoignent des filets anastomotiques provenant de chaque nerf cervical (Valentin) : les deux filets inférieurs sont plus volumineux que les autres. Le développement relativement considérable du plexus vertébral chez un certain nombre de mammifères, lui a fait aussi donner le nom de tronc cervical profond du sympathique. Les plexus vertébraux droit et gauche, parvenus dans la cavité crânienne, se fusionnent autour du tronc basilaire en un plexus unique d'où partent des plexus secondaires tout le long des collatérales de ce tronc artériel. Cruveilhier, s'appuyant sur une observation de Jarjavay, a décrit le nerf vertébral comme formé par des rameaux des 3e, 4e et 5e nerfs cervicaux dont les fibres traverseraient le ganglion cervical inférieur ; le nerf vertébral, ainsi compris, pourrait être assimilé au nerf grand splanchnique. Cette opinion a été depuis confirmée par les données expérimentales, et François Franck (1878) a montré que le nerf vertébral représente la réunion d'un certain nombre de rameaux communicants, et contient les nerfs accélérateurs du cœur qui se rendent à cet organe, en passant par le ganglion cervical et par le nerf cardiaque inférieurs.

b) **Branches externes.** — Ce sont en premier lieu les rameaux communicants des 6e, 7e et 8e cervicales, et en deuxième lieu des filets vasculaires qui forment les fins plexus de l'artère sous-clavière et de ses collatérales.

c) **Branches inférieures.** — Celles-ci représentent le cordon du sympathique qui se porte vers le premier ganglion thoracique. Le mode d'union entre ce ganglion et le ganglion cervical inférieur varie, comme on sait, avec les sujets, et il n'est pas rare de les voir fusionnés, ainsi qu'on l'observe normalement chez tous les carnassiers.

d) **Branches internes.** — Ces branches sont les plus nombreuses ; les unes se dirigent en arrière et s'enfoncent dans le muscle long du cou (Cruveilhier), les autres représentent des filets anastomotiques dont les plus élevés aboutissent au nerf cardiaque moyen et au nerf récurrent. Les filets inférieurs se réunissent en un tronc commun, le nerf cardiaque inférieur, qui reçoit quelquefois de fins ramuscules provenant du 1er ganglion dorsal ; il sera étudié avec les nerfs cardiaques. Cunningham a encore signalé, parmi ces filets inférieurs, un fin ramuscule d'union assez rare, avec le phrénique.

C. NERFS ET PLEXUS CARDIAQUES

Nous étudierons successivement : 1o les nerfs cardiaques ; 2o le plexus cardiaque.

1o *Nerfs cardiaques.* — Les nerfs cardiaques sont au nombre de six pour chaque côté du corps : trois proviennent du pneumogastrique, ce sont des nerfs modérateurs ; les trois autres, les seuls dont nous nous occuperons ici, se détachent à des hauteurs variables du sympathique cervical, ce sont des nerfs accélérateurs. Tous ces nerfs se réunissent autour des gros vaisseaux artériels pour former un riche plexus, le *plexus cardiaque,* duquel partent les filets nerveux destinés aux vaisseaux et aux parois musculaires du cœur. La description des nerfs cardiaques a été faite pendant longtemps d'après les belles planches de Scarpa, mais les nombreuses observations accumulées depuis ont montré qu'il existait de fréquentes variations dans le mode d'origine et de distribution de ces nerfs. En général, on compte de chaque côté du corps trois nerfs cardiaques sympathiques désignés de haut en bas sous les noms de supérieur, moyen et inférieur ; ces nerfs montrent, du côté droit et du côté gauche, quelques différences que nous signalerons au fur et à mesure.

1° **Nerf cardiaque supérieur**. — *Syn.* : Nerf cardiaque superficiel, Scarpa. Arnold, Valentin; nervus cardiacus superior, Anat. Nom. — Ce nerf tire, en général, son origine du ganglion cervical supérieur, plus rarement du cordon sympathique; il est assez fréquent de le voir se constituer par trois ou quatre racines issues de ces deux sources. Une fois formé, le nerf cardiaque supérieur descend en arrière de la carotide primitive, séparé du muscle long du cou par l'aponévrose prévertébrale dans un dédoublement de laquelle il se trouve logé, de telle sorte qu'il est impossible de le comprendre dans la ligature de la carotide primitive (Cruveilhier, Drobnik). A la hauteur du larynx, il s'unit par quelques fins filets anastomotiques avec le plexus laryngé; il parvient ensuite le long de la trachée jusqu'à l'artère thyroïdienne inférieure qu'il croise près de sa division, en se plaçant entre elle et la carotide primitive. Dès lors, il chemine parallèlement au récurrent avec lequel il s'anastomose parfois, et pénètre dans la cage thoracique, en passant quelquefois en avant, le plus souvent en arrière de la sous-clavière. — Du côté droit, le nerf cardiaque supérieur répond au point de bifurcation du tronc brachio-céphalique qu'il longe pour aboutir au plexus cardiaque, après avoir contourné la face postérieure de la crosse aortique. Du côté gauche, ce nerf descend en arrière de la carotide primitive et en avant de l'œsophage pour atteindre le plexus cardiaque en passant derrière (Drobnik) ou devant l'aorte (Sappey). Le nerf gauche est en général plus volumineux que le droit.

Dans son parcours à la région cervicale, le nerf cardiaque supérieur reçoit quelques filets anastomotiques des rameaux cardiaques supérieurs du pneumogastrique, et envoie de fins ramuscules au plexus de l'artère thyroïdienne inférieure; au point où il atteint le plexus cardiaque, il s'unit fréquemment avec le rameau cardiaque inférieur du nerf pneumogastrique.

2° **Nerf cardiaque moyen**. — *Syn.* : Grand nerf cardiaque de Scarpa; nerf cardiaque interne et externe, Andersch; nervus cardiacus medius, Anat. Nom. — Plus volumineux que les deux autres, le nerf cardiaque moyen naît du ganglion cervical moyen ou à son défaut du cordon sympathique, à la hauteur de la 5e vertèbre cervicale; Drobnik le fait provenir du cordon par plusieurs racines situées dans le voisinage de l'artère thyroïdienne inférieure. Il descend derrière la carotide primitive un peu en dedans du nerf cardiaque supérieur avec lequel il s'anastomose assez souvent, et atteint, en longeant le récurrent, l'artère sous-clavière contre laquelle il se divise pour former une anse simple ou double. — Du côté droit, il passe en arrière du tronc brachio-céphalique artériel et de la crosse de l'aorte pour se terminer dans le plexus cardiaque profond; du côté gauche, il côtoie la face externe de la carotide primitive, croise la face antérieure de l'aorte, et aboutit au plexus cardiaque superficiel.

Le nerf cardiaque moyen s'anastomose, en dehors de la carotide primitive, avec les rameaux cardiaques moyen et inférieur du pneumogastrique, avec quelques filets du récurrent, et parfois avec le nerf cardiaque inférieur du sympathique; il envoie souvent un ou deux fins ramuscules au plexus de l'artère thyroïdienne inférieure.

3° **Nerf cardiaque inférieur**. — *Syn.* : Petit ou troisième nerf cardiaque, Scarpa, Arnold, Valentin; nervus cardiacus inferior, Anat. Nom. — Le nerf cardiaque inférieur tire son origine par plusieurs racines du ganglion cervical inférieur et du premier ganglion thoracique; il accompagne souvent le nerf cardiaque moyen. — A droite, il passe derrière la sous-clavière, le tronc brachio-céphalique et la crosse de l'aorte pour venir, en avant de la trachée, s'unir soit au nerf cardiaque moyen, soit aux filets cardiaques issus du récurrent, et se jeter avec eux dans la partie profonde du plexus cardiaque. — A gauche, son trajet est variable : tantôt il chemine en avant de la sous-clavière et de l'aorte pour aboutir à la partie superficielle du plexus cardiaque, tantôt il reste en arrière de ces vaisseaux, et se rend dans le plexus profond, tantôt enfin, il passe der-

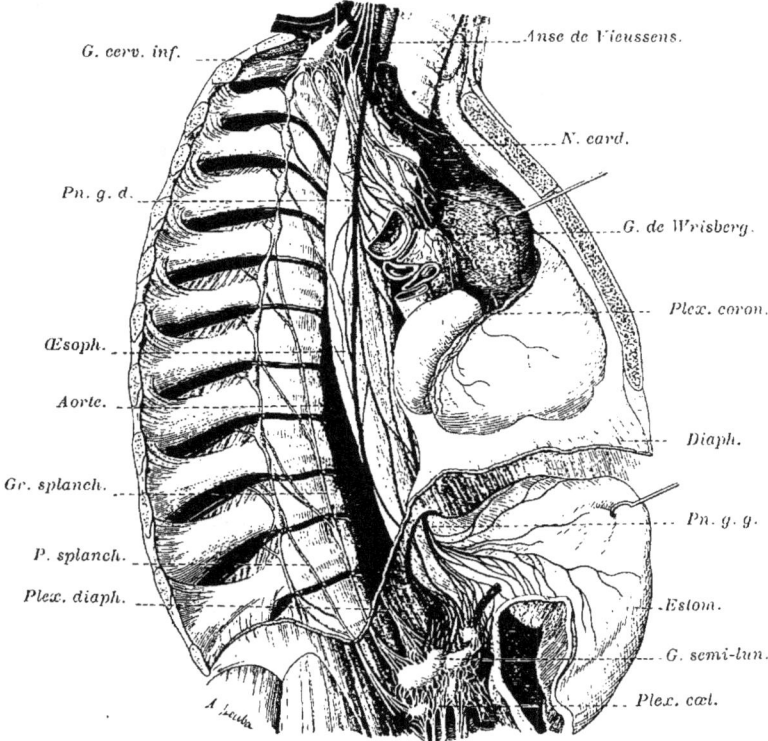

FIG. 606. — Nerfs cardiaques et nerfs splanchniques. — D'après Sappey.

rière la sous-clavière, puis entre cette artère et la crosse de l'aorte pour se terminer dans le plexus superficiel.

VARIÉTÉS ET ANOMALIES DES NERFS CARDIAQUES

1° *Nerf cardiaque supérieur.* — Les variétés en sont nombreuses, et il n'est pas rare de les constater sur le même sujet; l'absence d'un des nerfs cardiaques supérieurs est, pour ainsi dire, banale. — Andersch ainsi que Henle et quelques autres considèrent, d'ailleurs, le nerf cardiaque supérieur comme n'existant que du côté gauche. — On a décrit sur son trajet un petit ganglion situé, de préférence, au point où le nerf croise la thyroïdienne inférieure ou à quelques millimètres au-dessus (Valentin); ce renflement est connu sous le nom de ganglion thyroïdien ou mieux de *ganglion cardiaque supérieur.* — Murrey a vu le nerf cardiaque supérieur pénétrer dans la gaine du pneumogastrique au niveau de la 6° cervicale pour en ressortir à 1 ou 1,5 centimètres plus bas, tandis que du côté opposé il avait son trajet ordinaire, et recevait un gros rameau du nerf vague. — Bock, Valen-

tin, etc., ont signalé des anastomoses, inconstantes d'ailleurs, entre le nerf cardiaque supérieur d'une part, et le phrénique, le glosso-pharyngien et l'hypoglosse d'autre part. —
D'après Cruveilhier, le nerf cardiaque supérieur se bifurque parfois contre l'artère sous-clavière qu'il embrasse pour aller s'unir avec un des rameaux cardiaques du pneumogastrique; il existe là une anse semblable à celle du récurrent, mais placée en dedans d'elle.
— Enfin, le nerf cardiaque supérieur peut tirer son origine à la fois du sympathique et du pneumogastrique; il comprend alors les fibres constitutives du nerf dépresseur de Cyon (Voir Pneumogastrique)·

2° *Nerf cardiaque moyen*. — Ce nerf peut se constituer avec des filets des nerfs cardiaques supérieur et inférieur. — Arnold prétend qu'au point où il pénètre dans la cage thoracique, le nerf cardiaque moyen se renfle en un petit ganglion dit *ganglion cardiaque moyen*; d'après Valentin, le renflement ganglionnaire gauche serait plus développé que le droit et le suppléerait souvent. — Il peut n'exister qu'un seul nerf cardiaque moyen, et c'est en général le nerf droit qui fait défaut.

3° *Nerf cardiaque inférieur*. — Il n'est pas rare de voir les différentes racines du nerf cardiaque inférieur rester isolées dans toute l'étendue de leur trajet; alors, celles qui proviennent du ganglion cervical inférieur, prennent le nom de *troisième nerf cardiaque*, et celles qui se détachent du premier thoracique celui de *quatrième nerf cardiaque* (Arnold, Valentin). — Dans quelques cas, le nerf cardiaque inférieur s'unit au nerf moyen pour former le *gros nerf cardiaque* (*ramus cardiacus crassus*, Valentin). — Enfin, pour Meckel, le nerf cardiaque inférieur n'existe qu'à droite, tandis que Valentin l'a rarement vu faire défaut à gauche.

2° **Plexus cardiaque**. — Les trois nerfs cardiaques sympathiques s'anastomosent avec les rameaux cardiaques du pneumogastrique et du récurrent pour former autour de la crosse aortique et sur la bifurcation de l'artère pulmonaire un très riche plexus, *le plexus cardiaque*, dont les branches périphériques se distribuent aux vaisseaux et aux parois du cœur. Exceptionnellement, la branche descendante de l'hypoglosse envoie quelques fins ramuscules à ce plexus, mais Luschka a montré qu'ils provenaient du ganglion cervical supérieur, et qu'ils passaient dans le tronc de l'hypoglosse par l'intermédiaire des branches anastomotiques des deux premiers nerfs cervicaux.

Le plexus cardiaque embrasse la crosse aortique : du côté gauche, il ne dépasse guère le canal artériel, et du côté droit, il s'arrête contre la branche ascendante de l'aorte; en bas il répond à la branche droite de l'artère pulmonaire, et en arrière à la face antérieure ainsi qu'à la bifurcation de la trachée. Au point de vue descriptif, on le divise en plexus antérieur ou superficiel situé en avant, et en plexus postérieur ou profond disposé en arrière de la crosse aortique. Au centre du plexus antérieur, dans la concavité de l'aorte, tout près de la division de l'artère pulmonaire et contre le ligament artériel, se trouve un ganglion lenticulaire de 5 à 6 millimètres de longueur sur une épaisseur moyenne de 2 millimètres et demi, c'est le *ganglion de Wrisberg* ou ganglion cardiaque inférieur, parfois fragmenté en une série de petits amas ganglionnaires. Au niveau de chaque pédicule du poumon, le plexus cardiaque échange quelques fibres avec le plexus pulmonaire.

Plexus cardiaque superficiel, Cruveilhier. — Syn. : Plexus cardiaque antérieur, Henle; plexus aortique antérieur, Andersch; plexus cardiaque inférieur, Valentin. — Cette partie du plexus cardiaque, étalée en avant de l'aorte et de l'artère pulmonaire, se constitue avec les nerfs cardiaques supérieurs du pneumogastrique et le nerf supérieur gauche du sympathique; elle est moins considérable que la partie profonde, mais elle présente toujours un ou plusieurs renflements ganglionnaires (ganglion de Wrisberg). Les filets nerveux qui la constituent, sont faciles à voir sous le feuillet viscéral du péricarde chez l'enfant et même chez l'adulte;

on les aperçoit moins bien chez le vieillard ainsi que chez les individus atteints d'aortite, de dégénérescence athéromateuse de l'aorte, ou de dégénérescence graisseuse du cœur.

Plexus cardiaque moyen et profond. — *Syn.* : Grand plexus cardiaque, Haller; plexus cardiaque postérieur, Henle; plexus cardiaque supérieur, Valentin. — Situé derrière l'aorte et en avant de la trachée, à la même hauteur que le plexus superficiel, le plexus profond est formé par des mailles plus nombreuses et plus serrées. L'union entre les deux plexus se fait par des filets qui passent entre la branche droite de l'artère pulmonaire et la crosse aortique. Tous les nerfs cardiaques sympathiques, à l'exception du nerf supérieur gauche, et tous les nerfs issus du pneumogastrique, sauf les deux nerfs cardiaques supérieurs participent à sa formation; ce nombre considérable de rameaux afférents explique amplement qu'il l'emporte comme volume sur le plexus superficiel. En arrière, le plexus cardiaque s'insinue entre l'artère pulmonaire et la bifurcation de la trachée; c'est à cette partie, que Cruveilhier et Sappey réservent le nom de plexus profond, celle que nous venons de décrire étant désignée par eux sous le nom de plexus moyen.

Branches périphériques. — Du plexus cardiaque partent des filets destinés aux parois des gros vaisseaux, quelques petits rameaux se portent aussi directement dans la paroi des oreillettes, mais, la plupart des nerfs qui s'en détachent se groupent en deux plexus secondaires qui accompagnent les artères coronaires; on les décrit sous le nom de plexus coronaires droit et gauche.

a) **Plexus coronaire droit ou antérieur.** — Les rameaux qui le constituent proviennent presque exclusivement du plexus cardiaque superficiel, et s'étalent sur l'artère coronaire antérieure qu'ils accompagnent dans le sillon interventriculaire antérieur. Chaque subdivision de l'artère est entourée d'un petit plexus secondaire duquel naissent les nerfs du cœur proprement dits (Voy. Angéiol., p. 608); le plexus droit se distribue à la face antérieure et au bord droit du ventricule droit.

b) **Plexus coronaire gauche ou postérieur.** — Plus volumineux que le précédent, il reçoit la plus grosse partie des filets du plexus cardiaque profond que l'on peut suivre sur l'artère coronaire gauche jusqu'à la pointe du cœur. Le plexus gauche fournit des rameaux à toute la face postérieure du cœur, au bord gauche, et à la face antérieure du ventricule gauche.

On trouve sur le trajet des plexus coronaires, de petits ganglions quelquefois visibles à l'œil nu, mais le plus souvent microscopiques (Remak, Henle). Les oreillettes sont innervées, soit directement par le plexus coronaire postérieur, soit par les plexus secondaires qui accompagnent les branches collatérales des artères coronaires.

Les recherches embryologiques de W. His junior ont permis de délimiter le territoire de distribution des nerfs cardiaques : l'aorte ascendante, l'artère pulmonaire et les ventricules reçoivent les filets sympathiques et ceux du vague que les nerfs cardiaques supérieurs apportent au plexus cardiaque, tandis que les rameaux des oreillettes proviennent des nerfs cardiaques inférieurs. — Les premiers nerfs cardiaques apparaissent vers la fin de la 4ᵉ, et au commencement de la 5ᵉ semaine. Ils naissent de chaque pneumogastrique et de chacun des cordons du sympathique, et aboutissent au bulbe artériel; plus tard, ils s'enchevêtrent entre l'aorte et l'artère pulmonaire en un plexus, le *plexus bulbaire.* Dans le courant de la 7ᵉ semaine, de nouveaux filets se détachent de la partie inférieure des deux nerfs vagues

et se portent à la face postérieure des oreillettes, où ils s'unissent à des filets sympathiqu ·
inférieurs pour former le *plexus auriculaire*. Plexus bulbaire et plexus auriculaire s'envoient

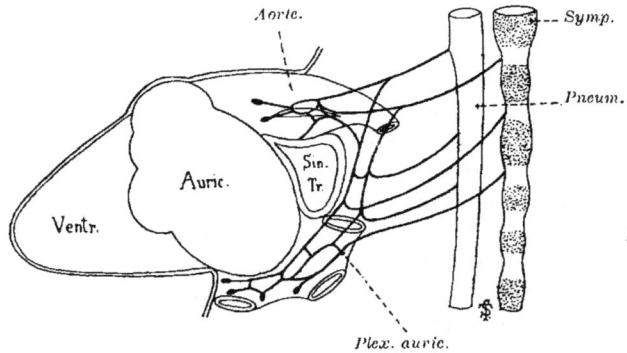

FIG. 607. — Les plexus du cœur chez l'embryon humain. — D'après W. His junior.

des rameaux anastomotiques qui passent derrière le sinus transverse du péricarde, où se
constitue un nouveau plexus, le *plexus intermédiaire* qui contient des filets venus directement du sympathique et du pneumogastrique. Tous ces plexus renferment des cellules ganglionnaires venues du sympathique avec les nerfs, de sorte qu'à la fin du 3ᵉ mois les
plexus coronaires se sont développés aux dépens du plexus bulbaire. Le plexus cardiaque
superficiel et une partie du plexus profond de l'adulte représentant le plexus bulbaire, le
reste du plexus profond dérive du plexus intermédiaire, quant au plexus auriculaire, il
donne seulement les filets nerveux des oreillettes.

Constitution du sympathique cervical. — Les recherches physiologiques de Cl. Bernard, de Morat, Langley, etc., ont permis d'établir ainsi qu'il suit la constitution du sympathique cervical :

1º Des *fibres pupillo-dilatatrices* provenant des 1ᵉʳ, 2ᵉ et 3ᵉ nerfs dorsaux (Budge,
Mlle Klumpke). Ces fibres montent par le cordon cervical, le ganglion cervical supérieur et
le rameau carotidien jusqu'aux filets anastomotiques avec le ganglion de Gasser, d'où elles
passent dans le ganglion ophtalmique et dans les nerfs ciliaires. Pour Budge, les 7ᵉ et
8ᵉ nerfs cervicaux donnent également des fibres pupillo-dilatatrices.

2º Des *fibres motrices* pour les muscles lisses du globe oculaire et des paupières, originaires des 4ᵉ et 5ᵉ nerfs dorsaux (Langley); quelques-unes de ces fibres aboutissent au
muscle droit externe (H. Müller).

3º Des *fibres vaso-motrices* pour les vaisseaux de la face, de l'oreille, etc. (Cl. Bernard,
Donders). Chez le chien et chez le chat, les vaso-constricteurs naissent du 2ᵉ au 4ᵉ nerf dorsal, du 2ᵉ au 8ᵉ chez le lapin (Langley).

4º Des *fibres centripètes* pour le centre vaso-moteur du bulbe (Aubry), issues du 3ᵉ au
5ᵉ nerf dorsal; elles constituent le nerf accélérateur du cœur. D'après de Cyon (1897), indépendamment des fibres centripètes connues, il existe dans le nerf dépresseur, des fibres
susceptibles d'agir sur les nerfs accélérateurs du cœur, sur l'appareil oculo-moteur et sur la
glande thyroïde. Ces diverses fonctions paraissent solidaires et leur trouble se manifeste par
la maladie de Basedow.

5º Des *fibres sécrétoires* pour la glande sous-maxillaire qui viennent des 2ᵉ et 3ᵉ nerfs dorsaux (Cl. Bernard).

6º Des *fibres pilo-motrices* observées chez le singe par Sherrington du 2ᵉ au 5ᵉ nerf
dorsal.

7º Des *fibres vaso-motrices et sécrétoires* pour la glande thyroïde (Voy. Briau, *Lyon médical*, 1897.).

8º Des *fibres sécrétoires* pour la glande lacrymale (Wolferz)?

Les neurones spinaux ont leurs arborisations terminales dans les ganglions cervicaux
moyen et inférieur, où se trouvent les neurones sympathiques fournissant les fibres qui
viennent d'être énumérées.

Tableau de la distribution du sympathique cervical.

Ganglion cervical supérieur.

Branches supérieures.

Nerf ou rameau carotidien.

Branche externe.
- Nerf carotico-tympanique.
- Filet carotidien du nerf vidien.
- Anastomose avec le grand nerf pétreux profond.
- Filet innominé.

Branche interne.
- Anastomose avec le moteur oculaire externe.
- — avec le moteur oculaire commun.
- — avec le pathétique.
- — avec le ganglion de Gasser et le nerf ophtalmique.
- — avec le ganglion ophtalmique.
- Rameaux vasculaires.
- — hypophysaires.
- — sphénoïdaux.
- — de l'apophyse basilaire.

Filets anastomotiques.
- Avec le glosso-pharyngien.
- — le pneumogastrique.
- — le spinal.
- — le grand hypoglosse.

Nerf jugulaire.
- Filet pour le ganglion d'Andersch (glosso-pharyngien).
- Filet pour le ganglion jugulaire (pneumogastrique).

Branches externes : Rameaux communicants avec les 4 premières paires cervicales.
Branche inférieure : Cordon du sympathique.

Branches antérieures ou vasculaires . . . .
- Plexus de l'artère carotide externe.
- — de la thyroïdienne supérieure.
- — de la linguale.
- — de la faciale.
- — de la pharyngienne inférieure.
- — de l'auriculaire postérieure.
- — de l'occipitale.

Branches postérieures . . . . .
- Filets musculaires.
- — osseux.

Branches internes ou viscérales.
- Rameaux pharyngiens.
- — œsophagiens.
- — laryngés.
- — cardiaques : *nerf cardiaque supér.*

Ganglion cervical moyen.

Branches internes . . . .
- Filets vasculaires pour la carotide primitive.
- — — pour la thyroïdienne infér.
- Filets anastomotiques pour le récurrent.
- — — pour le phrénique.
- Filets cardiaques : *nerf cardiaque moyen.*

Branches externes : Rameaux communicants pour les 4e et 5e nerfs cervicaux.

Ganglion cervical inférieur.

Branches supérieures.
- Plexus de l'artère thyroïdienne inférieure.
- Plexus des branches collatérales cervicales de la sous-clavière.
- Plexus de la vertébrale : *nerf vertébral.* . . . . Plexus basilaire.

Branches externes : Rameaux communicants avec les 6e, 7e et 8e paires cervicales.
Branche inférieure : Cordon sympathique.

Branches internes . . . .
- Anastomose avec le récurrent.
- — avec le nerf cardiaque moyen.
- Rameau musculaire pour le long du cou.
- Rameau cardiaque : *nerf cardiaque inférieur.*

Plexus cardiaque .

Plexus antérieur. . . . .
- Plexus coronaire antérieur ou droit.

Plexus postérieur . . . .
- Plexus coronaire postérieur ou gauche.
- Anastomoses avec le plexus pulmonaire.

II. SYMPATHIQUE THORACO-ABDOMINAL

Syn. : Pars thoracalis et abdominalis sympathici, Anat. Nom.

Nous étudierons successivement : 1° La chaîne sympathique : A, dans la région thoracique, et B, dans la région lombaire; 2° les rameaux communicants dans ces deux régions; 3° la distribution périphérique du sympathique thoraco-abdominal.

1° CHAINE SYMPATHIQUE

A. *Région thoracique.* — Dans cette région, le sympathique présente un aspect nettement segmentaire; il se trouve constitué par une série régulière de ganglions, en nombre à peu près égal à celui des vertèbres, et qui se mettent en rapport avec les centres médullaires par un nombre égal et régulier de rameaux communicants.

Les ganglions de la chaîne thoracique varient peu comme nombre; en général, on en compte onze, quelquefois dix, plus rarement douze. La réduction numérique des ganglions est plus apparente que réelle (Cruveilhier); elle tient presque toujours à la fusion de deux ou même de plusieurs ganglions en un seul. Leur forme, souvent ovoïde, devient dans certains cas pyramidale, conique, etc. ; leur volume est sensiblement le même, à l'exception des deux premiers et du dernier qui l'emportent presque toujours sur les autres par leurs dimensions; quant à leur coloration, elle est comme partout d'un gris rosé.

Le cordon sympathique qui réunit ces ganglions a parfois une couleur blanchâtre; dans la plupart des cas, elle est d'un gris terne. Lorsque le nombre des ganglions est réduit, leurs deux extrémités s'effilent, et il devient difficile de limiter les ganglions d'avec le cordon (Cruveilhier). En général simple, la chaîne du sympathique se compose dans quelques cas de deux ou trois petits cordons juxtaposés. Dans une observation de Haller, le cordon unissant le sixième et le septième ganglion dorsal manquait totalement.

Situation et rapports. — La chaîne sympathique est située le long d'une ligne passant par les articulations de la tête des côtes avec le corps vertébral correspondant; les ganglions répondent presque toujours à l'interligne articulaire, mais ce n'est pas là une règle absolue, et ils peuvent reposer sur la tête de la côte, ou sur le corps de la vertèbre. On les rencontre aussi sur le corps vertébral à égale distance des deux côtes, et on les a vus, mais plus rarement, contre la partie antérieure du trou de conjugaison. Le cordon sympathique croise les vaisseaux intercostaux à angle droit (Voy. fig. 608); la partie supérieure de la chaîne sympathique gauche est en partie cachée par la crosse et la portion descendante de l'aorte. A droite, la veine azygos, de la dixième jusqu'à la quatrième vertèbre dorsale, chemine en avant du cordon sympathique. La plèvre pariétale, avant de se réfléchir dans la plèvre médiastine, tapisse les faces latérales de la colonne vertébrale, et recouvre la chaîne sympathique, placée dans le tissu cellulaire sous-pleural.

Parmi les ganglions thoraciques, les deux premiers méritent une description spéciale. Le premier est, en général, le plus volumineux; il mesure de 1 à 3 centimètres, et se fusionne souvent avec une partie du ganglion cervical inférieur. Il est ovoïde, étoilé, souvent semi-lunaire, et embrasse alors dans sa concavité la partie inféro-interne de l'artère sous-clavière près de la naissance de la vertébrale. Situé presque constamment sur la première côte, il s'étend parfois jusqu'à la partie supérieure de la deuxième, et peut alors s'unir avec le deuxième ganglion thoracique, rappelant ainsi le ganglion stellaire des carnassiers. Lorsqu'il est très développé, il envoie un filet au plexus cardiaque. C'est *le quatrième nerf cardiaque* (Valentin). Le deuxième ganglion thoracique, de forme triangulaire et à peu près de même volume que le précédent, répond, tantôt à l'articulation de la tête costale avec le corps de la deuxième vertèbre dorsale, tantôt il se cache en partie sous la deuxième côte. En général, il s'unit au premier ganglion thoracique par un cordon court et aplati.

Le dernier ganglion thoracique, d'aspect étoilé, est en partie masqué par le muscle intercostal interne correspondant; le cordon intermédiaire qui lui fait suite, traverse le diaphragme par un orifice particulier placé à l'union des portions costale postérieure et lombaire de ce muscle, ou entre les piliers et l'arcade du psoas (Poirier); dans certains cas, il perfore la partie externe du pilier correspondant.

B. *Région lombaire.* — Le sympathique lombaire s'étend de l'orifice diaphragmatique jusqu'au niveau de l'articulation sacro-vertébrale. Il suit une direction parallèle à la courbure lombaire, et longe les insertions internes ou arcades du psoas; il se trouve donc plus rapproché de la ligne médiane que le sympathique thoracique. Du côté droit, la chaîne est recouverte par la veine cave inférieure, du côté gauche, elle est en partie cachée par l'aorte abdominale. Les ganglions sont le plus souvent au nombre de cinq, quelquefois de quatre (le troisième et le quatrième étant réunis en un seul, Valentin) et, plus rarement de trois; par leurs caractères extérieurs, ils rappellent ceux de la région dorsale. Le cordon sympathique, assez régulier, paraît un peu épaissi au point où il traverse le diaphragme pour unir le dernier ganglion dorsal au premier lombaire; mais il n'est pas rare de voir le sympathique interrompu à ce niveau, comme d'ailleurs entre le dernier ganglion lombaire et le premier sacré (Cruveilhier). Ces interruptions ne sont pas toujours complètes, et la chaîne sympathique est représentée alors par un filet très grêle.

2° RAMEAUX COMMUNICANTS

Syn. : Rameaux externes ou rachidiens, Cruveilhier, Sappey.

Le sympathique dorso-lombaire est uni aux nerfs intercostaux et lombaires par autant de rameaux communicants qu'il y a de nerfs rachidiens dans cette région. Quelquefois ces rameaux sont doubles et même triples, et certains auteurs prétendent avoir observé leur division en rameau gris et en rameau blanc; mais cette séparation est excessivement rare, si tant est qu'elle existe. Le trajet et la disposition des rameaux communicants varie beaucoup suivant les sujets : tantôt ces rameaux se portent aux ganglions, et tantôt aux cordons intermédiaires. Il est assez fréquent de voir, dès son origine sur le nerf mixte, le rameau communicant se dédoubler en un filet supérieur qui aboutit au ganglion dépendant de l'espace intercostal situé au-dessus, et en un filet inférieur qui gagne le ganglion de l'espace correspondant. Il est donc permis de dire que chaque ganglion reçoit un filet descendant de la paire rachidienne qui lui correspond, et un filet ascendant de la paire située au-dessous de lui.

A la région thoracique où les rameaux communicants sont presque toujours doubles, l'un, plus volumineux, est superficiel et se porte à la partie externe du ganglion ; l'autre, plus grêle, est profond et aboutit à sa face postérieure (Cruveilhier).

A la région lombaire, les rameaux communicants sont doubles ou triples. En général, ils naissent des paires lombaires, dès leur sortie du trou de conjugaison, et passent sous les arcades du psoas en compagnie des vaisseaux lombaires ; ils sont obliques de bas en haut et de dehors en dedans. Quelquefois au contraire, leur origine se fait sur le trajet du nerf lombaire ; ils traversent alors le psoas et leur direction est plus fortement oblique en bas. Le dernier rameau communicant se détache presque toujours du tronc lombo-sacré.

3° DISTRIBUTION PÉRIPHÉRIQUE DU SYMPATHIQUE THORACO-ABDOMINAL.

Le sympathique thoracique envoie des rameaux externes sur les vaisseaux intercostaux, et des rameaux internes dont la destinée est différente, suivant qu'ils proviennent des ganglions thoraciques supérieurs ou inférieurs. Les rameaux supérieurs aboutissent aux plexus des viscères thoraciques ; quant aux inférieurs, ils se réunissent en deux troncs, *les nerfs splanchniques*, qui vont participer à la formation des grands plexus abdominaux. Nous décrirons, successivement : A, les rameaux efférents supérieurs ; B, les rameaux efférents inférieurs.

A. *Rameaux efférents supérieurs*. — Ils se détachent des quatre ou cinq premiers ganglions thoraciques et cheminent isolément de dehors en dedans pour former des filets de plusieurs ordres.

a) **Les filets pulmonaires** (Cruveilhier) ou bronchiques postérieurs (Schwalbe), très fins, au nombre de deux ou trois par ganglion, accompagnent les artères intercostales vers leur origine aortique, sans former de plexus autour d'elles. Ceux du côté droit, à cause de la position de l'aorte sur la paroi antérieure de laquelle ils viennent se placer sont plus longs que ceux du côté gauche ; parmi ces filets, les uns constituent le plexus aortique, les autres vont se joindre au plexus pulmonaire du pneumogastrique. D'après Cruveilhier, les filets pulmonaires émanés des trois ganglions thoraciques supérieurs s'unissent parfois en un tronc analogue à celui que forment les nerfs viscéraux inférieurs (nerfs splanchniques) ; cet anatomiste désigne, par analogie, ce tronc sous le nom de *nerf splanchnique pulmonaire*.

b) **Les filets aortiques** émanent souvent des précédents, et se portent sur l'aorte thoracique ; ils s'unissent à des rameaux issus du plexus cardiaque postérieur et à quelques filets détachés des nerfs splanchniques, pour entourer l'aorte descendante d'un riche plexus nerveux, le *plexus aortico-thoracique*, que Schwalbe considère comme un prolongement du plexus cardiaque. Les mailles les plus inférieures du plexus accompagnent l'aorte abdominale jusqu'au-dessous du diaphragme, et se perdent dans le plexus cœliaque.

c) **Les filets osseux**, déjà signalés par Lobstein, retrouvés par Cruveilhier et par Sappey, se portent directement contre le corps de la vertèbre dans lequel ils s'enfoncent avec les artérioles nourricières ; certains gagnent la ligne médiane, et s'anastomosent sous le grand ligament vertébral antérieur avec des filets similaires venus du côté opposé. Il y aurait peut-être lieu d'assimiler ces filets aux nerfs sinu-vertébraux.

d) **Les filets œsophagiens** vont renforcer les plexus œsophagiens du pneumogastrique ; leur disposition et leur trajet sont semblables à ceux des filets aortiques ou pulmonaires.

e) De fins et rares ramuscules se détachent soit des filets pulmonaires, soit des filets aortiques, soit encore du plexus aortique, et se dirigent isolément vers la veine azygos et vers le canal thoracique.

f) Enfin, quelques filets spéciaux naissent du premier ganglion thoracique, et aboutissent derrière l'aorte au plexus cardiaque profond ; il n'est pas rare de les voir réunis en un tronc commun désigné sous le nom de *quatrième nerf cardiaque* (Valentin), ou encore de *nerf splanchnique supérieur* (Wrisberg, Ludwig).

B. *Rameaux efférents inférieurs*. — Dans la région dorsale inférieure de même que dans la région lombaire, on retrouve de fins filets qui se portent sur les vaisseaux intercostaux ou lombaires, sur le corps des vertèbres, etc. ; nous nous bornons à les signaler sans insister davantage.

Les rameaux importants de la région dorsale inférieure présentent la particularité de se réunir en deux troncs nerveux, les nerfs splanchniques qui traversent le diaphragme pour aller prendre part à la constitution des grands plexus de l'abdomen ; on les désigne sous les noms de : 1° grand nerf splanchnique, et 2° petit nerf splanchnique.

1° GRAND NERF SPLANCHNIQUE

Syn. : Grand nerf surrénal, Chaussier.

Par sa consistance ferme et par sa couleur blanche, le grand nerf splanchnique se rapproche plutôt des nerfs rachidiens que des nerfs sympathiques. On sait, en effet, qu'il est essentiellement constitué par des fibres rachidiennes qui ne font que traverser les ganglions sympathiques ; le nombre des fibres sympathiques atteint à peine le cinquième des fibres spinales (Rüdinger).

Origine. — Son origine varie dans des limites assez étendues ; en général, il est formé par quatre ou cinq rameaux issus des sixième, septième, huitième, neuvième et dixième ganglions thoraciques ou des cordons intermédiaires compris entre ces ganglions, mais il n'est pas rare de voir le grand splanchnique tirer aussi une racine du cinquième et même du quatrième ganglion dorsal. D'une manière générale, tous les ganglions thoraciques du quatrième au dixième peuvent donner les filets d'origine du grand splanchnique, mais ce nerf n'en reçoit jamais des onzième et douzième ganglions. Si quelquefois le nombre des racines du grand splanchnique est augmenté, il peut, par contre, se trouver aussi réduit à une ou deux. Dans la majorité des cas, c'est le filet supérieur qui est le plus volumineux ; il descend obliquement en dedans et en bas sur les côtés de la colonne vertébrale, contre laquelle il reçoit les racines émanées des ganglions inférieurs, racines qui sont presque toujours plus grêles et moins obliques que la première.

Trajet et rapports. — Quel que soit leur mode d'origine et leur nombre, les racines du grand splanchnique sont toujours fusionnées en un tronc commun dès le milieu du corps de la onzième vertèbre dorsale. Ce tronc se dirige à peu près verticalement vers le pilier correspondant du diaphragme qu'il traverse par un orifice spécial ; parvenu dans la cavité abdominale, il se jette presque aussitôt sur la pointe externe du ganglion semi-lunaire,

Dans la cage thoracique, le grand nerf splanchnique croise contre les corps

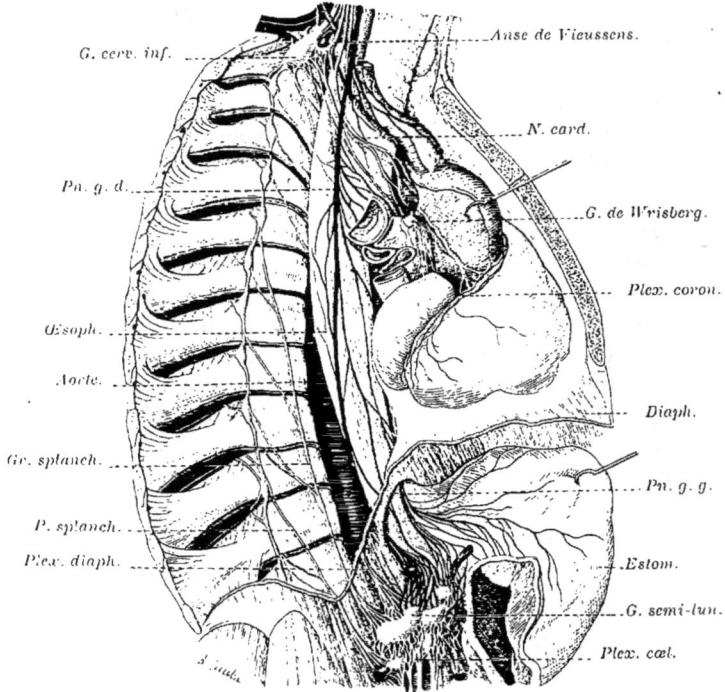

Fig. 608. — Nerfs splanchniques et ganglions semi-lunaires. — D'après Sappey.

vertébraux les vaisseaux intercostaux ; il est donc situé en arrière de l'aorte. La plèvre pariétale, avant de se réfléchir dans le ligament triangulaire du poumon, le recouvre sur toute sa longueur jusqu'au niveau de l'orifice dia-phragmatique par lequel le grand splanchnique pénètre dans la cavité abdomi-nale. Dans cette partie de son trajet, il envoie quelques filets très grêles aux organes contenus dans le médiastin postérieur. Ces filets cheminent le long des artères intercostales, et aboutissent à l'aorte et au canal thoracique ; ceux du côté droit vont, en partie, se distribuer aux parois de la veine azygos.

Au niveau de la onzième ou de la douzième vertèbre dorsale, le grand splanch-nique se renfle en un petit ganglion de 8 à 10 millimètres de long sur 2 ou 3 de large ; bien que décrit pour la première fois par Lobstein, il est néan-moins connu sous le nom de *ganglion splanchnique* d'Arnold. D'après Cun-ningham, ce ganglion est constant sur le splanchnique droit, mais on ne le rencontre que dans la proportion de 6 fois sur 15 sur le splanchnique gauche. Il est appliqué contre le corps de la douzième vertèbre dorsale ou contre le disque invertébral compris entre la onzième ou la douzième dorsale; et il siège de préférence au point d'union du tronc principal du grand splanchnique avec sa dernière racine. Le ganglion splanchnique envoie vers l'aorte de fins ramuscules qui participent à la constitution du plexus aortique, quelques-uns, indépendants de ce plexus, traversent l'orifice aortique, et aboutissent au plexus cœliaque.

Quelquefois le grand splanchnique est divisé en deux cordons qui s'envoient de multiples anastomoses, et forment avec le petit splanchnique un plexus dans les mailles duquel se trouvent compris quelques amas ganglionnaires, *petits ganglions splanchniques épars* (Valentin). Quoi qu'il en soit de sa disposition, aussitôt entré dans la cavité abdominale, le grand splanchnique se porte vers le ganglion semi-lunaire, il répond alors à l'aorte abdominale en dedans, et à la capsule surrénale en dehors; du côté droit, la veine cave inférieure se place en dehors et un peu en avant de lui. La séreuse péritonéale. qui forme la paroi postérieure de l'arrière-cavité des épiploons, le recouvre en avant.

2e PETIT NERF SPLANCHNIQUE

Syn. — Petit nerf surrénal, Chaussier; nerf splanchnique moyen, Valentin.

Le petit nerf splanchnique naît des dixième, onzième et douzième ganglions thoraciques ou de leurs cordons intermédiaires. Les racines qui le constituent s'unissent en un tronc commun au niveau du diaphragme qu'elles perforent en dedans et en avant de l'ouverture par laquelle passe la chaîne sympathique; elles passent par un orifice spécial voisin de celui du grand splanchnique mais situé un peu en dehors de lui. Parvenu dans la cavité abdominale, le petit splanchnique se divise en trois ordres de rameaux : *a*) les uns, supérieurs, se rendent à l'extrémité inféro-externe du ganglion semi-lunaire; *b*) les autres, moyens, aboutissent au plexus cœliaque; *c*) les troisièmes, inférieurs, descendent vers le plexus rénal.

Le petit nerf splanchnique est toujours pourvu d'un ganglion assez grêle, plus gros à droite qu'à gauche (Valentin) ; c'est *le petit ganglion splanchnique* ou *ganglion splanchnique supra-rénal.*

Dans certains cas, le petit nerf splanchnique se fusionne avec le grand; dans d'autres, au contraire, les racines du petit splanchnique issues des onzième et douzième ganglions, ou du douzième seulement, cheminent isolément et prennent alors le nom de *troisième splanchnique*, désigné sous le nom de « splanchnicus minimus », de *splanchnique inférieur* ou encore de *nerf rénal postérieur* de Walter. Lorsque ce dernier nerf a trois racines, il est sensiblement plus volumineux que le petit splanchnique ; mais, quelles que soient ses dimensions, la majorité de ses fibres se rend au plexus rénal. D'après Cruveilhier, c'est de ce nerf rénal postérieur que se détache toujours une anastomose vers le premier ganglion lombaire, lorsque le rameau intermédiaire entre le douzième ganglion dorsal et le premier lombaire fait défaut; cette anastomose représente alors la seule voie de communication entre les ganglions dorsaux et lombaires.

Nous avons signalé plus haut (page 1207) le nerf splanchnique supérieur de

Wrisberg issu du premier ganglion thoracique et qui, renforcé par des filets du pneumogastrique et du récurrent, descend à droite le long de l'azygos, à gauche le long de l'aorte pour aboutir au plexus cardiaque, et (page 1206) le nerf splanchnique pulmonaire de Cruveilhier. Il existe donc cinq nerfs appelés splanchniques : 1° le splanchnique supérieur (Wrisberg); 2° le splanchnique pulmonaire (Cruveilhier); 3° le grand splanchnique; 4° le petit splanchnique; 5° le splanchnique inférieur improprement appelé troisième splanchnique.

Les splanchniques contiennent des fibres motrices, vaso-motrices et sensitives (Nasse); d'après Morat, le grand splanchnique est frénateur de la sécrétion pancréatique; il contient à la fois des fibres excitatrices et frénatrices, mais ce sont ces dernières qui prédominent.

PLEXUS SOLAIRE

Syn. : Cerveau abdominal des anciens anatomistes; plexus solaire, Walter, Langenbeck, Cruveilhier; plexus épigastrique; plexus cœliaque, Henle, Schwalbe, Anat. Nom.

Le plexus solaire, les ganglions semi-lunaires et les plexus viscéraux de l'abdomen qui en dépendent, sont surtout reliés au grand sympathique par les nerfs splanchniques. Aussi la plupart des auteurs les décrivent-ils comme représentant les nerfs périphériques du sympathique thoracique; mais, il ne faut pas oublier que les plexus viscéraux reçoivent aussi des filets du sympathique lombaire, que nous signalerons au cours de notre description. Nous allons donc étudier successivement : 1° le plexus solaire et les ganglions qu'il renferme; 2° les plexus périphériques qui tirent leur origine du plexus solaire.

1° *Plexus solaire et ganglions de ce plexus.* — Le plexus solaire est formé par une série de ganglions et de nerfs anastomosés entre eux, et qui sont compris entre les deux nerfs grands splanchniques droit et gauche; de ce centre, rayonnent un certain nombre de plexus secondaires, disposition qui justifie le nom de plexus solaire.

Situation. — Le plexus solaire est situé sur la ligne médiane dans la région épigastrique profonde (plexus épigastrique), en avant de l'aorte et des piliers du diaphragme, au-dessus de la tête et du corps du pancréas, en dedans du bord interne des capsules surrénales; sa limite supérieure à l'orifice aortique du diaphragme, sa limite inférieure répond à la naissance des artères rénales. Les ganglions et les nerfs qui le constituent paraissent disposés avec symétrie autour de l'origine du tronc cœliaque et de l'artère mésentérique supérieure, d'où le nom de plexus cœliaque. Le plexus est recouvert en avant par le col du pancréas et par le feuillet pariétal du péritoine qui tapisse l'arrière-cavité des épiploons; cette dernière le sépare de la face postérieure de l'estomac, de la petite courbure et du petit épiploon.

Constitution. — Le plexus solaire est formé par un certain nombre de branches afférentes. Ce sont : en haut et en dehors, des nerfs d'origine sympathique, les grands et les petits splanchniques ainsi que les filets des ganglions lombaires supérieurs; en haut et près de la ligne médiane des nerfs d'origine cérébro-spinale, la terminaison du pneumogastrique droit, plus rarement quelques filets du pneumogastrique gauche, et des rameaux terminaux des deux

phréniques. Nous préciserons plus loin les points où aboutissent exactement
ces nerfs.

Le plexus solaire est en outre constitué par des ganglions désignés sous le
nom général de *ganglions solaires*, que l'on considère comme les centres auxquels se rendent les branches afférentes, et desquels émanent les plexus secondaires. En général, ils sont assez faciles à distinguer les uns des autres, et sont
disposés symétriquement, mais il n'est pas rare de les voir se fusionner en un
centre nerveux abdominal (Bichat). Parmi ces ganglions, quelques-uns ont
reçu une dénomination particulière et méritent d'ailleurs une description spéciale; ce sont : *a*) les ganglions semi-lunaires; *b*) les ganglions aortico-rénaux;
c) les ganglions mésentériques supérieurs. Dans la plupart des cas, les ganglions semi-lunaires apparaissent avec leur forme caractéristique, et restent
isolés des autres, ce qui explique que bon nombre d'anatomistes ne décrivent
que ces deux seules masses ganglionnaires dans le plexus solaire. Nous allons
étudier successivement les trois paires de ganglions.

a) **Ganglions semi-lunaires.** — *Syn.* : Ganglion cœliaque; ganglion splanchnique;
ganglion abdominal. — Quoique leur forme soit un peu variable, les ganglions
semi-lunaires se présentent dans la majorité des cas avec l'aspect en croissant
qui leur a valu leur nom; ils sont au nombre de deux, un droit, l'autre
gauche, et affectent une disposition symétrique de chaque côté de l'aorte.
Leur couleur gris rougeâtre tranche assez nettement sur la teinte blanche des
nerfs splanchniques. Leur volume est presque toujours en raison inverse de
celui des ganglions voisins; chez la plupart des individus, le ganglion droit
l'emporte sur le gauche. Les dimensions moyennes des ganglions semi-lunaires varient entre 20 et 25 millimètres de longueur sur 10 à 15 millimètres
en largeur.

Placé de chaque côté de l'aorte abdominale, chaque ganglion semi-lunaire
dont la concavité regarde en haut et un peu en dedans, repose sur le pilier
correspondant du diaphragme, en dedans de la capsule surrénale et au-dessus
du bord supérieur du pancréas. Lorsqu'ils sont un peu volumineux, les ganglions semi-lunaires atteignent par leur extrémité interne l'origine du tronc
cœliaque, et arrivent presqu'au contact l'un de l'autre sur la ligne médiane;
dans l'ensemble, leurs rapports sont les mêmes que ceux du plexus cœliaque,
décrits plus haut. Quelquefois, ces ganglions sont morcelés en une série de
petits amas secondaires occupant la même région. Ils présentent à considérer :
α) des branches afférentes, et ε) des branches efférentes.

α) *Branches afférentes.* — Aux ganglions semi-lunaires, ainsi que nous
l'avons dit, parviennent un certain nombre de rameaux afférents. Le ganglion
du côté droit reçoit à son extrémité externe le grand nerf splanchnique, et à
son extrémité interne la terminaison du pneumogastrique correspondant. Les
deux nerfs aboutissent aux deux cornes du croissant ganglionnaire, et paraissent
ainsi réunis par une arcade nerveuse très épaisse. C'est cette disposition particulière, signalée pour la première fois par Wrisberg, qui est connue depuis
sous le nom d'*anse mémorable de Wrisberg*. Dans la concavité du ganglion,
entre le grand splanchnique et le vague, viennent se terminer les dernières
ramifications phrénico-abdominales du phrénique droit (Habershon), tandis

que quelques filets issus du petit splanchnique abordent le ganglion par sa convexité. — Le ganglion semi-lunaire gauche ne présente pas de disposition rappelant l'anse mémorable; le grand nerf splanchnique aboutit bien à la pointe externe, mais le pneumogastrique gauche fait défaut à la pointe interne. Cependant, dans la concavité du croissant, on retrouve quelques fins ramuscules phrénico-abdominaux du phrénique gauche (Habershon), et, à la partie externe de la convexité, il existe toujours de minces filets venus du petit splanchnique. La partie la plus interne de sa convexité est réunie à celle du ganglion droit par de petits rameaux aplatis qui enlacent l'origine du tronc cœliaque.

ε) *Branches efférentes.* — Ces branches naissent à peu près exclusivement de la convexité des ganglions, et participent à la formation du plexus solaire.

b) Ganglions aortico-rénaux. — Ces deux ganglions, symétriques par rapport à l'aorte comme les précédents, sont placés un peu au-dessous d'eux à l'origine même de l'artère rénale; de petits rameaux aplatis les unissent à la partie inférieure des ganglions semi-lunaires. Chacun d'eux reçoit à sa partie externe la presque totalité des nerfs petit splanchnique et splanchnique inférieur; le ganglion lombaire supérieur leur fournit également quelques filets très grêles. Les deux ganglions envoient, de leur côté, aux ganglions mésentériques supérieurs de fins ramuscules qui passent sur l'origine de l'artère mésentérique supérieure, et semblent ainsi servir de trait d'union entre les ganglions aortico-rénaux droit et gauche.

c) Ganglions mésentériques supérieurs. — Ces deux masses ganglionnaires embrassent dans leur concavité la face inférieure de l'artère mésentérique supérieure; ils sont situés en dedans et un peu au-dessus des ganglions aortico-rénaux dont il est parfois difficile de les distinguer. Une grosse anastomose transversale passant sous l'artère mésentérique, les rend solidaires l'un de l'autre; ils reçoivent leurs branches afférentes du plexus qui entoure le tronc cœliaque, ou des ganglions précédents.

2° *Distribution périphérique du plexus solaire.* — Le plexus solaire est le véritable centre nerveux de la vie végétative; c'est de lui qu'émanent toute une série de plexus secondaires qui, le long des branches collatérales de l'aorte, vont se répandre dans les organes de la cavité abdominale. La symétrie de certains viscères a conduit les anatomistes à diviser les plexus abdominaux en : *a)* plexus pairs et *b)* plexus impairs.

a) Plexus pairs. — Ces plexus accompagnent les artères diaphragmatiques inférieures, capsulaires moyennes, rénales et spermatiques, on les désigne sous le nom de : 1° plexus diaphragmatiques; 2° plexus surrénaux; 3° plexus rénaux; 4° plexus spermatiques. Comme ces plexus sont symétriques, nous les décrirons d'un seul côté, du côté droit, par exemple.

1° *Plexus diaphragmatique.* — Les filets nerveux qui le constituent naissent de la partie supérieure du plexus solaire et en particulier de la concavité du ganglion semi-lunaire; ils se portent aussitôt sur les artères diaphragmatiques inférieures, et rampent d'abord sous le péritoine pariétal, puis avant de pénétrer entre les fibres charnues du diaphragme, ils s'unissent en un riche plexus avec les rameaux phrénico-abdominaux. Quelques filets se perdent directement dans la séreuse péritonéale, mais la grande difficulté est de faire la part du nerf phrénique, des nerfs intercostaux et du sympathique dans l'innervation du diaphragme. Le phrénique et les derniers intercostaux sont surtout des nerfs moteurs, tandis que le sympathique est probablement le nerf vaso-moteur et peut-être sensitif du diaphragme et des séreuses qui le revêtent. Si cette innervation sensitive était démontrée, on pourrait, peut-être, expliquer la douleur de l'épaule au cours des inflammations aiguës ou chroniques du péritoine et de la plèvre de la façon suivante : les fibres sensitives du sympathique parviennent au plexus solaire, et, de là, par l'intermédiaire des splanchniques, dans la partie supérieure de la moelle dorsale, dont les neurones d'association vont se terminer au voisinage des origines des nerfs du plexus brachial. Le plexus diaphragmatique droit paraît toujours plus abondant que le plexus gauche; il est toujours pourvu d'un ganglion, le ganglion phrénique ou diaphragmatique, qui, a été décrit avec le nerf phrénique (Voy. page 983). Valentin prétend avoir observé à peu près constamment des filets anastomotiques entre le plexus diaphragmatique droit, et le plexus surrénal du même côté.

2° *Plexus surrénal.* — Le plexus surrénal est constitué par des filets issus de la corne externe du ganglion semi-lunaire, par de petits ramuscules émanés du ganglion aortico-rénal; quelques fines branches provenant du plexus diaphragmatique, du phrénique et du petit splanchnique correspondant, vont renforcer ces filets, et s'unir en un réseau assez fort qui entoure l'artère capsulaire moyenne, et qui pénètre avec elle dans la face postérieure de la capsule surrénale, au niveau du hile. Les nerfs traversent la substance corticale et aboutissent dans la substance médullaire où ils paraissent se mettre en rapport avec de grosses cellules que certains auteurs considèrent comme des cellules nerveuses. Étant données les faibles dimensions de l'organe, le nombre des nerfs capsulaires est considérable; d'après Kölliker, la plupart des nerfs du plexus surrénal sont formés de fibres blanches qui viennent vraisemblablement du pneumogastrique, du phrénique, et du petit splanchnique,

3° *Plexus rénal.* — Les rameaux nerveux qui constituent le plexus rénal se détachent de la partie inférieure du plexus solaire, et en particulier du ganglion aortico-rénal; à ces rameaux, viennent se joindre le nerf rénal postérieur et quelques filets du petit splanchnique, du sympathique lombaire et du plexus aortico-abdominal. Le plexus qui chemine le long de l'artère rénale affecte, d'après Sappey, une disposition particulière : les mailles qui le constituent sont à peu près parallèles et s'envoient des anastomoses transversales. Sur son trajet, le plexus rénal présente quelques renflements ganglionnaires parmi lesquels il en est un situé en arrière de l'artère, et qui serait constant, d'après Hirschfeld, aussi cet auteur a-t-il proposé de le désigner sous le nom de *ganglion rénal postérieur.* Parmi les anastomoses du plexus rénal, les plus importantes sont celles qu'il contracte avec le plexus surrénal en haut et avec le plexus spermatique en bas. Le plexus rénal envoie quelques filets au bassinet et à l'uretère (Lobstein); sur ceux destinés à l'uretère, Dogiel a pu constater l'existence de cellules ganglionnaires particulièrement nombreuses chez le chien et chez le chat. Le plexus rénal du côté droit fournit, en outre, quelques rameaux à la veine cave inférieure. Parvenu au hile du rein, le plexus se divise en une série de petits plexus secondaires qui s'enfoncent dans le parenchyme rénal avec les divisions artérielles.

4° *Plexus spermatique ou ovarique.* — Ce plexus qui accompagne l'artère de l'organe génital, est surtout constitué par des fibres grises; il se détache en partie des ganglions mésentériques et aortico-rénaux. On observe, sur les rameaux qui le forment, la présence de nombreux renflements ganglionnaires dont un, appliqué contre l'aorte à l'origine de l'artère spermatique (ou utéro-ovarienne), a reçu le nom de ganglion spermatique (ou ovarien). Le plexus spermatique s'anastomose avec le plexus rénal, et avec le plexus aortico-abdominal. Chez l'homme, le plexus spermatique suit le trajet des vaisseaux de même nom, traverse avec eux le canal inguinal et, après avoir donné quelques filets au canal déférent, il vient, au point de division de l'artère, former deux plexus secondaires : le plexus spermatique et le plexus épididymaire. Chez la femme, le plexus ovarique s'accole à l'artère utéro-ovarienne avec laquelle il pénètre dans le ligament large. Là, il donne des filets qui, le long de l'artère ovarienne, se rendent à l'ovaire et qui, par l'anastomose de l'ovarienne avec l'utérine, parviennent à la partie supérieure de la matrice où ils se perdent dans le plexus utérin. De fins rameaux se répandent, en suivant les branches tubaires, sur les parois de la trompe de Fallope.

b) **Plexus impairs.** — Ces plexus sont destinés aux organes impairs de la cavité abdominale; on les rencontre sur les artères qui naissent de l'aorte au niveau de la ligne médiane, c'est-à-dire sur le tronc cœliaque et ses branches, sur les deux mésentériques et sur l'aorte abdominale elle-même. Nous aurons donc à examiner : 1° le plexus coronaire stomachique; 2° le plexus hépatique; 3° le plexus splénique; ces trois plexus procèdent du plexus médian, le plexus cœliaque qui entoure le tronc cœliaque; 4° le plexus mésentérique supérieur; 5° le plexus aortico-abdominal dont le prolongement inférieur est souvent décrit sous le nom de plexus hypogastrique supérieur, et dont le plexus mésentérique inférieur représente la division la plus importante,

1° *Plexus coronaire stomachique.* — Le plexus coronaire stomachique vient du plexus cœliaque, et se porte immédiatement sur l'artère coronaire stomachique; à son origine, il reçoit quelques filets du pneumogastrique, avant que celui-ci aborde le ganglion semi-lunaire droit. Parmi les rameaux émanés du plexus de la coronaire stomachique, les uns s'accolent à la branche œsophagienne de ce vaisseau, et se perdent dans la région du cardia, les autres cheminent sur la petite courbure et s'étalent sur les deux faces de l'estomac au-dessous du revêtement péritonéal. Ces derniers s'anastomosent à gauche avec les ramifications secondaires du plexus splénique qui suivent les vaisseaux courts et la gastro-

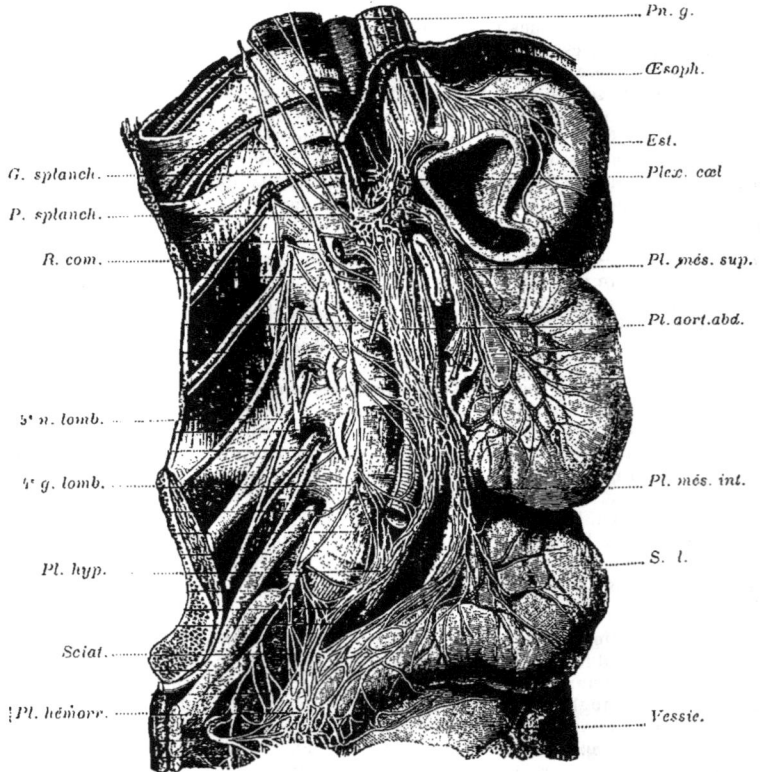

FIG. 609. — Plexus solaire et sympathique abdominal. — D'après Sappey.

épiploïque gauche, à droite avec les filets du plexus hépatique qui accompagnent la pylorique.

2° *Plexus hépatique.* — C'est le plus riche des trois plexus développés aux dépens du plexus cœliaque. Ses rameaux constitutifs relativement volumineux proviennent surtout du ganglion semi-lunaire et du pneumogastrique droit; des filets du pneumogastrique gauche y aboutissent également par l'intermédiaire des plexus nerveux de l'estomac. Le plexus hépatique entoure tout d'abord l'artère de même nom avec laquelle il parvient dans le petit épiploon; là, il se subdivise en plexus secondaires pour chacun des organes contenus dans cet épiploon. Le plexus hépatique proprement dit continue à cheminer sur l'artère hépatique avec laquelle il s'enfonce dans le foie; c'est de lui que se détachent les plexus secondaires qui parviennent au duodénum, à l'estomac et au pancréas, en suivant les collatérales de l'hépatique : pylorique et pancréatico-duodénale. Le long de l'artère cystique, rampent quelques filets qui se rendent à la vésicule biliaire pour y former le plexus cystique, lequel s'unit à un autre plexus secondaire qui chemine sur le canal cholédoque. Le plexus de la veine porte suit, dans le foie, les nombreuses ramifications de ce vaisseau, mais il émet auparavant deux plexus très grêles vers le canal d'Arantius, et vers le ligament rond du foie ; Arnold a nettement vu ces deux plexus chez le fœtus. La disposition des réseaux nerveux sur les voies biliaires est identique à celle qui s'observe sur les parois de l'intestin. Lobstein et Cruveilhier ont divisé le plexus hépatique en plexus hépatique antérieur qui accompagne l'artère hépatique, et en plexus hépatique postérieur qui suit le trajet de la veine porte.

3° *Plexus splénique.* — Les nerfs du plexus splénique proviennent du ganglion semi-lunaire droit, du ganglion semi-lunaire et du pneumogastrique gauches ; les réseaux, plus réguliers que ceux des autres plexus, se portent sur l'artère splénique dont ils ne suivent

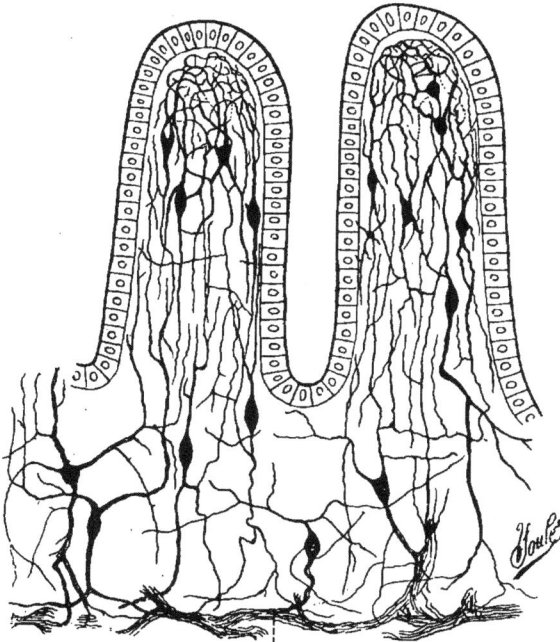

Plex. de Meissner

FIG. 610. — Le sympathique interstitiel de l'intestin.
D'après Ramón y Cajal.

On voit en coupe deux villosités renfermant des cellules sympathiques.

pas d'ailleurs toutes les flexuosités. Au niveau de la rate, le plexus splénique fournit des plexus secondaires pour chacune des branches de l'artère splénique ; la plupart pénètrent dans le hile de l'organe, les autres suivent les vaisseaux courts et se rendent au grand cul-de-sac de l'estomac, quelques filets enfin accompagnent la gastro-épiploïque gauche et vont se distribuer à la grande courbure, puis aux deux faces de l'estomac, ainsi qu'au grand épiploon. Les filets de l'estomac présentent des anastomoses multiples avec le plexus de la coronaire stomachique, et avec les filets qui proviennent du plexus hépatique par l'intermédiaire de la pylorique, de la pancréatico-duodénale et de la gastro-épiploïque droite. Dans son trajet sur le bord supérieur du pancréas, le plexus de l'artère splénique envoie des filets nerveux qui accompagnent les branches artérielles destinées au pancréas : l'ensemble de ces filets nerveux constitue le plexus pancréatique de Cruveilhier.

4° *Plexus mésentérique supérieur.* — Ce plexus, le plus considérable de l'abdomen, comprend à la fois des fibres grises et des fibres blanches qui forment une véritable gaîne à l'artère (Cruveilhier). Il s'engage entre les deux feuillets du mésentère, et accompagne la mésentérique jusqu'à sa terminaison. A son origine, il est situé entre la portion horizontale du duodénum et le pancréas, et il envoie des filets nerveux à ces deux organes ; c'est dans cette région que se trouvent les ganglions mésentériques. Les nerfs fournis par le plexus mésentérique supérieur, de même que les collatérales de l'artère, se rangent en deux catégories : a) ceux qui naissent le long de la convexité artérielle et qui se perdent dans les parois du jéjuno-iléon ; b) ceux qui proviennent de la concavité et qui aboutissent au cæcum, au côlon ascendant et à la moitié droite du côlon transverse. Les plexus nerveux suivent le cours des branches artérielles, mais au lieu de former trois arcades superposées comme le font les vaisseaux, ils ne constituent qu'une seule série d'anses nerveuses accolées à l'arcade artérielle la plus voisine de l'intestin (Cruveilhier). Parvenus contre les parois du tube digestif, les filets nerveux s'insinuent le long du bord mésentérique sous le péritoine viscéral, et se distribuent en plexus secondaires dans les différentes tuniques de l'intestin (Voy. t. IV, Splanchn., p. 297). Vers le milieu du côlon transverse, le plexus mésentérique supérieur s'unit à l'inférieur par une arcade nerveuse superposée à l'arcade artérielle de Riolan. Chez le chat, on trouve de nombreux corpuscules de Pacini, appendus aux nerfs mésentériques, soit dans le mésentère, soit sur la surface péritonéale de l'intestin. Chez l'homme, les corpuscules sont rares sur le mésentère et sur l'intestin, ils paraissent surtout localisés dans le tissu cellulaire lâche qui entoure le pancréas (Genersich). Leur nombre, d'après Genersich, est en moyenne de 30 à 40 corpuscules réunis souvent en groupe de 8 à 10 ; il peut dépasser la centaine d'après Przewoski. Ces corpuscules sont sensiblement plus volumineux que ceux du derme cutané de la main ou du pied.

5° *Plexus aortico-abdominal ou intermésentérique ; plexus lombo-aortique*, Cruveilhier. — Il se forme aux dépens de deux minces cordons qui figurent le prolongement inférieur du plexus solaire, et auxquels viennent se joindre les branches efférentes des ganglions lombaires. Ce plexus, à mailles assez lâches, se constitue à la face antérieure de l'aorte abdominale entre les deux artères mésentériques (plexus intermésentérique). A l'origine de l'artère mésentérique inférieure, il se subdivise en deux plexus secondaires, l'un qui descend sur la mésentérique inférieure et prend le nom de cette artère, l'autre qui accompagne l'aorte jusqu'à sa terminaison, c'est le plexus hypogastrique supérieur.

a) Plexus mésentérique inférieur. — Moins riche et moins serré que le plexus mésentérique supérieur, il suit la mésentérique inférieure et ses principales collatérales ; c'est ainsi qu'il donne les plexus coliques dont les rameaux aboutissent à la moitié gauche du côlon transverse, au côlon ascendant et à l'S iliaque. Le plexus hémorrhoïdal supérieur qui accompagne l'artère de même nom constitue, au voisinage de l'anus, le trait d'union avec le plexus hypogastrique inférieur.

b) Plexus hypogastrique supérieur. — Il se prolonge jusqu'à la division de l'aorte en iliaques primitives. Quelques filets très grêles passent sur l'artère sacrée moyenne, mais la plupart des rameaux nerveux cheminent le long des artères iliaques primitives où ils s'unissent aux filets du plexus hypogastrique proprement dit, à la formation duquel ils participent.

Constitution du sympathique thoraco-lombaire. — La majeure partie des fibres émanées des nerfs thoraciques se terminent dans les ganglions du cou ou dans ceux de l'abdomen ; nous en avons signalé (page 1203) quelques-unes qui aboutissent à la région cervicale, nous ne nous occuperons que de celles qui se rendent dans les régions thoraciques et abdominales. On y trouve :

1° Les *filets vaso-constricteurs pour les vaisseaux du poumon* (Bradford). Chez le chien, ils sortent par les nerfs dorsaux du 2° au 7°, et surtout par les 3°, 4° et 5° d'où ils se rendent au ganglion stellaire.

2° Les *nerfs vaso-constricteurs pour les vaisseaux des membres*. Ces nerfs naissent pour le membre antérieur du 3° au 11° nerf dorsal chez le chien (Bradford), du 4° au 9° chez le chat (Langley) ; pour le membre postérieur, ils tirent leur origine du 11° dorsal au 3° lombaire chez le chien (Bradford), du 11° dorsal au 4° lombaire chez le chat (Langley).

3° Les *nerfs sudoripares des membres*. Ceux du membre antérieur, issus du 3° ou 4° nerf thoracique chez le chat, aboutissent au ganglion stellaire (Langley) ; pour le membre postérieur, chez le même animal, ils viennent des deux derniers nerfs dorsaux et des trois premiers lombaires, et passent par le 1er ganglion sacré (Langley).

4° Les *nerfs pilo-moteurs du tronc et des membres*. Ils proviennent, d'après Langley, des 9 ou 10 dernières paires dorsales, et des 3 ou 4 premières lombaires.

Les nerfs splanchniques renferment :

1° Des *fibres inhibitrices pour l'estomac et pour l'intestin* qui, d'après Langley et Dickinson, passent par les ganglions du plexus solaire. L'excitation du grand nerf splanchnique amène l'arrêt des mouvements péristaltiques de l'estomac : il se produit un relâchement des fibres longitudinales et une contraction tonique des fibres circulaires visible surtout au niveau du cardia et du pylore (Courtade et Guyon).

2° *Des nerfs vaso-moteurs pour les vaisseaux de l'abdomen.* — Ces nerfs, qui d'après Bayliss et Starling naissent du 3e au 11e nerf dorsal, se composent de filets constricteurs et inhibiteurs; ils se terminent, d'après Langley et Dickinson, dans le plexus solaire.

Les *nerfs vasculaires du rein,* étudiés chez le chien par Bradford, sont de deux ordres : les filets dilatateurs émanent des six dernières paires dorsales, et les filets constricteurs des deux premières paires lombaires. Enfin, Fellner a montré que les nerfs dorsaux inférieurs et les deux premiers nerfs lombaires, envoient au plexus aortico-abdominal des filets moteurs pour les fibres circulaires, et des filets inhibiteurs pour les fibres longitudinales du rectum. D'après les recherches de Courtade et Guyon (1897), les conclusions de Fellner pourraient s'appliquer à la musculature de tout l'intestin.

Nous venons de signaler les filets sympathiques des nerfs lombaires supérieurs qui produisent sur l'intestin une action synergique de celles des dernières paires dorsales. Les filets sympathiques des nerfs lombaires inférieurs se rendent aux organes génitaux et à la portion de l'appareil urinaire contenue dans le petit bassin ; ils sont associés aux paires sacrées avec lesquelles nous les étudierons.

Distribution du sympathique thoraco-abdominal.

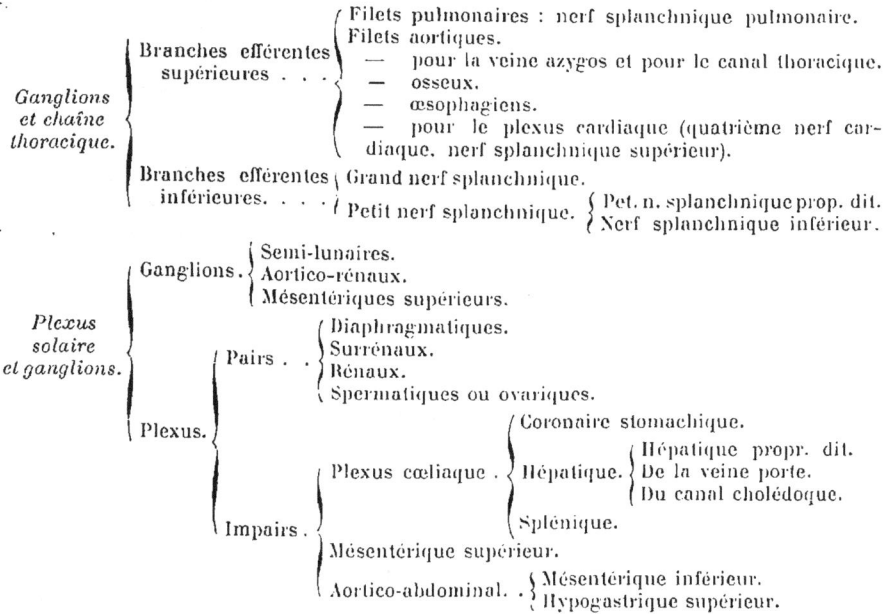

Ganglions et chaîne thoracique.
- Branches efférentes supérieures . . .
  - Filets pulmonaires : nerf splanchnique pulmonaire.
  - Filets aortiques.
  - — pour la veine azygos et pour le canal thoracique.
  - — osseux.
  - — œsophagiens.
  - — pour le plexus cardiaque (quatrième nerf cardiaque, nerf splanchnique supérieur).
- Branches efférentes inférieures. . . .
  - Grand nerf splanchnique.
  - Petit nerf splanchnique. { Pet. n. splanchnique prop. dit. / Nerf splanchnique inférieur.

Plexus solaire et ganglions.
- Ganglions.
  - Semi-lunaires.
  - Aortico-rénaux.
  - Mésentériques supérieurs.
- Plexus.
  - Pairs . .
    - Diaphragmatiques.
    - Surrénaux.
    - Rénaux.
    - Spermatiques ou ovariques.
  - Impairs .
    - Plexus cœliaque . { Coronaire stomachique. / Hépatique. { Hépatique propr. dit. / De la veine porte. / Du canal cholédoque. } / Splénique.
    - Mésentérique supérieur.
    - Aortico-abdominal. . { Mésentérique inférieur. / Hypogastrique supérieur.

III. SYMPATHIQUE PELVIEN

Syn. : Pars pelvina sympathici, Anat. Nom.

Le sympathique pelvien, comme les autres parties du système, présente à étudier : 1° La chaîne sympathique ; 2° les rameaux communicants ; 3° la distribution périphérique.

1° CHAINE SYMPATHIQUE

Elle s'étend de la base du sacrum à la base du coccyx, en dedans des trous sacrés antérieurs, et comme ceux-ci convergent de haut en bas, chacun des cordons sympathiques se dirige en dedans, et se porte en avant du coccyx dans un ganglion impair et médian : *le ganglion coccygien.* Le sympathique pelvien repose sur la face concave du sacrum, de chaque côté du rectum ; l'aponévrose périnéale supérieure et le péritoine pariétal le séparent des viscères contenus dans le petit bassin. Les ganglions pelviens ou sacrés sont le plus souvent au nombre de quatre, quelquefois de cinq ou seulement de trois ; ce nombre varie d'ailleurs d'un côté à l'autre, et paraît en relation directe avec le nombre des vertèbres sacrées. Leur forme est elliptique ou triangulaire, leur coloration rougeâtre ou gris rougeâtre. Leur volume décroît de haut en bas : le premier mesure parfois jusqu'à 1,5 centimètre, le dernier de 2 à 2,5 millimètres de long. Le ganglion coccygien peut manquer ; il montre, dans quelques cas, des traces de sa dualité primitive, et Valentin a pu observer l'existence de deux ganglions distincts.

Les connexions entre les ganglions sont établies par des cordons intermédiaires presque toujours doubles. Lorsque le ganglion coccygien fait défaut, les cordons inférieurs s'unissent en avant du coccyx en une arcade anastomotique simple ou double, c'est *l'anse coccygienne* des auteurs (anse sacrée de Henle). Il est très rare de voir le sympathique se terminer par deux rameaux indépendants ; lorsque le fait se produit, ces rameaux se rendent aux plexus qui entourent l'extrémité inférieure de l'artère sacrée moyenne, ou bien ils entrent en relation, séparément du reste, avec la glande coccygienne de Luschka.

2° RAMEAUX COMMUNICANTS

Ces rameaux qui viennent des branches antérieures des nerfs sacrés, sont assez courts et souvent doubles. Comme il y existe cinq paires sacrées et seulement quatre ganglions dans la plupart des cas, le quatrième ganglion reçoit trois ou quatre rameaux issus de la 4e et de la 5e branche sacrée, ce qui tendrait à prouver qu'il résulte de la fusion des 4e et 5e ganglions sacrés. Le nerf coccygien envoie son rameau communicant au 4e ganglion sacré, lorsque le ganglion coccygien fait défaut, mais même lorsque ce dernier existe, le nerf coccygien présente souvent deux rameaux dont un pour le 4e ganglion sacré, et l'autre pour le ganglion coccygien. La couleur des rameaux communicants pelviens est toujours d'un gris terne ; les recherches récentes d'Harman (*Jour. of. Anat.*, 1898) ont montré, en effet, qu'à partir du 3e nerf lombaire, le nombre des fibres blanches de chaque rameau est faible, tandis que celui des fibres grises est considérable.

3° DISTRIBUTION PÉRIPHÉRIQUE DU SYMPATHIQUE PELVIEN

Le sympathique pelvien émet deux ordres de rameaux :

1° *Des rameaux internes* grêles qui gagnent la ligne médiane où ils s'anastomosent avec ceux du côté opposé en un plexus à mailles assez lâches qui entoure l'artère sacrée moyenne. En outre du plexus sacré moyen, il existe des anastomoses transversales entre les deux cordons sympathiques, anastomoses appliquées à la face antérieure du sacrum, et desquelles naissent des filets périostiques et osseux. Les rameaux plus inférieurs et en particulier ceux du nerf coccygien se rendent aux glandes anales.

2° *Des rameaux antérieurs*, volumineux par rapport aux précédents, qui vont participer à la formation du plexus hypogastrique.

PLEXUS HYPOGASTRIQUE

Syn. : Plexus hypogastrique latéral; plexus hypogastricus, Anat. Nom.

C'est un des plexus les plus volumineux et les plus complexes qui soient fournis par le sympathique; il innerve tous les viscères du petit bassin, et se divise en plexus secondaires dont les principaux sont destinés à la vessie, au rectum et aux organes génitaux. Le plexus hypogastrique est pair et symétrique, mais les plexus droit et gauche sont unis par des anastomoses transversales qui établissent entre eux d'étroites relations complétées par les anastomoses terminales qui se font dans des organes pour la plupart impairs et médians.

Constitution. — Le plexus hypogastrique n'est pas seulement formé par les branches antérieures du sympathique pelvien; il reçoit le plexus hypogastrique supérieur, c'est-à-dire la terminaison du plexus aortico-abdominal (Voy. page 1216). Nous savons de plus que le plexus de l'aorte abdominale, renforcé par de nombreux filets issus des ganglions lombaires, se porte en grande partie sur les artères iliaques primitives pour former les plexus hypogastriques latéraux. Chacun de ces plexus fournit quelques filets à l'artère iliaque externe, puis descend sur l'iliaque interne à l'extrémité terminale de laquelle il reçoit les filets du sympathique pelvien. Nous avons vu également que les nerfs viscéraux du plexus sacré passent dans le plexus hypogastrique, et que des filets anastomotiques du plexus mésentérique inférieur lui parviennent le long des artères hémorrhoïdales supérieures. Ainsi constitué, chaque plexus hypogastrique se présente comme un amas pelotonné de cordons nerveux richement anastomosés sur lesquels se montrent de distance en distance de petits renflements ganglionnaires.

Rapports. — Le plexus hypogastrique est appliqué sur les côtés du rectum, entre cet organe et la face interne du releveur de l'anus. Il chemine d'arrière en avant entre ce muscle et l'aponévrose périnéale supérieure, et vient s'étaler contre le bas-fond de la vessie au-dessous du péritoine qui tapisse les parois du cul-de-sac vésico-rectal. Chez la femme, il longe le bord externe des replis utéro-sacrés, et atteint la partie supérieure et postérieure du vagin vers la base des ligaments larges.

Dans la plupart des cas, le plexus droit et le plexus gauche ne présentent exactement ni la même disposition ni le même volume.

Distribution. — Du plexus hypogastrique se détachent un certain nombre de plexus secondaires disposés symétriquement de chaque côté du corps. Nous

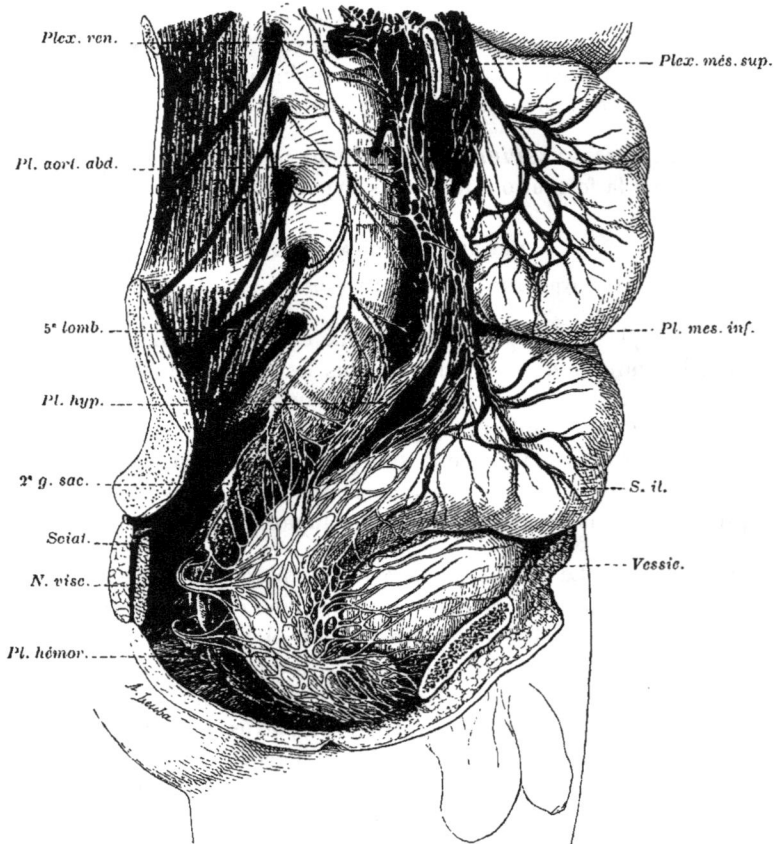

Plex. ren.
Plex. més. sup.
Pl. aort. abd.
5ᵉ lomb.
Pl. mes. inf.
Pl. hyp.
2ᵉ g. sac.
S. il.
Sciat.
N. visc.
Vessie.
Pl. hémor.

Fɪɢ. 611. — Plexus hypogastrique chez l'homme. — D'après Hirschfeld.

les rangerons en deux groupes, suivant qu'ils sont communs aux deux sexes ou qu'ils sont différents chez l'homme et chez la femme. Ce dernier groupe renferme évidemment les plexus des organes génitaux.

a) **Plexus communs aux deux sexes.** — Dans ce groupe se trouvent : 1° Le plexus de l'artère hémorrhoïdale moyenne; 2° le plexus vésical.

1° *Plexus hémorrhoïdal moyen* (Cruveilhier, Sappey). — Il embrasse l'artère hémorrhoïdale moyenne, et ses filets vont se distribuer à l'ampoule rectale et à l'anus au niveau duquel ils s'unissent avec ceux venus des plexus de la prostate (ou du vagin) et quelques ramuscules du nerf honteux interne ; il reçoit aussi la terminaison du plexus mésentérique inférieur au niveau de l'anastomose des artères hémorrhoïdales. Les nerfs de ce plexus paraissent contenir à peu près en quantité égale des fibres blanches et des fibres grises ; Sappey a pu les suivre à travers la tunique musculeuse jusqu'à la muqueuse rectale.

2° *Plexus vésical.* — Il naît de la partie antérieure et inférieure du plexus

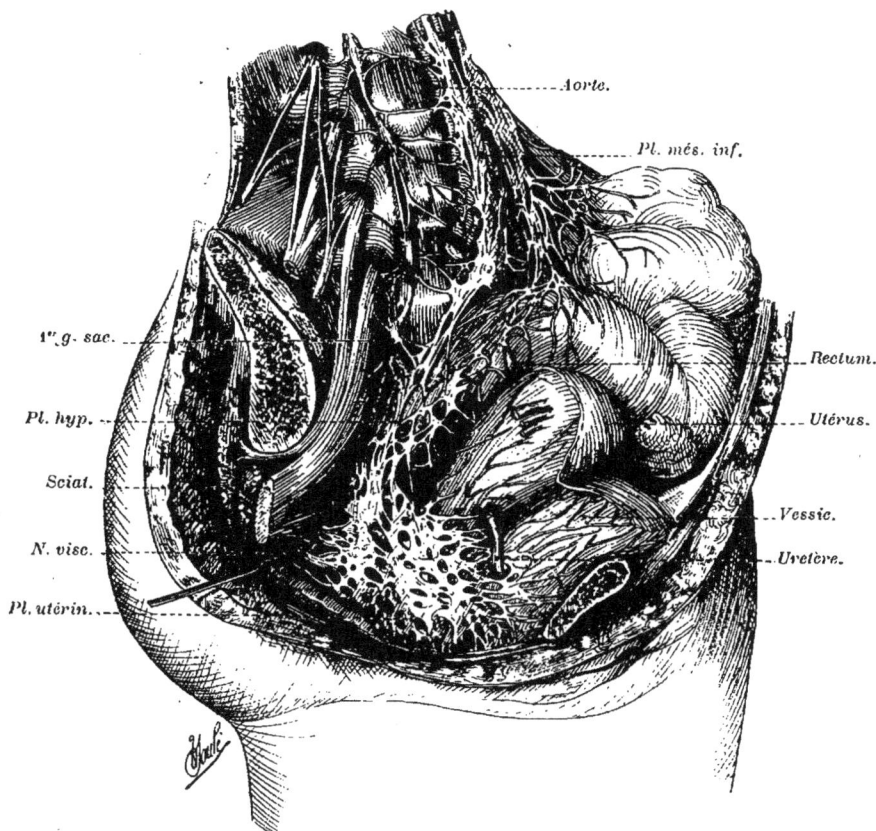

FIG. 612. — Plexus hypogastrique chez la femme. — D'après Hirschfeld.

hypogastrique, et aborde la vessie avec les artères vésicales postérieures et inférieures ; il est surtout épais et serré dans la région du trigone vers le point d'abouchement des uretères. Les mailles qui le constituent sont plus grêles que celles du plexus hémorrhoïdal, on y distingue trois ordres de filets : *a*) des *filets ascendants* qui se portent vers le sommet de la vessie, et dont quelques-uns remontent sur les uretères ; *b*) des *filets transversaux*, plus superficiels que les plexus veineux, qui par les faces latérales de la vessie gagnent la face antérieure de cet organe ; *c*) des *filets descendants*, les plus volumineux, qui s'insinuent entre la base de la vessie et la prostate, et se distribuent au trigone et au col vésical; quelques-uns accompagnent le canal de l'urèthre jusqu'à sa portion membraneuse. Tous ces rameaux nerveux fréquemment anastomosés laissent voir de distance en distance de petits renflements ganglionnaires; la plupart sont des nerfs vaso-moteurs, et quelques-uns arrivent jusqu'à la muqueuse dans laquelle ils se terminent au contact de l'épithélium. Giannuzzi, Budge et quelques autres physiologistes pensaient que les nerfs moteurs de la vessie se rendaient de la moelle dans le plexus hypogastrique par les deux ou trois premiers nerfs sacrés, mais des recherches récentes ont montré que ces nerfs passent par le plexus aortique et par le ganglion mésentérique inférieur (Courtade et Guyon).

b) **Plexus des organes génitaux.** — Ces plexus différents dans les deux sexes, sont au nombre de deux : 1° le plexus déférentiel; et 2° le plexus prostatique chez l'homme ; qui répondent chez la femme : 1° au plexus vaginal et 2° au plexus caverneux du clitoris.

Homme. — 1° *Plexus déférentiel* (plexus des vésicules séminales et du canal déférent; plexus spermatique inférieur). — Intimement uni au plexus vésical et en particulier aux filets des uretères, ce plexus est formé par un riche réseau nerveux qui entoure les vésicules séminales. Parvenu au niveau des ampoules séminales, il devient plus dense, et envoie des filets qui accompagnent le canal déférent jusqu'à l'orifice inguinal interne où ils s'anastomosent avec le plexus spermatique.

2° *Plexus prostatique.* — Ce plexus apparaît fréquemment comme un prolongement du précédent; il s'étale d'abord entre la prostate et le releveur de l'anus, et laisse voir de distance en distance des ganglions dont le volume varie de 2 à 7 millimètres (J. Müller). Il reçoit bientôt quelques filets des nerfs viscéraux du plexus sacré; dès la région moyenne de la prostate, il devient nettement distinct, et chemine au milieu des nombreuses veines prostatiques. Le plexus prostatique se prolonge en avant par le *plexus caverneux*, qui, des parois latérales de la prostate, gagne la région membraneuse de l'urèthre; il perfore alors l'aponévrose périnéale moyenne, et atteint sous la symphyse du pubis la racine des corps caverneux. Après avoir reçu quelques rameaux anastomotiques du nerf honteux interne, les filets du plexus caverneux prennent le nom de nerfs caverneux parmi lesquels il en existe un plus volumineux appelé *grand nerf caverneux* (J. Müller), les autres étant alors dits *petits nerfs caverneux*. Ces derniers traversent l'albuginée du corps caverneux, et vont se perdre sur les artères hélicines ou dans le tissu érectile; quant au grand nerf caverneux, il passe sur la face dorsale de la verge, chemine sous le fascia pénis et, vers la partie moyenne de cet organe, s'unit au nerf dorsal, branche du honteux interne, après avoir fourni des filets vasculaires à l'artère dorsale. Pendant son trajet, il envoie dans les corps érectiles de fins ramuscules qui se comportent comme les petits nerfs caverneux. Parmi les filets émanés du grand nerf caverneux, certains atteignent le corps spongieux, et se terminent au contact des dernières ramifications de l'artère bulbaire.

Femme. — Les plexus génitaux de la femme décrits et figurés par Walter et J. Hunter ont été démontrés d'une manière définitive en 1841 par Robert Lee et par Jobert de Lamballe. — 1° *Plexus vaginal ou utéro-vaginal.* — Il est formé par de petits nerfs aplatis qui accompagnent l'artère vaginale et l'artère utérine, le long desquelles ils parviennent aux parois latérales du vagin, en suivant la base des ligaments larges. Ce plexus émet à la hauteur du col utérin : *a*) des *rameaux ascendants ou utérins* qui remontent le long de l'artère utérine, pénètrent dans la matrice avec les branches de ce vaisseau, et vont s'anastomoser à l'angle supérieur de l'utérus avec le plexus ovarique; *b*) des *rameaux descendants ou vaginaux* qui vont s'étaler sur les parois du vagin. Ces derniers constituent le plexus vaginal proprement dit, et contiennent beaucoup de fibres blanches venues des nerfs sacrés; ils s'unissent sur la paroi antérieure du vagin avec des filets détachés du plexus vésical, et de la réunion de ces différents nerfs résulte le *plexus caverneux du clitoris.*

Les filets utérins contenus dans le bord viscéral du ligament large, envoient des filets secondaires sur la face antérieure et sur la face postérieure de l'utérus; parmi ces derniers, certains s'enfoncent dans la musculature de la matrice, les autres cheminent sous le péritoine, et s'anastomosent avec ceux du côté opposé. Le plexus utérin laisse voir de petits ganglions, surtout au voisinage de l'isthme; signalés par Remak en 1840, ils ont été minutieusement décrits par Frankenhäuser (1867) et par Rein (1880). D'après Frankenhäuser, il existerait un *ganglion cervical* constant formé souvent par un peloton nerveux contenant des cellules ganglionnaires. «Pendant le cours de la grossesse, les nerfs de l'utérus participent à l'hypertrophie générale de l'organe » (Sappey). Si le fait a été admis et constaté par bon nombre d'auteurs, on ignore encore le mécanisme de cette augmentation de volume.

2° *Plexus caverneux du clitoris.* — Analogue au plexus prostatique et au plexus caverneux de l'homme, il occupe la paroi antérieure du vagin et se comporte vis-à-vis des organes érectiles de la femme, comme le plexus caverneux chez l'homme. Toutefois le plexus caverneux du clitoris envoie des filets nettement distincts à la portion antérieure de l'urèthre.

On admet encore, sans que cela ait été anatomiquement démontré, comme le remarquait déjà Cruveilhier, que le plexus hypogastrique envoie des plexus secondaires sur les branches extra-pelviennes de l'artère iliaque interne. Il existerait de même un plexus sympathique sur l'artère iliaque externe, sur la fémorale et sur la poplitée.

Constitution du sympathique pelvien. — Les viscères contenus dans le petit bassin reçoivent leur innervation centrale par l'intermédiaire des rameaux communicants lombaires et sacrés qui aboutissent aux plexus hypogastriques ; les organes génito-urinaires sont surtout tributaires de la portion lombaire. Nous passerons successivement en revue : 1° les nerfs issus de la région lombaire; 2° les nerfs émanés de la portion sacrée.

1° Nerfs issus de la portion lombaire :

a) *Nerfs vaso-moteurs de la verge ou du clitoris.* — Les filets vaso-constricteurs proviennent des nerfs lombaires supérieurs; François-Frank a montré que la majeure partie passaient par le ganglion mésentérique inférieur et par le plexus hypogastrique. Des fibres vaso-dilatatrices les accompagnent.

b) *Nerfs moteurs de la vessie.* — Ils suivent le trajet des rameaux communicants supérieurs de la région lombaire, et descendent par l'intermédiaire du plexus aortique dans le ganglion mésentérique inférieur, et dans le plexus hypogastrique. Les fibres destinées au sphincter vésical et à la musculature circulaire de la vessie paraissent associées aux fibres inhibitrices de la musculature longitudinale (Bradford, Fellner, Courtade et Guyon).

c) Nerfs moteurs de l'utérus. — D'après Sherrington, ces nerfs quittent la moelle par les 2e et 3e paires lombaires, chez le chat; chez la femme, ils naissent du 1er et 2e lombaire et quelques-uns se rendent au ligament rond.

2° Nerfs issus de la portion sacrée.

Il n'y a pas à proprement parler de fibres blanches allant de la région sacrée dans les plexus sympathiques, les rameaux communicants étant surtout formés de fibres grises (Harman).

Chez le chat, Sherrington a trouvé dans la portion sacrée de la moelle, les nerfs vaso-constricteurs des vaisseaux du membre postérieur, ainsi que des filets sudoripares et pilomoteurs pour le train postérieur et pour la queue.

Les nerfs dits viscéraux du plexus honteux représentent les rameaux communicants des 2e et 3e paires sacrées; ils comprennent :

a) Les *filets moteurs* pour les fibres longitudinales, et les *filets inhibiteurs* pour les fibres circulaires du rectum (Fellner, Courtade et Guyon);

b) Les principaux *nerfs moteurs de la vessie* (mêmes auteurs);

c) Les *nerfs moteurs de l'utérus* (Spiegeberg, Kehrer, etc);

d) Les *nerfs vaso-dilatateurs du pénis* ou *nerfs érecteurs* (François-Frank, Morat).

Les *nerfs sécrétoires de la prostate.*

Distribution du sympathique pelvien.

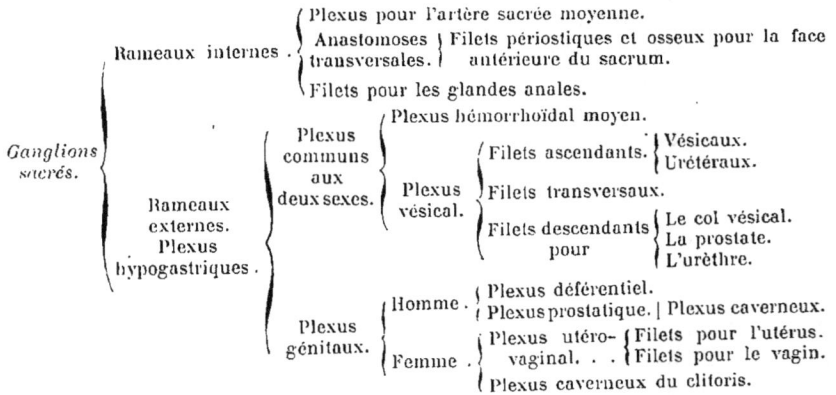

Ganglions sacrés.	Rameaux internes .	Plexus pour l'artère sacrée moyenne.				
		Anastomoses transversales.	Filets périostiques et osseux pour la face antérieure du sacrum.			
		Filets pour les glandes anales.				
	Rameaux externes. Plexus hypogastriques .	Plexus communs aux deux sexes.	Plexus hémorrhoïdal moyen.			
			Plexus vésical.	Filets ascendants.	Vésicaux. Urétéraux.	
				Filets transversaux.		
				Filets descendants pour	Le col vésical. La prostate. L'urèthre.	
		Plexus génitaux.	Homme .	Plexus déférentiel. Plexus prostatique.	Plexus caverneux.	
			Femme .	Plexus utéro-vaginal. . .	Filets pour l'utérus. Filets pour le vagin.	
				Plexus caverneux du clitoris.		

Variations du sympathique. — Les principales ont été signalées au cours de la description; d'ailleurs les observations en sont assez rares, à cause du petit nombre de dissections que l'on fait sur le sympathique, et particulièrement sur les nerfs périphériques de ce système.

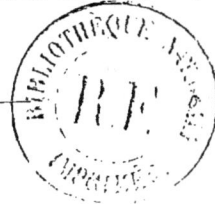

TABLE DES MATIÈRES

DU TOME III

NÉVROLOGIE

LIVRE PREMIER

CHAPITRE PREMIER

DÉVELOPPEMENT DU SYSTÈME NERVEUX CENTRAL

CHAPITRE DEUXIÈME

HISTOLOGIE GÉNÉRALE DU SYSTÈME NERVEUX

CHAPITRE TROISIÈME

ENVELOPPES DES CENTRES NERVEUX OU MÉNINGES

CHAPITRE QUATRIÈME

CONSTITUTION CHIMIQUE DU TISSU NERVEUX
MÉTHODES D'INVESTIGATION EN NÉVROLOGIE
PRÉPARATION ET CONSERVATION DES CENTRES NERVEUX

LIVRE DEUXIÈME

MOELLE ÉPINIÈRE

CHAPITRE PREMIER

MORPHOLOGIE DE LA MOELLE

CHAPITRE DEUXIÈME

STRUCTURE DE LA MOELLE

CHAPITRE TROISIÈME

ARCHITECTURE DE LA MOELLE

CHAPITRE QUATRIÈME

VAISSEAUX DE LA MOELLE

LIVRE TROISIÈME

ENCÉPHALE

CHAPITRE PREMIER

MORPHOLOGIE DU BULBE, DE LA PROTUBÉRANCE, DU CERVELET ET DES PÉDONCULES CÉRÉBRAUX

CHAPITRE DEUXIÈME

MORPHOLOGIE DES COUCHES OPTIQUES ET DU CERVEAU

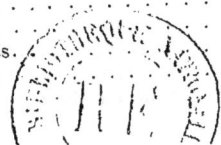

CHAPITRE CINQUIÈME

VAISSEAUX DE L'ENCÉPHALE

POIDS DE L'ENCÉPHALE ET DE SES DIFFÉRENTES PARTIES

LIVRE QUATRIÈME

LES NERFS

CHAPITRE PREMIER

CONSIDÉRATIONS GÉNÉRALES

CHAPITRE DEUXIÈME

NERFS CRANIENS

NERFS RACHIDIENS

CHAPITRE TROISIÈME

SYSTÈME NERVEUX GRAND SYMPATHIQUE

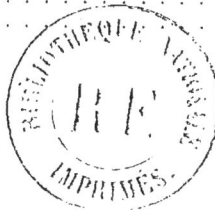

38 752. — Imprimerie LAHURE, rue de Fleurus, 9, à Paris.

6 Syptembri 13

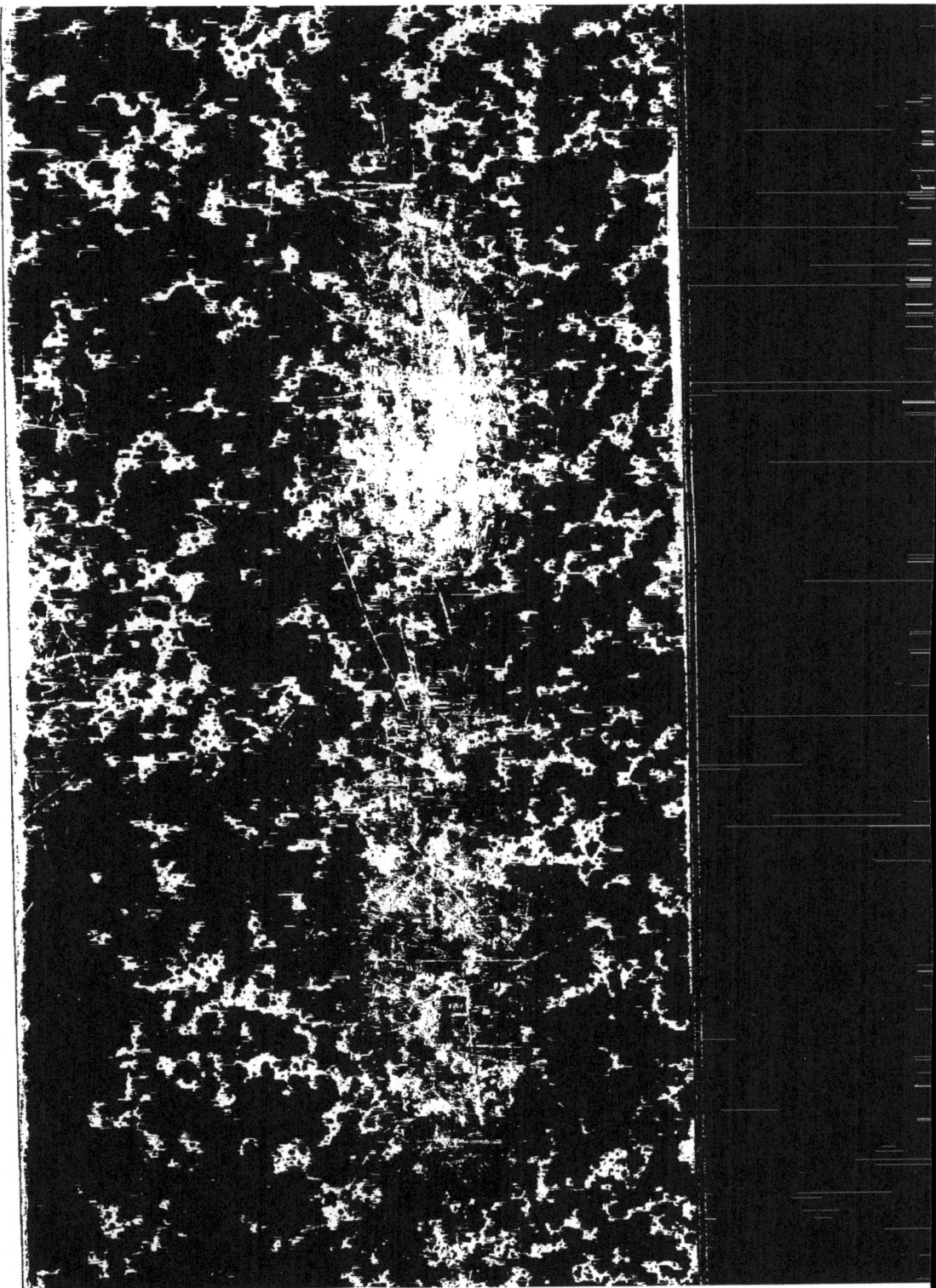

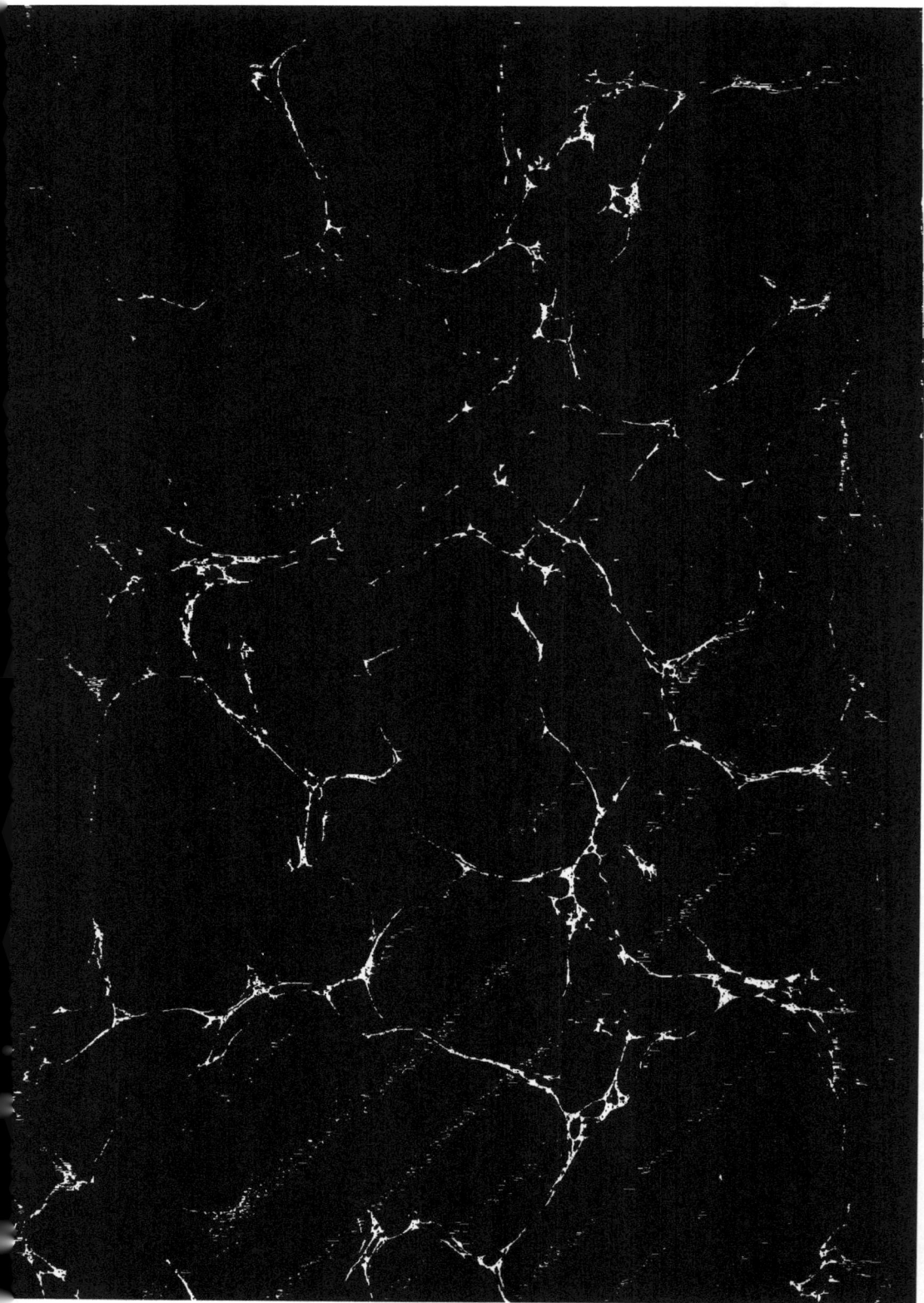

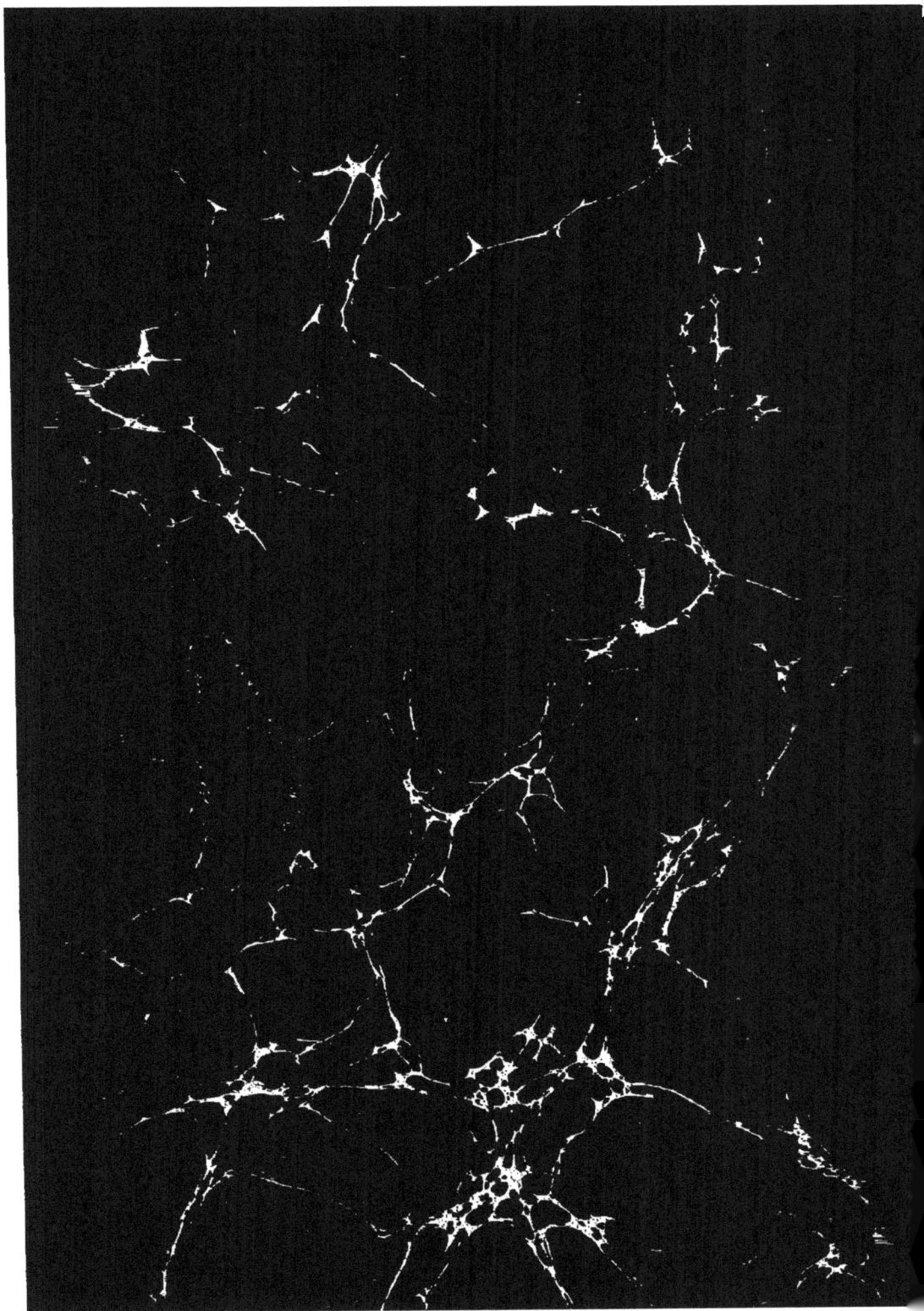